妇产科急症
处置与疾病治疗

（上）

朱军义等◎主编

吉林科学技术出版社

图书在版编目（CIP）数据

妇产科急症处置与疾病治疗/ 朱军义等主编. -- 长春 : 吉林科学技术出版社，2016.6
ISBN 978-7-5578-0746-7

Ⅰ . ①妇… Ⅱ . ①朱… Ⅲ . ①妇产科病—急性病—诊疗Ⅳ .① R710.597

中国版本图书馆CIP数据核字(2016) 第133644 号

妇产科急症处置与疾病治疗
FUCHANKE JIZHENG CHUZHI YU JIBING ZHILIAO

主　　编　朱军义等
出 版 人　李　梁
责任编辑　张　凌　张　卓
封面设计　长春创意广告图文制作有限责任公司
制　　版　长春创意广告图文制作有限责任公司
开　　本　787mm×1092mm　1/16
字　　数　1058千字
印　　张　42
版　　次　2016年6月第1版
印　　次　2017年6月第1版第2次印刷

出　　版　吉林科学技术出版社
发　　行　吉林科学技术出版社
地　　址　长春市人民大街4646号
邮　　编　130021
发行部电话/传真　0431-85635177　85651759　85651628
　　　　　　　　　　　85652585　85635176
储运部电话　0431-86059116
编辑部电话　0431-86037565
网　　址　www.jlstp.net
印　　刷　虎彩印艺股份有限公司

书　　号　ISBN 978-7-5578-0746-7
定　　价　165.00元

主编简介 ///

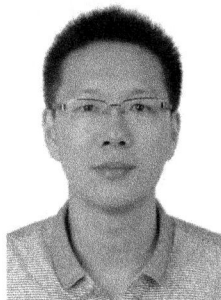

朱军义

　　1979年出生，河南省南阳市中心医院妇产科，主治医师，硕士研究生。擅长妇科良、恶性肿瘤的诊断及治疗，妇科恶性肿瘤的规范化、综合性、个体化治疗。应用微创手术治疗各种妇科良性及恶性肿瘤。对妇科内分泌、妇科疑难杂症及妇科急、危重患者抢救及诊治有丰富经验。获南阳市科技成果二等奖3项，发表国家级及核心期刊论文7篇，论著1部。

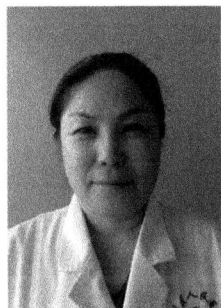

柏兴利

　　1966年出生，妇产科副主任，副主任医师。1986年7月毕业于张掖卫校，中专学历，同年分配至我院从事妇产科诊疗工作至今。2004年7月取得西北民族大学临床医疗专业本科学历，曾先后去西安三甲医院及省妇幼进修。从事妇产科临床诊疗工作30年，熟练掌握妇产科常见病、多发病的诊治技术，擅长中西医结合治疗不孕症。能熟练处理较复杂的专业技术问题，熟练诊治各种急症、重症患者，独立完成妇产科常见手术和计划生育手术，擅长妇科开腹及阴式子宫切除术、腹腔镜下手术及附件手术，熟练掌握腹腔内及腹膜外剖宫产术。发表国家级论文3篇，获市、区级多项科技进步奖。多次评为医院先进工作者。

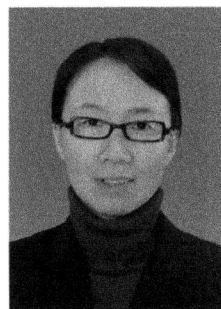

鲜晓明

　　1974年出生，中医妇科主治医师，毕业于甘肃省中医学院（现甘肃省中医药大学）。1997年参加工作，从事妇产科临床工作近20年，熟练掌握妇产科常见病、多发病的诊治，妇产科计划生育手术、宫外孕、剖宫产、子宫全切等各项手术操作熟练，擅长中西医治疗月经不调、盆腔炎等妇科疾病。发表论文数篇。

编 委 会

前　言

　　随着近年来医学模式的转变及传统医学观念的不断更新，妇产科学的许多诊疗技术和原则也发生了日新月异的变化。为了传递全新的实用性知识，提高妇产科学领域的诊疗水平，并规范医疗行为，更好地保障我国妇女人群的健康，我们组织编写了本书。书中融合医学新知识、新技术、新进展于一体，满足中青年临床医生业务素质提高的要求，突出实用性，指导医生解决临床上遇到的实际问题；突出新颖性，以诊断和治疗流程展现疾病诊治的具体、可行方案。

　　全书共分4篇。第一篇主要介绍了妇产科疾病的常见症状、常用检查和诊断方法；第二篇主要介绍妇科、产科常见疾病的诊疗以及手术技术，尤其对妇科急腹症、妇科肿瘤、分娩并发症以及妇科微创手术、剖宫产等内容做了详尽描述；第三篇讲述了中医妇产科常见疾病的诊治；第四篇简要介绍了妇产科护理相关内容。本书内容丰富，深入浅出，条理清楚，涵盖面广，适合各级医院的妇产科医师、护理人员及相关科室的同仁参考。

　　由于参编人数较多，文笔不尽一致，加上编写时间有限，尽管多次校稿，书中难免存在疏漏和不足之处，恳请广大读者提出宝贵意见和建议。

编　者
2016 年 6 月

目 录

第一篇　总论

第二篇　妇产科疾病诊治

第三篇 中医妇产科

第四篇 护理

总论

第一章　妇科常见症状

第一节　阴道出血

一、定义

妇女生殖道任何部位发生的出血，除月经外，均称为阴道出血，包括宫体、宫颈、阴道和外阴的出血，为最常见的主诉，绝大多数的出血来自宫体。

二、病因

（1）卵巢内分泌功能失调：功能失调性子宫出血（排卵性、无排卵性）、排卵期出血。

（2）与妊娠有关的子宫出血：流产、异位妊娠、妊娠滋养细胞疾病、产后胎盘部分残留、胎盘息肉、子宫复旧不全。

（3）生殖器炎症：外阴溃疡、阴道炎、急性宫颈炎、宫颈息肉、子宫内膜炎、子宫内膜息肉。

（4）生殖器肿瘤：子宫肌瘤、分泌雌激素的卵巢肿瘤、恶性肿瘤（外阴癌、阴道癌、宫颈癌、子宫内膜癌、子宫肉瘤、绒毛膜癌、卵巢癌、输卵管癌）。

（5）生殖道损伤：外阴阴道骑跨伤、性交所致的处女膜、阴道损伤。

（6）生殖道异物：宫内节育器、阴道异物。

（7）激素使用不当：外源性性激素使用不当。

（8）与全身性疾病有关的阴道出血：血小板减少性紫癜、再生障碍性贫血、白血病、肝功能损害、DIC。

三、临床表现

（1）经量增多：月经量多或经期延长，周期基本正常。多见于子宫肌瘤、子宫腺疾病、排卵性月经失调、放置宫内节育器。

（2）周期不规则阴道流血：无排卵功能失调性子宫出血、性激素使用不当、避孕药物的使用。

（3）无周期可辩的长期持续阴道出血：生殖道恶性肿瘤（宫颈癌、子宫内膜癌、子宫肉瘤）。

（4）停经后阴道出血：①生育妇女：妊娠相关疾病；②绝经过渡期妇女：无排卵性功能失调性子宫出血、生殖道恶性肿瘤。

（5）阴道流血伴白带增多：晚期宫颈癌、子宫内膜癌、子宫黏膜下肌瘤伴感染。

（6）接触性出血：急性宫颈炎、宫颈癌、宫颈息肉、子宫黏膜下肌瘤。

（7）经间出血：排卵期出血，伴下腹疼痛及不适。

（8）经前或经后点滴出血：排卵性月经失调、放置宫内节育器的不良反应、子宫内膜异位症。

（9）绝经后阴道出血：老年性阴道炎、子宫内膜癌。

（10）间歇性阴道排出血性液体：输卵管癌。

（11）外伤后阴道流血：骑跨伤。

四、诊断

年龄对阴道出血的诊断有重要的参考价值。应仔细询问病史、阴道出血的表现形式、相关症状及既往史，行全身体格检查及仔细的妇科检查。辅助检查包括血常规、凝血常规、肝功能检查；妊娠试验；超声检查；宫颈细胞学检查、阴道镜下宫颈活组织检查；诊断性刮宫；内镜检查；CT、MRI 等。

五、鉴别诊断

（1）年龄因素致阴道出血的鉴别诊断：年龄因素致阴道出血的鉴别诊断见图 1-1。

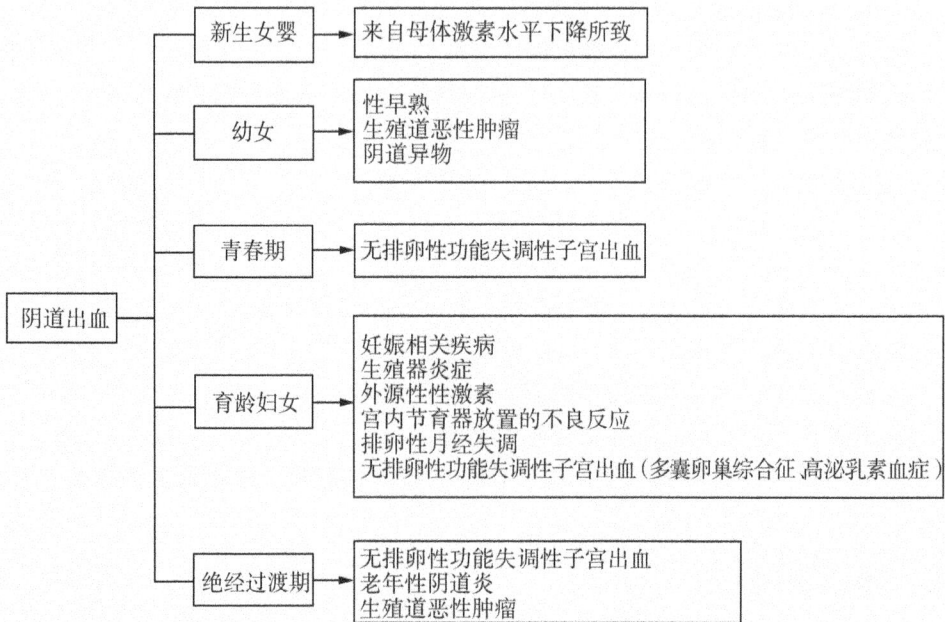

图 1-1　年龄因素致阴道出血的鉴别诊断

（2）不同伴发症状致阴道出血的鉴别诊断：不同伴发症状致阴道出血的鉴别诊断见图 1-2。

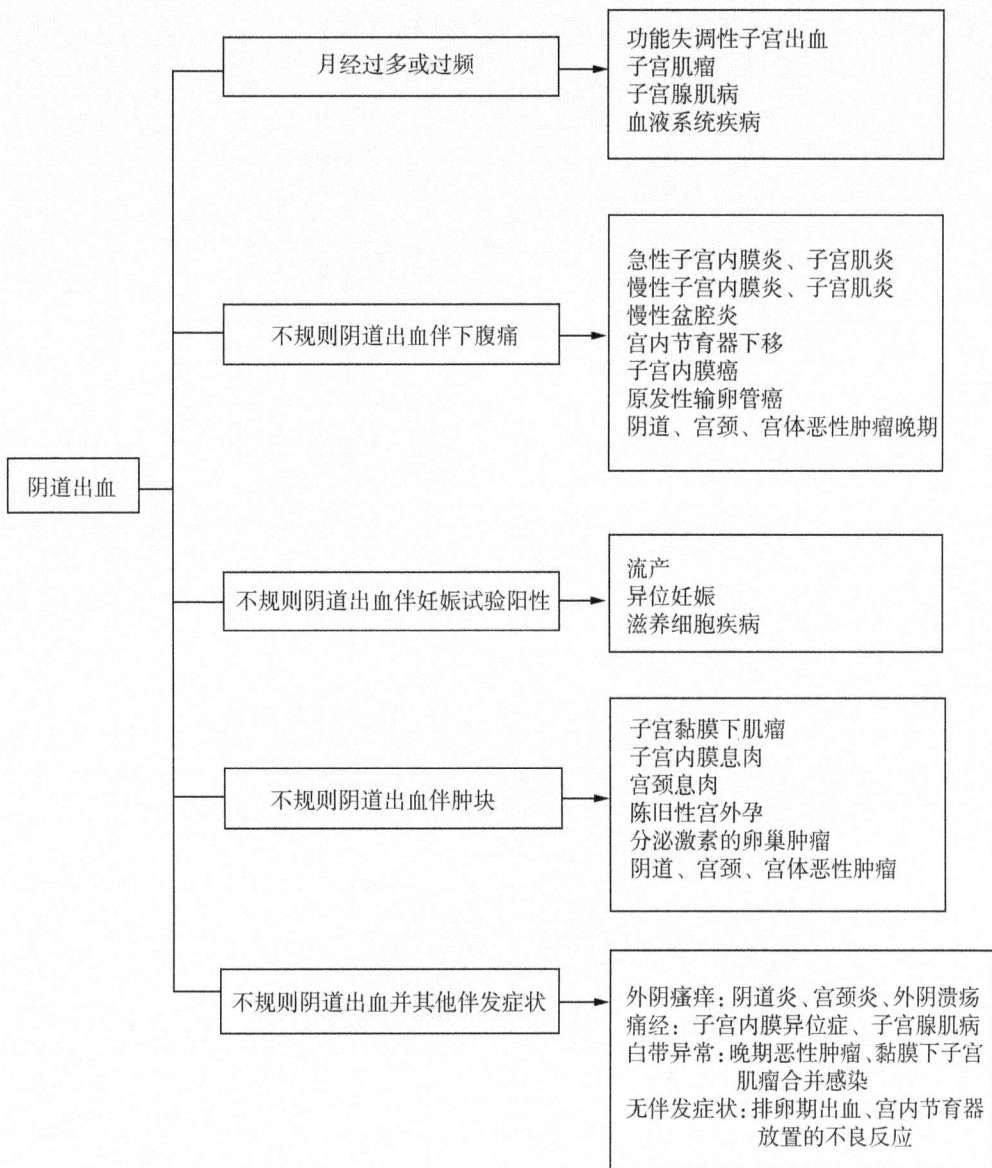

图 1-2 不同伴发症状致阴道流血的鉴别诊断

（3）不同疾病部位致阴道出血的鉴别诊断：不同疾病部位致阴道出血的鉴别诊断见图 1-3。

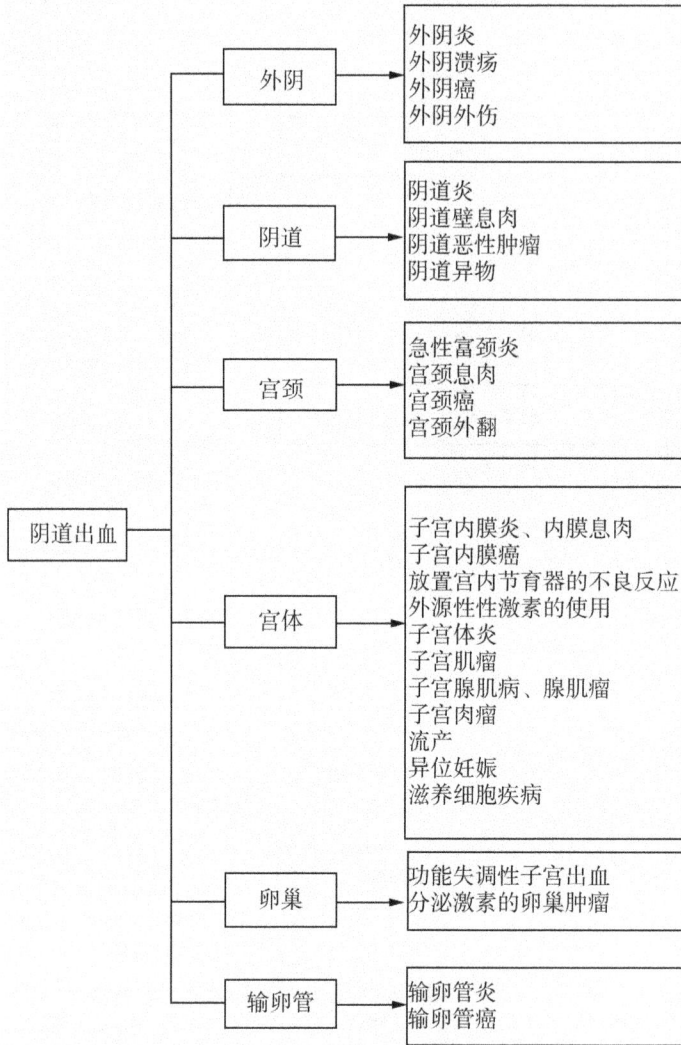

图 1-3 不同疾病部位致阴道出血的鉴别诊断

六、治疗

对于大量阴道出血的患者，必须及时抢救，重点是纠正失血性休克，原则上先采用非手术治疗方法止血（宫外孕破裂除外），纠正贫血，同时做必要的检查，为手术创造条件。

1. 非手术治疗

（1）一般处理：估计出血量，严密观察患者的皮肤、眼睑及甲床颜色，记录生命体征及尿量。

（2）补充血容量、抗休克、纠正贫血。

（3）功能失调性子宫出血：药物治疗为一线治疗。青春期及生育年龄患者，予止血、调经、促排卵；绝经期患者，予止血、调经、减少经量、防止子宫内膜病变。

（4）妇科炎症：抗感染治疗。

（5）内科疾病转内科诊治，并协助治疗。

2. 手术治疗

（1）有性生活史的阴道出血、难免流产、稽留流产，行诊刮术或清宫术，组织物病理检查。

（2）妇科肿瘤引起的阴道出血，治疗原发病。

（3）子宫腺肌瘤引起的月经过多，放置左炔诺孕酮宫内节育系统（曼月乐）或行手术治疗。

（4）放置宫内节育器的不良反应，对症治疗无效，取出宫内节育器。

（5）阴道内有异物者，取出异物。

（6）生殖道损伤者缝合损伤部位。

七、危急值

血红蛋白 <6g/L。

八、就诊流程

阴道出血的就诊流程见图 1-4。

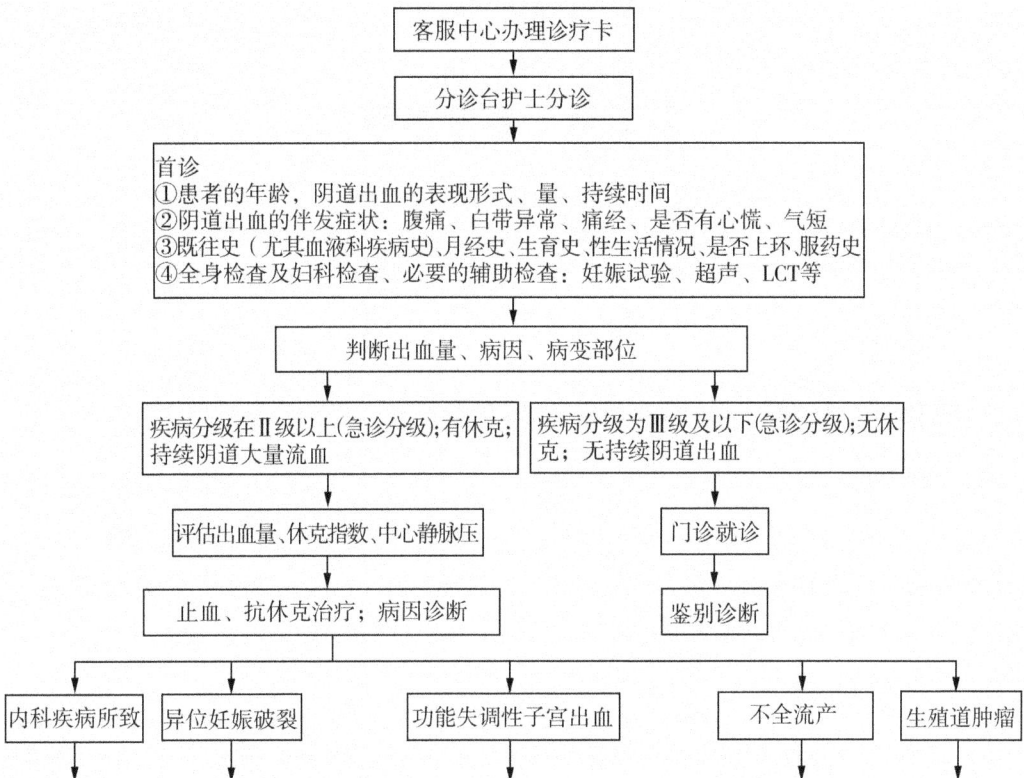

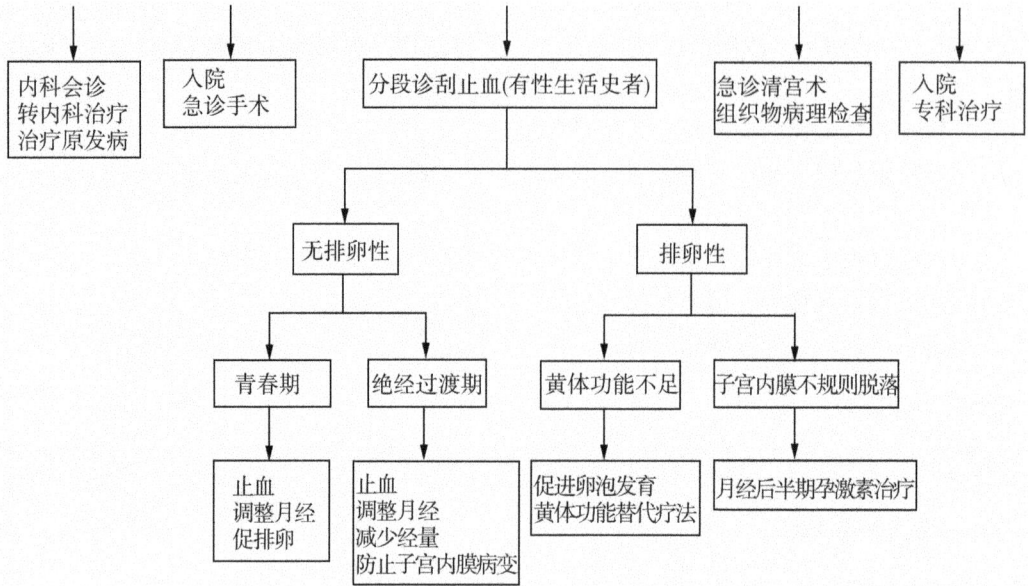

图1-4　阴道出血的就诊流程

（马新兰）

第二节　异常白带

一、ICD 编码

N76。

二、定义

白带是由阴道黏膜渗出液、宫颈管及子宫内膜腺体分泌液等混合而成。

三、病因

白带的形成与雌激素有关。正常白带似白色稀糊状或蛋清样，高度黏稠，无腥臭味，量少，对妇女健康无不良影响，称生理性白带。若生殖道出现炎症，特别是阴道炎、宫颈炎或宫颈发生癌变时，白带量会显著增加，且性状有改变，称病理性白带。

四、临床表现

（1）无色透明如蛋清样白带：慢性宫颈炎、卵巢功能失调、阴道腺病、宫颈高分化腺癌。

（2）白色或黄色泡沫状稀薄白带：常见于滴虫性阴道炎。

（3）凝乳块状的白带：常见于念珠菌阴道炎。

（4）灰色均质鱼腥味白带：常见于细菌性阴道病。

（5）脓样白带：滴虫及淋菌等所致的急性阴道炎、宫颈炎、宫颈管炎，宫腔积脓，宫颈癌并发感染，阴道癌并发感染，阴道内异物残留。

（6）血性白带：宫颈癌、子宫内膜癌、宫颈息肉、重度宫颈柱状上皮异位并发感染、子宫黏膜下肌瘤、放置宫内节育器。

（7）水样白带：晚期宫颈癌、晚期阴道癌、黏膜下肌瘤伴感染、输卵管癌。

五、鉴别诊断

（1）根据伴随症状进行鉴别诊断：根据伴随症状进行的鉴别诊断见图1-5。

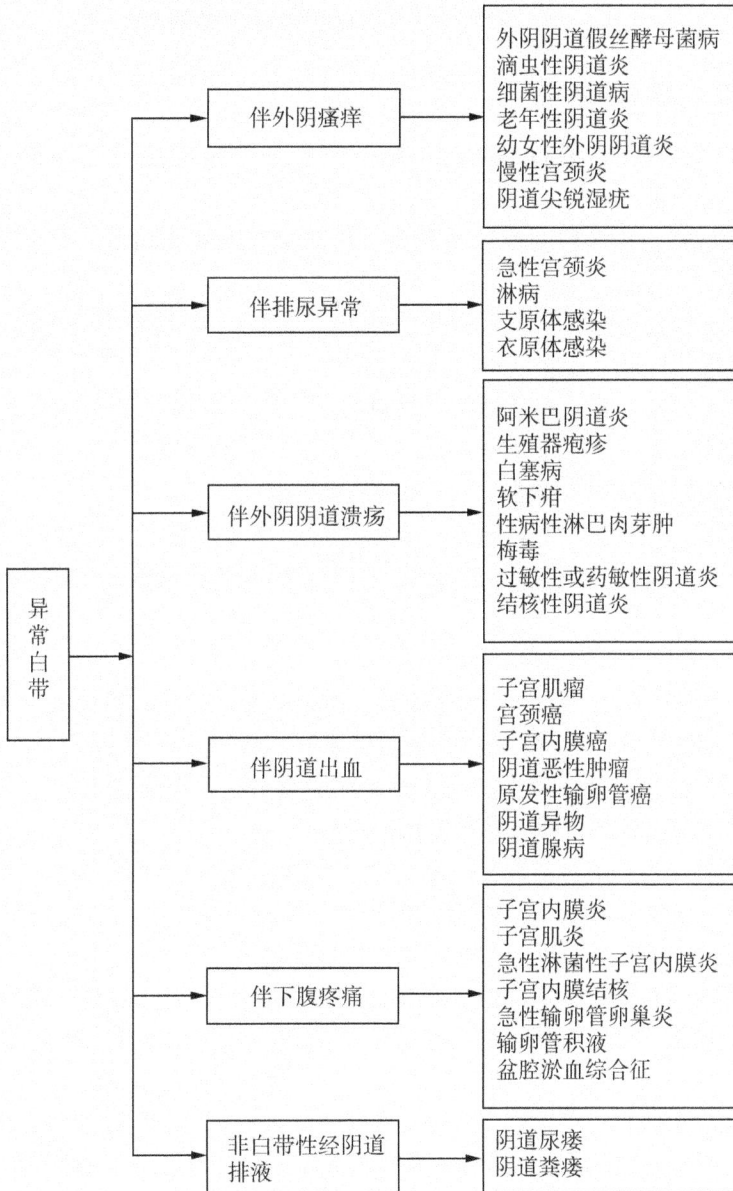

```
异常白带
├─ 伴外阴瘙痒 ──→ 外阴阴道假丝酵母菌病
│                  滴虫性阴道炎
│                  细菌性阴道病
│                  老年性阴道炎
│                  幼女性外阴阴道炎
│                  慢性宫颈炎
│                  阴道尖锐湿疣
│
├─ 伴排尿异常 ──→ 急性宫颈炎
│                  淋病
│                  支原体感染
│                  衣原体感染
│
├─ 伴外阴阴道溃疡 ──→ 阿米巴阴道炎
│                      生殖器疱疹
│                      白塞病
│                      软下疳
│                      性病性淋巴肉芽肿
│                      梅毒
│                      过敏性或药敏性阴道炎
│                      结核性阴道炎
│
├─ 伴阴道出血 ──→ 子宫肌瘤
│                  宫颈癌
│                  子宫内膜癌
│                  阴道恶性肿瘤
│                  原发性输卵管癌
│                  阴道异物
│                  阴道腺病
│
├─ 伴下腹疼痛 ──→ 子宫内膜炎
│                  子宫肌炎
│                  急性淋菌性子宫内膜炎
│                  子宫内膜结核
│                  急性输卵管卵巢炎
│                  输卵管积液
│                  盆腔淤血综合征
│
└─ 非白带性经阴道排液 ──→ 阴道尿瘘
                          阴道粪瘘
```

图1-5　根据伴随症状进行异常白带的鉴别诊断

（2）根据患者年龄进行鉴别诊断：根据患者年龄进行的鉴别诊断见图1-6。

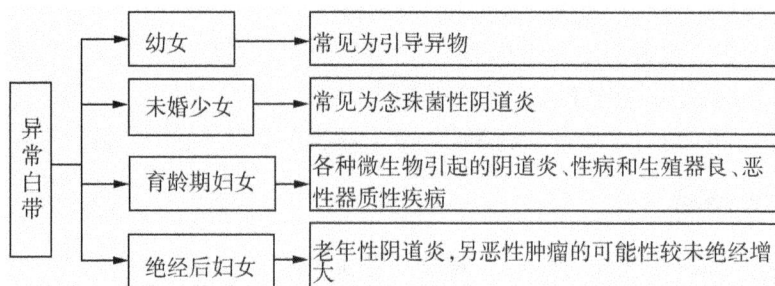

图1-6 根据患者年龄进行异常白带的鉴别诊断

六、常见疾病的诊断

（1）外阴阴道假丝酵母菌病（VVC）：瘙痒严重，坐立不安；白带为黄绿色，稠厚豆腐渣样；涂片检出酵母菌。

（2）滴虫阴道炎：瘙痒程度较VVC稍轻；白带呈淡灰色、稀薄、常呈泡沫状；白带中检测出阴道毛滴虫。

（3）细菌性阴道病：瘙痒轻微；白带呈匀质、灰白色、稀薄有少许腥臭味；BV Blue呈阳性；涂片有线索细胞；氨臭味试验阳性。

（4）老年性阴道炎：外阴轻度瘙痒、灼热感和不适感；白带多呈水样或脓样，有臭味；可伴尿频、尿痛或尿失禁；阴道黏膜菲薄、充血；须行白带常规检查、宫颈刮片、分段诊断性刮宫或局部活检以排除其他阴道炎和生殖道恶性肿瘤。

（5）宫颈病变：白带多、黄色或脓样；宫颈柱状上皮异位、纳氏囊肿、息肉、赘生物等；宫颈刮片、人乳头瘤病毒检测、阴道镜、宫颈活组织检查或宫颈锥切可确诊。

七、治疗

预防为主，注意外阴清洁，坚持锻炼身体，控制体重，定期妇科检查。阴道炎症治疗期间禁止性生活，清淡饮食，保持外阴局部透气干爽，积极进行以下治疗。

（1）透明黏性白带：行白带常规及宫颈细胞学检查、B超等检查，进一步行阴道镜及组织活检，如诊断为宫颈癌，则按宫颈癌收入院治疗。

（2）滴虫性阴道炎：全身治疗，抗菌治疗，甲硝唑2g，1次/d，口服；或替硝唑2g，1次/d，口服；或甲硝唑400mg，2次/d，连服7d。局部用药，甲硝唑栓或甲硝唑阴道泡腾片、凝胶，0.2g，每晚1次，7d为1个疗程。性伴同时治疗。

（3）外阴阴道假丝酵母菌阴道炎：伊曲康唑或氟康唑口服，硝酸咪康唑、克霉唑、制霉菌素（栓剂、乳膏、泡腾片等）塞阴道，根据药物种类用法用量及疗程有所不同。性伴同时治疗。

（4）细菌性阴道病：抗菌治疗，甲硝唑400mg，2次/d，连服7d。局部药物治疗，甲硝唑栓或甲硝唑阴道泡腾片、凝胶，0.2g，每晚1次，7~14d为1个疗程。

（5）血性白带或水样白带：B超、宫颈HPV检测、宫颈细胞学检查、阴道镜和活检，确诊为1度宫颈上皮内瘤变者可进行宫颈物理治疗，2度以上宫颈上皮内瘤变或宫颈癌者安排行手术治疗。治疗后需定期复查。

八、就诊流程

异常白带的就诊流程见图1-7。

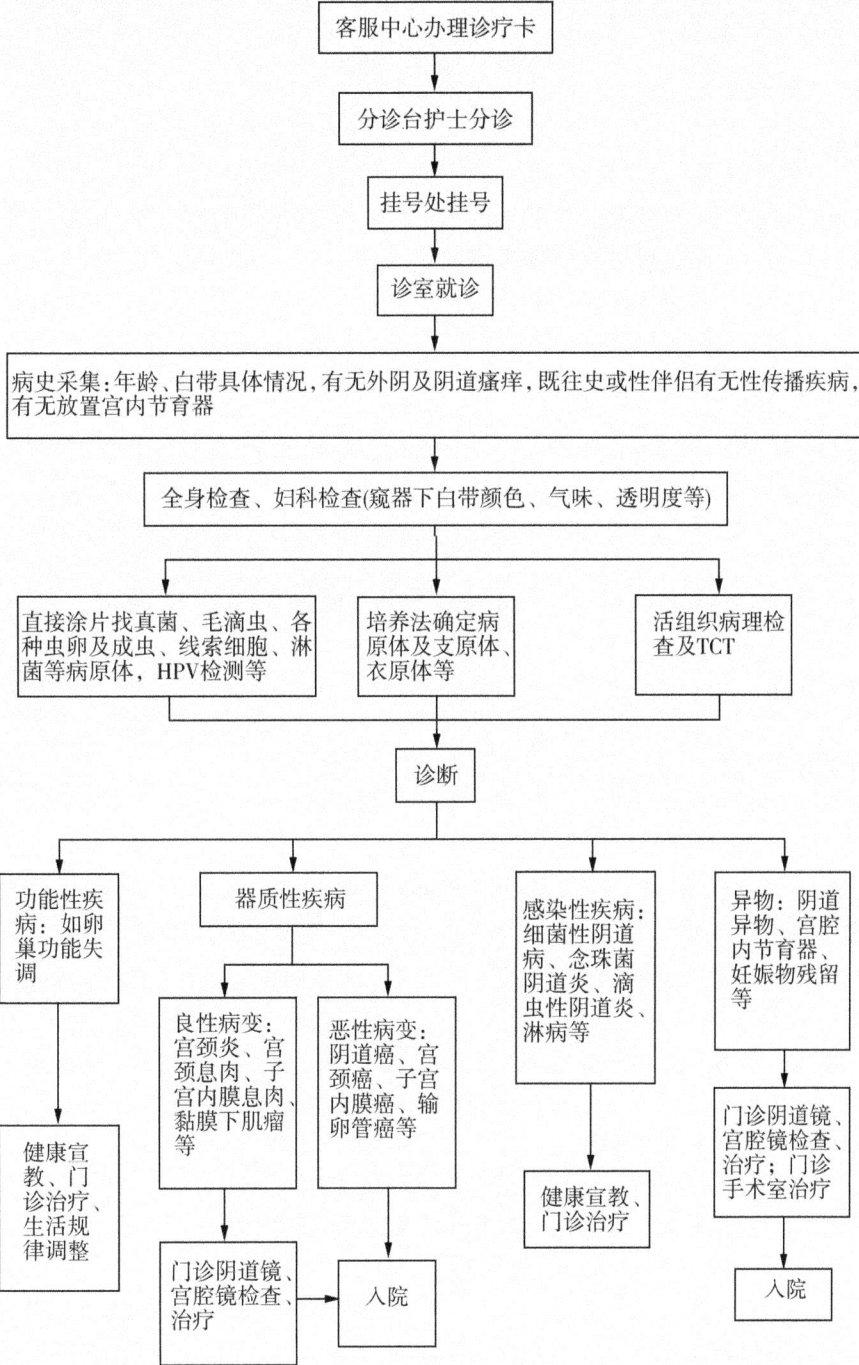

```
                    客服中心办理诊疗卡
                           │
                      分诊台护士分诊
                           │
                       挂号处挂号
                           │
                       诊室就诊
                           │
    病史采集:年龄、白带具体情况,有无外阴及阴道瘙痒,既往史或性伴侣有无性传播疾病,
    有无放置宫内节育器
                           │
        全身检查、妇科检查(窥器下白带颜色、气味、透明度等)
         │                 │                  │
 直接涂片找真菌、毛     培养法确定病      活组织病理检
 滴虫、各种虫卵及成      原体及支原体、     查及TCT
 虫、线索细胞、淋        衣原体等
 菌等病原体,HPV检测等
         │                 │                  │
                        诊断
    │          │              │               │
 功能性疾      器质性疾病      感染性疾病:    异物:阴道
 病:如卵                      细菌性阴道      异物、宫腔
 巢功能失                      病、念珠菌      内节育器、
 调                           阴道炎、滴      妊娠物残留
              │        │      虫性阴道炎、    等
           良性病变:  恶性病变:  淋病等
           宫颈炎、宫  阴道癌、宫
           颈息肉、子  颈癌、子宫
           宫内膜息肉、内膜癌、输
           黏膜下肌瘤  卵管癌等
           等
    │                                 │            │
 健康宣                               健康宣教、   门诊阴道镜、
 教、门                               门诊治疗     宫腔镜检查、
 诊治疗、                                          治疗;门诊
 生活规                                            手术室治疗
 律调整                                               │
           │          │                           入院
        门诊阴道镜   入院
        宫腔镜检查、
        治疗
```

图1-7　异常白带的就诊流程

（马新兰）

第三节　下腹疼痛

一、ICD 编码

ICD：N94.8。

二、概述

下腹疼痛是妇科门、急诊最常见的症状之一，病因复杂，涉及的疾病很多，其中大部分由盆腔脏器疾病引起，但盆腔外疾病或全身性疾病也不少见。病变的性质可为器质性和功能性。有的下腹痛起病急而剧烈称急腹症，有时需要紧急的手术或药物治疗，有的起病慢而疾病轻微，可以药物治疗或择期手术。

由于妇科疾病起病隐蔽而私密，务必认真询问病史，并进行全面细致的体格检查和相关的辅助检查，综合分析做出诊断，及时处理。

三、分类

1. 急性下腹痛

（1）盆、腹部脏器穿孔或破裂：异位妊娠破裂、卵巢囊肿（卵泡囊肿）破裂、阑尾炎穿孔等。

（2）盆、腹部脏器的急性炎症：急性子宫附件炎、阑尾炎、局限性肠炎、膀胱炎。

（3）盆、腹部脏器扭转性腹痛：卵巢囊肿蒂扭转、输卵管积水蒂扭转、子宫肌瘤扭转、肠扭转、游走肾扭转等。

（4）空腔脏器的梗阻性腹痛：难免流产的组织物阻塞宫颈口、各种原因引起的肠梗阻。

（5）盆、腹部脏器的结石：胆结石、尿路结石、肠粪石。

（6）急性血液循环障碍性下腹痛：肠系膜血栓、脏器扭转缺血。

（7）盆、腹腔外脏器及全身性疾病引起的下腹痛：腹型紫癜、癔症等。

（8）其他急性下腹痛：痛经、外伤等。

2. 慢性下腹痛

（1）慢性炎症性腹痛：慢性子宫附件炎、慢性阑尾炎、慢性宫颈炎、慢性肠炎等。

（2）肿瘤压迫性腹痛：子宫肌瘤、卵巢囊肿、畸胎瘤、妇科恶性肿瘤等。

（3）寄生虫性腹痛：肠道蛔虫。

（4）全身疾病引起的慢性下腹痛：腹型紫癜、艾滋病。

（5）其他慢性盆腔疾病：盆腔子宫内膜异位症、盆腔瘀血综合征、子宫脱垂等。

四、诊断

接诊医师对于腹痛首先要分清"急性"和"慢性"。急腹症情况紧急，必须尽快明确诊断立即采取治疗措施。

（1）起病缓急：起病缓慢而逐渐加重者，多为内生殖器炎症或恶性肿瘤所引起；急骤发病者，应考虑卵巢囊肿蒂扭转或破裂，或子宫浆膜下肌瘤蒂扭转；生育期年龄女性，停经后下腹反复隐痛后突然出现撕裂样剧痛者，应想到输卵管妊娠破裂或流产的可能。

（2）腹痛部位：下腹正中出现疼痛，多为子宫病变引起；一侧下腹痛应考虑为该侧附件病变，如卵巢囊肿蒂扭转、输卵管卵巢急性炎症、异位妊娠等；右侧下腹痛还应考虑急性阑尾炎；双侧下腹痛常见于盆腔炎症病变；卵巢囊肿破裂、输卵管妊娠破裂或盆腔腹膜炎时，可以引起整个下腹痛甚至全腹痛。

（3）下腹痛性质：持续钝痛多为炎症或腹腔内积液所致，顽固性疼痛难以忍受，应考虑晚期生殖器官肿瘤；子宫或输卵管等空腔器官收缩表现为阵发性绞痛；输卵管妊娠或卵巢囊肿破裂可引起撕裂样锐痛；宫腔内有积血或积脓不能排出常出现下腹坠痛。

（4）下腹痛时间：在月经周期中期出现一侧下腹隐痛，应考虑为排卵性疼痛；经期出现腹痛，或为原发性痛经，或有子宫内膜异位的可能；周期性下腹痛但无月经来潮多为经血受阻所致，见于先天性生殖道畸形或术后宫腔、宫颈管粘连等。与月经周期无关的慢性下腹痛见于下腹部手术后组织粘连，子宫内膜异位、慢性附件炎、残余卵巢综合征、盆腔静脉瘀血综合征及妇科肿瘤等。

（5）腹痛反射部位：腹部反射至肩部应考虑为腹腔内出血；反射至腰骶部多为子宫、宫颈病变所致；反射至腹股沟及大腿内侧，多为该侧子宫附件病变所引起。

（6）腹痛伴随症状：生育年龄女性，腹痛同时有停经史，多为妊娠并发症；伴恶心、呕吐，应考虑有卵巢囊肿蒂扭转的可能；伴畏寒发热，常为盆腔炎；伴休克症状，应可能有内出血；出现肛门坠胀，常为直肠子宫凹陷积液所致；伴恶病质，常为生殖器晚期癌肿的表现。

五、就诊流程

妇科下腹痛的疼痛评估、门急诊病情分级和就诊流程见图1-8。

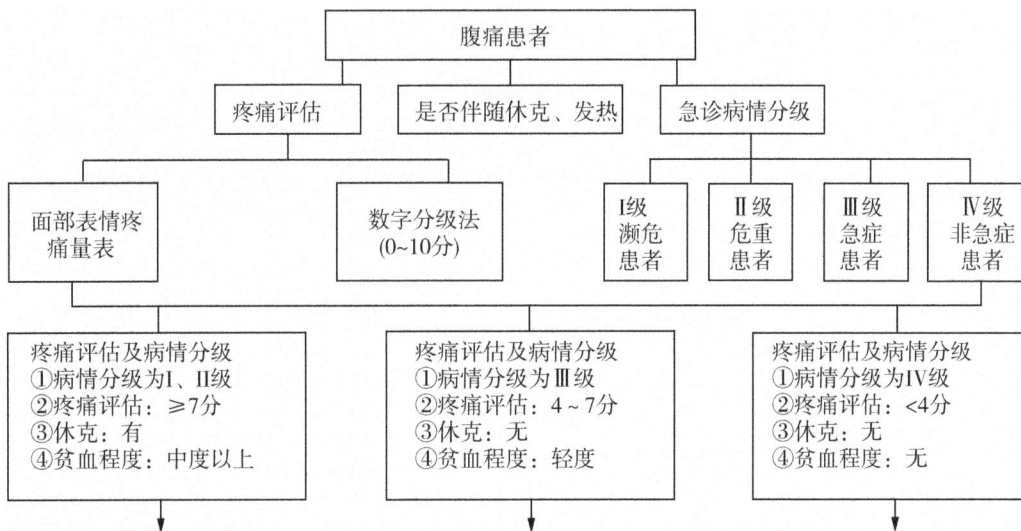

| 急诊中心
①液体疗法、抗休克治疗
②对症、支持治疗
③常规实验室检查
④床边腹部B超、X线检查 | 急诊妇科候诊（<15min） ←→ | 普通妇科候诊(<1h) |

| | 再次行患者评估及疾病分级 | 诊断明确 | 诊断不明确 |

| 上及医师急会诊抢救小组必要时ICU急会诊抢救小组 | 诊断与鉴别诊断 | 入院　留观　会诊　随诊 |

| | 诊断明确急腹症　　诊断不明确疑似急腹症 | |

| 急诊入院 | 急诊入院　　急诊留观 | |

| | 会诊　随诊 | |

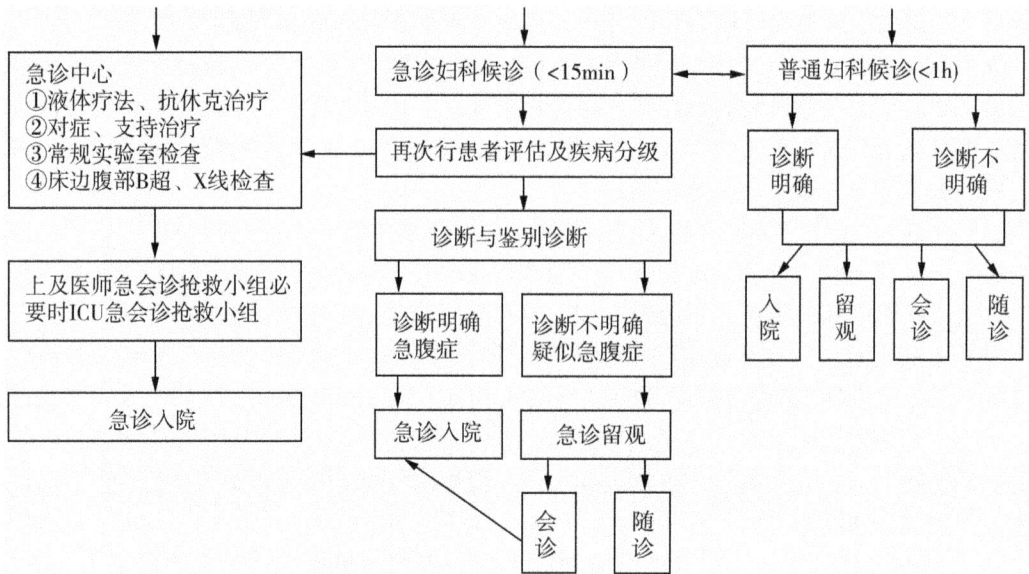

图1-8　下腹痛的评估分级及就诊流程

六、鉴别诊断

妇科常见下腹痛的诊断和鉴别诊断要点见图1-9。

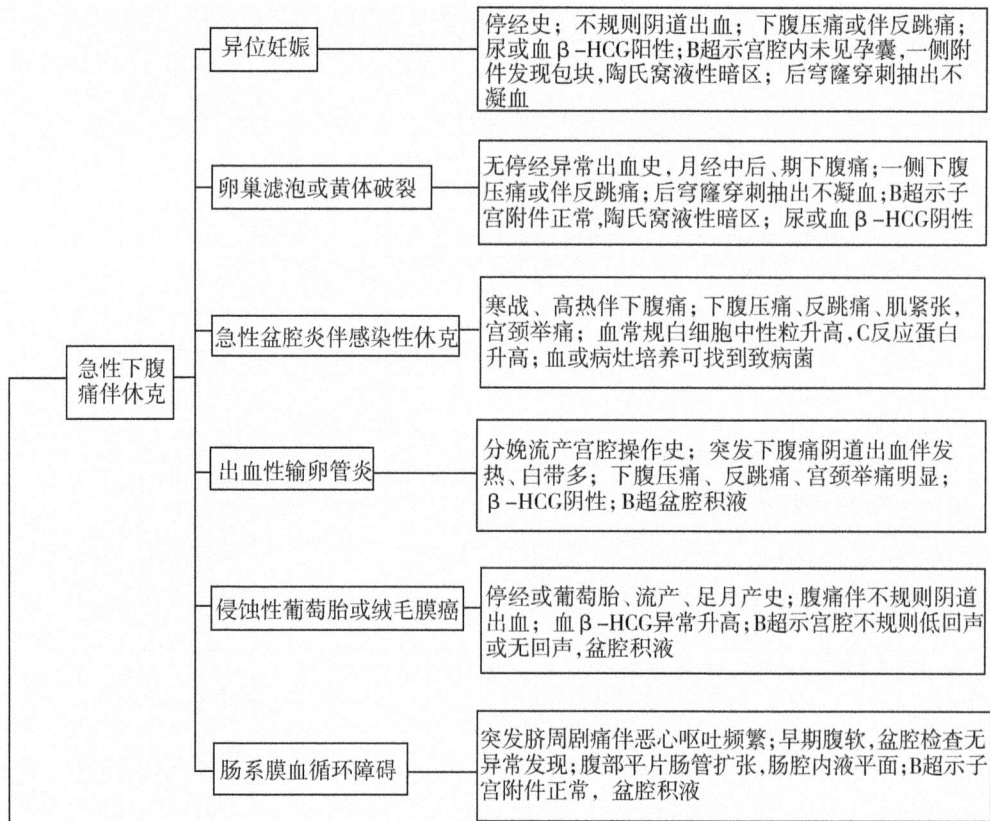

急性下腹痛伴休克	异位妊娠	停经史；不规则阴道出血；下腹压痛或伴反跳痛；尿或血β-HCG阳性；B超示宫腔内未见孕囊，一侧附件发现包块，陶氏窝液性暗区；后穹隆穿刺抽出不凝血
	卵巢滤泡或黄体破裂	无停经异常出血史，月经中后、期下腹痛；一侧下腹压痛或伴反跳痛；后穹隆穿刺抽出不凝血；B超示子宫附件正常，陶氏窝液性暗区；尿或血β-HCG阴性
	急性盆腔炎伴感染性休克	寒战、高热伴下腹痛；下腹压痛、反跳痛、肌紧张、宫颈举痛；血常规白细胞中性粒升高，C反应蛋白升高；血或病灶培养可找到致病菌
	出血性输卵管炎	分娩流产宫腔操作史；突发下腹痛阴道出血伴发热、白带多；下腹压痛、反跳痛、宫颈举痛明显；β-HCG阴性；B超盆腔积液
	侵蚀性葡萄胎或绒毛膜癌	停经或葡萄胎、流产、足月产史；腹痛伴不规则阴道出血；血β-HCG异常升高；B超示宫腔不规则低回声或无回声，盆腔积液
	肠系膜血循环障碍	突发脐周剧痛伴恶心呕吐频繁；早期腹软，盆腔检查无异常发现；腹部平片肠管扩张，肠腔内液平面；B超示子宫附件正常，盆腔积液

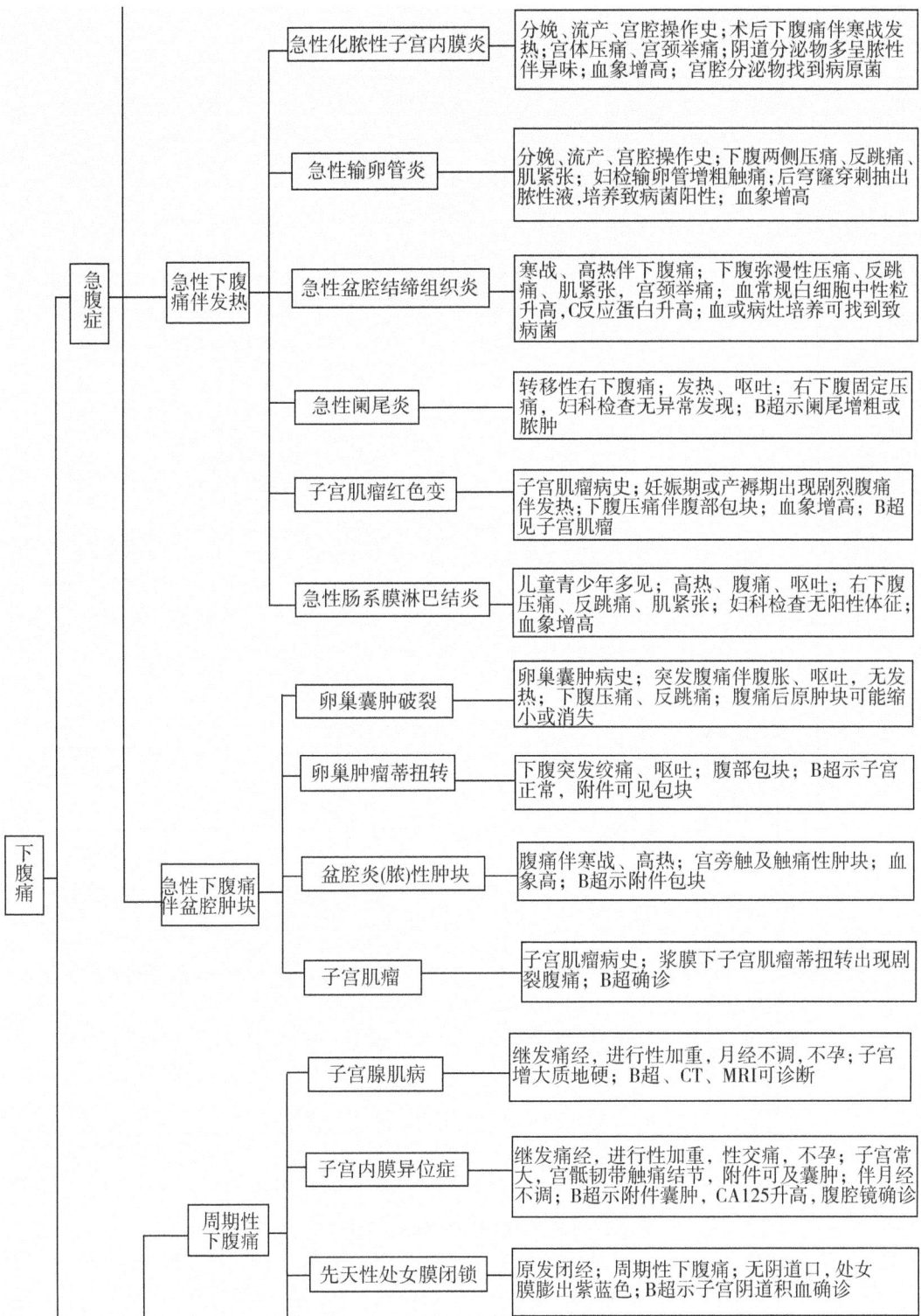

```
下腹痛
├── 急腹症
│   ├── 急性下腹痛伴发热
│   │   ├── 急性化脓性子宫内膜炎 —— 分娩、流产、宫腔操作史；术后下腹痛伴寒战发热；宫体压痛、宫颈举痛；阴道分泌物多呈脓性伴异味；血象增高；宫腔分泌物找到病原菌
│   │   ├── 急性输卵管炎 —— 分娩、流产、宫腔操作史；下腹两侧压痛、反跳痛、肌紧张；妇检输卵管增粗触痛；后穹隆穿刺抽出脓性液，培养致病菌阳性；血象增高
│   │   ├── 急性盆腔结缔组织炎 —— 寒战、高热伴下腹痛；下腹弥漫性压痛、反跳痛、肌紧张，宫颈举痛；血常规白细胞中性粒升高，C反应蛋白升高；血或病灶培养可找到致病菌
│   │   ├── 急性阑尾炎 —— 转移性右下腹痛；发热、呕吐，右下腹固定压痛，妇科检查无异常发现；B超示阑尾增粗或脓肿
│   │   ├── 子宫肌瘤红色变 —— 子宫肌瘤病史；妊娠期或产褥期出现剧烈腹痛伴发热；下腹压痛伴腹部包块；血象增高；B超见子宫肌瘤
│   │   └── 急性肠系膜淋巴结炎 —— 儿童青少年多见；高热、腹痛、呕吐；右下腹压痛、反跳痛、肌紧张；妇科检查无阳性体征；血象增高
│   └── 急性下腹痛伴盆腔肿块
│       ├── 卵巢囊肿破裂 —— 卵巢囊肿病史；突发腹痛伴腹胀、呕吐、无发热；下腹压痛、反跳痛；腹痛后原肿块可能缩小或消失
│       ├── 卵巢肿瘤蒂扭转 —— 下腹突发绞痛、呕吐；腹部包块；B超示子宫正常，附件可见包块
│       ├── 盆腔炎(脓)性肿块 —— 腹痛伴寒战、高热；宫旁触及触痛性肿块；血象高；B超示附件包块
│       └── 子宫肌瘤 —— 子宫肌瘤病史；浆膜下子宫肌瘤蒂扭转出现剧裂腹痛；B超确诊
└── 周期性下腹痛
    ├── 子宫腺肌病 —— 继发痛经，进行性加重，月经不调，不孕；子宫增大质地硬；B超、CT、MRI可诊断
    ├── 子宫内膜异位症 —— 继发痛经，进行性加重，性交痛，不孕；子宫常大，宫骶韧带触痛结节，附件可及囊肿；伴月经不调；B超示附件囊肿，CA125升高，腹腔镜确诊
    └── 先天性处女膜闭锁 —— 原发闭经；周期性下腹痛；无阴道口，处女膜膨出紫蓝色；B超示子宫阴道积血确诊
```

慢性下腹痛

- **慢性下腹痛伴白带多**
  - **Asherman 综合征**：宫腔手术后继发闭经;周期性下腹痛;人工周期治疗无撤退出血;宫颈闭合，探针不能探入宫腔
  - **慢性盆腔炎**：可有急性盆腔炎病史;慢性下腹痛,经期可能加重;妇检发现子宫活动受限,附件片状增厚压痛,子宫骶韧带增厚,触痛
  - **盆腔瘀血综合征**：下腹部坠胀,腰骶部酸痛;可能伴有月经多、期长、性交痛、白带多;阴道呈紫蓝色伴静脉曲张,子宫增柔软;盆腔彩超,盆腔静脉造影确诊
  - **宫颈炎**：慢性腰骶部或下腹痛伴白带多、黏、黄或异味;性交后或有出血;妇检宫颈肥大黏膜充血分泌物多黄;宫颈细胞学检查排查宫颈癌前病变,病原菌培养阳性
  - **后位子宫**：痛经、腰骶部酸痛;伴有月经异常、性交痛、白带多;妇检,子宫后倾后屈位,活动欠佳;B超示子宫极度后位

- **慢性下腹痛伴阴道出血**
  - **陈旧性宫外孕**：停经史、不规则阴道出血伴下腹隐痛;尿或血HCG阳性;妇检附件扪及不规则包块压痛;后穹窿穿刺抽出不凝血;B超示附件包块,陶氏窝液性暗区;腹腔镜确诊
  - **子宫内膜异位症**：（诊断要点见前述）部分患者表现为慢性下腹痛伴月经不规则
  - **宫腔放置节育器**：上环后出现不规则阴道出血伴下腹隐痛;取环后症状消失

- **慢性下腹痛伴低热消瘦**
  - **结核性盆腔炎**：下腹痛经期加重;伴消瘦盗汗乏力;月经异常,不孕;附件扪及不规则肿块,质硬,子宫轮廓不清,严重呈"冰冻骨盆";结核菌素试验阳性;子宫内膜病检结核结节阳性确诊
  - **盆腔恶性肿瘤**：慢性下腹痛伴消瘦、乏力、腹胀厌食、恶病质等;月经异常;附件扪及不规则肿块,质硬,严重呈"冰冻骨盆";CA125成倍高;B超、CT、MRI有诊断意义
  - **艾滋病**：慢性下腹痛伴消瘦、乏力、腹胀厌食、恶病质等;白细胞低,CD4细胞低;HIV抗体阳性确诊

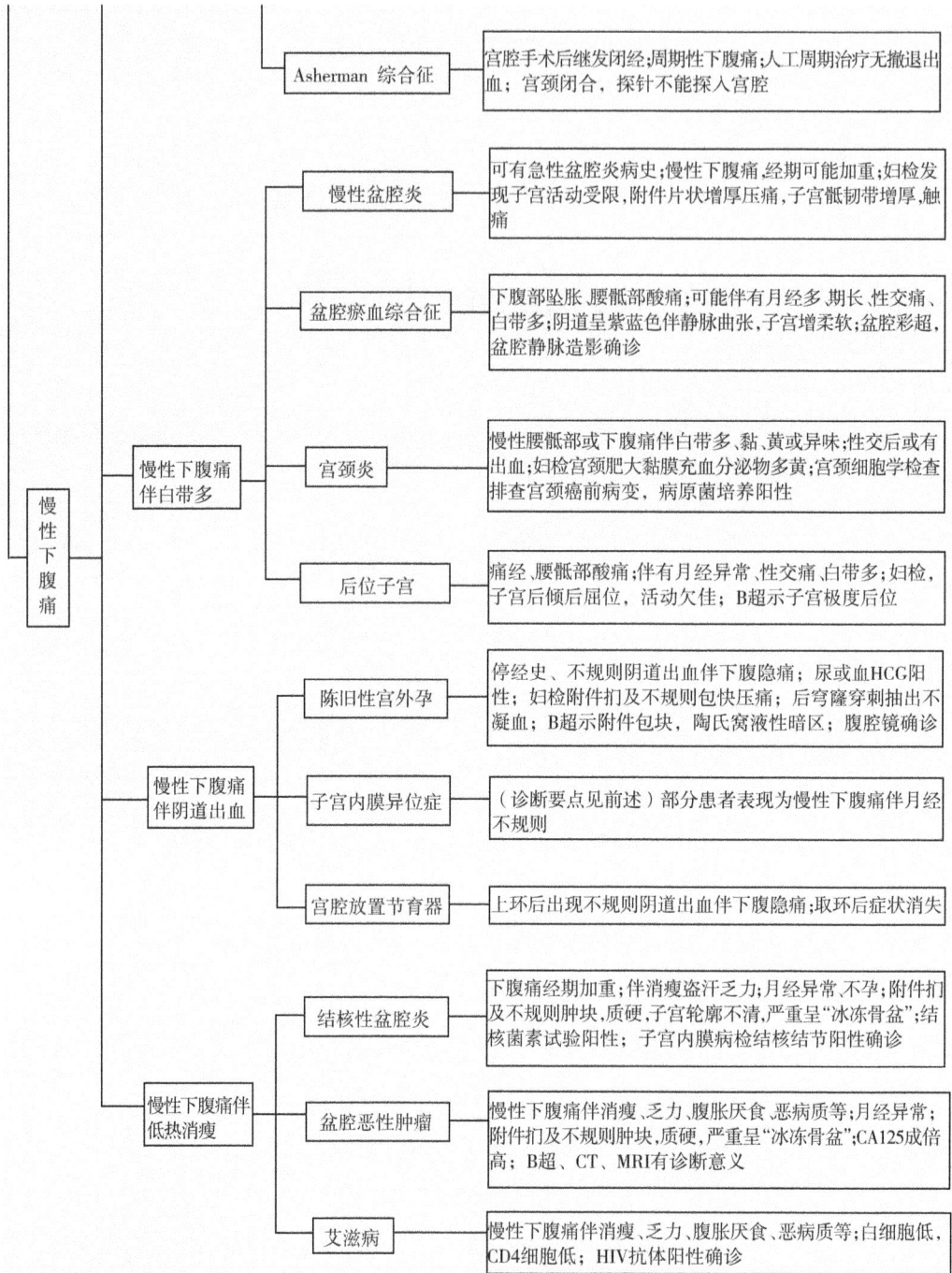

图 1-9　下腹痛的诊断及鉴别诊断

七、治疗原则

1. **急腹症的处理**　妇科急腹症往往发病急剧，进展迅速，病情危重，在考虑诊断的同时必须对患者全身情况做出评估，并采取相应措施，最重要的是应当确定有无急

诊手术指征。如排除妇科急腹症应及时请相关专科会诊，对病情复杂，又不属于妇科急腹症的范围的患者，则在对症、支持治疗的同时完善相关检查，必要时多科讨论，诊断明确后再决定处理方案。如患者就诊时已有明显贫血或休克，应首先积极抗休克或输血治疗。

（1）急腹症的术前处理：急腹症术前的处理重点在于防治休克，剧烈而持续的腹痛可以导致休克，内出血、腹膜炎中毒症状会影响微循环、心、脑、肾灌注，急腹症患者一经确诊决定手术，需在术前积极处理。①开通静脉输液通道抗休克、纠正代谢性酸中毒、抗感染、输氧。②镇痛：对腹痛患者应行疼痛评估并及时做镇痛处理，以缓解由于疼痛造成的危害，但在诊断未明确前禁用镇痛药。③做好输血准备，查血型及交叉配血，密切观察病情，暂时未能明确诊断者，应严密观察病情变化，反复进行体格检查及应用必要的辅助检查，随时掌握病情变化。④调配人力、物力，做好手术及术后处理的有关准备。

（2）手术治疗：①手术时机：有手术指征者，应在一般情况改善后迅速手术，有些患者必须及时手术后才能改善一般情况，对此类患者术前准备可与手术同时进行，如异位妊娠破裂失血性休克时可以一边抗休克一边手术止血并取腹腔积血做自体输血。对于基本具备手术指征的疾病，往往视症状的变化而决定手术时间。如突发腹痛且持续不断增强者多需手术，而间歇性或绞痛性腹痛则可先观察。但间歇性绞痛逐渐加剧且变为持续性，说明病变增重，需立即手术。伴有发热的腹痛，多需用抗生素控制炎症，如症状不能完全消除或反复加剧，需手术治疗。②急诊手术的原则：a. 切口的选择：手术切口的选择与诊断有关，应选择最接近病变部位、操作方便、便于延长的切口。b. 探查：进入腹腔后，首先明确术前诊断是否正确，寻找病变所在部位。如所见的病理改变可以解释临床表现，则不再做过多探查以缩短手术时间和防止感染扩散。须注意不要遗漏可能存在的多发病变。c. 术后管理：监测生命体征及主要器官功能；引流管管理：逐日记录各类引流液的性状及量，并防止引流管意外脱落；疼痛评估及处理；营养评估及营养支持治疗；防治可能发生的并发症，如切口裂开、伤口感染、术后肠粘连等，及时处理腹胀、咳嗽等症状。

2. 慢性下腹痛的治疗　妇科慢性疼痛以下腹钝痛及腰骶部疼痛为主。多系慢性子宫颈炎、慢性附件炎、慢性盆腔结缔组织炎、盆腔瘀血症、子宫后位、子宫肥大症、子宫脱垂、子宫内膜异位症等所致，部分与妇科恶性肿瘤有关。常常在劳累、久站、性生活后、月经期加重。但也有一部分腰骶部疼痛与妇科疾病无关，如骶髂关节劳损、腰肌劳损、椎间盘突出、其他脊柱病变等。需仔细询问检查及鉴别，并请其他相关专科会诊。诊断明确后分类对症及中西医结合治疗。

（1）慢性盆腔炎：往往为急性盆腔炎未治疗彻底或患者体质较差至病情迁延，急性期应积极给予足量足疗程的抗感染治疗，给药途径以静脉给药为主。慢性性迁延期需注意避免劳累，对症处理并配合中药灌肠、理疗等综合措施。

（2）子宫内膜异位症（包括子宫腺肌病）：常以慢性下腹痛、痛经伴不孕为主要症状，药物治疗常用的有口服短效避孕药、小剂量米非司酮、孕三烯酮、丹那唑、注射 Gn-RH-a。活血化瘀止痛散等中药口服或灌肠也有较好的疗效。对于药物治疗效果不理想可以选择腹腔镜手术，若无生育需求者采取宫腔内放置"曼月乐"环改善痛经症状疗效很确切。

（3）宫颈炎：急性期给予抗生素口服治疗，对慢性感染长期伴有阴道分泌物多、性生活出血、慢性腰骶部痛等症状者排查宫颈上皮内病变后可以考虑给予激光、微波、冷冻等物理治疗。

（4）子宫下垂：轻度可以采取盆底肌康复活疗、子宫托等非手术治疗方法，重度建议采用手术治疗。

（5）其他少见的疾病：盆腔结核、卵巢恶性肿瘤、宫颈癌、子宫内膜癌。需明确诊断后积极治疗原发病。

（邱　兰）

第四节　外阴瘙痒

一、ICD 编码

L29. 200。

二、定义

外阴瘙痒（pruritus vulvae）是妇科患者常见症状，多由外阴各种不同病变引起，外阴正常者也可发生。当瘙痒严重时，患者坐卧不安，甚至影响生活与工作。

三、病因

（1）局部原因：外阴阴道假丝酵母病和滴虫阴道炎是引起外阴瘙痒最常见的原因。细菌性阴道病、萎缩性阴道炎、阴虱、疥疮、蛲虫病、寻常疣、疱疹、湿疹、外阴鳞状上皮增生、药物过敏、化妆品刺激及不良卫生习惯等，也常是引起外阴瘙痒的原因。

（2）全身原因：糖尿病、黄疸、维生素 A 及 B 族维生素缺乏、重度贫血、白血病、妊娠期肝内胆汁瘀积症等。

（3）不明原因：除局部原因和全身原因外，还有查不出原因的外阴瘙痒。

四、临床表现

（1）外阴瘙痒部位：外阴瘙痒多位于阴蒂、小阴唇、大阴唇、会阴，甚至肛周等皮损区。长期瘙痒可出现抓痕、血痂或继发毛囊炎。

（2）外阴瘙痒症状与特点：外阴瘙痒常为阵发性发作，也可为持续性，通常夜间加重。瘙痒程度因不同疾病和不同个体而有明显差异。

五、鉴别诊断

（1）外阴阴道假丝酵母病、滴虫阴道炎以外阴瘙痒，白带增多为主要症状。

（2）外阴鳞状上皮增生以外阴奇痒为主要症状，伴有外阴皮肤色素脱失。

（3）蛲虫病引起的外阴瘙痒以夜间为甚。

（4）糖尿病患者对外阴皮肤刺激，特别是并发外阴阴道假丝酵母病时，外阴瘙痒特别严重。

（5）无原因的外阴瘙痒一般仅发生在生育年龄或绝经后妇女，外阴瘙痒症状严重，甚至难以忍受，但局部皮肤和黏膜外观正常，或仅有抓痕和血痂。

（6）黄疸、维生素 A 及 B 族维生素缺乏、重度贫血、白血病等慢性疾病患者出现外阴瘙痒时，常为全身瘙痒的一部分。

（7）妊娠期肝内胆汁瘀积症也可出现包括外阴在内的全身皮肤瘙痒。

根据症状不同进行的外阴瘙痒的鉴别诊断见图 1－10。

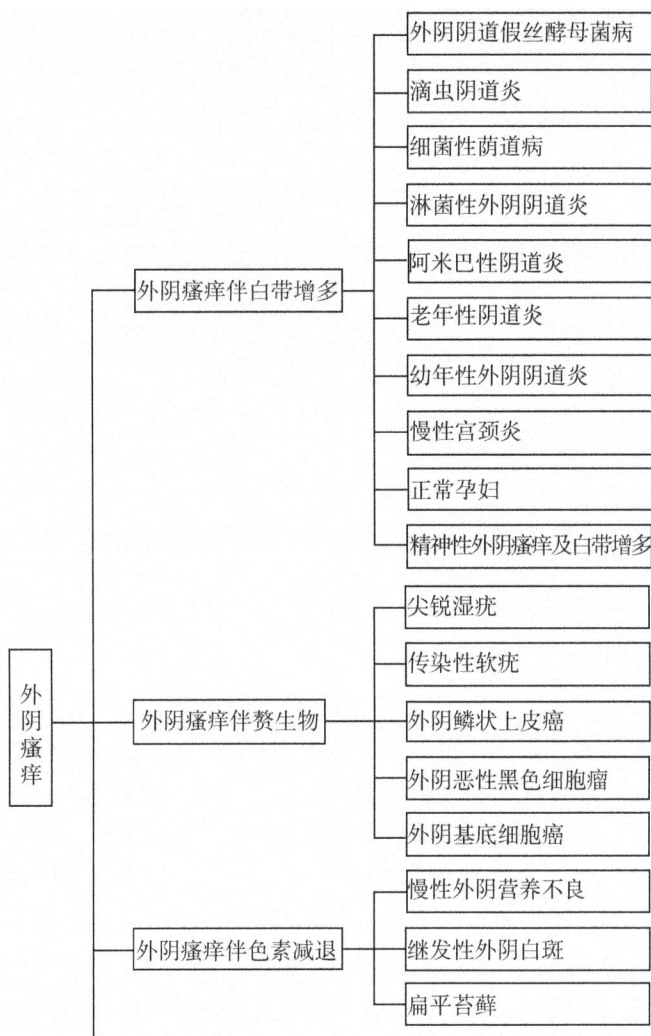

```
                            ┌─ 外阴湿疹
                            ├─ 局限性神经性皮炎
                            ├─ 外阴银屑病
                            ├─ 外阴过敏性接触性皮炎
                            ├─ 外阴湿疹样癌
                            ├─ 扁平湿疣
                            ├─ 女阴汗腺瘤
         外阴瘙痒伴皮损 ───┤─ 汗管瘤
                            ├─ 皮脂腺异位病
                            ├─ 女阴血管角皮瘤
                            ├─ 鲍恩病
                            ├─ 鲍恩样丘疹病
                            ├─ 固定性药疹
                            └─ 外阴脂溢性皮炎
```

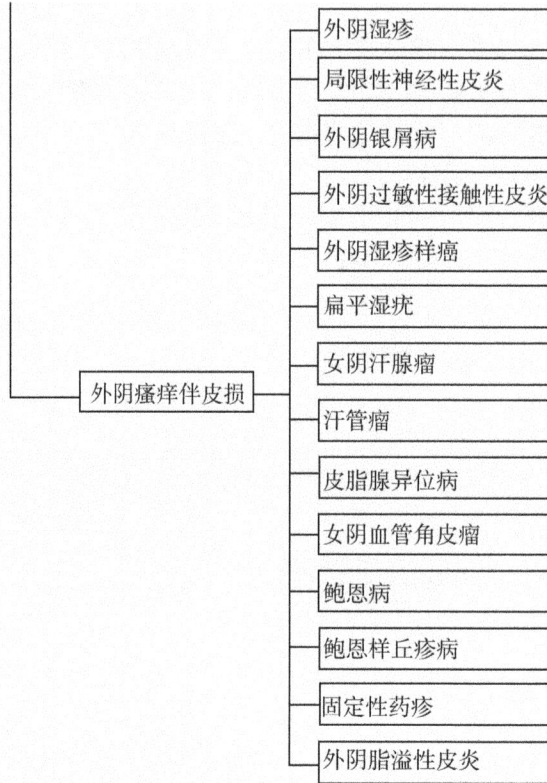

图 1-10　根据症状不同进行的外阴瘙痒的鉴别诊断

六、诊断

1. 外阴瘙痒伴白带增多

（1）外阴阴道假丝酵母菌病：①外阴、阴道瘙痒、灼痛和阴道分泌物增多，干酪样白带常为典型体征。②外阴局部充血、肿胀，小阴唇内侧及阴道黏膜表面有白色片状薄膜或凝乳状物覆盖。③阴道分泌物涂片找到念珠菌菌丝或芽孢，培养出念珠菌。

（2）滴虫阴道炎：①外阴阴道瘙痒，阴道分泌物增多，呈泡沫状，常有臭味。②阴道及宫颈黏膜红肿，常出现散在红色斑点或草莓样突起。③阴道分泌物涂片显微镜检查可确诊，阴道分泌物涂片显微镜检查敏感性仅为40%，但特异性高达100%。

（3）细菌性阴道病：①阴道分泌物牛奶样，均质，有臭味。②阴道 pH > 4.5。③胺试验阳性。④线索细胞阳性（ > 20%）。上述4条中3条阳性即可临床诊断，其中第4条为诊断金标准。

（4）淋菌性外阴阴道炎：①不洁性交后3 ~ 7d 发病。②外阴瘙痒，灼热、阴道刺痛、排脓及尿痛、尿急、排尿困难等泌尿生殖道感染症状为突出表现。③外阴阴道口、尿路口、前庭大腺开口及宫颈充血红肿，脓性分泌物。④分泌物涂片找到革兰染色阴性双球菌有初步诊断意义，细菌培养阳性者可确诊。

（5）阿米巴性阴道炎：①阿米巴肠道病史（腹泻或痢疾症状，长期不愈或反复发作）。②白带黄色黏液脓性、有腥臭味，其阴道溃疡大小不等、形态不规则，可伴有外阴瘙痒，但不严重。③阴道分泌物或溃疡面刮片找到阿米巴原虫的滋养体可确诊。

（6）老年性阴道炎：①外阴阴道灼热、干燥、瘙痒及疼痛，阴道分泌物增多，部分患者出现血性白带或黄带。②可见阴道黏膜充血，或有散在出血点。③阴道分泌物涂片检查可见大量白细胞。④应首先排除阴道、宫颈和子宫内膜恶性肿瘤可能性。

（7）幼年性外阴阴道炎：①外阴不洁或污物接触史。②外阴瘙痒，常见外阴搔抓痕迹。③外阴红肿，前庭黏膜充血，白带脓性、异味。偶可见小阴唇粘连，严重时可致阴道闭锁。④分泌物行滴虫、真菌、细菌、衣原体、淋菌等检查、培养、药敏试验。

（8）正常孕妇：①白带呈白色糊状，但不臭。②外阴瘙痒，程度不严重。③妊娠期妇女，分泌物检查排除病原菌感染者。

（9）精神性外阴瘙痒及白带增多：①外阴瘙痒程度不一，月经期、情绪激动、食用刺激性食物后、夜间等瘙痒加重。②阴道黏膜无充血，白带色泽及性质无异常，白带病原学检查无异常。

2. 外阴瘙痒伴皮损

（1）外阴湿疹：①外阴瘙痒，急性期剧烈，伴有炎性皮疹，慢性期瘙痒可反复发作，局部皮肤增厚，粗糙不平或呈苔藓样硬化。②病理检查可协助确诊。

（2）局限性神经性皮炎：①外阴阵发性剧烈瘙痒，夜间尤其明显。②皮损为多角圆形、平顶丘疹，密集融合呈苔藓样斑片。③先排除其他疾病，阴道分泌物检查和粪便找蛲虫。

（3）外阴银屑病：①明显的红斑鳞屑，边缘清楚。②身体其他部位有典型病损，可助诊断。

（4）外阴过敏性接触性皮炎：①有接触致敏或刺激物史，起病迅速，损害为急性皮炎表现，在外生殖器部位的分布和形态与接触刺激物质的方式相关，有的还伴有其他部位的损害，据此可作诊断。②斑贴试验确定病因。

（5）外阴湿疹样癌：①外阴瘙痒症状轻，皮损为境界清楚的红、白色花斑片，有脱屑，局部有硬结或溃疡，扪之感觉组织变化较浅为本病特征性表现。②病变组织病理检查确诊。

（6）扁平湿疣：①外阴瘙痒轻微。②皮损为潮湿的扁平丘疹或斑块状或疣状凸起，直径 1~3cm，无蒂，基底宽，表面常有污灰色或污黄色分泌物，周围暗红色浸润。③显微镜检及梅毒血清学试验可确诊。

（7）女阴汗腺瘤：①好发于中老年妇女的大阴唇、会阴及肛门周围，偶见于腋下及乳头部。②一般为单发，球形或卵圆形结节，高出皮面，直径为数毫米，可推动，坚实、柔软或呈囊样，损伤后易出血。③瘙痒症状轻微或无症状，多于妇科检查时发现。④病理检查可协助诊断。

（8）汗管瘤：①皮损为数个或数十个，直径为 3~5mm 大小的半球形丘疹，质硬，皮肤色为淡黄色以至褐黄色。②中度痒感，一般分布在两大阴唇内侧，小数呈偏侧性分布。③发生后很少自行消退，但病变属良性。④病理组织可协助诊断。

（9）异位皮脂腺：①阵发性瘙痒，月经期瘙痒加重，妊娠时症状减轻。②损害为浅黄色小颗粒，稀疏或聚集分布在小阴唇内侧，阵发性剧痒。③除阴部皮疹外，口唇部位也为好发部位，可帮助诊断。

（10）女阴血管角皮瘤：①轻度瘙痒或痒痛，如搔抓或过度摩擦可引起出血。②大阴唇处见亮红色丘疹，有角化，指压不褪色为本病特征。③组织病理检查有助于诊断。

（11）鲍恩病：①轻度痒感及触痛。自觉症状轻微。②皮损为暗红色斑片，表面有痂，边缘清楚。③活检发现特异性病理变化，可以确诊。

（12）鲍恩样丘疹病：①部分患者有瘙痒或烧灼感，主要侵犯年轻人。②基本损害为直径 2~10mm 色素性丘疹，单发或多发，排列呈环状，部位多在大小阴唇等。③组织病理改变是其主要鉴别依据。

（13）固定性药疹：①服药或打针后在外阴生殖器部位（或同时发生在口腔部位）出现红斑、水肿、糜烂。②每次服用同一类药物后必然复发，即可诊断。③必要时可做药物诱发试验证实。

（14）外阴脂溢性皮炎：①仅局限于外阴部的脂溢性皮炎不常见，常先从头部开始向下蔓延。②损害为黄红色鳞屑样斑片，发生于外阴阴阜处为多，界限清楚，常易糜烂而类似湿疹，瘙痒较剧。③病理组织学检查有助于诊断。

3. 外阴瘙痒伴赘生物

（1）尖锐湿疣：①外阴瘙痒发生于外阴赘生物处，瘙痒程度轻。②初起为患处出现微小散在的乳头状疣，逐渐增多，互相融合形成鸡冠或菜花状团块，质较软，表面湿润，呈粉红、暗红、白色或污灰色，有时顶端角化或感染溃烂。

（2）传染性软疣：①皮肤可见到光亮丘疹，中央有脐窝，能挤出白色乳酪样物，常为多发，青少年多见，一般诊断不难。②结合组织病理检查可诊断。

（3）外阴鳞状细胞癌：①外阴瘙痒经久不愈，赘生物表现各异。②病理检查可确诊。

（4）外阴恶性黑素细胞瘤：①外阴有蓝黑色或棕黑色肿物，呈结节状或表面有溃疡。②赘生物病理检查可确诊。

（5）外阴基底细胞癌：①外生殖器发生的慢性溃疡，久不愈合，发展缓慢。②对结节做病理检查可诊断。

4. 外阴瘙痒伴色素减退

（1）慢性外阴营养不良：①皮损呈白色斑块状，边界清楚，轻度隆起，皮肤粗糙增厚，似卷烟纸样。或可为皮肤变薄，发亮，脆弱，可有皲裂溃疡，大小阴唇萎缩展平。②确诊均有赖于活组织病理检查。

（2）继发性外阴白斑：①外阴瘙痒较慢性外阴营养不良轻，外阴虽有皮肤过度角化脱屑而呈白色区，但外阴无萎缩与粘连。②在表皮脱屑区涂以油脂，白色皮损可减退，为本病特征。③患者同时伴有其他慢性外阴疾病。

（3）扁平苔藓：①中老年人，外阴瘙痒。常伴有口腔黏膜扁平苔藓。②围绕前庭和小阴唇周围的花边状红白色条纹。③病理检查有助于鉴别。

5. 外阴瘙痒伴寄生虫

（1）阴虱病：①性接触感染，或通过寝具间接传染，夫妻常同患此病。②阴毛部位及其附近部位瘙痒，搔抓后引起抓痕、血痂。外阴皮肤由于搔抓继发感染液也可发生湿疹样改变。③在寄生的毛根部发现阴虱或找到虫卵即可明确诊断。

（2）外阴疥疮：①外阴瘙痒剧烈，夜间显著。②皮疹为丘疹、丘疱疹、疱疹、结节及隧道。隧道是疥疮特有的体征。③接触传染史，同住或家中常有相同患者。④最确切的依据是找到疥虫、虫卵或隧道。

（3）蛲虫病：①会阴部及夜间发作的瘙痒，为本病主要特征。儿童常见。②根据蛲虫的特性，夜间在肛周或阴唇间用棉拭子蘸取可疑物做镜检，找到成虫或虫卵可确诊。

七、治疗

1. 一般治疗 注意经期卫生，保持外阴清洁干燥，切忌搔抓，不要用热水洗烫，忌用肥皂，衣着特别是内裤要宽适透气，忌酒及辛辣或过敏食物。

2. 病因治疗 消除引起瘙痒的局部或全身性因素，如外阴阴道假丝酵母病用克霉唑阴道栓，细菌性阴道病可用复方甲硝唑阴道栓等。

（1）内用药物治疗：①抗组胺类药。传统的抗组胺药物，如氯苯那敏（扑尔敏）、苯海拉明、赛庚啶等均有镇静止痒作用，可用于本病的治疗。非镇静性抗组胺药物，如阿司咪唑（息斯敏）等，对全身性瘙痒也有一定疗效。对病程长、症状重、疗效不佳者，可联合用药，以提高效果。②维生素 B_1、谷维素、钙剂及镇静药等药物，可根据病情选择应用或与抗组胺类药物并用。

（2）局部疗法：局部疗法一般结合全身疗法进行，也可单独用，原则为镇静止痒、润泽皮肤。保持外阴清洁干燥。用除湿止痒中成药洗剂，也可以局部冷敷，均有一定止痒效果。局限性瘙痒可用曲安奈德（确炎松）、泼尼松龙（强的松龙）、地塞米松等药物做局部封闭。尽量避免较长时间或短期大剂量外用皮质激素类药物。

（3）物理疗法：外阴局部瘙痒病可选用外阴冷冻治疗。对患者进行健康宣教，让患者养成良好的卫生习惯，注意外阴清洁，尤其是经期及性生活前后，并且要让伴侣一起清洁。

勤换内裤，选择纯棉质地的内裤，内外衣物要分开洗，放到阳光充足的地方晾晒。

注意饮食和睡眠，尽量清淡饮食，少吃或不吃冰冷、辛辣等刺激的食物，多吃蔬菜水果，保持睡眠充足，不要有心理的负担，多和伴侣沟通，学会减轻压力。

八、就诊流程

外阴瘙痒的就诊流程见图 1 - 11。

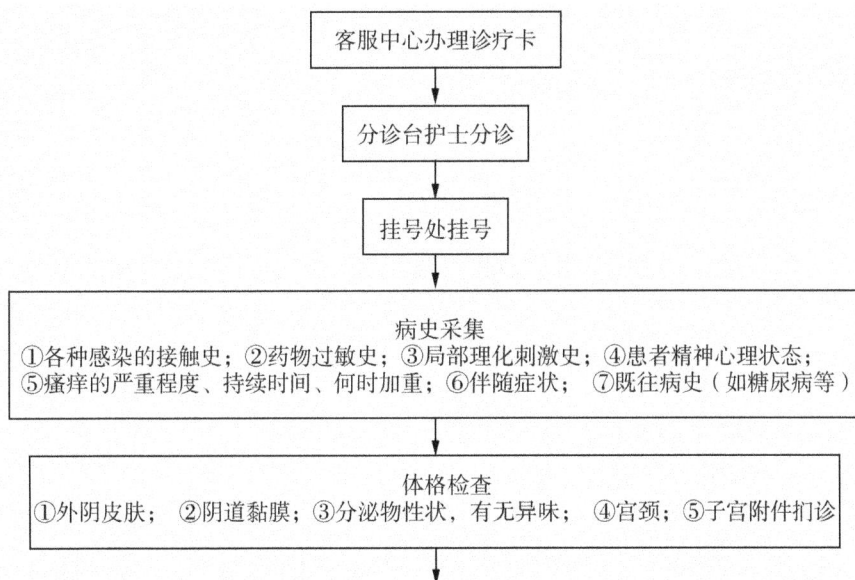

```
┌─────────────────────┐
│   客服中心办理诊疗卡   │
└─────────────────────┘
           ↓
┌─────────────────────┐
│     分诊台护士分诊     │
└─────────────────────┘
           ↓
┌─────────────────────┐
│       挂号处挂号       │
└─────────────────────┘
           ↓
┌──────────────────────────────────────────────────┐
│                     病史采集                        │
│ ①各种感染的接触史；②药物过敏史；③局部理化刺激史；④患者精神心理状态；│
│ ⑤瘙痒的严重程度、持续时间、何时加重；⑥伴随症状；⑦既往病史（如糖尿病等）│
└──────────────────────────────────────────────────┘
           ↓
┌──────────────────────────────────────────────────┐
│                     体格检查                        │
│ ①外阴皮肤；②阴道黏膜；③分泌物性状，有无异味；④宫颈；⑤子宫附件扪诊│
└──────────────────────────────────────────────────┘
           ↓
```

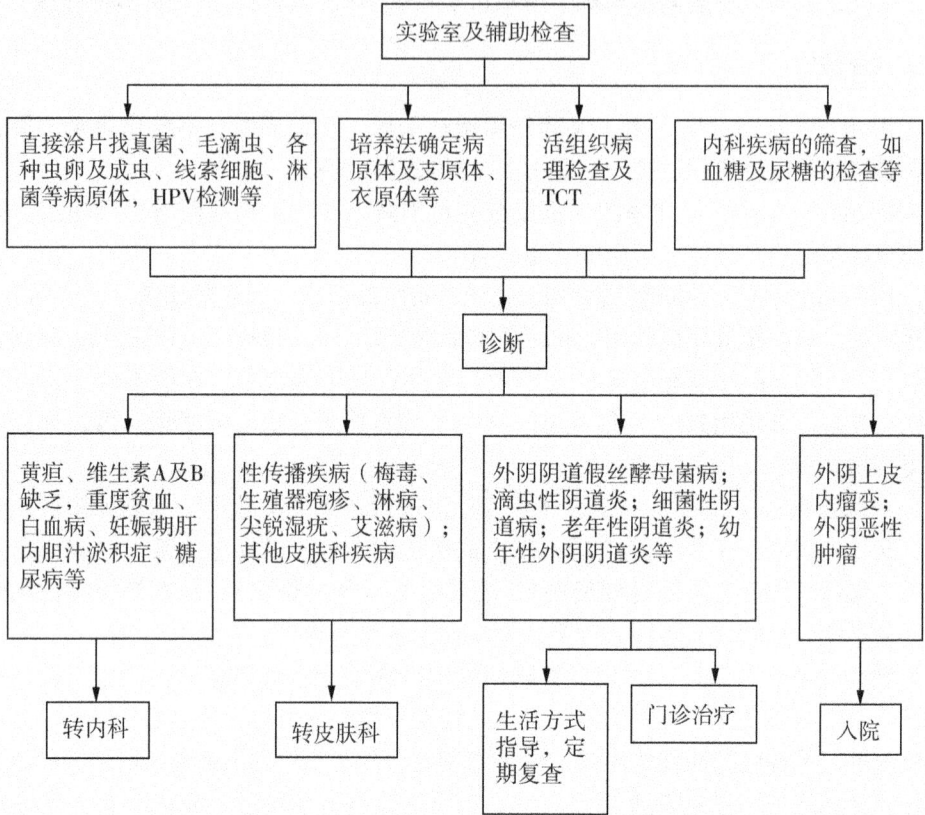

图1-11 外阴瘙痒的就诊流程

（张　玲）

第五节　下腹部肿块

一、ICD 编码

R19.001。

二、概述

生殖系统、泌尿系统、消化系统的盆腔脏器、组织异常产生的肿物都会表现为下腹部肿块。

三、病因

（1）子宫增大：妊娠子宫（包括滋养细胞疾病）、子宫肌瘤、子宫腺肌病、子宫恶性肿瘤、子宫畸形、宫腔阴道积血或宫腔积脓。

（2）子宫附件肿块：异位妊娠、附件炎性肿块、卵巢非赘生性囊肿、卵巢赘生性肿块。

（3）肠道肿块：粪块嵌顿、阑尾周围脓肿、腹部手术或感染后继发的肠管、大网膜粘连、肠系膜肿块、结肠癌。

（4）泌尿系肿块：充盈膀胱、异位肾。

（5）腹壁或腹腔肿块：腹壁血肿或脓肿、腹膜后肿瘤或脓肿、腹水、盆腔结核包裹性积液、直肠子宫陷凹脓肿。

四、问诊要点

（1）询问肿物、非特异性伴随症状、系统特异性伴随症状。

（2）注意询问发现肿物的时间、肿物持续时间、肿物大小变化，若肿物有增大要注意有无诱因、增大速度、自觉症状的改变；既往治疗过程和治疗过程中肿物的变化。

（3）非特异性伴随症状最常见的是腹痛，引起腹痛的原因常见有肿物压迫、破裂、浸润。针对腹痛，问诊时要注意询问患者年龄、腹痛的位置、起病情况（诱因、急缓）、腹痛性质和严重程度、腹痛持续时间，腹痛与体位改变、运动、大小便的关系和既往病史。

（4）生殖系统常见伴随症状有阴道异常出血、排液、月经量及周期异常，白带量及性状的改变；此外，患者的生育情况也应注意询问。

（5）泌尿系统常见伴随症状有小便次数、量、性质的改变，腰痛、寒战、高热等。

（6）消化系统常见伴随症状有大便次数、量、性质和排便习惯的改变，胃纳、体重变化等。

五、鉴别诊断

（1）根据肿块部位进行鉴别诊断：根据部位进行鉴别诊断见图1-12。

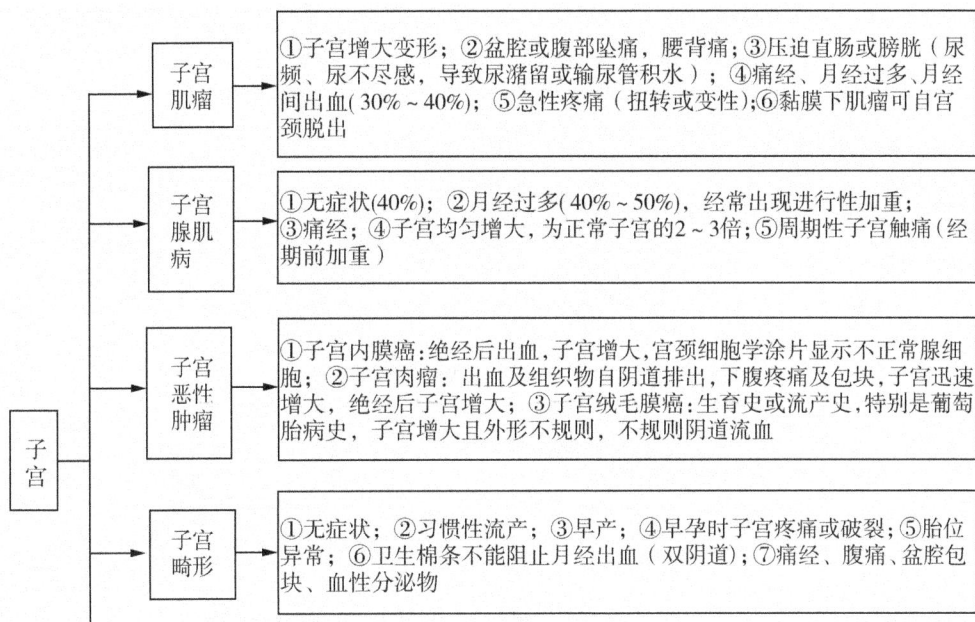

```
肿块部位 ┬ 宫腔积血 —— ①无症状，尤其是绝经后妇女；②子宫增大，通常质软和有轻度触痛；③痛经，异常出血，闭经和不孕；④周期性腹痛；⑤青春期无月经来潮（处女膜闭锁或阴道无孔横隔）
         ├ 宫腔积脓 —— ①宫颈或阴道分泌物异味；②子宫增大；③慢性盆腔痛，合并盆腔炎症、盆腔脓肿
         └ 附件区 ┬ 子宫内膜异位症 —— ①无症状（达30%）；②周期性盆腔疼痛或性交痛（在月经前36~48h最明显）、经前或经期疼痛、大便困难、月经中期疼痛（排卵性）通常患者的主诉与疾病程度不成比例，小的种植病灶可有剧烈疼痛，大的子宫内膜异位囊肿可无症状；③不孕；④经间期出血（15%~20%）；⑤不排卵；⑥周期性便秘或腹泻；⑦附件包块；⑧子宫后位；⑨后陷凹瘢痕化、呈结节状
                  ├ 输卵管积水 —— ①无症状（最常见）；②下腹隐痛或慢性盆腔疼痛；③不孕；④单侧或双侧囊性包块（通常是纡曲或腊肠样的）
                  ├ 附件炎性肿块 —— ①盆腔痛和压痛(100%)、肌紧张、或反跳痛；②发热（40%超过39.5℃）寒战；③白细胞计数升高；④不规则的阴道出血或阴道排液；⑤心动过速、恶心及呕吐；⑥双侧性肿块，位于子宫两旁，与子宫有粘连；⑦典型的宫颈脓性分泌物（需做革兰涂片和细菌培养）
                  ├ 卵巢良性囊肿 —— ①多数无症状，因体检发现盆腔包块而就诊；②灾难性症状：出血、破裂或扭转；③非特异的症状：如压迫感或胀满感
                  └ 卵巢癌 —— ①无症状；②体重减轻；③尽管摄入热量不变或减少，但腹围持续增加；④腹水；⑤附件包块；⑥下腹隐约不适（严重疼痛少见）
```

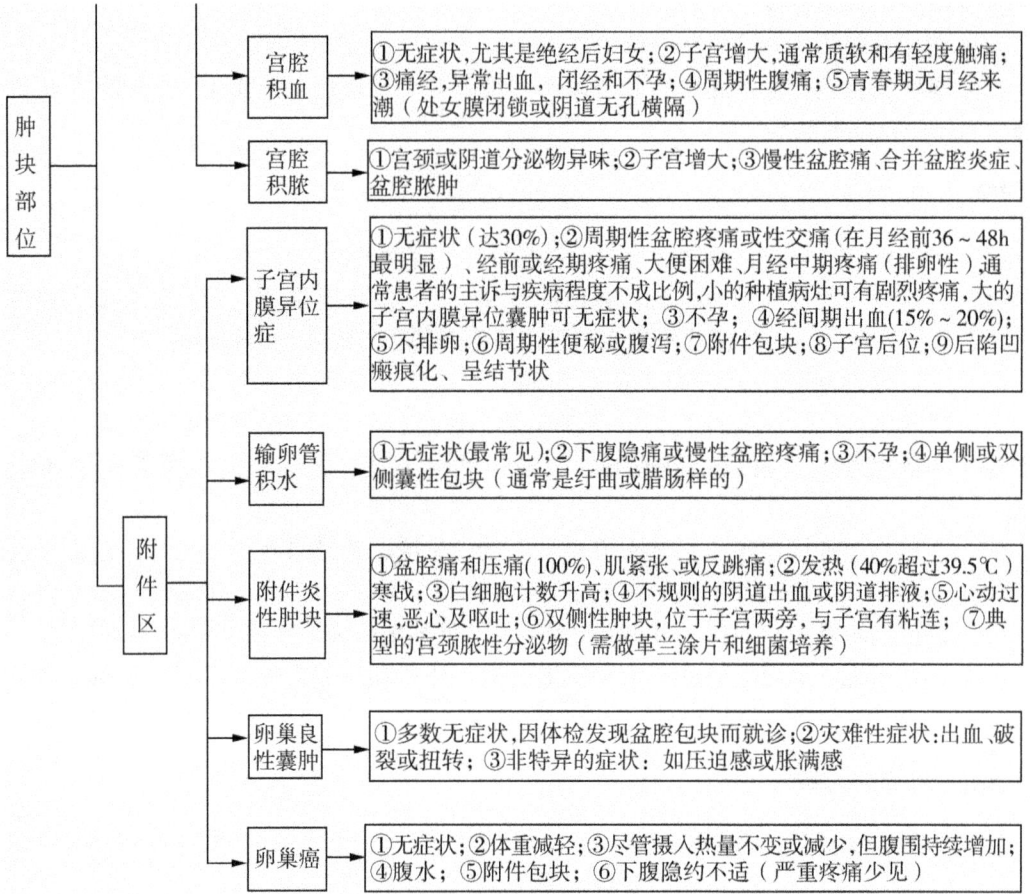

图1-12 根据肿块部位进行鉴别诊断

（2）根据肿块性质进行鉴别诊断：根据肿块性质进行鉴别诊断见图1-13。

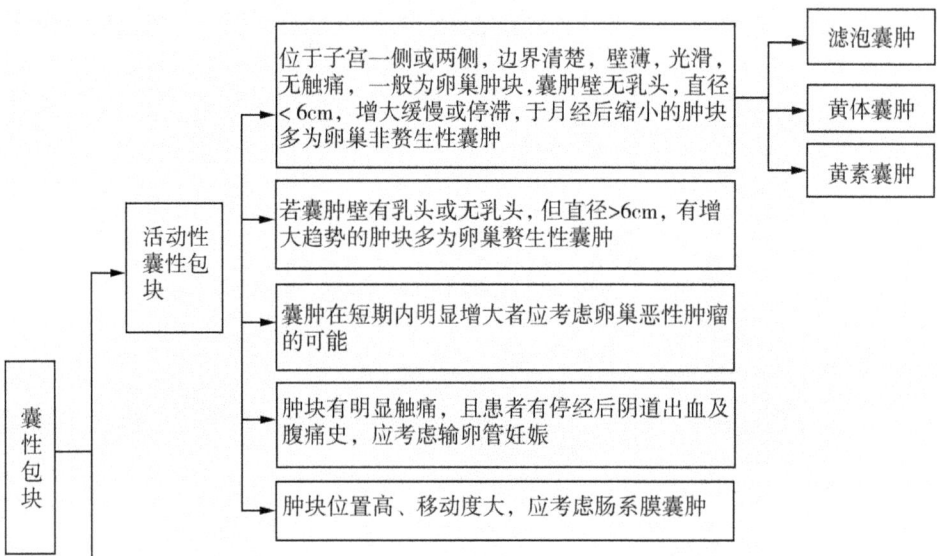

```
囊性包块 ┬ 活动性囊性包块 ┬ 位于子宫一侧或两侧，边界清楚，壁薄，光滑，无触痛，一般为卵巢肿块，囊肿壁无乳头，直径<6cm，增大缓慢或停滞，于经后缩小的肿块多为卵巢非赘生性囊肿 ┬ 滤泡囊肿
                                                                                                                                ├ 黄体囊肿
                                                                                                                                └ 黄素囊肿
                         ├ 若囊肿壁有乳头或无乳头，但直径>6cm，有增大趋势的肿块多为卵巢赘生性囊肿
                         ├ 囊肿在短期内明显增大者应考虑卵巢恶性肿瘤的可能
                         ├ 肿块有明显触痛，且患者有停经后阴道出血及腹痛史，应考虑输卵管妊娠
                         └ 肿块位置高、移动度大，应考虑肠系膜囊肿
```

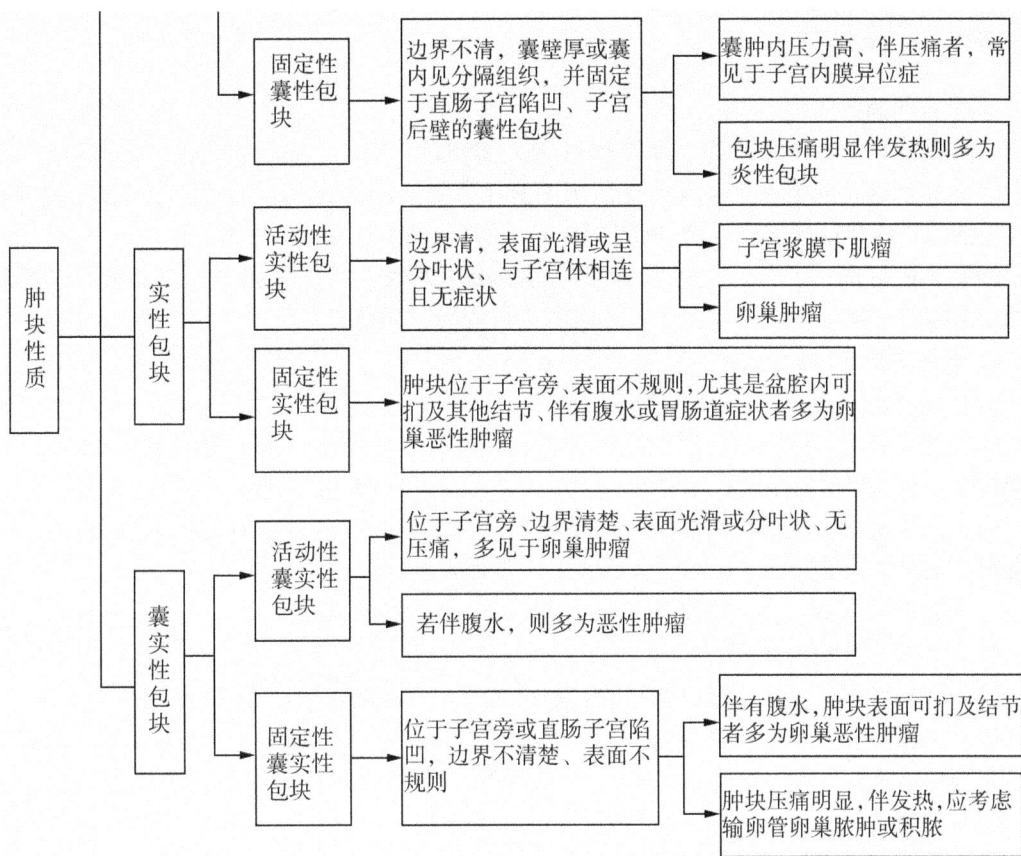

图 1-13 根据肿块性质进行鉴别诊断

（3）根据患者年龄进行鉴别诊断：根据患者年龄进行鉴别诊断见图 1-14。

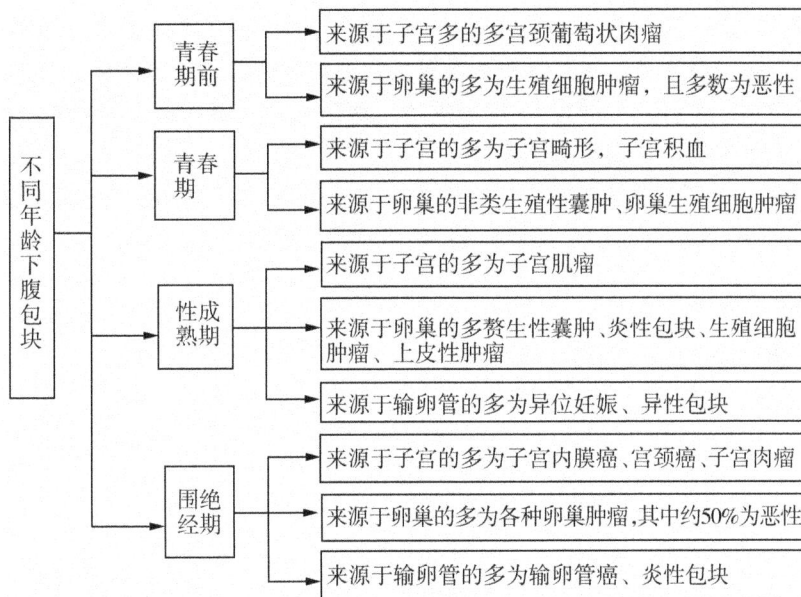

图 1-14 根据患者年龄进行鉴别诊断

六、治疗

1. 子宫肌瘤的治疗

（1）无症状，近绝经期者：每 3~6 个月门诊随访一次。

（2）症状轻、近绝经年龄或全身情况不宜手术者：门诊评估后给予药物治疗。常用药物有促性腺激素释放激素类似物（GnRH - a）及其他药物，如米非司酮。

（3）入院标准：①月经过多致贫血，药物治疗无效；②严重腹痛、性交痛；③膀胱、直肠压迫症状；④不孕、反复流产；⑤肌瘤生长较快，怀疑有恶变。

2. 子宫内膜异位症的治疗

（1）症状轻或无症状：门诊定期随访。

（2）症状轻，近绝经期；慢性盆腔痛、经期痛经症状明显、无卵巢囊肿形成者可门诊药物治疗，包括口服避孕药、孕激素、米非司酮、孕三烯酮、达那唑、GnRH - a 等。

（3）入院标准：①药物治疗后症状不缓解、局部病变加剧或生育功能未恢复，较大的卵巢内异位囊肿；②无生育要求，症状及病变均严重。

3. 子宫恶性肿瘤　收入院全面评估，决定进一步治疗方案。

4. 盆腔炎性疾病的治疗方案

（1）一般状况好，症状轻，能耐受口服抗生素，并有随访条件者：门诊治疗。

（2）入院标准：①一般情况差，病情严重，伴有发热、恶心、呕吐；②有盆腔腹膜炎；③输卵管卵巢脓肿；④门诊治疗无效；⑤不能耐受口服抗生素；⑥诊断不清。

5. 卵巢肿瘤

（1）无症状，包块小：门诊随访。

（2）入院标准：①卵巢实性肿块；②卵巢囊肿直径 >8cm；③青春期前或绝经后期；④生育年龄正在口服避孕药；⑤囊肿持续存在超过 2 个月。

6. 滋养细胞疾病　葡萄胎子宫小于妊娠 12 周可门诊行清宫术，但由于葡萄胎可能并发子痫前期、甲状腺功能亢进、水电解质紊乱及贫血等情况，并且子宫大而软，原则上住院治疗更优于门诊治疗。子宫大于妊娠 12 周可考虑二次清宫术。其余的滋养细胞疾病一经诊断均考虑住院进一步评估，再确定治疗方案。

7. 异位妊娠　凡根据临床依据可疑诊断为异位妊娠者，即收入院进一步评估治疗。

8. 妊娠　孕 16 周前妇科门诊随访；孕 16 周后转产科门诊。

七、就诊流程

下腹部肿块的就诊流程见图 1 - 15。

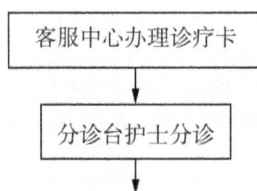

```
┌──────────────┐
│   挂号处挂号   │
└──────┬───────┘
       │
┌──────▼───────┐
│   诊室就诊     │
└──────┬───────┘
       │
┌──────▼──────────────────────────────────────┐
│ 病史采集：年龄，月经情况，伴随症状，婚育史，用药史，既往史 │
└──────┬──────────────────────────────────────┘
       │
┌──────▼──────────────────────────────────────┐
│ 双合诊、三合诊、腹部检查：确定包块位置、性质（囊实性、活动度、大小、│
│ 有无触痛）、一般状况及淋巴结检查                  │
└──────┬──────────────────────────────────────┘
       │
┌──────▼──────────────────────────────────────┐
│ 实验室及辅助检查：血、尿HCG，盆腹腔超声，血常规，肿瘤标志物，CT、MRI、X │
│ 线检查，细胞学、活组织检查，PPD试验                │
└──────┬──────────────────────────────────────┘
       │
┌──────▼──────────────────────────────────────┐
│ 进一步检查：分段诊刮，子宫输卵管碘油造影，阴道镜检查，官腔镜检查，腹腔镜检 │
│ 查，胃镜，结肠镜；膀胱镜，静脉尿路造影等            │
└──────┬──────────────────────────────────────┘
       │
    ┌──▼──┐
    │ 诊断 │
    └──┬──┘
```

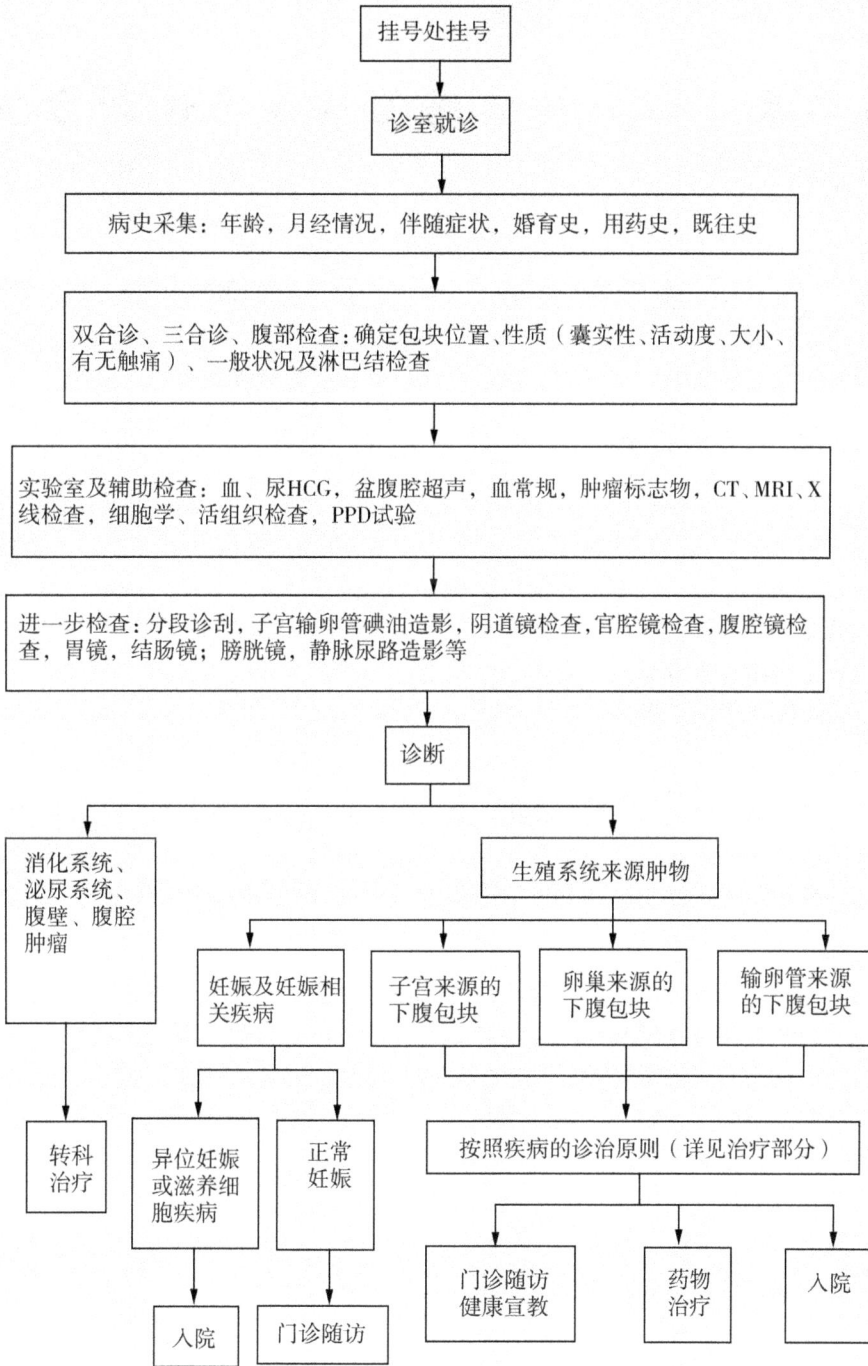

图 1-15 下腹部肿块的就诊流程

（朱军义）

第二章 妇产科疾病的检查与诊断方法

第一节 妇产科疾病的生物、生化及标志物检查与诊断方法

在妇产科疾病的诊断中，常用的生物、生化及标志物检查大致有以下几类。

一、阴道分泌物检查

阴道分泌物主要由宫颈腺体、前庭大腺分泌物、阴道黏膜渗出液、子宫内膜分泌物组成，正常者为无色稀糊状，无特殊气味，其量的多少与雌激素水平及生殖道充血情况有关。阴道上皮细胞受卵巢功能的影响，可发生周期性变化并发生脱落。阴道内的阴道杆菌可将脱落细胞中的糖原变成乳酸，而使阴道的 pH 维持在 4~4.5 之间，因此通常阴道分泌物呈酸性。在阴道分泌物涂片上可见大量阴道杆菌及上皮细胞，少量的拟杆菌、消化链球菌、支原体等，不见或少见白细胞及杂菌。

（一）清洁度检查

阴道分泌物清洁度可分为四度。在Ⅰ、Ⅱ度中，分泌物涂片上可见到大量或中等量阴道杆菌及上皮细胞，无或少量白细胞及杂菌，此属正常情况；若见到大量白细胞或杂菌，而少见或不见阴道杆菌及上皮细胞时，则可定为Ⅲ度或Ⅳ度，提示阴道有炎症。

（二）微生物学检查

阴道分泌物涂片经革兰染色，即可对其病原体进行检查。阴道炎时，可见到正常菌群以外的各种革兰阴性或阳性杆菌和球菌，如淋病奈瑟菌、白念珠菌、葡萄球菌等，并伴有多数白细胞。在急性淋病奈瑟菌感染时，阴道分泌物呈脓性，可见其病原体为阴性双球菌；在慢性感染时，可能杂菌较多，则可进行培养鉴定或用 PCR 技术进行诊断；真菌性阴道炎则多由白念珠菌引起，分泌物呈豆渣状，革兰染色可见阳性的孢子和假菌丝；近几年来已确认由阴道加德纳菌（Gardnerella vaginalis）引起的阴道炎可见阴性（或染色不定的）小杆菌或球杆菌，分泌物 pH >4.5，胺试验阳性，若见到线索细胞（clue cell）则更有诊断价值；由阴道毛滴虫所致的滴虫性阴道炎可于生理盐水涂片中检到毛滴虫。

（三）宫颈黏液涂片结晶检查

此为一种评估卵巢功能的简单方法，临床上可用于协助诊断早孕、月经失调功能性子宫出血或协助查找闭经原因等。宫颈黏液在月经周期中，随着雌、孕激素水平的变化，亦会出现周期性变化。在正常情况下，于月经周期的第 8~10 天，黏液涂片上可开始观察到羊齿状结晶，排卵时出现最多，以后逐渐减少，至第 22 天消失。所以：①如果月经过期，涂片中不见典型的羊齿状结晶达两周以上，则可能为妊娠；②若月经过期，涂片中仍见羊齿状结晶的，则提示为月经失调，而非妊娠；③闭经情况下，如果仍能从涂片中观察到此结晶的周期

性变化，表明卵巢功能正常，此闭经可能由子宫本身的原因引起；④如果闭经后涂片中不再见到羊齿状结晶变化，则造成闭经的原因来自于卵巢及卵巢以上的部位；⑤在诊断子宫功能性出血时，若在出血前或出血当天，于宫颈黏液涂片上观察到典型的羊齿状结晶，则表明并无排卵，属功能性子宫出血。

二、宫颈或阴道细胞学检查

受卵巢激素的影响，阴道的上皮细胞会出现周期性变化。对这些阴道或宫颈脱落细胞进行检查，可对卵巢功能作出初步评估或协助诊断生殖器不同部位的恶性肿瘤。

（一）评估雌激素水平

雌激素可促进阴道上皮增生、成熟，从底层逐渐分化成中层及表层细胞，故根据阴道上皮细胞的成熟程度，可了解体内雌激素水平，从而对卵巢功能作出初步评估。检查时先从阴道上 1/3 侧壁处轻取脱落细胞，行巴氏染色后作镜检可见；当雌激素水平升高时，先出现表层致密核细胞，胞浆红染；而当雌激素水平下降时，嗜伊红细胞先行减少，后致密核细胞减少。临床上常用两种方式来表示雌激素水平：

1. 用三种指数表示

（1）成熟指数（maturation index，MI）：低倍镜下计 300 个鳞状上皮细胞，算出各层细胞所占的百分率，以底层/中层/表层次序写出，如 30/50/20，其左侧数值增大，提示雌激素水平低；右侧数值增大则表示雌激素水平高；如果三层细胞的百分率相近，常提示有炎症，应治疗后重检。

（2）致密核细胞指数（karyopyknotic index，KI）：即计算鳞状上皮细胞中表层致密核细胞的百分率，指数越高，表明细胞越成熟，雌激素水平越高。

（3）嗜伊红细胞指数（eosinophilic index，EI）：即计算鳞状上皮细胞中表层红染细胞的百分率，指数越高表示上皮细胞越成熟，雌激素水平越高；但应注意，当阴道炎症时，红染细胞亦可增多。

2. 用"影响"及"低落"表示雌激素水平

（1）雌激素的影响：鳞状上皮细胞中表层嗜伊红性致密核细胞又称角化细胞，若角化细胞 <20%，称雌激素轻度影响，见于卵泡早期或接受小剂量雌激素治疗时；若角化细胞占 20%~60%，称雌激素中度影响，为卵泡期中后期或排卵前期的雌激素水平，或见于接受中等剂量雌激素治疗时；若角化细胞占 60%~90%，称雌激素高度影响，见于正常排卵期或接受大剂量雌激素治疗时；若角化细胞 >90%，则称雌激素过高影响，此已超过正常排卵期水平，常见于卵巢颗粒细胞瘤、卵泡膜细胞瘤等。

（2）雌激素低落：若镜检中计得底层细胞 <20%，为雌激素轻度低落，提示雌激素水平刚能维持阴道上皮的正常厚度；若底层细胞占 20%~40%，则称雌激素中度低落，常见于青年闭经者或其他卵巢功能障碍时；若底层细胞百分率 >40%，为雌激素重度低落，多见于绝经期妇女；若所见细胞均属底层细胞，则为雌激素水平极度低落，一般见于卵巢切除术后。

（二）宫颈细胞学诊断

用木质小戟式刮板或宫颈细胞双取器（毛刷制作）绕宫颈口鳞状上皮及柱状上皮交界

处旋转 1～2 周，轻轻刮取宫颈细胞，涂片，固定后行巴氏染色，镜检。关于细胞学诊断的报告方式有：①巴氏五级分类法（1954 年），全国宫颈癌防治研究协作会议决定我国采用巴氏五级分类法，并沿用至今；②巴塞斯特分类（the Bethesda system，TBS）系统宫颈/阴道细胞学诊断及报告方式（1988 年）。

1. 巴氏五级分类法　细胞学诊断标准以巴氏分类法分成五级。

Ⅰ级：为正常的阴道上皮细胞。

Ⅱ级：细胞核普遍增大、淡染，或有双核，有时染色质稍多，可见核周晕及胞质内空泡，为炎症。

Ⅲ级：核增大，核型可不规则，或有双核，染色加深，核与胞浆比例改变不大，为可疑癌。

Ⅳ级：少量细胞具有恶性改变，核大，深染，核型不规则，核染色质颗粒粗，分布不匀，胞质量少，为高度可疑癌。

Ⅴ级：许多细胞具有典型癌细胞特征，为癌症。

此法简便易行，患者无痛苦，可广泛用于子宫颈癌的普查。这种涂片取材方法属非随意样本，异常细胞可能遗留于刮板或毛刷上，而影响诊断。本法有较高的假阴性率，已不适应当今社会发展的需要。

2. TBS 系统宫颈或阴道细胞学诊断（1988 年）　目前认为巴氏分级法对感染引起的细胞改变、化生细胞、组织修复细胞等良性病变表达不够，而且单纯数字分级报告虽然简便，但仅用数字表示诊断不能表达报告者对诊断的看法，并容易引起认识的混乱和诊断标准不统一。目前很多国家已不再接受巴氏分级法，国际交流也将受到限制，故建议 TBS 系统作为宫颈或阴道细胞学报告的依据。

TBS 报告方式及内容，应包括以下三项内容。

（1）核对报告单填写内容：受检者姓名、年龄、末次月经时间、简要病史、病案号和细胞学号等。

（2）评估取材标本质量，分为"满意"、"基本满意"及"不满意"（需要重新取材）三类。

（3）描述内容

1）感染：滴虫、真菌、细菌（变异菌群、放线菌属）及病毒所分别引起的细胞改变。

2）反应性和修复性改变：细胞对炎症（包括化生细胞）、损伤、放疗和化疗后、IUD 及激素治疗的反应性改变。

3）鳞状上皮细胞异常：①未明确诊断意义的非典型鳞状上皮细胞（atypical squamous cells of undetermined signification，ASCUS）；②低度鳞状上皮内病变（low grade squamous intraepithelial lesion，LSIL），包括 HPV 感染及 CIN Ⅰ级；③高度鳞状上皮内病变（high grade squamous intraepithelial lesion，HSIL）包括 CIN Ⅱ、Ⅲ级及原位癌；④鳞状上皮细胞癌（squamous cell carcinoma）。

4）腺上皮异常：包括子宫内膜细胞（良性、绝经后）、未明确诊断意义的非典型腺细胞（atypical glandular cells of undetermined signification，AGCUS），宫颈管柱状上皮细胞轻度、重度非典型增生，腺癌（腺原位癌、宫颈腺癌、宫内膜腺癌），宫外腺癌（多来自卵巢）。

5）其他恶性肿瘤（原发或转移的肉瘤）。

6）激素水平的评估（阴道涂片）。

（三）细胞学现代新技术

宫颈涂片筛查异常细胞是肿瘤防治学上最重要的成就之一。巴氏染色及分类法的施行，为降低子宫颈癌的发病率及死亡率起到了重要作用，在维护妇女健康方面作出了重要贡献。时代在进步，科技在发展。由于传统巴氏人工阅片技术会出现较高的假阴性率（文献报告为 2%~50%，甚至60%）及假阳性率，所以已不适应今日患者的要求，而且子宫颈癌及癌前病变的发病率又复上升并趋年轻化，已引起广泛关注。时代需要现代化高新技术能早期准确地发现子宫颈癌及癌前病变，做到早期诊断、早期治疗，把病变阻断在癌前期或早期癌阶段，以降低子宫颈癌的死亡率。近年问世的细胞学现代新技术主要分为以下两类，即自动制片系统与自动阅片系统。

1. 自动制片系统　由于传统刮片会出现 2%~50% 的假阴性率，除去人眼工作疲劳及所涂细胞不在一个层次（影响诊断）外，涂片上存在着大量的红细胞、白细胞、黏液及脱落坏死细胞等而影响正确诊断。所以，细胞工程专家又推出了一种新技术——液基薄层细胞学（liquidbased monolayers cytology），这是制片技术的重大革新，即去掉涂片上的杂质，直接制成观察清晰的薄层涂片。此薄层涂片效果好，涂片上的细胞没有重叠，背景清晰，阅片者容易观看，此细胞涂片属随意样本，理论上异常细胞都有机会选放到涂片上（仍会有异常细胞留有剩余的保存液中），诊断准确性比传统法涂片高。目前有以下两种技术。

（1）膜式液基薄层细胞制片技术：1996 年获美国 FDA 通过并用于临床。主要方法：将宫颈脱落细胞洗入放有细胞保存液的特制小瓶中，刮片毛刷在小瓶内搅动数十秒钟，再通过高精密度过滤器过滤后，将标本中的杂质分离，将滤后的上皮细胞制成直径为 20mm 薄层细胞于载玻片上，95% 酒精固定，巴氏染色、封片，由细胞学专家人眼在显微镜下阅片，按 TBS 分类法作出诊断报告。剩余在保存液中的细胞，还可用于其他检测，重复涂片时不需患者再次返院。本设备只能一次处理一份标本，并在制成超薄片后再染色。除美国进口设备外，国内可以生产这种单片机。

（2）沉降式液基薄层细胞制片技术：1999 年获美国 FDA 通过而用于临床。基本方法是对收集的细胞保存液（刮片毛刷头脱下放在小瓶中数小时，经过处理使毛刷中大部分细胞转移到保存液中，此法收集的细胞比前者多）。通过比重液离心后，经自然沉淀法将标本中的黏液、血液和炎性细胞分离，收集余下的上皮细胞制成直径为 13mm 超薄层细胞于载玻片上；每次并不是只处理 1 份标本，而是同时可以处理 48 份标本，并在全自动制片过程中同时完成细胞染色，也减少了技术员对标本的接触，达到更高质量及更高效率（剩余在保存液的细胞也可同样用于其他检测）。这种新技术将新阅片范围缩小到直径 13mm 范围内（阅片面积为 $134mm^2$，而前者面积为 $383mm^2$，传统涂片面积为 $1\,375mm^2$），同时阅片时间减少到仅需 2.5 分钟内（前者需 5.5 分钟，传统涂片则需 7 分钟），这样可使细胞学专家更容易观察每个视野，从而明显降低了假阴性率而提高了对低度以上病变的诊断率。除美国进口设备外，国内可以生产改良式的 12 片机及 24 片机。当前国产化技术优势明显发展，降低子宫颈癌筛查成本，符合当前中国实情。目前确实存在着鱼虾混杂、技术参差不齐情况，急需培训并提高阅片人员技术水平的任务。

2. 自动阅片系统　随着 20 世纪 80 年代后期计算机技术的发展和应用，于 90 年代初研制成功了计算机辅助细胞检测系统（computer‐assisted cytologic test，CCT），也称为细胞电脑扫描（cellular computer tomography，也简称 CCT）。于 1992 年开始试用临床，并在 1995 年被美国 FDA 正式批准，曾获 1995 年国际重要科技成果一百项之一。1996 年经美国 FDA 获准进行质控，1998 年又获 FDA 批准进行普检。该技术有如下特点：①对发现宫颈异常细胞具有高度敏感性，擅长发现各种异常细胞，包括传统法易于漏诊的异常细胞，体积小的异常细胞及细胞分布少的涂片上为数不多的异常细胞；②对发现宫颈异常细胞具有高度的准确性，对宫颈涂片的诊断准确性＞97%；③具有多诊断用途，还能从微生物角度作出诊断，除识别炎症细胞以及滴虫、念珠菌外，还能识别疱疹病毒（HSV－Ⅱ）和人乳头瘤病毒（HPV）等感染，比传统法更全面、更实用、更具临床应用价值；④更适用于大面积的众多人口的普查。需要说明一点：当我国引入这种自动新阅片系统技术时，同时将国际最新阅片技术——TBS 分类法引入国内，为提高细胞学诊断水平作出了突出的贡献。

其基本程序：该诊断装置是运用人工智能"脑神经网络模拟"技术的计算机扫描系统。对宫颈涂片自动扫描（每百张涂片为一组），脑神经网络系统记忆了大量正常与异常细胞，对每张涂片选出 128 个最可疑的异常细胞（包括 64 个单细胞图像及 64 个细胞群图像），经过不断技术改良，新一代计算机已把涂片上可疑检查范围减少到在每张涂片上仅选择 8～15 个点，大大缩短了检查时间（由原来的每张 8 分钟，减少到目前 4 分钟）。经过计算机规则系统成像器，将可疑的异常细胞经彩色图像处理并数字化形式贮存在数码磁带中备检，对经选择的图像资料再复验，病理专家先复查每张涂片上磁盘记录的数字化图像，重点观察异常细胞图像。同时照相并将异常细胞精确定位在涂片上，以便在光镜下容易找到，从而实现计算机与人脑智慧的最佳组合。这种自动阅片系统明显优于液基细胞学仅靠人眼阅片带来的误差。后来又发展到了使用液基细胞学制作的涂片进入自动阅片系统，从而达到了更高水平的诊断。在 2004 年以后国内生产的液基细胞学技术似雨后春笋般涌现，呈现多元化迅速发展态势（多为膜式及沉降式技术也出现甩片式即离心式技术），这种先进的自动阅片系统撤出了国内的检测实验室。开发相应的阅片软件及配套的硬件设备是当务之急，应引起国内相关部门的关注。希望研制、开发先进的国产设备，满足医疗需求的发展。

（四）人乳头瘤病毒 L_1 蛋白（$HPVL_1$ 蛋白）与液基细胞学联合检测的临床应用价值

最新研究认为高危型 HPV 感染是子宫颈癌发生、发展的必要条件，自从 HPV 检测作为子宫颈癌筛查方法应用临床以后，明显提高了宫颈病变的检出率，研究结果显示仅有不足 10% 的 HPV 感染者的病变能进展到癌前病变阶段。统计证实全世界每年约有 6.3 亿人 HPV 个体感染者，但仅有不足 10% 者发生癌变，大约有 91% 的感染者可被自身免疫系统"自我清除"，仅有 9% 的病变可以发展为子宫颈癌。实验研究发现，人乳头瘤病毒 L_1 蛋白（$HPVL_1$ 蛋白）及 $HPVL_1$ DNA 的检测能够反映宫颈细胞中 HPV 病毒复制状态，并且通过检测 $HPVL_1$ 蛋白的表达情况，可以了解宫颈病变的进展与消退。研究显示病变程度越低则 $HPVL_1$ 蛋白阳性表达率越高；而病变程度增高则 $HPVL_1$ 蛋白阳性表达率下降。这个研究成果非常重要，提示前者自身的免疫系统能够清除 HPV 感染，患者的病变可以自愈，应该避免或减少过度治疗；而后者则缺乏对 HPV 的清除能力，预示着患者病变在进展，应给予积极治疗。

鉴于 HPV DNA 检测需要严格的操作环境或昂贵的设备（如 HC－2），目前还不能从根本上解决众多 HPV 感染者的检查需要，且又不能检测患者是否存在抗体？考虑到国内众多医疗单位已经开展使用液基细胞学检查项目，如果在此基础上联合应用 $HPVL_1$ 蛋白（即 Cyto React，赛泰）检测就更有临床指导意义了（表 2 - 1）。

表 2 - 1　细胞学与 $HPVL_1$ 蛋白联合筛查的临床意义

细胞学检测结果	$HPVL_1$ 蛋白检测结果	临床判定
异常	阳性	病变呈非进展或自愈倾向
异常	阴性	病变呈进展倾向，应积极治疗
正常	阳性	亚临床改变，病变呈非进展或自愈倾向
正常	阴性	正常人群

总之，$HPVL_1$ 蛋白与宫颈液基细胞学联合检测，为临床上急需解决的 HPV 感染后的宫颈病变的进一步治疗指出了方向，使临床处理更科学、更准确、更合理，从而避免了较多医疗单位发生的"过度治疗"或贻误治疗，为正确治疗宫颈病变带来了新的曙光。

三、常用激素测定

一些激素的测定对某些产妇疾病的诊断有重要意义。自 20 世纪 60 年代以来，由于放射免疫技术、酶联免疫技术以及化学发光技术的建立，现已普遍采用这些新方法对激素进行准确的定量测定，可为临床提供更精确可靠的数据。

（一）促卵泡激素（FSH）和黄体生成素（LH）测定

FSH 和 LH 均是由腺垂体产生，并受控于下丘脑分泌的同一种促性腺释放素，它们的分泌水平均随月经周期而发生变化，FSH 可直接作用于颗粒细胞上的受体，刺激卵泡的生长和成熟，并能促进雌激素的分泌，它和 LH 共同作用，还可促进排卵、黄体形成及雌、孕激素的合成。在临床上 FSH 和 LH 血中浓度高于正常水平常见于：①卵巢性闭经；②卵巢功能不足，如更年期、绝经期、绝经期后、卵巢切除后或卵巢发育不良。其水平低于正常时，则常见于垂体性闭经。在多囊卵巢病变时，常见 LH 出现过多的突发性脉冲释放，多次血中 LH 测定值可在 $15 \sim 40mU/ml$ 之间，而 FSH 血中水平却不见升高，甚至降低。

（二）垂体催乳素（PRL）测定

PRL 是腺垂体分泌的单链多肽，其释放水平受下丘脑催乳素抑制因子调节。它的主要生理功能是促使乳房发育，维持产乳泌乳，并参与生殖功能的调节。在无药物作用及未孕情况下而出现泌乳现象，其血中 PRL 水平常见升高；在患垂体腺瘤时 PRL 也可出现异常升高现象，在治疗过程中连续检测 PRL 水平，可作为观察疗效的指标。

（三）绒毛膜促性腺激素（hCG）测定

hCG 由胎盘滋养层细胞产生，受孕后 $9 \sim 13$ 天 hCG 水平即有明显上升，妊 $8 \sim 10$ 周时达高峰，以后迅速下降，以峰值 10% 的水平维持至足月，产后即明显降低，2 周内下降至正常水平，hCG 在体内的主要生理功能是延长孕妇黄体期，以保证妊娠早期有足够的孕酮分泌，同时它还可抑制淋巴细胞对植物血凝素的反应，具有抑制免疫反应的作用，使着床胚胎不被排斥。

由于 hCG 分子中的 α 链与 LH 中的 α 链有相同结构，为避免与 LH 发生交叉反应，在测定其浓度时，常测定特异的 β - hCG 浓度。hCG 水平的检测可用于：①早孕诊断：早孕妇女的 hCG 于排卵后 8 天即可从血中或尿中检到，用于早孕诊断十分可靠；②诊断先兆流产或异位妊娠：在妊娠的最初 6~8 周内，血 β-hCG 若不能持续以每天 66% 的速度递增，则提示妊娠失败；③滋养层细胞疾病的诊断和跟踪：葡萄胎时，可见血中 hCG 水平比正常孕妇同期 hCG 水平大大增高，刮宫 6 周后即不再能检出 hCG。当绒癌发生时，血中 hCG 浓度可异常升高，其癌瘤体积仅 1~5mm^3（约 10^6~10^7 个细胞）时，测定血中 hCG 即可诊断，每个癌细胞每天约产生 10^{-5}U hCG，其分泌量与癌细胞总数成正比。治疗中连续检测 hCG 的升高或降低，可反映病情的恶化与好转。

（四）雌激素测定

雌激素主要由卵巢、胎儿-胎盘复合体产生分泌，少量则来自肾上腺。这类激素主要包括雌酮（E$_1$）、雌二醇（E$_2$）、雌三醇（E$_3$），其中以 E$_2$ 活性最高，对维持女性生理特征起重要作用，绝经后 E$_1$ 分泌量增多。E$_3$ 是 E$_1$ 和 E$_2$ 的代谢产物，妊娠期主要在胎盘中生成，含量很高，进入胎儿体内经 15α-羟化酶作用，最终可生成雌四醇。通过雌激素测定主要可了解卵巢、胎儿-胎盘单位的功能状况：①如果雌激素无周期性变化，持续维持在早卵泡期水平或更低，常提示卵巢功能不足，可引起月经量过少或闭经；若雌激素分泌情况正常而出现闭经，则一般为子宫性闭经；②如果雌激素无周期性变化，持续维持在早、中卵泡期水平，则常见于无排卵性功能失调性子宫出血、多囊卵巢综合征等；③雌激素水平过高，常见于：性早熟、颗粒细胞瘤、卵泡膜细胞瘤、肝病（影响肝脏对雌激素的灭活）、绝经期后阴道流血等疾病；④妊娠 36 周后测定尿中 E$_3$ 水平，连续多次均在 10mg/24h 以下或骤减 30%~40% 以上，常提示胎盘功能减退，若在 6mg/24h 以下或减低 50% 以上，则提示胎盘功能显著减退。但应注意，尿中 E$_3$ 浓度受多种因素影响，在作出临床判断和处理前应作全面考虑。

（五）孕酮测定

孕酮由卵巢、胎盘和肾上腺皮质产生，通过肝脏代谢，最后形成孕二醇。测血中孕酮水平，主要可以对卵巢或胎盘功能状况作出评估：①正常情况下，血清孕酮水平高于 5ng/ml，常提示有排卵，对孕酮分泌正常的不孕患者应从其他方面寻找不孕原因；②黄体形成期孕酮水平低于生理值或月经前 4~5 天仍高于生理水平，则分别提示黄体功能不足和黄体萎缩不全；③妊娠后孕酮水平连续下降常提示有流产可能；④孕酮水平≥25ng/ml，一般可排除异位妊娠；⑤当肾上腺皮质功能亢进或肾上腺肿瘤发生时，孕酮水平可异常升高。

（六）胎盘生乳素（hPL）测定

hPL 由合体细胞贮存及释放，其血中含量与胎盘大小有关，测定血中 hPL 度可作为观察胎儿生长和胎盘功能的指标。①先兆流产情况下，hPL 水平在正常范围内，连续测定结果呈上升趋势，提示妊娠可以继续；若连续测定结果呈下降趋势，则将出现流产；②hPL 水平低于正常妊娠同期水平，而 hCG 浓度却异常升高，则对诊断葡萄胎有重要意义；③定期测定血中 hPL 浓度，可掌握胎盘功能情况。

四、激素受体测定

激素受体是一种特异性细胞蛋白质，它能把内分泌刺激传递到细胞内，因此激素对靶细胞作用的强弱，虽然主要取决于血中激素的浓度，但同时还取决于激素受体的特异性、亲和力及其含量，所以在一些妇产科疾病的诊治和预后判断中，激素受体测定也有重要作用。

（一）雌激素受体（ER）和孕激素受体（PR）测定

雌、雄激素受体在体内的含量和公布有一定的规律。在生殖周期和胚泡着床的过程中，在雌、孕激素的调控下，雌、孕激素受体的含量也随之发生周期性变化。一般来讲，雌激素有刺激雌、孕激素受体合成的作用，而孕激素则有限制雌激素受体合成，并间接抑制孕激素受体合成的作用。

在乳腺癌患者中可见：①大约50%患者的癌组织中可检测到ER，在约45%~60%的患者中可检测到PR；②年老的或绝经后患者的ER和PR含量通常都比年轻的或绝经前的患者要高；③ER和PR似乎与肿瘤分化程度无关；④当标本中可同时检测到ER和PR时，患者对内分泌疗法的敏感性可高达75%~80%，而当ER阴性时，对激素疗法的敏感性则低于3%。

在子宫内膜癌患者中可见：①有48%的人其组织标本中可同时检到ER和PR，31%的人ER和PR均为阴性，7%人的只可检到ER，14%的人只可检到PR；②ER和PR的含量与肿瘤的分化程度有关，癌细胞分化程度越差，ER和PR的含量越低，甚至无法检出；③ER（+）/PR（+）和ER（-）/PR（+）的患者其5年生存率明显高于ER（-）/PR（-）和ER（+）/PR（-）的患者。

对雌、孕激素受体测定临床价值的探讨，还有许多工作要做，目前，通常把它们作为乳腺癌患者和子宫内膜癌患者行激素疗法的参考依据及判断预后的重要指标。

（二）LH-CG受体和FSH受体测定

人的卵巢中存在能结合hCG、LH、FSH、PRL等的多种受体，目前研究较多的是其中的hCG、LH、FSH受体。由于hCG和LH的α链相同，所以与它们结合的是同一个受体，称为LH-CG受体。研究结果表明，在多囊卵巢者中，卵泡FSH受体出现升高，而LH-CG，受体则无明显变化。在卵巢癌患者中，可见高分化癌的LH-CG受体含量明显高于低分化癌，而且LH-CG受体含量高的，其1年、3年生存率明显高于LH-CG受体含量低的。因此，测定LH-CG受体水平在判断卵巢恶性肿瘤临床预后和治疗效果方面有一定意义。

五、肿瘤标志物测定

所谓肿瘤标志物是指与恶性肿瘤有关的，能用生物化学或免疫化学方法进行定量测定，并能在临床肿瘤学方面提供有关诊断、预后或治疗监测信息的一类物质。

从理论上来说，一个理想的肿瘤标志物应该具有100%的癌瘤特异性（在良性病变中不会被检出）和100%的器官特异性（仅为单一癌变实体所分泌），以及100%的敏感度（在仅有极少量癌细胞的情况下即可检出）。但目前真正理想的肿瘤标志物并不存在。从临床实际应用考虑，能作为肿瘤标志物的物质必须具备下列条件：①在恶性肿瘤患者血中有明显的异常存在；②具有高敏感性，即它在血清中的浓度能对癌变的发生作出及时和敏感的反应；③在血中浓度变化与恶性肿瘤的生长、消退及转移能存在定量的比例关系；④高特异性，即对检出恶性病变的假阳性率极低。其中特异性和敏感度是最重要的标准，公式如下。

$$特异性 = \frac{真阴性例数}{真阴性例数 + 假阳性例数} \times 100\%$$

$$敏感性 = \frac{真阳性例数}{真阳性例数 + 假阴性例数} \times 100\%$$

一般在特异性＞95％的情况下，敏感性能＞50％，就具有很好的临床价值了。

少数好的肿瘤标志物可以用于肿瘤筛选检查，如 AFP 在乙型肝炎高发区可用作为原发性肝细胞性肝癌的筛选工具；hCG 可用于对一般人群绒毛膜癌的筛选。但是大多数肿瘤标志物既无器官特异性，又无肿瘤特异性，在许多良性疾病情况下，也可出现血清浓度异常，再加上在癌变初期其敏感性很低（约5％~20％），所以除了对特定的高危人群以外，大多数肿瘤标志物在对大范围的无症状人群的肿瘤筛选检查中是无意义的。

用肿瘤标志物对恶性肿瘤进行早期诊断，一直是寻找好的肿瘤标志物所追求的目标。从目前情况来看，由于其在特异性及敏感性存在的固有不足，用肿瘤标志物来对恶性肿瘤进行早期诊断多不理想。一般来讲，除了前列腺特异抗原（PSA）和甲状腺球蛋白（TG）有很高的器官特异性外，其他许多肿瘤标志物均不为某一种恶性肿瘤所特有，如 CEA 最早是在1965 年从人的结肠癌组织中提取到的，但它不仅在结肠癌时表现为血清浓度的增高，在肝癌、胰癌、肺癌、乳腺癌、子宫癌等情况下，也可出现血清浓度异常。另外，几乎所有的肿瘤标志物均不是恶性肿瘤的特异表达，如 CA125 不仅出现在卵巢恶性病变的患者血清中，某些良性病变，如肝、肾功能不好时，也可引起其血清水平的升高，更重要的是在肿瘤早期，大多数肿瘤标志物敏感性很低，通常会出现假阴性结果，因此若将肿瘤标志物测定作为早期诊断的唯一手段，将无法得到正确的结论，在临床上，现在经常将相关的几个肿瘤标志物同时测定，以提高其敏感度及检出率。

由于肿瘤标志物的血清浓度与肿瘤的病情的变化（如转移或恶化）之间具有良好的相关性，而且在肿瘤的发展期其敏感性最高，所以应该说，肿瘤标志物的最重要的临床价值在于监测病情变化及评估治疗效果。

手术切除癌变部位后，如果相应的标志物血清浓度迅速降至正常范围，这是一个好的预后信号；如果浓度下降缓慢，甚至长时间不能降至正常范围的，提示手术不太成功或者预后不良；标志物血清水平在下降后又持续升高，则是癌瘤复发或转移的强烈提示。而且在许多情况下，这一信号的发出，可以比临床症状的出现早几个月，所以肿瘤标志物在恶性肿瘤的复发或转移的早期检出上，具有特殊价值。在对放疗或化疗的效果观察上，肿瘤标志物也表现出了很高的敏感性，治疗中标志物浓度持续下降，往往是病情缓解的良好信息，标志物浓度居高不下或持续上升，则通常是疗效不佳或病情恶化的信号，关于这一点，也正是目前人们对肿瘤标志物的最大兴趣所在。

与女性恶性肿瘤有关的常用标志物如下。

（一）癌抗原125（cancer antigen125，CA125）测定

①CA125 为一种复杂的糖蛋白，分子量约为200kD，常用于卵巢癌的检测。在患卵巢癌时，CA125 血清水平可明显增高（＞40U/ml），所以它被作为卵巢癌的首选标志物。尤其是在非黏蛋白卵巢癌的早期诊断和复发诊断中，其总敏感性可达65％~90％。②在绝经期妇女，CA125 对卵巢癌的诊断特异性和敏感性分别可高达92％和84％，所以在这一高危人群中，可将 CA125 作为早期发现卵巢癌的筛选参数。此时，若结合腹部超声检查，其诊断正确率几乎可达到100％。③一般来说，卵巢癌全切后，CA125 浓度在5 天即可下降一半，之后即可下降至正常水平。临床资料显示，术后血清 CA125 水平下降速度快的，其2 年和5 年生存率均要比血清水平下降慢的要高。如果术后 CA125 水平迟迟降不到正常水平的，往往提示手术不甚成功；若术后2~3 周 CA125 水平仍持续维持在300U/ml 左右的，则很可能

为手术造成腹膜创伤所致；CA125 水平下降又再次升高的，则是癌瘤复发或转移的信号，而且这种信号的发出时间通常要比用放射学方法能作出明确诊断的时间要早 3 ~ 4 个月。④CA125对于宫颈腺癌及子宫内膜癌的诊断也有一定敏感性，对原发性腺癌，其敏感性约为 40% ~ 60%，而对腺癌的复发诊断，敏感性可达 60% ~ 80%。对子宫内膜癌来说，敏感性约为 20% ~ 33%，而且与癌瘤的分期有关。当 CA125 水平 >40U/ml 时，有 90% 的肿瘤已发展到子宫肌外。在内膜癌复发情况下，若 CA125 水平出现再次升高，则 95% 可能已发展到盆腔范围以外了。⑤CA125 对输卵管癌的敏感性约为 38%，但对输卵管癌的复发的早期诊断敏感性可达 87% ~ 94%。⑥部分良性卵巢瘤、子宫肌瘤患者有时也可出现血清 CA125 阳性反应。

（二）四黏蛋白（tetranectin, TN）测定

TN 是一种分子量为 68kD 的黏蛋白，由四个相同的分子量为 17kD 的亚基组成。它在新生儿脐血中的含量约为 8mg/ml，随年龄增长而有所升高，青春期时达到最高水平，到老年时虽有所下降，但仍能维持在一定水平上（约9.9mg/L）。现发现，当患卵巢癌时，血中 TN 水平可明显下降（<7.9mg/L），故国外已推荐将其作为卵巢癌的标志物：①以 7.9mg/L 作为临界值时，特异性为 97%，对 Ⅰ、Ⅱ 期的敏感性为 58%，对 Ⅲ、Ⅳ 期的敏感性可达 80%。②若与 CA125 联用，对早期和晚期卵巢癌的诊断敏感性可分别提高至 76% 和 98%。③化疗前或术前的 TN 水平检测可作为卵巢癌患者很好的预后指标，有资料介绍，治疗前 TN 水平 >6.7mg/L 的，Ⅰ、Ⅱ期和Ⅲ、Ⅳ期患者的 5 年生存率可分别达到 100% 和 29%，若 TN 水平 <6.7mg/L 的，Ⅰ、Ⅱ期患者的 5 年生存率只有 33%，而Ⅲ、Ⅳ期患者的 2 年生存率也几乎为零。治疗前卵巢癌患者血清水平 <6.7mg/L 的，其死亡风险要比 TN >6.7mg/L 的高出 73 倍。④TN 的水平的变化，并非为卵巢癌所特有，在乳癌转移时，慢性 B 淋巴细胞性白血病，甚至一些良性疾病，如类风湿关节炎、急性心肌梗死时，也会出现 TN 水平降低现象。

（三）肿瘤相关黏蛋白 72（tumour - associated glycoprotein 72, TAG72）测定

TAG72 是一种分子量为 220 ~ 400kD 的黏蛋白，它对各种上皮癌均有较高的敏感性，在临床上通常被用作为胃癌的首选标志物，但对其他恶性肿瘤的诊断、治疗监测也有较高的临床价值，比如它对卵巢癌的敏感性为 58% ~ 73%，对乳腺癌的敏感性为 41%。若与 CA19 - 9、CEA 等标志物合用，还可使敏感性有所提高。用于卵巢癌检测时，如果 TAG72 升高，往往提示为黏蛋白癌，在I期时敏感性就可达 40%，到Ⅳ期时则可上升到 70% ~ 80%。CA72 - 4（糖类抗原 72 - 4，Carbohydrate antigen 72 - 4）与 TAG72 有同样的临床意义，它是 TAG72 上的抗原决定簇。

（四）鳞状细胞癌（squamous cell carcinoma, SCC）抗原测定

SCC 是一种分子量为 48kD 的糖蛋白，1977 年首次从子宫颈的鳞状细胞癌中分离出来，后来发现在子宫、肺、口腔、头、颈等的鳞状上皮癌细胞的胞浆中均有存在，因此它是鳞状细胞癌的良好标志物，有很高的特异性。①SCC 是外阴、阴道、子宫颈鳞状细胞癌的最有效和敏感的标志物。对外阴及阴道的原发癌，敏感性为 40% ~ 50%，但与其癌变的大小并无明显相关性。②对原发性子宫颈鳞癌，其敏感性可达 50% ~ 70%，而且 SCC 在血中浓度的高低与髂骨淋巴结的累及情况、基质的浸润深度、肿瘤的大小、癌的外围生长情况都有密切关系。③对于复发癌的早期诊断敏感性则可达 65% ~ 85%，而且在可用放射学方法得以诊

断以前 2~5 个月, 便可看到 SCC 水平出现持续升高现象。④化疗过程中, 在开始治疗后的 2~3 个月, 就可以从 SCC 血清水平的降低或升高, 得到病情好转或恶化的信息。⑤考虑到 SCC 对阴道、子宫颈癌等的敏感性, 比起已经建立的细胞学方法和阴道镜检查的敏感性 (85%~90%) 仍低很多, 所以将 SCC 用于子宫颈癌等的筛选检查是不推荐的。⑥有报告说, 对牛皮癣, 肾衰竭或肺、乳、肝的良性疾病患者, 其 SCC 也可出现非特异性血清浓度升高。⑦作 SCC 检测特别应防止汗液污染, 汗液的污染可引起假阳性结果。

（五）癌抗原 15-3 (cancer antigen 15-3, CA15-3)

CA15-3 是一种分子量为 400KD 的糖蛋白。在许多乳癌患者的血清中均可见到有异常升高 (>25U/ml), 所以临床上常把 CA15-3 作为乳腺癌的重要标志物。但有报道在乳癌早期, CA15-3 血清水平升高的并不多 (仅 10%~20%), 所以在乳癌的早期诊断上意义不大。然而 CA15-3 浓度与病情的发展具有良好的相关性, 因此通过 CA15-3 的测定可很好地跟踪病情的变化和监测治疗的效果。通常在行手术治疗和其他治疗后, CA15-3 水平迅速降低的, 可作为手术成功或疗效显著的指标; 若其血清水平降至正常范围后又再次持续升高, 则往往提示已出现复发或转移, 而且这种 CA15-3 水平的重新升高, 一般比临床症状的出现或用诸如 B 超、X 线或 CT 等检出复发或转移的时间要早, 所以 CA15-3 测定是用做乳癌复发和转移早期诊断的良好手段。

但是应该注意的是 CA15-3 血清浓度升高并非为乳癌所特有, 在肝癌、胰癌、胆管癌、肺癌、卵巢癌时也可见到血清 CA15-3 水平的增高, 对乳头瘤及一些肺部或肝部的良性病变, 尤其是肝硬化、肝炎及其他一些病毒感染, 它也具有一定的敏感性。

（六）癌胚抗原 (carcinoembryonic antigen, CEA)

CEA 属于一种肿瘤胚胎抗原, 早期胎儿的胃肠管及其他某些组织细胞均有合成 CEA 的能力, 孕 6 个月后, CEA 生成量逐渐减少, 出生后血中含量极低, 但在许多恶性肿瘤患者血清中可发现 CEA 含量有异常升高 (>5.0ng/ml)。CEA 是 1965 年从结肠癌组织中提取到的, 但它并不是消化道肿瘤的特异抗原, 而基本上是属于一种广谱肿瘤标志物, 对女性各种肿瘤也都有不同程度的敏感性, 如对外阴和阴道的原发癌, 敏感性为 40%~50%, 对子宫颈腺癌的敏感性为 59%~63%, 对鳞癌的敏感性为 44%~52%, 而且若与 SCC 同时测定, 则可将单独用 SCC 诊断子宫颈鳞癌的敏感性提高 10%。如果将 CEA 与 CA15-3 同时测定, 在诊断乳癌时敏感性也可提高 10% 左右, 而且 CEA 测定在跟踪各种妇科肿瘤的病情变化和观察治疗效果方面更有其较高的临床价值。

（七）组织多肽抗原 (tissue polypeptide antigen, TPA)

TPA 是一种分子量为 40kD 的蛋白质, 它与细胞的更新和增殖有关, 主要存在于胎盘和大部分恶性肿瘤组织中, 它一般在增殖细胞的有丝分裂期间分泌旺盛。在早期恶性肿瘤患者血清中 TPA 增高 (>130U/L) 的检出率可达 70% 以上。例如, 对于宫颈鳞癌患者为 32%~49%, 对子宫内膜癌患者为 30%~35%, 对卵巢癌患者则可高达 67%~85%。但是 TPA 增高与肿瘤发生部位及组织类型并无相关性, 所以它对肿瘤特异部位的确定无多大意义, 然而在术前测定 TPA 水平增高非常显著的, 则往往提示预后不良; 癌症患者经治疗病情好转后, TPA 水平再次升高的, 常提示肿瘤有复发或转移; TPA 与 CEA 同时测定, 还可对良性或恶性的乳腺病变起鉴别作用。

对于肿瘤标志物的测定，应该看到：①目前由于临床的绝大部分肿瘤标志物其肿瘤特异性和器官特异性均较差，因而单纯靠肿瘤标志物的测定还很难对恶性肿瘤作出早期诊断。②虽然各种肿瘤标志物在肿瘤发展期有较高的敏感性（假阴性率低），但在肿瘤早期还是较低的，初期更低（约5%~20%），所以除对小范围的高危人群以外，一般用肿瘤标志物对大范围的无症状人群进行早期肿瘤筛选检查是无意义的。③在出现恶性病变时，所分泌的肿瘤标志物的量个体差异很大，因此并不能用测定肿瘤标志物的浓度高低来对不同个体的肿瘤情况进行比较。④对外阴和阴道癌，几乎完全可以通过妇科检查和组织学检查得出诊断，所以并不推荐将肿瘤标志物作为它们的常规检测手段。⑤目前的肿瘤标志物的最大临床用途应该在于通过治疗前后的连续检测来跟踪观察病情变化和对治疗效果作出评估，或对肿瘤的复发或转移作出早期诊断。⑥由于现在肿瘤标志物通常都用免疫学方法进行测定，除了 AFP 和 CEA 以外，大都还没国际标准品，因此同一份标本用不同的方法测定，有可能会得到不同的结果，所以在对病患者监测的连续测试过程中，应尽量避免改变分析系统（包括试剂和仪器），如果不得不改变的话，应作平行试验，以求得结果的一致性。

（八）人附睾上皮分泌蛋白4（human epididymis protein 4，HE4）

人附睾上皮分泌蛋白4（human epididymis protein 4，HE4），基因位于染色体 20q12~13.1，全长为12kb左右，由5个外显子和4个内含子组成，分子量为25KD，含有2个 WAP（whey acidic protein）结构域，故也称为核心表位蛋白，即 WFDC 2（WAP 4 - disulphide core domain 2）。HE4 基因多种剪切方式，其表达产物是一种分泌性小分子蛋白，是具有保护性免疫作用的蛋白酶抑制剂家族中的一员。

1991年由 Kirchhoff 等最早发现 HE4 主要表达于人附睾上皮细胞中，被认为是附睾特异性、生殖相关的蛋白，其生物功能尚不清楚。1999年 Schmmer 等通过 cDNA 微阵列研究发现 HE4 与卵巢癌密切相关，在卵巢癌组织高表达，但是在癌旁组织中不表达。2003年 Hellstrom 等通过免疫组化方法及对卵巢癌患者和健康人血清中的 HE4 蛋白水平的比较研究证实，发现 HE4 在卵巢癌组织中表达普遍上调，并且在大多数卵巢癌患者的血清中含量水平升高，证实该蛋白可作为临床诊断卵巢癌的一个新指标。HE4 可以作为预测卵巢癌的依据，有可能成为提高卵巢癌诊断敏感性的新的标志物。

HE4 可通过血清检测，主要在生殖系统、上呼吸道、乳腺上皮、肾脏远曲小管、结肠黏膜中表达，正常卵巢表面上皮中无 HE4 表达；在卵巢浆液性癌中的表达水平最高，在肺癌、乳腺癌、移行细胞癌、胰腺癌中 HE4 也有中到高水平表达，在结肠癌、肝癌、胃癌、前列腺癌中多为低水平表达。

HE4 在不同类型卵巢癌中的表达不同，在卵巢内膜样癌和高分化浆液性卵巢癌中具有较高的表达，而在透明细胞癌和黏液性卵巢癌中的表达水平较低，甚至不表达，这说明 HE4 对不同类别卵巢癌有着不同的预测价值。HE4 有较好的血清敏感度和特异度，就单一标志物而言，HE4 在良性疾病中的表达 < CA125，有较好的特异性；就组合标志物而言，Moore 等研究结果发现 HE4 与 CA125 联合检测不仅在不同的肿瘤标志物组合中敏感度最高，而且 HE4 还可增加 CA125 的敏感性和特异性，具有极高的预测性。由于 HE4 与 CA125 具有一致性，因此 HE4 可以作为监测卵巢癌患者病情变化的标志物，用于监测卵巢癌患者的病情变化，尤其是 CA125 水平与患者临床状态不相符的情况。Havrilesky 等研究发现 HE4 在卵巢良、恶性肿瘤的鉴别方面具有极高的灵敏性和特异性，能较早发现肿瘤复发，说明 HE4

可以作为临床上检测卵巢癌患者病情转归的手段之一，也是卵巢癌复发的标志物。

卵巢恶性肿瘤与卵巢子宫内膜异位症鉴别诊断中的意义：CA125 在所有类型的内膜异位症中均升高；而 HE4 在非卵巢性子宫内膜异位症中升高，在卵巢性子宫内膜异位症中却下降。应用 HE4 联合 CA125，诊断卵巢癌的准确度最高可达到 81.9%。肿瘤术后复查指标：HE4 联合 CA125 测定不但有助于对卵巢良恶性肿瘤的鉴别，而且 HE4 也是监测卵巢癌术后治疗效果及有无复发的重要指标。血清 HE4 检测可能是鉴别卵巢上皮性癌的良好指标，国内目前尚缺乏大样本的实验数据以进一步证实 HE4 作为卵巢上皮性癌肿瘤标志物的必要性，因此有必要从临床诊断、肿瘤随访等多方面开展广泛研究，并找出适合我国的 HE4 参考值范围。

综上可见，HE4 作为一种新型的肿瘤标志物，在卵巢癌的早期诊断、监测卵巢癌患者病情转归及预后方面有着广阔的临床应用前景，其价值有待进一步深入研究。

（朱军义）

第二节　妇产科疾病的影像检查

影像学检查对妇产科疾病的诊断具有重要的价值。20 多年以前，用于妇产科疾病的主要影像学方法和其他临床学科一样，主要是常规 X 线平片、造影和超声。考虑到 X 线的辐射损害，在产科的检查方面有一定的顾虑和限制。影像学诊断妇产科疾病的能力也是比较有限的。最近 20 多年来，影像学的飞速发展，在妇产科疾病诊断的领域不断拓宽，水平也不断提高，选择影像学方法与过去相比，也有了重大改变。

近 20 多年内，妇产科疾病诊断出现的最大变化是随着超声诊断技术的进步和超声检查的广泛应用，目前超声已是妇产科，尤其是产科的一项基本检查方法，在妇产科检查和诊断上起主导作用。但是这里可能会掩盖了另一种倾向，这就是 CT 和 MRI 等先进的医学影像诊断方法在妇产科的应用和其他临床学科相比，似乎受到重视的程度不够，尤其是在我国，CT 和 MRI 在妇产科疾病的诊断方面应用相对较少和不足。为此，在本节介绍各种常用医学影像方法的同时，侧重介绍 CT 和 MRI 两种影像技术在妇产科的应用。

一、常规 X 线检查

（一）骨盆平片和透视

用于骨盆测量，了解骨盆形状、大小，有无畸形及骨质病变。观察盆腔内的钙化灶（炎症，结核的后遗改变及畸胎瘤），宫内节育器等。过去还曾用于妊娠和胎儿的诊断，如多胎、畸胎、死胎及前置胎盘等。但考虑到 X 线对胎儿的辐射损害，多已不用，代之以超声检查。

（二）子宫输卵管造影

主要用于检查女性不孕症。包括子宫输卵管畸形、炎症、结核、输卵管积水及子宫疾病等。方法是将一锥形填塞器置于宫颈外口，经填塞器向宫腔内缓慢注入碘水或碘油，以显示子宫形态、输卵管是否通畅及造影剂在腹膜腔内自由弥散的情况。妇科急性炎症、月经期、子宫出血和妊娠期禁用。

（三）消化道造影和尿路造影

可作为鉴别诊断的重要手段。采用消化道气钡双重造影和静脉肾盂输尿管造影。检查目的：①鉴别生殖器肿瘤是原发还是转移。如卵巢库肯勃（krukenberg）瘤多继发于消化道原发瘤。②了解妇科肿瘤是否侵犯消化道和泌尿器官。如卵巢癌常侵犯乙状结肠和（或）盲肠、输尿管等。③了解盆腔脏器有否受压移位、粘连、瘘管、畸形等。

（四）盆腔动脉造影

与其他器官系统的血管造影一样，应用赛丁格（Seldinger）技术，经皮穿刺股动脉插管，将导管置于腹主动脉分叉处或髂总，或髂内动脉，然后注射造影剂进行造影。可显示髂内动脉及子宫动脉，置于肾动脉稍下方造影，可显示卵巢动脉。此种血管造影的适应证为：①血管性疾病，如动脉瘤和血管畸形等。②确定盆腔内肿瘤的供血动脉来源、数量。③经导管做介入治疗，如注射血管收缩药止血；注射抗癌药和（或）栓塞治疗妇科肿瘤等。

二、超声检查

超声在妇产科的应用已有近半世纪的历史。由于超声对人体损伤小，目前被认为是无创性检查；且可重复检查，诊断迅速、准确率高，当今已成为妇产科首选的影像学诊断方法，为医疗和科研提供较为可靠的依据。但是，当超声波在人体组织内传播时，可将超声能量转变为热能，引起局部组织升温导致其结构及功能发生改变，被称为超声的生物学效应，因此，对超声检查的时间及超声输出功率国际行业学会有一定的界定。目前妇产科使用的超声仪器，其功率应小于国际规定的安全阈。一般早孕期检查的时间应不超过3分钟，而且是非定点的滑行检查，对胚胎是基本安全。另外，由于超声操作者个人技术和判断能力各异在某种程度上会影响对诊断的准确性。

（一）方法

检查者在行超声检查前要详细阅读病历和临床要求超声波检查的目的。妇产科常用的超声检查分为经腹及经阴道两种途径。超声仪器常用"灰阶实时二维（B型）超声诊断仪"及"彩色多普勒超声仪"。

1. B型超声检查方法　应用二维超声诊断仪，又称B型超声诊断仪，在荧光屏上以强弱不等的光点、光团、光带或光环，显示探头所在部位脏器或病灶的断面形态及其与周围器官的关系。

（1）经腹部B型超声检查：探头一般选用3.5Hz。为形成良好的"透声窗"，应适度充盈膀胱。患者取仰卧位，暴露下腹部，检查区皮肤涂耦合剂。检查者手持探头以均匀适度的压力滑行探测观察。根据需要做纵断、横断和斜断等多断层面扫查。

（2）经阴道B型超声检查：选用高频探头5~7.5Hz，可获得高分辨率图像。

检查前，探头需常规消毒，套上一次性使用的橡胶套（常用避孕套），套内外涂耦合剂，患者需排空膀胱，取膀胱截石位，将探头轻柔地放入患者阴道内，根据探头与监视器的方向标记，把握探头的扫描方向。不需充盈膀胱，操作简单易行，无创无痛，尤其对肥胖患者或盆腔深部器官的观察效果更佳。但超出盆腔的肿物，图像欠佳；未婚者也不宜选用。

2. 彩色多普勒超声检查　彩色多普勒和频谱多普勒同属于脉冲波多普勒，它是一种面积显示性显像技术。原理是利用超声波仪器探头发射出的声波进入人体血管后，血管内的主要成分红细胞接受声波并且再反射至探头，探头的发射频率和经红细胞反射接受回来的频率之间的频移。在妇产科领域中，用于评估血管收缩期和舒张期血流状态的常用三个指数为阻力指数（RI）、搏动指数（PI）和收缩期、舒张期比值（S/D）。

彩色超声波的探头也包括腹部和阴道探头。患者受检前的准备以及体位与B超相同。

（二）临床应用

1. B型超声检查法

（1）围生期应用：测定胎儿发育，有无胎儿畸形；测定胎盘位置、胎盘成熟度及羊水量。

1）正常妊娠

A. 早期妊娠：妊娠5周时可见妊娠囊图像（圆形光环，中间呈无回声区）；妊娠5~6周可见胎心搏动；妊娠6~7周，妊娠囊内出现强光点，为胚芽的早期图像。妊娠8周初具人形，可测量头臀径，以估计胎儿的孕周，即孕周=头臀径+6.5。

B. 中晚期妊娠：①胎儿径线测量：胎头表现为边界完整、清晰的圆形强回声光环，并可见大脑半球中线回声以及脑组织的暗区。测量垂直于中线的最大径线即为双顶径（BPD）。若双顶径≥8.5cm，一般提示胎儿成熟。在妊娠中、晚期，胎儿脊柱四肢、胸廓心脏、腹部及脐带均明显显示，以判断有无异常。根据胎儿生长的各种参数，如双顶径、头围、腹围、股骨长度以及各参数间的比例关系，连续动态观察，以判断孕周。其值低于正常，或计算出的体重小于孕周的第十百分位，即可诊断胎儿发育迟缓。根据胎头、脊柱及双下肢的位置可确定胎产式、胎先露及胎方位。②胎盘定位：妊娠12周后，胎盘轮廓清楚，为一轮廓清晰的半月形弥漫光点区，通常位于子宫的前壁、后壁和侧壁。胎盘位置的判定对临床有重要的指导意义，如宫内介入操作时可避免损伤胎盘和脐带；判断前置胎盘和胎盘早剥等。随着孕周增长，胎盘逐渐发育成熟。Grannum等根据胎盘的绒毛板、胎盘实质和胎盘基底层三部分结构变化进一步将胎盘成熟过程进行分级，分为0级、Ⅰ、Ⅱ、Ⅲ级。目前国内常用的胎盘钙化分度是：Ⅰ度：胎盘切面见强光点；Ⅱ度：胎盘切面见强光带；Ⅲ度：胎盘切面见强光圈（或光环）。③羊水量测定：羊水呈无回声的暗区。妊娠晚期，羊水中因有胎脂成分，表现为稀疏的点状回声漂浮。妊娠早、中期羊水量相对较多，至妊娠晚期羊水量逐渐减少。单一最大羊水暗区垂直深度＞7cm为羊水过多；＜2cm为羊水过少。若用羊水指数法，则为测量四个象限的最大羊水深度相加之和，如＞20cm为羊水过多；＜7cm为羊水过少。④确定胎儿性别：最早在妊娠20周可辨认性别，一般在妊娠28周以后准确率较高。

2）异常妊娠：①鉴别胎儿存活：若胚胎停止发育则胚囊变形，不随孕周增大反而缩小；胎芽枯萎；胎心搏动消失。中孕后胎死宫内者为胎体萎缩，胎儿轮廓不清，颅骨重叠；无胎心及胎动；脊柱变形，肋骨排列紊乱，胎儿颅内、腹内结构不清，羊水暗区减少等。②异位妊娠：异位妊娠时宫腔内无妊娠囊，而附件处可探及边界欠清、形状不规则的包块。如在包块处探及圆形妊娠囊，其内有胚芽或胎心搏动，则能在破裂前得到确诊。宫外孕流产或破裂时还可见到子宫直肠陷凹内或腹腔内有液性暗区。③葡萄胎：典型的完全性葡萄胎为子宫增大，多大于孕周；宫腔内无胎儿及附属物；子宫腔内充满弥漫分布的蜂窝状大小不等的无回声区，其间可见边缘不整、境界不清的无回声区，为合并宫内出血的图像。当伴有卵巢黄素囊肿时，可在子宫一侧或两侧探到大小不等的单房或多房的无回声区。④多胎妊娠：显示两个或多个胎头光环、两条或多条脊椎像。⑤胎儿畸形：如脑积水、无脑儿、脊柱裂等。

（2）盆腔肿块

1）盆、腹腔包块的定位或（和）定性：卵巢肿瘤表现为卵巢增大，内为单房或多房的液性无回声区。如肿块边缘不整齐，欠清楚；内部回声强弱不均或无回声区中有不规则强回声团；或（和）累及双侧卵巢并伴腹水者应考虑有卵巢癌的可能。盆腔炎性包块因与周围组织粘连，境界不清；积液或积脓时为无回声或回声不均。

2）来自子宫的肿块：子宫肌瘤时子宫增大，可伴有形状异常，切面呈凹凸不平的隆起；肌瘤发生变性时可见瘤体内回声减低甚至为低回声；壁间肌瘤凸向宫腔或黏膜下肌瘤时可使子宫内膜移位或变形。子宫腺肌症的声像特点是子宫均匀性增大；子宫断面回声不均匀，有低回声和强回声区，也可见小的无回声区。合并腺肌瘤时子宫呈不均匀增大，其内散在小蜂窝状无回声区。子宫内膜息肉或内膜癌者可见宫内不均质回声。

（3）其他：①子宫畸形；②探测宫内节育器位置；③监测卵泡发育。

2. 彩色多普勒超声检查法

（1）在产科领域中的应用

1）母体血流：子宫动脉血流是评价子宫胎盘血循环的良好指标之一。在妊娠早期，子宫动脉的血流与非孕期相同，呈高阻力低舒张期血流型。从妊娠 14~18 周开始逐渐演变成低阻力并伴有丰富的舒张期血流。子宫 RI、PI 及 S/D 均随孕周的增加而减低，且具有明显的相关性。而且，无论是单胎或双胎妊娠胎盘侧的子宫动脉的血流在整个孕期均较对侧丰富。此外，还可以测定卵巢和滋养层血流。

2）胎儿血流：目前可对胎儿脐动脉、大脑中动脉、主动脉及肾动脉等进行监测。尤其是测定脐动脉和大脑中动脉的血流变化已成为常规检查手段。在正常妊娠期间脐动脉血流的 RI、PI 和 S/D 与妊娠周数有密切的相关性。在判断胎儿宫内是否缺氧时，脐带动脉的血流波形具有重要意义，如果脐带动脉血流舒张末期血流消失进而出现舒张期血流的逆流，提示胎儿处于濒危状态。

3）胎儿心脏超声：彩色多普勒可以从胚胎时期原始心管一直监测到分娩前的胎儿心脏，一般认为妊娠 24 周后是对胎儿进行超声心动监测较清楚。

（2）在妇科领域中的应用：利用彩色多普勒超声可以很好地判断盆、腹腔肿瘤的边界以及肿瘤内部血流的分布，尤其对恶性滋养叶细胞疾患及卵巢恶性肿瘤，其内部血流信息明显增强，该区域血流阻力指数 <0.4 时，提示肿物恶性可能性较大。

三、CT 检查

这里仅指对盆腔的检查。盆腔内脂肪含量较丰富，诸器官之间具有良好的天然对比，盆腔器官受呼吸运动和肠蠕动的影响也较小，非常适宜 CT 检查。通常在 CT 检查前，常规用 1.5%~3% 的含碘水溶液灌肠，以标记直肠和乙状结肠。放置阴道栓标记阴道。膀胱充盈尿液。一般先做盆腔平扫，选择性静脉注射含碘水溶性造影剂，做增强扫描。增强后，子宫密度均匀增加，膀胱内因混有经肾脏分泌的造影剂而呈略高密度，血管和输尿管显示为高密度，较平扫易于识别。增强扫描可以显示妇科肿瘤的血供情况，各种病变增强程度、速度、均匀程度及形态均有所不同，这些特点有助于鉴别诊断。

（一）正常女性盆腔 CT 解剖

（1）子宫体在 CT 上显示为横置的密度较高的梭形影像，CT 值与肌肉相近，宫体中央密度略低区为宫腔。子宫大小受年龄和生理状态的影响，一般成人前后径在 1.5～3cm 之间，左右横径为 3～5cm，老年人子宫较小。宫颈在宫体的下方，若阴道内有阴道栓标记，则不难辨认。子宫位于膀胱后、直肠前，CT 上可以清楚显示子宫膀胱凹陷和子宫直肠凹陷（道格拉斯窝）。

（2）卵巢位于子宫侧壁和髋臼内壁之间，前方为髂外血管，后方为髂内血管和输尿管，大小约为 1cm×2cm×3cm。CT 上不是总能清楚显示卵巢的。卵巢大小也随内分泌周期变化。

（二）女性盆腔 CT 检查常见的适应证

1. 宫颈癌和子宫肿瘤　宫颈癌的分期诊断对临床治疗至关重要。CT 较多地用于分期诊断，而较少用于早期诊断。子宫肌瘤表现子宫外形改变、宫腔变形移位、增强后肌瘤密度偏低一般不难诊断。子宫体癌又称子宫内膜癌，显示宫腔扩大，其内有不规则软组织影，密度低于子宫肌层，有时合并低密度的坏死液化和宫腔潴留液。

2. 卵巢囊肿、卵巢肿瘤　单纯卵巢囊肿，CT 表现为囊性密度，CT 值约为 0～20HU。囊性畸胎瘤表现为密度不均匀的低密度肿块，内含多种组织如脂肪、软组织、牙或骨组织。皮样囊肿的囊壁常有钙化。卵巢囊腺瘤常较大；浆液性囊腺瘤可为单房或多房，壁薄；黏液性囊腺瘤囊壁较厚，常为多房性；CT 值提示囊腺瘤内为液体，增强扫描囊腔和囊壁均不增强。囊腺瘤与囊腺癌在影像上不易鉴别。卵巢恶性肿瘤呈囊实性肿块影，实性部分 CT 值 40～50HU，增强扫描可有不同程度的增强。卵巢癌可产生腹水，少数病例可见腹膜腔和大网膜转移，后者表现为贴近前腹壁的增厚的不规则软组织影，称"网膜饼征"。

3. 附件积液、血肿　积液表现为 CT 值 10～20HU 的区域，边界清，不增强。新鲜血肿平扫表现为较高密度，CT 值约为 50～80HU。

4. 盆腔感染和脓肿　盆腔感染一般限于输卵管，表现为输卵管炎。有时感染蔓延至卵巢，形成输卵管-卵巢脓肿。影像学表现缺乏特异性，常常与肿瘤难以鉴别。参考临床表现，如有发热、血白细胞计数增高，提示脓肿。典型的脓肿，增强 CT 有薄壁环形增强，外围一圈低密度的水肿，形成所谓"晕征"，比较有特征性。此外阑尾脓肿和起源于肠道感染（例如肠憩室炎）的脓肿也常位于盆腔内，需要与子宫输卵管脓肿鉴别。

5. 与非妇科疾病的鉴别诊断　女性盆腔内肿物多数来源于子宫和附件，但是也有少数盆腔肿物原发于肠道（如阑尾脓肿，乙状结肠穿孔继发脓肿）、神经（如节细胞神经瘤）、盆腔内腹膜外起源的肉瘤等等，有可能被误诊妇科肿瘤，或者难于鉴别。CT 和 MR 等影像学检查，能比较清楚地显示横断面解剖，借助肿物与周围器官的关系（例如与输尿管的关系），比较容易鉴别肿瘤来源于腹膜腔内或来源于盆腔腹膜外非女性生殖器官。

四、MRI 检查

盆腔内富含脂肪以及盆腔脏器较少受呼吸影响，这两个特点同样也使盆腔成为比较适合 MRI 成像的解剖部位之一。与 CT 比较，MRI 成像的软组织分辨率较高，图像质量较好。最大的优点是可以多方位成像，如轴位、矢状位、冠状位及任意方向的图像。这些图像比较直观，可以清楚显示生理的和病理的解剖关系，容易被临床医生理解。MRI 无射线的辐射损伤。需要提到的是有人认为 MRI 检查可能对胎儿有潜在的危害。主要是由于在 MRI 检查中应用射频磁场，后者产热使局部温度升高，对胎儿可能产生危害，所以产科应用 MRI 检查要审慎。然而，总的评价，MRI 对骨盆内脏器和病变的显示及诊断准确性优于 CT 和超声，预计在妇产科疾病的诊断中会发挥越来越重要的作用。

（一）正常女性骨盆的 MRI 解剖

MRI 经常采用自旋回波序列的 T_1 加权和 T_2 加权成像技术，显示横断面、矢状面和冠状面图像。阴道适宜于在矢状面上观察，膀胱内的尿液和直肠内的气体为显示阴道提供了良好的对比。在 T_1 加权像上阴道显示为较低信号，黑色，在 T_2 加权像上则信号稍高，灰黑色。子宫颈在矢状面和横断面上显示较好，在 T_2 加权像上宫颈管内黏膜呈线状高信号，白色；宫颈呈中等强度信号。生育期妇女子宫体在矢状面和横断面显示最好，在 T_1 加权像上宫体显示为中等强度信号，分辨率较差；而在 T_2 加权像上有较好的分辨率，宫体可分为三种信号：宫腔黏液及内膜显示高信号，子宫肌层显示为偏高的中等强度信号，两者之间有一薄而较低信号的中间层。在子宫前方的膀胱，T_1 加权像上为低信号，T_2 加权像上为高信号。卵巢在 T_1 加权像上为中等信号，但大约只有半数病例可以见到。

（二）妇产科疾病 MRI 检查的主要适应证

（1）子宫肿瘤：包括宫颈癌、子宫肉瘤、子宫内膜癌和子宫肌瘤等。宫颈癌在 T_1 加权像上难以识别，在 T_2 加权像上表现为信号增高的肿块，宫颈管增宽，正常分层消失。矢状面易于表现肿瘤是否侵犯周围组织。子宫内膜癌在 T_1 加权像上表现为宫内略低信号肿块，在 T_2 加权像上表现信号增高。子宫肌瘤在 T_1、T_2 加权像上均呈中等或略低信号，如伴有坏死囊变，则囊变区在 T_1 加权像上低信号，T_2 高信号。

（2）卵巢肿瘤：包括恶性和良性肿瘤，囊肿及转移瘤等。卵巢癌显示为轮廓不规则肿块，T_1 加权像上肿瘤呈中等信号，介于液体与肌肉信号之间。T_2 加权像上，肿瘤信号不均匀：液化坏死部分为高信号，实质性部分信号轻度增高。卵巢转移瘤与卵巢癌表现相似，必须以有无原发癌来鉴别。卵巢畸胎瘤以含有较多脂肪为特征，脂肪在 T_1 加权像上为高信号，在 T_2 加权像上仍为较高信号，但比 T_1 加权像上的低。

（3）盆腔脓肿、盆腔原发性肿瘤、转移瘤。

（4）胎儿畸形：MRI 诊断胎儿畸形有很大意义，但也有缺点。除了上述温度升高外，还需要麻醉胎儿，制止胎动，麻醉剂对胎儿有一定的危险。

（5）女性生殖器先天畸形：女性生殖系统先天畸形是不育症的原因之一。过去多用子宫输卵管造影显示子宫和输卵管畸形，确定类型，但不能发现卵巢异常。超声检查和 CT 检查能诊断出大多数子宫畸形，并可发现卵巢发育小或不发育。MRI 因其较高的软组织分辨率和多方位成像的能力，能清楚显示各种类型子宫畸形，诊断准确率优于 CT。

（6）子痫：MRI 检查子痫和先兆子痫方面非常可靠。有先兆子痫的孕妇，脑 T_2 加权像上深部脑白质呈高信号。子痫患者灰白质交界处信号增高，尤其是脑后部皮质有水肿和出血。子痫伴发的严重血管痉挛可以用 MRI 血管造影证实。

五、正电子发射体层显像（PET – CT）检查

正电子发射体层显像（positron emission tomography，PET）检查是将放射性核素与特定

分子结合后注入体内，利用放射性成像的一项检查技术。肿瘤显像常用的示踪剂[18]F – FDG（氟代脱氧葡萄糖）的分子结构与葡萄糖类似，进入体内后能被细胞通过葡萄糖转运机制摄取，但不会被进一步代谢，也不能透过细胞膜，而是保留在细胞内。所以，PET 检查除了能显示组织器官的形态外，还能够反映组织的糖摄取和利用率，被称为"活体生化显像"。肿瘤组织中细胞增生活跃、细胞膜葡萄糖载体增多和细胞内磷酸化酶活性增高等生物学特征，使得肿瘤细胞内的糖酵解代谢率明显增加。而 FDG 在细胞内的浓聚程度与细胞内葡萄糖的代谢水平高低呈正相关，一般来说，肿瘤恶性程度越高，FDG 摄取越明显。利用肿瘤细胞"捕获" FDG 的能力增高的特点，不仅可早期发现和确定恶性肿瘤原发灶的部位、大小、代谢异常程度，还可以准确测定转移肿瘤的淋巴结及远处转移。

一般认为 CT 可显示 1cm 以上病灶，而 PET 可显示直径 0.5～0.6cm 病灶。CT 一般依靠淋巴结大小诊断淋巴结转移，但相当比例的转移，特别在早期，并不造成淋巴结的肿大，反之，肿大淋巴结也不一定都有转移。这种情况下，淋巴结的代谢状况，特别是通过减薄的 PET 断层像，可大大提高临床诊断的可信度。在肿瘤手术治疗后，受瘤床局部及周围治疗后瘢痕等的影响，有时难以用 CT 鉴别治疗后改变与复发，PET 可相对特异性显示复发灶的高代谢和治疗瘢痕的低代谢特点，从而有助于鉴别诊断。

1. PET 在卵巢肿瘤的应用　PET 在妇科肿瘤目前多用于卵巢癌和宫颈癌治疗后的早期复发。血 CA125 检测对卵巢癌虽然较敏感但缺乏定位诊断信息，而其他影像学检查发现病灶时，往往病灶已经较大，延误进一步治疗。Robert EB 等报道 3 例 CA125 逐渐升高，CT 或 MRI 阴性，PET 发现病灶者，手术证实存在直径 1～3cm 病灶。此外 PET 对于肠壁转移性癌有较好效果，而 CT 和 MRI 效果差。北京协和医院 2003 年总结 31 例患者进行 35 例次 PET 检查结果显示：PET 的敏感性 95.8%，特异性 87.5%，阳性预测值 95.8%，阴性预测值 87.5%，准确率 93.8%；CT 敏感性 66.7%，特异性 75%，阳性预测值 88.9%，阴性预测值 42.9%，准确率 68.7%，两种检查方法诊断准确率比较有显著统计学意义（$P < 0.05$）。1 例假阴性发生在透明细胞癌患者，CT、B 超和妇科检查提示盆腹腔转移，行二次探查手术见盆腹腔广泛转移。

此外 PET 尚应用于以下情况：①对于通常影像学检查结果有冲突时可应用 PET 鉴别；②对于影像学检查可疑复发的患者，鉴别是肿瘤复发还是术后改变；③卵巢癌治疗后完全缓解的患者出现进行性 CA125 升高，而临床及常规影像学检查均未见肿瘤复发的迹象，可应用 PET 了解有无复发及复发部位决定进一步处理方案；④PET 检查可以作为二次探查术前的辅助检查。但目前认为 PET 不能代替二次探查术，因为对于腹膜表面弥漫小结节，PET 敏感性差；⑤卵巢恶性肿瘤，未行明确分期的手术，诊断为早期，可行 PET 检查，了解病灶残留，协助提供分期信息，决定是否需要再次手术；⑥对于术前 CA125 不升高或 CA125 改变不明显的患者 PET 可用来随访是否复发及治疗效果；⑦对于以远处转移为主的患者，即卵巢正常大小的卵巢癌综合征，往往表现为早期远处淋巴结转移，可应用 PET 术前了解病变范围，决定治疗方案；⑧对于 CA125 升高复发的患者，PET 可了解是局部复发还是弥漫性病变，以决定再次肿瘤细胞减灭术还是二线化疗；⑨对于应用 PET 早期评价卵巢癌化疗效果尚有争议。

2. PET 在监测宫颈癌复发中的应用　文献报道 30% 的浸润性宫颈癌患者在接受初次治疗后会复发，复发宫颈癌的确诊有很大的困难性。由于对宫颈癌复发的检测手段有限：B

超、CT、MRI 及血清学检查很难发现早期的复发病灶，复发常见：20% ~40% 宫颈癌患者初治时已经是晚期。早期发现很重要：为进一步治疗提供依据。PET 检测宫颈癌复发敏感性和特异性分别为 75% 和 100%。阳性和阴性的预测值分别为 75% 和 100%。

复发部位：在接受了广泛性全子宫切除的患者，只有 25% 的患者会发生阴道残端的复发，或是盆腔局限性的复发。在接受放疗为主的患者中 76% 的患者会是局限在盆腔的复发，24% 患者会是远处的复发。

早期发现困难：当然愈早发现复发愈好，早期发现局限性的复发病灶，常常是可以治疗的，但是很多情况下是无法发现早期复发病灶的。

接受 PET 检查的时间：一般有症状后再发现宫颈癌的复发常常是晚期或广泛的复发病灶，就会失去治疗机会，生存率大大降低。

有临床症状而行性 PET 检查的患者全部均发现有复发的病灶，因此有临床表现后的复发常常不是早期的，Bodurka 证实，在没有症状的患者中行 PET 检查发现复发为早期，比那些有症状而行 PET 检查发现复发的患者预后要好得多。

其他检查手段与 PET 比较：Park 等认为，PET 这一方法远远优于 CT，他的研究表明，CT 对于宫颈癌复发的检测敏感性和特异性分别为 77% 和 83%，而 PET 对宫颈癌复发的检测敏感性和特异性分别为 100% 和 94%。Rose 认为 PET 对于淋巴结阳性的检测优于 CT。

PET 在宫颈癌复发的检测中是一种很好的有效的手段，尤其在没有症状的患者中可以发现早期的病灶。对于没有症状的患者 PET 检查可以发现早期病灶，可以得到及时的治疗，从而有很好的预后。这样的结果是令人欢欣鼓舞的。

但 PET 是否使其成为宫颈癌复发检测的常规手段还有待进一步的研究，而且何时开始对患者进行 PET 检查，多久重复一次，都有待进一步研究。

PET 检查价格昂贵，不能用于常规检查。示踪剂的高度生理性决定了 PET 结果受机体内外多种因素的敏感性，如组织摄取 ^{18}F - FDG 与血糖浓度有关，有胰岛素依赖性，因此糖尿病可能影响 ^{18}F - FDG 显像表现。PET 的分辨率还不足以显示极小的病灶（一般认为，受分辨率影响，专用 PET 的探测下限为 0.5 ~0.6 cm），或受部分容积效应的影响显示标准摄取值过低，可以造成假阴性结果。病变的生物学特性也会引起判断上的失误，如肿瘤生长较缓慢，糖代谢增高不明显或一些肿瘤的代谢变异（如透明细胞癌），使 ^{18}F - FDG 摄取降低或排出过快，可出现假阴性。由于手术创伤放疗后组织修复、盆腹腔炎症等都可以影响非肿瘤组织的糖摄取率，根据 PET 检查的成像原理和特点，这些情况下一般不适宜短期内进行 PET 检查。

PET 显示代谢活性，CT/MRI 提示解剖信息，因而 PET - CT/PET - MRI 对于肿瘤鉴别和定位诊断有更加明显的优势，假阳性率和假阴性率均较低。PET - CT/PET - MRI 检查促进了临床 PET 的发展，弥补了形态学影像技术及单独 PET 的不足，在腹腔、盆腔恶性病变诊断中优越性更为明显。

（柏兴利）

第三节　妇产科输卵管镜检查与诊断方法

一、简介

输卵管和腹膜因素一直是导致不孕症的主要因素。诸如感染、子宫内膜异位症、手术损伤等一系列的病理过程可导致输卵管近端、输卵管远端或输卵管周围损害。目前，输卵管阻塞的诊断主要依赖传统的子宫输卵管造影（HSG）、宫腔镜和腹腔镜检查。显影良好的 HSG 对于最初评价子宫和输卵管是最有价值的。

随着器械的更新，纤维内镜的发展，出现一种新的检查技术——输卵管镜。其中包括经阴道输卵管镜或经子宫插入的配有或不配有宫腔镜的纤维（光）输卵管镜。这一检查技术使得进入输卵管成为可能，提高对输卵管疾病的诊断，并可进行输卵管阻塞的治疗或植入配子或胚胎以进行 IVF。

纤维内镜的发展使内镜下评估输卵管成为可能。这一技术包括两种基本的检查方法：伞端输卵管镜和子宫输卵管镜。前者由输卵管伞端进入输卵管，观察伞端至壶腹部与峡部的交界。子宫输卵管镜经宫颈进入输卵管，观察输卵管间质部至伞端。通常不需要在全身麻醉下进行。由于不孕症患者中，10%～20%存在近端输卵管阻塞，因此，不能进行子宫输卵管镜检查。

输卵管镜检查可提供较单纯腹腔镜下输卵管通液术或 HSG 更敏感的信息。目前的诸如腹腔镜或 HSG 技术，仅有一部分输卵管的因素不孕症可以被诊断，而其中许多病例则被误诊。一研究表明，对 HSG 诊断为近端输卵管阻塞的 8 例不孕妇女进行输卵管镜检查来评估输卵管阻塞的病因：8 例中的 12 条输卵管，有 5 条输卵管发现多处阻塞，5 条显示正常（其中 2 例患者未经治疗即妊娠），而另一患者的 2 条输卵管经检查发现可进行输卵管阻塞的治疗。另一研究为 5 个不孕症中心的前瞻性临床研究，对比输卵管镜和传统的腹腔镜下输卵管通液术和 HSG 检查。腹腔镜下输卵管通液术和 HSG 检查后诊断为近端输卵管阻塞 16 例妇女（22 条输卵管）为 1 组，4 例（7 条输卵管）原因不明的不孕症妇女为 2 组。在输卵管镜下，输卵管全部通过率达 83.8%，1 组中 85% 的输卵管检查全部通过，35% 管腔显示正常。2 组中 40% 的输卵管显示不正常，因而 52.4% 的妇女因进行输卵管镜检查而改变治疗方案。Kerin J F 等在 1992 年也证明传统的腹腔镜下输卵管通液术和 HSG 检查诊断为输卵管疾病的 75 例妇女，进行诊断性或治疗性输卵管镜检查，52 例（46%）输卵管黏膜显示为正常。这些研究证明输卵管镜检查可提供有关输卵管腔的有价值的信息，这些信息与传统的检查技术相关性差。近端输卵管阻塞时，输卵管镜检查即可获得可靠的腔内图像。尽管有相关文献表明腹腔镜的诊断和输卵管镜下的发现有一定相关性，但这些关系并不十分一致，因此输卵管镜在计划处理近端输卵管阻塞时有一定作用。输卵管镜检查提高了我们准确诊断输卵管疾病的能力。越来越多的人认为，内镜评估输卵管将成为不孕症评价的标准之一。

二、适应证

应用各种输卵管镜检查方法，可以代替现有的有创性不孕症检查。输卵管镜检查的适应证如下。

（1）不明原因的不孕症患者。

（2）双侧或单侧输卵管近端或远端阻塞的不孕症患者。

（3）异位妊娠输卵管切除术后的不孕患者，评估残余输卵管长短和损伤情况。

（4）应用于显微外科手术前。一研究评估显微外科手术前输卵管镜检查的必要性。105例患者进行输卵管镜检查，检查为正常者妊娠率为69%，而输卵管有病变者妊娠率仅为17%。异位妊娠率为2%。因此显微外科手术前进行输卵管镜检查对正确选择病例是有益的。

为获得输卵管镜检查后更好的诊断和治疗，可以根据以下标准选择不孕症妇女：20～40岁妇女，正常性生活2年未孕，排卵正常，伴侣精液检查正常。

三、技术

输卵管镜是一种微型可弯曲的光导纤维内镜，外径为0.5mm，可以通过输卵管的全长，进行有效观察，描述管腔的结构、腔内的变化和黏膜表面的情况来评价输卵管。输卵管镜检查可在腹腔镜监护下进行，经阴道途径，应用同轴技术，配合导丝引导，将Teflon管沿导丝导入，然后将导丝换为3 000像素0.5mm可弯曲的输卵管镜，在腹腔镜监护下退出。

一种简化的输卵管镜技术——无宫腔镜的输卵管镜技术业已发展起来，输卵管镜技术已成为一种理想的技术，在直视下进行输卵管套管的放置，配子或胚胎移植。

输卵管镜检查有时还会遇到一些小困难，约8%～10%在试图插入导丝时引起输卵管口痉挛，此时等待痉挛消失后插管便可成功。应注意输卵管镜检查时，若在接近子宫输卵管开口处冲洗、插导管，或快速转动会引起无麻醉的患者突发剧烈疼痛。

在一些大的医疗中心，这些技术已完善。插管率、手术时间、妊娠率、并发症发生率和预测输卵管镜也有一定水平。插管率平均为91%～94.5%。平均手术时间为每一输卵管19分钟，手术时间为30～40分钟，手术医生的经验丰富则手术时间短。约71%以上的病例输卵管管腔被完整畅通观察。由于技术原因约11%输卵管镜检查没能通过整个输卵管。

四、镜下所见

输卵管镜检查以无创的方法确定输卵管腔上皮的正常或异常情况。正常或异常上皮的特征性变化可见于输卵管的间质部、峡部、壶腹部和伞端。输卵管黏膜病变包括：堆积的碎片、非阻塞性输卵管内粘连、息肉、狭窄或完全的输卵管纤维性阻塞。大多数病变局限于输卵管近端的1/3，在子宫输卵管开口延伸到壶腹部与峡部交界部之间。

Rimbach S 等在1996年的研究发现，输卵管镜检查确定有14例正常形态的管腔和16例病变形态，病变包括管腔梗阻或扩张，管腔粘连，黏膜受损。但组织学病理证实为17例正常，13例有病理情况。所以输卵管镜检查的敏感性和特异性分别为0.85和0.71；阳性和阴性预测值为0.69和0.86。这一研究结论为输卵管镜检查并成功分辨正常和病理情况提供了帮助，还可提供图文影像解释。

另一研究检查73例输卵管，72例成功插管（98.6%）。68例检查可达到壶腹部（94.4%）。平均手术时间为24.7分钟。术前其他检查未发现近端输卵管病变的，行输卵管镜检查发现30.3%存在近端输卵管疾病，57.5%有远端输卵管病变。

Rimbach 等在2001年一个多中心研究报道了输卵管镜的局限性，研究涉及367例患者，输卵管镜进入输卵管困难，即使是可以进入输卵管，健康输卵管光源反光或白色光影响视野以及输卵管内粘连仍然是存在的主要问题。尽管一些生殖中心还在进行输卵管镜检查，许多当初开展输卵管镜手术的医生已经开始对输卵管镜失去兴趣，输卵管镜的应用已逐渐减少，相关研究已很少。

五、治疗

输卵管镜不单用于检查，也用于治疗输卵管的病变。在宫腔镜－腹腔镜－输卵管镜联合下可进行输卵管水分离技术（techniques of tubal aqua dissection）、导丝疏通术（guidewire cannulation）、导丝扩张术、直视下球囊输卵管成形术（direct ballon tuboplasty），以打开输卵管腔粘连，扩张狭窄部。联合应用这些输卵管成形技术对于去除碎片、分离粘连、扩张狭窄，成功率大约为58%。经宫颈的输卵管复通术可降低手术风险、费用及病率。

关于近端输卵管阻塞（proximal tubal occlusion）可行经宫颈球囊扩张术和（或）输卵管再通术治疗，在腹腔镜监护下进行，有很多成功的例子。在一研究中，42例患者经腹腔镜下输卵管通液术诊断为近端阻塞，所有患者均为原发性或继发性输卵管不孕，18例患者存在双侧输卵管近端阻塞，其中6例经输卵管扩张术治疗后双侧复通；7例单侧复通；其余5例无法复通。另一研究也报道，诊断为近端输卵管阻塞的60根输卵管，32根术后复通（53.3%）；20例输卵管正常，这20患者均在术后3～6个月内受孕，仅5例具有健康输卵管的患者妊娠至足月（占总数的12%），且无异位妊娠发生。

远端输卵管阻塞通过腹腔镜或显微外科手术治疗是可以修复的。显微外科手术是处理输卵管炎症峡部阶段、子宫内膜异位症、纤维化、慢性泡状输卵管炎的有效方法。

虽然输卵管镜在直视下可对输卵管黏膜作准确的观察，同时也去除碎片及分离膜样粘连，处理微小病变的输卵管。但由于术后妊娠率低，应用目前的输卵管成形术治疗严重病变存在争议。因此这类不孕患者还应选择显微外科输卵管手术或进行IVF或胚胎移植技术。

六、并发症

输卵管镜并发症以穿孔为多，发生率约5%，尤其是有病变的输卵管。在一随访研究中，输卵管镜检查术中发生输卵管穿孔的一位患者，6个月后进行腹腔镜二次探查，未发现粘连或感染现象；行通液术，未发现输卵管瘘形成。腹腔镜术后2个月，患者自然受孕，妊娠及分娩过程均无并发症发生。因此，输卵管镜检查是一项安全地进入输卵管腔的技术；尽管可能会引起穿孔，但一般无远期并发症。无输卵管阻塞时，对比无麻醉的门诊输卵管镜检查和HSG时患者的疼痛程度，发现无麻醉的输卵管镜检查疼痛程度明显低于HSG，但是手术时间较长。术后盆腔感染目前仍没有报道。目前，可应用管径更细的导丝、质地更柔软、弯曲自由的Teflon导管。改进显微内镜，利用新技术，则输卵管镜操作更安全。

七、发展

输卵管镜是一种安全、可重复的方法。输卵管镜检查使诊断更加准确，因而可作为不孕症患者的初始筛查手段。这种方法较HSG和腹腔镜检查等间接检查方法更准确。对于可疑输卵管不孕的患者，输卵管镜检查是一种有效的辅助评价手段，可提供其他方法所不能提供的有关输卵管黏膜情况的信息，并使得必要的手术更加精确。但尽管输卵管镜技术处理近端输卵管阻塞出现了根本性的变化，修复远端或输卵管周围病变尚没有满意的方法。

虽然越来越多的证据表明输卵管镜技术的潜在临床价值，但其仍未得到普遍应用，生产技术限制可能是一个重要原因。所以，这一检查新的方法仅做选择性应用。

（杨晓辉）

第四节　妇产科宫腔镜的检查与诊断方法

宫腔镜（hysteroscopy）能直接检视宫腔形态及宫内病变，比传统的诊断性刮宫、子宫输卵管碘油造影（HSG）乃至 B 超扫描直观、准确，能减少漏诊，并可定位取材活检，提高了诊断准确性。当前许多妇科宫内疾病可进行宫腔镜手术治疗，宫腔镜检查（hysteroscopy）可为其筛查适应证。宫腔镜诊断用途广泛，已迅速成为许多宫内病变的基本检查步骤。

一、适应证与禁忌证

（一）适应证

（1）绝经前及绝经后异常子宫出血：为宫腔镜检查的主要适应证，有助于区别出血原因为功能性还是器质性。

（2）探查不孕症、多次习惯性流产和妊娠失败的宫内因素和在 IVF 前检查宫腔和子宫内膜情况，偶可发现小的病灶或畸形。

（3）评估异常 HSG 和 B 超声、超声多普勒、CT、MRI、子宫声学造影（SHSG）的异常宫腔回声和（或）占位性病变宫腔镜所见对宫腔病变的诊断较造影及 B 超准确。

（4）宫腔镜治疗或手术前常规检查：评估手术的可能性，决定能否经宫颈取出黏膜下肌瘤或子宫内膜息肉等。

（5）定位 IUDs：观察 IUDs 在宫内的位置有无下移、嵌顿、穿孔等，并可试行取出。

（6）对疑有宫腔粘连的月经过少、闭经或宫腔手术后严重痛经患者，进行诊断及试行分离。

（7）宫腔内手术后随访：宫腔镜治疗或手术后复查宫腔形态、内膜情况及病变是否完全去除等。

（8）早期诊断颈管癌和子宫内膜癌，为子宫内膜癌分期。

（二）禁忌证

1. 绝对禁忌证　无。

2. 相对禁忌证　指检查时应加以注意者。

（1）盆腔感染。

（2）大量子宫出血。

（3）想继续妊娠者。

（4）近期子宫穿孔者。

（5）固定的子宫后倾。

（6）宫腔过度狭小或宫颈过硬，难以扩张者。

（7）巨大宫颈肌瘤。

（8）患有严重内科疾患，难以耐受膨宫操作。

（9）生殖道结核，未经抗结核治疗者。

（10）血液病无后续措施者。

（11）浸润性宫颈癌。

二、膨宫介质

膨宫介质基本要求为适合膨胀宫腔，减少子宫出血和便于完成直接活检。常用的膨宫介质如下。

1. CO_2　其折光系数为 1.00，显示图像最佳，气泡和出血可影响观察效果。但有空气栓塞的危险。预防方法为：应用特殊的调压注气装置，限制每分钟流量 < 100ml，宫内压力 < 26.7kPa（200mmHg），术后头低臀高位 10 ~ 15 分钟可预防术后肩痛。

2. 低黏度液体　是目前最常用的膨宫介质，有生理盐水、乳酸林格液和 5% 葡萄糖液等，使用简便、价廉，可能最安全。但因其黏度低，易于通过输卵管，检查时间过长可致体液超负荷，故用连续灌流检查镜更安全。

3. 高黏度液体　有 32% 右旋糖酐 - 70（Hyskon 液）和羧甲基纤维素钠液等，其黏度高，与血不容，视野清晰。罕见情况有过敏，Hyskon 液用量 > 500ml 会出现肺水肿和出血性紫癜；羧甲基纤维素钠液也可引起肺栓塞致死。

三、器械的装置和消毒

（一）器械装置

1. 硬镜　由镜鞘和光学镜管两部分组成，镜鞘直径有 1.9、3.0、4.0、4.5、5.0、5.5、6.5mm 等不同规格。上有导光束和进水管的接口，连续灌流者有出水管的接口，治疗镜有操作孔道。光学镜管一般长 30cm，视野 90° ~ 120°，物镜有 0°、12°、30°。等不同的斜度，目镜托供连接照相机或摄像机用。

2. 软镜　融镜鞘和光学镜管为一体，物镜 0°，前端直径 3.6mm 或 4.9mm，尖端 2cm，可用操作杆调节向两侧弯曲 90° ~ 120°，后端为硬管形结构。4.9mm 带操作孔道，用林氏钳可取出 74.5mm 大小的活体组织和 IUDs。

（二）器械消毒

（1）浸泡法：打开器械阀门，用 2% 戊二醛溶液按消毒说明浸泡，软镜只浸入软管部分，注水孔用注射器抽进消毒溶液，使用前灭菌生理盐水冲净消毒液。

（2）高温高压灭菌法：是最可靠的消毒灭菌法，可耐受高温高压灭菌的光学视管、管鞘、器械和摄像头等，建议使用 2.3bar（1bar = 10^5Pa = 101.325kPa，1kPa = 7.5mmHg）、134℃消毒 5 分钟。

（3）快速低温灭菌法：为低温环氧乙烷蒸汽灭菌法。

（4）导光束、电切镜、附件等，可用 75% 乙醇纱布擦拭消毒两遍，或采用一次性无菌塑料套套装，达到隔离消毒目的，但接触处仍应乙醇擦拭消毒。

（5）摄像头最好不浸泡，可用75%乙醇擦拭消毒或用一次性无菌塑料套套装。

四、检查方法及步骤

（1）检查前：询问病史，全面体检，必要时查血红蛋白，宫颈刮片，妊娠试验，给抗生素。

（2）检查时：最佳时期为子宫内膜的增殖早期到中期，即月经周期第7～13天，其他时间亦可检查。

（3）麻醉：现代的无创技术可在无麻醉下进行宫腔镜检查，定位活检，取出IUDs，看清输卵管开口并向腔内插管、注入药液等，其操作简单，极少患者需要静脉麻醉或全麻。

（4）宫腔镜检查：常规外阴、阴道消毒，放置窥器后，于直视下将宫腔镜的物镜端缓慢置入宫颈管，同时用膨宫介质扩张宫颈管并膨宫，膨宫压力略低于或等于其收缩压，必要时用器械扩宫。

（5）阴道内镜（vaginoscopy）检查：使用无创技术，即常规外阴消毒，不放窥器，不把持宫颈，不扩张宫颈，不探查宫腔深度。用细镜，低压膨宫，于直视下将宫腔镜的物镜端缓慢置入阴道，膨宫介质充盈阴道后，先抵及阴道后穹隆，再向上越过宫颈后唇，经宫颈外口，进入宫颈管，同时用膨宫介质扩张宫颈管并膨宫，以可保持清晰视野的最低膨宫压力膨宫。此法适用于幼女，可保持处女膜完整。

（6）宫腔充盈，视野明亮，转动镜体并按顺序全面观察。先检查宫底和宫腔前、后、左、右壁，再检查子宫角及输卵管开口，注意宫腔形态，有无子宫内膜异常或占位性病变，必要时定位活检，最后再缓慢退出镜体时，仔细检视宫颈内口和宫颈管。

五、并发症

宫腔镜检查时可能发生下列并发症。

1. 迷走神经紧张综合征　和人工流产术一样，宫腔镜检查也可引起此症，迷走神经反应来源于敏感的宫颈管，受到的刺激传导至Frankenhauser神经结、腹下神经丛、腹腔神经丛和右侧迷走神经，可能出现出汗、恶心、低血压和心动过缓等一系列症状，严重者可致心搏骤停。应用阿托品（0.5mg肌注）有预防作用，尤其适用于宫颈明显狭窄和心动过缓者。

2. 感染　宫内感染可来源于上行感染，激活了慢性子宫内膜炎或输卵管炎，术时感染蔓延于腹腔等，出现发热及腹痛，抗生素治疗有效。器械污染可感染AIDS或B型肝炎。

3. 脏器损伤　少见，来源于操作错误，可致宫颈裂伤、子宫穿孔，常引起出血，有时需停止检查。输卵管破裂极罕见，应用调压装置，随时控制宫内压力，可避免发生此症。

六、正常宫腔的宫腔镜所见

1. 子宫颈管　呈圆形或椭圆形桶状，表面淡红，有时可见棕榈状皱襞，浅的纵形沟峡和白色黏液。

2. 子宫腔　膨宫良好时宫底被展平，有时略呈弧形，向腔内突出。子宫内膜的色泽、厚度、皱纹随月经周期变化而略有不同。正常宫腔前、后、左、右内膜形态基本一致，有时还可见白色发亮的黏液丝或黏液团、陈旧血块和气泡等。

（1）修复期子宫内膜：宫腔被新生平滑内膜所覆盖，呈淡黄红色，血管纹极少，可有散在出血斑，腺管开口不明显。

（2）增殖早、中期子宫内膜：紫红色，皱褶增多，部分呈息肉样，腺管开口较清晰。

（3）增殖晚期和分泌早期子宫内膜：呈息肉样突起，波浪起伏状，腺管开口凹陷尤为明显。

（4）分泌期子宫内膜：呈半球形或息肉样突起，腺管开口几乎难辨。间质水肿，内膜呈半透明黄红色，毛细血管清晰。

（5）月经前期子宫内膜：间质水肿消退，内膜重趋变薄，表面微细皱褶增多，可伴有散在红色斑块的内膜下小血肿，内膜较脆易出血。

（6）月经期子宫内膜：子宫内膜剥脱，伴有点状充血斑和苔样苍白的剥离面，可见毛糙的血管及腺体残端。

（7）哺乳期子宫内膜：多呈苍白色的贫血状、平整、无光泽，有时可见暗红色出血点及出血斑，输卵管开口易找到，状如瞳孔。

（8）绝经期子宫内膜：呈黄白色菲薄内膜，有时可见斑点状或片状瘀斑，其周围偶见细小或较粗的血管网。

3. 子宫角和输卵管开口　在宫腔尚未展开时子宫角呈较深且暗的漏斗状。完全展开后于其顶端或顶端内侧可见输卵管开口，呈圆形或椭圆形，收缩时呈星形或月牙状，膨宫不充分时呈眉样。

七、异常宫腔的宫腔镜所见

1. 宫腔内占位性病变

（1）子宫内膜息肉：单发或多发，大小不一，各有蒂与子宫壁相连，息肉表面光滑、柔软富有光泽，色黄红、粉红或鲜红。呈卵圆形、圆锥形或指状突出物，可随快速注入的膨宫液摆动，用镜体抵及息肉无阻力，偶见血管网。其顶端表面可出现溃疡和出血，坏死的息肉呈紫黑色，酷似陈旧血块。子宫内膜息肉为形态学诊断，如取材时刮碎或制片时组织包埋不全，病理检查结果可不报告息肉。

（2）子宫肌瘤：黏膜下者多呈圆球形或半球形光滑包块突向宫腔，可为单发或多发，表面覆盖菲薄内膜，呈黄白色或乳白色，宫腔镜下像石笋或钟乳石，有时可见血管网或走行规则的粗大血管。质地坚硬，不随膨宫液冲击而摆动，用镜体抵及肌瘤可感受其硬度。其突出部分的顶端可因机械磨损或感染而表皮脱落，形成溃疡和出血，突出部分压迫或擦伤对侧子宫内膜，可造成粘连。内突型壁间肌瘤则见宫腔变形，双侧子宫角和输卵管开口不对称。

（3）子宫内膜癌：病变可为局灶型或弥漫型，肿瘤生长呈外生性或内生性。外生性又分息肉、结节、乳头、溃疡型四型，其共同的特点为：病变隆起于周围组织，凸凹不平，组织脆弱，容易发生接触出血，可形成溃疡，表面血管怒张、迂曲。其中以乳头型比较常见，四种类型也常混合存在。

2. 子宫畸形

（1）鞍形子宫：子宫底部轻度向宫腔内突出，腹腔镜检查可见子宫底外形有凹陷。

（2）中隔子宫：分完全性和不完全性两种，镜下见自宫底部突出一片状隔板，将宫腔分为左右两个，每侧各有一输卵管开口，完全中隔末端达宫颈外口，不完全者末端在宫颈内口以上。

（3）单角子宫：宫腔狭窄，偏于一侧，向下移行到宫颈管，顶端呈半球形锅盖状，仅见一个输卵管开口。

3. 宫腔粘连　宫腔内有白色或粉红色纤维束状物，致宫腔部分或完全闭锁。

4. 宫腔异物　偶有胎儿骨片、钙化、残留胚物、IUDs 残片、线结、复通术后的输卵管支架、扩张宫颈的海藻杆断片或其他存留于宫腔的异物，均可在宫腔镜下定性、定位。

5. 子宫内膜异常　均需病理活检确诊。

（1）子宫内膜增生过度：表现与月经周期不同步的局限或弥漫性增生、肥厚、瘀血、水肿。单纯性子宫内膜增生相当于旧分类的囊腺型子宫内膜增生，通常有腺体扩张及内膜间质的增生而呈现轻度的不规则形态。复合性子宫内膜增生相当于旧分类的腺瘤型子宫内膜增生，有明显的腺体增生，腺管的极性消失，排列不规则。

子宫内膜不典型增生指包含有异型细胞的子宫内膜腺体过度增生，只靠宫腔镜检查常难以与子宫内膜癌作鉴别诊断。

（2）子宫内膜结核：宫腔狭窄，不规则，宫腔充满黄白或黄灰色杂乱、质脆的息肉状突出物。晚期病例宫腔严重变形。

（3）慢性非特异性子宫内膜炎：内膜充血、水肿、渗出，甚至坏死。

八、妇产科宫腔镜检查的诊断价值

宫腔镜检查能直接检视子宫内景，对大多数子宫内疾病可迅速作出精确诊断。有人估计，对有指征者作宫腔镜检查，可使经其他传统方法检出的宫内异常由 28.9% 提高到 70%。如与 B 超联合检查，则更能提高其准确性。B 超可协助了解宫内病变与子宫肌壁的关系，为壁间肌瘤定位，为宫腔镜手术筛选适合病例，偶然在检查过程中发现子宫前壁出现云雾状强回声，可提示子宫腺肌病的存在。因此，宫腔镜检查是妇产科的一项具有临床实用价值的诊断技术，其操纵简单、直观、安全、可靠。今后随着器械的改进和技术的普及，宫腔镜检查术将成为妇产科宫腔疾病的常规检查手段。

（杨晓辉）

第五节　腹腔镜检查

腹腔镜检查是通过腹腔镜对盆腹腔器官进行直接观察的检查手段，它的问世摆脱了过去必须通过剖腹手术才能明确诊断的传统诊断方式。腹腔镜检查技术在 19 世纪首创于欧洲，1911 年由瑞典医生 HC Jacobaeus 首次应用于人体；1929 年由德国胃肠学家 Heinz Kalk 首先开始大规模应用于肝胆疾病的诊断；1934 年美国内科医生 John CRuddock 首先阐明了腹腔镜与剖腹手术相比有许多优越性，并且发明了带有电凝能力的手术器械；1938 年匈牙利人 J Veress 发明了腹腔镜检查必不可少的弹簧针，使得人工气腹更加容易；1944 年法国人 Raoul Palmer 首次进行了妇科腹腔镜检查，提出将患者置于膀胱截石位更加有利于手术，并首次提出了术中连续腹腔内压力监测的重要性；1960 年德国妇科医生 Kurst Semm 发明了自动充气泵；1971 年美国人 Jordan M Phillips 创建了美国腹腔镜协会，致力于腹腔镜技术的教育和推广；1982 年电视腹腔镜问世，开辟了腹腔镜诊断及手术的新纪元。

腹腔镜检查技术是在 1979 年引入我国，开辟了在腹腔镜直视下诊断妇科疾患的新途径，备受广大妇产科工作者的青睐，已经由妇科疾病的诊断发展到治疗，甚至涉足妇科肿瘤手术。

通过腹腔镜我们可以直接观察到肝脏、胆囊、脾脏、腹膜及盆腔器官的表面；通过腹腔镜我们可以直接取活检，其准确性远远超过 CT 引导下的穿刺活检；通过腹腔镜我们可以了解患者腹腔内病变的范围及程度。

一、腹腔镜诊断适应证

1. 急腹症

（1）异位妊娠：腹腔镜作为诊断手段，及时、准确且能融合诊断与治疗为同一过程，故广泛应用于妇科领域。它可用于诊断早期未破裂型、早期流产型异位妊娠以及因症状不典型而难以诊断的陈旧性异位妊娠，减少因延误诊断而带来的恶果，免除不必要的剖腹探查术，从而大大减少腹腔内出血量，减少休克与输血的发生率，最大限度收集腹腔内积血达到自体输血的目的，使严重威胁生命安全的异位妊娠转变为对健康危害较小的轻型疾病，也为保守性治疗奠定基础。

（2）卵巢囊肿破裂：最常见的病因为黄体囊肿或子宫内膜异位囊肿破裂。腹腔镜可根据病变性质及盆、腹腔并发症决定手术方法。

（3）附件扭转：是较罕见的妇科急症，几乎只在单侧发生。卵巢或输卵管良性肿瘤是导致扭转最常见的原因，恶性肿物也可引起附件扭转，腹腔镜下可明确诊断。

（4）出血性输卵管炎：镜下可见双侧输卵管增粗、充血，并有血液自输卵管伞端流出。

（5）外伤后或手术急性腹腔内出血：在妇科（如疑有子宫穿孔或输卵管破裂）以及外科（如车祸等）急腹症时，若鉴别诊断有困难，即可做腹腔镜检查。对于可疑患者，应倾向于做诊断性腹腔镜检查，其对患者的侵袭影响明显小于剖腹探查术。

2. 慢性盆腔痛　慢性盆腔痛在临床常因无阳性发现而难以明确诊断，但在腹腔镜下可发现多种病变，包括绝育术后原因不明的疼痛。最常遇到的病变是子宫内膜异位症，约占30%。腹腔镜下亦可诊断卵巢囊肿、子宫骶骨韧带增厚、输卵管卵巢静脉曲张、盆腔粘连、腹腔粘连、盆腔瘀血综合征等。尤其是盆腔瘀血综合征，腹腔镜下若见阔韧带静脉增粗曲张或呈球状、阔韧带底部有陈旧性撕裂，即可明确诊断。但仍有40%的慢性盆腔痛患者腹腔镜下无异常发现。

3. 不孕症　对不孕妇女的腹腔镜检查，有助于查明不孕原因，制订治疗方案，主要包括如下几点。

（1）输卵管病变：输卵管阻塞是女性不孕的重要因素，约占40%～60%。通过腹腔镜检查评价输卵管性不孕应包括诊断输卵管粘连、输卵管积水及输卵管的蠕动状态。经子宫腔注射亚甲蓝，观察亚甲蓝从伞端溢出情况，判断输卵管通畅度最为直观、准确，同时亦可了解输卵管阻塞部位及阻塞程度。另外，输卵管吻合之前行腹腔镜检查可了解输卵管的长度、周围有无粘连、绝育术的部位与范围，以评估复通的可能性。

（2）盆腔病变

1）盆腔粘连：尤其是输卵管与卵巢或子宫周围可能发生不同程度的粘连，在腹腔镜下可根据粘连的范围、纤维束的厚薄确定粘连松解术的指征。

2）子宫内膜异位：以往子宫内膜异位症的诊断主要依靠病史和体征，误诊率高达

40.7%，漏诊率为17.8%。腹腔镜是诊断子宫内膜异位症的"金标准"，在早期诊断的同时可行有效的治疗。腹腔镜下可直接观察盆、腹腔病灶，尤其是一般检查难以发现的病变（如膈肌的子宫内膜异位症）。故腹腔镜有助于子宫内膜异位症的早期诊断、准确分期和治疗选择，误诊率和漏诊率大大降低。拟诊内异症者做腹腔镜检查可在月经周期的任何时间进行，但最好在月经前期，此时病灶明显，有活动性出血，镜下可见少量积液。腹膜及浆膜上的病灶似火焰状、桑葚样，或呈灰色、棕色、黑色、透明白色。紫蓝色病灶多累及子宫骶韧带、卵巢、子宫直肠陷窝，子宫膀胱反折腹膜，有的病灶呈陷窝状腹膜缺损，病灶广泛者可在脏器浆膜面因月经期反复出血，引起炎症，而造成广泛粘连。卵巢内膜异位症可形成包膜较厚、光滑、呈紫蓝色的囊肿，有时可见黏稠的咖啡样物。

3）排卵障碍：通过腹腔镜了解卵巢是否为多囊卵巢或卵巢未破裂卵泡黄素化综合征。多囊卵巢综合征表现为卵巢增大，包膜增厚呈珍珠状，有多个滤泡，无排卵现象（无排卵孔及黄体形成），未破裂滤泡黄素化囊肿综合征腹腔镜下可表现为卵巢表面光滑、无排卵斑。

4）内生殖器畸形：腹腔镜检查可确诊卵巢缺如或发育不良及子宫畸形。

4. 子宫肌瘤　子宫肌瘤切除的一个很重要步骤是术前评估肌瘤直径、数目和定位。根据评估结果，术前使用GnRH-a治疗，以使肿瘤缩小，便于手术操作、减少术中出血，同时因闭经三个月还可改善术前贫血状态。但用诊断性腹腔镜发现的无症状性肌瘤，不是肌瘤切除术的适应证。

5. 盆腔包块的鉴别　腹腔镜检查在妇科领域中广泛应用，其中最主要的适应证就是盆腔包块的鉴别诊断。包块是良性的还是恶性的，是赘生性的还是非赘生性的，是来自子宫还是来源于卵巢，还是来自于胃肠道。这一系列问题，虽然通过临床症状、体征，结合辅助检查（B超、CT等）可以得出初步的判断，但是在某些不易鉴别的情况下，如临床上高度怀疑卵巢癌的患者，绝经后出血且诊刮或宫腔镜检查阴性者，不明原因的腹水等，如果能借助于腹腔镜，这些问题都将迎刃而解。腹腔镜下超声检查可直接扫描盆腔包块，诊断更加准确。

生殖器畸形：腹腔镜下可诊断先天性无子宫、始基子宫、双角子宫、双子宫、鞍状子宫、残角子宫、无性腺及先天性两性畸形的卵巢、卵巢发育不良、混合性性腺发育不全等。

6. 内分泌及功能性疾病　原发性、继发性闭经及月经稀少等可通过腹腔镜检查了解卵巢发育状态，有无卵巢早衰，并同时可以活检证实。

7. 妇科恶性肿瘤

（1）卵巢癌：卵巢癌由于缺少早期的症状，致使70%～80%的患者就诊时已属晚期，如何能够早期确立诊断一直是许多同道进行研究的课题。绝经后卵巢诊触知虽然恶性可能不大，但在未明确诊断之前，需要反复不断的随诊及进行各种检查，腹腔镜检查是一项很好的鉴别诊断手段，可以及时明确诊断。

（2）鉴别卵巢转移性癌：卵巢转移癌临床上并不少见，约占卵巢恶性肿瘤的10%左右，主要表现为包块和腹水等，与卵巢原发癌很类似。如果两者不鉴别开来，处理不当，可能会给患者带来很多不利。但是当原发灶较小，症状不明显时，虽经过许多检查如全消化道造影、钡剂灌肠检查、胃镜及纤维结肠镜检查，有时仍很难诊断和发现原发灶。通过腹腔镜检查取活检进行病理诊断，可以鉴别原发或转移癌。

（3）妇科肿瘤的分期及再分期：通过腹腔镜检查对腹腔内脏器的受累情况进行评价，

根据病变的程度来划分期别，指导治疗，尤其是对于腹腔的某些部位，腹腔镜有其特有的优点，如横膈上的病灶，比开腹探查有时可以观察得更清楚。因为镜检时的体位更加有利于对横膈的观察，同时腹腔镜还有放大作用，并且有利于进行活检。另外，在腹腔镜检查时，可以通过留取腹水及腹腔冲洗液，进行细胞学检查，并在可疑的部位及双侧结肠侧沟处、陶氏窝等部位取活检，进行组织学验证，为 FIGO 分期提供依据。

1）卵巢癌的腹腔分期和再分期：Dagini 等对 143 例原发卵巢癌患者进行了较为透彻和系统的研究，分别利用腹腔镜检查对患者进行分期、治疗、随诊和再分期。笔者发现，如果进行剖腹探查手术之前行腹腔镜检查，将明显地提高分期的准确性，并且发现在治疗期间随时都可以行腹腔镜检查来明确治疗的效果，指导治疗。Pomel 等对"早期"卵巢癌患者利用腹腔镜进行再分期手术，其手术步骤和剖腹行再分期手术完全相同，主要包括腹腔冲洗液的细胞学检查，腹膜及卵巢的活检，横膈和大网膜根部活检，盆腔淋巴结切除。结果表明腹腔镜检查可以作为卵巢癌的分期手段。Childers 等也进行了类似的研究，没有严重并发症的发生，并提出腹腔镜分期是一种较准确的分期方式。

2）宫颈癌的腹腔镜分期：宫颈癌的治疗临床上多是采用经验治疗，其方法取决于分期情况。在大多数情况下，以往并没有较好的方法来明确盆腔及腹主动脉旁淋巴结的转移情况，近年来许多同道采用腹腔镜来了解盆腔淋巴结转移情况，对病情进行较为合理的评价，对治疗方案的选择提出依据。Chu 等对 67 例不同分期的宫颈癌患者利用腹腔镜手术切除盆腔或腹主动脉旁淋巴结进行治疗前估价，对于早期病例仅行盆腔淋巴结切除，而晚期病例则行腹主动脉旁淋巴切除。根据腹腔镜检查的结果来决定治疗方案，笔者认为通过腹腔镜对宫颈癌进行分期是行之有效的措施，并对治疗前的评价有很大的帮助。

3）子宫内膜癌的腹腔镜分期：子宫内膜癌绝大多数是处于早期的，同时多数病例通过手术可以达到令人满意的效果。但是，有些情况也时有发生，如手术后分期不明确、不彻底，给以后的治疗带来不便。Childers 等对 13 例早期且未进行较彻底的分期手术的子宫内膜癌患者进行腹腔镜再分期手术，结果发现 3 例患者已有宫外转移，1 例腹腔冲洗液瘤细胞阳性，2 例淋巴结中有镜下转移，并且没有手术并发症。因此，有人提出对于早期子宫内膜癌且手术分期不完的病例，采用腹腔镜分期手术不失为一种较高明的补救措施，且其具有安全、有效、住院时间短等优点。

4）卵巢癌的二次探查术：卵巢癌患者手术后，经过规定疗程的化疗，患者 CA125 及其他检查阴性，这时可以称之为临床缓解。然而，这些患者中仍有少数会在二探时发现仍有肿瘤存在，需要进一步的治疗。对于这类患者来说主要有两个问题摆在我们面前：其一是选择更换哪种化疗药物更加有效；其二更加重要更有意义，即采取何种方法能够早期发现肿瘤的存在。早在 20 世纪 80 年代初期就有人提出可以利用腹腔镜检查来代替传统的二探手术，Berek 等人对 57 例病例进行了研究，这些患者在接受了正规的化疗后每 6 个月接受一次腹腔镜检查，附加操作包括观察整个腹腔、肠管的浆膜层及结肠侧沟行多点活检，留取腹腔冲洗液，结果发现活检 43% 为阳性，腹腔冲洗液 18% 找到了瘤细胞，并发现腹腔冲洗液细胞学检查和多点活检有较好的相关性，虽然存在着一定的并发症，但却是一种可供选择的随诊和探查的方法之一。Xygakis 等对 64 例卵巢癌患者进行了研究，这些患者均接受了肿瘤细胞减灭术和足够疗程的化疗或放疗。笔者利用腹腔镜为患者行二探术，发现阳性者 20 例；而 26 例二探阴性的患者接受了剖腹探查，其中仅有 3 例为阳性。笔者认为虽然二探腹腔镜不能完全取代反复的剖腹探查，但它的确在卵巢癌的随访中起着一定的积极作用。最近，Abu - Rustum 等人为了对比腹腔镜二探和剖腹式二探两者的效果、并发症和住院费用的差异，对 109 例卵巢癌患者进行了研究，笔者最后认为腹腔镜是可以代替剖腹式二探的，并且具有并发症少、手术时间短、住院时间短，住院费用低等优点。以上的研究表明利用腹腔镜进行卵巢癌的二探是可行的和安全的，如果腹腔镜发现有弥漫的病变，那么剖腹手术将没有必要。另外，在行腹腔镜二探时，留取腹腔冲洗液进行细胞学检查，对病情的评价有帮助价值。

二、腹腔镜诊断禁忌证

对于腹腔镜检查的禁忌证，不同时期的认识是不同的。必须承认这样一个事实，即在过去某个时期被认为是禁忌的，而随着科学的发展，技术的改进及人们认识的深入，在今天却成为腹腔镜检查的适应证。另外，绝对禁忌和相对禁忌的关系也随着医院的条件、医生的水平的不同而发生变化。就目前的情况而言，腹腔镜检查的禁忌证主要包括以下几点。

1. 绝对禁忌证　主要包括已知的膈肌破裂及血流动力学不稳定，如果在这种情况下进行手术势必会造成无法挽回的后果。

2. 相对禁忌证　对于不配合的患者、机械性或麻痹性肠梗阻、未纠正的凝血机制障碍、弥漫性腹膜炎、严重的心肺疾患、各种疝、腹部感染、多次腹部手术史、宫内妊娠等情况都被视为腹腔镜检查的相对禁忌证。

三、腹腔镜诊断并发症

1. 麻醉时所致的并发症

（1）全身麻醉：胃内容物反流、急性低血压、急性肺水肿等。

（2）区域性麻醉（如连续硬膜外麻醉）：腰痛、膀胱功能失调、神经损伤等。

（3）局部麻醉：药物所致并发症。

2. 形成人工气腹时所致的并发症

（1）充气针所致并发症：腹膜外气肿、血管损伤、肠管损伤等。

（2）气腹张力过高：疼痛、呼吸困难等。

（3）皮下气肿和腹膜外充气：皮下捻雪感，二氧化碳分压增高。

（4）气体栓塞：气体栓塞在腹腔镜检查中比较少见，但却是最严重的并发症，据文献报道发生率小于1%。本并发症通常于形成人工气腹时发生，可能是在此期间气体进入静脉通道或极个别的情况下气体不可思议地直接注入静脉，此时患者主要表现为严重的心动过缓性心律失常，血压下降，心搏骤停；还可以表现为心动过速、发绀、室性心律失常、非心源性肺水肿、心脏听诊有"车轮样杂音"等，此时，若不能及时采取有效措施，将会发生极其严重的后果。

3. 其他

（1）恶心呕吐：腹腔镜检查术后约半数以上的患者会出现恶心呕吐，但多数患者症状不太重，可能是与术中的操作导致副交感神经兴奋、人工气腹使腹压增加、手术时机（如月经前后）等因素有关，经过一般的处理多数可以缓解。

（2）心血管功能障碍：腹腔镜检查术中有时会发生患者心血管功能的障碍，其主要原因可能与以下因素有关：由于手术及麻醉的刺激，导致患者心律不齐、低氧血症、肺通气不足；腹腔镜检查术中腹压增加，致使静脉回流受阻，心脏排出量减少；形成人工气腹过程中发生气栓；手术中的操作导致气胸形成；个别情况下，由于腹膜过度牵拉而导致的严重的超常反应，如气腹形成，术中盆腔器官的牵拉，术中应用某些血管活性药物（如阿托品），或腹腔内气体排出过快等原因。

（3）脏器损伤：由于腹腔内的粘连，改变了盆腹腔的正常解剖结构，再加上操作方面的失误，盆腹腔器官常是易受损伤的部位。在众多的损伤部位中，血管的损伤如腹部或腹壁血管，特别是髂总血管的损伤时有发生，这些并发症的产生常和人工气腹不充分及操作的方法有关。另外，也常有网膜气肿、皮下气肿、气胸等并发症的报告。

（4）罕见的并发症：包括膀胱穿孔、输尿管损伤、疝、胃出血的报告。由于术中的体位不当和保护措施不利所致股神经损害并不少见。由于术中氧和二氧化碳分压的变化、吸入麻醉、头过低膀胱截石位、术中呕吐、气管插管导致脑、视网膜静脉压的改变所造成视网膜出血也不乏报告。

（郑学民）

第二篇

妇产科疾病诊治

第三章　女性生殖系统炎症

女性生殖道感染和性传播感染是女性常见疾病，其不良临床结局严重影响妇女健康和人口质量。目前我国各类医疗机构中妇产科门诊 55% 的患者与生殖道感染相关。掌握生殖道感染的诊断，按照诊治规范进行治疗，能够有效地防止生殖道感染的并发症，提高广大人民的生活质量。本章将对常见生殖道感染的临床表现、诊断及治疗进行阐述。

第一节　外阴及阴道炎症

一、非特异性外阴炎

外阴部皮肤和黏膜由非特异性病原体感染而发炎，称为非特异性外阴炎（non‐specific vulvitis）。邻近部位如尿道、阴道前庭及会阴部均可同时发炎。通常为混合细菌感染，包括葡萄球菌、链球菌、大肠埃希菌及变形杆菌等。临床上表现为单纯性外阴炎、外阴毛囊炎、外阴脓疱病、外阴疖及汗腺炎等。

（一）诊断

1. 症状与体征

（1）外阴疼痛、灼热或肿胀感。

（2）病情加剧时，有浆液状、黏液状或脓性分泌物，易形成湿疹，成为湿疹性外阴炎。

（3）局部充血、水肿，以小阴唇及处女膜部位最明显。由于行走摩擦，常有表皮脱落。

（4）常伴有腹股沟淋巴结肿大。

（5）由急性期转入慢性阶段时，局部红肿消退，黏膜及皮肤粗糙，并常有瘙痒感。

2. 辅助检查　从病变部位取标本进行细菌学检查。

（二）鉴别诊断

主要除外因假丝酵母菌阴道炎继发的外阴炎症。

（三）治疗

（1）经常保持外阴部清洁，勤换内裤及洗涤外阴，去除病因。

（2）严重者，须卧床休息，以 1：5 000 高锰酸钾溶液坐浴，每日 2 次；同时口服抗生素；当发生腹股沟淋巴结肿大时，可肌肉注射抗生素治疗。

（3）外阴毛囊炎时，在病灶处涂碘酊；如有脓头时，用消毒针剔出脓汁，局部涂抗生素软膏。

（4）有局部疖形成时，敷以 50% 鱼石脂软膏，并加用局部热敷或红外线照射。

（5）有过敏因素者，口服抗过敏药。

（6）慢性者可加用 1%～2% 苯酚炉甘石洗剂。

二、前庭大腺炎

前庭大腺位于两侧大阴唇下方，腺管开口于小阴唇中下 1/3 内侧近处女膜处。外阴部的葡萄球菌、大肠埃希菌、链球菌、肠球菌及外源性的淋病奈瑟菌和沙眼衣原体等病原体侵入腺体引起感染称前庭大腺炎（bartholinitis）；因腺管开口堵塞，感染脓液不能外流时形成前庭大腺脓肿。脓液吸收后，腺内充满黏液性分泌液时或因前庭大腺导管有炎症阻塞，腺腔内分泌液积存而形成前庭大腺囊肿。

（一）诊断

1. 症状与体征

（1）急性期

1）患侧外阴局部红、肿、热、痛，腺管开口处充血，脓肿形成时局部有波动感，并可见脓液自腺管口流出。

2）可有发热等全身症状。

3）脓肿自行破溃时有脓液流出。

4）脓液流出不畅时炎症持续不退或反复急性发作。

（2）慢性期

1）无明显自觉症状，仅外阴一侧或双侧略有不适感。

2）外阴一侧或双侧可触及圆形囊性肿物，位于前庭大腺部位，单侧多见，无压痛，可持续数年不变。

3）继发感染时再次形成脓肿，有急性期表现。

2. 辅助检查　从病变部位取标本做淋菌及沙眼衣原体等病原学检查。

（二）治疗

（1）急性期应休息。局部热敷或 1：5 000 高锰酸钾坐浴；并应用抗生素。

（2）有脓肿时切开引流，可同时做前庭大腺造口术。

（3）慢性期时做囊肿造口术，以利分泌物排出。

三、细菌性阴道病

细菌性阴道病（bacterial vaginosis，BV）是由多种微生物引起的无阴道黏膜炎症表现的临床综合征。过去曾称本病为非特异性阴道炎、嗜血杆菌性阴道炎及加德纳阴道炎，是育龄妇女常见的阴道感染。与 BV 发生有关的微生物主要有阴道加德纳菌、厌氧革兰阴性菌（如拟杆菌）和革兰阳性菌（如胨链球菌及弯曲弧菌）等。生殖道人型支原体及解脲脲原体等也可能与本病发生有关。乳酸杆菌有抑制与 BV 相关微生物过度生长的作用。研究表明 BV 如不治疗可导致生殖系统其他部位感染及并发症如盆腔炎及子宫全切后感染等。孕期 BV 有可能致早产、胎膜早破等。

（一）诊断

1. 症状和体征

（1）有 10%～40% 的患者无任何症状，有症状者临床主要表现为伴鱼腥臭味的白带增多。

（2）检查外阴、阴道无明显炎症表现。

2. 辅助检查　用刮板自阴道上 1/3 采集阴道分泌物进行以下检查。

（1）pH 测定：用精密 pH 试纸（pH 3.8～5.4）直接浸于刮板上阴道分泌物中 0.5s，30s 后读取 pH。

（2）氨试验：在阴道分泌物中加 2 滴 10% 的氢氧化钾，出现氨味者为氨试验阳性。

（3）线索细胞（clue cell）检查：取阴道分泌物做 0.1% 亚甲蓝涂片，在 100 和（或）400 倍显微镜下检查清洁度常为 I 度、滴虫阴性及有线索细胞（即边缘不整齐的上皮细胞）。线索细胞占全部上皮细胞 20% 以上者为线索细胞阳性。

3. 临床诊断标准　下述 4 项指标中具备 3 项以上者诊断为细菌性阴道病。①白带增多；②阴道 pH≥4.5；③氨试验阳性；④线索细胞阳性。其中线索细胞阳性为必备。

4. 实验室诊断标准　见表 3-1。

表 3-1　Nugent 记分系统（0～10 分）

记分	A（乳杆菌、G⁺大杆菌）	B（加德纳菌和类杆菌、G⁺可变小杆菌、G⁻小杆菌）	G（动杆菌、G⁻可变弯杆菌）
0	4 +（≥30/OF）	0（No/OF）	0
1	3 +（5～30/OF）	1 +（<1/OF）	1 +～2 +（<4/OF）
2	2 +（1～4/OF）	2 +（1～4/OF）	3 +～4 +（5～≥30/OF）
3	1 +（<1/OF）	3 +（5～30/OF）	–
4	0（No/OF）	4 +（≥30/OF）	–

注：OF 即指每个油镜视野。总分 = A + B + C，0～3 分正常，4～6 分为中间型 BV，7～10 分为 BV。

（二）鉴别诊断

本病需与外阴阴道假丝酵母菌病、滴虫性阴道炎及子宫颈淋病奈瑟菌或沙眼衣原体感染相鉴别。

（三）治疗

对有症状的患者、妇科手术前的患者及无症状的妊娠期患者进行治疗，无须对患者的配偶进行治疗。用药方案：首选甲硝唑 400mg，口服，每日 2 次，共 7 日。替代方案：甲硝唑 2g，口服，共 1 次。克林霉素 300mg，口服，每日 2 次，共 7 日。局部和全身应用乳杆菌制剂治疗 BV 有一定作用。

（四）随访

治疗后如果症状消失，无须常规随访治疗效果；对孕妇患者需要随访治疗效果。

（五）复发与预防

对于反复发作的 BV，应积极寻找诱因，帮助恢复阴道菌群，在此基础上适当延长疗程。由于 BV 发病机制不确定，目前无有效的预防措施。屏障避孕及避免阴道冲洗有一定预防意义。

（六）妊娠期和哺乳期

孕期无须对全部孕妇进行筛查，应对有早产史的孕妇筛查 BV，以便早期诊断和治疗，预防早产。治疗首选方案：甲硝唑 400mg，口服，2 次/d，共 7 日。替换方案：克林霉素 300mg，口服，2 次/d，共 7 日。我国孕期应用甲硝唑需采用知情同意原则。

（七）无症状细菌性阴道病

无须常规对无症状细菌性阴道病患者进行治疗，但对拟进行手术（包括人工流产术、宫腔镜检查术、诊断性刮宫术及子宫全切术等）的无症状细菌性阴道病患者进行治疗。

四、外阴阴道假丝酵母菌病

外阴阴道假丝酵母菌病（vulvovaginal candidiasis，VVC）系假丝酵母菌侵犯阴道上皮细胞所致的炎症过程。85%～90% 为白假丝酵母菌所致。本病是常见的阴道炎。当阴道内糖原增多、酸度增高时，如孕妇、糖尿病患者及接受大量雌激素或糖皮质激素等治疗时，白假丝酵母菌能迅速繁殖引起炎症；长期应用抗生素亦易使白假丝酵母菌繁殖。25%～70% 的 VVC 与抗生素有关。VVC 与手足癣疾病无直接关系，因前者属酵母菌，后者属癣菌，但存在于口腔、肠道与阴道三个部位的假丝酵母菌可以相互传染，在局部环境适合时发病。

VVC 分为单纯性 VVC 和复杂性 VVC。单纯性 VVC 是指发生于正常非孕宿主的、散发的、由白色假丝酵母菌引起的轻度 VVV。复杂性 VVC 包括：复发性 VVC（RVVC）、重度 VVC 和妊娠期 VVC、非白假丝酵母菌所致的 VVC 或宿主为未控制的糖尿病、免疫功能低下者。重度 VVC 是指临床症状严重，外阴或阴道皮肤黏膜有破损，按 VVC 评分标准（表 3 - 2），评分 ≥7 分者。RVVC 是指妇女患 VVC 后，经过治疗，临床症状和体征消失，真菌学检查阴性后，又出现症状，且真菌学检查阳性或 1 年内发作 4 次或以上者。

表 3 - 2　外阴阴道假丝酵母菌病评分标准

症状及体征	0 分	1 分	2 分	3 分
瘙痒	无	偶有发作	症状明显	持续发作，坐立不安
疼痛	无	轻	中	重
充血、水肿	无	<1/3 阴道壁充血	1/3～2/3 阴道壁充血	>2/3 阴道壁充血
抓痕、皲裂、糜烂	无			有
分泌物	无	较正常稍多	量多，无溢出	量多，有溢出

（一）诊断

1. 症状和体征

（1）阴部瘙痒，有时奇痒致坐卧不安。

（2）白带增多，呈凝乳块或豆渣样。

（3）检查可见小阴唇内侧及阴道黏膜附着白色膜状物，擦净后见黏膜充血、水肿，甚至糜烂。

2. 辅助检查

（1）阴道分泌物涂片镜检见典型孢子及假菌丝。

（2）若症状典型而阴道分泌物未找到孢子及假菌丝时，则可用培养法确诊。

（3）阴道 pH 多数正常。

（二）鉴别诊断

本病需与滴虫性外阴阴道炎、老年性外阴阴道炎、下生殖道淋病奈瑟菌感染、下生殖道沙眼衣原体感染、下生殖道支原体感染、外阴皮炎及外阴白色病变相鉴别。

（三）治疗

（1）无症状带菌者一般不主张治疗，有症状者须药物治疗。

（2）外阴阴道假丝酵母菌病不是通过性交获得的，无须夫妻同时治疗。有真菌性龟头炎或阴茎包皮炎的男性性伴可局部应用抗真菌药物治疗。

（3）去除易感因素，如避免长期全身或局部用糖皮质激素类药物及广谱抗生素，以及积极治疗糖尿病等。

（4）勤换内裤。

（四）药物治疗

可选阴道或口服抗真菌药，对未婚、月经期或 RVVC 者宜选口服抗真菌药治疗。

1. 单纯性外阴阴道假丝酵母菌病　采用短疗程、低剂量治疗方案。

（1）局部治疗

1）咪康唑栓 200mg，阴道上药，每日 1 次，共 7 次。咪康唑栓 1200mg，阴道上药，共 1 次。

2）1% 克霉唑霜（5g），阴道上药，每晚 1 次，共 7～14 日。克霉唑片 100mg，阴道上药，每晚 1 次，共 7 日。克霉唑片 200mg，阴道上药，每晚 1 次，共 3 日。克霉唑片 500mg，阴道上药，单次剂量。

3）制霉菌素 10 万 U，阴道上药，每晚 1 次，共 14 日。

（2）全身治疗：全身用抗真菌药期间，定期检测肝功能，以防肝损害。

氟康唑 150mg，顿服。

2. 重度外阴阴道假丝酵母菌病　重度外阴阴道假丝酵母菌病症状严重者，可局部应用低浓度糖皮质激素软膏或唑霜剂缓解症状。短疗程治疗效果往往欠佳，需延长疗程。

3. 复发性外阴阴道假丝酵母菌病

（1）治疗前做真菌培养及药敏试验。

（2）治疗原则：强化治疗和巩固治疗，在强化治疗达到真菌学治愈后，给予巩固治疗半年。

1）强化治疗：氟康唑 150mg，口服，第 1、4、7 日。咪康唑栓 1 200mg，阴道上药，每晚 1 次，间隔 3 日重复至症状缓解。克霉唑栓 500mg，阴道上药，间隔 3 日重复至症状缓解。

2）巩固治疗：无固定方案，可选每周或每月巩固治疗 1 次。

4. 妊娠期外阴阴道假丝酵母菌病　早孕期权衡利弊慎用药物。以阴道用药为宜，而不选用口服抗真菌药，可选择对胎儿无害的唑类药物：咪康唑、制霉菌素。

5. 宿主为未控制的糖尿病、免疫功能低下者 此类患者对常规的短疗程疗效反应不好，因此需延长疗程治疗，目前没有成熟的方案。

6. 非白假丝酵母菌感染 首选非氟康唑类药物，疗程需延长至 7 ~ 14 日，真菌培养和药敏试验有助于选择药物。

（五）疗效评价和治愈标准

通常在治疗完成后 1 ~ 2 周及 4 ~ 6 周（或月经后）进行疗效评价。按涂片或培养结果将疗效分为微生物学治愈或未愈。

五、滴虫性阴道炎

滴虫性阴道炎（trichomonas vaginitis）是由阴道毛滴虫在阴道内生长繁殖致病的。男性滴虫感染时大部分无症状，但女性感染滴虫时多数有症状。月经前后隐藏在腺体及阴道皱襞中的滴虫繁殖可引起炎症发作。可由性交直接传播，但也可由浴池、厕所间接交叉传播。

（一）诊断

1. 症状和体征

（1）白带增多，呈泡沫样；若合并其他细菌感染，则白带可呈脓性。

（2）外阴瘙痒。

（3）外阴和阴道黏膜充血、灼热感，可见阴道黏膜有散在红色斑点。

2. 辅助检查

（1）显微镜下阴道分泌物加生理盐水，在悬液中可找到活动的毛滴虫。

（2）临床可疑滴虫性阴道炎而悬滴法结果阴性时可进一步作滴虫培养。

（3）阴道 pH > 5.0。

（二）鉴别诊断

本病需与外阴阴道假丝酵母菌病、老年性外阴阴道炎、下生殖道淋病奈瑟菌感染、下生殖道沙眼衣原体感染及下生殖道支原体感染相鉴别。

（三）治疗

（1）注意个人卫生，避免交叉感染。

（2）性伴需同时治疗。常选用单剂量甲硝唑（灭滴灵）或替硝唑方案治疗。

（3）内裤及洗涤用具应经常曝晒。

（4）全身药物治疗

1）首选甲硝唑 2g，顿服，共 1 次，效果最好。

2）替硝唑 2g，口服，共 1 次。

3）甲硝唑 400mg，口服，每日 2 次，共 7 日。

治疗期间要保持外阴的清洁，避免无保护性交；患者服用甲硝唑 24h 内或在服用替硝唑 72h 内应戒酒。

（5）局部药物治疗：现已不用，因隐藏在尿道旁腺，阴道皱襞中的滴虫不易被杀灭。

（6）妊娠期和哺乳期：尽管滴虫阴道炎与围生期并发症（如早产、胎膜早破、低出生体重儿）存在相关性，但尚未有足够的数据表明对其进行治疗可以降低上述并发症的发病率。对感染阴道毛滴虫的妊娠期女性进行治疗，可缓解阴道分泌物增多症状，防止新生儿呼吸道和生殖道感染，阻止阴道毛滴虫的进一步传播，但临床中应权衡利弊。

首选甲硝唑 400mg，口服每日 2 次，共 7 日，避免 2g 单次顿服。对于服用甲硝唑的哺乳期妇女，应于治疗期间及服药后 12~24h 之内避免哺乳，以减少甲硝唑对婴儿的影响。对于服用替硝唑的哺乳期妇女，应于治疗期间及服药后 3 日内避免哺乳。

（7）疗效评价、治愈标准及巩固治疗：治疗结束后如无明显临床症状可不必复查。

六、老年性阴道炎

老年性阴道炎（senile vaginitis）常见于绝经后的老年妇女，因卵巢功能衰退，体内雌激素水平降低，阴道壁萎缩，黏膜变薄，上皮细胞内糖原含量减少，乳酸杆菌减少，阴道内的 pH 上升，局部抵抗力降低，致病菌趁机入侵繁殖而引起炎症。

（一）诊断

1. 症状和体征

（1）妇女已绝经，或双侧卵巢已切除。

（2）外阴瘙痒或灼热感，如波及尿道口，可出现尿频、尿痛甚至尿失禁。

（3）阴道分泌物增多，呈黄水状，严重者白带呈血性，有细菌感染时白带呈脓性。

（4）阴道检查见阴道黏膜萎缩、菲薄、皱襞消失及散在黏膜下出血点。炎症严重时可形成表浅小溃疡，引起阴道上段粘连或闭锁。有时还可造成阴道和（或）宫腔积脓。

2. 辅助检查　阴道分泌物镜检清洁度差，未见滴虫或假丝酵母菌。

（二）鉴别诊断

应排除阴道、宫颈或子宫的恶性病变，必要时做宫颈刮片或宫腔分段诊刮。

（三）治疗

老年性阴道炎的治疗原则是增加外阴、阴道局部抵抗力及抑制细菌生长。常用的治疗方法包括如下。

（1）阴道药物治疗：如复方甲硝唑栓阴道上药，每日 1 次，7~10 日为 1 个疗程。

（2）炎症严重者可应用抗生素治疗。

（3）顽固病例可用激素替代疗法（HRT）。

七、幼女性外阴阴道炎

幼女的外阴和阴道未发育完善，缺乏雌激素，阴道黏膜抵抗力低，容易发生幼女性外阴阴道炎（vulvovaginitis in childhood）。常因卫生不良、外阴不洁、就地而坐以及大便污染而引起感染。亦可因阴道异物或蛲虫感染时瘙痒抓伤引起炎症。常见病原菌有链球菌、葡萄球菌及大肠埃希菌等。真菌、沙眼衣原体及淋病奈瑟菌引起的感染通常由患病母亲、保育员及其他患儿的衣物、洗涤用具或手等间接传染。

（一）诊断

1. 症状和体征

（1）有脓性、浆液脓性或血性分泌物自阴道流出。

（2）常因分泌物刺激致外阴瘙痒不适，患儿常用手抓外阴，哭闹不安。

（3）检查见外阴、阴蒂、阴道口及尿道口充血水肿，表面可出现破溃或抓痕，有时可见小阴唇粘连。

2. 体格检查

（1）肛门检查、鼻镜、宫腔镜或 B 超等检查阴道，排除阴道内异物，阴道或子宫颈赘生物。

（2）阴道分泌物检查，寻找病原体，必要时做分泌物培养。

（二）鉴别诊断

注意与肛门及外阴寄生虫病、阴道内异物、阴道或子宫颈赘生物相鉴别。

（三）治疗

（1）预防发病，幼女不穿开裆裤，保持外阴清洁，培养良好卫生习惯。

（2）病因治疗包括取出阴道异物等。

（3）用 0.5% ~1% 的乳酸液或生理盐水经滴管冲洗阴道。

（4）必要时口服或注射抗生素，如氨苄西林 50mg/kg，分 4 次口服。

（5）针对特异病原体选择抗感染药物治疗。

（6）已形成粘连者，可于消毒后用手指向下外牵拉小阴唇，一般都能分开。粘连较牢固者可用弯蚊氏血管钳从小孔处伸入，随即垂直向后，将透亮的薄膜分开，分开后局部涂己烯雌酚软膏或凡士林软膏，以防再粘连。每日以硼酸溶液坐浴，坐浴后局部涂己烯雌酚软膏或凡士林软膏，直到上皮正常。

（杨晓辉）

第二节　宫颈炎及其相关疾病

宫颈炎很常见，在性传播疾病的门诊人群中发病率高达 30% ~45%，其中由沙眼衣原体及淋球菌感染所致不足 1/2，很多则是原因未明的感染，包括支原体、细菌性阴道病相关微生物、单纯疱疹病毒、巨细胞病毒、滴虫、腺病毒等。衣原体感染率文献报道为 11% ~50%，但仅有 10% ~20% 的衣原体感染者伴有典型的宫颈炎症状。而淋球菌感染则随着人群的不同发病率有明显不同。

（一）临床表现

（1）大部分患者无症状。

（2）有症状者阴道分泌物增多，呈脓性，并有经间期出血、性交后出血等不适。可合并尿路感染。

（3）局部检查可见宫颈充血、水肿及触血，有脓性分泌物从颈管流出。

（二）诊断

出现以下两个特征体征，显微镜检查可见白细胞增多，即可作出宫颈炎的初步诊断，随后要进行病原学检查。

（1）特征体征：①宫颈管或宫颈管棉拭子上，肉眼见到脓性分泌物；②棉拭子擦颈管，易诱发出血。特征体征具备一个或两个同时具备。

（2）白细胞检测：①宫颈管脓性分泌物，革兰染色，中性粒细胞 >30/HP。②阴道分泌物中性粒细胞 >10/HP。

（3）病原体检查：包括细菌培养、淋病奈瑟菌及沙眼衣原体检测等。

（三）鉴别诊断及宫颈炎的相关问题

（1）在以往的临床分类中，慢性宫颈炎是最常见的妇科疾病。通常认为慢性宫颈炎是急性宫颈炎治疗不彻底后转化为慢性所致，或是分娩、流产或手术损伤后引起感染。一般认为，虽然各种病原体往往是导致慢性宫颈炎的初始原因，但在慢性宫颈炎的治疗中，局部组织中已不再有大量病原体的繁殖。慢性宫颈炎通常包括宫颈糜烂、宫颈息肉、宫颈肥大、宫颈纳博特囊肿、宫颈管黏膜炎几种情况。由于宫颈组织中已经不再有病原体繁殖，组织学上发现宫颈间质中仅存在散在的淋巴细胞，其并不能作为慢性宫颈炎的诊断依据。故目前已放弃"慢性宫颈炎"的概念。

（2）宫颈糜烂、宫颈息肉、宫颈肥大、宫颈纳博特囊肿（宫颈腺囊肿）、宫颈管黏膜炎：目前认为宫颈糜烂是由于宫颈鳞状上皮脱落，脱落面被柱状上皮及不成熟化生的鳞状上皮所覆盖。因此宫颈糜烂并非真正的糜烂面，只因柱状上皮菲薄，其下间质透出，故呈红色。我们可以把"宫颈糜烂"看作是鳞柱交界外移形成的宽大转化区及内侧的柱状上皮，这是一种正常的阴道镜图像。国外已于20世纪80年代陆续取消了"宫颈糜烂"这一术语，而将柱状上皮外移所致、肉眼呈现糜烂样改变者称为宫颈柱状上皮外移（cervical ectopy，cervical columnar ectopy），或翻译为宫颈柱状上皮异位。目前，宫颈糜烂这一术语仅指由于各种原因（如单纯疱疹病毒、梅毒等感染性疾病）导致的上皮脱落的真性糜烂。

临床上处理宫颈柱状上皮外移患者存在着一些不正确的观念，如忽视宫颈柱状上皮外移的生理性及宫颈炎病原体的检测，过度使用物理治疗；另一种则是认为"宫颈糜烂"属于慢性炎症，忽视其与宫颈癌前病变的相似性，长期不进行宫颈细胞学筛查，延误了患者的治疗。这两种观念都是需要纠正的。对于宫颈柱状上皮外移，宫颈细胞学正常，病原体检查阴性患者，可定期随访，不需治疗。

宫颈肥大：目前无明确诊断标准，亦不需治疗。宫颈腺囊肿是新生的鳞状上皮覆盖宫颈腺管口或伸入腺管，将腺管口阻塞所致，无特殊临床意义，可定期随访，不需治疗。宫颈息肉属宫颈的良性增生性病变，治疗首选手术切除。以上3种情况均不属于宫颈感染性疾病。

宫颈管黏膜炎时，宫颈黏膜水肿、充血，可见宫颈异常分泌物，可检出病原体，诊断和处理等同于宫颈炎。

（四）治疗

宫颈炎患者分离出的病因学微生物中，典型的是沙眼衣原体或淋病奈瑟菌。宫颈炎也可以合并感染滴虫和生殖器疱疹（特别是原发 HSV-Ⅱ感染）。然而，大多数宫颈炎的病例中，分离不出任何病原体，特别是对于那些近期感染性传播疾病风险相对低的女性（例如，年龄大于30岁的女性）。有限的数据显示感染生殖道支原体、细菌性阴道病，以及频繁灌洗可能导致宫颈炎。由于一些未知的原因，即使反复抗感染治疗，宫颈炎也可以持续存在。因为大多数持续性宫颈炎的病例不是由沙眼衣原体或淋菌的复发或再感染导致的，其他因素（比如阴道菌群的持续异常、灌洗或化学刺激或柱状上皮异位区的特发性炎症）可能与其相关。

因为宫颈炎可能是上生殖道感染的征象（子宫内膜炎），对于新近感染宫颈炎而就医的女性，应评价盆腔炎性疾病的体征，并首先检测沙眼衣原体和淋病奈瑟菌。患有宫颈炎的女性也应评价细菌性阴道病和滴虫感染的情况，而且这些情况如果存在，是需要治疗的。

许多因素将影响医生对宫颈炎实行既定治疗或等待诊断性试验结果的决定。明确致病病原体，并使用抗生素治疗是恰当的选择。

1. 推荐的治疗方案

（1）治疗衣原体感染：阿奇霉素 1g 单次顿服；或多西环素 100mg，口服，每日 2 次，共 7 日。

（2）治疗淋菌感染：单纯性淋病（单纯性淋病指侵犯下生殖道或咽喉、直肠等的淋病；有并发症淋病指其感染了女性盆腔脏器或播散性淋病及妊娠期淋病）首选头孢曲松 250mg，一次肌肉注射；或大观霉素 2g，一次肌肉注射。

2. 复发和持续性宫颈炎　患有持续性宫颈炎的女性应重新评估再次感染性传播性疾病（STD）的可能性，并重新评估其阴道菌群。如果除外复发和（或）再感染特异的 STD，未患细菌性阴道病，而且性伴曾被评估和治疗，对于持续性宫颈炎的处理方案还不明确。对于这样的女性，针对持续性症状性宫颈炎实行重复或延长的抗生素治疗的价值还不明确。接受这样治疗的女性应在治疗后复查，从而根据其宫颈炎是否治愈制订下一步治疗方案。对于持续有症状且症状明确是由宫颈炎引起者，妇科专家可以考虑对其实行物理治疗。

3. 随访　对于感染已经治疗的女性，随访应根据推荐进行。如果症状持续，则应建议患者返院重新评估。

4. 对于性伴侣的处理　对于已经治疗宫颈炎的患者的性伴侣的治疗因确定或怀疑的 STD 而异。如果源头病人被确定或怀疑感染衣原体、淋菌或滴虫，性伴侣应被告知、检查及治疗该 STD。为避免再次感染，患者及其性伴侣应禁欲至治疗结束。

（杨晓辉）

第三节　盆腔炎性疾病

女性内生殖器及其周围的结缔组织、盆腔腹膜发生炎症时，称为盆腔炎性疾病（pelvic inflammator diseases，PID）。盆腔炎包括子宫内膜炎、子宫肌炎、输卵管炎、输卵管卵巢炎、输卵管 - 卵巢脓肿、盆腔结缔组织炎及盆腔腹膜炎。由于盆腔内生殖器的解剖特点，发生炎症时，往往上述部位炎症同时存在或互相蔓延。

（一）病原菌及感染途径

几乎所有的 PID 都由上行感染所致，病原体从阴道经宫颈上行到子宫及附件引起炎症。最重要的病原体为沙眼衣原体和（或）淋病奈瑟菌。引起 PID 的其他病原体还有需氧或兼性厌氧菌（如链球菌、大肠埃希菌及流感嗜血杆菌）、厌氧菌（如拟杆菌、消化链球菌及消化菌）、人型支原体及解脲脲原体等。

由于性传播性疾病流行及宫内节育器（IUD）应用增多，盆腔炎性疾病发病率逐渐增高。与盆腔炎发病有关的因素有：盆腔炎史、性传播性疾病及病史、多性伴侣、使用 IUD 避孕及使用阴道棉塞等。

（二）临床表现及诊断

症状和体征如下。

（1）症状：发热（非必须有），下腹部疼痛，白带增多。

（2）体征：最低诊断标准（minimium criteria）：①宫颈举痛。②子宫压痛。③附件压痛。

附加标准（additional criteria）：①体温超过38.3℃（口表）；②宫颈或阴道异常黏液脓性分泌物；③阴道分泌物生理盐水涂片见到大量白细胞；④红细胞沉降率升高；⑤C-反应蛋白升高；⑥实验室证实的宫颈淋病奈瑟菌或衣原体阳性。

特异标准（specific criteria）：①子宫内膜活检证实子宫内膜炎；②阴道超声或磁共振成像检查显示输卵管增粗，输卵管积液，伴或不伴有盆腔积液、输卵管卵巢肿块；③腹腔镜检查发现 PID 征象。

腹腔镜确诊：腹腔镜检查对盆腔炎诊断的特异性可达100%，并可在腹腔镜下采集标本进行病原体检测。

盆腔炎临床误诊率达35%。长期以来，一直按下腹痛、附件区压痛及宫颈举痛三联症，或加发热诊断盆腔炎。最近注意到盆腔炎的症状和体征变异范围很大，有些盆腔炎患者可没有症状，延误诊断和治疗常导致盆腔炎后遗症发生。

（三）治疗

PID 治疗的目的包括纠正现有症状、体征及防止后遗症发生。

1. 药物治疗　分门诊治疗方案和住院治疗方案。

2. 住院治疗的指征　①诊断不明确；②外科急症表现，例如阑尾炎和异位妊娠不能排除者；③可疑为盆腔脓肿；④病情严重，不适于门诊处理者；⑤患者为孕妇；⑥患者为青春期前儿童或青少年；⑦不能遵循或耐受门诊治疗的患者；⑧经门诊治疗无效的患者；⑨抗生素治疗开始后，经临床动态观察72h，仍不能作出分类的患者。

对青少年患者，应给予特别关照，因为该年龄组的患者对治疗的依从性难以预计，而远期后遗症（例如不育）又特别严重。

3. 支持疗法　①卧床休息，取半卧位；②注意营养及液体摄入；③纠正水、电解质代谢及酸碱平衡；④高热时物理降温，缓慢静脉滴注5%葡萄糖生理盐水；⑤避免不必要的盆腔检查及阴道灌洗；⑥必要时少量输血。

4. 抗生素治疗　最好根据药敏试验选用抗生素。然而治疗往往需在得到细菌培养结果出来之前开始，因此必须根据经验选择抗生素。

治疗盆腔炎所选择的抗生素必须同时对需氧菌（包括淋病奈瑟菌）、厌氧菌及沙眼衣原体感染有效。对轻度感染可选择口服抗生素，对中重度感染应选择静脉滴注或肌肉注射抗生素。常需联合用药，广谱青霉素如哌拉西林、阿莫西林-克拉维酸或替卡西林-克拉维酸；头孢菌素如头孢唑林、头孢曲嗪、头孢西丁或舒巴坦/头孢哌酮（舒普深）；氨基糖苷类如庆大霉素；针对厌氧菌的抗生素包括甲硝唑或替硝唑等；针对沙眼衣原体感染的抗生素包括四环素类，如多西环素或米诺环素及大环内酯类：如红霉素等。亚胺培南/西司他丁（泰能）对常见的耐药细菌如铜绿假单胞菌、金黄色葡萄球菌、肠球菌及脆弱拟杆菌等具有杀灭作用，仅限用于严重感染。抗生素治疗应持续14日。以下为治疗盆腔炎常用抗生素用药方法。

（1）首选方案

1）头孢二代或三代抗生素加用多西环素100mg，口服，1次/12h，共14日；或头孢二代或三代抗生素加用米诺环素100mg，口服，1次/12h，共14日；或头孢二代或三代抗生素加用阿奇霉素 0.5g，静脉滴注或口服，1 次/d。

2）克林霉素与氨基糖苷类药物联合方案，此方案对以厌氧菌为主的感染疗效较好，常用于治疗输卵管卵巢脓肿。克林霉素 900mg，静脉滴注，1 次/8h，加用庆大霉素负荷剂量 2mg/kg，静脉滴注，维持剂量 1.5mg/kg，1 次/8h。临床症状改善后继续静脉给药至少 24h，继续口服克林霉素 450mg，4 次/日，共 14 日，或多西环素 100mg，口服，1 次/12h，共 14 日。

（2）替代方案

1）喹诺酮类药物与甲硝唑。氧氟沙星 400mg，静脉滴注，1 次/12h；或左氧氟沙星 500mg，静脉滴注，1 次/d 加用甲硝唑 500mg，静脉滴注，每 8h 一次；或莫西沙星 400mg，静脉滴注，1 次/d，不用加甲硝唑。

2）氨苄西林/舒巴坦 3g，静脉滴注，1 次/6h，加用多西环素 100mg，口服，1 次/12h；或米诺环素 100mg，口服，1 次/12h；或阿奇霉素 0.5g，静脉滴注或口服，1 次/d。

（3）症状轻微患者，也可以选用口服抗生素治疗，疗程亦应达到 14 日。

5. 随诊及其他　病人（特别是门诊患者）随诊是处理的一个很重要部分，应在治疗开始 72h 内对病人进行疗效评价。在患者病情无改善或加重时，首先应重新考虑诊断，而不是增加或更换抗生素，可进行 B 超或腹腔镜检查，并应将患者收住院治疗。

6. 如果患者应用宫内节育器避孕，在抗生素治疗开始后应摘除，有性传播性疾病史妇女尽量不用 IUD 避孕。

7. 需要对患者性伴侣进行检查，至少应按无并发症淋病及沙眼衣原体感染对这些性伴侣进行治疗。

8. 手术治疗　当有以下情况应考虑手术治疗。

（1）有盆腔脓肿或盆腔腹膜炎时，应选择最佳部位切开引流。可以经阴道后穹或腹部。

（2）当药物治疗后炎症局限致输卵管积脓或输卵管卵巢脓肿时，可于体温正常 2 周时实行腹部手术，切除病灶。

（3）治疗过程中出现治疗 48~72h 症状无好转、脓肿增大时、脓肿破裂、肠梗阻、腹膜炎或中毒性休克时，应急诊手术。

（四）并发症和后遗症

（1）不育症：1 次盆腔炎发作者不育症发生率为 10%；2 次盆腔炎发作者不育症发生率为 25%；3 次及 3 次以上盆腔炎发作者不育症发生率为 50%。

（2）异位妊娠：发生率为 1/200~1/20。

（3）慢性盆腔疼痛：其发生与输卵管 - 卵巢脓肿、大网膜及肠管粘连有关。

（4）腹膜炎。

（5）输卵管 - 卵巢脓肿。

（6）败血症。

（7）肠梗阻。

（8）肝周围炎：原报告为淋球菌感染所致，但近来报告沙眼衣原体亦可形成。病原体从输卵管扩散，沿结肠侧沟上升，达到膈下，腹膜炎和肝包膜炎因之发生，但肝表面不一定能发现淋病奈瑟菌或沙眼衣原体。

（杨晓辉）

第四节 生殖器结核

生殖器结核（genital tuberculosis）好发于 20 ~ 40 岁妇女，常继发于肺结核、肠结核或腹膜结核。结核杆菌经血行播散为主，青春期正值生殖器官发育，盆腔血供丰富，故易发病；但也可以通过腹腔直接播散，极少由宫颈上行感染。盆腔结核中以输卵管结核为最多见，占 85% ~ 95%。子宫内膜结核常由输卵管结核蔓延而来，约有 1/2 患者的子宫内膜和输卵管均同时受到侵犯。宫颈结核很少见，常由子宫内膜结核蔓延，或经淋巴或血循环传播。

（一）临床表现及诊断

1. 症状和体征　疲劳、乏力、低热、盗汗、消瘦、食欲缺乏及白带增多等症状；下腹疼痛；不孕；结核性腹膜炎；月经不调、月经过少、闭经或痛经。妇科检查见子宫小，欠活动，两侧输卵管增厚成索条状或与卵巢黏连成块，表面不平或有硬结节（钙化或干酪样坏死），有压痛。

2. 辅助检查

（1）子宫输卵管碘油造影有以下特征，包括：①子宫腔变形、狭窄或畸形、边缘齿状；②输卵管多发性狭窄，呈念珠状，管腔细小而僵直；③输卵管峡部阻塞呈牛角形或中段阻塞，碘油进入输卵管间质；④碘油逸入淋巴管、血管、静脉丛；⑤盆腔多数钙化点。

（2）子宫内膜病理检查或宫颈活检是诊断子宫结核最可靠的依据。于经前 1 周或月经来潮 12h 内做诊断性刮宫。刮宫前 3 日及术后 4 日行抗结核治疗，以免病灶扩散。可疑宫颈结核时，应做宫颈活检。

（3）腹腔镜检查：可取组织做培养或病理检查，但因常伴腹腔内结核粘连，可能损伤脏器，故慎用。

（4）胸部 X 线片，必要时作消化道或泌尿系统 X 线检查，以便发现原发灶。下腹部 X 线片可见多处钙化灶。

3. 鉴别诊断　应与慢性盆腔炎、子宫内膜异位症、卵巢肿瘤、宫颈癌相鉴别。

（二）治疗

1. 接种卡介苗，积极防治肺结核、肠结核、腹膜结核和淋巴结核。

2. 加强营养、注意增强体质。急性期至少应休息 3 个月。

3. 抗结核药物的选择原则

（1）为减少结核杆菌对药物耐药，治疗开始常两、三种抗结核药物联合应用，如乙胺丁醇和异烟肼，治疗 6 个月到 1 年，后用利福平和异烟肼 4 ~ 6 个月，然后再单用异烟肼 6 个月，总疗程 2 年左右。病情严重时也可用三种药物联合治疗。目前常用异烟肼、利福平、乙胺丁醇合用 1 年的方法。

（2）生殖器结核已稳定者，可口服异烟肼 1 年。

（3）用药剂量

1）异烟肼：100mg，口服，每日 3 次，1.5 ~ 2 年为 1 个疗程。不良反应主要是胃肠反应，肝损害。用药前及用药过程检查肝功能，肝功能不正常时及时停药。

2）乙胺丁醇：25mg/kg，口服，每日 1 次；2 个月后减为 15mg/kg，4~6 个月为 1 个疗程。本药和其他抗结核药物无交叉耐药性，其不良反应有胃肠道反应、下肢发麻、偶有皮疹、肝功能损害，大剂量有球后视神经炎等。若与其他抗结核药物联合应用，则可减少耐药性。

3）利福平：每日 400~600mg，饭前 1h（空腹）顿服，共 6 个月。不良反应主要是肝损害。用药前及用药过程检查肝功能，肝功能不正常时及时停药。过去认为早孕妇女用药后可引起胎儿畸形，但现资料未证实。

4）对氨基水杨酸钠：4g，每日 3 次，口服，4~6 个月为 1 个疗程。不良反应主要是胃肠反应。

链霉素因耳毒性大，重者可致耳聋，故现已很少使用。

4. 手术治疗指征

（1）盆腔包块，经药物治疗后有缩小，但不能完全消退者。

（2）治疗无效或治疗后又有反复发作者。

（3）子宫内膜结核药物治疗无效者。

（4）久治不愈的结核性瘘管患者。

5. 手术注意事项

（1）手术前后抗结核治疗。为避免手术时感染扩散及减轻粘连有利于手术，术前应用抗结核药物 1~2 个月，术后根据结核活动情况及病灶是否切净，继续用药 6~12 个月以上，以期彻底治愈。

（2）手术以全子宫及双附件切除为宜。年轻妇女卵巢如未侵及应尽量保留卵巢功能（如卵巢已有结核灶，应在手术切除后用激素替代疗法似更理想）。

（3）术前做肠道准备，术中避免损伤肠管、膀胱及输尿管。

（杨晓辉）

第四章　妇科急腹症

第一节　异位妊娠

正常妊娠时受精卵着床于子宫体腔内膜生长发育，若受精卵在子宫体腔以外着床称异位妊娠（ectopic pregnancy），习称宫外孕（extrauterine pregnancy）。异位妊娠根据受精卵种植的部位不同，分为：输卵管妊娠、宫颈妊娠、卵巢妊娠、腹腔妊娠、阔韧带妊娠等，其中以输卵管妊娠最常见，约占异位妊娠的90%～95%。异位妊娠是妇产科常见的急腹症之一，发生率约为1%，并有逐年增高的趋势，是孕产妇主要死亡原因之一，一直被视为是具有高度危险的妊娠早期并发症。

一、输卵管妊娠

（一）概述

输卵管妊娠（Fallopian pregnancy）是指受精卵在输卵管的某一部分着床并发育，其中壶腹部最多见，约占50%～70%，其次为峡部，约占25%～30%，伞部、间质部妊娠较少见。

（二）病因

在正常情况下卵子在输卵管壶腹部受精，然后受精卵在输卵管内缓慢移动，经历3～4天的时间进入宫腔。任何因素促使受精卵运行延迟，干扰受精卵的发育、阻碍受精卵及时进入宫腔都可以导致输卵管妊娠。

1. 输卵管异常　输卵管异常包括结构和功能上的异常，是引起异位妊娠的主要原因。

（1）慢性输卵管炎：输卵管管腔狭窄，呈通而不畅的状态，影响受精卵的正常运行。

（2）输卵管发育异常：影响受精卵运送过程及着床。

（3）输卵管手术：输卵管妊娠保守性治疗、输卵管整形术、输卵管吻合术等以后，均可引起输卵管妊娠。

（4）输卵管周围疾病：不仅引起输卵管周围粘连，而且引起相关的内分泌异常、免疫异常以及盆腔局部前列腺水平、巨噬细胞数量异常使输卵管痉挛、蠕动异常。

2. 受精卵游走　卵子在一侧输卵管受精，经宫腔进入对侧输卵管后着床（受精卵内游走）；或游走于腹腔内，被对侧输卵管捡拾（受精卵外游走），由于游走时间较长，受精卵发育增大，故着床于对侧输卵管而形成输卵管妊娠。

3. 避孕失败

（1）宫内节育器：一旦带器妊娠则输卵管妊娠的可能性增加。

（2）口服避孕药：低剂量的纯孕激素不能有效地抑制排卵，却能影响输卵管的蠕动，可能引起输卵管妊娠。应用大剂量雌激素的事后避孕，如果避孕失败，输卵管妊娠的可能性增加。

4. 辅助生育技术　辅助生育技术如人工授精、促排卵药物的应用、体外受精－胚胎移植、配子输卵管移植等应用后，输卵管妊娠的危险性增加。有报道施行辅助生育技术后输卵管妊娠的发生率约为 5%。

5. 其他　内分泌异常、精神紧张、吸烟等也可导致输卵管蠕动异常或痉挛而发生输卵管妊娠。

（三）病理

1. 输卵管妊娠流产　多见于妊娠 8 ~ 12 周输卵管壶腹部妊娠。受精卵逐渐长大向管腔膨出，以发育不良的蜕膜组织为主形成的包膜难以承受胚胎的膨胀张力，胚胎及绒毛自管壁附着处分离，落入管腔。由于比较接近伞端，通过逆蠕动挤入腹腔，则为输卵管完全流产，流血往往不多。如受精卵仅有部分剥离排出，部分绒毛仍残留管腔内，形成输卵管不全流产。

2. 输卵管妊娠破裂　多见于输卵管峡部妊娠，少数发生于输卵管间质部妊娠。输卵管峡部管腔狭窄，故发病时间较早，多在妊娠 6 周左右。绒毛侵蚀输卵管后穿破管壁，胚胎由裂口流出。输卵管肌层血管丰富。因此输卵管妊娠破裂的内出血较输卵管妊娠流产者严重，可致休克。亦可反复出血在阔韧带、盆腔和腹腔内形成较大的血肿。输卵管间质部局部肌肉组织较厚，妊娠可达 12 ~ 16 周才发生输卵管破裂，此处血管丰富，一旦破裂出血极为严重，可危及生命。

输卵管妊娠流产或破裂患者中，部分患者未能及时治疗，由于反复腹腔内出血，形成血肿，以后胚胎死亡，内出血停止，血肿机化变硬，与周围组织粘连，临床上称陈旧性宫外孕。

（四）临床表现

输卵管妊娠的临床表现与病变部位、有无流产或破裂、发病缓急以及病程长短有关。典型临床表现包括停经、腹痛及阴道流血。

1. 症状

（1）停经：除输卵管间质部妊娠停经时间较长外，多数停经 6 ~ 8 周。少数仅月经延迟数日，约 20% ~ 30% 的患者无明显停经史，将异位妊娠时出现的不规则阴道流血误认为月经，或由于月经过期仅数日而不认为是停经。

（2）腹痛：95% 以上患者以腹痛为主诉就诊。输卵管妊娠未发生流产或破裂前由于胚胎生长使输卵管膨胀而产生一侧下腹部隐痛或胀痛。当发生输卵管妊娠流产或破裂时，突感一侧下腹部撕裂样疼痛，常伴有恶心、呕吐。内出血积聚在子宫直肠陷凹，刺激直肠产生肛门坠胀感，进行性加重。随着病情的发展，疼痛可扩展至整个下腹部，甚至引起胃部疼痛或肩部放射性疼痛。血液刺激横膈，可出现肩胛部放射痛。

（3）阴道流血：多为不规则点滴状流血，量较月经少，色暗红，5% 患者阴道流血量较多。流血可发生在腹痛出现前，也可发生在其后。阴道流血表明胚胎受损或已死亡，导致 hCG 下降，卵巢黄体分泌的激素难以维持蜕膜生长而发生剥离出血。一般常在异位妊娠病灶去除后才能停止。也有无阴道流血者。

（4）晕厥与休克：其发生与内出血的速度和量有关。出血越多越快症状出现越迅速越严重。由于骤然内出血及剧烈腹痛，患者常感头晕眼花，恶心呕吐，心慌，并出现面色苍白，四肢发冷乃至晕厥，诊治不及时将死亡。

2. 体征

（1）一般情况：内出血较多者呈贫血貌。大量出血时脉搏细速，血压下降。体温一般正常，休克患者体温略低。病程长、腹腔内血液吸收时可有低热。如合并感染，则体温可升高。

（2）腹部检查：一旦发生内出血，腹部多有明显压痛及反跳痛，尤以下腹患侧最为显著，但腹肌紧张较轻。腹部叩诊可有移动性浊音，内出血多时腹部丰满膨隆。

（3）盆腔检查：阴道内可有来自宫腔的少许血液，子宫颈着色可有可无，停经时间较长未发生内出血的患者子宫变软，但增大不明显，部分患者可触及膨胀的输卵管，伴有轻压痛。一旦发生内出血宫颈有明显的举痛或摇摆痛，此为输卵管妊娠的主要体征之一，是因加重对腹膜的刺激所致。内出血多时后穹窿饱满触痛，子宫有漂浮感。血肿多位于子宫后侧方或子宫直肠陷凹处，其大小、形状、质地常有变化，边界可不清楚。病程较长时血肿与周围组织粘连形成包块，机化变硬，边界逐渐清楚，当包块较大、位置较高时可在下腹部摸到压痛的肿块。

（五）诊断要点

根据上述临床表现，有典型破裂症状和体征的患者诊断并不困难，无内出血或症状不典型者则容易被忽略或误诊。当诊断困难时，可采用以下辅助诊断方法。

1. 妊娠试验　β-hCG 测定是早期诊断异位妊娠的重要方法，动态监测血 hCG 的变化，对诊断或鉴别宫内或宫外妊娠价值较大。由于异位妊娠时，患者体内的 β-hCG 水平较宫内妊娠低，正常妊娠时血 β-hCG 的倍增在 48 小时上升 60% 以上，而异位妊娠 48 小时上升不超过 50%。采用灵敏度较高的放射免疫法测定血 β-hCG，该实验可进行定量测定，对保守治疗的效果评价具有重要意义。

2. 超声诊断　已成为诊断输卵管妊娠的重要方法之一。输卵管妊娠的声像特点：①子宫内不见妊娠囊，内膜增厚；②宫旁一侧可见边界不清、回声不均匀的混合性包块，有时可见宫旁包块内有妊娠囊、胚芽及原始血管搏动，为输卵管妊娠的直接证据；③子宫直肠陷凹处有积液。由于子宫内有时可见假妊娠囊，易误诊为宫内妊娠。

3. 阴道后穹窿穿刺术或腹腔穿刺术　是简单可靠的诊断方法，适用于疑有腹腔内出血的患者。由于子宫直肠陷凹是盆腔的最低点，少量出血即可积聚于此，当疑有内出血时，可用穿刺针经阴道后穹窿抽吸子宫直肠陷凹，若抽出物为陈旧性血液或暗红色血液放置 10 分钟左右仍不凝固，则内出血诊断较肯定。内出血量少，血肿位置较高，子宫直肠陷凹有粘连时，可能抽不出血，故穿刺阴性不能否定输卵管妊娠的存在。如有移动性浊音，亦可行腹腔穿刺术。

4. 腹腔镜检查　适用于早期病例及诊断困难者。大量内出血或休克患者禁用。近年来，腹腔镜在异位妊娠中的应用日益普及，不仅可用于诊断，而且可用于治疗。

5. 子宫内膜病理检查　目前很少依靠诊断性刮宫协助诊断，只是对阴道流血较多的患者用于止血并借此排除宫内妊娠。病理切片中见到绒毛，可诊断为宫内妊娠，仅见蜕膜未见绒毛有助于诊断异位妊娠。

（六）治疗纵观

1. 超声、血清 β – hCG、孕酮测定在异位妊娠诊治的进展

（1）研究发现彩超监测附件区包块血流信号对异位妊娠早期诊断和治疗的准确性更高，并对治疗方法的选择及其预后具有重要参考意义。彩色多普勒超声血流图（color doppler flow imaging，CDFI）不但提供血流空间信息，有直观性，直接显示病变的性质，并能作精确定量估价。

宫腔内无孕囊是诊断异位妊娠的重要超声征象。超声见到宫内孕囊是可靠的妊娠征象，但必须与异位妊娠时因蜕膜反应引起宫腔积血形成的假孕囊鉴别：①假孕囊内无胚胎，无卵黄囊，更无胎心搏动；②假孕囊位于宫腔中央，似宫腔回声，真孕囊居于偏中央的位置，圆形或扁圆形；③假孕囊回声低且为单环；真孕囊回声偏高且为双环；④CDFI 示假孕囊内无血流信号；周边无环形滋养动脉血流信号。

Mahony 认为当宫内无孕囊而在附件区发现包块时，宫外孕发生的危险性高于 90%。大部分异位妊娠患者可在附件区发现包块，根据其症状的轻重、妊娠的转归可分为 4 种类型，且各有其不同的声像图表现。①未破裂型：附件区可见类妊娠囊的环状高回声结构，内为小液性暗区，有时可见不均质的低回声包块，包块中心为囊性无回声区（孕囊）；②流产型：宫旁见边界不清的不规则小肿块，肿块内部呈不均质高回声和液性暗区，盆腔内可见少量液性暗区；③破裂型：宫旁肿块较大，边界不清晰，内部回声杂乱，不规则肿块内散在点状血流信号，有时可见类滋养层周围有血流频谱，盆腹腔内大量液性暗区；④陈旧型：宫旁见边界不清的不规则实性肿块，肿块内部呈不均质中等或高回声，血流信号不丰富，子宫往往与包块分界不清，可有少量盆腔积液。

盆腔积液是常见的异位妊娠超声表现。表现为子宫直肠陷凹内不规则液性暗区，为出血所致，积液量可多可少，液体透声可好可差。若盆腔粘连严重，血液很少流入子宫直肠陷凹或被阻，可在髂窝三角内探及液性暗区，三角底部有肠管，随呼吸上下移动。

（2）正常妊娠时 hCG 和 β – hCG 的表达，约在受精第 6 日受精卵滋养层形成时合体滋养细胞开始分泌微量 hCG，在妊娠早期分泌量增加很快，约 1.7 ~ 2 日增长一倍，妊娠 9 ~ 13 天 hCG 水平明显上升，妊娠 8 ~ 10 周时达高峰，持续 1 ~ 2 周后迅速下降，妊娠中、晚期以峰值 10% 的水平维持至足月，产后即明显降低，2 周内下降至正常水平。

异位妊娠时，增高幅度不如正常早孕大，且倍增时间延长，可长达 3 ~ 8 天。经连续 2 次或 2 次以上测血 β – hCG，根据其滴度上升幅度，可鉴别宫内妊娠和异位妊娠。众多研究认为，如果间隔 48 小时血 β – hCG 升高≤66% 者，应结合临床表现高度怀疑异位妊娠。由于水平变异范围较大，正常妊娠与异常妊娠血清水平有很大程度的交叉，所以血清 β – hCG 用于诊断异位妊娠是观察其倍增时间而不是其绝对值，单次测定所得到的绝对值意义不大。β – hCG 水平反映滋养细胞活跃的程度，其下降速度及包块变化反映药物作用的效果。

（3）β – hCG 可反映滋养细胞存活，而孕酮可以反映滋养细胞功能是否正常。孕酮在血液循环中的半衰期 <10 分钟，而 β – hCG 为 37 小时。孕酮水平于孕 5 ~ 10 周相对稳定，异位妊娠时血孕酮值偏低，且与血 β – hCG 水平无相关性，所以在异位妊娠的诊断上只需单次测定，无需动态观察，将其作为一项异位妊娠早期诊断和治疗检测的实验指标具有特异性强、敏感性高的优点。尤其在末次月经不详的情况下，测定其值更有意义。

研究发现，血孕酮水平是影响药物治疗成功率的主要因素之一。异位妊娠药物治疗有效

者血孕酮值明显降低，下降至正常水平的速度比血 β – hCG 快，当孕酮值 <1.5ng/ml 时不再需要进一步的药物或手术治疗。Dart 等以孕酮 <5ng/ml 作为诊断异位妊娠的标准，其诊断敏感性与特异性分别为 88% 与 44%，虽然诊断特异性较低，但对异常宫内妊娠的诊断敏感性和特异性高达 84% 与 97%。在异位妊娠患者选择药物治疗前监测血清孕酮水平，有助于选择合适的患者，提高药物治疗的成功率。

2. 无症状的早期输卵管妊娠处理　美国妇产科医师协会（ACOG，2004 年）根据妊娠试验和 B 型超声检查结果，判断无症状的早期输卵管妊娠，提出临床决策。

（1）血清 β – hCG 值≥1 500IU/L 时，结合阴道 B 型超声结果分析，①子宫外见妊娠囊、胚芽或原始心管搏动，可以诊断输卵管妊娠；②子宫内未见妊娠囊等、附件处见肿块，可以诊断输卵管妊娠；③子宫内未见妊娠囊等、附件处无肿块，可考虑 2 日后复查血清 β – hCG 及阴道 B 型超声，若子宫内仍未见妊娠囊，血清 β – hCG 增加或不变，也可考虑诊断输卵管妊娠。

（2）血清 β – hCG 值 <1 500IU/L，阴道 B 型超声未见子宫内与子宫旁妊娠囊等、未见附件肿块，可考虑 3 日后复查血清 β – hCG 及阴道 B 型超声，①若 β – hCG 值未倍增或下降，阴道 B 型超声仍未见子宫内妊娠囊等，可考虑即使宫内妊娠，也无继续存活可能（如囊胚停止发育、枯萎卵等），可按输卵管妊娠处理；②若 β – hCG 值倍增，则可等待阴道 B 型超声检查见子宫内妊娠囊或子宫旁妊娠囊等。

3. 超声引导下局部注射药物治疗异位妊娠的进展　1987 年，Feichtinger 首先报道了超声引导下局部注射甲氨蝶呤（MTX）成功治疗异位妊娠。超声引导下局部注射药物治疗异位妊娠的目的是抑制或杀死滋养细胞，终止异位胚胎发育，并尽可能减小对正常输卵管组织结构的损伤。与手术相比患者痛苦小，费用少，对组织的损伤小；缺点是完全缓解时间较长，并且需要较长时间随访。与全身用药相比，不良反应小，适应证范围更广，可使用的药物种类更多，如氯化钾、高渗糖，如对肝肾功能不好者及宫内外同时妊娠想保留宫内胚胎者。

（1）适应证范围：应用超声引导下局部注射药物治疗异位妊娠的必须条件包括异位妊娠包块超声显示清晰，包块内可见孕囊或孕囊样回声，异位妊娠包块未破裂及无活动性出血，除此之外并无绝对禁忌。但有些因素对治疗的成功率有影响，①β – hCG 值：β – hCG 值范围波动很大，从数百到数十万单位，但认为小于 5 000IU/L 时成功率较高；②异位妊娠包块大小：一般小于 4cm，以 3cm 以下多见；③卵黄囊及胎心的存在与否：有待进一步研究。总体来讲，文献对这些因素的影响报道不太一致，可能与操作者的经验及病例的选择有关。

（2）治疗方法：一般在经阴道或经腹部超声引导下穿刺针进入孕囊，抽吸其内液体，再注入适量药物即可，抽出的囊液需送病理检测是否有绒毛结构。有存活胚胎者可直接刺入胎心。局部注射的药物文献报道过的有 MTX、氯化钾、高渗糖等，目前最常用的药物是 MTX 及氯化钾。药物剂量的应用原则是最低而有效，研究认为 1mg/kg 的 MTX 安全有效，而 0.5mg/kg 成功率只有 50%。将 MTX 溶解在生理盐水中，浓度 25mg/ml，氯化钾浓度为 20%。疗效的判定是根据 β – hCG 的下降情况。β – hCG 在几天内持续下降并逐渐至正常者为治疗成功。如下降缓慢、未下降或升高表明治疗无效，需要再次局部注射或全身用药或采取手术治疗。

（3）并发症及不良反应：大多数研究认为目前没有明显的并发症及不良反应，治疗后一小部分患者有腹部不适、腹痛，数天后缓解。少数患者因腹腔出血或治疗无效需外科手术治疗。但有认为15%的患者治疗后出现卵巢的多发囊肿，可能与注射MTX有关。

4. 药物保守治疗异位妊娠的进展　药物保守治疗异位妊娠作为一种非创伤性治疗方法，尽可能地保留了输卵管，为要求生育者提供了更多的受孕可能，且因不需开腹，易被患者接受。MTX是目前应用最广泛、疗效肯定的药物，用于治疗输卵管以外部位的异位妊娠，如宫颈、卵巢、腹腔、阔韧带妊娠。对于这些复杂的异位妊娠，因为手术切除的困难和风险，MTX通常被认为是第一线的药物。

由于米非司酮拮抗孕酮的作用，靶组织主要是含有高浓度孕酮受体的蜕膜组织，对其他组织细胞作用较弱，不会引起子宫、输卵管平滑肌的强烈收缩而导致妊娠的输卵管破裂，临床将其应用于异位妊娠的保守治疗。

药物治疗失败主要表现为腹痛持续存在、无缓解甚至有加重，妊娠囊增大、输卵管破裂、腹腔内出血量继续增多等，最终需要手术治疗。治疗失败的原因主要与 β - hCG 水平、是否有胎心搏动等有关。治疗前的水平越低或治疗后下降快者，成功率越高。Potter 等用MTX 治疗 81 例异位妊娠患者，治疗前 β - hCG < 1 000IU/L 者成功率 > 98%，治疗前 β - hCG 为 1 000 ~ 4 999IU/L 者成功率为 80%，而 β - hCG > 5 000IU/L 成功率仅为 38%。有报道血清孕酮水平 35nmol/L 作为 MTX 治疗成功与否的临界值，大于此值者不宜行 MTX 治疗。

5. 腹腔镜治疗异位妊娠的进展　近期的前瞻性、随机性比较研究表明，腹腔镜手术比单次 MTX 注射更有效。腹腔镜手术优点为及时、准确、安全、易行、术后恢复快、盆腔粘连少，融诊断与治疗为一体。术后输卵管复通率及妊娠率，是输卵管妊娠保守治疗的关键问题，腹腔镜手术治疗明显高于剖腹手术及药物治疗。对于输卵管间质部妊娠，以往认为腹腔镜下治疗应慎重考虑，因易于出血，导致中转开腹。但近年来，国外不断有成功治疗的报道，以套圈套住妊娠部位边收紧边切开清除及妊娠部位底部缝扎后切开，这两种方法手术时间短、出血少。

因此建议有条件的医院将腹腔镜手术作为治疗异位妊娠的首选手术方法。只有并发腹腔内出血导致失血性休克，或严重盆腔粘连的患者，或医务人员无腹腔镜手术经验者，才采用剖腹手术。

6. 持续性异位妊娠（persistent ectopic pregnancy，PEP）　PEP 多见于异位妊娠经保守性手术治疗时未将滋养细胞组织完全去除，使得其继续生长，血 β - hCG 水平下降缓慢或升高，再次出现腹痛、腹腔内出血等，约半数患者需进一步治疗。保守性手术后血 β - hCG 升高、术后 3 天 β - hCG 下降 < 20% 或术后 2 周 β - hCG 下降 < 10%，即可诊断。持续性异位妊娠的发生率报道不一，在 4% ~ 10%，腹腔镜手术略高于开腹手术，与选择病例条件及术者手术经验有关。据报道发生率在经腹腔镜手术为 5% ~ 20%，而经腹手术为 3% ~ 5%。不同的研究提出相同的结论：输卵管妊娠手术患者与并发 PEP 者，术前血清 β - hCG 水平并无太大差异。

保守性手术时异位妊娠部位注射 MTX 15mg，或保守性手术后 24 小时内预防性单次MTX（1mg/kg）给药，可大大减少 PEP 的发生。对于保守性手术后第 3 天血 β - hCG 水平下降 < 50% 者，术后第 7 天仍未下降或上升，不管出现症状与否，应加以 MTX 治疗，避免再次手术。

保守性手术治疗后是否会发生 PEP 与孕龄、盆腔粘连、术前 hCG、孕酮水平、滋养细胞活性及手术方式有关。为减少 PEP：①术前详细询问病史，术前术后监测 hCG 水平，至少一周一次直至正常；②权衡早期异位妊娠保守性手术的利弊；③权衡行输卵管切除术或切开术的利弊；④尽可能避免将胚囊从输卵管伞端挤出；⑤预防性应用 MTX 或米非司酮：米非司酮竞争性的与早孕蜕膜组织孕激素受体结合抑制孕酮活性，使绒毛蜕变，蜕膜萎缩坏死，还能直接抑制滋养细胞增殖，诱导和促进其凋亡发生，对侵入输卵管深肌层、浆膜层及穿破肌层进入腹腔或术中散落入腹腔的滋养叶组织细胞仍有杀死作用。

7. 辅助生育技术后异位妊娠的治疗策略　随着生殖医学辅助生育技术的开展，从最早的人工授精到体外受精－胚胎移植（IVF－ET）或配子输卵管内移植（GIFT）等，均有异位妊娠发生，且发生率为 5% 左右，比一般原因所致异位妊娠发生率为高。辅助生育技术后异位妊娠发生的部位包括输卵管、宫颈、卵巢、腹腔，临床以输卵管部位为多见。其相关易患因素有：①输卵管炎症或异位妊娠史；②前次盆腔手术及输卵管整形；③子宫内膜异位症；④移植胚胎的技术因素；⑤胚胎移植后的子宫收缩引发；⑥置入胚胎的数量，移植 2～6 个胚胎后易发生异位妊娠，但移植数量与发生异位妊娠的确切关系尚不明了；⑦胚胎的质量，冷冻胚胎有一定比例遭损害的裂殖细胞，倾向于种植在输卵管；⑧激素环境影响。

IVF 早期妊娠需要经验丰富的 B 超医师经阴道超声检查以排除异位妊娠并早期治疗。及早诊断和治疗 IVF－ET 术后的异位妊娠，尤其是宫内宫外同时妊娠（heterotopicpregnancy）显得尤为重要。宫内宫外同时妊娠已成为一个新问题越来越被临床医师所重视。手术切除输卵管是主要治疗方式。对于移植胚胎数目多，结合 B 超及术中探查可疑双侧输卵管同时妊娠者，可适当选择双侧输卵管切除术以免漏诊。由于 IVF－ET 术后宫内宫外同时妊娠及双侧输卵管同时妊娠概率增加，术中应仔细检查整个盆腔脏器，术后严密追踪血 β－hCG 水平。手术需由技术熟练者施术，动作轻柔，尽量减少触碰子宫，避免过多刺激宫缩引起流产，术后安胎措施亦非常重要。此外，超声引导下局部注射药物治疗，如氯化钾，对宫内外同时妊娠想保留宫内胚胎者，亦是可选择的治疗方法。

（七）治疗方案

输卵管妊娠的治疗方法有：手术治疗和非手术治疗。根据病情缓急，采取相应处理。内出血多，出现休克时，应快速备血、建立静脉通道、输血、吸氧等休克治疗，并立即进行手术。快速开腹后，迅速以卵圆钳钳夹患侧输卵管病灶，暂时控制出血，同时快速输血输液，纠正休克，清除腹腔积血后，视病变情况采取根治性或保守性手术方式。对于无内出血或仅有少量内出血、无休克、病情较轻的患者，可采用药物治疗或手术治疗。近年来，由于阴道超声检查、血 β－hCG 水平测定的广泛应用，80% 的异位妊娠可以在未破裂前得到诊断，早期诊断给保守治疗创造了条件。因此，目前处理更多地趋向于保守性治疗，腹腔镜微创技术和药物治疗已成为输卵管妊娠治疗的主流。

1. 手术治疗　是输卵管妊娠的主要治疗方法。如有休克，应在抗休克治疗的同时尽快手术，手术方式可开腹进行，也可在腹腔镜下进行。

（1）根治性手术：对无生育要求的输卵管妊娠破裂者，可行患侧输卵管切除。开腹后迅速找到出血点，立刻钳夹止血，再进行患侧输卵管切除术，尽可能保留卵巢。腹腔镜下可以使用双极电凝、单极电凝及超声刀等切除输卵管。输卵管间质部妊娠手术应作子宫角部楔形切除及患侧输卵管切除，必要时切除子宫。

休克患者应尽量缩短手术时间。腹腔游离血多者可回收进行自体输血，但要求此类患者①停经不超过12周，胎膜未破；②内出血不超过24小时；③血液未受污染；④镜检红细胞破坏率小于30%。回收血操作时应严格遵守无菌原则，如无自体输血设备，每100ml血液加3.8%枸橼酸钠10ml（或肝素600U）抗凝，经8层纱布过滤后回输。为防止枸橼酸中毒，每回输400ml血液，应补充10%葡萄糖酸钙10ml。

（2）保守性手术：主要用于未产妇，以及生育能力较低但又需保留其生育能力的妇女。包括：①年龄小于35岁，无健康子女存活，或一侧输卵管已被切除；②患者病情稳定，出血不急剧，休克已纠正；③输卵管无明显炎症、粘连，无大范围输卵管损伤者。

手术仅清除妊娠物而保留输卵管。一般根据病变累及部位及其损伤程度选择术式，包括输卵管伞端妊娠物挤出、输卵管切开妊娠物清除、输卵管造口（开窗）妊娠物清除及输卵管节段切除端端吻合。

1）输卵管伞端妊娠物挤出术：伞部妊娠可挤压妊娠物自伞端排出，易导致持续性异位妊娠，应加以注意。

2）输卵管线形切开术（开窗造口术）：切开输卵管取出胚胎后缝合管壁，是一种最适合输卵管妊娠的保守性手术。适应证为：患者有生育要求，生命体征平稳；输卵管的妊娠囊直径<6cm；输卵管壶腹部妊娠者更适宜。禁忌证为：输卵管妊娠破裂大出血，患者明显呈休克状态者。

腹腔镜下可于局部注射稀释的垂体后叶素盐水或肾上腺素盐水，电凝切开的膨大部位，然后用电针切开输卵管1cm左右，取出妊娠物，检查输卵管切开部位有无渗血，用双极电凝止血，切口可不缝合或仅缝合一针。

3）节段切除端端吻合输卵管成形术：峡部妊娠则可切除病灶后再吻合输卵管，操作复杂，效果不明确，临床很少用。

对于输卵管妊娠行保守性手术，若术中未完全清除囊胚，或残留有存活的滋养细胞而继续生长，导致术后发生持续性异位妊娠风险增加。术后需 $\beta - hCG$ 严密随访，可结合B型超声检查。治疗以及时给予MTX化疗效果较好，如有腹腔大量内出血，需行手术探查。

2. 药物治疗　一些药物抑制滋养细胞，促使妊娠物最后吸收，避免手术及术后的并发症。

适应证如下。

输卵管妊娠：①无药物治疗禁忌证；②患者生命体征平稳无明显内出血情况；③输卵管妊娠包块直径≤4cm；④血 $\beta - hCG < 2\ 000IU/L$。

输卵管妊娠保守性手术失败：输卵管开窗术等保守性手术后4%～10%患者可能残留绒毛组织，异位妊娠持续存在，药物治疗可避免再次手术。

禁忌证：患者如出现明显的腹痛已非早期病例，腹痛与异位包块的张力及出血对腹膜的刺激以及输卵管排异时的痉挛性收缩有关，常是输卵管妊娠破裂或流产的先兆；如B型超声已观察到有胎心，不宜药物治疗；有认为血 $\beta - hCG < 5\ 000IU/L$ 均可选择药物治疗，但 $\beta - hCG$ 的水平反映了滋养细胞增殖的活跃程度，随其滴度升高，药物治疗失败率增加；严重肝肾疾患或凝血机制障碍为禁忌证。

目前用于药物治疗异位妊娠主要适用于早期输卵管妊娠，要求保留生育能力的年轻患者。

（1）甲氨蝶呤（MTX）治疗：MTX 为药物治疗首选。

1）MTX 口服：0.4mg/kg，每日 1 次，5 天为一疗程。目前仅用于保守性手术治疗失败后持续性输卵管妊娠的辅助治疗。

2）MTX 肌注：①单次给药：剂量为 50mg/m²，肌肉注射一次，可不加用四氢叶酸，成功率达 87% 以上；②分次给药：MTX 0.4mg/kg，肌肉注射，每日 1 次，共 5 次。

3）MTX – CF 方案：见表 4 – 1。

表 4 – 1　MIX – CF 方案

治疗日	1		2		3		4		5		6		7		8	
	MTX	CF		MTX	CF		MTX	CF		MTX	CF		MTX	CF		
用药方法	1mg/kg	0.1mg/kg	1mg/kg	0.1mg/kg	1mg/kg	0.1mg/kg	1mg/kg	0.1mg/kg								
	iv 或 im	im	iv 或 im	im	iv 或 im	im	iv 或 im	im								

4）局部用药：局部注射具有用量小、疗效高、可提高局部组织的 MTX 浓度，有利于杀胚和促进胚体吸收等优点。①可采用在 B 型超声引导下穿刺，将 MTX 直接注入输卵管的妊娠囊内。②可在腹腔镜直视下穿刺输卵管妊娠囊，吸出部分囊液后，将 MTX10～50mg 注入其中，适用于未破裂输卵管，血肿直径≤3cm，血 β – hCG≤2 000IU/ml 者。③宫腔镜直视下，经输卵管开口向间质部内注射 MTX，MTX10～30mg 稀释于生理盐水 2ml 中，经导管注入输卵管内。

监测指标：①用药后 2 周内，宜每隔 3 日复查 β – hCG 及 B 型超声；②β – hCG 呈下降趋势并三次阴性，症状缓解或消失，包块缩小为有效；③若用药后一周 β – hCG 下降＞15%～≤25%、B 型超声检查无变化，可考虑再次用药（方案同前）；④β – hCG 下降＜15%，症状不缓解或反而加重，或有内出血，应考虑手术治疗；⑤用药后 5 周，β – hCG 也可为低值，也有到用药 15 周以上者血 β – hCG 才降至正常，故用药 2 周后应每周复查 β – hCG，直至降至正常范围。

MTX 治疗注意事项如下。

1）MTX 的药物效应：①反应性血 β – hCG 升高：用药后 1～3 天半数患者血 β – hCG 升高，4～7 天时下降；②反应性腹痛：用药后 1 周左右，约半数患者出现一过性腹痛，多于 4～12 小时内缓解，可能系输卵管妊娠流产所致，应仔细鉴别，不要误认为是治疗失败；③附件包块增大，约 50% 患者存在；④异位妊娠破裂：与血 β – hCG 水平无明显关系，应及时发现，及时手术。

2）MTX 的药物不良反应：MTX 全身用药不良反应发生率在 10%～50%。主要表现在消化系统和造血系统，有胃炎、口腔炎、转氨酶升高、骨髓抑制等。多次给药不良反应高于单次给药，局部用药则极少出现上述反应。MTX 对输卵管组织无伤害，治疗后输卵管通畅率达 75%。Tulandi 和 Sammour 从循证医学角度分析，认为和手术治疗相比，药物治疗恢复时间长，对患者健康和生活质量有不良影响。

（2）氟尿嘧啶（5 – FU）治疗：5 – FU 是对滋养细胞极为敏感的化疗药物。在体内转变成氟尿嘧啶脱氧核苷酸，抑制脱氧胸苷酸合成酶，阻止脱氧尿苷酸甲基化转变为脱氧胸苷酸，从而干扰 DNA 的生物合成，致使滋养细胞死亡。

局部注射给药途径同 MTX，可经宫腔镜、腹腔镜或阴道超声引导注射，剂量为全身用药量的 1/4 或 1/5，一次注射 5 - FU 250mg。宫腔镜下行输卵管插管，注入 5 - FU 可使药物与滋养细胞直接接触，最大限度地发挥其杀胚胎作用。此外由于液压的机械作用，药液能有效地渗入输卵管壁和滋养层之间，促进滋养层的剥离，细胞坏死和胚胎死亡。5 - FU 虽可杀死胚胎，但对输卵管的正常组织却无破坏作用，病灶吸收后可保持输卵管通畅。

（3）其他药物治疗：①米非司酮为黄体期孕酮拮抗剂，可抑制滋养层发育，用法不一，口服 25 ~ 100mg/d，共 3 ~ 8 日或 25 毫克/次，每日 2 次，总量 150mg 或 200 ~ 600mg 一次服用；②局部注射前列腺素，尤其是 PGF_{2a}，能增加输卵管的蠕动及输卵管动脉痉挛，是一种溶黄体剂，使黄体产生的孕酮减少，可在腹腔镜下将 PGF_{2a} 0.5 ~ 1.5mg 注入输卵管妊娠部位和卵巢黄体部位治疗输卵管妊娠，如用量大或全身用药，易产生心血管副作用；③氯化钾相对无副作用，主要作用于心脏，可引起心脏收缩不全和胎儿死亡，可用于有胎心搏动的异位妊娠的治疗及宫内宫外同时妊娠，保留宫内胎儿；④高渗葡萄糖局部注射，引起局部组织脱水和滋养细胞坏死，进而使妊娠产物吸收。

此外，中医采用活血化瘀，消症杀胚药物，也有一定疗效。

3. 期待疗法　少数输卵管妊娠可能发生自然流产或溶解吸收自然消退，症状较轻无需手术或药物治疗。适应证：①无临床症状或症状轻微；②随诊可靠；③输卵管妊娠包块直径 < 3cm；④血 β - hCG < 1 000IU/L，且持续下降；⑤无腹腔内出血。

无论药物治疗还是期待疗法，必须严格掌握指征，治疗期间密切注意临床表现、生命征，连续测定血 β - hCG、B 型超声、血红蛋白和红细胞计数。如连续 2 次血 β - hCG 不下降或升高，不宜观察等待，应积极处理。个别病例血 β - hCG 很低时仍可能破裂，需警惕。

输卵管间质部妊娠、严重腹腔内出血、保守治疗效果不佳均应及早手术。手术治疗和非手术治疗均应注意合理使用抗生素。

4. 输卵管妊娠治疗后的生殖状态

（1）生育史：既往有生育力低下或不育史者，输卵管妊娠治疗后宫内妊娠率为 37% ~ 42%，再次异位妊娠率增加 8% ~ 18%。

（2）对侧输卵管情况：对侧输卵管健康者，术后宫内妊娠率和再次异位妊娠率分别为 75% 和 9% 左右，对侧输卵管有粘连或损伤者为 41% ~ 56% 和 13% ~ 20%。

（3）开腹手术和腹腔镜手术：近年大量研究表明，两者对异位妊娠的生殖状态没有影响。

（4）输卵管切除与输卵管保留手术：输卵管保守性手术（线形切开、造口、开窗术、妊娠物挤除），存在持续性异位妊娠发生率为 5% ~ 10%。

二、其他部位异位妊娠

（一）宫颈妊娠

1. 概述　宫颈妊娠（cervical pregnancy）指受精卵在宫颈管内着床和发育的妊娠。罕见而危险。临床上易误诊为难免流产。探查、搔刮子宫时可出现难以控制的大出血。

2. 病因　宫颈妊娠发病可能与以下因素有关：①孕卵游走速度过快或发育迟缓，子宫内膜纤毛运动亢进或子宫肌肉异常收缩；②宫腔炎症、刮宫、引产或剖宫产引起子宫内膜病变、缺损、瘢痕形成、粘连；③子宫发育不良、畸形、子宫肌瘤引起宫腔形状改变；④近年来助孕技术的应用，特别是 IVF - ET 的广泛应用，使宫颈妊娠的发病率有上升趋势。

3. 临床表现

（1）症状：患者停经后流血时间较早，阴道流血量逐渐增多或间歇性阴道大出血，不伴腹痛是其特点。由于胚胎种植部位不良，流产时胚胎附着部位胎盘绒毛分离，而颈管组织收缩功能差，宫颈组织却无力将妊娠物迅速排出，血窦开放，血液外流，造成无痛性大出血。此时应用宫缩剂无效，可造成休克或死亡。

（2）体征：宫颈改变的特点为：宫颈膨大、着色、变软变薄，外口扩张，内口紧闭。

4. 诊断要点

（1）宫颈妊娠的临床诊断标准为：①妇科检查发现膨大的宫颈上方子宫大小正常；②妊娠组织完全在宫颈管内；③分段诊刮宫腔内未发现妊娠产物。

（2）B型超声显示宫颈妊娠的特点：①子宫体正常或略大，内含较厚蜕膜；②宫颈膨大如球，与宫体相连呈沙漏状，宫颈明显大于宫体；③宫颈管内可见变形的胚囊。如胚胎已死亡则结构紊乱，光团及小暗区相间但以实性为主；④子宫内口关闭，胎物不超过内口。

（3）血 β – hCG 的检查：血值的高低与孕龄及胚胎的存活有关，β – hCG 水平增高说明胚胎活性好，胚床血运丰富，易有活动出血，所以定期复查血 β – hCG 值对诊断非常重要。

5. 治疗纵观　以往宫颈妊娠多以子宫切除告终，近年来治疗方法逐渐由子宫切除术向保守治疗过渡。

（1）药物治疗：MTX 用于治疗宫颈妊娠，方法已相对成熟。MTX 用于治疗宫颈妊娠的适应证：①血 β – hCG < 10 000IU/L；②孕龄 <9 周；③无明显胎心搏动；④胎体长（CRL）< 10mm。但 MTX 宜早期应用，否则有可能因大出血而切除子宫。

用药方法有：①静脉注射，0.5 ~ 1.0mg/kg，隔日 1 次，连用 4 次，每次用药后 24 小时内用四氢叶酸 0.1mg/kg，减轻 MTX 的毒副作用；②肌肉注射，每次给药 $50mg/m^2$，如给药 4 ~ 7 天后，血 β – hCG 下降 < 15% 可重复给药；③局部用药，超声引导下羊膜囊内注射。

（2）近年来随着微创技术的发展，有条件者可选用在宫腔镜下去除胚胎组织，创面以电凝止血。宫腔镜切除胚胎可用宫腔镜直视胚胎着床部位，能较完整切除胚胎，视野清晰，电凝止血准确。尽管宫腔镜的诊断及治疗有其明显的优越性，但它并不适用于所有的宫颈妊娠，过大的妊娠囊可能伴有宫颈的明显胀大、扭曲，有较丰富的血供，宫腔镜的治疗及操作易导致危及生命的大出血。

（3）子宫动脉栓塞，同时应用栓塞剂和 MTX：动脉栓塞术作为一种新的有效控制出血的方法，在 20 世纪 70 年代开始应用。近 20 余年逐步应用于治疗妇科和产科的急性出血、妇科肿瘤及血管畸形等疾病。经导管动脉栓塞术治疗宫颈妊娠，可以观察到活动性出血的血管，栓塞剂选择中效可吸收的新鲜明胶海绵颗粒，直接阻断宫颈病灶的血供，具有创伤小、止血快、副作用小等特点，并且保留生育功能。但是由于动脉栓塞术尚无法直接去除病灶，而且费用较高，对技术设备有一定要求。

6. 治疗方案　宫颈妊娠虽然发病率低，但病情凶险，正确的治疗策略对患者的预后至关重要。对不需保留生育功能的年长者，可直接行全宫切除；对需保留生育功能者，若阴道出血不多，采用 MTX 全身或局部化疗；若 MTX 治疗无效或阴道大出血者可行子宫动脉栓塞并加 MTX 化疗，化疗的成功率取决于血 β – hCG 值、孕囊大小及有无胎心搏动；若无介入治疗条件，可采用髂内动脉结扎术、宫颈环扎术、子宫动脉下行支结扎及颈管填塞术进行止血，并行钳刮术，无效者切除子宫。

处理原则是在有效的止血措施的保障下终止妊娠。根据阴道流血量的多少采用不同的方法。

（1）根治治疗：对已有子女无生育要求的患者为避免失血性休克和感染可行全子宫切除术。

（2）保守治疗

1）流血量多或大出血的处理：手术医师应具有全子宫切除术的经验；作好输血准备；预备填塞宫颈管止血纱布条，刮宫时常需使用纱布条压迫填塞止血，必要时行双侧髂内动脉结扎。或直视下切开宫颈剥除胚胎，褥式缝合管壁，继而修复宫颈管。如发生失血性休克，应先抢救休克，再采用上述方法，若出血不止则及时切除子宫以挽救患者生命。

2）流血量少或无流血：病情允许时首选 MTX 用药，MTX 每日肌注 20mg，共 5 日，或 MTX 单次肌注 50mg/m^2，或将 MTX 50mg 直接注入妊娠囊内。应用 MTX 治疗后，宜待血 β-hCG 值明显下降后再行刮宫术，否则仍有刮宫时大出血的可能。

（二）卵巢妊娠

卵巢妊娠（ovarian pregnancy）极为少见，系受精卵在卵巢内着床和发育形成。卵巢妊娠的诊断标准必须包括以下几点：①双侧输卵管完整；②囊胚位于卵巢组织内；③卵巢与囊胚是以卵巢固有韧带与子宫相连；④囊胚壁上有卵巢组织。卵巢妊娠的临床表现与输卵管妊娠相似，术前很难明确诊断卵巢妊娠，手术探查时也有误诊为卵巢黄体破裂，常规病理检查才能确诊卵巢妊娠。多数卵巢妊娠有内出血和休克，手术时应根据病灶范围行卵巢部分切除术或患侧附件切除术，原则上尽量保留正常的卵巢组织和输卵管。

（三）腹腔妊娠

腹腔妊娠（abdominal pregnancy）指位于输卵管、卵巢、阔韧带以外的腹腔内妊娠。发生率 1：15 000 次正常妊娠。母体死亡率约为 5%，胎儿存活率仅为 1‰。腹腔妊娠分为原发性和继发性两类。继发性腹腔妊娠是极少数输卵管妊娠破裂或流产后，胚胎被排入腹腔，但绒毛组织大部分附着在原着床处，胚胎继续生长；或胚胎及全部绒毛组织排入腹腔后，种植于附近脏器组织，继续发育。继发性腹腔妊娠也可继发于宫内妊娠子宫破裂和卵巢妊娠破裂。原发性腹腔妊娠更为少见，指卵子在腹腔内受精并直接种植于腹膜、肠系膜、大网膜等处，诊断原发性腹腔妊娠的 3 个条件为：①两侧输卵管和卵巢无近期妊娠的证据；②无子宫腹膜瘘形成；③妊娠只存在于腹腔。促使受精卵原发着床于腹膜的因素可能为腹膜有子宫内膜异位灶。

患者往往有停经、早孕反应，可有输卵管妊娠流产或破裂的症状，然后流血停止、腹痛缓解；以后腹部逐渐增大，胎动时孕妇腹痛不适。腹部可清楚扪及胎儿肢体，常出现肩先露、臀先露、胎头高浮，子宫轮廓不清。即使足月后也难以临产，宫颈口不开，胎先露不下降。腹腔妊娠时胎儿往往不能存活，可被大网膜和腹腔脏器包裹，日久后可干尸化或成石胎。B 型超声检查子宫内无胎儿，或胎儿位于子宫以外。

腹腔妊娠确诊后，应经腹取出胎儿，胎盘去留的时机和方式视其附着部位、胎儿死亡时间决定：胎盘附着在子宫、输卵管、大网膜或阔韧带，可考虑一并切除；胎儿死亡已久可试行剥离胎盘，剥离有困难则将其留置；胎儿存活或死亡不足 4 周，胎盘附着于肠系膜、肠曲、肝脏等易大出血及损伤部位时均不宜触动胎盘，留在腹腔里的胎盘约需半年左右吸收，也有在 2~3 个月后因留置胎盘吸收不全发生感染等并发症再经腹取出或引流。术前需做好输血准备，术后应用抗生素预防感染。将胎盘留于腹腔内者，应定期通过 B 型超声及 β - hCG 来了解胎盘退化吸收程度。

（四）宫内宫外同时妊娠

指宫腔内妊娠与异位妊娠同时存在，极罕见（10 000~30 000 次妊娠中 1 例），但辅助生育技术的开展及促排卵药物的应用使其发生率明显增高。诊断较困难，往往在人工流产确认宫内妊娠后，很快出现异位妊娠的临床症状；或异位妊娠经手术证实后，又发现宫内妊娠。B 型超声可协助诊断，但确诊需病理检查。

（五）阔韧带妊娠

阔韧带妊娠（broad ligament pregnancy）又称腹膜外妊娠，是指妊娠囊在阔韧带两叶之间生长发育，实际上是妊娠囊在腹膜后生长发育，是一种腹膜后的腹腔妊娠，胎儿或妊娠组织在阔韧带的叶上生长，发病率很低，据报道仅为异位妊娠的 1/163~1/75，或为妊娠的 1/183 900。妊娠囊及胎盘破裂会导致腹腔积血和急腹症，但因为在阔韧带内血管的填塞作用，出现大出血的可能性不大。在开腹探查前很少能明确诊断，B 型超声检查阔韧带妊娠的最可靠征象是胎儿与空的子宫腔分离。

一旦诊断成立，需进行手术治疗。手术时机尚有争议，对有生机儿尽快手术，而对胎儿已死亡者推迟 6~8 周手术，使胎儿循环萎缩，减少出血危险。阔韧带内出血少，且胎儿为正常有生机儿，又羊水存在，无胎儿窘迫，可严密观察下保守处理，但必须征得患者及家属同意。

（六）子宫残角妊娠

子宫残角妊娠（pregnancy in rudimentary horn），残角子宫是子宫畸形的一种，多与发育较好的宫腔不相通。受精卵经残角子宫侧输卵管进入残角子宫内妊娠，称为子宫残角妊娠。可在早孕时发生胚胎死亡类似流产症状，如胎儿继续生长，在中期妊娠时发生破裂可引起严重内出血致休克。即使至妊娠足月，临产后胎儿常死亡和引起残角破裂。一旦确诊，可行残角子宫及同侧输卵管切除，如为足月活胎，可行剖宫产后切除残角子宫。

（七）剖宫产瘢痕部位妊娠

剖宫产瘢痕部位妊娠（scar of csuterus pregnancy）子宫下段剖宫产后子宫复旧，切口部位恢复为子宫峡部，剖宫产瘢痕部位妊娠即是指此处的妊娠。受精卵着床于子宫瘢痕部位，滋养细胞可直接侵入子宫肌层不断生长，绒毛与子宫肌层粘连、植入甚至穿透子宫壁，可导致子宫大出血危及生命。随着剖宫产的增加，剖宫产瘢痕部位妊娠发生率增加。

临床表现为易出现阴道流血，易误诊为先兆流产。其诊断多根据 B 超影像：①子宫内无妊娠囊；②宫颈管内无妊娠囊；③妊娠囊生长在子宫峡部前壁；④妊娠囊与膀胱之间肌壁菲薄。

MTX 治疗剖宫产瘢痕妊娠可有效杀死早期妊娠胚胎，严格掌握适应证，以防止治疗过程中出现大出血。相对 MTX 保守治疗，经子宫动脉介入治疗无孕龄周期的限制，对孕龄较大的患者治疗亦安全有效。可有效控制剖宫产瘢痕妊娠大出血；使妊娠物缺血缺氧坏死，结合化疗药杀死妊娠物更迅速有效；减少清宫时的出血风险。

手术治疗是剖宫产瘢痕妊娠最终的治疗方法，根据患者的情况、临床的条件以及医师的技术，手术方式可选择妊娠包块去除或全子宫切除术。手术途径主要通过开腹手术，亦有腹腔镜治疗的报道。

（李淑荣）

第二节 卵巢破裂

卵巢破裂（ovariorrhexis）是指卵巢的成熟卵泡、黄体、黄体囊肿或其他因素所引起的卵泡膜血管破裂，不能迅速止血或血液不凝固以及凝血块脱落发生出血或卵巢囊内液溢出等，严重者可造成腹腔内大量出血。

具体如卵巢炎症，卵巢脓肿；卵巢非赘生性囊肿，如囊状卵泡在卵泡生长发育为成熟卵泡时，排卵时可有卵泡破裂，滤泡囊肿，黄体囊肿，妊娠黄体囊肿。卵巢巧克力囊肿等卵巢肿瘤良性或恶性均可发生破裂。若有外力影响，如跌倒，腹部受压、被撞击，妇科检查时加压，穿刺抽吸，针刺治疗，开腹手术撞伤卵巢等时均可引起卵巢破裂。

一、卵巢黄体囊肿破裂

（一）概述

卵巢黄体囊肿破裂（rupture of ovarian corpus luteumcyst），是临床上最为常见的卵巢破裂疾病，卵巢黄体囊肿破裂的常见原因如下。

（1）在卵巢黄体血管化时期，容易破裂，一般先在内部出血，使囊内压增加，继而引起破裂、出血。

（2）原有血液病，导致凝血机制障碍，易出血且不易止血。

（3）自主神经系统影响，使卵巢纤维蛋白溶酶系统活力增强，造成凝血机制障碍。

（4）外伤、卵巢受直接或间接外力作用、盆腔炎症、卵巢子宫充血等其他因素均可导致黄体囊肿破裂。

（二）诊断要点

黄体囊肿破裂除具有急腹症的临床特点外，还具有如下特点：①突然下腹痛多发生于月经后期，多数不伴有阴道出血；②发病前多有性交、排便及妇科检查等紧张性活动；③后穹窿穿刺有暗红色不凝血或血水样液；④尿 hCG 一般阴性，若妊娠黄体破裂可阳性，此时易误诊为异位妊娠。

（三）治疗方案

治疗原则：卵巢黄体囊肿破裂是卵巢的非器质性病变，大多数经保守治疗可以治愈。对初步诊断凝血功能正常的患者，应根据其保守治疗成功率高的特点，尽量采用保守治疗。对于起病急，症状重，内出血多，血红蛋白进行性下降的患者，应当机立断手术。即使手术，也要注意保护卵巢功能。

1. 保守治疗　适于出血少者，主要措施是卧床休息和应用止血药物。

（1）维生素 K_1 10mg：肌肉注射，每8小时一次。

（2）酚磺乙胺（止血敏）：0.25g，肌肉注射，每8小时一次。

（3）卡巴克络（肾上腺色腙）：10mg，肌肉注射，每日2次。

（4）氨甲苯酸（止血芳酸）：0.2g，加入25%葡萄糖20ml，静脉注射，每日2次。

2. 手术治疗　适于出血较多者，若出现休克，在积极抗休克同时行手术治疗。术式选择原则是设法保留卵巢功能，缝合卵巢破裂部位或行部分卵巢切除修补术是首选手术方式，切除组织送病理检查。对有休克者手术切口宜采用下腹直切口。也可行腹腔镜手术，吸去腹腔积血，激光或电凝止血。术后纠正贫血。对不能排除卵巢肿瘤扭转或破裂的，腹腔镜是诊断的金指标。随着腹腔镜技术的推广和自体回输血的开展，手术治疗可起到见效快，迅速明确诊断，创伤少等优点。

二、卵巢巧克力囊肿破裂

（一）概述

卵巢巧克力囊肿破裂（rupture chocolate cyst of ovary），随着子宫内膜异位症发病率上升，卵巢子宫内膜异位囊肿（或称卵巢巧克力囊肿）的发生率也随之增多，卵巢巧克力囊肿也可发生自发或外力影响下的破裂，引起妇科急腹症，它是属于妇科领域中的一种新型急腹症，以往对它认识不足，也易被忽视，现对其认识逐渐加深，故已引起重视。卵巢巧克力囊肿破裂后陈旧性血液溢入腹腔，引起剧烈腹痛，恶心呕吐等常需急症处理。

（二）诊断要点

由于囊内液流入腹腔引起急腹症，容易误诊为卵巢囊肿蒂扭转、宫外孕、急性阑尾炎、急性盆腔炎等。卵巢巧克力囊肿破裂时除具有急腹症的临床特点外，还具有如下特点。

（1）既往可能有原发或继发性痛经史、原发或继发不孕史或曾经诊断子宫内膜异位症；对无痛经者也不能忽视。

（2）发生时间多在月经期或月经后半期。

（3）突发性下腹剧痛，伴恶心呕吐及腹膜刺激症状。

（4）无闭经史，无不规则阴道流血，无休克。

（5）妇科检查可在附件区触及活动性差的包块，并具有触痛，子宫直肠窝触及痛性结节。

（6）B超提示卵巢囊肿伴有盆腔积液，后穹窿穿刺抽出巧克力样液体对明确诊断有着重要意义。囊肿破裂后，囊液体流出囊肿缩小，另外由于有些患者发病到就诊时间较长，使腹腔液扩散于大网膜及肠系膜之间，使B超无法发现卵巢囊肿及盆腔积液，后穹窿穿刺无法穿出液体，是误诊原因之一。

（三）治疗方案

1. 治疗原则　确诊后宜立即手术，因流出的囊液可引起盆腔粘连，不育或异位内膜的再次播散和种植。手术范围应根据年龄，对生育要求，病情严重程度（包括症状与病灶范围）进行全面考虑。年轻有生育要求者应行病灶清除术或病侧附件切除术，对年龄较大者应采用附件及子宫切除术，无论何种手术，术时宜彻底清洗腹腔，尽量切除病灶，松解粘连，术后关腹前，腹腔内放入庆大霉素8万单位，地塞米松5mg，透明质酸酶1 000IU，中（低）分子右旋糖酐500ml加异丙嗪25mg，以防术后粘连。术后一般均仍宜服用治疗子宫内膜异位症的药物，以防止肉眼未能检出的病灶或囊液污染腹腔引起新的播散和种植病灶的产生。

2. 手术治疗　分保守手术、半保守手术和根治性手术。在诊断不十分明确时，进行腹腔镜检查可达到诊断和治疗双重目的。镜下视野扩大更利于病灶及囊液的清除，随着腹腔镜手术技巧的提高使各种手术均成为可能。

（1）保守性手术：保留子宫及一侧或双侧卵巢，以保留患者的生育功能。①年轻未生育者在吸引和彻底冲洗，吸引溢入盆腔内的囊液后，可行巧克力囊肿剥除或卵巢部分切除成形术，术中松解盆腔粘连、矫正子宫位置。尽量保留正常卵巢组织，对维持卵巢功能和内分泌功能有助，对日后增加孕育机会也有帮助。②双侧卵巢受累，原则上也尽量做卵巢囊肿剥除术，若囊肿与周围组织粘连紧密，强行剥出易损伤脏器时，则可用无水酒精涂在囊腔内，使囊腔内上皮坏死，以免日后复发。

保守性手术后复发率较高，术后辅助药物治疗3个月，可用丹那唑、内美通、促性腺激素释放激素类似物或激动剂（GnRH - a）等，停药后再予促孕药物治疗。部分患者需要再次手术治疗。手术后1年内是最佳受孕期，如术后2年仍未受孕，则其妊娠机会明显减少。

（2）半保守性手术：切除子宫，保留一侧或两侧正常卵巢组织，以保留患者的卵巢功能。用于无生育要求或因病情需要切除子宫而年龄在45岁以下的患者。由于保留了卵巢，术后仍有复发可能，但复发率较低，与子宫切除有关。

（3）根治性手术：对病情严重无法保留卵巢组织或年龄>45岁的患者应行根治性手术，即切除子宫及双附件。由于不保留卵巢功能，即使有小的残留病灶，以后也将自行萎缩，故无复发之忧。但绝经期综合征发生率较高，激素替代治疗不是其禁忌证。

3. 其他保守治疗方法

（1）钇铝石榴激光术：系用钇、铝结晶和涂上钕的石榴石作为激活媒质的激光器发出的激光束。国外应用它的接触性作用，对邻近组织相对无损伤和允许液体环境下操作，用圆的或平的探头涂搽囊肿壁，可精确地去除全部囊壁。在手术中可连续灌洗组织，更易止血，便于操作，不留残余病灶。

（2）腹腔镜下异位囊肿穿刺及无水乙醇固定术：在腹腔镜下做内膜异位囊肿穿刺，吸出囊液，注入生理盐水冲洗，然后注入无水乙醇5～10ml，再注入生理盐水冲洗后吸出。无水乙醇可使异位的子宫内膜细胞变性、坏死、囊肿硬化、缩小及粘连。据报道经这一保守手术后，术后妊娠率达33.3%，复发率为16.6%。

（3）阴道超声导引下子宫内膜异位囊肿穿刺及无水乙醇固定疗法：术后给予药物治疗三个月。

三、卵巢肿瘤破裂

（一）概述

卵巢肿瘤破裂（rupture of ovarian tumor）是卵巢肿瘤常见的并发症之一，约3%的卵巢肿瘤会发生破裂。症状轻重取决于破裂口大小、流入腹腔内囊液性质和量。大囊性肿瘤或成熟性畸胎瘤破裂，常有突然或持续性剧烈腹痛，恶心呕吐，有时导致内出血、腹膜炎和休克。肿瘤破裂口小时仅感轻微或中等度腹痛。

（二）诊断要点

（1）原有卵巢肿瘤病史。

（2）突然出现腹痛、腹壁紧张拒按、甚至休克症状。

（3）发病前多有腹部重压、妇检、性交等诱因。

（4）原有肿块缩小、腹部出现移动性浊音、穿刺有囊内液或血液。

（三）治疗方案

凡疑有或确定为卵巢肿瘤破裂应立即处理，可做腹腔镜检查或剖腹探查。术中应尽量吸尽囊液，并做细胞学检查，并清洗腹腔及盆腔，切除标本送病理学检查。疑为恶性卵巢肿瘤破裂，则做快速切片检查，特别注意是否是恶性肿瘤，后者按恶性卵巢肿瘤处理原则处理。

（李淑荣）

第三节　卵巢肿瘤蒂扭转

一、卵巢肿瘤蒂扭转

（一）概述

卵巢肿瘤蒂扭转（pedicle torsion of ovarian tumors）占妇科急腹症第 5 位，约 10% 的卵巢肿瘤并发蒂扭转。80% 的病例发生在 50 岁以下的女性。右侧的卵巢肿瘤较左侧卵巢肿瘤易发生蒂扭转。扭转不及 360°时称不全扭转，不全扭转轻微，有自然松解回复的可能，如扭转 360°称完全扭转，此时不能恢复。卵巢肿瘤蒂扭转肿瘤的性质：恶性肿瘤蒂扭转发生率低，可能为恶性肿瘤坏死与周围组织结构发生粘连而不易导致扭转。蒂扭转患者年龄一般较轻，常见的卵巢肿瘤蒂扭转良性肿瘤分别为卵巢良性畸胎瘤、输卵管囊肿、卵泡囊肿、浆液性或黏液性囊腺瘤。

（二）临床特点

（1）既往有附件肿块史的患者突发性一侧下腹剧痛，持续性，阵发性加剧，常伴恶心呕吐甚至休克。

（2）妇科检查扪及附件区肿物张力大，压痛，以瘤蒂部最明显。

（3）超声检查可探及附件区肿物回声。彩色多普勒发现静脉或动脉血流消失或下降。

（三）治疗方案

1. 治疗原则　卵巢肿瘤扭转者应早期诊断，及时治疗，立即剖腹或腹腔镜探查。传统方法是开腹行患侧附件切除术。手术时在扭转蒂部的远端钳夹，将肿瘤和扭转的瘤蒂一并切除。钳夹蒂前不可回复扭转的蒂，以防栓塞脱落进入血液循环，导致其他脏器栓塞。但国外近 20 年及国内近年的临床研究证明，对于年轻妇女卵巢肿瘤蒂扭转回复扭转的蒂后，保守性卵巢手术是安全而有效的。对于保留卵巢的生殖功能及内分泌功能有着重要意义。

2. 手术时对肿块性质的判定　开腹后对附件区扭转之肿块，可依如下检查情况大体判断其来源。若有卵巢及输卵管，肿块多为加氏管（Gartner duct）囊肿；若只有卵巢，肿块多为输卵管积水；若只见输卵管匍匐于肿块上，多为卵巢肿块（肿瘤）；若卵巢、输卵管都不见，则多为炎症后的输卵管、卵巢积水。手术时肉眼判别卵巢瘤之良恶性，可根据单侧或双侧、多房性、乳头突起、实质区、包膜破溃、腹膜种植、腹水等所列大体观来进行。凡切除的卵巢瘤标本，均应剖开检查。若怀疑恶性立即行快速病理检查，以制订合理治疗方案。

3. 良性卵巢瘤手术治疗方案

（1）附件切除术：扭转时间长，肉眼卵巢已坏疽者。

1）开腹手术：娩出肿瘤后从扭转之蒂部血运较好处钳夹，切下肿瘤及蒂，残端缝扎、包埋。此类手术腹壁切口宜够大，以免取出肿瘤时挤破已变性坏死的肿瘤。手术结束时一般不放置腹腔引流物。

2）腹腔镜手术：置入腹腔镜后探查肿瘤部位、大小、有无粘连、扭转方向等。对直径大于10cm的卵巢瘤，可先打小孔，抽出瘤内液体再探查。镜下附件切除方法常用者有3种：①Semm式三套法：用肠线打Roeder结，形成直径约6cm套圈，置入腹腔，套入扭转卵巢瘤的蒂根部，用推线杆将线结推紧，结扎蒂根部3次，剪下瘤体取出。若为畸胎瘤，则置入袋内吸出液体，再将袋口拉出穿刺口碎切取出。②钛夹法：对瘤蒂较窄细者（宽约1cm，厚约0.15cm）用此法。将瘤体提起充分暴露其蒂，钛夹器置钛夹，使瘤蒂组织完全进入钛夹后，用力闭合钛夹，共夹2次。此法要点为钛夹闭合后，其开口端必须紧贴，以防组织滑脱、出血。剪下瘤体后，再电凝残端。③电凝止血法：在瘤蒂血运正常与瘀血交界处，以双极电凝钳钳夹，电凝至组织变为苍白色后，在靠近瘤体部位剪下肿瘤。此法操作最为简便，但应注意双极电凝后不可立即剪开组织，应等待1分钟使血管彻底凝固干燥后再剪开组织，且剪开要分段、多次进行，发现有出血时再次电凝，直至完全剪下。此法不宜用于扭转周数太多及瘤蒂靠近输尿管者。

（2）蒂复位后保守性手术：国外总的报道卵巢肿瘤蒂扭转复位总数已上千例，复位后均无一例发生栓塞，近年国内一些医院已开展卵巢瘤剔出术，以保留卵巢功能及盆腔解剖结构。其手术指征为：①40岁以下，肿瘤大体观为良性，表面血运良好，瘤蒂部无肿胀；②肿瘤呈浅灰色，有点状坏死，瘤蒂部有肿胀无瘀血；③肿瘤表面呈黑灰花斑状，变黑区直径小于0.5cm，瘤体部有充血水肿和轻度瘀血，但无坏死破裂，可先复位剥出肿瘤，用40℃温盐水湿敷保留之残部，观察15分钟，如血运好转则保留；④符合上述条件，但大体观不能确定肿瘤性质者，则先复位剥下肿瘤快速病理检查，再决定下步手术。卵巢成形术按一般手术方法进行。

张秋生报告卵巢瘤蒂扭转62例，其中24例行肿瘤剔除术，术后无栓塞、无发热，5例合并妊娠者无流产。Oelsner等回顾调查了102例儿童及生育年龄卵巢肿瘤蒂扭转的患者，所有的患者术中都给予蒂回复。其中67例蒂回复后，行囊肿剥除，34例蒂回复后行囊液吸引术，1例由于是复发性蒂扭转故行囊肿剥除后卵巢固定术（卵巢固定于子宫浆膜、阔韧带或盆侧壁。而对侧卵巢考虑到今后生育问题，不建议行卵巢固定）。Cohen等回顾调查了58例在腹腔镜下给予卵巢肿瘤蒂扭转外观黑紫色的坏死的附件复位后，75%的患者行卵巢囊肿剥除术，其余行患侧附件切除。Rody等对214例卵巢肿瘤蒂扭转患者行复位保守性手术，无一例附件切除。

4. 术后并发症

（1）术中术后血栓形成：目前未发现国外文献关于蒂扭转复位发生栓塞的报道。McGovern等回顾了309例卵巢肿瘤蒂扭转行蒂复位患者，及672例患者未复位直接行蒂根部切除患侧输卵管及卵巢的文献。结果表明卵巢肿瘤蒂扭转发生卵巢静脉栓塞的概率为0.12%，然而没有一例与复位有关。此流行病学调查显示栓塞发生率与卵巢肿瘤蒂扭转复位无关。认为传统可能过高估计了卵巢肿瘤蒂扭转发生栓塞的风险。

（2）术后卵巢功能的相关研究：已经有很多报道蒂扭转 72 小时，经复位后卵巢功能仍恢复正常。多位作者回顾调查病例，92%~94% 蒂扭转复位，患者术后随访超声检查卵巢体积大小正常并有卵泡发育。国内张秋生报道 24 例术后较长时间随访无卵巢功能减退症状。

二、特殊类型蒂扭转的治疗

（一）妊娠合并卵巢瘤蒂扭转

（1）卵巢瘤蒂扭转约 60% 发生于妊娠 6~16 周。卵巢瘤蒂扭转发病率孕期为非孕期的 3 倍。

（2）早孕时卵巢有生理性增大，直径通常小于 5cm，为单侧性，至孕 16~18 周消退。若此时怀疑有不全蒂扭转，可短期观察能否自然缓解。否则应手术治疗，并积极安胎。

（3）中、晚期妊娠合并本症者皆应立即手术治疗。切口应在腹壁压痛最明显处。若有剖宫产指征（如近足月妊娠等）可先行剖宫产术，然后切除扭转之卵巢瘤。

（4）术中应尽量避免刺激子宫，麻醉、用药皆应顾及胎儿安全。术后给予安胎治疗。

（5）附件包块在 18 周后持续存在且超过 6cm 的，应在孕中期的早期行手术切除，以减少破裂、扭转或出血并发症的发生。

（二）老年妇女卵巢囊肿蒂扭转

（1）绝经后妇女卵巢囊肿蒂扭转的发生率为 6.0%。以上皮性肿瘤为主，瘤体常较大。

（2）老年妇女由于神经系统的衰退，机体对各种刺激反应力低下，症状体征不典型而容易造成误诊。

（3）及时手术对绝经后妇女尤为重要，老年妇女抵抗力减退，并发症多，如不及时处理，会造成严重后果。

（4）如果为良性肿瘤可以行患侧附件切除术；如果术中冰冻病理检查为恶性肿瘤，应酌情制订相应的手术方案，必要时术后化疗。

（5）对于老年患者，应该加强围生期的管理，减少并发症的发生。

（李淑荣）

第四节　出血性输卵管炎

一、概述

出血性输卵管炎（hemorrhagic salpingitis）当病原体侵入输卵管黏膜后，黏膜血管扩张、瘀血、肿胀，白细胞大量侵入，黏膜极度充血，可出现含大量红细胞的血性渗出液，称为出血性输卵管炎。国内统计资料表明，近 10 年出血性输卵管炎的发病率呈明显上升趋势，在妇科急腹症中发病率为 3%~5%。绝大多数患者存在不同程度的腹腔内出血，由于临床医师对其缺乏认识，易与其他急腹症相混淆而导致误诊误治。

二、病因

致病微生物不明，可能为某些细菌特别是厌氧菌或病毒等潜在深部生殖器官作为条件致病菌。近期人工流产、取环、置环、输卵管通液等宫腔操作，颈管有轻度扩张或裂伤，黏液栓消失；流产后或产褥期女性生殖道抵抗感染的生理防御功能减弱，阴道正常酸性因月经血或恶露而改变，正常的子宫内膜剥脱后，宫腔表面裸露，扩张的血窦及凝血块为良好的细菌滋生地；产褥期复旧过程的子宫对感染的抵抗力也较低。因此，如月经期、产褥期不注意卫生或有性生活，细菌极易经黏膜上行，病原体侵入输卵管。镜下见输卵管管壁和黏膜充血、水肿、出血、坏死，炎症细胞浸润，以中性粒细胞浸润为主，少数见淋巴细胞浸润。

三、临床表现

1. 症状　大多数有持续下腹疼痛，突然加剧，伴肛门坠胀感，少数表现为突发下腹剧烈疼痛。部分伴有不规则阴道流血，多数腹腔内出血不超过 600ml。出血多可出现心慌、晕倒等症状。有的患者有恶心、呕吐、腹泻等。

2. 体征　发热、脉率快，下腹痛，反跳痛，严重者表现为腹部移动性浊音阳性，低血压。妇科检查：不同程度的宫颈举痛、后穹窿触痛、附件区增厚压痛，当病程较长，输卵管与周围组织器官发生粘连时，可触及附件区包块。

四、诊断要点

患者临床症状和体征对于诊断很重要，另外还有以下实验室检查供参考。

（1）血常规：白细胞及中性粒细胞轻度到中度增高，血红蛋白下降不明显。

（2）B超：①输卵管未积血型：子宫体积正常大小，宫腔内部有少量积液，表现似"假妊娠囊征"，部分患者宫腔内膜线显示正常，居中；子宫周围及盆腔、双髂窝均可见大片状无回声区，出血多者肝肾间隙及肠管间均可见不规则无回声区，双侧附件区未见明显异常。②输卵管积血型：子宫体积正常大小，宫腔内膜显示正常，于右侧或左侧附件区沿输卵管走行区可见管状或串珠样无回声，子宫周围及子宫直肠窝有少量或中量积液，后穹窿穿刺抽出不凝血。③输卵管凝血块型：子宫体积正常大小，宫腔内膜线显示正常，于附件区可见不规则中低回声团。

（3）后穹窿穿刺可抽出鲜红色不凝固血液或血水样液体。

（4）腹腔镜检查：见腹腔积血，一侧或双侧输卵管增粗、充血水肿，或与周围组织粘连，有的可见输卵管伞端活动性出血，盆腹腔少量积血，多数内出血不超过 600ml，血色较淡。

五、鉴别诊断

出血性输卵管炎因临床症状无特异性，临床上极易误诊为异位妊娠、急性阑尾炎、卵巢黄体破裂、卵巢囊肿蒂扭转等，见表 4-2。

表 4-2　出血性输卵管炎与异位妊娠的鉴别诊断

鉴别点	出血性输卵管炎	异位妊娠
停经	无	有
腹痛	下腹部持续性疼痛	突发撕裂样疼痛，自一侧向全腹扩散
阴道流血	部分有少量阴道流血	量少，暗红色，可有蜕膜组织排出

鉴别点	出血性输卵管炎	异位妊娠
休克	一般无	多有不同程度的休克
发热	发病开始即发热	发病 2~3 天后发热
妊娠试验	阴性	阳性
B 超	无妊娠囊	有妊娠囊
白细胞	升高	正常或稍高

六、治疗纵观

出血性输卵管炎因输卵管黏膜血管扩张、瘀血、肿胀，细小血管自发破裂出血，引起腹腔积血和剧烈腹痛为主要症状，常误诊为异位妊娠、黄体破裂、卵巢肿瘤或阑尾炎。对该病的认识不足是造成误诊的主要原因，临床上若想到此病，应详细问诊，结合症状、体征及实验室检查，误诊可以避免或减少。

1. 误诊异位妊娠的分析　①对出血性输卵管炎没有充分认识，以往国内外妇科急腹症文献很少报道出血性输卵管炎，只要临床上出现腹痛，后穹窿穿刺抽出不凝血性液体，多考虑为异位妊娠或黄体破裂；②出血性输卵管炎多见经产妇，且有近期停经史及人工流产史，突发性下腹疼痛不如宫外孕剧烈，部分伴少量阴道流血，妊娠试验阴性；③血管充血和血管壁渗透性增加所致渗血，出血速度慢，出血量少，一般不出现休克；④部分患者有炎性表现如体温和白细胞升高。

2. 误诊为阑尾炎的分析　①认真询问发病经过，出血性输卵管炎发病时以下腹痛开始，疼痛始终在下腹部，亦可以右下腹痛为重，以右下腹疼痛明显者需与阑尾炎所致转移性右下腹痛鉴别；②注意了解发病的诱发因素，近期有过宫腔手术操作史，尤以 1~2 个月之内有人流史，输卵管通液史，小切口输卵管结扎术、基于正常分娩也会导致此病发生；③认真进行腹部和盆腔检查，妇科检查更为重要，阴道后穹窿饱满、触痛、宫颈举痛、附件区触痛、有增粗或肿块；④后穹窿穿刺可抽出不凝血。B 超可见腹腔或子宫直肠陷凹，有液性暗区。

七、治疗方案

出血性输卵管炎治疗原则以抗感染，保守治疗为主。对有大量出血造成休克者可剖腹探查，手术止血；对不能排除异位妊娠时亦考虑手术探查，可以采用腹腔镜手术。下述情况可行剖腹探查或腹腔镜手术：①腹腔内出血较多、超声检查示盆腔内有中量以上积液，估计内出血 >600ml，或后穹窿穿刺抽出不凝血；②动态监测血压变化，如血压降低并出现休克症状，且不能除外异位妊娠。

1. 保守治疗

（1）一般支持及对症治疗：绝对卧床，半卧位以利引流排液，并有助于炎症局限。多饮水及高热量易消化的半流质饮食。高热者应补液，防止脱水及电解质紊乱。疼痛不安者可给镇静剂及止痛剂。

（2）控制感染：可参考后穹窿穿刺液的涂片检查或细菌培养与药敏结果，选用适当抗生素。可选用静脉点滴广谱抗生素如头孢菌素、阿米卡星、氯霉素、甲硝唑等。有效治疗的标志是症状、体征逐渐好转，一般在 48～72 小时内可看出，所以不要轻易更换抗生素。

（3）针对出血：可用止血剂对症治疗。

2. 手术治疗

（1）如输卵管病变组织破坏不严重，内出血不多，可电凝止血、清除输卵管内及盆腔积血，保留输卵管功能，常规取输卵管伞端及直肠陷凹内分泌物作细菌培养及药敏试验，以指导抗生素的选择。

（2）如病变输卵管组织坏死，且组织破坏较重，可行单纯输卵管切除术。

（李淑荣）

第五节　盆腔脓肿

一、概述

输卵管积脓，卵巢积脓、输卵管卵巢积脓以及由急性盆腔腹膜炎与急性盆腔结缔组织炎所致的脓肿均属盆腔脓肿（tubo - ovarian abscess，TOA）。病原体以需氧菌、厌氧菌、衣原体、支原体以及大肠杆菌、脆弱杆菌等为主。

二、诊断要点

（1）有症状的盆腔脓肿与盆腔炎有类似表现：下腹痛、宫颈抬举痛、附件压痛和炎症性包块为常见症状组合。

（2）仍有 30%～40% 的盆腔脓肿没有盆腔炎史，表现多种多样，包括无症状盆腔包块。

（3）超声诊断是常用方法，可见包块，壁不规则、内回声杂乱，反光增强不规则光点。

三、治疗方案

脓肿破裂是一种外科急症。立即使用广谱抗生素的同时需手术切除受累的盆腔器官非常重要。诊断或手术延迟都能造成死亡率上升。有报道称未经治疗的盆腔脓肿破裂死亡率几近 100%。

（一）药物治疗

未破裂的脓肿可先给予保守药物治疗。

单用抗生素而不用手术或引流可以获得大约 60%～80% 的临床缓解率和出院率。关键因素是要选用抗菌谱广、能覆盖 TOA 常见病原菌的抗生素。但有些初始治疗有效的患者（约 20%～30%）因为持续疼痛或疼痛复发而最终需要手术处理。

抗生素治疗的临床疗效通常出现在治疗 48～72 小时内，表现为发热减退、疼痛和腹部压痛缓解，实验室炎症指标（如 WBC 计数、C 反应蛋白和血沉）好转。治疗失败更多见于直径超过 8cm 的脓肿，或者双侧附件均受累患者。

初始保守治疗失败意味着需要手术干预。治疗 TOA 的流程见图 4 - 1。

国外学者报道盆腔脓肿在绝经后妇女具有特殊意义，因为此时盆腔脓肿和胃肠道和泌尿生殖道恶性肿瘤（结肠癌、子宫内膜癌、宫颈癌和卵巢癌）有明显相关性。憩室脓肿也是一个原因。由于恶性肿瘤高发性，绝经后妇女出现盆腔脓肿时，建议稳定病情，行抗生素治疗，并积极手术治疗。若其放置宫内节育器，也宜及时取出，因为它可引起子宫内膜压迫性坏死，造成局限性子宫内膜炎，子宫肌炎和淋巴管炎，并可因此而导致输卵管卵巢脓肿或影响治疗效果。

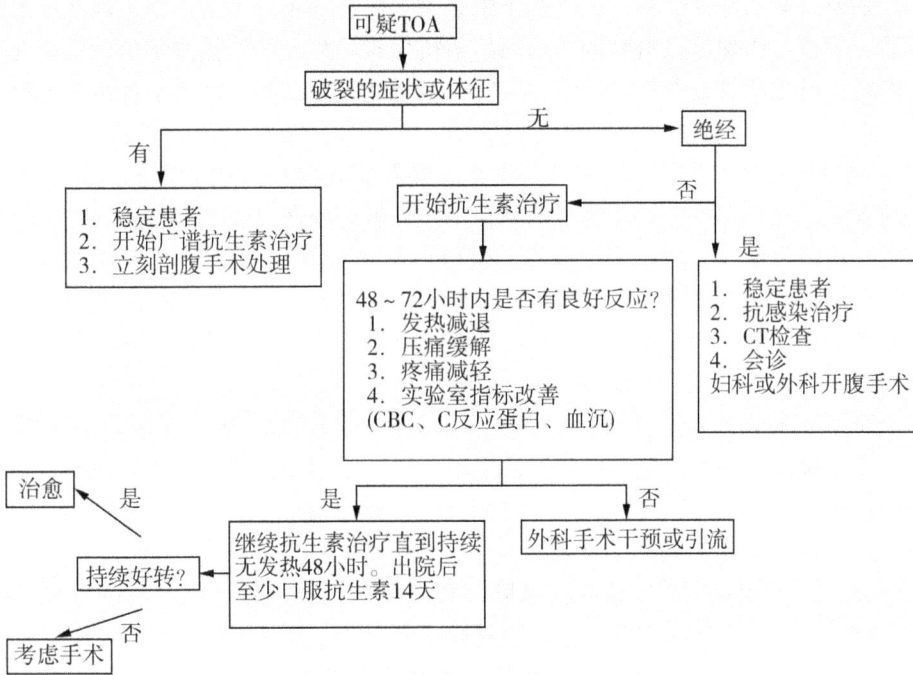

图 4-1　治疗 TOA 的流程

（二）手术治疗

适用于药物不能控制的脓肿、药物控制后的残存包块、脓肿破裂及绝经后的盆腔脓肿。

1. 手术时机的选择　一般在高热时手术危险性大，尽可能在应用抗生素及支持疗法使高热下降后 2~3 天进行手术。如高热无法控制，患者一般状况尚好，也应抓紧手术，因在急性炎症过程中机体反应强烈，一旦病灶切除，则剩余的炎症病变容易控制，较慢性期间手术恢复快且彻底。

2. 手术范围　除考虑患者一般状况、年龄、对生育要求外，取决于盆腔病变程度。附件脓肿最彻底的手术是经腹全子宫及双附件切除手术，对年轻患者要考虑其日后的内分泌功能及生育问题，即使对侧附件有轻度炎症病变，也应给予保留。输卵管与卵巢血供密切相关，单独留下卵巢不但影响其内分泌功能，且也可引起囊性变、疼痛，因此宜把输卵管和卵巢视为一个单元，一并保留一并切除为好。随着新型抗生素问世，显微手术以及体外受精、胚胎移植的应用，目前倾向于保留生育功能手术而行单侧附件切除，保留子宫和一侧卵巢即可提供 IVF-ET 的条件。

3. 腹腔镜在治疗中的价值　腹腔镜加抗生素治疗早在 20 世纪 70 年代法国就有报道，近年这种方法的有效性及优点也得到许多学者的肯定。TOA 在腹腔镜直视下很容易诊断，对病变有全面的观察，在保留生殖能力方面更有价值。并根据脓肿的存在时间差异，有两种不同的治疗方法。

（1）新近发生的 TOA（病程小于 3 周），附件往往被粘连的肠管遮挡，此时常为新生的脆性粘连，可以用无创性抓钳将肠管与子宫、卵巢和输卵管间的粘连分离。通常积聚的脓液会流出，抽吸脓液送细菌培养及药敏。此时的输卵管往往是红色肿胀的，多数卵巢是白色完整的，如果发现有功能性囊肿，此时也不能穿刺，防止卵巢内污染。用生理盐水稀释的抗生素冲洗后，附件可以保留在盆腔内，采用广谱抗生素治疗，不论输卵管是什么情况，都会在几天内恢复。行输卵管或卵巢切除术比较容易，但是没有必要，许多学者也认为没必要放置引流。

（2）病程较长（＞3 周）的 TOA，由于粘连肠管很难从盆腔器官上游离下来，附件如同致密的肿块，并与盆腔脏器及侧盆壁粘连不能松解。根据患者年龄和脓肿类型选择适当的治疗方案，可以是保守性的脓液抽吸术，也可以是（通常比较困难的）附件切除术。后者虽然治疗恢复快，随诊时间短，但是也同样暴露出更多并发症如肠穿孔肠梗阻等。目前，即使对于经产妇而言，最佳的治疗方案是保守性抽吸脓液和药物治疗，观察一段时间如果不见好转，再行附件切除术。

早期腹腔镜手术有着良好预后。印度 Nutan 对 80 名 TOA 患者行腹腔镜保守性手术治疗，90% 完全康复，病程长短远期后遗症极不相同，术后慢性疼痛的患者病程短的占 11%，病程长的占 22%，腹腔镜二次探查中；病程短的 85% 盆腔完全正常，而病程长的仅 6%。受孕情况的评估，15 名病程短的 9 名怀孕了，而病程长的 6 名中无一受孕。

4. 穿刺或切开引流　子宫直肠窝脓肿位置较低，近阴道后穹窿，阴道检查见穹窿饱满且有波动感时，可经后穹窿切开排脓，放置胶皮管引流。单纯经腹引流脓液不是理想的处理方式，只有当患者全身状况差，不能耐受手术或技术因素等才考虑，但会形成残余或复发脓肿。

近年经阴道超声引导下通过阴道壁穿刺引流，使盆腔脓肿治疗向创伤较小的方向发展。并在短期获得与腹腔镜手术相似的疗效，但是没有腹腔镜二次探查或以后受孕方面的研究。

（李淑荣）

第五章　女性生殖器肿瘤

第一节　外阴及阴道肿瘤

随着人类生活水平的提高，女性的寿命不断延长，一些过去发病率较低的疾病越来越多见。外阴及阴道肿瘤就是其中一大类，多发生于老年女性患者。这类疾病初发时往往无典型的临床症状，易被忽视，当最后被确诊时，往往已经比较严重。同时老年女性还容易合并其他的内科疾病，导致疾病的治疗，尤其是化疗药物的选择变得比较棘手。本节将对外阴及阴道肿瘤的分类、临床表现及治疗方法等相关知识进行讲解，力求涵盖大部分常见的肿瘤类型，为临床药学工作提供借鉴。

外阴即女性外生殖器，位于两股内侧，前方为耻骨联合，后方达肛门。包括阴阜、大阴唇、小阴唇、阴蒂、尿道口、处女膜、前庭大腺（巴氏腺）和尿道旁腺（斯氏腺）。外阴表面被覆角化鳞状上皮，在处女膜处转为非角化鳞状上皮，在尿道口转为移行上皮。阴道属于女性内生殖器，由黏膜、肌层和纤维结缔组织构成。黏膜层由复层鳞状上皮细胞覆盖。

外阴及阴道肿瘤包括良性肿瘤和恶性肿瘤。

一、外阴良性肿瘤

1. 种类　外阴良性肿瘤少见，主要有上皮来源的乳头状瘤、汗腺瘤、色素痣和中胚叶来源的平滑肌瘤、纤维瘤、脂肪瘤等。

2. 临床表现　一般无临床症状。少数患者可因为肿瘤较大，导致会阴坠胀、行动不便或性生活困难。若肿瘤受到刺激或摩擦，则可出现瘙痒和疼痛症状，甚至发生出血、溃疡及继发感染。

3. 治疗　一般采用手术局部单纯切除即可，少数肿瘤如乳头瘤和汗腺瘤需在切除时做冷冻切片检查，除外恶性后再做局部切除。

二、外阴恶性肿瘤

外阴恶性肿瘤（vulvar malignant tumor）主要发生于老年患者，但围绝经期妇女亦有发生。占女性生殖器官恶性肿瘤的2%~5%。最常见的类型是鳞状细胞癌（squamous cell carcinoma of vulva）。外阴癌若在早期确诊，大部分可治愈。有些患者曾患生殖器疣或有长期的外阴刺激症状伴瘙痒，局部不适或少许血性分泌物，对于这些症状应提高警惕。许多病例的外阴癌是从湿疣或鳞状上皮不典型增生发展而来。其中一部分被发现与人乳头瘤病毒（HPV）的几个亚型有关（特别是16、18、31型）。最常见的侵犯部位为大阴唇（约占50%），小阴唇约占15%~20%，累及阴蒂和巴氏腺的病例较少。早期的病变可能包括非肿瘤性上皮性病变。晚期病变则表现为外阴的外生性生长的肿物或质硬的溃疡。

1. 分类　外阴恶性肿瘤按病理类型分为上皮来源的肿瘤如鳞状细胞癌和基底细胞癌（basal cell carcinoma），来源于中胚叶的肿瘤如纤维肉瘤、脂肪肉瘤、平滑肌肉瘤、葡萄状肉瘤、血管肉瘤等，以及其他类型的肿瘤如恶性黑色素瘤（malignant melanoma）和转移性恶性肿瘤。

2. 转移方式　外阴癌的转移方式受组织学类型的影响。分化好的病变倾向于沿表皮扩散且浸润表浅，而未分化的病变则更容易发生深部浸润。外阴以外的扩散可直接浸润邻近器官，如阴道、尿道和肛门或经过淋巴转移至腹股沟和股动脉旁淋巴结。淋巴转移的危险因素包括临床淋巴结状态、年龄、分化程度、肿瘤分期、肿瘤厚度、间质浸润深度和脉管系统浸润情况，血行转移少见。

3. 诊断　在诊断外阴癌时要排除良性外阴病变，包括慢性肉芽肿性病变（如性病淋巴肉芽肿、梅毒）、湿疣、汗腺腺瘤或神经纤维瘤。活检对于诊断外阴癌很必要，应对任何局限性的不典型的外阴病变，如硬化苔藓和其他白斑型改变相关的病变等均应进行活检。在局部麻醉下，进行多点取材，注意样本一定要包括每一个病变的边缘。活检时禁止使用电刀，以免影响标本病理检查的结果。非肿瘤性上皮性病变并发外阴癌的概率为 1% ~ 5%。

外阴癌通过活检作出诊断，此操作可在门诊进行，必要时可在麻醉下进行。为了分期必要时可进行膀胱镜、直肠镜、肺部 X 线检查和静脉尿路造影。疑有膀胱或直肠受累时必须采用活检加以证实。

4. 分期　现采用国际妇产科联盟（FIGO）2009 年修订的分期（表 5 – 1）。

表 5 – 1　FIGO 外阴恶性肿瘤分期（2009 年）

Ⅰ 期	肿瘤局限于外阴
Ⅰ a	病灶局限于外阴或会阴，直径≤2cm，间质浸润深度≤1.0mm，无淋巴结转移
Ⅰ b	病灶局限于外阴或会阴，直径 >2cm，或间质浸润深度 >1.0mm，无淋巴结转移
Ⅱ 期	任何大小的肿瘤，累及邻近会阴结构（阴道下 1/3，尿道下 1/3，肛门），淋巴结阴性
Ⅲ 期	任何大小的肿瘤，累及或未累及邻近会阴结构（阴道下 1/3，尿道下 1/3，肛门），淋巴结阳性
Ⅲ a	(1) 1 个淋巴结转移（≥5mm）或 (2) 1 ~ 2 个淋巴结转移（<5mm）
Ⅲ b	(1) 2 个或 2 个以上淋巴结转移（≥5mm）或 (2) 3 个淋巴结转移（<5mm）
Ⅲ c	淋巴结阳性，包膜外扩散
Ⅳ 期	肿瘤侵犯会阴其他结构（阴道上 2/3，尿道上 2/3）或远处转移
Ⅳ a	肿瘤侵犯下列任一部位：
	(1) 尿道上段或阴道上段黏膜、膀胱黏膜、直肠黏膜、骨盆
	(2) 腹股沟淋巴结固定或溃疡
Ⅳ b	任何远处转移，包括盆腔淋巴结

注：浸润深度指肿瘤临近最表浅真皮乳头的表皮 – 间质连接处至浸润最深点。

5. 治疗　外阴癌的标准治疗为手术，对大多数Ⅲ或Ⅳ期患者来说，一般为手术辅以外照射治疗。现在外阴根治术的定义同以前相比亦有所变化，影响根治性手术的效果的是病灶距切缘的距离（应达到 2cm）。由于标准的外阴根治术会带来性心理方面的问题和诸多并发症，故对于早期外阴癌患者目前倾向于保留外阴并进行个体化的治疗。由于外阴浸润前和浸润性肿瘤可能是由 HPV 诱发的，其致癌效应可能广泛波及外阴上皮，所以应对患者密切随访，以早期发现复发或再发肿瘤。

尚无标准的化疗方案，常用的化疗药物有氟尿嘧啶、顺铂或卡铂、阿霉素或表柔比星、博来霉素、氮芥等。可单药化疗，也可联合使用。对于少数因病变部位或疾病范围而无法承受根治术或不适于手术的患者，采用放疗可达到长期生存的效果。

Ⅰ期外阴癌的治疗取决于肿瘤和患者的情况。行外阴根治术后5年的生存率超过90%。选择对于外阴无严重萎缩的微小浸润病灶（浸润深度＜1mm）可行扩大切除术（5～10mm）。对于其他的Ⅰ期病变，如果为单侧发生，无弥散性严重的萎缩，且临床检查淋巴结阴性，则应行局部根治性切除术及单侧淋巴清扫术。接受此种手术的患者的病变直径应不大于2cm且浸润深度应不大于5mm，无脉管系统浸润，临床上无淋巴结受累。若临床检查淋巴结阴性患者拒绝或医疗上考虑其无法承受腹股沟切除术，则可以腹股沟放疗作为替代治疗。

Ⅱ期外阴癌的标准治疗是外阴根治术伴双侧腹股沟及股动脉淋巴结清扫，要达到切缘无肿瘤，手术切缘距肿瘤需达10mm。术后5年生存率为80%～90%，这还取决于原发肿瘤的大小。局部的辅助性放疗适用于手术切缘距肿瘤＜8mm、脉管系统受累、肿瘤厚度＞5mm，特别是发现淋巴结阳性的患者。若临床检查淋巴结阴性，患者拒绝或医疗上考虑其无法承受腹股沟切除术，则可以腹股沟放疗作为替代治疗。

Ⅲ期外阴癌的标准治疗是外阴根治术伴双侧腹股沟及股深淋巴结清扫。淋巴受累情况是影响生存的关键因素。单侧淋巴结受累的患者5年生存率为70%，若单侧阳性淋巴结≥3个，则生存率降至30%。若腹股沟淋巴结阳性则加用盆腔及腹股沟放疗。术前放疗可应用于为手术创造条件或缩小手术范围。放射剂量可达55Gy，并建议同时应用氟尿嘧啶。

Ⅳ期外阴癌的标准治疗是外阴根治术加盆腔脏器廓清术。对于所切除的病灶巨大且肿瘤距切缘较近的患者术后对外阴加用放疗。巨大的原发肿瘤亦可先行放疗为手术创造条件，再行根治手术。放疗同时应用氟尿嘧啶。应用放疗作为原发外阴癌的最终治疗时，同时使用氟尿嘧啶或联合应用氟尿嘧啶与顺铂。

复发性外阴癌的治疗和结局都取决于复发肿瘤的部位及范围。标准术式为外阴根治术加盆腔脏器廓清术。局部复发的患者采用局部广泛切除，联合应用或不用放疗。放疗同时进行细胞毒性化疗。对于转移性疾病尚无有效的、标准的化疗或其他系统性治疗方法。

6. 生存率　外阴癌的生存率主要取决于腹股沟淋巴结的病理状态。若患者术后检查无淋巴受累，则5年总生存率可达90%，若有淋巴受累，则为50%～60%。大约30%的术后患者发现有淋巴结转移。腹股沟淋巴结阴性且病灶直径≤2cm的患者5年生存率为98%，而无论病灶大小，单侧阳性淋巴结不少于3个，或双侧阳性淋巴结不少于2个的患者5年生存率为29%。

7. 几种外阴恶性肿瘤

（1）外阴鳞状细胞癌：是最常见的外阴恶性肿瘤，占外阴恶性肿瘤的80%～90%。多见于60岁以上妇女，有5%～10%的外阴色素减退疾病患者会发展成为外阴鳞癌。现在认为一部分外阴鳞癌与HPV（特别是16、18、31型）感染有关。遗传亦是发病因素之一。

主要表现为难治性外阴瘙痒和外阴肿物。多见于大阴唇，其次为小阴唇和阴蒂。早期皮损可为小而硬的结节或小溃疡，边界不清，常发展为疣状或乳头状。晚期可为不规则状，伴或不伴有溃疡。发生溃疡时，溃疡边缘宽，高起呈菜花状，质硬，有臭味。

早期诊断是治疗的关键。外阴鳞状细胞癌位于体表，据病史、症状和体征诊断并不困难。但需与外阴尖锐湿疣、外阴溃疡、外阴慢性营养不良等良性疾病相鉴别。活检病理检查为唯一可靠的鉴别方法。

治疗原则同上述外阴癌的治疗。影响愈后的高危因素有：病灶位于中线部位（阴蒂、尿道口、阴道口、会阴联合、会阴体）、淋巴结阳性、脉管系统受累、肿瘤低分化。

（2）外阴恶性黑色素瘤：占外阴恶性肿瘤的2%～3%，是由皮肤和其他器官的黑色素细胞系统发生的一种恶性肿瘤，是一种神经外胚叶源性肿瘤。常来自交界痣或混合痣。肿瘤均起源于表皮真皮交界处。任何年龄妇女都可以发生。

多见于小阴唇、阴蒂，表现为黑痣迅速增大、颜色变深、周围发红；结节状或溃疡型的稍隆起的病灶。常伴有瘙痒或疼痛、出血或周围有卫星状损害发生。

需进行病理活检以明确诊断。因容易发生远处转移，故应注意淋巴结及肝、肺、脑是否受累。早期诊断及手术切除很重要。

治疗原则同上述外阴癌的治疗。化疗效果不明显，可应用达卡巴嗪。放疗效果亦不满意。

预后大多很差。外阴部黑痣有恶变的可能，宜及早切除，范围在病灶外1～2cm，深度达正常组织。

（3）外阴基底细胞癌：少见，多发生于年老女性。表现为大阴唇的小肿物，生长缓慢，很少转移，有局部破坏性。显微镜下见肿瘤细胞自表皮基底层长出，伸向间质，细胞境界不清、核大、形态一致。周边细胞呈栅状排列，周围可伴黏液变性。常伴有全身其他部位同时发生，或伴发其他恶性肿瘤，检查时应注意。手术治疗或局部氟尿嘧啶治疗，原则同上述外阴癌的治疗。

（4）外阴佩吉特（Paget）病：又称乳房外湿疹样癌，较罕见。易发生于顶泌汗腺分布区。常发生于40～60岁妇女，表现为界限清楚的红色斑片，基底有浸润，表面有渗出结痂或角化褪屑，伴瘙痒，似湿疹，易误诊。显微镜下可见表皮内有单个或呈巢状排列的Paget细胞。细胞大，圆形，内含一个大的胞核，细胞质丰富、淡染。本病发展缓慢，预后较乳腺Paget病好。治疗原则同上述外阴癌的治疗。

三、阴道良性肿瘤

1. 分类　阴道良性肿瘤主要有中胚叶来源的平滑肌瘤、纤维瘤和上皮来源的乳头状瘤、阴道腺病以及血管瘤等。

2. 临床表现　一般无临床症状。少数患者可因为肿瘤较大，导致白带增多、下坠感、膀胱直肠压迫症状以及性生活困难。肿瘤亦可发生出血、溃疡及继发感染。阴道血管瘤破裂时可出现大出血、休克症状。

3. 治疗　一般采用手术局部单纯切除即可。无症状的阴道腺病可不治疗，但因其有发展为透明细胞癌的可能，应严密随访观察。病灶较小的血管瘤可采用激光或电灼治疗，海绵状血管瘤可采用放疗。

四、阴道恶性肿瘤

（一）分类

阴道恶性肿瘤（vaginal malignant tumor）占女性生殖器官恶性肿瘤的2%。最常见的类型是阴道鳞状细胞癌（squamous cell carcinoma of vagina），其次为阴道腺癌（adenocarcinoma of vagina），其他如恶性黑色素瘤（malignant melanoma）、平滑肌肉瘤、纤维肉瘤、胚胎性横纹肌肉瘤、内胚窦瘤等十分罕见。不同肿瘤的好发年龄亦有不同。阴道鳞状细胞癌及恶性黑色素瘤好发于老年妇女，平滑肌肉瘤好发于生育年龄，阴道腺癌好发于青春期，内胚窦瘤好发于婴幼儿期，胚胎性横纹肌肉瘤好发于生育期以前。

（二）临床表现

阴道恶性肿瘤在临床可表现为阴道出血及血性分泌物、阴道肿物、晚期可出现膀胱直肠受累的症状。

（三）诊断

阴道恶性肿瘤的诊断主要依据活检病理检查，为了更好地明确肿瘤的侵犯范围，必要时可行诊断性刮宫，直肠乙状结肠镜及膀胱镜检查，影像学检查如超声、MRI 和 CT 及静脉肾盂造影检查等。现采用国际妇产科联盟（FIGO）的阴道原发恶性肿瘤的分期（表 5 - 2）。

表 5 - 2　FIGO 阴道原发恶性肿瘤分期

Ⅰ 期	肿瘤局限于阴道壁
Ⅱ 期	肿瘤侵及阴道下组织但未达盆壁
Ⅲ 期	肿瘤侵达盆壁
Ⅳ 期	肿瘤超出小骨盆或侵及膀胱或直肠黏膜，膀胱黏膜水肿除外
Ⅳa 期	肿瘤侵及邻近器官
Ⅳb 期	肿瘤侵及远处器官

（四）治疗

阴道恶性肿瘤的治疗主要为放疗及手术，化疗仅起辅助作用。大多数患者可选择放疗。手术一般为根治性子宫切除加阴道部分切除术及盆腔淋巴结清扫术，阴道切缘应达病灶外 1cm。对于年轻的患者可考虑同时行卵巢移位术，为放疗做准备。必要时术前及术后可辅以放疗。氟尿嘧啶、顺铂、阿霉素，环磷酰胺、长春新碱、博莱霉素等药物可用于辅助化疗，一般选择联合用药。

（五）预后

阴道恶性肿瘤的预后与分期、肿瘤类型、区域淋巴结的转移相关，随着目前个体化、综合疗法的采用，患者的 5 年生存率有了一定的提高。

（六）几种恶性肿瘤

1. 阴道鳞状细胞癌　是最常见的阴道恶性肿瘤。约占阴道恶性肿瘤的 93%。发病高峰为 50 ~ 70 岁妇女。现在认为一部分阴道鳞癌与 HPV（特别是 16、18 型）感染有关。局部慢性刺激及盆腔放疗史亦是发病因素之一。

主要表现为无痛性阴道出血及有臭味的排液。晚期累及膀胱、直肠时可出现尿频、尿急、排尿困难、里急后重，亦可引起腰骶部疼痛。好发于阴道上 1/3 前壁和阴道下 1/3 后壁。

活检病理检查为唯一可靠的鉴别方法。

治疗原则同上述阴道恶性肿瘤的治疗。预后与分期、细胞分化程度和部位（发生于阴道下 2/3 的预后差）相关。

2. 阴道腺癌　约占阴道恶性肿瘤的 5% 。常见于青春期及年轻妇女。现在认为阴道腺癌与妊娠期孕妇雌激素暴露有关。

主要表现为无痛性阴道出血及排液。晚期累及周围脏器时可出现尿频、尿急、排尿困难、里急后重，亦可引起腰骶部疼痛。病灶表现多样，可为息肉或结节样，亦可为溃疡状。

活检病理检查为唯一可靠的确诊方法。

治疗原则同上述阴道恶性肿瘤的治疗。

预后与分期、细胞分化程度和是否有淋巴结转移相关，有孕期雌激素暴露史的患者预后相对较好。因可远期复发，故应注意长期随访。

3. 阴道平滑肌肉瘤　约占阴道恶性肿瘤的 2% 。常见于 40~60 岁妇女。病因不清。好发于阴道中上段。

主要表现为阴道直肠痛，阴道出血及排液。

活检病理检查为唯一可靠的确诊方法。

治疗方法以手术为主，辅以化疗及放疗。化疗方案与其他部位的平滑肌肉瘤方案相同。总体预后较差。病理显示细胞分裂活跃者复发率高，预后差。

（梁江红）

第二节　宫颈癌

近 60 年来，以宫颈脱落细胞涂片为主要内容的宫颈癌筛查的普及和推广使宫颈癌的发生率和死亡率在世界范围内普遍下降了 70% ，但近年来其稳居不降。与发达国家相比，发展中国家常因为缺乏经济有效的筛查，仅有少数妇女能够得到宫颈癌筛查服务。因此宫颈癌仍是一种严重危害妇女健康的恶性肿瘤，在发展中国家尤其如此。

一、宫颈癌的流行病学

发病率与死亡率：宫颈癌（cervical cancer）是最常见的妇科恶性肿瘤。据世界范围统计，其发病率在女性恶性肿瘤中居第二位，仅次于乳腺癌。全世界每年估计有 46.6 万的新发宫颈癌病例，其中 80% 患者发生在发展中国家。在不同国家或地区宫颈癌的发病率和死亡率存在着显著差异。在已建立了宫颈癌筛查的发达国家和一些发展中国家的流行病学资料显示，宫颈浸润癌的发病率和死亡率均已大幅度下降。我国自 20 世纪 50 年代末期就积极开展了宫颈癌的防治工作，如上海市纺织系统和江西靖安县等均取得了显著成效。全国宫颈癌的死亡率（中国人口年龄调整率）由 20 世纪 70 年代的 10.28/10 万下降到 20 世纪 90 年代的 3.25/10 万，下降了 69% 。我国由于幅员辽阔、人口众多、经济发展和医疗水平尚不均衡，较难实施统一完善的普查计划，每年仍有新发宫颈癌病例约 10 万，占全球新发病例总数的 1/5 。

二、宫颈癌的病因学

宫颈癌的病因学研究历史悠久，也提出了许多可能的病因。概括来讲主要包括两个方面：其一是行为危险因素，如性生活过早、多个性伴侣、多孕多产、社会经济地位低下、营养不良和性混乱等；其二是生物学因素，包括细菌、病毒和衣原体等各种微生物的感染。近年来，在宫颈癌病因学研究方面取得了突破性进展，尤其在生物学病因方面成绩显著，其中最主要的发现是明确人乳头状瘤病毒（human papillomavirus，HPV）是宫颈癌发生的必要条件。

1. 宫颈癌发生的必要条件——HPV 感染　与宫颈癌最为密切的相关因素是性行为，因而人们很早就怀疑某些感染因子的作用。在 20 世纪 60～70 年代，人们将主要的目光投向单纯疱疹病毒（herpes simplex virus，HSV）Ⅱ型，尽管 HSV 在体外被证实具有一定的致癌性，且在宫颈癌标本中有一定的检出率，但临床活体标本能检出 HSV 的始终仅占极小部分，流行病学调查也不支持 HSV 与宫颈癌的关系。而其他的因子，如巨细胞病毒、EB 病毒、衣原体等迄今尚未发现有力证据。

1972 年 Zur Hansen 提出，HPV 可能是最终导致生殖道肿瘤的性传播致病因子，1976 年德国研究者在子宫颈癌中发现有 HPV 特异序列，以后的大量流行病学和分子生物学研究肯定了 HPV 在子宫颈癌发生中的作用。1995 年国际癌症研究中心（IARC）专门讨论有关性传播 HPV 在子宫颈癌发生中的作用，认为 HPV 16 和 18 亚型与子宫颈癌的发生有关。进一步的问题是 HPV 是否是子宫颈癌的必需和充足病因？最有代表性的研究是 Walboomers 等于 1999 年对 1995 年 IARC 收集来自美洲、非洲、欧洲和亚洲 22 个国家冻存的浸润性子宫颈癌组织重新进行 HPV 试验，应用 HPVL1MY09/MY11 引物检出率为 93%，对 HPV 阴性组织重新应用 L1GP5＋/GP6＋引物，检出率为 95.7%，使用 14 种高危 HPV E7 引物，检出率为 98.1%，总检出率为 99.7%。实验动物和组织标本研究还表明，HPV－DNA 检测的负荷量与宫颈病变的程度呈正相关，而且 HPV 感染与宫颈癌的发生有时序关系，符合生物学致病机理。这些流行病学资料结合实验室的证据都强有力的支持 HPV 感染与宫颈癌发生的因果关系，均表明 HPV 感染是宫颈癌发生的必要条件。关于 HPV 在子宫颈癌发生中的作用或重要性，有研究者认为其重要性与乙型肝炎病毒与肝癌的关系相似，高于吸烟与肺癌的关系。

2. 宫颈癌发生的共刺激因子　事实证明，性活跃妇女一生感染 HPV 的机会大于 70%，但大多为一过性的，通常在感染的数月至两年内消退，仅少数呈持续感染状态，约占 15%左右。已经证实，只有高危 HPV 持续感染才能导致宫颈癌及其前期病变的发生，但他们之中也仅有极少数最后才发展为宫颈癌。因此可认为 HPV 感染是宫颈癌发生的必要条件，但不是充足病因，还需要其他致病因素协同刺激。现已发现一些共刺激因子与子宫颈癌的发生有关，有研究者总结宫颈癌发生的共刺激因子为：①吸烟；②生殖道其他微生物的感染，如 HSV、淋球菌、衣原体和真菌等可提高生殖道对 HPV 感染的敏感性；③性激素影响：激素替代和口服避孕药等；④内源或外源性因素引起免疫功能低下。

国外有学者将宫颈癌的发生形象地用"种子－土壤"学说来解释，其中将 HPV 感染比喻为种子，共刺激因子为营养，宫颈移行带为土壤。

三、诊断

1. 临床表现

（1）症状：原位癌与微小浸润癌常无任何症状。宫颈癌患者主要症状是阴道分泌物增多、阴道流血，晚期患者可同时表现为疼痛等症状，其表现的形式和程度取决于临床期别、组织学类型、肿块大小和生长方式等。

1）阴道分泌物增多：是宫颈癌最早出现的症状，大多为稀薄、可混有淡血性的。若并发感染，可有特殊的气味。

2）阴道流血：是宫颈癌最常见的症状。早期患者大多表现为间歇性、无痛性阴道流血，或表现为性生活后及排便后少量阴道流血。晚期患者可表现长期反复的阴道流血，量也较前增多。若侵犯大血管，可引起致命性大出血。由于长期反复出血，患者常可并发贫血症状。

3）是晚期宫颈患者的症状。产生疼痛的主要原因主要是癌肿侵犯或压迫周围脏器、组织或神经所致。

4）其他症状：主要取决于癌灶的广泛程度及所侵犯脏器。癌肿压迫髂淋巴、髂血管使回流受阻，可出现下肢水肿。侵犯膀胱时，可引起尿频、尿痛或血尿，甚至发生膀胱阴道瘘。如两侧输尿管受压或侵犯，严重者可引起无尿及尿毒症，是宫颈癌死亡的原因之一。当癌肿压迫或侵犯直肠时，出现里急后重、便血或排便困难，甚至形成直肠阴道瘘。

（2）体征：宫颈原位癌、微小浸润癌和部分早期浸润癌患者局部可无明显病灶，宫颈光滑或为轻度糜烂。随宫颈浸润癌生长发展可出现不同体征，外生型者宫颈可见菜花状赘生物，组织脆易出血。内生型者由于癌细胞向周围组织生长，浸润宫颈管组织，使宫颈扩张，从而表现为宫颈肥大、质硬和颈管膨大。无论是外生型或内生型，当癌灶继续生长时，其根部血管被浸润，部分组织坏死脱落，形成溃疡或空洞。阴道壁受侵时可见赘生物生长。宫旁组织受侵时，盆腔三合诊检查可扪及宫旁组织增厚或结节状或形成冰冻骨盆。

晚期患者可扪及肿大的锁骨上和腹股沟淋巴结，也有患者肾区叩痛阳性。

2. 检查

（1）盆腔检查：不仅对诊断有帮助，还可决定患者的临床期别。

1）阴道检查：窥阴器检查以暴露宫颈及阴道穹隆及阴道壁时，应缓慢扩张并深入暴露宫颈和阴道，以免损伤病灶而导致大出血。阴道检查时应主要观察宫颈外形和病灶的位置、形态、大小及有无溃疡等。阴道指诊时应用手指触摸全部阴道壁至穹隆部及宫颈外口，进一步了解病灶的质地、形状、波及的范围等，并注意有无接触性出血。

2）双合诊：主要了解子宫体的位置、活动度、形状大小和质地，以及双附件区域、宫旁结缔组织有无包块和结节状增厚。

3）三合诊：是明确宫颈癌临床期别不可缺少的临床检查，主要了解阴道后壁有无肿瘤病灶的浸润、宫颈大小及形态、宫旁组织情况，应同时注意有无肿大的盆腔淋巴结可能。

（2）全身检查：注意患者的营养状况，有无贫血及全身浅表淋巴结的肿大和肝、脾肿大。

（3）实验室检查和诊断方法：极早期的宫颈癌大多无临床症状，需经宫颈癌筛查后最后根据病理组织学检查以确诊。

1）宫颈细胞学检查：是目前宫颈癌筛查的主要手段，取材应在宫颈的移行带处，此为宫颈鳞状上皮与柱状上皮交界处。

2）阴道镜检查：适用于宫颈细胞学异常者，主要观察宫颈阴道病变上皮血管及组织变化。对肉眼病灶不明显的病例，可通过阴道镜协助发现宫颈鳞 - 柱交界部位有无异型上皮变化，并根据检查结果进行定位活检行组织学检查，以提高宫颈活检的准确率。

3）宫颈活组织病理检查：是诊断宫颈癌最可靠的依据。适用于阴道镜检查可疑或阳性、临床表现可疑宫颈癌或宫颈其他疾病不易与子宫颈癌鉴别时。宫颈活检应注意在靠近宫颈鳞柱交界的区域（SCJ）和（或）未成熟化生的鳞状上皮区取活检可减少失误，因为这常常是病变最严重的区域。溃疡的活检测必须包括毗邻溃疡周边的异常上皮，因为坏死组织往往占据溃疡的中心。取活检的数量取决于病变面积的大小和严重程度，所谓多点活检通常需要 2 ~ 4 个活检标本。一般宫颈活检仅需 2 ~ 3mm 深，约绿豆大小，当怀疑浸润癌时，活检应更深些。

4）宫颈锥形切除术：宫颈锥形切除术（锥切）主要应用于宫颈细胞学检查多次异常而宫颈活组织学结果为阴性，或活组织学结果为原位癌但不能排除浸润癌的患者。其在宫颈病变的诊治中居于重要地位，很多情况下锥切既是明确诊断，同时亦达到了治疗目的。按照使用的切割器械不同，可分为传统手术刀锥切、冷刀锥切（cold knife conization，CKC）、激光锥切（laser conization，LC）和近年流行的环形电切术（loop electrosurgical excisional procedure，LEEP）。锥切术的手术范围应根据病变的大小和累及的部位决定。原则上锥切顶端达宫颈管内口水平稍下方，锥切底视子宫阴道部病变的范围而定，应达宫颈病灶外 0.5cm。在保证全部完整的切除宫颈病变的前提下，应尽可能多地保留宫颈管组织，这对未生育而又有强烈生育愿望的年轻患者尤为重要。术后标本的处理十分重要，应注意以下几方面：①锥切的宫颈标本应做解剖位点标记，可在宫颈 12 点处剪开或缝线作标记，并标明宫颈内外口；②锥切标本必须进行充分取材，可疑部位做亚连续或连续切片，全面地评价宫颈病变以免漏诊；③病理学报告应注明标本切缘是否受累、病变距切缘多少毫米、宫颈腺体是否受累及深度和病变是否为多中心等，均有助于宫颈病变的进一步治疗。

5）宫颈管搔刮术：是用于确定宫颈管内有无病变或癌灶是否已侵犯宫颈管的一种方法，其常与宫颈活检术同时进行从而及早发现宫颈癌。

6）影像学检查：宫颈癌临床分期通常不能准确地确定肿瘤范围，因此不同的影像学诊断方法，如 CT 扫描、MRI 及正电子发射断层扫描术（PET），用于更准确地确定病灶范围，用于确定治疗计划。但这些检查一般不是都有条件进行，而且结果多变，因而这些检查结果不能作为改变临床分期的依据。MRI 具有高对比度的分辨率和多方位的断层成像能力，对宫颈癌分期的准确率为 81% ~ 92%；MRI 在宫颈癌的术前分期中极具价值：①可以通过宫颈本身信号改变直接观察肿瘤的有无及侵犯宫颈的深度；②可以判断宫旁侵犯的程度、宫颈周围器官（膀胱或直肠）是否受侵以及宫颈癌是否向上或向下侵及宫体或阴道；③可以提示肿大淋巴结的存在，进一步判断淋巴结转移的可能。

7）鳞状细胞癌抗原（squamous cell carcinoma antigen，SCCA）检测：SCCA 是从宫颈鳞状上皮中分离出来的鳞状上皮细胞相关抗原 TA－4 的亚单位，由 SCCA－1 和 SCCA－2 抗原组成，是宫颈鳞癌较特异的肿瘤标志物，现已被广泛应用于临床。

四、宫颈癌的分期

采用国际妇产科联盟（FIGO）2009 年的临床分期标准（表 5－3）。临床分期在治疗前进行，治疗后不再更改。

表 5 – 3　FIGO 宫颈癌分期 (2009 年)

Ⅰ期	肿瘤局限于宫颈 (忽略扩展至宫体者)
ⅠA	镜下浸润癌, 深度≤5mm, 宽度≤7mm
ⅠA₁	间质浸润深度≤3mm, 宽度≤7mm
ⅠA₂	间质浸润深度 3~5mm, 宽度≤7mm
ⅠB	肉眼可见癌灶局限于宫颈, 或者镜下病灶 > Ⅰa₂
ⅠB₁	肉眼可见癌灶最大径线≤4cm
ⅠB₂	肉眼可见癌灶最大径线 >4cm
Ⅱ期	肿瘤侵及宫颈外组织, 但未达盆壁或未达阴道下 1/3
ⅡA	无宫旁浸润
ⅡA₁	肉眼可见癌灶最大径线≤4cm
ⅡA₂	肉眼可见癌灶最大径线 >4cm
ⅡB	有宫旁浸润
Ⅲ期	肿瘤浸润达盆壁和 (或) 累及阴道下 1/3 和 (或) 引起肾盂积水或肾无功能
ⅢA	肿瘤累及阴道下 1/3, 没有扩展到盆壁
ⅢB	肿瘤扩展到骨盆壁和 (或) 引起肾盂积水或肾无功能
Ⅳ期	癌扩散超过小骨盆或临床已侵犯膀胱黏膜或直肠黏膜
ⅣA 期	肿瘤侵犯膀胱黏膜或直肠黏膜和 (或) 超出小骨盆 (邻近器官)
ⅣB 期	转移至远处器官

五、宫颈癌的转移途径

宫颈上皮内因缺乏淋巴管和血管, 而且基底膜又是组织学屏障, 可以阻止癌细胞的浸润, 因此宫颈原位癌一般不易发生转移。一旦癌细胞突破基底膜侵入间质, 病程即是不可逆, 癌细胞可到处转移。宫颈癌的转移途径主要是直接蔓延和淋巴转移, 少数经血循环转移。

1. 直接蔓延　是最常见的转移途径, 通过局部浸润或循淋巴管浸润而侵犯邻近的组织和器官。向下可侵犯阴道穹隆及阴道壁, 因前穹隆较浅, 所以前穹隆常常较后穹隆受侵早。癌细胞也可通过阴道壁黏膜下淋巴组织播散, 而在离宫颈较远处出现孤立的病灶。向上可由颈管侵犯宫腔。癌灶向两侧可蔓延至宫旁和盆壁组织, 由于宫旁组织疏松、淋巴管丰富, 癌细胞一旦穿破宫颈, 即可沿宫旁迅速蔓延, 累及主韧带、骶韧带, 甚至盆壁组织。当输尿管受到侵犯或压迫可造成梗阻, 并引起肾盂、输尿管积水。晚期患者癌细胞可向前、后蔓延分别侵犯膀胱或直肠, 形成癌性膀胱阴道瘘或直肠阴道瘘。

2. 淋巴转移　是宫颈癌最重要的转移途径。一般沿宫颈旁淋巴管先转移至闭孔、髂内及髂外等区域淋巴结, 后再转移至髂总、骶前和腹主动脉旁淋巴结。晚期患者可远处转移至锁骨上及深、浅腹股沟淋巴结。

宫颈癌淋巴结转移率与其临床期别有关, 研究表明Ⅰ期患者淋巴结转移率为 15% ~ 20% 、Ⅱ期为 25% ~40% 和Ⅲ期 50% 以上。20 世纪 40 年代末 Henriksen 对宫颈癌淋巴结转移进行详细的研究, 其将宫颈癌的淋巴结转移根据转移时间的先后分为一级组和二级组。

（1）一级组淋巴结

1）宫旁淋巴结：横跨宫旁组织的一组小淋巴结。

2）宫颈旁或输尿管旁淋巴结：位于输尿管周围横跨子宫动脉段附近淋巴结。

3）闭孔或髂内淋巴结：围绕闭孔血管及神经的淋巴结。

4）髂内淋巴结：沿髂内静脉近髂外静脉处淋巴结。

5）髂外淋巴结：位于髂外动、静脉周围的 6~8 个淋巴结。

6）骶前淋巴结。

（2）二级组淋巴结

1）髂总淋巴结。

2）腹股沟淋巴结：包括腹股沟深、浅淋巴结。

3）腹主动脉旁淋巴结。

3. 血行转移　宫颈癌血行转移比较少见，大多发生在晚期患者，可转移至肺、肝、心、脑和皮肤。

六、治疗

浸润性宫颈癌诊断明确后，选择最佳的治疗方案是临床医师面临的首要问题。最佳治疗方案的选择通常取决于患者的年龄、全身健康状况、肿瘤的进展程度、有无并发症和并发症的具体情况以及治疗实施单位的条件。因此，有必要先对患者进行全面仔细的检查评估，再由放疗科医生和妇科肿瘤医生联合对治疗方案做出决定。

治疗方案的选择需要临床判断，除了少数患者的最佳方案只能是对症治疗以外，大多数患者的治疗选择主要是手术、放疗或放化疗。对于局部进展患者的初始治疗大多学者建议选择放化疗，包括腔内放疗（Cs 或 Ra）和外照射 X 线治疗。手术和放疗之间的争论已经存在了几十年，特别是围绕 I 期和 II A 期宫颈癌的治疗。对于 II B 期及以上期别宫颈癌患者治疗，大多采取顺铂化疗和放疗联合的放化疗。手术＋放疗组患者的严重并发症发生率（25%）大于放疗组（18%）和手术治疗组（10%）。

总体上讲，对于早期宫颈癌患者，手术和放疗的生存率是相似的。放疗的优点是几乎适用于所有期别的患者，而手术治疗则受限于临床期别，在国外的许多机构中，手术治疗被用于希望保留卵巢和阴道功能的 I、II A 期年轻宫颈癌患者。由于手术技巧提高和相关材料的改进，目前手术所导致的患者死亡率、术后尿道阴道瘘发生率均＜1%，这使得选择手术治疗的患者明显增加。其他因素也可能导致选择手术而不是放疗，包括妊娠期宫颈癌、同时并发存在肠道炎性疾病、因其他疾病先前已行放疗、存在盆腔炎性疾病或同时存在附件肿瘤，还有患者的意愿。但在选择放疗时必须考虑到放疗对肿瘤周围正常器官的永久损伤和继发其他恶性肿瘤的可能。

1. 手术治疗　是早期宫颈浸润癌首选的治疗手段之一和晚期及某些复发性宫颈癌综合治疗的组成部分。宫颈癌手术治疗已有一百余年历史。随着对宫颈癌认识的不断深入，手术理论与实践的不断完善及宫颈癌其他治疗手段尤其是放疗和化疗的不断进展，宫颈癌手术治疗的术式及其适应证也几经变迁，日趋合理，但其中对手术治疗的发展最重要的贡献者当数 Wertheim 和 Meigs 两位学者。当今开展的宫颈癌各种手术方式均为他们当年所开创术式的演变与发展。

（1）宫颈癌手术类型及其适应证：宫颈癌手术治疗的目的是切除宫颈原发病灶及周围已经或可能受累的组织、减除并发症。其原则是既要彻底清除病灶，又要防止不适当地扩大手术范围，尽量减少手术并发症，提高生存质量。目前国外多采用 Piver 1974 年提出的将宫颈癌手术分为五种类型。

1）筋膜外子宫切除术（Ⅰ型）：切除所有宫颈组织，不必游离输尿管。筋膜外全子宫切除的范围国内外不同学者在描述上尽管存在一定的差异，但不管如何，与适用于良性疾病的普通全子宫切除术的范围并不相同，主要差异在于普通全子宫切除术不需暴露宫旁段输尿管，而是沿子宫侧壁钳夹、切断宫颈旁组织及阴道旁组织，包括主韧带、宫骶韧带、宫颈膀胱韧带等，为避免损伤输尿管，须紧靠宫颈旁操作，这种操作方法必然会残留部分宫颈组织，而不能很完整地切除宫颈。筋膜外全子宫切除术主要适用于ⅠA$_1$期宫颈癌。

2）改良根治性子宫切除术（Ⅱ型）：这一术式基本上是 Wertheim 手术，在子宫动脉与输尿管交叉处切断结扎子宫动脉。部分切除主韧带和宫骶韧带，当上段阴道受累时切除阴道上段 1/3。选择性切除增大的盆腔淋巴结。这一术式主要适用于ⅠA$_2$期宫颈癌。

3）根治性子宫切除术（Ⅲ型）：基本上为 Meigs 手术。在膀胱上动脉分出子宫动脉的起始部切断并结扎子宫动脉，切除全部主韧带、宫骶韧带及阴道上 1/2。主要适用于ⅠB 和ⅡA 宫颈癌。

4）超根治性子宫切除术（Ⅳ型）：和Ⅲ型的主要区别是：a. 完整切除膀胱子宫韧带；b. 切断膀胱上动脉；c. 切除阴道上 3/4。这一手术泌尿道瘘的发生率较高，主要用于放疗后较小的中心性复发癌。

5）部分脏器切除术（Ⅴ型）：适用于远端输尿管或膀胱的中心性复发。相应部分切除后，输尿管可重新种植于膀胱。当根治术时发现远端输尿管受累时，也可采用该手术，当然也可放弃手术治疗改行放疗。

国内治疗宫颈癌手术的术式与国外略有不同，基本根据上海张惜阴教授提出的四级手术。

Ⅰ级：筋膜外全子宫及附件切除术（年轻患者保留一侧卵巢）。

Ⅱ级：扩大全子宫切除，阴道和宫旁各切除 1cm。

Ⅲ级：次广泛全子宫切除术，宫旁和阴道各切除 2～3cm。适用ⅠA 期宫颈癌，一般不行盆腔淋巴切除术．但特殊情况除外。

Ⅳ级：广泛性全子宫切除术及盆腔淋巴结清扫术，宫旁组织和阴道各切除至少 3cm 以上，适用于ⅠB～ⅡA 期宫颈癌。

目前宫颈癌根治术通常经腹施行，但也可经阴道施行：事实上经阴道根治术的历史早于经腹。经阴道子宫根治术特别适用于肥胖，并发心、肺、肾重要脏器疾病难以耐受腹部手术等。但操作难度大，主要依靠术者触觉完成手术，要完成淋巴结切除较为困难，目前临床应用较少。随着腹腔镜手术技术的日益成熟，目前腹腔镜宫颈癌根治术也在蓬勃开展，并且已经显现出其微创效优的特点。

（2）并发症：宫颈癌手术并发症可分为术中、术后及晚期并发症。

1）术中并发症

a. 术时出血：根治性全子宫切除术时出血最容易发生在两个步骤，第一为清扫淋巴结时损伤静或动脉，第二容易出血处是分离主韧带和游离输尿管隧道。对这类出血可看清出血点者，采用缝扎或结扎止血。对细小静脉或静脉壁细小破裂出血，最简单有效的方法是压迫止血。

b. 脏器损伤：容易损伤的脏器有输尿管、膀胱、直肠和闭孔神经，若操作仔细、技术和解剖熟悉，多能避免。一旦损伤发生可根据损伤部位和范围作修补术。闭孔神经损伤发生后应立即修补缝合。

2）术后并发症

a. 术后出血：多发生于术中出血漏扎或止血不严，若出血发生在阴道残端，可出现术后阴道出血。处理方法经阴道结扎或缝扎止血。若出血部位较高，或腹腔内出血，且出血量较多，则需开腹止血。对手术后数日发生的残端出血要考虑感染所致，治疗以抗感染为主。

b. 输尿管瘘：游离输尿管时损伤管壁或影响其局部血供加之术后感染、粘连排尿不畅等，可形成输尿管阴道瘘或腹膜外渗尿等。近年来发生率已降至1%以下，防治措施除不断改进技术外，最重要的是手术细致，尽量避免损伤及预防感染，避免排尿不畅。

c. 盆腔淋巴囊肿：手术后回流的淋巴液潴留于后腹膜间隙而形成囊肿，发生率达12%～24%。淋巴囊肿一般较小，并无症状可随访观察。但较大的囊肿可引起患侧下腹不适，甚至造成同侧输尿管梗阻。需要时可在超声引导下行穿刺抽吸。淋巴囊肿的预防主要靠尽量结扎切断的淋巴管，也有人提出不缝合反折腹膜可减少其发生。

d. 静脉血栓及肺栓塞：是宫颈癌围术期最可能致死的一个并发症，任何时候都应对此提高警惕，术中、术后应予特别的关注，以防发生这种可能致死的并发症。术中是腿部或盆腔静脉形成血栓的最危险时期，应注意确保术中腿部静脉没有被压迫，仔细分离盆腔静脉可减少在这些静脉中形成血栓。

e. 感染：其发生率已明显下降，主要取决于广谱抗生素的临床应用和手术条件及技巧的提高。

3）晚期并发症

a. 膀胱功能障碍：Seski、Carenza、Nobili 和 Giacobini 等学者均认为术后膀胱功能障碍是支配膀胱逼尿肌的感觉神经和运动神经损伤的直接结果，手术做得越彻底，损伤的程度就越大，术后发生膀胱功能障碍的可能越大。膀胱功能障碍通常表现为术后排尿困难、尿潴留、尿道感染等，术后需长期给予持续的膀胱引流，但经对症治疗，几乎所有的患者都能恢复。通过控制手术范围和手术的彻底性，特别是对于早期宫颈癌患者，能够降低这个并发症。Bandy 及其同事报道了根治性子宫切除术（Ⅲ型）及术后是否予放疗对膀胱功能的远期影响，结果发现30%的患者术后需膀胱引流达到或超过30日，术后盆腔放疗者膀胱功能障碍的发生率明显高于未放疗者。

b. 淋巴囊肿：是较麻烦的并发症。在髂外静脉下方结扎进入闭孔窝的淋巴管有助于减少淋巴液流入这一最常形成淋巴囊肿的区域。腹膜后引流也可减少淋巴囊肿的发生，但避免盆腔腹膜的重新腹膜化就可以不再需要引流。如果出现淋巴囊肿，一般不会造成损害，而且如果时间足够长，淋巴囊肿通常会被吸收。Choo 及其同事报道认为直径 <4～5cm 的囊肿通常在2个月内吸收，处理上只需予以观察。当有证据表明存在明显的输尿管梗阻时需要手术治疗，手术需切除淋巴囊肿的顶，并将舌状下挂的网膜缝合到囊腔内面（内部造袋术），这样可以避免重新形成囊肿。经皮穿刺抽吸囊液常会继发感染，所以需谨慎使用。

2. 放射治疗 在过去的一个多世纪中，由于技术的进步，放疗已经成为与根治性手术一样重要的一种新治疗手段。对放疗耐受的宫颈癌病灶很少，已有大量的证据表明放疗能破坏原发病灶和淋巴结中的转移灶。近年来在许多中心仍保留根治性子宫切除术用于治疗相对比较年轻的、消瘦的、健康状况良好的患者。对于Ⅰ期和ⅡA期患者，手术和放疗这两种治疗手段都具有相对的安全性和较高的治愈率，这给了医生和患者一个真正的治疗选择。

1903年，Margaret Cleaves开始将放疗用于治疗宫颈癌。在1913年，Abbe报道了8年的治愈情况。1914年建立了放疗的斯德哥尔摩法，1919年建立了巴黎法，1938年建立了曼彻斯特法。在存在良好而完整的循环及充分的细胞氧合的情况下，可以获得电离辐射对肿瘤的最大效应。根治性放疗前对患者的准备应与子宫根治性手术一样仔细。应当予高蛋白、高维生素和高热量的饮食，尽可能使患者保持良好的全身状况。需控制过多的失血，血色素应维持在10g以上。

必须注意正常盆腔组织对放疗的耐受情况，在宫颈癌的治疗过程中，正常盆腔组织可能受到相对较高剂量的放射。穹隆部位的阴道黏膜可耐受的放射剂量为20 000~25 000cGy，阴道直肠隔大约可耐受4~6周的6 000cGy，膀胱黏膜可接受最大达7 000cGy的剂量，结肠和直肠可耐受约5 000~6 000cGy，而盆腔内小肠的耐受性较差，可接受的最大剂量为4 000~4 200cGy。全腹放疗时，小肠的耐受性限制在2 500cGy，这样的剂量显然也适合盆腔内小肠。放疗的一个基本原则是：任何脏器中的正常组织对放疗的耐受性与该脏器所受到的放射剂量成反比。外放疗与腔内放疗必须以不同的方式结合使用。必须根据每个患者及其特殊的病灶情况制订个体化的治疗计划。需要考虑肿瘤的大小及其分布情况，而不是肿瘤的分期。宫颈癌的成功治疗有赖于临床医师在治疗过程中对病灶的评估能力（也包括对盆腔空间几何的了解），并在必要时对治疗做出调整。因为腔内放疗容易到达宫颈及宫颈管，所以很适合于治疗早期宫颈癌。可以将镭或铯放置到很接近病灶的部位，使病灶表面剂量达到约15 000~20 000cGy，而且正常宫颈及阴道组织可以耐受特别高的放射剂量。

（1）放疗的适应证及禁忌证：宫颈癌各期别均可行放射治疗，但ⅠA、ⅠB及ⅡA期癌的患者可以手术方法治愈，手术治疗有保留卵巢，保持阴道弹性等优点，对于年轻患者，医生及患者均乐于选择手术治疗。单纯放疗常常只用于那些不具备手术条件及不愿意接受手术治疗的患者，ⅡB期以上的患者为放射治疗的适应证。孤立性远隔转移的病灶或手术后复发也为放疗适应证。另外，早期患者术后若发现具有高危因素，应接受辅助性放疗或放化疗。禁忌证包括：患者骨髓抑制，白细胞 $< 3 \times 10^9/L$，及血小板 $< 70 \times 10^9/L$ 者，急性或亚急性盆腔炎症未被控制者，已出现尿毒症或恶液质的晚期患者，肝炎急性期、精神病发作期及心血管疾病未被控制者。

（2）宫颈癌的放疗方法：宫颈癌的转移方式以直接蔓延及淋巴转移为主，其盆腔淋巴结受累的概率ⅠB期为15%左右，Ⅱ期为30%，Ⅲ期为45%左右。故放疗范围应包括原发灶及转移灶。由于宫颈所处的解剖位置，适合于腔内放射源容器的安置，放射源所给予组织的放射剂量与组织距放射源的距离的平方成反比，故腔内治疗所能给予宫颈的放射剂量远远超过体外放疗，但所给予盆腔淋巴结的剂量却不足，所以宫颈癌的放射治疗应包括体外与腔内放疗的综合治疗。单纯体外放疗难以做到既达到根治剂量又不产生严重的放射性损伤，治疗效果远不如综合放疗。

1）参考点及其意义：在宫颈癌的腔内治疗中，盆腔各点距放射源的距离不同，所获得的放射剂量各异，且差异梯度很大，计算困难，只能选择有实际临床意义的点作为评估剂量的参考点：称为 A 点和 B 点。A 点定位于宫腔放射源的末端之上方 2cm 及放射源旁 2cm 的交叉点，代表宫旁血管区的正常组织受量。B 点为 A 点线外侧 3cm 处，相当于闭孔区，代表盆壁淋巴结的受量。因受肿瘤形态及解剖变异的影响，定位不是十分确切，A、B 两点的定义几经争议及修订，仍不完善，但尽管有不足之处，迄今仍沿用以评估及比较剂量。

2）后装腔内放射治疗：后装腔内放射治疗系统按 A 点的剂量率不同可分为 3 类：高剂量率指 A 点剂量率为 12Gy/h 以上；中剂量率指 A 点剂量率 2～12Gy/h 之间；低剂量率为 A 点剂量率 0.4～2.0Gy/h 之间。高剂量率后装腔内放疗的优点为治疗时间短、机器治疗能力大、患者在治疗中无需护理从而免除患者长时间被迫体位静卧的痛苦、源容器的固定位置易维持和不至于因患者活动而移位等。而低剂量率后装放射治疗系统的治疗时间以小时计算，患者较长时间被动体位卧床不舒服，放射源容器可因此而移位等是其缺点，但放射生物效应好。由于每台治疗机，每个工作日只能治疗 1 个患者，不适合繁忙的治疗中心的工作需求。

3）体外放疗：^{60}钴的 γ 线或加速器所产生的高能 X 线实施。体外放疗的目的是补充腔内放疗所给予的 A 点以外区域的剂量的不足。综合放疗时的体外照射以全盆大野开始，剂量 20～30Gy，每周 5 次，每次 1 野，每次剂量 2Gy，前后轮照，结束后中央挡铅成四野垂直照射，方法同前，体外放疗给予 B 点的总剂量 40～50Gy。

单纯体外放疗作为宫颈癌的根治性治疗疗效不如综合放疗且并发症的发生率高，在有条件的医院已不再作为常规治疗，但作为晚期患者的姑息治疗，手术前后的补充治疗及对于阴道解剖不良而无法行腔内治疗者的唯一的放射治疗，以及手术后复发患者的挽救性治疗等有极其广泛的适应证。

体外照射的方法除垂直照射外，尚有四野交叉照射、六野交叉照射、钟摆照射及旋转照射等多种方法，这些方法的目的在于以体外放射为主要治疗时尽可能增加肿瘤受量并减少膀胱和直肠的受量。

4）体外与腔内放疗的配合：并发感染、空洞型、宫旁侵犯或因肿瘤浸润而阴道狭窄的患者应以全盆大野照射开始治疗。随着放射的进行，肿瘤逐渐消退，阴道的伸展性可能改善，允许腔内治疗的进行。全盆照射的剂量可适当增加，但要相应调整腔内照射的剂量。腔内放疗与体外放疗所给予 A 点的总剂量在 70Gy 左右，根据患者及肿瘤情况个别化调整。

大菜花型宫颈癌，或局部呈现外突性大结节者则以腔内治疗开始，适当增加局部剂量或给予消除量，有条件者先给外突性肿瘤间质插植放疗，使肿瘤最大限度的脱落及消退，改善局部解剖，有利于腔内放疗的进行，改善治疗效果。

常规放疗结束后，可针对残余病灶适当补充三维适形照射。手术中发现不可切除的受累淋巴结，亦应银夹标记，常规治疗结束后，适当补充适形放射治疗。适形放疗为一种治疗技术，使得高剂量区分布的形状在三维方向上与靶区的形状一致，以物理手段改善靶区与周围正常组织和器官的剂量分布，有效地提高治疗增益。但三维适形照射是一种局部治疗措施，不能作为宫颈癌的常规治疗。

总之宫颈癌的放射治疗有其原则，但不应机械套用，而应根据患者及肿瘤情况，本着负责任的精神个别化的设计。

（3）放射治疗的效果及并发症

1）治疗效果：放射治疗效果受多种因素的影响，影响预后的因素包括肿瘤临床分期、局部肿瘤的大小、肿瘤生长方式、病理类型、肿瘤分化程度、淋巴结转移的有无、转移瘤的大小、是否并发不可控制的感染或贫血及患者的局部解剖等。不恰当的治疗方式当然也影响预后，同一期别的治疗效果各家报道有区别，5 年存活率大约 Ⅰ 期为 90% 左右，Ⅱ 期为 60% ~80%，Ⅲ 期为 50% 左右。

2）近期放疗副反应及晚期并发症：近期反应包括乏力、食欲缺乏、尿频和便次增多等，对症处理可缓解。少数患者反应较重，可出现黏液血便，严重尿频、尿急，甚至并发白细胞减少或血小板减少，须暂停放疗，适当处理，恢复后再重新开始放疗。

晚期肠道并发症包括放射性直肠炎、乙状结肠炎、直肠阴道瘘、肠粘连、肠梗阻和肠穿孔等。放射性直肠炎为最常见，按程度可分为轻、中、重 3 度。发生率因治疗方式及放射总剂量不同而有差别，约 10% ~20%。轻度放射性直肠炎不必特殊处理，嘱患者注意休息，避免粗糙有刺激性的饮食，保持大便通畅即可。中度者则须消炎、止血、解痉等药物治疗，严重者甚至须手术干预。

晚期放射性泌尿系统并发症以放射性膀胱炎最常见，表现为反复发生的血尿，可造成严重的贫血，除消炎止血、解痉、矫正贫血等治疗外，可行局部止血处理，必要时行膀胱造瘘术。

3. 化疗　近年来对宫颈癌和化疗研究的进展，已成为各阶段宫颈癌重要的和不可缺少的治疗手段。化疗不仅作为晚期及复发癌的姑息治疗，而且有些化疗药物可作为放疗增敏剂与放疗同时应用或作为中、晚期患者综合治疗方法之一，以提高治疗效果。

（1）同步放化疗：1999—2000 年，美国新英格兰医学杂志及临床肿瘤杂志相继发表 5 个大样本随机对照临床研究，结果表明，同步放化疗提高了宫颈癌患者（包括 Ⅰ B、Ⅱ A 期根治性手术后具有高危因素者）的生存率和局部控制率，减少了死亡的危险。从此，世界各地相继采用同步放化疗治疗宫颈癌。Green 等对 1981—2000 年间 19 项采用同步放化疗与单纯放疗治疗宫颈癌的随机对照临床研究中共 4 580 例患者的临床资料进行 Meta 分析，其中同步放化疗患者根据化疗方案不同分为顺铂组和非顺铂组，结果表明，与单纯放疗比较，同步放化疗患者的总生存率明显提高，其危险比（HR）= 0.71，P < 0.01。其中，顺铂组 HR = 0.70，P < 0.01；非顺铂组 HR = 0.81，P = 0.201。临床 Ⅰ、Ⅱ 期宫颈癌患者所占比例高的临床研究中，患者获益更大（P = 0.009）。该 Meta 分析表明，与单纯放疗患者比较，同步放化疗患者的总生存率和肿瘤无进展生存率分别提高了 12%（95% CI = 8 ~16）和 16%（95% CI = 13 ~ 19）；同步放化疗对肿瘤的局部控制（OR = 0.61，P < 0.01）和远处转移（OR = 0.57，P <0.01）均有益处。2002 年，Lukka 等对 9 项采用同步放化疗治疗宫颈癌的随机对照临床研究进行 Meta 分析，结果与 Green 等的结果一致。但目前也有一些学者持不同意见，认为宫颈癌患者同步放化疗后的 5 年生存率和局部控制率与单纯放疗比较无明显提高。

宫颈癌同步放化疗的并发症分为早期与晚期两种，早期毒副反应有全身感乏力、食欲减退、厌食、恶心、呕吐，白细胞减少，甚至血红蛋白、血小板下降，早期放射性直肠炎者感里急后重、腹泻、腹痛。2003 年，Kirwan 等收集 19 项采用同步放化疗治疗宫颈癌患者的研究中共 1 766 例患者的临床资料进行 Meta 分析，结果显示，Ⅰ、Ⅱ 度血液学毒副反应发生率，同步放化疗组高于单纯放疗组，差异有统计学意义；Ⅲ、Ⅳ 度毒副反应发生率，同步放化疗组与单纯放疗组比较，白细胞减少症的发生率增加 2 倍（OR = 2.15，P < 0.001），血小板减少症增加 3 倍（OR = 3.04，P = 0.005），胃肠道反应增加 2 倍（OR = 1.92，P <

0.001）。19 项研究中，8 项研究有晚期并发症的记录，其中 7 组资料中同步放化疗组晚期并发症的发生率与单纯放疗组比较，差异无统计学意义。导致上述结果可能的原因：①评定并发症的标准不统一；②并发症资料不全；③近期并发症的定义不同；④并发症发生率的计算方法不同；⑤缺少远期并发症资料；⑥随访时间过短。

（2）新辅助化疗：从 20 世纪 80 年代开始，新辅助化疗（neoadjuvant chemotherapy, NACT）逐渐应用于局部晚期宫颈癌，NACT 指在主要治疗手段前给予的化疗，属辅助性化疗范畴。其主要意义：①缩小肿瘤体积，增加手术切除率和减少手术风险；②缩小肿瘤体积，提高放射治疗的敏感性；③消灭微转移，减少不良预后因素，降低复发风险，提高患者的生存率。根据 NACT 后主要治疗手段的不同，可分为 NACT + 子宫根治术 +／- 辅助性放疗和 NACT + 放射治疗两种治疗策略。

NACT 后可手术率为 48%～100%，且不增加手术并发症；9%～18% 患者术后病理证实达完全缓解，淋巴结转移率比相同临床期别和肿瘤大小的患者明显下降；更重要的发现是 NACT 后 I B_2～II B 和 III 期患者的 5 年生存率分别为 83% 和 45%，明显高于单纯放疗。但是否所有期别的局部晚期宫颈癌均能从 NACT 中得到生存期延长的益处目前还存在不同的意见。2001 年 Hwang 等对 80 例 I B_2～II B 期局部晚期宫颈癌患者采用 VBP 方案化疗，3 个疗程后给予子宫根治术 + 后腹膜淋巴结切除术，并进行了 10 年随访，结果发现 NACT 有效率为 93.7%，5 年和 10 年无瘤生存率分别为 82.0% 和 79.4%，结果提示 NACT 似乎可提高 I B_2～II B 期局部晚期宫颈癌患者长期生存率。Aoki 等对 21 例年龄小于 50 岁且具有高危因素的 I B～II A（MRI 提示宫颈深度浸润和肿块大小≥4cm）和 II B 期患者给予 PVP 方案化疗，2 个疗程后给予子宫根治术，18 例术后接受放疗。并选择具有高危因素和 II B 期、初次治疗接受子宫根治术和术后放疗的 21 例患者作为对照。结果 NACT 有效率为 86%，NACT 组 5 年生存率为 84.0%，明显高于对照组（58.9%）。2001 年 Benedetti - Panici 等报道了一组 441 例多中心、前瞻性、随机对照 III 期临床研究，比较了 I B_2～III 期患者 NACT + 子宫根治术和单一放疗的疗效。结果发现 NACT 组 5 年总生存率和无瘤生存率分别为 58.9% 和 55.4%，明显高于对照组的 4.5% 和 41.3%；I B_2～II B 期患者 NACT 组 5 年总生存率和无瘤生存率分别为 64.7% 和 59.7%，明显高于对照组的 46.4% 和 46.7%；而 III 期患者 NACT 组 5 年总生存率和无瘤生存率与对照组比较差异无统计学意义。因此作者认为 NACT + 子宫根治术疗效与传统放疗相比，只有 I B_2～II B 期患者才能得到生存期延长的益处。与单纯的放疗相比，目前多数文献认为，NACT + 子宫根治术能使 I B_2～II B 局部晚期宫颈癌患者长期生存率得到提高，但对于 III 期患者来说，尽管 NACT 可使手术率得到提高，但是否使其长期生存率得到提高目前尚有争论。

（3）早期宫颈癌术后的辅助性化疗：目前对具有高危因素的早期宫颈癌患者术后原则上推荐接受辅助性放疗，但由于放疗可导致患者卵巢、阴道等损伤，年轻患者往往难以接受。随着人们对化疗在宫颈癌治疗中地位的认识，近年来有学者对具有淋巴结转移、脉管内癌栓、间质浸润深度≥75%、手术切缘阳性、肿瘤细胞分化差，以及细胞学类型为非鳞状细胞癌等高危病例进行了术后化疗的临床研究，发现化疗可作为术后辅助治疗或补充治疗手段，有助于提高局部控制率，减少复发转移和改善患者的生存，特别是不愿接受盆腔放疗的年轻宫颈癌患者，采用术后化疗代替盆腔局部放疗，可有效保留阴道和卵巢的功能。

（4）姑息性化疗：IV 期宫颈癌和复发宫颈癌患者预后差，其中放疗后复发者预后更差。

其对化疗的临床有效率在10%～20%之间。初始是放疗抑或非放疗，其化疗有效率存在明显不同。导致这种现象的原因可能为：①放疗破坏了复发癌灶的血液供应，药物难于达到较高浓度；②交叉抗拒；③患者存在的相关并发症，如肾功能不全、尿路梗阻等导致患者对化疗药物的耐受性差。

4. 复发转移宫颈癌的治疗　大多数复发转移宫颈癌发生在初次治疗后的2年内，其治疗十分困难，预后极差，平均存活期为7个月。复发转移宫颈癌治疗方式的选择主要依据患者本身的身体状况、转移复发部位、范围及初次治疗方法决定。目前，国内外对转移复发宫颈癌的治疗趋势是采用多种手段的综合治疗。无论初次治疗的方法是手术还是放疗，均由于解剖变异、周围组织粘连及导致的并发症，给治疗带来了一定的困难，并易造成更严重的并发症。因此，在再次治疗前除详细询问病史外，还应做钡灌肠、全消化道造影、乙状结肠镜以及静脉肾盂造影等，以了解复发转移病灶与周围组织的关系，评价以前的放射损伤范围和正常组织的耐受程度等，从而在考虑以上特殊情况后，选择最适宜的个体化治疗。

（1）放疗后局部复发宫颈癌的治疗：大多数放疗后盆腔局部复发的宫颈癌患者并不适合再次放疗，对于这些患者来说盆腔脏器切除术（pelvic exenteration）是唯一的治疗方法。纵观几十年来的国外资料，由于手术不断改进如盆腔填充、回肠代膀胱以及阴道重建术等，使手术并发症及病死率明显下降，多数文献报道病死率小于10%，5年存活率明显改善，达30%～60%。影响手术后生存的主要因素有：初次治疗后无瘤生存期、复发病灶的大小和复发病灶是否累及盆侧壁，文献报道初次治疗后无瘤生存期大于6个月、复发病灶直径小于3cm和盆侧壁未累及的患者存活期明显延长。由于放疗后出现广泛纤维化，导致术前判断复发灶是否累及盆侧壁比较困难，有学者认为单侧下肢水肿、坐骨神经痛及尿路梗阻这三种临床表现预示复发病灶已累及盆侧壁，实行盆腔脏器切除术的失败率增加，建议施行姑息性治疗。另外，老年妇女并不是盆腔脏器切除术的反指征。尽管术前进行了严密的评估，但仍有1/3的患者术中发现有盆腔外转移、腹主动脉旁淋巴结转移，以及病灶已累及盆侧壁，因此临床医师应有充分的思想准备，并加强与患者及家属的沟通。也有作者建议对病灶直径小于2cm的中心性复发患者可采用子宫根治术（radical hysterectomy），但术后易发生泌尿系统的并发症。

（2）子宫根治术后局部复发宫颈癌的治疗：对于子宫根治术后局部复发的宫颈癌患者治疗方法有两种：一是选择盆腔脏器切除术，二是选择放射治疗。据文献报道其5年存活率为6%～77%。有关影响该类患者治疗后预后的因素主要为初次治疗后的无瘤生存期、复发灶的部位和大小。中心性复发患者的预后好于盆侧壁复发者，对于病灶不明显的中心性复发患者再次治疗后10年存活率可达77%，病灶直径小于3cm的中心性复发患者10年存活率为48%，而对于病灶直径大于3cm的中心性复发患者则预后很差。对于体积较小的复发患者往往可通过增加体外放射的剂量提高局部控制率，但对于体积较大的复发患者来说，增加放射剂量并不能改善其预后。因此，为提高子宫根治术后局部复发患者的存活率，关键是加强初次治疗后的随访，争取及早诊断其复发。

（3）转移性宫颈癌的治疗

1）全身化疗：对转移性宫颈癌患者而言，全身化疗可作为一种姑息性治疗措施。目前有许多有效的化疗方案，其中顺铂（DDP）是最有效的化疗药物。许多研究已证明以顺铂为基础的联合化疗治疗后其缓解率、未进展生存期均明显好于单一顺铂化疗者，但总的生存期两者则没有明显差异，因此目前对于转移性宫颈癌是选择联合化疗还是选择单一顺铂化疗尚有争论。另外，迄今尚无随机研究来比较化疗与最佳支持治疗（best supportive care）对此类宫颈癌患者生存期、症状缓解和生活质量（quality of life）影响的差异。

近来已有许多新药如紫杉醇（Taxol）、长春瑞滨（vinorelbine）、健择（Gemcitabine）、伊立替康（irinotecan）等与顺铂联合治疗局部晚期宫颈癌和（或）复发转移宫颈癌的Ⅱ期研究发现有效率为40%~66%，其中局部晚期宫颈癌的疗效明显好于复发转移宫颈癌，但与既往报道的以顺铂为基础的化疗疗效相比无明显提高。2001年5月美国ASCO会议报道GOG的初步研究结果，该研究比较了顺铂单药（$50mg/m^2$）与顺铂联合Taxol（顺铂$50mg/m^2$，Taxol $135mg/m^2$）治疗28例复发和ⅣB期宫颈癌患者的有效率、无进展生存期和总的生存期，尽管最后结果提示顺铂+Taxol组有效率、无进展生存率明显高于单一顺铂者，但两者总的生存期无明显差异。

2）放疗：作为局部治疗手段对缓解转移部位疼痛及脑转移灶的治疗具有明显作用，Meta分析结果显示短疗程放疗与长疗程化疗疗效相似，因此对于预计生存期较短的转移性宫颈癌患者给予短疗程放疗可提高生活质量。

5. 正在发展中的生物治疗

（1）血管生成抑制剂：用于生物治疗在阻止肿瘤生长和进展、甚至清除较小体积残余病灶方面可能有效。近年来，积累了一些有关血管生成在局部进展型宫颈癌中发挥作用的证据。在一个对111例患者的研究中，Cooper等发现肿瘤的血管生成（可由肿瘤的微小血管密度MVD来反映）是COX多因素分析中的一个重要的预后因素，它与较差的肿瘤局部控制及较差的总生存率有关。相反的，在166例行根治性子宫切除术的ⅠB期宫颈癌患者中，Obermair等发现当MVD<20/HPF时，患者的5年生存率得到改善，为90%，而当MVD>20/HPF，患者的5年生存率为63%。另外，已经发现VEGF受体的表达也与宫颈癌中的MVD成正比。

（2）治疗性HPV疫苗：至于预防性HPV疫苗，在2003年WHO召集了一群来自发展中国家和发达国家的专家来确定检测HPV疫苗效能的合适终点。普遍的共识是：效能终点应当是适合在公共健康机构开展HPV疫苗的、全球一致的、可测量的。因为从病毒感染到表现为浸润癌存在时间上的滞后，因此，一个替代终点应当可用来确定疫苗的效能。因为同一种高危型HPV病毒的持续感染是中度或者高度宫颈不典型增生和浸润性宫颈癌的易感因素，所以，决定将CIN，而不是浸润癌，作为HPV疫苗的疗效终点。

七、预后

影响宫颈癌预后的因素很多，包括患者的全身状况、年龄、临床分期、组织学类型、生长方式，以及患者接受治疗的手段是否规范和治疗的并发症等。但临床分期、淋巴结转移和肿瘤细胞分化被认为是其独立的预后因素。

1. 临床分期　无论采用何种治疗手段，临床期别越早其治疗效果越好。国际年报第21期报道了32 052例宫颈癌的生存率，其中Ⅰ期患者的5年生存率为81.6%；Ⅱ期为61.3%；Ⅲ期为36.7%；Ⅳ期仅为12.1%。显示了随着宫颈癌临床分期的升高，其5年生存率明显下降。

2. 淋巴结转移　局部淋巴结浸润传统上被认为是宫颈癌预后不良的因素，是手术后患者需接受辅助性治疗的适应证。临床期别越高，盆腔淋巴结发生转移的可能性越大。目前的研究表明，无论是宫颈鳞癌还是腺癌，淋巴结转移对于患者总生存率、疾病特异性生存率（disease - specificsurvival）、局部复发率和无瘤生存期（disease - free interval）均是一个独立的预后因素。然而，有些学者报道淋巴结状态对于早期宫颈癌的预后无重要临床意义，淋巴结转移常与其他预后不良因素有关，如临床分期、肿块大小、脉管癌栓和宫旁浸润。

转移淋巴结的数目也与宫颈癌的复发率和无瘤生存期有关，并且许多研究发现它是Ⅰ、Ⅱ期宫颈鳞癌的一个独立预后指标。有研究表明，一个淋巴结转移和无淋巴结转移的ⅠB～ⅡA期宫颈癌患者的5年生存率是相似的，分别为85%和87%。但转移淋巴结数目超过1个后，则其5年生存率较低。在许多淋巴结转移的ⅠB期宫颈癌患者中，如有4个以上的转移淋巴结，则其预后更差。但也有研究发现盆腔淋巴结转移的数目与其预后无关。

转移淋巴结的位置也与宫颈癌的预后有关。Kamura等发现，ⅠB～ⅡB期宫颈癌患者有1个部位或无淋巴结转移与2个及以上部位转移的生存率差异有显著性。

3. 组织学类型 迄今对于宫颈鳞癌、腺癌和腺鳞癌是否存在不同的预后和转归尚有争议。几项研究结果表明，ⅠB～Ⅱ期宫颈腺癌、腺鳞癌患者与鳞癌患者相比，前者局部复发率高、无瘤生存率和总生存率低。研究指出，腺癌患者的预后明显差于鳞癌，原因在于腺癌肿块体积大，增加了化疗的耐受及向腹腔内转移的倾向。有报道具有相同临床分期和大小相似的肿瘤的宫颈腺癌和鳞癌的淋巴结转移分别是31.6%和14.8%、远处转移分别为37%和21%、卵巢转移分别是6.3%和1.3%。另外还发现，腺癌患者卵巢转移的发生与肿瘤的大小更有关，而与临床分期无关。鳞癌患者卵巢转移则与临床分期有关。但也有研究显示。宫颈腺癌和鳞癌患者在复发和生存率方面差异无显著性。有报道显示淋巴结转移和肿瘤浸润达到宫旁的腺癌患者预后较差，而无淋巴结转移的腺癌预后与鳞癌差异不明显。

4. 肿瘤细胞的分化 肿瘤细胞分化也是宫颈癌的一个重要预后因素，临床分期和治疗方法相同的患者，但由于其肿瘤细胞分化程度不一致，其治疗效果和预后也可不尽相同。Zamder分析了566例宫颈鳞癌手术切除标本肿瘤细胞分化程度与其5年生存率的关系，若取材部位为肿瘤表面，则肿瘤细胞分化Ⅰ级5年生存率为96%；Ⅱ级84.0%；Ⅲ级为72.3%；而取材部位为肿瘤中心，则肿瘤细胞分化Ⅰ级5年生存率为85.6%；Ⅱ级79.8%；Ⅲ级为71.6%。结果表明肿瘤细胞分化越差，其5年生存率愈低。

（梁江红）

第三节　子宫肌瘤

子宫肌瘤（uterine myoma）又称子宫平滑肌瘤，是女性生殖器最常见的良性肿瘤，由平滑肌及结缔组织组成。常见于30～50岁的妇女，20岁以下少见。因子宫肌瘤多无或很少有症状，临床报道发病率远低于肌瘤真实发病率。

（一）发病相关因素

因子宫肌瘤好发于生育年龄，青春期前少见，绝经后萎缩或消退，提示其发生可能与女性激素相关。生物化学检测证实子宫肌瘤中雌二醇的雌酮转化明显低于正常肌组织；子宫肌瘤组织中雌激素受体（ER）的浓度明显高于周边正常肌组织，故认为子宫肌瘤组织局部对雌激素的高敏感性是子宫肌瘤发生的重要因素之一。此外，研究证实孕激素有促进子宫肌瘤有丝分裂活动、刺激子宫肌瘤生长的作用。细胞遗传学研究显示 25% ~ 50% 的子宫肌瘤存在细胞遗传学的异常，包括 12 号和 17 号染色体长臂片段相互换位、12 号染色体长臂重排和 7 号染色体长臂部分缺失等。分子生物学研究结果提示子宫肌瘤是由单克隆平滑肌细胞增殖而成，多发性子宫肌瘤是由不同克隆细胞形成。但确切病因仍尚未明了。

（二）分类

1. 按肌瘤生长部位分类 分为宫体肌瘤（90%）和宫颈肌瘤（10%）。

2. 按肌瘤与子宫肌壁的关系分类

（1）肌壁间肌瘤（intramural myoma）：占 60% ~ 70%，肌瘤位于子宫肌壁间，周围均被肌层包围。

（2）浆膜下肌瘤（subserous myoma）：约占 20%，肌瘤向子宫浆膜面生长，并突出于子宫表面，肌瘤表面仅由子宫浆膜覆盖。

1）带蒂浆膜下肌瘤：若瘤体继续向浆膜面生长，仅有一蒂与子宫相连，称为带蒂浆膜下肌瘤，营养由蒂部血管供应，若血供不足肌瘤可变性坏死。

2）游离性肌瘤：若带蒂浆膜下肌瘤蒂扭转断裂，肌瘤脱落可形成游离性肌瘤。

3）阔韧带肌瘤：若肌瘤位于侧壁向宫旁生长突出于阔韧带两叶间称为阔韧带肌瘤。

（3）黏膜下肌瘤（submucous myoma）：占 10% ~ 15%。肌瘤向宫腔方向生长，突出于宫腔，仅为黏膜层覆盖。黏膜下肌瘤易形成蒂，在宫腔内生长犹如异物，常引起子宫收缩，肌瘤可被挤出宫颈外口而突入阴道。

各种类型肌瘤同时发生在同一子宫，称为多发性子宫肌瘤。

（三）病理

1. 巨检 即肉眼所见情况。肌瘤为实质性球形包块，表面光滑，质地较子宫肌层硬，压迫周围肌壁纤维形成假包膜，肌瘤与假包膜间有一层疏松网状间隙故易剥出。肌瘤长大或多个相融合时呈不规则形状。肌瘤的切面呈灰白色，可见旋涡状或编织状结构。肌瘤的颜色和硬度与纤维组织多少有关。

2. 镜检 即显微镜下所见情况。肌瘤主要由梭形平滑肌细胞和不等量纤维结缔组织构成。肌细胞大小均匀，排列成旋涡状或棚状，核为杆状。

（四）肌瘤变性

是肌瘤失去了原有的典型结构，常见的变性有以下 5 种。

（1）玻璃样变（hyaline degeneration）：又称透明变性，最常见。肌瘤剖面旋涡状结构消失，被均匀的透明样物质取代。

镜下见病变区肌细胞消失，为均匀透明无结构区。

（2）囊性变（cystic degeneration）：继发于玻璃样变。子宫肌瘤玻璃样变继续发展，肌细胞坏死液化，肌瘤内出现大小不等的囊腔，其间有结缔组织相隔，数个囊腔也可融合为一个大囊腔，内含清亮无色液体，也可凝固成胶冻状。此时子宫肌瘤变软，很难与妊娠子宫或卵巢囊肿区别。

镜下见囊腔壁为玻璃样变的肌瘤组织构成，内壁无上皮覆盖。

（3）红色样变（red degeneration）：多见于妊娠期或产褥期，为肌瘤的一种特殊类型坏死。发生机制可能与肌瘤内小血管退行性变引起血栓及溶血，血红蛋白渗入肌瘤内有关。患者可有剧烈腹痛伴恶心、呕吐、发热，白细胞计数升高。妇科检查发现肌瘤体积迅速增大、有压痛。肌瘤剖面为暗红色，如半熟的牛肉，有腥臭味，质软，旋涡状结构消失。

镜检见组织高度水肿，假包膜内大静脉及瘤体内小静脉有血栓形成，广泛出血伴溶血，肌细胞减少，细胞核常溶解消失，并有较多脂肪小球沉积。

（4）肉瘤样变（sarcomatous change）：肌瘤恶变即为肉瘤变，较少见，发病率仅为0.4%～0.8%，多见于年龄较大的妇女。短期内肌瘤迅速增大或伴不规则出血应考虑恶变。绝经后妇女肌瘤增大更应警惕恶变可能。恶变的肌瘤组织变软而且糟脆，切面灰黄似生鱼肉状，与周围组织界限不清。

镜下见平滑肌细胞增生，排列紊乱，旋涡状结构消失，细胞有异型性。

（5）钙化（degeneration with calcification）：多见于蒂部细小、血供不足的浆膜下肌瘤及绝经后妇女的肌瘤。常在脂肪变性后进一步分解为三酰甘油，再与钙盐结合，形成碳酸钙石，沉积在肌瘤内。X线拍片可清楚看到钙化影。

镜下可见钙化区为层状沉积，呈圆形，有深蓝色微细颗粒。

（五）临床表现

1. 症状　症状与肌瘤部位、有无变性相关，而与肌瘤大小、数目关系不大。常见症状有如下。

（1）经量增多及经期延长：多见于大的肌壁间肌瘤及黏膜下肌瘤者。

1）肌瘤使子宫腔增大、子宫内膜面积增加，并影响子宫收缩，可有月经量增多、经期延长等症状。

2）子宫肌瘤可能使附近的静脉受挤压，导致子宫内膜静脉丛充血与扩张，从而引起月经过多。

3）黏膜下肌瘤伴坏死感染时，可有不规则阴道流血或血样脓性排液。长期经量增多可导致继发性贫血，乏力，心悸等症状。

（2）下腹包块：肌瘤较小时腹部摸不到包块，当肌瘤逐渐增大使子宫超过3个月妊娠大小时腹部较易触及。包块位于下腹正中或偏左或偏右、实性、可活动、无压痛、生长缓慢。巨大的黏膜下肌瘤脱出阴道外，患者可因外阴脱出肿物来就医。

（3）白带增多：肌壁间肌瘤使子宫腔面积增大，内膜腺体分泌增多，并伴有盆腔充血致使白带增多。子宫内膜腺肌瘤感染可有大量脓性白带，如有溃烂、坏死、出血时，可有血性或脓血性恶臭的阴道排液。

（4）压迫症状：不同部位的子宫肌瘤可以有不同的压迫症状。

1）子宫前壁下段肌瘤可压迫膀胱引起尿急、尿频。

2）子宫颈肌瘤可引起排尿困难、尿潴留。

3）子宫后壁肌瘤（峡部或后壁）可引起下腹坠胀不适、便秘等。

4）阔韧带肌瘤或宫颈巨型肌瘤向侧方发展嵌入盆腔内压迫输尿管使上泌尿路受阻，形成输尿管扩张，甚至发生肾盂积水。

（5）其他：常见下腹坠胀、腰酸背痛，经期加重。患者可引起不孕或流产。肌瘤红色变性时可有急性下腹痛，伴呕吐、发热及肿瘤局部压痛；子宫黏膜下肌瘤蒂扭转可有急性腹痛；子宫黏膜下肌瘤由宫腔向外排出时也可引起腹痛。

2. 体征　与肌瘤大小、位置、数目及有无变性相关。

（1）大肌瘤：子宫肌瘤较大时下腹部可扪及实性不规则肿块。妇科检查子宫增大，表面不规则单个或多个结节状突起。

（2）浆膜下肌瘤：浆膜下肌瘤腹部可扪及实性球状肿块与子宫有蒂相连。

（3）黏膜下肌瘤：黏膜下肌瘤位于宫腔内者妇科检查时子宫均匀增大；脱出子宫颈外口者妇科检查时可以看到宫颈口有粉红色、表面光滑的肿物，宫颈四周边缘清楚，如伴有感染时可有坏死、出血及脓性分泌物。

（六）诊断

根据病史、症状及体征诊断多无困难。个别患者诊断困难可采用 B 型超声、宫腔镜、腹腔镜、子宫输卵管造影等协助诊断。有时 B 型超声提示子宫内光团时，宫腔镜检查可以诊断为黏膜下子宫肌瘤。

（七）鉴别诊断

子宫肌瘤应与下列疾病鉴别。

1. 妊娠子宫　子宫肌瘤囊性变时应与先兆流产鉴别。妊娠时有停经史，早孕反应，子宫随停经月份增大变软，借助尿或血 HCG 测定、B 型超声可确诊。

2. 卵巢肿瘤　多无月经改变，常位于子宫一侧。实性卵巢肿瘤应注意与带蒂浆膜下肌瘤鉴别。肌瘤囊性变注意与卵巢囊肿鉴别。注意肿块与子宫的关系，可借助 B 型超声、腹腔镜或探宫腔长度方向等检查协助诊断。

3. 子宫腺肌病　局限性子宫腺肌病类似子宫肌壁间肌瘤，质硬，也可有经量增多等症状。也可使子宫增大，月经量增多。但子宫腺肌病有继发性渐进性痛经史，子宫多呈均匀性增大，很少超过 3 个月妊娠大小，有时经前与经后子宫大小可有变化。B 型超声有助于诊断。有时两者可以并存。

4. 子宫恶性肿瘤

（1）子宫肉瘤：好发于老年妇女，生长迅速，侵犯周围组织时出现腰腿痛等压迫症状。有时从宫颈口有息肉样赘生物脱出，触之易出血。肿瘤的活组织检查有助于鉴别。

（2）子宫内膜癌：以绝经后阴道出血为主要症状，好发于老年妇女。子宫呈均匀增大或正常大小，质软。围绝经期妇女子宫肌瘤可以合并子宫内膜癌。诊刮或宫腔镜下子宫内膜病理检查有助于鉴别。

（3）宫颈癌：有不规则阴道出血及白带增多或不正常排液等症状。外生型宫颈癌较易鉴别，内生型宫颈癌则应与宫颈管黏膜下肌瘤鉴别。可借助于 B 型超声检查、宫颈细胞学刮片检查、宫颈活组织检查、宫颈管搔刮、分段诊刮及宫腔镜检查等鉴别。

5. 其他　卵巢巧克力囊肿、盆腔炎性包块、子宫畸形等疾病可根据病史、体征 B 型超声检查鉴别。

（八）治疗

治疗应根据患者年龄，生育要求，症状及肌瘤的部位、大小、数目全面考虑。

1. 随访观察　肌瘤小，无症状，一般不需治疗，尤其是近绝经期妇女。绝经后肌瘤多可逐渐消失。每 3~6 个月随访一次，肌瘤增大明显或出现症状，可进一步治疗。

2. 药物治疗

（1）适应证：肌瘤小于 8 周妊娠大小；症状轻；近绝经年龄；全身情况不宜手术。

（2）药物

1）雄激素：作用机制：①可以对抗雌激素，使子宫内膜萎缩；②直接作用于子宫平滑肌，使其收缩减少出血；③近绝经期可以提前绝经。

丙酸睾酮 25mg，肌肉注射，每 5 日 1 次；经期 25mg/d，共 3d；每月总量不超过 300mg。

2）促性腺激素释放激素类似物（GnRH - a）：作用机制：采用大剂量连续或长期给药可抑制垂体分泌 FSH 和 LH，降低雌二醇到绝经水平，以缓解症状，并抑制肌瘤生长使其萎缩。但停药后可恢复到原来大小。用药 6 个月以上可以产生绝经期综合征、骨质疏松等不良反应，故长期用药受限。

戈舍瑞林 3.6mg 或亮丙瑞林 3.75mg，皮下注射，1 次/月，3 ~ 6 个月。适用于：①术前辅助治疗，降低手术难度，减少术中出血，待症状控制、贫血纠正、肌瘤缩小后手术；②近绝经期患者有提前过渡到自然绝经的作用。

3）其他药物：作为术前用药或提前绝经使用，但不宜长期使用，以防拮抗糖皮质激素的不良反应。可用米非司酮 12.5mg/d，口服。

3. 手术治疗

（1）适应证：子宫大于 10 周妊娠大小；月经过多继发贫血；有膀胱、直肠压迫症状；肌瘤生长较快；非手术治疗失败；不孕或流产排除其他原因。

（2）手术途径：经腹；经阴道；宫腔镜；腹腔镜。

（3）手术方式

1）肌瘤切除术：适用于 35 岁以下有生育要求的患者。多开腹或腹腔镜下切除；黏膜下肌瘤可经阴道或宫腔镜摘除。

2）子宫切除术：适应证：①肌瘤大；②个数多；③症状明显；④不要求保留生育功能；⑤疑有恶变。注意事项：①必要时术中冷冻切片组织学检查；②依具体情况决定是否保留双侧附件；术前行宫颈刮片细胞学检查排除宫颈恶性病变；③若患者较年轻，宫颈无病变，可行子宫次全切除术。

（九）子宫肌瘤合并妊娠

1. 发病率　子宫肌瘤合并妊娠占肌瘤患者 0.5% ~ 1%，占妊娠 0.3% ~ 0.5%。肌瘤小常被忽略，故实际发病率高于报道。

2. 肌瘤对妊娠及分娩的影响　与肌瘤大小及生长部位有关：①黏膜下肌瘤可影响受精卵着床导致早期流产；②肌壁间肌瘤过大可因机械压迫，宫腔变形或内膜供血不足引起流产；③妊娠后期及分娩时可因胎位异常、胎盘低置或前置、产道梗阻等难产而做剖宫产；④若肌瘤阻碍胎儿下降应行剖宫产，术中是否同时切除肌瘤，需根据肌瘤大小、部位和患者情况而定；⑤胎儿娩出后可因胎盘粘连、附着面大或排出困难及子宫收缩不良导致产后出血。

3. 妊娠对肌瘤的影响　妊娠期及产褥期易发生红色变性。表现为肌瘤迅速增大，剧烈腹痛，发热和白细胞计数升高，通常非手术治疗能缓解。妊娠合并肌瘤多能自然分娩，但要预防产后出血。

（杨晓辉）

第四节 子宫内膜癌

子宫内膜癌（carcinoma of endometrium）又称子宫体癌（carcinoma of corpus uteri），是发生于子宫内膜的一组上皮性恶性肿瘤，绝大多数为腺癌，是女性生殖道常见三大恶性肿瘤之一，高发年龄为 58~61 岁，还有报道为 50~69 岁。占女性全身恶性肿瘤 7%，占女性生殖道恶性肿瘤 20%~30%。近年发生率在世界范围内呈上升趋势。

（一）发病相关因素

1. 雌激素依赖型　可能是在无孕激素拮抗的雌激素（E）长期作用下，发生子宫内膜增生症（单纯型或复杂型，伴或不伴不典型增生），甚至癌变。

2. 非雌激素依赖型　发病与雌激素无明显关系。这类子宫内膜癌的病理形态属少见类型，恶性程度高，分化差。

（二）病理

1. 巨检　不同组织学类型的内膜癌肉眼表现无明显区别。大体可分为弥散型和局灶型。

（1）弥散型：子宫内膜大部分被癌组织侵犯，并突向宫腔，常伴有出血、坏死，较少有肌层浸润。晚期癌灶可侵及深肌层或宫颈，若阻塞宫颈管，则可引起宫腔积脓。

（2）局灶型：多见于宫底部或宫角部，癌灶小，呈息肉或菜花状，易浸润肌层。

2. 镜检及病理类型

（1）内膜样腺癌：占 80%~90%。内膜腺体高度异常增生，上皮复层，并形成筛孔状结构。癌细胞异型明显，核大、深染、不规则，核分裂活跃。分化差的腺癌腺体少，腺结构消失，成实性癌块。按腺癌分化程度分为 I 级（高分化 G_1），II 级（中分化 G_2），III 级（低分化 G_3）。分级愈高，恶性程度愈高。

（2）腺癌伴鳞状上皮分化：腺癌组织中有时含鳞状上皮成分，分三类：①腺棘癌（腺角化癌）：伴化生鳞状上皮成分者；②腺鳞癌：伴鳞癌者；③腺癌伴鳞状上皮不典型增生者。

（3）浆液性腺癌：又称子宫乳头状浆液性腺癌（UPSC），占 1%~9%。癌细胞异型性明显，多为不规则复层排列，呈乳头状或簇状生长，复杂的乳头样结构，裂隙样腺体，约 1/3 伴砂粒体。恶性程度很高，易有深肌层浸润和腹腔、淋巴及远处转移，预后极差。无明显肌层浸润时，也可能发生腹膜播散。

（4）透明细胞癌：癌细胞呈实性片状、腺管状或乳头状排列，癌细胞胞质丰富透亮，核异型居中，或由鞋钉状细胞组成，恶性程度高，易早期转移。

（三）转移途径

多数子宫内膜癌生长较慢，局限于内膜或宫腔内时间较长，部分特殊病理类型（子宫乳头状浆液性腺癌，腺鳞癌）和低分化癌可发展很快，短期内出现转移。主要途径为直接蔓延、淋巴转移，晚期可有血行转移。

1. 直接蔓延　癌灶初期沿子宫内膜生长，向上可沿子宫角蔓延至输卵管；向下可累及宫颈管及阴道；向肌层浸润，可穿透子宫肌壁，累及子宫浆肌层，广泛种植于盆腹膜，直肠子宫陷凹及大网膜。

2. 淋巴转移　为子宫内膜癌主要转移途径。当癌肿累及宫颈、深肌层或分化不良时易早期发生淋巴转移。转移途径与生长部位有关。

（1）宫底部癌灶→阔韧带上部淋巴管网→骨盆漏斗韧带→卵巢→腹主动脉旁淋巴结。

（2）宫角→圆韧带→腹股沟淋巴结。

（3）子宫下段、宫颈管→宫旁、髂内、髂外、髂总淋巴结。

（4）子宫后壁→直肠淋巴结。

3. 血行转移　晚期患者经血行转移至全身各器官，常见部位为肺、肝、骨等。

（四）子宫内膜癌的分期

采用国际妇产科联盟（FIGO）2009 年制定的手术 – 病理分期（表 5 – 4）。

表 5 – 4　子宫内膜癌手术 – 病理分期（FIGO，2009）

期别	肿瘤范围
Ⅰ期	肿瘤局限于宫体
Ⅰa	无或 <1/2 的肌层浸润
Ⅰb	≥1/2 的肌层浸润
Ⅱ期	肿瘤侵犯宫颈间质，但无宫体外蔓延
Ⅲ期	肿瘤局部播散
Ⅲa	肿瘤累及子宫浆膜和（或）附件
Ⅲb	阴道和（或）宫旁受累
Ⅲc	盆腔淋巴结和（或）腹主动脉淋巴结转移
Ⅲc_1	盆腔淋巴结转移
Ⅲc_2	腹主动脉淋巴结转移
Ⅳ期	膀胱和（或）直肠转移，和（或）远处转移
Ⅳa	膀胱和（或）直肠转移
Ⅳb	远处转移，包括腹腔内和（或）腹股沟淋巴结转移

（五）临床表现

见表 5 – 5。

表 5 – 5　子宫内膜癌临床表现

症状	体征
阴道流血：①不规则阴道流血；②绝经后出血	早期：子宫正常大小 发展：子宫增大，质稍软 晚期：偶见癌组织自宫颈口脱出，质脆，易出血
阴道排液(25%)：①早期浆液性/浆液血性白带；②晚期并感染脓性脓血性排液，恶臭	合并宫腔积脓：子宫明显增大，质软，触痛明显
下腹疼痛：①宫腔积脓致下腹胀痛及痉挛样疼痛；②晚期癌瘤浸润周围组织压迫神经，可致下腹及腰骶部疼痛	向周围浸润：子宫固定，宫旁或盆腔扪及不规则结节块状物
全身症状：贫血、消瘦、恶病质、发热	

（六）诊断

结合病史、临床表现和辅助检查，诊断并不困难，病理组织学检查是确诊依据。

1. **病史及临床表现** 对于绝经后阴道出血、绝经过渡期月经紊乱均应排除内膜癌。对以下情况妇女要密切随诊：①有子宫内膜癌发病高危因素，如肥胖、不育、绝经延迟者；②有长期应用雌激素、他莫昔芬或雌激素增高疾病史；③有乳癌、子宫内膜癌家族史者。必要时进行分段诊刮送病理组织学检查。

2. **影像学检查**

（1）B型超声检查：子宫增大，宫腔内有实质不均回声区，或宫腔线消失，肌层内有不规则回声紊乱区。彩色多普勒显像混杂的斑点状或棒状血流信号，流速高、方向不定；频谱分析为低阻抗血流频谱。

（2）MRI和CT：协助判断病变范围。

3. **分段诊刮**（fractiona dilataion and curettage） 是最常用最有价值的诊断方法。其优点是能获得子宫内膜的组织标本进行病理诊断，同时还能鉴别子宫内膜癌和宫颈管腺癌；也可明确子宫内膜是否累及宫颈管。

4. **宫腔镜检查** 可以直接观察宫腔及宫颈管有无癌灶存在、大小及部位，直视下取材活检，减少对早期子宫内膜癌的漏诊。但是否促进癌细胞的扩散存在争议。

5. **实验室检查** 细胞学检查是筛查方法，不能作确诊依据。血清CA125明显增高提示有子宫外播散。

6. **子宫内膜癌的诊断流程** 见图5-1。

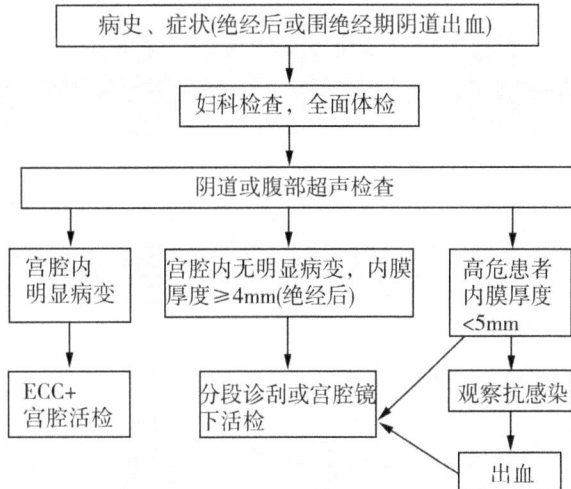

图5-1 子宫内膜癌诊断流程图

（七）鉴别诊断

1. **绝经过渡期功血** 以月经紊乱，如经量增多、经期延长及不规则阴道出血为主要表现。妇科检查无异常发现，应做分段诊刮活组织检查确诊。

2. **老年性阴道炎** 主要表现为血性白带，检查时可见阴道黏膜变薄、充血或有出血点、分泌物增加等，治疗后可好转。必要时诊刮排除子宫内膜癌。

3. 子宫黏膜下肌瘤或内膜息肉　有月经过多或经期延长症状,可行 B 超,宫腔镜及分段诊刮确诊。

4. 宫颈管癌　可有阴道排液增多,或不规则出血。宫颈管变粗、硬或呈桶状。B 超及分段诊刮可协助鉴别诊断。

5. 原发性输卵管癌　以间歇性阴道排液、阴道流血、下腹隐痛为主要症状,可有附件包块。B 超及分段诊刮可协助鉴别诊断。

6. 子宫肉瘤　子宫明显增大、质软。B 超及分段诊刮可协助鉴别诊断。

(八) 治疗

主要治疗方法为手术治疗、放射治疗及药物(化学药物及激素)治疗。应根据癌变累及范围、组织学类型及患者全身情况选用和制订适宜的治疗方案。早期患者以手术为主,按手术 – 病理分期的结果及存在的复发高危因素选择辅助治疗。晚期则采用手术、放疗、药物等综合治疗。

1. 手术治疗　为首选的治疗方法。

(1) 手术目的:①进行手术 – 病理分期,确定病变的范围,确定与预后相关的重要因素;②切除病变的子宫及其他可能存在的转移病灶。

(2) 注意事项:①进行全面探查,对可疑病变部位取样作冷冻切片检查;②留取腹水或盆腹腔冲洗液进行细胞学检查;③剖视切除的子宫标本,判断有无肌层浸润;④手术切除的标本常规进行病理学检查,癌组织还应进行雌、孕激素受体检测,作为术后选用辅助治疗的依据。

(3) 术式选择

1) Ⅰ期:标准术式:筋膜外子宫全切 + 双侧附件切除术。具有以下情况之一者,需行盆腔及腹主动脉旁淋巴结切除或取样:①特殊病理类型(乳头状浆液性腺癌、透明细胞癌、鳞癌、未分化癌);②子宫内膜样腺癌 G_3;③肌层浸润深度 ≥1/2;④癌灶累及宫腔面积 > 50% 或有峡部受累。

由于子宫内膜乳头状浆液性腺癌恶性程度高,早期淋巴转移及盆腹腔转移的特点,Ⅰ期手术范围应与卵巢癌相同:分期探查 + 全子宫切除 + 双附件切除 + 盆腹腔淋巴结切除 + 大网膜切除 + 阑尾切除。

2) Ⅱ期:广泛子宫切除 + 双侧附件切除 + 盆腔淋巴结与腹主动脉旁淋巴结清扫。

3) Ⅲ期、Ⅳ期:手术范围与卵巢癌相同:肿瘤细胞减灭术。

2. 放疗　是治疗子宫内膜癌的有效方法之一,分腔内照射及体外照射两种。腔内照射多用后装腔内照射,高能放射源为 ^{60}Co 或 ^{137}Cs;体外照射常用 ^{60}Co 或直线加速器。

(1) 单纯放疗:适应证:①老年或严重并发症不能耐受手术者;②Ⅲ、Ⅳ期无法手术切除的晚期内膜癌患者。剂量:①腔内照射总剂量为 45～50Gy;②体外照射总剂量为 40～45Gy。注意事项:①Ⅰ期 G_1,不能接受手术治疗者可选用单纯腔内照射;②其他各期均应采用腔内、腔外照射联合治疗。

(2) 术前放疗:可以缩小癌灶,创造手术条件。对于Ⅱ、Ⅲ期患者,根据病灶大小,可在术前加用体外照射或腔内照射。放疗结束后 1～2 周进行手术。但自采用 FIGO 的手术 – 病理分期以来,术前放疗已很少采用。

(3) 术后放疗:是内膜癌最主要的术后辅助治疗,可明显降低局部复发,提高生存率。

对已有深肌层癌浸润、淋巴结转移、盆腔及阴道残留病灶的患者术后均需加用放疗。

3. 孕激素治疗　孕激素的应用以高效、大剂量、长期应用为宜，至少应用12周以上方可评定疗效。孕激素受体（PR）阳性者有效率可达80%。

适应证为晚期或复发癌、不能手术切除者。其作用机制是直接作用于癌细胞，并与孕激素受体结合形成复合物进入细胞核，延缓DNA和RNA的复制，抑制癌细胞的生长。不良反应可有水钠潴留，水肿，药物性肝炎。停药后可恢复。常用药物：甲羟孕酮200~400mg/d，口服；己酸孕酮500mg，2次/周，肌肉注射。

4. 抗雌激素制剂治疗　适应证同孕激素。作用机制是非甾体类抗雌激素药物，亦有弱雌激素作用。与雌激素竞争受体，抑制雌激素对内膜增生作用；并可提高孕激素受体水平；大剂量可抑制癌细胞有丝分裂。副反应可有潮热、急躁等类绝经期综合征表现。常用药物：三苯氧胺，又称他莫昔芬，20~40mg/d，可先用他莫昔芬2周使孕激素受体含量上升，然后再用孕激素治疗，或与孕激素同时应用。

5. 化疗　为晚期或复发子宫内膜癌的综合治疗措施之一；也可用于术后有复发高危因素患者的治疗以减少盆腔外的远处转移。常用化疗药物有：顺铂、阿霉素、紫杉醇、环磷酰胺、氟尿嘧啶、丝裂霉素、依托铂苷等。可单独应用或联合应用，也可与孕激素合并使用。子宫乳头状浆液性腺癌术后应给予化疗，方案同卵巢上皮癌。

6. 保留生育功能治疗　对于病灶局限在内膜、高分化、孕激素受体阳性的子宫内膜癌，患者坚决要求保留生育功能，可考虑不切除子宫及双附件，采用大剂量孕激素治疗。但是，这种治疗目前仍处于临床研究阶段，不应作为常规治疗手段。治疗前应充分告知患者保留生育功能治疗的利弊，3个月进行一次宫腔镜检查及诊断性刮宫，判断疗效以决定后续治疗。

（九）子宫内膜癌的随访

治疗后应定期随访（表5-6）。

表5-6　子宫内膜癌的随访

复发率	随访时间	随访内容
术后2~3年内：75%~95%	2~3年内：1次/3月	盆腔检查（三合诊）
	3~5年内：1次/6月	阴道涂片细胞学检查
	第6年开始：1次/年	X线胸片（6个月~1年）
		血CA125
		CT（必要时）
		MRI（必要时）

（十）预后

影响预后有以下三方面因素。

（1）恶性程度和病变范围：病理类型、组织学分级、肌层浸润深度、淋巴转移、子宫外病灶。

（2）全身状况。

（3）治疗方案选择。

（十一）预防

预防措施如下。

（1）普及防癌知识，定期防癌检查。

（2）注意高危因素，重视高危患者。

（3）正确掌握雌激素的应用指征和方法。

（4）围绝经期妇女月经紊乱和绝经后妇女阴道出血，先除外内膜癌，再对症处理。

（杨晓辉）

第五节　卵巢肿瘤

卵巢恶性肿瘤发病占所有女性恶性肿瘤4%～6%，而死亡率却最高，5年生存率徘徊在30%～40%。卵巢肿瘤组织学类型非常复杂，可以来自卵巢表面上皮、间质、生殖细胞、性生殖索等。由于其解剖位置深居盆腔，不易被发现，诊断困难。20多年来人们不断在寻找病因及诊断和治疗方法。

卵巢肿瘤是常见的妇科肿瘤，各种年龄均可发病，如卵巢上皮性肿瘤（epithelial ovarian tumor）（又称卵巢上皮间质肿瘤 surface epithelial stromal ovarian tumor）以50～55岁居多，而生殖细胞肿瘤（germ cell tumor）及性索间质细胞肿瘤（sex cord stromal tumor）较上皮性肿瘤年轻。

（一）发病机制与高危因素

1. 持续排卵学说　1971年，Fathala首先提出排卵可使卵巢上皮受到损伤，因而导致恶变可能，如未生育过的妇女发病较多，而口服避孕药者发病较少。

2. 家族遗传因素　有卵巢癌、乳腺癌、子宫内膜癌或结肠癌家族史的妇女患卵巢癌的风险增加。遗传性家族性卵巢癌占所有新发卵巢癌病例的5%～10%。但如有一个一级亲属患卵巢癌时，则概率升高为5%，当2个患一级亲属卵巢癌时，概率升高为7%。卵巢癌可有散发性及家族性，后者约占5%，但一级亲属有乳腺癌或卵巢癌等患者其风险升高。现研究认为与抑癌基因BRCA1，2突变有关。通常具有家族性卵巢癌（常染色体显性）的三大综合征之一：部位特异性卵巢癌、乳腺－卵巢癌、遗传性非息肉病性结直肠癌（hereditary nonpolyposis colorectal cancer，HNPCC或Lynch综合征）。HNPCC为常染色体显性癌症易感综合征。

3. 其他有关因素　接触滑石粉、初潮年龄较早、绝经年龄较晚、初次分娩年龄大于35岁、激素替代疗法、不育、诱发排卵药物、未经过哺乳，以及社会环境等，以上均有不同结果报道，有待进一步探讨。

4. 保护因素　有报道应用口服避孕药可减少卵巢癌的发病。也有提出进行预防性切除卵巢，但仍可发生同样组织类型的原发腹膜浆液性癌，这一情况不容忽视。

（二）组织学分类

世界卫生组织（World Health Organization，WHO）1995年将卵巢肿瘤分类（表5-7）。

表 5 – 7　卵巢肿瘤组织学分类（WHO，1995）

体腔上皮来源的肿瘤	浆液性肿瘤	
	黏液性肿瘤	良性
	子宫内膜样肿瘤	交界性
	透明细胞瘤（中肾样瘤）	恶性
	勃勒纳瘤	
	混合性上皮肿瘤	
	未分化癌	
性索间质肿瘤	颗粒细胞–间质细胞肿瘤	颗粒细胞瘤
		卵泡膜细胞瘤–纤维瘤
	支持细胞–间质细胞肿瘤（睾丸母细胞瘤）	
	两性母细胞瘤	
脂质（类脂质）细胞瘤		
生殖细胞肿瘤	无性细胞瘤	
	内胚窦瘤	
	胚胎癌	
	多胚瘤	
	绒毛膜癌	
	畸胎瘤　未成熟型	
	成熟型	囊性（皮样囊肿）
		实性
	单胚性和高度特异性型	卵巢甲状腺肿
		类癌
	混合型	
性腺母细胞瘤		
非卵巢特异性软组织肿瘤（肉瘤、纤维肉瘤、淋巴肉瘤）		
未分类肿瘤		
转移性肿瘤		

瘤样病变：包括滤泡囊肿，多发性滤泡囊肿，妊娠黄体化滤泡囊肿，黄体囊肿，异位妊娠，妊娠性黄体瘤，间质增生，重度水肿，子宫内膜异位及炎性病变等

（三）常见肿瘤病理特征

1. 上皮性肿瘤（epithelial tumor of the ovary）　是卵巢肿瘤中最常见的一种，其中恶性占原发卵巢恶性肿瘤 75% ~ 90%。多发生于 40 ~ 60 岁。交界性卵巢肿瘤是指介于良、恶性之间，肿瘤无间质浸润，而预后优于同期恶性肿瘤，其诊断主要依靠病理。发病较恶性者年龄稍轻。

（1）浆液性囊腺瘤（serous cystadenoma）：占卵巢良性肿瘤的 25%，常见于 30 ~ 40 岁。肿瘤大小不一，表面光滑，多为单侧，也可有双侧性，囊内充满淡黄色透明液体。单纯型者多为单房，囊壁光滑；乳头型者常为多房，囊壁内可见乳头，偶尔也可见向囊外生长，此时

必须详查有无恶性存在。镜下囊壁为单层立方或柱状上皮，间质内可见砂粒体，是浆液性囊腺瘤的特点，恶性时也可见。恶变率35%~50%。

（2）浆液性交界性肿瘤（serous borderline tumor）：肿瘤无间质浸润，呈乳头状生长，上皮细胞不超过3层，细胞呈出芽状簇集，细胞核异型性中度以下，核分裂象≤1个/HP。有微乳头和（或）筛状结构时，如伴卵巢外浸润性种植，预后较差。

（3）浆液性腺癌（serous adenocarcinoma）（乳头状腺癌，或乳头状囊腺癌）：是最常见的原发性卵巢恶性肿瘤，占所有卵巢恶性肿瘤的40%~60%，有25%囊性，66%囊实性，8%左右完全实性。其特点为大量质脆的乳头状突起，可位于肿瘤内壁，也可穿透瘤壁，向外继续生长，呈菜花状。此时很容易侵犯周围器官，并形成广泛癌性种植。可见坏死或出血，囊液往往是浆液血性。镜下瘤细胞可堆积显著，呈乳头状突起，有恶性细胞的间质侵袭；或细胞小，分化差，核深染有分裂象；分化差者乳头状结构少或无，腺样结构少，异型性明显，间质和包膜受严重侵犯。砂粒体（psomoma bodies）是此癌特点。

（4）黏液性囊腺瘤（mucinous adenoma）：占卵巢良性肿瘤的20%，多发生于生育年龄，少数儿童也可见。大多为单侧，以多房性为主，可生长至较大程度，以至引起压迫症状。瘤内容物为胶冻样，属黏多糖类，切面可见大小数目不等的房，房间隔也可较厚，囊壁衬以单层分泌黏液的高柱状上皮细胞，富有胞质，胞核位于基底部。恶变率为5%~10%。

（5）黏液性交界性肿瘤（mucinous borderline tumor）：可分为宫颈内膜型及肠型，前者常为单房，囊壁有乳头状突起，后者常为多房，可见到囊壁内增厚区。镜下上皮不超过3层，伴有乳头和上皮簇，细胞轻或中度非典型，核分裂象≤5个/10HP，无间质浸润。宫颈内膜型预后优于肠型。

（6）黏液性腺癌（mucinous adenocarcinoma）和囊腺癌（mucinous cystadenocarcinoma）：约占卵巢恶性肿瘤10%~20%。经常良性、交界性及恶性同时存在一个肿瘤内。可为实性或囊性，囊腔中有浑浊黏液性液体，或呈血性，常境界不清，有出血或坏死。细胞异型性明显，间质受侵。

（7）内膜样腺癌（endometroid adenocarcinoma）：良性较少，占卵巢恶性肿瘤10%~20%。组织形态与子宫内膜腺癌极相似。肿瘤包膜光滑或有外生乳头，实性或部分实性，有时有内生乳头，瘤内可有清亮液体或血性，约有1/3内膜样腺癌同时伴有子宫内膜腺癌，结构与卵巢内膜样癌相似。

（8）透明细胞癌（clear cell carcinoma）：占原发卵巢恶性肿瘤6%，外观似其他腺癌，可找到透明细胞或鞋钉样细胞。

（9）Brenner瘤：较少见，99%良性。多见于40~50岁，单侧多，实性，圆形或椭圆形，表面灰白色，细胞圆形或多边形，常见明显核沟，呈咖啡豆样外观。15%~30%双侧卵巢伴有另外一种肿瘤，常见为黏液性或浆液性囊腺瘤。

2. 性索间质肿瘤（sex cordstromal tumors）

（1）颗粒细胞瘤（granulosa cell tumor）

1）幼年型：好发生在30岁以前，45%发生在10岁以下。单侧性多，平均直径12cm，体积较大，切面实性或囊实性。瘤细胞胞质丰富，黄素化明显。细胞核圆，深染，缺乏成人型颗粒细胞瘤的核沟。约5%临床表现恶性，但复发较快，约在诊断后2年之内。

2）成人型：占所有卵巢肿瘤的1.5%~2%，占卵巢恶性肿瘤的10%，潜在恶性。1/3

发生在生育年龄，其余发生在绝经后。单侧多，大小差别很大。多为实性或囊实性，表面光滑。镜下特点可见 Call - Exner 小体，细胞核具典型的核沟，像咖啡豆样。复发间隔时间长，甚至于在 10 年后，且扩散主要在腹腔内。

（2）泡膜细胞瘤（thecoma）：占全部卵巢肿瘤的 0.5% ~1%，恶性少于 1%。是卵巢具有内分泌功能肿瘤中最常见者。几乎全为单侧，切面灰或黄色，质密，呈旋涡状。细胞大小不等，不同程度上与卵泡内膜层细胞相似。如部分细胞具有黄体的泡膜黄体细胞形态，则称为黄体化泡膜细胞瘤。

（3）纤维瘤（fibroma）：占所有卵巢肿瘤的 2% ~5%，良性，单侧多，质硬。大小不等，小者可为卵巢表面一小结节，大者可充满腹腔，出现压迫症状，中等大小时易扭转。内分泌功能症状较泡膜细胞瘤低，但有时可混有泡膜细胞瘤成分。纤维细胞间可有胶原纤维。

Meig 综合征：1% ~5% 纤维瘤可合并腹腔积液或胸腔积液，肿瘤切除后胸、腹腔积液即消失。但其他卵巢良性肿瘤也可合并胸、腹腔积液，如黏液性囊腺瘤、Brenner 瘤等，故 Meig 综合征定义指所有卵巢良性肿瘤合并胸、腹腔积液者。

（4）性索瘤具有环管状结构（sexcord tumors with anular tubles）：约占性索间质肿瘤 10%，介于颗粒细胞瘤及支持间细胞瘤（Sertoli - Leydig）之间，并可向这两种细胞分化，多为良性。在双侧卵巢呈多发性小瘤时，常伴有 Peutz Jeghers 综合征，即口唇色素斑与多发性胃肠道息肉，应注意有无并发宫颈腺癌。

（5）两性母细胞瘤（gyndroblastoma）：占性索间质肿瘤 10%，恶性程度不高。由于细胞成分比例不同，雌激素或雄激素分泌的比例也不同，随之而带来不同的症状。

3. 生殖细胞肿瘤（germ cell tumor）

（1）无性细胞瘤（dysgerminoma）：是卵巢恶性生殖细胞肿瘤中最常见者，约占卵巢恶性肿瘤 0.9% ~2%。发病约 20 岁，单侧多。表面光滑分叶状，切面实性质脆。可分为大细胞及小细胞两类，后者分化较差，可见核分裂或瘤细胞排列成索条状。混合型常合并其他生殖细胞肿瘤成分。前者多直接蔓延或经淋巴转移，后者多血行转移。

（2）卵黄囊瘤（yolk sac tumor）：又名内胚窦瘤，占卵巢恶性肿瘤 1%，在生殖细胞肿瘤中发病仅次于无性细胞瘤。单侧多，圆形或卵圆形，表面光滑，大小不等，有包膜但常自然破裂。切面灰白色，或有出血坏死及大小不等的囊性区。多数肿瘤可找到血管套样结构，即 schiller - duval（S - D）小体。高度恶性，生长快，转移率高，短期内复发，预后差。因有卵黄囊成分，血中可测出 AFP 阳性，且以之为肿瘤标志物。

（3）胚胎癌（embryonal carcinoma）：占卵巢恶性生殖细胞肿瘤 3%，单侧多，直径约在 20cm，包膜薄易有出血及坏死。肿瘤内可见类似合体滋养细胞的多核巨细胞，故 HCG 可阳性。还可同时合并其他恶性生殖细胞肿瘤。

（4）多胚胎瘤（polyembryoma）：是一种罕见的卵巢原始生殖细胞肿瘤，特点为具有一突出的胚胎样体，在不同程度上很类似早期的胚胎。由于其具有滋养细胞成分，故血中 HCG 呈阳性。

（5）绒毛膜癌（choriocarclnoma）：原发卵巢非妊娠性绒癌极罕见，多呈实性，常与邻近器官粘连。由细胞滋养细胞及合体滋养细胞组成，但无绒毛，有大片出血及坏死，常合并畸胎瘤或胚胎癌。因分泌 HCG，可形成幼年假性早熟，月经不规律，成人男性化，与卵巢妊娠难鉴别；但原发卵巢非妊娠性绒癌应未婚，无性生活史，对侧卵巢无妊娠黄体。

（6）畸胎瘤（teratoma）

1）成熟性畸胎瘤：又称皮样囊肿，占所有卵巢肿瘤的10%～30%，是卵巢良性肿瘤中最常见者。可发生于任何年龄，多为20～30岁，5%～24%双侧。可发生扭转，因肿瘤多有蒂，又有一定重量，此时常出现急性腹痛。肿瘤中等大小，直径10cm左右，外观圆形或椭圆形，包膜薄，光滑，呈白、灰、棕黄等色。囊内可见来自三层胚叶的各种组织，如鳞状上皮、毛发、牙齿及皮脂样物。囊壁内常有一处较突起，即所谓"头节"，各种胚叶组织最易于此处找到，是切片时应注意之处。恶变率为2%～3%，易在"头节"附近。

2）未成熟畸胎瘤：所有畸胎瘤中不到1%，占原始生殖细胞肿瘤的20%。瘤体较大，可呈分叶状，包膜不坚实，常已自行破裂或在手术切除中破裂。切面多样化，因系由三种胚层不同组织组成，可找到各种成分。Norris根据不成熟组织的程度和数量，尤其原始神经组织，提出分级的标准，对预后及治疗均有意义。

3）卵巢甲状腺肿（Struma ovarii）：很少见，占卵巢畸胎瘤的2%～2.7%。诊断标准是甲状腺组织要占卵巢肿瘤成分的50%以上，或虽低于此比例，但临床有甲状腺功能亢进症状，而证明不是由于颈部甲状腺肿引起。有10%～30%的卵巢甲状腺肿合并甲亢，患者年龄多在30～50岁，肿瘤多单侧、多房、囊性或结节状。剖面红木色，含有胶质，镜下可找到成熟的甲状腺组织。临床表现除可合并有甲亢症状外，还有27.3%合并腹腔积液，量多少不等。恶变率为1%～5%。

4. 继发性肿瘤（secondary carcinoma）　几乎任何类型恶性肿瘤均可转移至卵巢，约占所有卵巢恶性肿瘤8%，大部分来自胃癌或肠癌，多为双侧。镜下可见印戒细胞，称Krukenberg瘤。

（四）临床分期

国际妇产科联盟（International Federation of Gynecology and Obstetrics，FIGO）在2009年制定的原发卵巢癌的分期见表5-8。

表5-8　FIGO的原发卵巢癌的分期（2009年）

分期	肿瘤特点
Ⅰ期	生长局限于卵巢
Ⅰa	生长局限于一侧卵巢，无腹腔积液，表面无肿瘤，包膜完整
Ⅰb	生长局限于双侧卵巢，无腹腔积液，表面无肿瘤，包膜完整
Ⅰc	Ⅰa或Ⅰb期肿瘤，一侧或两侧卵巢表面有肿瘤或包膜破裂；或腹水中找见癌细胞；或腹腔洗液可见癌细胞
Ⅱ期	生长累及一侧或双侧卵巢，伴盆腔转移
Ⅱa	累及或转移到子宫或输卵管
Ⅱb	累及其他盆腔组织
Ⅱc	Ⅱa或Ⅱb期肿瘤，一侧或两侧卵巢表面有肿瘤或包膜破裂；或腹水中找见癌细胞；或腹腔洗液可见癌细胞
Ⅲ期	肿瘤累及一侧或双侧卵巢伴盆腔外腹膜转移，和（或）腹膜后或腹股沟淋巴结转移。肝表面转移为Ⅲ期。肿瘤局限于小骨盆，组织学证实有小肠或大网膜的转移
Ⅲa	肉眼肿瘤局限于小骨盆，淋巴结无转移，但组织学证实有小肠或大网膜的微小种植灶
Ⅲb	一侧或两侧卵巢肿瘤，组织学证实有腹膜表面种植灶，直径<2cm；无淋巴结转移

分期	肿瘤特点
Ⅲc	腹腔种植直径 >2cm，或腹膜后或腹股沟淋巴结转移
Ⅳ期	累及一侧或两侧卵巢，伴远处转移；如有胸腔积液，且细胞学阳性者为Ⅳ期；肝实质内转移为Ⅳ期

注：＊Ⅰc及Ⅱc细胞学阳性，应注明是腹水或腹腔冲洗液，如包膜破裂，应注明是自然破裂或手术操作时破裂。

（五）临床表现

1. 卵巢良性肿瘤　体积较小时常无症状，多在妇科检查时才发现；中等大小时，可能自行触及肿物；生长较大或有并发症时，会出现腹胀、腹痛，甚至压迫症状。妇科检查时往往能触及子宫一侧或双侧的肿物，囊性或实性，界限清楚，与子宫能分开。

常见并发症如下。

（1）蒂扭转：成熟性囊性畸胎瘤最易发生，由于瘤蒂长，肿瘤中等大小活动度大，与周围无粘连，又有一定重量而重心偏在一侧，发生率约为10%。部分患者有体位或腹压改变等诱因，突然一侧下腹急性剧痛，常伴有恶心、呕吐等症状；也有腹痛发作较轻，与蒂扭转的程度有关；有时蒂扭转后又自然复位，患者腹痛也即缓解，故可出现频发性腹痛，或有腹痛又缓解或再次腹痛的病史。蒂扭转发生后，妇科检查常能查及肿物与子宫相连部即蒂处有压痛，稍晚期整个肿瘤均有压痛。卵巢肿瘤蒂由骨盆漏斗韧带、卵巢固有韧带及输卵管等组成。扭转不能恢复时，首先静脉回流受阻，瘤内高度充血，瘤体可呈紫褐色；如有瘤内血管破裂出血，动脉血流受阻，则可出现坏死；再严重时肿瘤可破裂甚至继发感染。

（2）破裂：不仅是良性卵巢肿瘤的并发症，恶性者也可发生，破裂率约为3%。分外伤性及自发性两种，前者发生在各种外部压力之后，如腹部受外伤或挤压，操作过于用力的妇科检查、穿刺、分娩、性生活等，均可引起。后者多发生在恶性肿瘤，生长过快，囊壁的局部血液供应不足，囊液或肿瘤组织可自瘤壁的薄弱部位破出。肿瘤破裂的破口大小。可引起不同程度的腹痛。破口大有较多瘤内容物进入腹腔，可出现肌紧张、压痛、反跳痛，甚至可叩出移动性浊音。破口小，内容物溢出不多，则症状较轻，仅轻微腹痛，或略感下腹不适。妇科检查有时发现原曾查及的肿瘤缩小甚至不再能查到，有时患者也自述原能自行摸到的肿块不再能摸到。凡疑有破裂的诊断，应尽速急诊手术。

（3）感染：多发生在肿瘤蒂扭转或破裂之后，发生率1%～3%不等。成熟性囊性畸胎瘤可与肠管发生粘连，甚至可自粪便中排出瘤内容物，继发大肠埃希菌感染。如肿瘤合并妊娠，产后也能发生感染。邻近器官有感染灶，也可扩散引起感染，如输卵管脓肿即可涉及邻近的卵巢肿瘤，而形成输卵管卵巢脓肿。临床表现为腹膜炎症现象，发热、白细胞计数升高、腹痛、腹肌紧张、肿物有压痛等。

2. 卵巢恶性肿瘤　卵巢深居于盆腔在子宫两侧，一般不易被发现，一旦生长肿瘤出现明显症状时多已转移扩散，严重影响预后。过去认为卵巢恶性肿瘤早期症状不多，实际上常忽略了一些不大引起重视的主诉，即所谓卵巢癌三联症（年龄40岁以下、腹部不适及卵巢功能障碍）。

（1）年龄：卵巢上皮癌多发生在40岁以上，此时如出现不适，应特别警惕。但恶性生殖细胞肿瘤发病平均年龄为 19 岁，15 岁以前幼女发现肿瘤，80% 为恶性。

（2）腹部不适感：包括消化不良、腹部发胀、腹围增粗、感觉裤腰紧小，尤其在进食后肠胃胀气。约 2/3 卵巢癌患者合并有腹水，有明显腹胀患者往往已有腹水，尤其在肥胖妇女，常被误认为是因肥胖脂肪增多所致，故不应忽视。

（3）卵巢功能障碍：月经量增多或月经紊乱。如有内分泌功能肿瘤，可表现为雌激素或雄激素分泌过高。前者如颗粒细胞瘤等可引起幼女性早熟，生育年龄不规则出血，或绝经后出血；雄激素分泌过高可表现为男性化，月经少或闭经，如支持细胞瘤等。上皮性癌中卵巢内膜样癌常有阴道不规则出血症状。

（4）腹痛：除以上三联症外，腹痛也是常见症状。腹痛不严重时，往往以为其他原因引起，一旦急腹痛出现，多已有并发症，如破裂、出血或蒂扭转。卵巢恶性肿瘤破裂多为自发性，如卵黄囊瘤，生长迅速，3/4 以上患者易发生上述情况。由于卵巢癌易发生局部扩散及表面种植，肠管浆膜面的种植及盆腔内的脏器粘连，或已有肠转移，均可引起肠梗阻，因而出现急性腹痛，甚至伴有恶心、呕吐，不能排气等严重症状，均应引起警惕。

（5）消瘦：合并腹水患者，多伴有胃肠粘连症状，进食不好；而且大量腹水及癌组织的生长，消耗大量蛋白质，均可引起消瘦，严重时出现恶病质。

（六）诊断

1. 病史及临床表现　仔细询问病史，应注意有无家族史。

2. 妇科检查　必须做三合诊，未婚妇女可做肛查，注意阴道后穹情况。

（1）子宫旁侧肿物：呈实性或囊实性，不规则，活动度较差，肿物直径 >5cm，或继续增长，具备以上一项，即应引起注意。

（2）绝经后触及卵巢征：正常卵巢为 3cm×2cm×1.5cm 大小，绝经后继续萎缩，绝经 1~2 年各径线均减少 1cm 左右，绝经 2 年后平均为 1.5cm×0.75cm×0.5cm。所以绝经 3 年后，如仍能触及卵巢，即非正常现象。

（3）幼女或青春期发现盆腔肿物。

（4）三合诊发现阴道后穹结节：应明确其性质。

（5）双侧卵巢肿物：卵巢癌中 70% 为双侧，而良性卵巢肿瘤仅 5% 左右。

（6）腹腔积液：卵巢上皮癌患者约 2/3 合并有腹腔积液，Ⅰ期患者也可出现腹腔积液。产生原因可能由于癌细胞表面或种植部分直接分泌渗出，或腹膜下淋巴流通的改变等。根据腹部膨隆，叩诊有移动性浊音，不难查出，但需与非卵巢恶性肿瘤引起的腹腔积液仔细鉴别诊断。如肝硬化、结核性腹膜炎等，均可询及有关的过去病史，而在三合诊时，后穹不会查及有结节或乳头样物。

3. 辅助检查

（1）B 型超声检查：以经阴道彩色多普勒诊断最有力。除注意肿物囊性、实性或囊实性外，边界是否完整，单房或多房，腔内有无乳头状突起，或回声不均，而且测定血流阻力非常有助于诊断。如无条件，腹部超声也有一定价值，尤其还能协助诊断有无腹腔积液。

（2）CT 检查：能通过更多的切面比较准确地显示病变范围及其与周围组织的关系，特别是了解肝、脾及淋巴结的转移灶，但对早期诊断帮助不大。

（3）磁共振成像（MRI）：在软组织对比优于 CT，可以任选扫描的平面和方向，但不能作定性诊断。

（4）细胞学检查：通过后穹穿刺做细胞学涂片检查有无癌细胞，阳性率与穿刺技术、染片及识片经验等均有关。也有人主张合并腹腔积液患者作妇科检查困难，不易查清有无肿瘤，可在抽取腹水后再查，并可送腹水找癌细胞。癌细胞是否能找到，与检测方法是否用细胞离心器、送检时间等均有关。

（5）腹腔镜：可在直视下观察盆腔器官直至膈部位，必要时取活检送病理。用腹腔镜代替二次探查术仍有局限性，有粘连者要谨慎。

4. 肿瘤标志物

（1）CA125：以35U/ml为标准，血清放免法（RIA）检测阳性率高于80%，临床符合率达90%。与浆液性乳头状腺癌更符合，而黏液性腺癌则阳性率较低。虽然子宫内膜异位症、子宫内膜癌、宫颈腺癌及子宫腺肌症等均有一定例数可检测出CA125，但仍是卵巢上皮癌诊断及追踪检测的一项重要指标。

（2）甲胎蛋白（AFP）：绝大多数卵黄囊瘤AFP阳性，但也有少数阴性的报道。在阳性患者，AFP是治疗后追踪的一项有用标志。

（3）HCG：生殖细胞肿瘤中卵巢原发绒癌阳性，胚胎癌也可阳性，这与肿瘤中所含组织成分有关，含滋养细胞成分即可阳性。

（4）CEA：主要是消化系统肿瘤标志物，卵巢腺癌血清中阳性率文献报道各有高低，在42%~48%左右，与所用CEA是单抗还是多抗有关。当肿瘤组织CEA单抗免疫组化染色阳性，而血清CEA也阳性时，作为追踪观察有一定意义。

（七）鉴别诊断

卵巢肿瘤不大时多无症状，妇科检查尤其双合诊及三合诊，不难发现在子宫一侧或双侧而不是子宫的肿物，重要的是如何鉴别诊断。

1. 卵巢良性及恶性肿瘤的鉴别诊断　见表5-9。

表5-9　卵巢良、恶性肿瘤临床特点

特点	良性肿瘤	恶性肿瘤
病史	逐渐长大，病程较长	长大较快，病程较短
外形	表面光滑	表面不光或结节状
性质	囊性多	囊实性或实性
活动度	良好	固定或活动较差
双侧性	5%	70%
阴道后穹检查	多无异常	多可触及结节状或乳头状物
腹腔积液	偶见	常见
全身情况	良好	较易出现恶病质

2. 卵巢良性肿瘤的鉴别

（1）卵巢瘤样病变：最常见有滤泡囊肿，多囊卵巢及黄素囊肿；以单侧为多，壁薄直径很少大于5cm。多囊卵巢直径不大，常是双侧卵巢增大，并伴有闭经。黄素囊肿有时体积也可较大，多并发于葡萄胎、侵蚀性葡萄胎或绒癌。此时血HCG阳性，有时不易下降。

（2）盆腔炎性肿物：多有盆腔炎病史，或经急性或亚急性盆腔炎后，形成炎性肿物甚至脓肿；而卵巢肿瘤合并感染往往先有肿瘤病史，以后再出现炎症。输卵管积水可能由于病程长，症状轻，炎症病史常不十分清楚。检查时外形椭圆，壁薄，有压痛，活动度略差于卵巢肿瘤。若已形成输卵管脓肿，则压痛明显，伴有体温升高，白细胞计数高。均应手术切除。

（3）子宫肌瘤：浆膜下子宫肌瘤，尤其是已形成蒂；或肿瘤有继发变性的红色退变或囊性变时，不易与卵巢肿瘤鉴别。除肌瘤多伴有月经症状外，子宫常增大。检查时肿瘤还随宫颈及宫体移动，与子宫关系密切，或有蒂也不如卵巢肿瘤蒂长，必要时可用探针探宫腔，明确大小及方向，B 超多可协助诊断。

（4）妊娠子宫：早期妊娠时，子宫增大变软，峡部更软。检查时甚至感觉子宫体与子宫颈不相连，易将宫体误诊为卵巢囊肿，而将宫颈误诊为整个宫体。详细了解病史，有无停经及早孕反应，不难鉴别，必要时可查 HCG 或作 B 超。中期甚至晚期妊娠的巨大子宫，有时因病史不明，也会误诊为巨大卵巢肿瘤，认真做腹部检查，检测胎心，或必要时做 B 超，有助鉴别。

（5）充盈膀胱：妇科检查前未排空尿，或其他原因引起慢性尿潴留，而患者又自述能排尿，常会造成误诊。检查时一定注意先排空膀胱，必要时可导尿后再做检查。

（6）腹水：巨大卵巢囊肿尤其黏液性囊腺瘤，与腹水应仔细鉴别。非肿瘤所致腹水，常可在详细询问病史时了解，如肝病、心脏病，或胃肠道病史等，而巨大卵巢肿瘤过去多有肿物史。巨大卵巢肿瘤患者平卧时膨隆的腹部表现为中央隆起，腹水则腹部两侧突，形如蛙腹。腹部叩诊有无移动性浊音，妇科检查能否触及肿物等，均是诊断依据。必要时可做 B 超或 X 线胃肠造影，明确是否有占位性病变。卵巢纤维瘤可合并有腹水。

3. 卵巢恶性肿瘤的鉴别

（1）非卵巢恶性肿瘤引起的腹水：对任何有腹水患者均应详细了解病史。先应作三合诊，注意盆腔或阴道后穹有无肿物、结节或乳头状物，非肿瘤性腹水不应触及。转移至卵巢的恶性肿瘤，也可伴发腹水，如 Krukenberg 瘤或乳腺癌等。要注意全身检查，如大便潜血，肿瘤标志物，必要时做胃镜、乙状结肠镜或肠系造影等。

（2）子宫内膜异位症：虽然盆腔或后穹隆也可触及结节，但多有痛经史而无恶病质、低热、消瘦等。卵巢内膜异位囊肿是内膜异位较常发生部位，B 超、CT 等均不易鉴别，且血清 CA125 均可阳性，必要时可作腹腔镜检，协助鉴诊。

（3）生殖器结核：患者可有低烧、消瘦、食欲缺乏等症状，类似恶性肿瘤的恶病质，但多有不孕或其他部位结核病史，常有月经过少或闭经，盆腔检查也可触及包块或后穹隆有结节，肿瘤标志物检查多阴性。有时需短时间抗结核治疗观察疗效，必要时甚至开腹探查，根据病理检查确诊。

（4）盆腔非生殖器肿瘤：腹膜后肿瘤有来自间叶组织的脂肪瘤，来自神经组织的神经纤维瘤等。做妇科检查时应注意其位置与子宫的关系，部位多较高，贴于后壁，比较固定。肠系膜恶性肿瘤活动度较差，一般较硬。

（5）原发腹膜浆液性乳头状癌：其临床表现及病理均非常相似，且 CA125 也阳性。B 超有助诊断。术时常发现卵巢正常而腹膜面有大量癌组织，或在卵巢表面有少量癌组织，或侵及子宫周围及阴道后穹等处。病理检查时应注意卵巢间质有无癌。

（八）治疗

1. 卵巢良性肿瘤　确诊后即应手术治疗，有扭转破裂等并发症时应急诊手术，一般附件肿物大于 6~7cm 时，多应手术明确其性质，术中有可疑，应做冷冻切片。各种瘤样病变很少≥5cm 直径，不明确时应定期追踪检查。生育年龄妇女的非赘生性肿物常一过性存在，有时月经前后对比也非常重要。绝经期前后，应特别警惕有无卵巢恶性肿瘤。

手术范围要根据年龄、生育要求及对侧卵巢情况决定：①年轻患者，单侧良性卵巢肿瘤应做患侧附件切除，除非对侧卵巢有明显其他病变时，才考虑做肿瘤剔除术。双侧卵巢均有肿瘤时，根据情况争取做肿瘤剔除术，以保留部分正常卵巢组织，继续行使功能。②绝经前后，尽量行全子宫及双附件切除。③其他年龄可根据情况进行一侧附件切除，或双侧附件及子宫全切除，但均需仔细检查对侧卵巢，尤其是畸胎瘤患者，可疑时应做对侧卵巢剖视活检。巨大卵巢肿瘤，尤其是黏液性囊腺瘤，应尽量完整取出，避免肿瘤破裂，溢出囊液。切口宜大，必要时可在术中先穿刺放液，待体积缩小后再取出，但应用纱垫防护穿刺部位周围组织，避免囊液外溢。

2. 卵巢恶性肿瘤　治疗的目的和原则：对卵巢上皮癌治疗目标是早期争取治愈；晚期控制复发，延长生存期。主要的治疗方式为手术加紫杉醇和铂类药物的联合化疗。对卵巢生殖细胞恶性肿瘤治疗的目标是治愈，主要的治疗方式为手术和以 PEB/PVB 为主要方案的化疗，保留生育功能是该类肿瘤治疗的原则。对性索间质性肿瘤的目标也是治愈，手术是主要的治疗手段，对年轻的早期患者可实施单侧卵巢切除术，保留生育功能。对发生转移的患者还没确定最佳的治疗方案。要强调治疗医生的资质，最好是由经过正规训练的妇科肿瘤专科医生实施卵巢癌的治疗。

（1）手术

1）分期手术：以纵形切口为宜，长度应达到肿瘤能完整全部切除，并能暴露肝区及横膈等处以完成必要的检查或转移瘤的切除，一般均需达脐旁甚至更上。如有腹水应尽量吸出送检癌细胞；如无腹水，不论临床分期如何，均需用 300ml 生理盐水分别注入盆腔、两侧结肠旁沟等处，即送检找癌细胞。探查时应上达横膈，必要时做活检，或刮片查找有无癌细胞；继而做肝、脾、大网膜、肠管、肠系膜、腹腔壁腹膜、侧壁及后腹膜，尤其是后陷窝等处的检查。大网膜一般需切除，是否作全子宫双附件或一侧附件切除，根据病变及患者是否需保留生育功能。腹主动脉旁及盆腔淋巴结，若有长大可疑均应送病检，但盆腔淋巴结多需在盆腔腹膜打开后方能查清。病理检查证实后，才能真正判断临床分期。

2）保留生育功能的手术：对上皮性卵巢癌患者，年轻渴望生育符合下列情况可考虑只做单侧附件切除。交界性（除外透明细胞或移行细胞癌）Ⅰa 期、对侧卵巢外观正常或活检阴性、腹腔细胞学阴性、高危区域（子宫直肠窝、结肠侧沟、肠系膜、横膈、大网膜、腹膜后淋巴结等）探查活检均阴性，且能按要求随诊。性索间质肿瘤Ⅰa 期年轻患者可行单侧附件切除或确定分期手术，Ⅰa/Ⅰb 已完成生育计划的患者，行确定分期手术。恶性生殖细胞肿瘤保留生育功能手术适应证，可不受期别限制，对Ⅱ、Ⅲ、Ⅳ期者，切除转移灶及腹膜后淋巴结，仍可保留子宫及对侧卵巢，术后给予化疗。

3）肿瘤细胞减灭术：卵巢恶性肿瘤扩散方式主要为直接蔓延、淋巴转移、癌细胞阵发性播散入腹腔等，血行播散较少。基于以上情况彻底的肿瘤细胞减灭术是治疗卵巢癌最重要的首选方法。主要包括：①充分够大腹壁直切口。②腹腔冲洗液或腹水癌细胞检查。③全面探查盆腹腔，特别注意大网膜、横膈、消化道、肝、脾等，估计上腹腔病灶切除的可能性，对决定盆腔肿瘤切除范围很重要。如横结肠下可切除网膜全部病灶，则行结肠下网膜切除术。如病灶已波及胃、结肠、网膜，则应从胃大弯下缘切除全部大网膜。④全子宫双附件及盆腔转移灶尽量切除。⑤肠转移处理应积极而又谨慎，必要时行部分肠管切除及吻合，甚至考虑造口术。⑥阑尾切除，尤其在黏液性卵巢癌应切除，其他组织类型是否各期均行切除，尚有争议。⑦腹主动脉旁及盆腔淋巴清扫，临床分期越晚转移率越高，一般应作为手术一部分，但如广泛转移，很难完成这部分手术。

满意的细胞减灭术：尽最大努力切除原发灶及一切转移瘤，使残余癌直径 <1cm。

不满意的细胞减灭术：手术后残存癌直径 >1cm。

4）术前化疗（neoadjuvant chemotherapy）：又称中间性细胞减灭术（interval cytoreductive surgery），一些患者术前腹水较多，肿瘤边界欠清，合并胸水，或全身情况难以耐受较大手术等，不少人主张先化疗 1~3 个疗程，可促进细胞减灭术成功。化疗可行腹腔内、胸腔内、动脉插管或静脉，根据患者具体情况，药物可用单药或联合。这一方案也还有争议。

5）再次细胞减灭术：首次治疗临床完全缓解患者又复发，再次肿瘤细胞减灭术能否改善生存，主要取决于肿瘤细胞本身生物学特性，以及再次减灭术是否成功。二次细胞减灭术应技术优良，尽量切除残余癌灶，然后再有敏感化疗药物方案，方能有效。

6）二次探查术（简称二探）：是指卵巢癌在满意的细胞减灭术后，经过至少 6 个疗程化疗，临床及各项辅助检查均未发现复发迹象，再次剖腹探查术。目的在于了解盆腹腔有无复发；应否停止化疗或再行少数疗程作为巩固；是否改变化疗方案，或治疗方法。如切除或病检有癌，则不应称为二探，而是二次手术。二探手术应包括腹腔冲洗液细胞学检查，全面自横膈而下的细致探查及活检，盆底、双侧盆壁、结肠侧沟、膀胱窝、直肠窝、大网膜可疑结节及可疑腹膜后淋巴结活检（如初次手术未切除更应切除淋巴结）。卵巢上皮性交界性瘤 I a、I b 期，恶性生殖细胞肿瘤及性索间质肿瘤可不考虑二探。文献报道二探阴性仍有30% 复发，不能作为停止化疗的依据，而二探阳性又有对化疗疗效不满意者，故对是否进行二探仍有不同意见。

（2）化疗：继手术治疗之后，化疗已是卵巢恶性肿瘤次要的治疗方法。上皮性卵巢癌是最常见者，且诊断时多已晚期，除交界性及浸润性 I a G_1，术后可不用化疗外，其他均应进行。非上皮性卵巢恶性肿瘤虽无交界性，其他各期也类似。对于交界性上皮性肿瘤是否化疗仍有争议，但对 I 期卵巢癌如具备下列一个以上高危因素，即应给予化疗：①未行手术分期，分期不明确。②组织类型为透明细胞癌或移行细胞癌。③中分化或低分化肿瘤。④卵巢肿瘤表面有肿瘤生长。⑤肿瘤破裂或包膜不完整。⑥肿瘤周围有粘连。⑦腹水或腹腔冲洗液细胞学检查阳性。

1）化疗前全面检查：应进行全身查体，除血压、脉搏、呼吸之外，应测体重及身高，有些化疗药物要根据体表面积计算。其次血生化检查了解肝肾功能，心肺功能和必要的心电图及X 线胸片等。血、尿、便常规包括白细胞分类及血小板外，还应查血了解电解质钾、钠、氯及镁。各种肿瘤标志物，及 B 超等检查，能及时了解化疗前后对肿瘤的作用，必要时考虑 CT 或 MRI，有助于了解转移部位。有条件可行 PET - CT，帮助术前诊断及肿瘤定位。

2）常用化疗方案：①上皮性卵巢癌：首选紫杉醇（taxol，T，又名泰素）和铂类药物联合化疗，包括顺铂（cisplatin，P）及卡铂（carboplatin）。其他有环磷酰胺（cyclophosphamide，

C)、依托泊苷（etoposide，VP16，E）、阿霉素（adriamycin，A）、吡柔比星（pirarubicin，THP）、表柔比星（epirubicin）等。常用化疗方案有 PT，PAC，PC 或 PE。②非上皮性卵巢恶性肿瘤：常用顺铂配伍博来霉素（bleomycin，BLM 或平阳霉素），长春新碱（vincristine，VCR）及更生霉素（kanamycin，KSM）等。一般早期 3~4 个疗程，晚期 6 个疗程。

3）给药途径：有静脉注射、胸腹腔注射、动脉化疗、肌肉注射或肿瘤局部注射等。卵巢癌最常用为前二种。静脉注射属全身系统化疗，除治疗卵巢癌原发病灶外，更注重治疗和防止肝、脾、肺等远处转移。胸腹腔化疗可增加药物与肿瘤直接接触的时间和机会，有利于控制胸腹水，杀伤转移病灶及种植和浸润的较小癌灶，还可减轻粘连，降低药物副反应。动脉化疗更适于肝实质转移或盆腔大块肿瘤的治疗。局部注射仅用于极个别的浅表转移，如阴道和皮肤。一般药物均可静脉注射；胸、腹腔及动脉常用药有：顺铂，卡铂，VP-16；紫杉醇及博来霉素也可用于胸腹腔，后者多用于肌肉注射。全身系统化疗和局部用药相结合，常可收到较好效果，但药物剂量应合并计算。

4）新的化疗药物：有拓扑特肯（topotecan），2-2'二脱氧胞嘧啶核苷（吉西他滨gemcitabine），喜树碱Ⅱ（irinotecan hydrochloride，CPTⅡ）及贝伐单抗。

（3）放射治疗：卵巢恶性肿瘤中以无性细胞瘤对放疗非常敏感，由于对生育功能损害，限制了其应用，目前有被化疗代替趋势。有以下列情况者可考虑：①超过Ⅰa期；②有淋巴结转移者；③手术不能切除或切除不彻底；④术后复发；⑤对化疗不敏感者。卵巢上皮癌血、脑转移患者，放疗、化疗及手术综合治疗有一定疗效。

3. 卵巢交界性肿瘤　以手术为主，年轻患者Ⅰa期可行保守性手术，要保留生育功能者，对侧卵巢是否剖视尚有争议。初次手术多应按分期手术进行。如初次手术只进行了卵巢活检，或经腹腔一侧卵巢切除，或横切口未仔细探查，需具体情况分析，个别对待。多数人不主张化疗，也有报道有效者。

4. 卵巢肿瘤合并妊娠　以成熟性畸胎瘤最常见，约有 10% 的此瘤合并妊娠，因其不影响卵巢功能，其次为浆液性或黏液性囊腺瘤。早期妊娠时，妇科检查不难发现，但遇肿瘤嵌在盆腔，则可引起流产。如发现时小于 5cm，不能排除妊娠期黄体囊肿，可密切观察其消长情况，因此时手术易诱发流产。中期妊娠后，诊断较困难，有肿瘤病史者应注意，且此时易发生扭转。妊娠中期尤以 14~16 周时，最宜施行手术，可根据情况行单侧附件切除或肿瘤剔除术，术后应注意保胎防止流产。晚期妊娠时肿瘤比较大，能影响胎位异常。分娩时因肿瘤位置低，可阻塞产道，或肿瘤本身受压，容易发生破裂。妊娠 28 周以后，手术较难进行，且易引起早产，最好能等待至产后进行。妊娠晚期，如肿瘤已被推至盆腔外，无阻塞产道之可能，可在产后手术；如肿瘤阻塞产道，可根据情况行剖宫产同时切除肿瘤。妊娠合并卵巢肿瘤蒂扭转、破裂或疑为恶性，均应尽快手术。

卵巢恶性肿瘤仅占妊娠合并卵巢肿瘤的 5%，但危害性严重，早期常无症状，中晚期腹部异常增大时，应与葡萄胎、多胎妊娠或羊水过多等鉴别。年轻孕妇常见为无性细胞瘤，其次为胚胎癌，未成熟畸胎瘤，卵黄囊瘤等，40 岁左右则以上皮性卵巢癌较多。手术处理原则与非妊娠期相同。生殖细胞肿瘤Ⅰa期可作保守性一侧附件切除。分娩结束后，一般可在产后 6 周进行必要的检查，需要时可二探术以决定是否做进一步的手术，然后辅以化疗或放疗。任何并发症如扭转、破裂、出血或感染出现时，均应立即手术，处理时应以母亲为第一位，胎儿为第二位，是否剖宫产应以产科情况决定。若肿瘤在此时方发现，则应同时手术切除，根据分期决定手术范围。

（九）预防及追踪

卵巢癌病因不明，很难提出有效的预防办法，关键是如何早期诊断早期治疗，如对有可疑症状而又不明显的妇女要提高警惕；常规定期做盆腔检查，尤其有绝经后可触及卵巢者；找出更特异性的血清学诊断；对有癌家族史者，包括卵巢、乳腺、直肠等处的癌，更应注意监测。

（梁江红）

第六章　妊娠滋养细胞疾病

妊娠滋养细胞疾病（gestational trophoblastic disease，GTD）中葡萄胎为良性病变，它是由于胚胎外胚层的滋养细胞变性、异常增生所致，表现为绒毛水肿形成葡萄状串水泡状物，病变局限于子宫腔内。侵袭性葡萄胎是葡萄胎组织侵入肌层或转移到机体其他组织器官，有一定的恶性行为。绒毛膜癌是恶性病变，恶性度高，由于恶变的滋养细胞失去绒毛或葡萄胎样结构而散在侵入子宫肌层或转移到其他器官。胎盘部位的滋养细胞肿瘤较少见，起源于胎盘种植部位的一种特殊类型的滋养细胞肿瘤，多数呈良性经过，一般不发生转移，预后好。

第一节　葡萄胎

（一）病理

葡萄胎是一种以绒毛间质水肿导致体积增大为特征的异常胎盘病变。根据绒毛水肿和滋养细胞增生程度和浸润程度不同分为完全性、部分性两种类型。

1. 完全性葡萄胎（complete hydatidiform mole）

（1）大体标本为绒毛体积增大呈水泡样。

（2）镜下表现为大多数绒毛水肿，水肿的绒毛间质内有中央池形成，表面环绕以增生的滋养细胞，不见胚胎成分，通常为二倍体核型。增生的滋养细胞主要包括合体滋养细胞和中间滋养细胞，以合体滋养细胞为主，呈岛状、片状或环绕在水肿的绒毛表面，分布特点与正常绒毛不同。

2. 部分性葡萄胎（partial hydatidiform mole）　占葡萄胎的15%~35%。

（1）大体标本由不同比例的正常绒毛和水肿并伴有增生滋养细胞的绒毛结构，通常可辨认出胚胎成分，为三倍体核型。

（2）镜下可见由水肿和"正常"的绒毛构成。绒毛水肿轮廓不规则，呈贝扇样轮廓，间质常可见内陷的滋养细胞；中央池的发育不良，呈迷宫样；表面滋养细胞主要是合体滋养细胞的增生，多呈小灶性。胚胎成分分化为镜下可见胎囊、胚胎组织及绒毛间质的有核红细胞。

（二）临床表现

凡停经后有不规则阴道流血、腹痛，妊娠呕吐严重且出现时间较早，体格检查示子宫大于停经月份、变软，子宫孕5个月大时尚不能触及胎体，不能听到胎心，无胎动，应怀疑葡萄胎可能。

较早出现子痫前期、子痫征象，尤其在孕28周前出现子痫前期，双侧卵巢囊肿及甲亢征象，均支持葡萄胎的诊断。如在阴道排出物中见到葡萄样水泡组织，诊断基本成立。

由于葡萄胎有长期出血史，宫口开放，可引起宫腔感染和贫血，有的患者血红蛋白可

4～5g/L，甚至更低。葡萄胎患者有时有咯血或痰中带血，X 线胸片常未见异常病变。葡萄胎排出后自然消失。2% 完全性葡萄胎患者可以出现呼吸窘迫。呼吸困难通常出现在血清 HCG 水平高、子宫异常增大，以及有巨大的卵巢黄素化囊肿的患者。葡萄胎组织造成肺栓塞可能是引起呼吸窘迫的主要原因之一，呼吸窘迫也可能由妊娠高血压等心血管疾病、甲亢，以及大量液体输注引起。

（三）诊断

凡停经后有不规则阴道流血、腹痛，妊娠呕吐严重且出现时间较早，体格检查示子宫大于停经月份、变软，子宫孕 5 个月大时尚不能触及胎体、不能听到胎心、无胎动者，应怀疑葡萄胎可能。较早出现子痫前期子痫征象，尤其在孕 28 周前出现子痫前期，双侧卵巢囊肿及甲亢征象，均支持葡萄胎的诊断。如在阴道排出物中见到葡萄样水泡组织，诊断基本成立。

1. 血绒毛膜促性腺激素（HCG）的测定　血内 HCG 含量和体内滋养细胞活动情况有关。正常妊娠情况下，血清 HCG 测定呈双峰曲线，至妊娠 70～80d 达到高峰，中位数多在 10×10^4 U/L 以下，最高值可达 20×10^4 U/L。达高峰后迅速下降，34 周时又略上升呈小高峰，至分娩后 3 周转为正常。葡萄胎时滋养细胞高度增生，产生大量 HCG，血清中 HCG 滴度通常高于相应孕周的正常妊娠值，而且，在停经 8～10 周以后，随着子宫增大仍继续上升，利用这种差别可作为辅助诊断。但也有少数葡萄胎，尤其是部分性葡萄胎因绒毛退行性变，HCG 升高不明显。常用的 HCG 测定方法是放射免疫测定和酶联免疫吸附试验。葡萄胎时血 HCG 多在 20×10^4 U/L 以上，最高可达 24×10^5 U/L，且持续不降。但在正常妊娠血 HCG 处于峰值时较难鉴别，可根据动态变化或结合超声检查临床表现等作出诊断。

2. 超声检查　部分性葡萄胎宫腔内可见由水泡状胎块引起的超声图像改变及胎儿或羊膜腔，胎儿常合并畸形。B 超下，在正常妊娠中可见胎体及胎盘放射，呈半圆形或椭圆形光点图像，而在典型的葡萄胎中，则见子宫内充满无数小的低回声及无回声，而不见胎体和胎盘的图像，这种弥漫性的混合回声图像是由绒毛和子宫内血凝块产生的，形如雪花纷飞，又称之为"雪花征"。无论纵型还是横型检查，均呈雪片飘落图像，即可与胎盘、胎体的半月形或椭圆形光点图像相区别。因此，超声诊断的准确性较高。

（四）鉴别诊断

1. 先兆流产　先兆流产有停经、阴道出血及腹痛等症状，妊娠试验阳性，B 型超声见胎囊及胎心搏动。但葡萄胎时多数子宫大于相应孕周的正常妊娠，HCG 水平持续高值，B 型超声显示葡萄胎特点。

2. 羊水过多　一般发生于妊娠晚期，若发生于妊娠中期时，因子宫迅速增大，需与葡萄胎相鉴别。羊水过多时无阴道出血，HCG 水平在正常范围，B 型超声检查可确诊。

3. 双胎妊娠　子宫大于相应孕周的正常单胎妊娠，HCG 水平也略高于正常，容易与葡萄胎相混淆，但双胎妊娠无阴道流血，B 型超声检查可确诊。

（五）治疗

1. 清宫术　葡萄胎诊断一经成立，即应对患者状况作出评估，评估包括：全身一般情况评价和疾病进展评估，包括血常规、血型、凝血功能、肝肾功能、血清 HCG 定量和胸部 X 线片等。对子宫大于停经 16 周的葡萄胎患者，其发生内科并发症的概率为 25%，因此，对该类患者实施清宫术前必须迅速及时地稳定全身状况。清宫术应由有经验医生操作。一般选用吸刮术，其具有手术时间短、出血少、不易发生子宫穿孔等优点，比较安全。即使子宫增大至妊娠 6 个月大，仍可选用吸刮术。由于葡萄胎子宫大且软，清宫出血较多，也易穿孔，所以清宫术应在手术室内进行，做好输液、备血等准备后，充分扩张宫颈管，选用大号吸管吸引。待葡萄胎组织大部分吸出、子宫明显缩小后，改用刮匙轻柔刮宫。为减少出血和预防子宫穿孔，可在术中静脉滴注缩宫素，因缩宫素可能把滋养细胞压入子宫壁血窦，导致肺栓塞和转移，所以缩宫素一般在充分扩张宫颈管和开始吸宫后使用。子宫小于妊娠 12 周者可一次刮净，子宫大于妊娠 12 周或术中感到一次刮净有困难时，可于 1 周后行第二次刮宫。葡萄胎每次刮宫的刮出物，必须送组织学检查。

在清宫过程中，有极少数患者因子宫异常增大或缩宫素使用不当、操作不规范等致大量滋养细胞进入子宫血窦，并随血流进入肺动脉，发生肺栓塞，出现急性呼吸窘迫，甚至急性右心衰竭。若及时给予心血管及呼吸功能支持治疗，一般在 72h 内恢复。为安全起见，建议子宫大于妊娠 16 周的葡萄胎患者应转送至有治疗妊娠滋养细胞疾病经验的医院行清宫术治疗。

2. 卵巢黄素化囊肿的处理　一般不需处理。若发生急性扭转，可在 B 型超声或腹腔镜下做穿刺吸液，囊肿多能自然复位。如扭转时间较长发生坏死，则需行患侧附件切除术。

3. 预防性化疗　葡萄胎是否需要预防性化疗曾有争议。一般认为预防性化疗仅用于有高危因素和随访困难的葡萄胎患者。预防性化疗应在葡萄胎排空前或排空时开始，一般选用甲氨蝶呤、氟尿嘧啶或放线菌素 – D 单一药物，化疗至 HCG 正常。部分性葡萄胎发生子宫局部侵犯的概率约为 4%，一般不发生转移，因此一般不作预防性化疗。

4. 子宫切除术　单纯子宫切除只能去除葡萄胎侵入子宫肌层局部的危险，不能预防子宫外转移的发生，所以不作为常规处理。年龄较大、无生育要求者可行伞子宫切除术，应保留两侧卵巢。子宫小于孕 14 周者，可直接切除子宫。术后仍需定期随访。

5. 部分性葡萄胎　复查 B 超，排除胎盘后血肿，胎盘发育异常，子宫肌瘤变性等可能，如果诊断仍未能明确而患者又迫切希望维持妊娠，则需进一步检查胎儿染色体、孕妇 X 线胸片及血 HCG 动态变化。若胎儿核型正常，超声排除明显的胎儿畸形，X 线胸片无转移灶迹象，可在严密监护下继续妊娠，但必须向孕妇强调可能发生阴道流血、早产、妊娠高血压综合征等问题，生产后一定要仔细检查胎盘，包括病理学检查，血清 HCG 动态监测。

6. 随访　是葡萄胎患者清宫后处理的主要内容。随访内容：①血 HCG 定量测定：葡萄胎清宫后每周测定 1 次，直至连续 3 次正常，然后每个月测定 1 次持续至少 6 个月。此后可每 6 个月 1 次，共随访 2 年，国外也推荐每 2 月测定 1 次，共随访 1 年。②月经是否规则，有无异常阴道流血，有无咳嗽、咯血及转移灶症状，并作妇科检查。③定期 B 型超声检查。④必要时行 X 线胸片或 CT 检查。

随访期间应避孕 1 年，但国外也有推荐 HCG 呈对数下降者阴性后 6 个月可妊娠，但对 HCG 下降缓慢者，须进行更长时间的随访。由于葡萄胎患者重复发生葡萄胎的概率可达 1% ~ 2%，因此一旦停经，则应尽早行超声检查。

避孕方式首选避孕套，口服避孕药既不增加葡萄胎后持续性妊娠滋养细胞疾病的发生，也不影响 HCG 的消退，可以作为葡萄胎治疗后随访期间的避孕方式，一般不建议选用宫内节育器，以免穿孔或混淆子宫出血的原因。

（朱军义）

第二节　妊娠滋养细胞肿瘤

妊娠滋养细胞肿瘤60%继发于葡萄胎，30%继发于流产，10%继发于足月妊娠或异位妊娠。继发于葡萄胎排空后6个月内的妊娠滋养细胞肿瘤的组织学诊断多数为侵蚀性葡萄胎（invasive mole），而1年以上者多数为绒癌（choriocarcinoma），6个月至1年者，绒癌和侵蚀性葡萄胎均有可能，一般来说时间间隔越长，绒癌可能性越大。

（一）病理

侵蚀性葡萄胎的大体检查可见子宫肌壁内有大小不等、深浅不一的水泡状组织，宫腔内可有原发病灶，也可以没有原发病灶。当侵蚀病灶接近子宫浆膜层时，子宫表面可见紫蓝色结节。侵蚀较深时可穿透子宫浆膜层或阔韧带。镜下可见侵入肌层的水泡状组织的形态与葡萄胎相似，可见绒毛结构及滋养细胞增生和分化不良，但绒毛结构也可退化，仅见绒毛阴影。

绝大多数绒癌原发于子宫，但也有极少数可原发于输卵管、宫颈等部位。肿瘤常位于子宫肌层内，也可突向宫腔或穿破浆膜，单个或多个，大小在0.5~5cm，但无固定形态，和周围组织界限清楚，质地柔软而脆，海绵样，暗红色，伴有出血坏死。镜下见细胞滋养细胞和合体滋养细胞不形成绒毛或水泡样结构，成片高度增生，排列紊乱，并广泛侵入肌层并破坏血管，造成出血坏死。肿瘤中不含间质和自身血管，癌细胞靠侵蚀母体血管而获取营养物质。

（二）临床表现

1. 侵蚀性葡萄胎　由于侵蚀性葡萄胎基本上均继发于良性葡萄胎，它的临床表现常在葡萄胎排出后。

（1）阴道不规则出血：检查可见子宫增大，阴道有紫蓝色结节，胸部X线片可见肺内有小圆形转移阴影。血清HCG明显增高。阴道出血可以在葡萄胎排出后持续不断或断续出现；也有部分患者无阴道出血，这常发生于持续性葡萄胎或肌层内病灶不大、表面有完整的内膜；如合并有阴道转移结节，破溃时可发生反复大出血。

（2）子宫大小：与肌层内病灶大小有关，但亦有子宫内病灶不大而子宫却明显增大的，这可能是大量雌激素刺激肌层增厚所知。

（3）腹痛：子宫内病灶如已接近子宫浆膜面，检查时可感到该处子宫向外突出且质软，并有明显压痛。如果病变穿破子宫浆膜，则可以引起腹腔内出血，患者可感觉腹痛。但在多数情况下，大网膜立即移行过来，附着于破口，因此多数病例出血缓慢，很少出现腹腔内出血症状。

（4）假孕症状及卵巢黄素化囊肿：由于HCG持续作用，表现为乳房增大，乳头及乳晕着色，甚至初乳样分泌，外阴、阴道、宫颈着色，生殖道质地变软。有1/4病例合并有黄素化囊肿，若囊肿发生扭转，则可引起急性腹痛。

（5）出现肺转移时，往往有咯血。侵蚀性葡萄胎合并妊娠高血压不如葡萄胎中多见。侵蚀性葡萄胎可合并脑转移，出现头痛、抽搐、昏迷等神经系统症状。侵蚀性葡萄胎不经治疗多数可以转成绒癌而死亡。

2. 绒毛膜癌 绒癌发生转移后，因转移部位不同而发生不同症状：如阴道转移灶破溃出血发生阴道大出血，检查阴道可见有一个或数个大小不一的转移结节，以阴道前壁或尿道下为多见。如发生肺转移，则有咯血、胸痛及憋气等，胸部 X 线片可发现肺内有转移阴影；脑转移可有头痛、喷射性呕吐、抽搐、偏瘫及昏迷等；肝和脾转移可出现肝脾大及上腹闷胀，或黄疸等，破溃时可出现腹腔内出血，发生急腹症；消化道转移可出现呕血及柏油样大便；肾转移可以出现血尿等。严重者一处出血即可致患者于死亡，但最常见的死亡原因是脑转移。

很多患者常主诉转移瘤症状，如果不注意，常易误诊为其他疾病，特别是原发灶可以消失而继发转移瘤发展时，更容易引起误诊。原发灶消失而继发转移瘤发展的原因目前尚不清楚，该类患者病死率很高。

（三）诊断

根据葡萄胎排空后或流产、足月分娩、异位妊娠后出现阴道出血和（或）转移灶及其相应症状和体征，应考虑滋养细胞肿瘤的可能，结合必要的检查，可做出诊断。详细的病史、查体及血清 HCG 的测定是必需的诊断手段，超声、X 线胸片、CT、MRI 等可协助诊断。

1. 血绒毛膜促性腺激素（HCG） 葡萄胎排除后，如果能够定期随诊，监测血内HCG，可以在症状出现前确诊恶变。葡萄胎后诊断为 GTN 具有下列条件之一即可诊断：①连续 3 周或 3 周以上（即在第 1，7，14，21 日）测定 HCG，其值处于平台（±10%）；每周测定一次 HCG，至少 2 周或 2 周以上（即在第 1，7，14 日），HCG 升高（10%）；HCG 水平在 6 个月或 6 个月后仍然升高；组织学诊断为绒毛膜癌。切记，上述情况应首先排除再次妊娠和葡萄胎残留的可能。应仔细做盆腔超声检查、X 线胸片和肺 CT 检查。如果疑有葡萄胎残留，可再次行清宫术，如刮出葡萄胎组织，血 HCG 下降，且不持续增高，则为葡萄胎残留，否则考虑侵蚀性葡萄胎，如影像学发现有转移结节或肺出现转移阴影，则可明确诊断。

2. 超声检查 超声对早期确定滋养细胞疾病的性质、判断化疗效果及预测病变转归均有十分重要的价值。侵蚀性葡萄胎具有亲血管性特点，一旦病灶侵蚀子宫肌层，超声检查常可发现广泛的肌层内肿瘤血管浸润及低阻抗性血流频谱，故虽然葡萄胎清宫术后未到 2 个月，而超声检查已出现子宫肌层病变时，即可早期做出恶变的诊断，对此超声影像并不特异。

3. 其他 转移灶常见于肺、阴道、肝和脑。X 线胸片、CT、MRI 等均有助于诊断。

4. 病理诊断与诊断性刮宫 子宫肌层内或子宫外转移灶组织中若见到绒毛或退化的绒毛阴影，诊断为侵蚀性葡萄胎；若仅见成片滋养细胞浸润及坏死出血，未见绒毛结构者，则诊断为绒癌；若原发病灶和转移病灶诊断不一致，只要在任一组织切片中有绒毛结构，均诊断为侵蚀性葡萄胎。

（四）治疗

治疗原则是以化疗为主，结合手术、放疗等其他治疗的综合治疗。目前国内外大多数学者认为，GTN 应在治疗前评估的基础上，根据现有分期分类系统，实施分层或个体化治疗。

1. 实施治疗的标准 鉴于 GTN 对化疗的高敏感性和 HCG 作为肿瘤标志物的理想性，目前对是否应对每例 GTN 患者诊断成立后立即实施治疗，尚无统一意见。Schffield 滋养细胞疾病筛查中心滋养细胞疾病化疗标准见表 6 - 1。

表 6 - 1　Schffield 滋养细胞疾病筛查中心滋养细胞疾病化疗标准

葡萄胎第 2 次或第 3 次刮宫后 HCG > 20 000U/L
葡萄胎第 2 次或第 3 次刮宫后 HCG 升高或稳定
持续性子宫出血伴 HCG 升高
葡萄胎排空后 6 个月持续性 HCG 升高
肺转移伴 HCG 稳定或升高
肝、脑或胃肠道转移
组织学确诊为绒癌

2. 化疗　可用于滋养细胞肿瘤化疗的药物很多，目前常用的一线化疗药物有甲氨蝶呤（MTX）氟尿嘧啶（5 - Fu）、放线菌素 - D（Act - D）或国产更生霉素（KSM）、环磷酰胺（CTX）、长春新碱（VCR）、依托泊苷（VP - 16）等

化疗方案国内外基本一致，低危患者选择单一化疗药物，而高危患者选择联合化疗药物。

（1）单一药物化疗：目前常用的其中首选 MTX 和 Act - D，国内常用的一线单一化疗药物除 MTX 和 Act - D 外，更多选择 5 - FU（表 6 - 2）。

表 6 - 2　单药化疗药物及其用法

药物	剂量、给药途径、疗程日数	疗程间隔
MTX	0.4mg/kg 每日，肌肉注射，连用 5d	2 周
MTX	50mg/m^2，肌肉注射	1 周
MTX 和四氢叶酸	第 1、3、5、7 日 MTX，1mg/（kg·d），肌肉注射； 第 2、4、6、8 日四氢叶酸，0.1mg/（kg·d）（MTX 后 24h）	
5 - FU	28 ~ 30mg/kg，每日，静脉滴注，连续 8 ~ 10d	2 周
Act - D	10 ~ 12μg/kg，每日，静脉滴注，连用 5d	2 周
	1.25mg/m^2，静脉注射	2 周

（2）联合化疗：国内普遍以氟尿嘧啶为主的联合化疗和 EMA - CO 方案，而国外多首选 EMA - CO（表 6 - 3）。

表 6 - 3　联合化疗方案及用法

药物	剂量、给药途径、疗程日数	疗程间隔
氟尿嘧啶 + KSM		3 周
氟尿嘧啶	26 ~ 28mg/kg，每日，静脉滴注，8d	
KSM	6μg/kg，每日，静脉滴注，连续 8d	
EMA - Co		2 周
EMA		
第 1 日	VP16 100mg/m^2，静脉滴注	

药物	剂量、给药途径、疗程日数	疗程间隔
	Act – D 0.5mg，静脉注射	
	MTX 100mg/m^2，静脉注射	
	MTX 200mg/m^2，静脉滴注 12h	
第 2 日	VP16 100mg/m^2，静脉滴注	
	Act – D 0.5mg，静脉注射	
	四氢叶酸（CF）15mg，肌肉注射	
	（从静脉注射 MTX 开始算起 24h 给 CF，每 12h 1 次，共 2 次）	
第 3 日	四氢叶酸 15mg，肌肉注射，每 12h 1 次，共 2 次	
第 4~7 日	休息	
第二部分 CO		
第 8 日	VCR 1.0mg/m^2，静脉注射；CTX 600mg/m^2，静脉滴注	

（3）停药指征：目前我国多数医疗单位遵循的 GTN 停药指征为症状体征消失、原发和转移灶消失及 HCG 每周测定 1 次、连续 3 次阴性后再巩固 2~3 个疗程。由于 GTN 对化疗的高度敏感性和 HCG 作为肿瘤标志物的理想性，目前倾向于在确保疗效的前提下，尽可能地减少不良反应。因此 FIGO 妇科肿瘤委员会推荐低危患者的停药指征为 HCG 阴性后至少给予 1 个疗程的化疗，而对化疗过程中 HCG 下降缓慢和病变广泛者通常化疗 2~3 个疗程，高危患者的停药指征为 HCG 阴性后需继续化疗 3 个疗程，且第 1 疗程必须为联合化疗。美国 ACOG 推荐低危患者的停药指征为在 HCG 第 1 次达到正常后再化疗 1 个疗程，高危患者的停药指征为 HCG 正常后至少再化疗 2~3 个疗程。国外推荐的停药指征不管是低危还是高危患者均不再考虑影像学的结果，但是否适合我国国情有着不同的见解，有待进一步探讨。

3. 手术治疗　对经多个疗程化疗后，其他部位转移灶明显吸收的患者，如可疑子宫病灶耐药，在更改化疗方案的同时手术治疗，可改善治疗效果。若无生育要求，则以行子宫全切除术为宜；年轻尚无子女者可行保守性手术，将子宫病灶切除而保留子宫。对于多次化疗未能吸收的肺部孤立耐药病灶，可考虑肺叶切除。

4. 介入治疗　介入治疗学指在医学影像设备指导下，结合临床治疗学原理，通过导管等器材对疾病进行诊断治疗的一系列技术。近年来介入治疗发展很快。其中动脉栓塞及动脉灌注化疗在治疗中均具有一定的应用价值。动脉灌注化疗不仅可提高抗癌药物疗效，而且降低了全身不良反应，这是因为：①药物直接进入肿瘤供血动脉，局部浓度高，作用集中；②避免药物首先经肝、肾等组织而被破坏、排泄；③减少了药物与血浆蛋白结合而失效的概率。动脉灌注化疗适于 GTN 的子宫耐药病灶及肝耐药病灶等。杨秀玉等用选择性动脉插管持续灌注合并全身静脉用药治疗绒癌耐药患者，取得了较满意的疗效。

5. 放疗　滋养细胞肿瘤是对放射敏感的肿瘤，但放射治疗是局部治疗手段，因此，须与全身化疗配合才能提高疗效。由于放疗是局部治疗，且有一定的后遗症，因此，放疗适应证有限。原则上化疗能消除的病灶，尽量不用放疗。以下情况可考虑放疗：①在全身化疗的同时有肝、脑转移病灶；②肝、脑转移瘤耐药；③肺大块转移瘤耐药病灶。

（五）随访

治疗结束后应严密随访，第1次在出院后3个月，然后每6个月1次，至3年，此后每年1次，直至5年，以后可每2年1次。随访内容同葡萄胎，随访期间应严格避孕，一般于化疗停止≥12个月才可妊娠。由于50%的GTN在3个月内复发，85%在18个月内复发，平均复发时间是6个月，因此，目前国外对滋养细胞肿瘤患者初次治疗后的随访相对简单，建议连续测定HCG 3周，待正常后，改为每月检测1次，对Ⅰ～Ⅲ期患者，随访至12个月，对Ⅳ期患者随访至24个月。

（朱军义）

第三节　胎盘部位滋养细胞肿瘤

（一）病理

大体标本发现肿瘤可为突向宫腔的息肉样组织，或局限于子宫肌层内，与肌层界限清楚；也可呈弥漫性浸润至深肌层，甚至达浆膜层或子宫外扩散，与子宫肌层界限不清。肿瘤切面呈黄褐色或黄色，有时见局限性出血和坏死。镜下见肿瘤几乎完全由中间型滋养细胞组成，无绒毛结构。肿瘤细胞呈单一或片状侵入子宫肌纤维之间，仅有灶性坏死和出血。免疫组化染色见部分肿瘤细胞HCG和人胎盘生乳素（HPL）阳性。

（二）临床表现

发病年龄31～35岁，可继发于足月产、流产和葡萄胎，但后者相对少见，偶合并活胎妊娠。症状多表现闭经后不规则阴道流血或月经过多。体征为子宫均匀性或不规则增大。仅少数病例发生子宫外转移，受累部位包括肺、阴道、脑、肝、肾、盆腔和腹主动脉旁淋巴结。一旦发生转移，预后不良。

（三）诊断

1. 血清HCG检测　大多数阴性或轻度升高，但血清HCG游离β亚单位常可升高。

2. HPL测定　一般为轻度升高或阴性。

3. B型超声检查　表现为类似于子宫肌瘤或其他滋养细胞肿瘤的声像图，彩色多普勒超声检查显示子宫血流丰富，肌壁间蜂窝状暗区内丰富血流呈"火球征"，舒张期成分占优势的低阻抗血流。但有部分病例血流并不丰富。

4. 组织学诊断　确诊依靠组织学检查。对部分肿瘤突向宫腔者通过刮宫标本可作出组织学诊断，但在多数情况下需靠手术切除的子宫标本作出准确的组织学诊断。

（四）治疗

手术是首选的治疗方法，原则是切除一切病灶，手术范围为全子宫切除及双侧附件切除术。年轻妇女若病灶局限于子宫、卵巢外观正常，则可保留卵巢。对于高危PSTT患者术后应考虑给予辅助性化疗。因PSTT对化疗的敏感性不及其他部位的妊娠滋养细胞肿瘤，故应选择联合化疗，首选的化疗方案为EMA-CO。对于年轻、希望保留生育功能、病灶局限并突向宫腔的低危患者，可用锐性刮匙全面反复刮宫，清除宫腔内全部病灶后，给予化疗。但需充分知情同意和严密随访，发现有异常时应及时手术。

（五）随访

随访内容同滋养细胞肿瘤。由于缺乏肿瘤标志物，临床表现和影像学检查在随访中的意义更重要。

（朱军义）

第七章　子宫内膜异位性疾病

第一节　子宫内膜异位症

子宫内膜异位症（endometriosis）是由具有生长功能的子宫内膜组织［腺体和（或）间质］，在子宫腔被覆内膜和宫体肌层以外的部位生长，并出现周期性出血而引起的一种常见妇科病，近年文献报道其临床发病率约为 10% ~ 15%，且有逐年增高的趋势。本病多见于30 岁左右的育龄妇女，生育少、生育晚的女性发病率高于多生育者。不孕症妇女中罹患此病的概率为正常妇女的 7 ~ 10 倍，发病率高达 20% ~ 40%。偶见于青春期发病，多与梗阻性生殖道畸形有关。而青春期前如婴儿、儿童或青少年极少发生。绝经后，子宫内膜异位病灶将随卵巢功能衰退而萎缩退化，再发病者极少，一旦发生多与雌激素替代有关，提示病变的发生及发展与卵巢功能密切相关。

子宫内膜异位症在组织学上是一种良性疾病，但却具有增生、浸润、种植、复发、恶变等恶性生物学潜能。90% 的子宫内膜异位病灶位于盆腔，特别是卵巢、子宫直肠陷凹、宫骶韧带等部位最为常见，也可以出现在阴道直肠隔、阴道、宫颈、直肠、膀胱、会阴切口部位、剖宫产切口部位、输卵管、阑尾、结肠、腹股沟管及腹膜后淋巴结等处，甚至在远离子宫的鼻腔、胸腔、脑膜、乳腺及四肢也偶有发生。子宫内膜异位症病灶分布如此之广，在良性疾病中极其罕见。

一、临床表现

（一）症状

子宫内膜异位症的临床表现多种多样，其表现取决于生长的部位和严重程度。典型的三联症是：痛经、性交痛和排便困难。约 25% 的患者无症状。

1. 痛经　60% ~ 70% 的患者有痛经，常为继发性痛经伴进行性加剧。患者多于月经前1 ~ 2 天开始出现下腹和（或）腰骶部胀痛，经期第 1 ~ 2 天症状加重，月经净后疼痛逐渐缓解。病灶位于宫骶韧带及阴道直肠隔者，疼痛可向臀部、会阴及大腿内侧放射。病变较广泛及严重者，还可出现经常性的盆腔痛。一般痛经程度较重，常需服止痛药，甚至必须卧床休息。通常疼痛的程度与病灶深度有关，宫骶韧带和阴道直肠隔等深部浸润性病灶，即使病灶较小，亦可出现明显的痛经；卵巢内膜样囊肿，尤其是囊肿较大者，疼痛也可较轻，甚至毫无痛感。这种痛经与经前水肿以及血液和内膜碎片外渗，引起周围组织强烈的炎症反应有关，而炎症反应主要与病灶局部前列腺素（PG）增高有关。月经期异位的子宫内膜组织释放大量 PG，局部诱发炎症反应，使病灶高度充血水肿和出血，产生大量激肽类致痛物质，刺激周围的神经末梢感受器而引起疼痛。有人报告痛经愈严重者，病灶中的 PG 浓度亦愈高。此外，近期研究显示：子宫内膜异位症妇女异位病灶局部存在感觉神经纤维末梢的分布，并且神经纤维的分布密度高于正常对照组妇女，这亦提示在痛觉传导过程中，子宫内膜异位症妇女的痛经感觉可能更为严重。

2. 性交痛　病灶位于宫骶韧带，子宫直肠陷凹及直肠阴道隔的患者，因性交时触碰这些部位，可出现盆腔深部疼痛，国外报告性交痛的发生率为30%～40%。月经前，病灶充血水肿，性交痛更明显。因子宫内膜异位症所致的严重盆腔粘连，亦常引发性交痛。

3. 排便困难　当病变累及宫骶韧带、子宫直肠陷凹及直肠阴道隔时，由于月经前或月经期异位内膜的肿胀，粪便通过宫骶韧带之间时，可能出现典型的排便困难和便秘。

4. 不孕　是子宫内膜异位症的主要症状之一。据统计子宫内膜异位症中40%～60%有不孕，不孕症中25%～40%为子宫内膜异位症，可见两者关系之密切。

子宫内膜异位症引起不孕的原因，除输卵管和卵巢周围粘连、输卵管扭曲及管腔阻塞等机械因素外，一般认为主要还与下列因素有关。

（1）盆腔微环境改变：子宫内膜异位症患者的腹腔液量增多，腹腔液中的巨噬细胞数量增多且活力增强，不仅可吞噬更多的精子，还可释放 IL－1、IL－6、IFN 等多种细胞因子，这些生物活性物质进入生殖道内，可通过不同方式影响精子的功能及卵子的质量，进而不利于受精过程及胚胎着床发生。

（2）卵巢内分泌功能异常：子宫内膜异位症患者中，约25%黄体功能不健全，17%～27%有未破裂卵泡黄素化综合征（luteinized unruptured follicle syndrome，LUFS）。Donnez 和 Thomas 发现，在腹腔镜下，中度和重度子宫内膜异位症患者中分别只有28%和49%的患者有排卵滤泡小斑。这一数值显著低于正常对照组和轻微病变组的91%和85%的排卵滤泡小斑形成率。

（3）子宫内膜局部免疫功能异常：患者的体液免疫功能增强，子宫内膜上有 IgG、IgA 及补体 C3、C4 沉着，还产生抗子宫内膜抗体。后者通过补体作用可对子宫内膜造成免疫病理损伤，进而干扰孕卵的着床和发育，可能导致不孕或早期流产。

5. 月经失调　部分患者可因黄体功能不健全或无排卵而出现月经前后阴道少量出血、经期延长或周期紊乱。有的患者因合并子宫肌瘤或子宫腺肌病，也可出现经量增多。

6. 急性腹痛　较大的卵巢内膜样囊肿，可因囊内压力骤增而破裂，囊内容物流入腹腔刺激腹膜，产生剧烈腹痛；常伴有恶心、呕吐及肠胀气，疼痛严重者甚至可出现休克。临床上需与输卵管妊娠破裂、卵巢囊肿蒂扭转等急腹症鉴别。通常，卵巢内膜样囊肿破裂多发生在月经期或月经前后。阴道后穹隆穿刺若抽出咖啡色或巧克力色液体可诊断本病。

7. 直肠、膀胱刺激症状　病灶位于阴道直肠隔、直肠或乙状结肠者，可出现与月经有关的周期性排便痛，肛门及（或）会阴部坠胀及排便次数增多。若病灶压迫肠腔，可致排便困难。少数病变累及直肠黏膜时，可出现月经期便血。

病灶位于膀胱和输尿管者，可出现尿频、尿急和周期性血尿。若病灶压迫输尿管，则可并发肾盂积水和反复发作的肾盂肾炎。

（二）体征

子宫内膜异位症的典型体征为妇科检查发现宫骶韧带及（或）子宫颈后上方、子宫直肠陷凹等处有1个或数个质地较硬的小结节，多为绿豆至黄豆大小，常有压痛。子宫大小正常，多数因与直肠前壁粘连而呈后位，活动受限。有的因合并子宫肌瘤或子宫腺肌病，其子宫亦可增大。于一侧或双侧附件区可扪及囊性包块，囊壁较厚，常与子宫、阔韧带后叶及盆底粘连而固定，亦可有轻压痛。

深部浸润性子宫内膜异位病灶多位于后穹隆。检查时见后穹隆黏膜呈息肉样或乳头突起，扪时呈瘢痕样硬性结节，单个或数个，有的结节融合并向骶韧带或阴道直肠隔内发展，形成包块，常有压痛。月经期，病灶表面可见暗红色的出血点。

腹壁及会阴手术瘢痕的子宫内膜异位症，可于局部扪及硬结节或包块，边界欠清楚，常有压痛。病变较表浅或病程较长者，表面皮肤可呈紫铜色或褐黄色。月经期，患者除感局部疼痛外，包块常增大，压痛更明显。

二、诊断

子宫内膜异位症是妇科的常见病，典型病例根据病史和体征不难诊断，但有些患者的症状与体征可不相称，例如有明显痛经者，妇科检查并无异常发现，而盆腔有明显包块者，却可以毫无症状，因而造成诊断困难。

诊断子宫内膜异位症应行盆腔三合诊检查，特别注意宫骶韧带及子宫直肠陷凹有无触痛性结节或小包块，必要时可在月经周期的中期和月经期的第二天，各做一次妇科检查，如发现月经期结节增大且压痛更明显，或盆腔出现新的结节，可诊断为子宫内膜异位症。当临床诊断困难时，可采取以下方法协助诊断。

1. B超检查　妇检发现或怀疑有盆腔包块时，可行B超检查。卵巢内膜样囊肿的图像特征多为单房囊肿，位于子宫的一侧或双侧，囊壁较厚，囊内为均匀分布的细小弱光点。若囊肿新近有出血或出血量较多时囊内可出现液性暗区；陈旧血块机化后，可见液性暗区间有小片状增强回声区。有的囊肿可有分隔或多房，囊内回声可不一致。但B超对于一些较小的囊肿、浅表子宫内膜异位症以及深部浸润性子宫内膜异位症的检出率不高。

2. 磁共振成像（MRI）　为多方位成像，组织对比度较好，分辨率高。卵巢内膜样囊肿，由于囊肿反复出血，使其MRI信号呈多样性的特征，囊内形成分层状结构，囊肿边缘锐利，有人报告根据：①T_1加权像显示高信号；②T_2加权像部分或全部显示高低混杂信号，可以诊断为内膜样囊肿。MRI对发现深部浸润性子宫内膜异位症亦有较高的敏感性和特异性。

3. 血清CA125检测　子宫内膜异位症患者血清CA125值常增高，但多数在100U/ml以下。由于CA125的升高并无特异性，而且病变较轻者CA125值往往正常（<35U/ml）。因此，一般认为CA125检测用于诊断子宫内膜异位症的价值不大。但Pittaway报告以血清CA125≥16U/ml，并结合临床表现特征诊断子宫内膜异位症的敏感性达80%，特异性达94%。

4. 腹腔镜检查　目前认为腹腔镜检查是诊断子宫内膜异位症的金标准。腹腔镜检查可以发现影像学不能诊断的腹膜病灶。通常，腹膜的红色及褐色病灶容易发现，而无色素沉着的病灶和仅有腹膜粘连者，可用热－色试验加以识别，若病灶中有含铁血黄素沉着，局部加热后病灶呈棕黑色，即可确认为子宫内膜异位症。必要时可取活检证明。腹腔镜检查还可了解盆腔粘连的部位与程度，卵巢有内膜样囊肿及输卵管是否通畅等。但据资料显示：即使是腹腔镜检查，对一些早期、不典型的子宫内膜异位症病灶仍有遗漏的可能性，漏诊率可达5%～10%，能否识别出早期不典型的子宫内膜异位症病灶主要与手术医生的经验有关。

三、鉴别诊断

1. 卵巢恶性肿瘤　患者除下腹或盆腔可扪及包块外，子宫直肠陷凹内常可扪及肿瘤结节，但与子宫内膜异位症不同的是包块较大，多为实质性或囊实性，常伴有腹水，癌结节较大且无压痛。患者病程较短，一般情况较差，多数血清 CA125 升高更为明显，彩色多普勒超声显示肿块内部血供丰富（PI 和 RI 指数较低），必要时抽取腹水行细胞学检查，有条件可行 MRI 或腹腔镜检查加以确诊。

2. 盆腔炎性包块　急性盆腔感染，若未及时和彻底治疗，可转为慢性炎症，在子宫双侧或一侧形成粘连性包块。患者常感腰骶部胀痛或痛经及不孕。但其痛经程度较轻，也不呈进行性加剧。多数有急慢性盆腔感染病史，用抗生素治疗有效。包块位置较低者，可经阴道后穹隆穿刺包块，若抽出巧克力色黏稠液体，可诊断为卵巢内膜样囊肿。

结核性盆腔炎也可在子宫旁形成包块及有压痛的盆腔结节。患者除不孕外，有的可出现经量减少或闭经，若患者有结核病史，或胸部 X 线检查发现有陈旧性肺结核，对诊断生殖道结核有重要参考价值。进一步检查可行诊断性刮宫、子宫输卵管碘油造影以协助诊断。

3. 直肠癌　发生在阴道直肠隔的子宫内膜异位症，有时需与直肠癌鉴别。直肠癌病变最初位于直肠黏膜，患者较早出现便血和肛门坠胀，且便血与月经无关。肿瘤向肠壁及阴道直肠隔浸润而形成包块。三合诊检查包块较硬，表面高低不平，直肠黏膜不光滑，肛检指套有血染。子宫内膜异位症较少侵犯直肠黏膜，患者常有痛经、经期肛门坠胀或大便次数增多；病变累及黏膜者可出现经期便血。病程较长，患者一般情况较好。直肠镜检查并活检行组织学检查即可明确诊断。

4. 子宫腺肌病　痛经症状与子宫内膜异位症相似，但通常更为严重和难以缓解。妇科检查时子宫多呈均匀性增大，球形，质硬，经期检查触痛明显。本病常与子宫内膜异位症合并存在。

四、治疗

迄今为止，尚无一种理想的根治方法。无论是药物治疗或是保守性手术治疗，术后的复发事仍相当高。而根治则须以切除全子宫双附件为代价。因此，应根据患者年龄、生育要求、症状轻重、病变部位和范围。以及有无并发症等全面考虑，给予个体化治疗。

1. 一般原则

（1）要求生育者

1）即使是无症状或症状轻微的微型和轻度子宫内膜异位症患者，现多建议行腹腔镜检查，而不主张期待疗法。由于子宫内膜异位症是一种进行性发展的疾病，早期治疗可防止病情进展及减少复发。因此，如果是行腹腔镜诊断者，应同时将病灶消除。术后无排卵者可给予控制性促排卵，年龄 >35 岁者可考虑积极的辅助生育技术，以提高妊娠率。

2）有症状的轻度和中度子宫内膜异位症患者：可选择腹腔镜手术和（或）联合药物治疗，术后或停药后可考虑促排卵治疗，以提高妊娠率。

3）重度子宫内膜异位症或有较大的卵巢内膜样囊肿（直径 ≥5cm）者、直径 2～4cm 连续 2～3 个月经周期者，宜选择腹腔镜检查及手术治疗。有文献报道，手术前后给予药物治疗 2～3 个月，不仅能使手术顺利进行，还有利于减少术后复发。停药后再促排卵或加以其他辅助生育技术。

（2）无生育要求者

1）无症状者，若盆腔肿块直径＜2cm，且无临床证据提示肿块为恶性肿瘤（包括CA125 正常水平，多普勒超声显示肿块血供不丰富，阻力指数＞0.5），可定期随访或给予药物治疗。若盆腔肿块在短期内明显增大或肿块直径已达 5cm 以上，或 CA125 显著升高，无法排除恶性肿瘤可能，则需行手术治疗。

2）有痛经的轻、中度子宫内膜异位症患者，可用止痛药对症治疗。症状较重或伴经常性盆腔痛者，宜口服避孕药，或先用假孕疗法或假绝经疗法 3～4 个月，然后再口服避孕药维持治疗。

3）症状严重且盆腔包块＞5cm，或药物治疗无效者，需手术治疗。根据患者年龄和病情，选择根治性手术或仅保留卵巢的手术。若保留卵巢或部分卵巢，术后宜药物治疗 2～3 个月，以减少复发。

（3）卵巢内膜样囊肿破裂者：需急诊手术，行囊肿剥除或一侧附件切除术，对侧卵巢若有病灶一并剔除，保留正常卵巢组织。术后予以药物治疗。

2. 治疗方法

（1）药物治疗

1）假孕疗法：早在 1958 年 Kistner 模拟妊娠期体内性激素水平逐渐增高的变化，采用雌、孕激素联合治疗子宫内膜异位症取得成功，并将此种治疗方法称为假孕疗法。治疗期间患者出现闭经及恶心、呕吐、嗜睡和体重增加等副反应。最初，由于激素剂量过大，患者多难以坚持治疗，随后将剂量减小，每日服炔诺酮 5mg，炔雌醇 0.075mg，其疗效相当而副反应明显减轻。假孕疗法疗程长，需连续治疗 6～12 个月，症状缓解率可达 80% 左右，但妊娠率仅 20%～30%，停药后复发率较高。目前对要求生育者，一般不再单独选择此种方法治疗。

2）孕激素类药物：单纯高效孕激素治疗可抑制子宫内膜增生，使异位的子宫内膜萎缩，患者出现停经。一般采用甲羟孕酮、18 - 炔诺孕酮等。治疗期间如出现突破性阴道出血，可加少量雌激素，如炔雌醇 0.03mg/d 或结合雌激素（倍美力）0.625mg/d。治疗后的妊娠率与假孕疗法相当，但副反应较轻，患者多能坚持治疗。

3）假绝经疗法

a. 达那唑（danazol）：是一种人工合成的 17α - 炔诺孕酮的衍生物，具有轻度雄激素活性。它通过抑制垂体促性腺激素的合成与分泌，以抑制卵泡的发育，使血浆雌激素水平降低；同时，它还可能与雌激素受体结合，导致在位和异位的子宫内膜萎缩，患者出现闭经，因而又称此种治疗为假绝经疗法。体外实验证明达那唑可抑制淋巴细胞增生和自身抗体的产生，具有免疫抑制作用。推测达那唑还可能通过净化盆腔内环境，减少自身抗体的产生等而提高受孕能力。常用剂量为 400～600mg/d，分 2～3 次口服，于月经期第一天开始服药，连续 6 个月。症状缓解率达 90%～100%，停药 1～2 个月内可恢复排卵。治疗后的妊娠率为30%～50%。若 1 年内未妊娠，其复发率为 23%～30%。

达那唑的副反应，除可出现痤疮、乳房变小、毛发增多、声调低沉及体重增加等轻度男性化表现外，少数可致肝脏损害，出现血清转氨酶升高，故治疗期间需定期检查肝功能，如发现异常，应及时停药，一般在停药 2～3 周后肝功能可恢复正常。阴道或直肠使用达那唑栓可减少全身用药的副作用，有较好的疗效。

b. 孕三烯酮（gestrinone）：为 19 - 去甲睾酮的衍生物，作用机制与达那唑相似，但雄激素作用较弱。由于它在体内的半衰期较长，故不必每天服药。通常从月经期第 1 天开始服药，每次服 2.5mg，每周服 2 次。治疗后的妊娠率与达那唑相近，但副反应较轻，较少出现肝脏损害，停药后的复发率亦较高。有人报告停药 1 年的复发率为 25%。

c. 促性腺激素释放激素动剂（GnRH - a）：是人工合成的 10 肽类化合物，其作用与垂体促性腺激素释放激素（GnRH）相同，但其活性比 GnRH 强 50 ~ 100 倍。持续给予 GnRH - a 后，垂体的 GnRH 受体将被耗尽而呈现降调作用，使促性腺激素分泌减少，卵巢功能明显受抑制而闭经。体内雌激素水平极低，故一般称之为"药物性卵巢切除"。

GnRH - a 有皮下注射和鼻腔喷雾两种剂型，GnRH - a 乙酰胺喷雾剂为每次 200 ~ 400mg，每日 3 次；皮下注射剂有每日注射和每月注射 1 次者，目前应用较多的是每月 1 次，如戈舍瑞林长效制剂（goserelin acetate，又名诺雷德 zoladex），它是一种可生物降解，持续释放的 GnRH - a，每针含 GnRH - a 3.6mg，于月经期第 1 天腹壁皮下注射第 1 针，以后每 4 周注射 1 次，一般连续注射 3 ~ 6 次。大多数患者于开始治疗的 8 周内停经，末次注射后的 2 ~ 3 个月内月经复潮。

GnRH - a 治疗的副反应为低雌激素血症引起的潮热、出汗、外阴及阴道干涩、性欲减退和骨质丢失，长期用药可致骨质疏松。为预防低雌激素血症和骨质疏松，可采用反加疗法（add - back），即在 GnRH - a 治疗期间，加小量雌激素或植物类雌激素，如黑升麻提取物（莉芙敏）。有报道血浆 E_2 水平控制在 30 ~ 50ng/L，范围内，既可防止骨质疏松，又不致影响 GnRH - a 的疗效。通常在给 GnRH - a 2 ~ 3 次后，应加倍美力 0.3 ~ 0.625mg/d 及甲羟孕酮 2mg/d，或服 7 - 炔诺孕酮（利维爱，Livial）2.5mg，GnRH - a 的疗效优于达那唑，但无男性化和肝脏损害，故更安全。

（2）手术治疗：手术治疗的目的：①明确诊断及进行临床分期；②清除异位内膜病灶及囊肿；③分解盆腔粘连及恢复盆腔正常解剖结构；④治疗不孕；⑤缓解和治疗疼痛等症状。

手术方式有经腹和经腹腔镜手术，由于后者创伤小，恢复快，术后较少形成粘连，现已成为治疗子宫内膜异位症的最佳处理方式。目前认为：以腹腔镜确诊，手术 + 药物治疗为子宫内膜异位症治疗的金标准。

1）保留生育功能的手术：对要求生育的年轻患者，应尽可能行保留生育功能的手术，即在保留子宫，输卵管和正常卵巢组织的前提下，尽可能清除卵巢及盆、腹膜的子宫内膜异位病灶，分离输卵管周围粘连等。术后疼痛缓解率达 80% 以上。妊娠率约为 40% ~ 60%。若术后 1 年不孕，复发率较高。

2）半根治手术：对症状较重且伴有子宫腺肌症又无生育要求的患者，宜切除子宫及盆腔病灶，保留正常的卵巢或部分卵巢。由于保留了卵巢功能，患者术后仍可复发，但复发率明显低于行保守手术者。

3）根治性手术：即行全子宫及双侧附件切除术。由于双侧卵巢均已切除，残留病灶将随之萎缩退化，术后不再需要药物治疗，也不会复发。但病变广泛且粘连严重者，术中可能残留部分卵巢组织。为预防卵巢残余综合征（ovarian remnant syndrome）的发生，术后药物治疗 2 ~ 3 月不无裨益。

4) 缓解疼痛的手术：对部分经多次药物治疗无效的顽固性痛经患者还可试采取以下两种手术方案缓解疼痛：①宫骶神经切除术（laparoscopic uterine nerve ablation，LUNA）。即切断多数子宫神经穿过的宫骶韧带，将宫骶韧带与宫颈相接处 1.5～2.0cm 的相邻区域切除或激光破坏；②骶前神经切除术（presacral neurectomy，PSN）。在下腹神经丛水平切断子宫的交感神经支配。近期疼痛缓解率较好，但远期复发率高达 50%。

3. 子宫内膜异位症复发　是指手术切尽内异灶后又重新生长出来的新的子宫内膜异位症病灶，需与既往手术未切尽、病灶在术后复燃相区别。内异症复发包括以下几点。

（1）子宫内膜异位症相关症状的复发。

（2）临床检查发现新的深部浸润性子宫内膜异位症。

（3）超声或 MRI 提示出现新的卵巢内膜样囊肿。

（4）MRI 提示出现新的深部浸润性内异症。

（5）再次腹腔镜手术取得子宫内膜异位症的组织病理学证据。

内异症术后的复发率较高，保守性手术后 1 年和 2 年的复发率可达 10% 和 15%。手术联合药物治疗可能对于减少复发有一定的作用，但仍需大规模的临床试验以验证，而手术和药物治疗是否规范直接影响术后复发率的高低。

4. 内异症恶变　有以下情况警惕恶变：

（1）囊肿过大，直径 >10cm 或有明显增大趋势。

（2）绝经后又有复发。

（3）疼痛节律改变，痛经进展或呈持续性。

（4）影像检查卵巢囊肿腔内有实性或乳头状结构，或病灶血流丰富。

（5）血清 CA125 明显升高（>200IU/ml）。

子宫内膜异位症恶变诊断标准：①癌组织与 EM 组织并存于同一病变中；②两者有组织学的相关性，有类似于子宫内膜间质的组织围绕于特征性内膜腺体，或有陈旧性出血；③排除其他原发肿瘤的存在，或癌组织发生于 EM 病灶而不是从其他部位浸润转移而来；④有 EM 向恶性移行的形态学证据，或良性 EM 与恶性肿瘤组织相接。恶变的部位主要在卵巢，其他部位如阴道直肠隔、腹部或会阴切口等较少。一旦恶变应循卵巢癌的治疗原则。

五、预防

尽管子宫内膜异位症的发病机制尚未完全阐明，但针对流行病学调查发现的某些高危因素，采取一些相应的措施，仍有可能减少子宫内膜异位症的发生。

1. 月经失调和痛经者　劝导晚婚妇女，尤其是伴有月经失调和痛经者，尽早生育。若婚后 1 年尚无生育应行不孕症的有关检查。

2. 暂无生育要求或已有子女者　若有痛经，经量增多或月经失调，建议口服避孕药，既可避孕，还可能减少子宫内膜异位症的发生。

3. 直系亲属中有子宫内膜异位症患者　有原发性痛经，建议周期性服用黄体酮类药物或避孕药，并坚持有规律的体育锻炼。

4. 尽早治疗并发经血潴留的疾病　如处女膜无孔、阴道及宫颈先天性闭锁或粘连等。

5. 防止医源性子宫内膜异位症的发生

（1）凡进入宫腔的腹部手术和经阴道分娩的会阴切开术，在缝合切口前，应用生理盐水冲洗切口，以免发生瘢痕子宫内膜异位症。

（2）施行人工流产电吸引术时，在吸管出宫颈前，应停止踩动吸引器，以使宫腔压力逐渐回升，避免吸管出宫颈时，在宫腔压力骤变的瞬间，将宫内膜碎片挤入输卵管和盆腔。

（3）输卵管通液或通气试验，及子宫输卵管碘油造影等，均应在月经干净后 3~7 天内进行，以免手术中将月经期脱落的子宫内膜碎片送至盆腔。

（李妞妞）

第二节　子宫腺肌病

子宫腺肌病（adenomyosis）是由子宫内膜的腺体与间质侵入子宫肌层生长所引起的一种良性疾病。过去曾称之为内在性子宫内膜异位症。子宫腺肌病也是一种较常见的妇科病，据报道在手术切除的子宫标本中，6%~40% 有子宫腺肌病。患者多为 35~45 岁的中年妇女。

一、临床表现

1. 痛经　约70%的患者有痛经。痛经程度不一，但常呈进行性加重趋势。一般认为痛经系月经期病灶出血，刺激子宫平滑肌产生痉挛性收缩引起的。病变愈广泛，痛经也愈严重。

2. 经量增多　由于子宫增大，供血增多，以及肌层中的病变干扰了子宫肌壁正常的收缩止血功能，引起经量增多；有的患者合并子宫肌瘤和子宫内膜增生过长，也可出现经量增多，经期延长或月经周期紊乱。

3. 不孕　病变弥漫及痛经较明显者，多有不孕。

4. 子宫增大　患者子宫常呈均匀性增大，质较硬，可出现压痛。有的子宫大小尚属正常，但后壁有结节突起。子宫活动度欠佳，月经期因病灶出血，局部压痛亦更明显。

二、诊断

凡中年妇女出现进行性加剧的痛经伴经量增多，盆腔检查发现子宫增大且质地较硬，双侧附件无明显异常时，应首先考虑子宫腺肌病。若月经期再次妇科检查，发现子宫较经前增大且出现压痛，或压痛较以前更明显，则诊断可基本成立。B超检查可发现子宫增大，肌壁增厚（多见于后壁），且回声不均，无边界，MRI 也有其特征性改变。由于一些患者可无痛经或症状轻微，临床上常误诊为子宫肌瘤。但子宫腺肌病的血清 CA125 水平往往升高，而子宫肌瘤者多为正常，检测血清 CA125 对两者的鉴别可有一定帮助。

三、治疗

症状较严重且年龄较大者，一般需行次全子宫或全子宫切除术。年轻且要求生育者，如病灶很局限，也可考虑病灶切除。由于子宫腺肌病的病灶边界不清又无包膜，故不易将其全部切除。残留的可疑病灶可用电凝器烧灼。病灶切除可缓解其症状，提高妊娠率，但复发率较高。

症状较轻者，可服吲哚美辛（消炎痛）类前列腺素合成酶抑制剂，以减轻疼痛。甲睾酮（甲基睾丸素）可减少盆腔充血，使疼痛减轻及经量减少。一般每日 2 次，每次 5mg 舌下含服，连续 2~3 个月。

假孕疗法对子宫腺肌病无效。达那唑、18 - 甲基三烯炔诺酮和 GnRH - a 等药物均可通过抑制卵巢功能，使子宫内膜萎缩，造成人工绝经，症状缓解。停药后，往往随月经复潮症状又起。对要求生育者，采用上述药物治疗能否提高妊娠率，尚待探讨。

（李妞妞）

第八章 女性生殖内分泌疾病

第一节 功能失调性子宫出血

调节女性生殖的神经内分泌功能紊乱引起的异常子宫出血称为功能失调性子宫出血（dysfunctional uterine bleeding，DUB），简称功血。根据有无排卵功血可分为两类：有排卵的称为排卵型功血，无排卵的称为无排卵型功血。临床上以无排卵型功血为主，约占总数的85%，而排卵型功血只占15%。排卵型功血包括黄体功能不足、子宫内膜不规则脱落和排卵期出血等。本节主要介绍无排卵型功血和黄体功能不足。

一、无排卵型功能失调性子宫出血

（一）病理生理机制

无排卵功血多发生在青春期和围绝经期，前者称为青春期功血，后者称为围绝经期功血。虽然青春期功血与围绝经期功血均为无排卵型功血，但它们的发病机制不同。青春期功血不排卵的原因在于患者体内的下丘脑-垂体-卵巢轴尚未成熟；围绝经期功血不排卵的原因是衰老的卵巢对促性腺激素不敏感，卵泡发育不良，卵泡分泌的雌激素达不到诱发雌激素正反馈的阈值水平。

由于不排卵，卵巢只分泌雌激素，不分泌孕激素。在无孕激素对抗的雌激素长期作用下，子宫内膜增生变厚。当雌激素水平急速下降时，大量子宫内膜脱落，子宫出血很多，这种情况称为雌激素撤退性出血。在雌激素水平下降幅度小时，脱落的子宫内膜量少，子宫出血也少，这种出血称为雌激素突破性出血。另外，当增生的内膜需要更多的雌激素而卵巢分泌的雌激素却未增加时也会出现子宫出血，这种出血也属于雌激素突破性出血。

由于没有孕激素的作用，子宫螺旋动脉比较直，当子宫内膜脱落时螺旋动脉也不发生节律性收缩，血窦不容易关闭，因此无排卵型功血不容易止住。雌激素水平升高时，子宫内膜增生覆盖创面，出血才会停止。孕激素可以使增生的内膜发生分泌反应，子宫内膜间质呈蜕膜样改变，这是孕激素止血的机制。

（二）临床表现

临床上主要表现为月经失调，即月经周期、经期和月经量的异常变化。

1. 症状　无排卵型功血多见于青春期及围绝经期妇女，临床上表现为月经周期紊乱，经期长短不一，出血量时多时少。出血少时患者可以没有任何自觉症状，出血多时会出现头晕、乏力、心悸等贫血症状。

2. 体征　体征与出血量多少有关，大量出血导致继发贫血时，患者皮肤、黏膜苍白，心率加快；少量出血时无上述体征。妇科检查无异常发现。

（三）诊断

无排卵型功血为功能性疾病，因此只有在排除了器质性疾病时才能诊断。超声检查在功血的诊断中具有重要意义，如果超声发现有引起异常出血的器质性病变，则可排除功血。另外，超声检查对治疗也有指导意义。如果超声提示子宫内膜厚，那么孕激素止血的效果可能较好；如果内膜薄，雌激素治疗的效果可能较好。

（四）处理

1. 一般治疗　功血患者往往体质较差，因此应补充营养，改善全身情况。严重贫血者（Hb < 6g/dl）往往需要输血治疗。

2. 药物止血　药物治疗以激素治疗为主，青春期功血的治疗原则是止血、调整周期和促进排卵。更年期功血的治疗原则是止血、调整周期和减少出血。

激素止血治疗的方案有多种，应根据具体情况如患者年龄、出血时间、出血量和子宫内膜厚度等来选择激素的种类和剂量。在开始激素治疗前必须明确诊断，排除器质性疾病，尤其是绝经前妇女更是如此。诊刮术和分段诊刮术既可以迅速止血，又可进行病理检查以了解有无内膜病变。对年龄较大的女性来说，建议选择诊刮术和分段诊刮术进行治疗。

（1）雌激素止血：机制是使子宫内膜继续增生，覆盖子宫内膜脱落后的创面，起到修复作用。另外雌激素还可以升高纤维蛋白原水平，增加凝血因子，促进血小板凝集，使毛细血管通透性降低，从而起到止血作用。雌激素止血适用于内膜较薄的大出血患者。

1）己烯雌酚（diethylstibestrol，DES）：开始用量为 1 ~ 2mg/次，每 8 小时一次，血止 3 天后开始减量，每 3 天减一次，每次减量不超过原剂量的 1/3。维持量为 0.5 ~ 1mg/d。止血后维持治疗 20 天左右，在停药前 5 ~ 10 天加用孕激素，如醋酸甲羟孕酮 10mg/d。停用己烯雌酚和醋酸甲羟孕酮 3 ~ 7 天后会出现撤药性出血。由于己烯雌酚胃肠道反应大，许多患者无法耐受，因此现在多改用戊酸雌二醇或结合雌激素。

2）戊酸雌二醇（estradiol valerate）：出血多时口服 2 ~ 6mg/次，每 6 ~ 8 小时一次。血止 3 天后开始减量，维持量为 2mg/d。具体用法同己烯雌酚。

3）苯甲酸雌二醇（estradiol benzoate）：为针剂，2mg/支。出血多时每次注射 1 支，每 6 ~ 8 小时肌肉注射一次。血止 3 天后开始减量，具体用法同己烯雌酚，减至 2mg/d 时，可改口服戊酸雌二醇。由于肌肉注射不方便，因此目前较少使用苯甲酸雌二醇止血。

4）结合雌激素片剂：出血多时采用 1.25 ~ 2.5mg/次，每 6 ~ 8 小时一次。血止后减量，维持量为 0.625 ~ 1.25mg/d。具体用法同己烯雌酚。

在使用雌激素止血时，停用雌激素前一定要加孕激素。如果不加孕激素，停用雌激素就相当于人为地造成了雌激素撤退性出血。围绝经期妇女是子宫内膜病变的高危人群，因此在排除子宫内膜病变之前应慎用雌激素止血。子宫内膜比较厚时，需要的雌激素量较大，使用孕激素或复方口服避孕药治疗可能更好。

（2）孕激素止血：孕激素的作用机制主要是转化内膜，其次是抗雌激素。临床上根据病情，采用不同方法进行止血。孕激素止血既可以用于青春期功血的治疗，也可以用于围绝经期功血的治疗。少量出血和中量出血时多选用孕激素；大量出血时既可以选择雌激素，也可以选择孕激素，它们的疗效相当。一般来讲内膜较厚时，多选用孕激素，内膜较薄时多选雌激素。

临床上常用的孕激素有醋酸炔诺酮、醋酸甲羟孕酮、醋酸甲地孕酮和黄体酮，止血效果最好的是醋酸炔诺酮，其次是醋酸甲羟孕酮和醋酸甲地孕酮，最差的是黄体酮，因此大出血时不选用黄体酮。

1）少量子宫出血时的止血：孕激素使增殖期子宫内膜发生分泌反应后，子宫内膜可以完全脱落。通常用药后阴道流血减少或停止，停药后产生撤药性阴道流血，7～10天后出血自行停止。该法称为"药物性刮宫"，适用于少量长期子宫出血者。方法：黄体酮10mg/d，连用5天；或用甲羟孕酮（甲羟孕酮）10～12mg/d，连用7～10天；甲地孕酮（妇宁片）5mg/d，连用7～10天。

2）中多量子宫出血时的止血：炔诺酮（norethindrone，norethisteron，noilutin）属19-去甲基睾酮类衍生物，止血效果较好，临床上常用。每片剂量为0.625mg，每次服5mg，每6～12小时一次（大出血每6～8小时1次，中量出血每12小时1次）。阴道流血多在半天内减少，3天内血止。血止3天后开始减量，每3天减一次，每次减量不超过原剂量的1/3，维持量为5mg/d，血止20天左右停药。如果出血很多，开始可用5～10mg/次，每3小时一次，用药2～3次后改8小时一次。治疗时应叮嘱患者按时、按量用药，并告知停药后会有撤药性出血，不是症状复发，用药期间注意肝功能。

甲地孕酮（megestrol acetate）：属孕酮类衍生物，1mg/片，中多量出血时每次口服10mg，每6～12小时一次，血止后逐步减量，减量原则同上。与炔诺酮相比，甲地孕酮的止血效果差，对肝功能的影响小。

醋酸甲羟孕酮（medroxyprogesterone acetate）：属孕酮衍生物，对子宫内膜的止血作用逊于炔诺酮，但对肝功能影响小。中多量出血时每次口服10～12mg，每6～12小时一次，血止后逐渐减量，递减原则同上，维持量为10～12mg/d。

（3）复方口服避孕药：是以孕激素为主的雌孕激素联合方案。大出血时每次口服复方口服避孕药1～2片，每8小时一次。血止2～3天后开始减量，每2～3天减一次，每次减量不超过原剂量的1/3，维持量为1～2片/天。

大出血时国外最常用的是复方口服避孕药，24小时内多数出血会停止。

（4）激素止血时停药时机的选择：一般在出血停止20天左右停药，主要根据患者的一般情况决定停药时机。如果患者一般情况好、恢复快，就可以提前停药，停药后2～5天，会出现撤药性出血。如果出血停止20天后，贫血还没有得到很好的纠正，可以适当延长使用激素时间，以便患者得到更好的恢复。

（5）雄激素：既不能使子宫内膜增殖，也不能使增生的内膜发生分泌反应，因此它不能止血。虽然如此，可是雄激素可以减少出血量。雄激素不可单独用于无排卵型功血的治疗，它需要与雌激素或（和）孕激素联合使用。临床上常用丙酸睾酮（testosterone propionate），25mg/支，在出血量多时每天25～50mg肌肉注射，连用2～3天，出血明显减少时停止使用。注意为防止发生男性化和肝功能损害，每月总量不宜超过300mg。

（6）其他止血剂：如巴曲酶、6-氨基己酸、氨甲苯酸、氨甲环酸（止血环酸）和非甾体类抗炎药等。由于这些药不能改变子宫内膜的结构，因此他们只能减少出血量，不能从根本上止血。

大出血时静脉注射巴曲酶1kU后的30分钟内，阴道出血会显著减少，因此巴曲酶适于激素止血的辅助治疗。6-氨基己酸、氨甲苯酸和氨甲环酸属于抗纤维蛋白溶解药，它们也可减少出血。

3. 手术治疗 围绝经期妇女首选诊刮术，一方面可以止血，另一方面可用于明确有无子宫内膜病变。怀疑有子宫内膜病变的妇女也应做诊断性刮宫。

少数青春期功血患者药物止血效果不佳时，也需要刮宫。止血时要求刮净，刮不干净就起不到止血的作用。刮宫后 7 天左右，一些患者会有阴道流血，出血不多时可使用抗纤维蛋白溶解药，出血多时使用雌激素治疗。

由于刮宫不彻底造成的出血则建议使用复方口服避孕药治疗，或者选择再次刮宫。

4. 调整周期 对无排卵型功血来说，止血只是治疗的第一步，几乎所有的患者都还需要调整周期。青春期功血发生的根本原因是下丘脑 – 垂体 – 卵巢轴功能紊乱，正常的下丘脑 – 垂体 – 卵巢轴调节机制的建立可能需要很长的时间。在正常调节机制未建立之前，如果不予随访、调整周期，患者还会发生大出血。

围绝经期功血发生的原因是卵巢功能衰退，随着年龄的增加，卵巢功能只能越来越差。因此，理论上讲围绝经期功血不可能恢复正常，这些患者需要长期随访、调整周期，直到绝经。

二、黄体期缺陷

排卵后，在黄体分泌的孕激素的作用下子宫内膜发生分泌反应。在整个黄体期，子宫内膜的组织学形态（子宫内膜分泌反应）是持续变化的；分泌期时相不同，子宫内膜组织学形态也不同。若排卵后子宫内膜组织学变化比黄体发育晚 2 天以上，则称为黄体期缺陷（luteal phase deficiency or luteal phase defect，LPD）。目前，国内常把黄体期缺陷称为黄体功能不足或黄体功能不全。导致黄体期缺陷的原因有两个：黄体内分泌功能不足和子宫内膜对孕激素的反应性下降。前者是名副其实的黄体功能不足，后者又被称为孕激素抵抗。

（一）发病机制

目前认为黄体期缺陷的发病机制如下。

1. 卵泡发育不良 黄体是由卵泡排卵后演化而来的，卵泡的颗粒细胞演变成黄体颗粒细胞，卵泡膜细胞演变成黄体卵泡膜细胞。当促性腺激素分泌失调或卵泡对促性腺激素的敏感性下降时，卵泡发育不良，颗粒细胞的数量和质量下降。由发育不良的卵泡生成的黄体质量也差，其分泌孕激素的能力下降。

2. 黄体功能不良 黄体的形成和维持与 LH 有关。当 LH 峰和黄体期 LH 分泌减少时，会发生黄体功能不足。另外，如前所述即使 LH 峰和 LH 分泌正常，如果卵泡发育不良也会出现黄体功能不足。黄体功能不足体现在两个方面。

（1）黄体内分泌功能低下，分泌的孕酮减少。

（2）黄体生存时间缩短，正常的黄体生存时间为 12～16 天，黄体功能不足时≤11 天。

3. 子宫内膜分泌反应不良 黄体功能不足时孕激素分泌减少，子宫内膜分泌反应不良，子宫内膜形态学变化比应有的组织学变化落后 2 天以上。子宫内膜存在孕激素抵抗时，虽然孕激素水平正常，但由于子宫内膜对孕激素的反应性下降，因此也将出现子宫内膜分泌反应不良。

（二）临床表现

黄体期缺陷属于亚临床疾病，其对患者的健康危害不大。患者往往因为不孕不育来就诊。

1. 月经紊乱　由于黄体生存期缩短，黄体期缩短，所以表现为月经周期缩短、月经频发。如果卵泡期延长，月经周期也可在正常范围。

2. 不孕或流产　由于黄体功能不足，患者不容易受孕。即使怀孕，也容易发生早期流产。据报道约 3% ~ 20% 的不育症与黄体期缺陷有关，另外诱发排卵时常出现黄体功能不足。

（三）辅助检查

临床表现只能为黄体期缺陷的诊断提供线索，明确诊断需要一些辅助检查。

1. 子宫内膜活检　是诊断黄体期缺陷的金标准。Noyes 和 Shangold 对排卵后每日的子宫内膜特征进行了描述，如果活检的内膜比其应有的组织学变化落后 2 天以上，即可诊断。活检的关键是确定排卵日，有条件者可通过 B 超监测和 LH 峰测定确定排卵日。临床上多选择月经来潮前 1 ~ 3 天活检，但该方法的误差较大。

2. 基础体温（BBT）测定　孕激素可以上调体温调定点，使基础体温升高。一般认为基础体温升高天数≤11 天、上升幅度≤3℃或上升速度缓慢时，应考虑黄体功能不足。需要注意的是，单单测定基础体温对诊断黄体功能不足是不够的。

3. 孕酮测定　孕酮是黄体分泌的主要因素，因此孕酮水平可反映黄体功能。黄体中期血孕酮水平 <10ng/ml 时，可以诊断黄体功能不足。由于孕酮分泌变化很大，因此单靠一次孕酮测定进行诊断很不可靠。

4. B 超检查　可以从形态学上了解卵泡的发育、排卵情况和子宫内膜的情况，对判断黄体功能有一定的帮助。

（四）诊断和鉴别诊断

明确诊断需要子宫内膜活检。另外，根据常规检查很难明确诊断子宫内膜对孕激素的反应性下降。

（五）处理

目前的处理仅仅针对黄体功能不足。如果子宫内膜对孕激素的反应性下降，则没有有效的治疗方法。

1. 黄体支持　因为人绒毛膜促性腺激素（HCG）和 LH 的生物学作用相似，因此可用于黄体支持治疗。用法：黄体早期开始肌肉注射 HCG，1 000IU/次，每天 1 次，连用 5 ~ 7 天；或 HCG 2 000IU/次，每 2 天 1 次，连用 3 ~ 4 次。

在诱发排卵时，如果有发生卵巢过度刺激综合征（OHSS）的风险，则应禁用 HCG，因为 HCG 可以引起 OHSS 或使 OHSS 病情加重。

2. 补充孕酮　治疗不孕症时选用黄体酮制剂，因为天然孕激素对胎儿最安全。如果不考虑生育，而是因为月经紊乱来治疗，可以选择人工合成的口服孕激素，如醋酸甲羟孕酮和醋酸甲地孕酮等。

（1）黄体酮针剂：在自然周期或诱发排卵时，每日肌肉注射黄体酮 10 ~ 20mg；在使用 GnRH 激动剂和拮抗剂的周期中，需要加大黄体酮剂量至 40 ~ 80mg/d。

（2）微粒化黄体酮：口服利用度低，因此所需剂量大，根据情况每天口服 200 ~ 600mg。

（3）醋酸甲羟孕酮：下次月经来潮前 7 ~ 10 天开始用药，每天 8 ~ 10mg，连用 7 ~

10 天。

（4）醋酸甲地孕酮：下次月经来潮前 7~10 天开始用药，每天 6~8mg，连用 7~10 天。

3. 促进卵泡发育　首选氯米芬，从月经的第 3~5 天开始，每天口服 25~100mg，连用 5 天，停药后监测卵泡发育情况。氯米芬疗效不佳者，可联合使用 HMG 和 HCG 治疗。

（邱　兰）

第二节　痛经

痛经（dysmenorrhea）是指伴随着月经的疼痛，疼痛可以出现在行经前后或经期，主要集中在下腹部，常呈痉挛性，通常还伴有其他症状，包括腰腿疼、头痛、头晕、乏力、恶心、呕吐、腹泻、腹胀等。痛经是育龄期妇女常见的疾病，发生率很高，文献报道为 30%~80% 不等，每个人的疼痛阈值差异及临床上缺乏客观的评价指标使得人们对确切的发病率难以评估。我国 1980 年全国抽样调查结果表明：痛经发生率为 33.19%，其中原发性痛经占 36.06%，其余为继发性痛经。不同年龄段痛经发生率不同，初潮时发生率较低，随后逐渐升高，16~18 岁达顶峰，30~35 岁时下降，生育期稳定在 40% 左右，以后更低，50 岁时约为 20% 左右。

痛经分为原发性和继发性两种。原发性痛经（primary dysmenorrhea）是指不伴有其他明显盆腔疾病的单纯性功能性痛经；继发性痛经（secondary dysmenorrhea）是指因盆腔器质性疾病导致的痛经。

一、原发性痛经

青春期和年轻的成年女性的痛经大多数是原发性痛经，是功能性的，与正常排卵有关，没有盆腔疾患；但有大约 10% 的严重痛经患者可能会查出有盆腔疾患，如子宫内膜异位症或先天性生殖道发育异常。原发性痛经的发病原因和机制尚不完全清楚，研究发现原发性痛经发作时有子宫收缩的异常，而造成收缩异常的原因有局部前列腺素、白三烯类物质、血管加压素、催产素的增高等。

（一）病因和病理生理

1. 子宫收缩异常　正常月经期子宫的基础张力 <1.33kPa，宫缩时可达 16kPa，收缩频率为 3~4 次/分钟。痛经时宫腔的基础压力提高，收缩频率增高且不协调。因此原发性痛经可能是子宫肌肉活动增强、过渡收缩所致。

2. 前列腺素（PG）的合成和释放过多　子宫内膜是合成前列腺素的主要场所，子宫合成和释放前列腺素过多可能是导致痛经的主要原因。PG 的增多不仅可以刺激子宫肌肉过度收缩，导致子宫缺血，并且使神经末梢对痛觉刺激敏感化，使痛觉阈值降低。

3. 血管紧张素和催产素过高　原发性痛经患者体内的血管紧张素增高，血管紧张素可以引起子宫肌层和血管的平滑肌收缩加强，因此，被认为是引起痛经的另一重要因素。催产素是引起痛经的另一原因，临床上应用催产素拮抗剂可以缓解痛经。

4. 其他因素　主要是精神因素，紧张、压抑、焦虑、抑郁等都会影响对疼痛的反应和主观感受。

（二）临床表现

原发性痛经主要发生在年轻女性身上，初潮或初潮后数月开始，疼痛发生在月经来潮前或来潮后，在月经期的 48～72 小时持续存在，疼痛呈痉挛性，集中在下腹部，有时伴有腰痛，严重时伴有恶心、呕吐、面色苍白、出冷汗等，影响日常生活和工作。

（三）诊断与鉴别诊断

诊断原发性痛经，首先要排除器质性盆腔疾病的存在。全面采集病史，进行全面的体格检查，必要时结合辅助检查，如 B 超、腹腔镜、宫腔镜、子宫输卵管碘油造影等，排除子宫器质性疾病。鉴别诊断主要排除子宫内膜异位症、子宫腺肌症、盆腔炎等疾病，并区别于继发性痛经，还要与慢性盆腔痛相区别。

（四）治疗

1. 一般治疗　对痛经患者，尤其是青春期少女，必须进行有关月经的生理知识教育，消除其对月经的心理恐惧。痛经时可卧床休息，热敷下腹部，还可服用非特异性的止痛药。研究表明，对痛经患者施行精神心理干预可以有效减轻症状。

2. 药物治疗

（1）前列腺素合成酶抑制剂：非甾体类抗炎药是前列腺素合成酶抑制剂，通过阻断环氧化酶通路，抑制前列腺素合成，使子宫张力和收缩力下降，达到止痛的效果。有效率 60%～90%，服用简单，副作用小，还可以缓解其他相关症状，如恶心、呕吐、头痛、腹泻等。用法：一般于月经来潮、痛经出现前开始服用，连续服用 2～3 天，因为前列腺素在月经来潮的最初 48 小时释放最多，连续服药的目的是减少前列腺素的合成和释放。因此疼痛时临时间断给药效果不佳，难以控制疼痛。

（2）避孕药具：短效口服避孕药和含左炔诺孕酮的宫内节育器（曼月乐）适用于需要采用避孕措施的痛经患者，可以有效地治疗原发性痛经。口服避孕药可以使 50% 的患者疼痛完全缓解，40% 明显减轻。曼月乐对痛经的缓解的有效率也高达 90% 左右。避孕药的主要作用是抑制子宫内膜生长、抑制排卵、降低前列腺素和血管加压素的水平。各类雌、孕激素的复合避孕药均可以减少痛经的发生，它们减轻痛经的程度无显著差异。

（3）中药治疗：中医认为痛经是由于气血运行不畅引起，因此一般以通调气血为主，治疗原发性痛经一般用当归、川芎、茯苓、白术、泽泻等组成的当归芍药散，效果明显。

3. 手术治疗　以往对原发性痛经药物治疗无效者的顽固性病例，可以采用骶前神经节切除术，效果良好，但有一定的并发症。近年来主要用子宫神经部分切除术。无生育要求者，可进行子宫切除术。

二、继发性痛经

继发性痛经是指与盆腔器官的器质性病变有关的周期性疼痛。常在初潮后数年发生。

（一）病因

有许多妇科疾病可能引起继发性痛经，包括以下几点。

1. 典型周期性痛经的原因　处女膜闭锁、阴道横膈、宫颈狭窄、子宫异常（先天畸形、双角子宫）、子宫腔粘连（Asherman 综合征）、子宫内膜息肉、子宫平滑肌瘤、子宫腺肌病、盆腔瘀血综合征、子宫内膜异位症、IUD 等。

2. 不典型的周期性痛经的原因　子宫内膜异位症、子宫腺肌病、残留卵巢综合征、慢性功能性囊肿形成、慢性盆腔炎等。

（二）病理生理

研究表明，子宫内膜异位症和子宫腺肌症患者体内产生过多的前列腺素，可能是痛经的主要原因之一。前列腺素合成抑制制剂可以缓解该类疾病的痛经症状。环氧化酶（COX）是前列腺素合成的限速酶，在子宫内膜异位症和子宫腺肌症患者体内表达量过度增高。这些均说明前列腺素合成代谢异常与继发性痛经的疼痛有关。

宫内节育器（IUD）的副作用主要是月经过多和继发痛经，其痛经的主要原因可能是子宫的局部损伤和 IUD 局部的白细胞浸润导致的前列腺素合成增加。

（三）临床表现

痛经一般发生在初潮后数年，生育年龄妇女较多见。疼痛多发生在月经来潮之前，月经前半期达到高峰，此后逐渐减轻，直到结束。继发性痛经症状常有不同，伴有腹胀、下腹坠痛、肛门坠痛等。但子宫内膜异位症的痛经也有可能发生在初潮后不久。

（四）诊断和鉴别诊断

诊断继发性痛经，除了详细询问病史外，主要通过盆腔检查，相关的辅助检查，如 B 超、腹腔镜、宫腔镜及生化指标的化验等，找出相应的病因。

（邱　兰）

第三节　闭经

闭经（amenorrhea）为月经从未来潮或异常停止。闭经可分为生理性闭经和病理性闭经。本节仅介绍病理性闭经。

一、概述

闭经分为原发性和继发性闭经两种。

1. 原发性闭经（primary amenorrhea）　是指女性年满 16 岁尚无月经来潮，或 14 岁尚无第二性征发育，或第二性征发育已过两年而月经仍未来潮者为原发性闭经。此定义以正常青春期应出现第二性征发育和月经初潮的年龄退后两个标准差年龄为依据。

2. 继发性闭经（secondary amenorrhea）　是指月经建立后月经停止，停经持续时间相当于既往 3 个月经周期以上的总时间或月经停止六个月者。

二、诊断

闭经的原因很多，是许多疾病的一种表现，其诊断要根据病史、体格检查和相关的辅助检查找出导致闭经的原发病因，才能最终诊断其类型、发生部位。因此，详细了解闭经患者的发病史、月经史、生育史、个人史十分重要。

1. 病史

（1）现病史：了解末次月经时间，并区分是自然月经或激素治疗后的撤退性出血。了解发病前有无诱因，如环境改变、精神刺激、过度劳累、寒冷刺激等，精神心理因素、节制饮食或厌食所致的明显体重下降，消耗性疾病引起的严重营养不良等。

（2）月经史：原发性闭经患者应询问有无自然的乳房发育、性毛生长、身高增长；继发性闭经者应询问初潮年龄、周期、经期、经量等。闭经以来有无伴发症状，如早孕样反应、腹痛、溢乳、视力改变、体重增加、围绝经症状等。曾做过什么检查，用过哪些药物等。最近的两次月经日期要问清楚。

（3）婚育史：包括婚姻状况、结婚年龄、避孕方法、使用时间等。妊娠生育史包括妊娠次数、分娩次数，有无难产、大出血和手术产情况、有无产后并发症；流产次数、方法、有无并发症等；有无人流、取环等可能造成子宫内膜损伤的病史。

（4）既往史：幼年有无腮腺炎、结核、脑炎、脑部创伤史、生殖器官感染史。有无垂体肿瘤、垂体手术、垂体外伤等病史。有无其他内分泌疾病史，如甲状腺、肾上腺和胰腺等异常病史。

（5）个人史：个人生活习惯、学习工作压力、环境改变、运动强度、家庭关系等。

（6）家族史：母亲、姐妹有无早绝经的病史，父母是否近亲结婚等。

2. 临床表现和体格检查

（1）临床表现：16岁月经从未来潮，为原发闭经；原来月经正常，排除妊娠和哺乳，月经停止6个月以上，为继发闭经。

（2）体格检查

1）全身检查：包括全身发育状况、有无畸形；测量身高、体重、四肢与躯干的比例，五官特征，观察精神状态、智力发育、营养状等，对毛发分布和浓密程度进行评分，评估乳房发育情况并检查是否溢乳，腹股沟和小腹部有无肿块等。

2）妇科检查：观察外生殖器发育情况，有无先天性畸形；检查子宫和卵巢的大小，有无肿块和结节，输卵管有无增粗和肿块等。

3. 辅助检查

（1）激素试验

1）孕激素试验：根据孕激素试验将闭经分为Ⅰ度闭经和Ⅱ度闭经，反映闭经的严重程度：卵巢具有分泌雌激素功能，有一定雌激素水平，用孕激素有撤退出血称Ⅰ度闭经；卵巢分泌雌激素功能缺陷或停止，雌激素水平低落，用孕激素无撤退出血，称Ⅱ度闭经。方法为黄体酮20mg，肌注，共3~5天；或甲羟孕酮8~10mg，每日一次，共5~7天；或达芙通10mg，每日两次，5~7天。停药后2~7日内有撤退性出血为阳性，即Ⅰ度闭经，表示生殖道完整，体内有一定水平的内源性雌激素，但有排卵障碍；如本试验为阴性，则为Ⅱ度闭经。

2）雌激素试验：孕激素试验阴性者行雌激素试验以排除子宫性闭经。口服雌激素（己烯雌酚1mg，或炔雌醇0.05mg，或倍美力0.625mg，或补佳乐1mg）每日一次，共20天，于用药第16天开始用孕激素制剂（黄体酮20mg，肌注，每日一次；或甲羟孕酮8~10mg，每日一次；或达芙通10mg，每日两次）共5天。停药后2~7天内有撤退性出血者为阳性，表示子宫内膜正常，下生殖道无梗阻，病变系内源性雌激素缺乏引起；试验阴性表示病变在子宫，重复两个周期仍无出血，子宫或下生殖道梗阻可诊断。

3）垂体兴奋试验：对于FSH低于正常者，需用此试验确定病变在垂体还是下丘脑。方法是静脉注射GnRH 50μg，于注射前及注射后15、30、60、120分钟分别采血测定LH，峰值为注射前 2 倍以上为阳性，说明病变可能在下丘脑。阴性者人工周期治疗 1～3 个月后重复试验仍无反应者表示病变在垂体。若 FSH 升高不明显，LH 较基础值明显升高，伴有 LH/FSH＞3，提示可能是 PCOS。

（2）靶器官功能检查

1）子宫功能检查：诊断性刮宫或内膜活检适用于已婚妇女，用以了解宫腔深度、颈管和宫腔有无粘连。刮取内膜活检可以了解子宫内膜对卵巢激素的反应，诊断内膜结核、内膜息肉等疾病。

2）卵巢功能检查：包括基础体温测定、宫颈评分、宫颈脱落细胞检查等。

a. 基础体温测定：孕酮通过体温调节中枢使体温升高，正常有排卵的月经周期后半周期体温较前半周期升高 0.3～0.5℃，因此体温呈双相型提示卵巢有排卵和黄体形成。

b. 宫颈黏液检查：宫颈受雌、孕激素的影响会发生形态、宫颈黏液物理性状的改变。分为宫颈黏液评分和宫颈黏液结晶检查两种，前者是根据宫颈黏液的量、拉丝度、宫颈口张合的程度进行评分；后者根据黏液的结晶判断受雌激素影响的程度及是否受孕激素的影响。

c. 阴道脱落细胞检查：通过观察阴道脱落中表、中、底层细胞的比例，判断雌激素水平，一般表层细胞的比例越高反映雌激素水平越高。卵巢早衰患者出现不同程度的雌激素低落状态。

（3）内分泌测定

1）生殖激素测定：促性腺激素 FSH、LH 测定适用于雌激素试验阳性者，以区别雌激素缺乏是卵巢性或中枢性。高促性腺激素性腺功能低落（hypergoadotropic hypogonadism）：FSH≥30IU/L，病变在卵巢；低促性腺激素性腺功能低落（hypogoadotropic hypogonadism）：FSH 或 LH＜5IU/L，病变在中枢（下丘脑或垂体）。LH/FSH 比值增大可能患有 PCOS。E_2 测定可反映卵巢激素的水平，E≤50pg 卵巢功能低下，P≥15.9mmol/L 说明有排卵，T 高提示有 PCOS、卵巢男性化肿瘤、睾丸女性化疾病、肾上腺皮质疾病等可能。PRL 测定要在上午 9～11 时，空腹、安静状态下，避免应激因素影响。PRL＞25～30ng/ml 为高泌乳素血症，要根据病史寻找相应的病因。

2）其他激素：甲状腺激素、肾上腺激素、胰岛素等的测定可以确定闭经的原发病因。

（4）其他辅助检查

1）B 超：可了解盆腔有无肿块，了解子宫大小、内膜情况、宫腔内有无占位病变、卵巢的大小形态、卵泡大小数目、有无肿块，有无腹腔积液等。

2）子宫输卵管造影（HSG）：对于怀疑子宫疾病、结核、粘连者应行 HSG 检查，了解子宫是否有粘连输卵管是否通畅等。

3）宫腔镜检查：有助于明确子宫性闭经的病变性质，了解宫腔粘连的部位、程度、范围等，估计月经恢复的可能性；腹腔镜检查可以在直视下观察卵巢的外观、大小、形状等，明确闭经的病因，腔镜下可以行活检，卵巢活检有利于明确两性畸形的病因。

4）电子计算机断层扫描（CT）或磁共振成像（MRI）：可用于头部蝶鞍区的检查，有利于分析肿瘤的大小和性质，诊断空蝶鞍、垂体瘤等疾病。

5）染色体检查：对于原发性闭经应常规进行外周血染色体检查，对鉴别先天性性腺发育不全的病因、两性畸形的病因有重要意义。

6）自身免疫性抗体检测：与闭经有关的自身免疫性抗体包括抗肾上腺抗体、抗甲状腺微粒体抗体、抗卵巢抗体、抗胰岛细胞抗体等。

7）其他：疑为结核者测定血沉、结核菌素试验、胸片；怀疑妊娠或相关疾病者应查 HCG。

三、治疗

引起闭经的原因复杂多样，有先天和后天因素，更有功能失调和器质性因素之分，因此治疗上要按照患病病因制定出不同的治疗方案，全身治疗和病因治疗相结合。

1. 一般治疗　月经正常来潮受神经内分泌调节，精神心理、社会环境、饮食营养对其有重大影响。另外闭经本身也会影响患者的身心健康。因此，全身治疗和心理调节对闭经患者十分必要。对于因精神创伤、学习和工作压力导致的精神应激性闭经要进行耐心的心理疏导；对于盲目节食减肥或服药减肥导致的闭经要指导其正确认识和利用适当途径进行体重控制，并告知过度节食减肥的弊端；对于偏食引起的营养不良要纠正饮食习惯；慢性疾病导致的营养不良要针对病因进行治疗，并适当增加营养。若闭经患者伴有自卑、消极的心理问题，要鼓励其树立信心，配合治疗，有助于月经早日恢复。

2. 激素治疗　对于原发性闭经患者，激素应用的目的是促进生长和第二性征发育，诱导人工月经来潮；对于继发性闭经患者，激素应用的目的是补充性激素，诱导正常月经，防止激素水平低下造成的生殖器官萎缩、骨质疏松等影响。

（1）单纯雌激素应用

1）促进身高生长：Turner 综合征患者及性腺发育不良患者缺乏青春期雌激素刺激产生的身高突增阶段，因此，这类患者在骨龄达到 13 岁以后，可以开始小剂量应用雌激素，如孕马雌酮（倍美力）0.300~0.625mg/d，戊酸雌二醇 1mg/d，可增快生长速度。也可使用生长激素，剂量为每周 0.5~1.0IU/kg，应用时间可早至 5~6 岁，但价格昂贵。

2）促进第二性征和生殖器官发育：原发性闭经患者为低雌激素水平者，第二性征往往发育不良或完全不发育，应用小剂量雌激素模拟正常青春期水平，刺激女性第二性征和生殖器官发育，如孕马雌酮（倍美力）0.300~0.625mg/d，戊酸雌二醇 1mg/d，使用过程中定期检测子宫内膜厚度，当子宫内膜厚度超过 6mm 时，开始定期加用孕激素，造成撤退性出血——人工月经。

3）激素替代：当患者雌激素水平低下，而缺乏子宫或子宫因手术切除时，可单纯应用雌激素进行激素替代治疗，如孕马雌酮（倍美力）0.625mg/d、戊酸雌二醇 1~2mg/d、炔雌醇 0.012 5mg/d 等。

（2）雌、孕激素联合：雌、孕激素序贯治疗：孕马雌酮（倍美力）0.625mg/d，或戊酸雌二醇 1~2mg/d，从出血第 5 天开始应用，连续 21~28 天，最后 10~14 天加用孕激素，如甲羟孕酮 8~10mg/d，或地屈孕酮 10~20mg/d。

（3）单纯应用孕激素：对于有一定雌激素水平的 I 度闭经，可以应用孕激素后半周期治疗，避免长期雌激素刺激缺乏孕激素抵抗造成子宫内膜过度增生。用药方法为，甲羟孕酮 8~10mg/d，或地屈孕酮 10~20mg/d，从出血第 16 天开始，连续应用 10~14 天。

3. 促孕治疗　对于有生育要求的妇女，有些闭经患者在进行数个周期的激素治疗后，排卵恢复，可自然孕育；但有些患者无法恢复自发排卵，要在周期治疗诱导生殖器官发育正常后，进行促排卵治疗。

（1）小剂量雌激素：对于卵巢早衰患者，卵巢内尚有少量残余卵泡，这类患者不论对氯米芬或尿促性素都不敏感，可以用小剂量雌激素期待治疗，孕马雌酮（倍美力）0.625mg/d，或戊酸雌二醇1mg/d，定期监测卵泡生长情况，当卵泡成熟时可用hCG 5 000 ~ 10 000IU促排卵。

（2）氯米芬（CC）：适应于有一定雌激素水平的闭经妇女。从撤退性出血第3 ~ 5天开始，50 ~ 200mg/d，连续5天，从最低剂量开始试用，若无效，下一周期可逐步增加剂量。使用促排卵药物过程中要严密监测卵巢大小和卵泡生长情况。

（3）尿促性素（HMG）：适应于中枢性闭经。自撤退出血3 ~ 5天开始，每天75IU，连续7天，若无反应可逐渐增加剂量，每次增加37.5 ~ 75IU，用药期间必需利用B超、宫颈评分、雌激素水平监测卵泡发育情况，随时调整剂量。当宫颈评分>8，优势卵泡>18mm时，可以注射hCG促排卵，hCG的注射剂量要根据卵泡的数量和卵巢的大小决定，以防引起卵巢过激反应。

（4）纯促卵泡激素（FSH）：每支含纯化的FSH 75IU，该制剂主要适应于LH不低的患者，如PCOS患者，使用方法同HMG，在撤退性出血3 ~ 5天开始使用，每天75IU，连续7天，之后通过定期监测卵泡发育情况调整用药量，直至卵泡成熟，停止应用FSH。

（5）hCG：促卵泡治疗过程中观察到卵泡直径>18mm，或宫颈评分连续2天大于8分时，可以注射hCG 2 000 ~ 10 000IU/d，诱使卵泡排出。hCG的使用量要根据成熟卵泡的数量、卵巢的大小慎重选用，避免剂量使用不当造成卵巢过度刺激。

4. 对因治疗　引起闭经的原因很多，因此治疗闭经要结合其病因诊断，针对发病原因进行治疗。

（1）子宫及下生殖道因素闭经

1）下生殖道因素闭经：无孔处女膜可手术切开处女膜，有经血者进行引流，并用抗生素预防感染；小阴唇粘连者一经确诊应立即行钝性分离术，术后抗感染、局部应用雌激素预防术后再次粘连；阴道闭锁和阴道完全横膈需手术打通阴道，术后适当应用阴道模具避免粘连；阴道不全横膈可在孕育成功，分娩时予以切开；先天性无阴道无子宫者，可在婚前3个月进行阴道成形术，术后放置模具。

2）宫腔粘连：宫腔粘连的处理要根据粘连的部位、面积、程度、有无生育要求决定是否处理。宫腔完全粘连或虽部分粘连但不影响经血外流者，若患者无生育要求者，无需处理；如有生育要求，宫腔部分粘连或宫颈粘连影响经血流出有周期性腹痛，应分解粘连。方法有：用宫腔探针或宫颈扩张器分离粘连，或在宫腔镜直视下分离粘连。粘连分离后放置IUD 3 ~ 6个月，同时应用雌孕激素序贯治疗支持内膜的修复和生长，预防再粘连。

（2）卵巢性闭经：不论是先天性卵巢发育不良，或是后天因素导致卵巢功能衰退、卵泡耗竭，均表现为促性腺激素增高，雌、孕激素水平低下。

1）原发性卵巢性闭经：这类患者第二性征发育不良或不发育，因此，在骨龄达到13岁时应用小剂量雌激素促进生长和第二性征发育，当子宫内膜发育到一定程度开始使用雌、孕激素联合治疗诱发月经。该类患者由于卵巢内缺乏生殖细胞和卵泡，因此，不能孕育自己的孩子，如子宫发育正常，婚后可以借助他人供卵生育。

2）继发性卵巢性闭经：这类闭经引起的原因不详，治疗上亦无法针对病因。对于无生育要求的，应进行雌孕激素联合替代治疗，维持月经、避免生殖器官萎缩、预防骨质疏松等疾病。对于有生育要求，而卵巢内又有残存卵泡者，雌孕激素序贯治疗数周期后，有部分患者可恢复排卵而受孕；若不能自发恢复可试用促排卵治疗，但这类患者的卵巢对促排卵药物的敏感性差，生育希望较小。继发性卵巢性闭经患者，闭经时间越短，治疗后排卵恢复率越高，反之，排卵恢复率极低。

（3）垂体性闭经：多为器质性原因引起的闭经，如垂体瘤、空蝶鞍综合征、希汉综合征，要针对病因治疗。

1）垂体瘤：如前文所述，垂体瘤种类很多，各具不同的分泌功能，因此除了瘤体增大时的神经压迫症状外，对健康产生的影响依据其分泌的激素而不同。一般而言，垂体肿瘤通过手术切除可以根治，但近年来的研究和医学发展使垂体肿瘤的药物治疗成为可能。垂体催乳素瘤是引起闭经的主要原因之一，该病可以手术治疗，如开颅术、经蝶鞍术等，但垂体催乳素瘤手术常常造成肿瘤切除不全或正常垂体组织损伤，近年来药物治疗获得了巨大的进展，逐渐替代手术成为首选治疗方法。目前垂体催乳素瘤的首选治疗药物是溴隐亭，为多巴胺受体激动剂，每片 2.5mg，可从 1.25mg 开始给药，2 次/d，餐时或餐后给药，3 天无不适可逐渐加量，最大剂量 10mg/d。该药的主要副反应是胃肠道刺激症状，如不能适应，也可改用阴道给药，资料报道与口服生物利用度相似。另外，还有长效溴隐亭，每 28 天注射一次，一次 50～100mg，最大剂量 200mg，副作用小，疗效好，可用于对口服溴隐亭不能耐受的患者。还有一种是诺果宁，是非麦角碱类多巴胺受体 D，激动剂，为新一代高效抗 PRL 药，治疗初始剂量为 25μg/d，第二、第三天为 50μg/d，维持量为 75～150μg/d，该药副反应小、使用安全，但目前国内市场尚无销售。由于 PRL 降为正常后可以立即恢复自发排卵，因此对于已婚妇女，如不避孕可能很快怀孕，但建议如果是垂体瘤患者，最好是 PRL 控制正常一年后怀孕。尽管目前尚无任何资料证明溴隐亭对胚胎有害，但慎重起见，推荐妊娠期，特别是三个月以内停用溴隐亭。妊娠过程中定期观察 PRL 变化，有无头痛、视力下降等症状，如有催乳素瘤复发或加重，可立即使用溴隐亭，能迅速控制症状，控制不住可以立即手术。

2）希汉综合征：由于希汉综合征通常造成垂体分泌促性腺激素、促甲状腺素、促肾上腺素功能的损伤，因此根据患者的具体情况，需进行雌、孕激素、甲状腺素和肾上腺皮质激素三方面的补充替代治疗。雌、孕激素采用序贯治疗；肾上腺皮质激素采用泼尼松 5～10mg/d 或醋酸可的松 25mg/d，晨服 2/3，下午服 1/3；甲状腺素片 30～60mg/d。该病如果没有子宫和输卵管的损伤，如有生育要求，轻型者可用 CC 促排卵，重者可以用 HMG/hCG 促排卵治疗，排卵后建议使用黄体酮维持黄体功能。

（4）中枢性闭经：中枢性闭经的病因多为精神心理、应激相关因素，因此针对诱因进行治疗十分重要；部分为先天性下丘脑神经元发育异常导致，主要是进行激素替代，有生育要求者进行促排卵助孕。

1）Kallmann 综合征：由于这种先天性的中枢异常无法纠正，因此，需用激素替代方法补充治疗及诱导月经来潮。而卵巢本身并无异常，只是缺乏促性腺激素的刺激使其功能处于静止状态，给予外源性促性腺激素可以诱导卵巢内卵泡的发育和成熟。因此，该病的治疗分两个阶段，首先是激素替代治疗，用小剂量雌激素治疗促进第二性征的发育和生殖器官的发育，到生殖器官发育到一定阶段时，单纯雌激素治疗改为雌、孕激素联合治疗诱导月经来潮；当患者结婚有生育要求时，可用 HMG 和 hCG 诱导排卵，或用 GnRH 脉冲法诱导排卵，后者由于操作困难使用较少。

2）特发性低促性腺素性腺功能低下（IHH）：治疗同 Kallmann 综合征，用激素替代方法补充治疗及诱导月经来潮，有生育要求时，给予外源性促性腺激素诱导卵巢内卵泡的发育成熟和排卵。

3）继发性低促性腺素性腺功能低下：用周期性治疗诱导月经来潮，连续 3~6 个月。

（邱 兰）

第四节　多囊卵巢综合征

多囊卵巢综合征（polycystic ovary syndrome，PCOS）是常见的妇科内分泌疾病，以长期无排卵和高雄激素血症为基本特征，普遍存在胰岛素抵抗，临床表现异质性，越 50% 的 PCOS 患者超重或肥胖。育龄妇女中 PCOS 的患病率是 5%~10%，而在无排卵性不育症患者中的发病率高达 30%~60%。近年来的研究发现该疾病的功能紊乱远超出生殖轴，由于存在胰岛素抵抗，常发展为 2 型糖尿病、脂代谢紊乱及心血管疾病等；且 PCOS 患者的代谢综合征的患病率为正常人群的 4~11 倍。

一、病因

PCOS 的确切病因至今尚不是很清楚，现有的研究表明，PCOS 发病与遗传因素，如肥胖、2 型糖尿病、脂溢性脱发、高血压等家族史，以及宫内环境、出生后的饮食结构、生活方式等密切相关，提示 PCOS 可能是遗传与环境因素共同作用的结果。

1. 遗传学因素　研究发现 PCOS 患者有明显的家族聚集性，如具有肥胖、2 型糖尿病、脂溢性脱发、高血压等家族史者，其 PCOS 的发生率较高。

目前发现可能与 PCOS 发生有关的基因主要有以下几类：①与甾体激素合成和作用相关的基因，如胆固醇侧链裂解酶 CYP11A、CYP17、CYP21 等；②与促性腺激素作用和调节相关的基因，如 LH 受体基因、卵泡抑素基因、β - FSH 基因等；③与糖代谢和能量平衡相关的基因，如胰岛素基因、胰岛素受体基因、IRS 基因、钙激活酶基因等；④主要组织相容性位点。

这些基因可出现表达水平或单核苷酸多态性变化。另外，研究还发现 PCOS 也存在某些基因 DNA 甲基化的异常，2002 年 Hickey 等首次对雄激素受体（AR）的 CAG 重复序列多态性、甲基化和 X 染色体失活进行了研究，认为 AR（CAG）位点甲基化类型可能影响 PCOS 的发生、发展。

2. PCOS 的环境因素　近年来发现 PCOS 患者的高胰岛素或高血糖血症可能通过影响胎儿宫内环境导致子代出生后生长发育及代谢异常；并且出生后饮食结构、生活方式也可以影响 PCOS 的发生、发展。

二、临床表现

1. 月经失调　见于 75%~85% 的 PCOS 患者。可表现为：月经稀发（每年月经次数≤6次）、闭经或不规则子宫出血。

2. 不育症　一对夫妇结婚后同居、有正常性生活（未避孕）1 年尚未怀孕者称为不育。

须检查排除男方和输卵管异常，并确认无排卵或稀发排卵。

3. 雄激素过多症

（1）痤疮：PCOS 患者中约 15%～25% 有痤疮，病变多见于面部，前额、双颊等，胸背、肩部也可出现。痤疮的分级为：轻 - 中度者以粉刺、红斑丘疹、丘脓疱疹为主；重度者以脓疱结节、囊肿、结疤炎症状态为主。

（2）多毛症（hirsutism）：性毛过多指雄激素依赖性体毛过度生长，PCOS 患者中患多毛症者约 65%～75%。

4. 肥胖（obesity）　以腹型肥胖为主，临床上以腰围（WR）或腰臀比（腰围 cm/臀围 cm，WHR）表示肥胖的类型。若女性 WHRI > 0.8，或腰围≥85cm 可诊断为腹型肥胖。

5. 黑棘皮症（acanthosis nigricans）　是严重胰岛素抵抗的一种皮肤表现，常在外阴、腹股沟、腋下、颈后等皮肤皱折处呈灰棕色、天鹅绒样片状角化过度，有时呈疣状。分为轻、中、重度：0. 无黑棘皮症；1 +. 颈部 & 腋窝有细小的疣状斑块，伴/不伴有受累皮肤色素沉着；2 +. 颈部 & 腋窝有粗糙的疣状斑块，伴/不伴有受累皮肤色素沉着；3 +. 颈部、腋窝及躯干有粗糙的疣状斑块，伴/不伴有受累皮肤色素沉着。

三、诊断

1. PCOS 临床表现异质性

（1）不论症状还是生化异常都呈现种族和个体差异。多年来对 PCOS 的诊断一直存在争议，近二十年国际上陆续推出 3 个标准，1990 年美国国立卫生研究院（National institute health，MH）对 PCOS 诊断标准包括以下两项（按重要性排序）：①雄激素过多症及（或）高雄激素血症；②稀发排卵。但需排除以下高雄激素疾病，如先天性 21 羟化酶缺乏、库欣综合征、高泌乳素及分泌雄激素的肿瘤等；使标准化诊断迈出了重要的一步。该标准包括了三种基本表现型：①多毛、高雄血症及稀发排卵；②多毛及稀发排卵；③高雄血症及稀发排卵。

（2）随着诊断技术的进展、阴道超声的广泛应用，许多学者报道超过 50%，的 PCOS 患者具有卵巢多囊改变特征，2003 年由美国生殖医学会（American Society for Reproductive Medicine，ASRM）及欧洲人类生殖与胚胎协会（European society of human reproduction and embryology，ESHRE）在鹿特丹举办专家会对 PCOS 诊断达成新的共识，加入了关于卵巢多囊改变的标准，并提出 PCOS 需具备以下三项中两项：①稀发排卵及（或）无排卵；②雄激素过多的临床体征及（或）生化指标；③卵巢多囊改变。同样需排除其他雄激素过多的疾病或相关疾病；此标准较 NIH 标准增加了两个新的表型：①多囊卵巢、多毛和（或）高雄血症，但排卵功能正常；②多囊卵巢、排卵不规则，但没有雄激素增多症。此标准的提出引起医学界广泛争论，支持该标准的一方认为该标准提出新表型，对病因和异质性的认识有帮助；反对的一方则认为，该标准提出的新表型尚缺乏资料，且两种新表型的临床重要性不确定。

（3）2006 年美国雄激素过多协会（Androgen Excess Society，AES）对 PCOS 又提出如下标准，必须具备以下两项：①多毛及（或）高雄激素血症；②稀发排卵及（或）多囊卵巢。此标准同样需排除其他雄激素过多或相关疾病，与鹿特丹标准不同的是此标准强调必须具备第一条。中华医学会妇产科分会内分泌学组通过多次专家扩大会议确定推荐我国采纳鹿特丹诊断标准，一方面是可与国际接轨，另一方面采用此标准可在我们自己的多中心调研中筛查和确定 PCOS 在我国人群的表型分布。另外，鹿特丹标准未包含青春期及 IR 的诊断内容，因此在中国范围内通过在正常人群按年龄分层对 PCOS 诊断的相关指标的生理值的流行病学调查，并建立相应的评估体系，对 PCOS 及其代谢并发症的早期诊断具有重要意义。

2. 实验室测定

（1）雄激素的测定：正常妇女循环中雄激素有睾酮、雄烯二酮、去氢表雄酮及其硫酸盐 4 种。临床上常规检查项目为血清总睾酮及硫酸脱氢表雄酮。目前尚缺乏我国女性高雄激素的实验室诊断标准。

（2）促性腺激素的测定（LH、FSH）：研究显示 PCOS 患者 LH，FSH 比值 >2 ~ 3，但这一特点仅见于无肥胖的 PCOS 患者。由于肥胖可抑制 GnRH/LH 脉冲分泌振幅，使肥胖 PCOS 患者 LH 水平及 LH/FSH 比值不升高，故此比值不作为 PCOS 的诊断依据。

3. 盆腔超声检查　多囊卵巢（PCO）是超声检查对卵巢形态的一种描述。根据鹿特丹专家共识 PCO 超声相的定义为：一个或多个切面可见一侧或双侧卵巢内直径 2 ~ 9mm 的卵泡≥12 个，和（或）卵巢体积≥10ml（卵巢体积按 0.5 × 长径 × 横径 × 前后径计算）。

注意：超声检查前应停用口服避孕药至少 1 个月，在规则月经患者中应选择在周期第 3 ~ 5 天检查。稀发排卵患者若有卵泡直径 >10mm 或有黄体出现，应在下个周期进行复查。除未婚患者外，应选择经阴道超声检查；青春期女孩应采用经直肠超声检查。

4. 基础体温（BBT）测定　PCOS 患者应于每天早晨醒后立即测试舌下体温（舌下放置 5 分钟），至少一个月经周期，并记录在坐标纸上。测试前禁止起床、说话、大小便、进食、吸烟等活动。根据体温曲线的形状可以了解有无排卵，并估计排卵日期，早期诊断妊娠。

四、鉴别诊断

1. 迟发型肾上腺皮质增生（21 - 羟化酶缺陷）　测定 17α - 羟孕酮水平以排除肾上腺皮质增生（CAH）。

2. 分泌雄激素的肾上腺、卵巢肿瘤　肾上腺素瘤和癌可引起男性化、高雄激素血症和不排卵。分泌雄激素的卵巢肿瘤也引起相似的临床表现，B 超可鉴别。

3. Cushing 综合征　可继发于垂体肿瘤、异位肾上腺皮质激素分泌肿瘤、肾上腺肿瘤或癌，Cushing 综合征患者中近半数有低促性腺激素（Gn）血症，可表现出高雄激素血症临床症状和体征，但雄激素水平可在正常范围，而皮质醇异常升高。

五、治疗

按有无生育要求及有无并发症分为基础治疗、并发症治疗及促孕治疗三方面。基础治疗是指针对 PCOS 患者月经失调、雄激素过多症、胰岛素抵抗及肥胖的治疗，包括控制月经周期治疗、降雄激素治疗、降胰岛素治疗及控制体重治疗四方面。治疗目的：促进排卵功能恢复，改善雄激素过多体征，阻止子宫内膜增生病变和癌变，以及阻止代谢综合征的发生。以上治疗可根据患者的情况，采用单一或两种及以上治疗方法联合应用。并发症的治疗指对已发生子宫内膜增生病变或代谢综合征，包括糖耐量受损、2 型糖尿病、高血压等的治疗。促孕治疗包括药物促排卵、卵巢手术促排卵及生殖辅助技术，一般用于基础治疗后仍未受孕者；但任何促孕治疗应在纠正孕前健康问题后进行，以降低孕时并发症。

1. 基础治疗

（1）降体重疗法：肥胖型 PCOS 患者调整生活方式（饮食控制和适当运动量）是一线治疗。早在 1935 年，Stein 和 leventhal 就发现肥胖是该综合征的常见症状，但长期以来未将降体重作为该综合征肥胖患者的常规治疗方法。近年很多观察性研究资料发现减重能促进 PCOS 患者恢复自发排卵。一项为期 15 年的对照前瞻性的研究发现，减重能降低 10 年内糖尿病及 8 年内高血压的发病率；并有研究表明限制能量摄入是减重和改善生殖功能最有效的方法，甚至有时在体重仍未见明显下降时，生殖功能已得到了明显的改善，这可能与能量摄入减少有关。最早的一项关于低卡路里饮食摄入的观察性研究发现，20 例肥胖的患者（14 例 PCOS，6 个为高雄激素血症－胰岛素抵抗－黑棘皮综合征患者）予低卡路里饮食 8 个月，明显降低了胰岛素及雄激素水平，随后的多项研究也进一步证实此结果。有证据指出，肥胖患者予低糖饮食有益于改善其高胰岛素血症。2008 年的欧洲生殖与胚胎学会/美国生殖医学会（ESHRM/ASRM）共识建议肥胖型 PCOS 患者首选低糖饮食。2009 年国外学者对 14 项随机对照研究的荟萃分析的资料显示（其中仅 2 项研究为 PCOS 患者），对于肥胖者，不论是否为 PCOS 患者，生活方式的改变（生活习惯及饮食控制）是其一线治疗的方法。但是对不同食物结构组成对减重疗效的评估目前尚缺乏大样本研究，故不同的食物结构对控制体重的效果仍不明确。

运动也是控制体重的方法之一，它可提高骨骼肌对胰岛素的敏感性，但关于单纯运动对 PCOS 生殖功能恢复的作用的研究很少。在一项临床小样本研究中未证实单独运动对减重有效。另外，也有采用药物减重的报道，如采用胰岛素增敏剂——二甲双胍抑制食欲的作用；研究证实二甲双胍治疗肥胖型 PCOS 时，能使体重有一定程度的下降，并能改善生殖功能。一项应用大剂量的二甲双胍（大于 1 500mg/d）或服用时间大于 8 周治疗肥胖患者的临床研究表明，二甲双胍组比安慰剂组能明显减轻体重。但是改善生活方式联合大剂量的二甲双胍能否达到更好的协同作用尚缺乏大样本的研究。此外，对饮食运动控制饮食效果并不明显者，美国国家心肺循环研究中心及 Cochrane 系统综述建议如下：对于 BMI 大于 30kg/m² 且无并发症的肥胖患者或 BMI 大于 27kg/m² 并伴并发症的患者可给予西布他明食欲抑制剂治疗；而对于 BMI 大于 40kg/m² 的患者可采用手术抽脂减重。但上述方式对生殖功能的影响未见报道。

（2）控制月经周期疗法：由于 PCOS 患者长期无排卵，子宫内膜长期受雌激素的持续作用，而缺乏孕激素拮抗作用，其发生子宫内膜增生性病变，甚至子宫内膜癌的概率明显增高。定期应用孕激素或给予含低剂量雌激素的雌孕激素联合的口服避孕药（oral contraceptive pills，OCPs）能很好地控制月经周期，起到保护子宫内膜，阻止子宫内膜增生性病变的作用。并且定期应用孕激素及周期性应用 COC 能抑制中枢性 LH 的分泌，故停用口服避孕药后，对恢复自发排卵可能有益。因此对于无排卵 PCOS 患者应定期采用孕激素或口服避孕药疗法以保护子宫内膜及控制月经周期，阻止功能失调性子宫出血及子宫内膜增生性病变，并对自发排卵功能的恢复起到促进作用。

1）单孕激素用药方法：适合于月经频发、月经稀发或闭经的患者，可采用孕激素后半周期疗法控制月经周期。

用药方法：醋酸甲羟孕酮 10mg/d，每次服药 8～10 天，总量 80～100mg/周期；地屈孕酮 10～20mg/d，每次服药 8～10 天，总量 100～200mg/周期；微粒黄体酮 200m/d，每次服药 8~10 天，总量 1 600~2 000mg/周期。

用药时间和剂量的选择根据患者失调的月经情况而定，月经频发的患者一般在下次月经前 3~5 天用药；月经稀发、闭经的患者应至少 60 天用药一次。

2）口服避孕药疗法：雌孕激素联合的口服避孕药（OCPs），如妈富隆（炔雌醇 30μg + 去氧孕烯 150μg）、达英－35（炔雌醇 35μg + 环丙孕酮 2mg）、优思明（炔雌醇 30μg + 屈螺酮 3mg）等。适用于单孕激素控制周期撤药出血较多者，或月经不规则者及功能失调性子宫出血（功血）患者需先用 OCPs 止血者。

用药方法：调整周期用药方法：在采用孕激素撤药月经第 5 天起服用，每天 1 片，共服 21 天；撤药月经的第 5 天重复使用，共 3~6 个周期为 1 疗程。

注意事项：OCPs 不会增加 PCOS 患代谢性疾病的风险，但可能加重伴糖耐量受损的 PCOS 患者糖耐量损害程度。因此对有严重胰岛素抵抗或已存在糖代谢异常的 PCOS 患者应慎用 OCPs；必须要用时应与胰岛素增敏剂联合使用。有口服避孕药禁忌证者禁用。

（3）降雄激素疗法：适用于有中重度痤疮、多毛及油脂皮肤等严重高雄激素体征需治疗的患者及循环中雄激素水平过高者。目前 PCOS 患者常用的降雄药物主要为 OCPs、胰岛素增敏剂、螺内酯及氟他胺。

1）OCPs：除用于 PCOS 患者调整月经周期，保护子宫内膜，还能通过抑制垂体 LH 的合成和分泌，从而有效降低卵巢雄激素的产生，所含的雌激素成分（炔雌醇）可有效地促进肝脏合成 SHBG，进而降低循环中雄激素的活性。某些 OCPs 所含的孕激素成分，如含环丙孕酮的达英－35 及含屈螺酮的优思明，由于这些孕激素还能抑制卵巢和肾上腺雄激素合成酶的活性及在外周与雄激素竞争受体，因此不仅能有效降低卵巢雄激素的生成，而且也能抑制肾上腺雄激素的产生，并可阻止雄激素的外周作用，从而有效改善高雄激素体征。另外，OCPs 还通过抑制 LH 和雄激素水平缩小卵巢体积。

用药方法：撤药月经的第 5 天起服用，每天 1 片，共服 21 天。用药 3~6 个月，50%~90% 的患者痤疮可减少 30%~60%，对部位深的痤疮尤为有效，服药 6~9 个月后能改善多毛。

2）胰岛素增敏剂——二甲双胍：胰岛素增敏剂能降低循环中的胰岛素水平，进而降低 LH 水平，减少卵巢及肾上腺来源的雄激素的合成，并能解除高胰岛素对肝脏合成 SHBG 的抑制作用，故能有效的降低循环中雄激素水平及其活性，但其降低雄激素的作用治疗效果不如 OCPs 迅速。

用药方法：见下述降胰岛素疗法。

3）螺内酯及氟他胺：螺内酯通过抑制 17－羟化酶和 17，20 裂解酶（雄激素合成所需的酶），以减少雄激素的合成和分泌；在外周与雄激素竞争受体，并能抑制 5α－还原酶而阻断雄激素作用。单独使用螺内酯可使 50% 的 PCOS 患者多毛症状减少 40%，亦可增加胰岛素敏感性。氟他胺则由于其抑制外周 5α－还原酶而具抗雄激素作用。

用药方法：螺内酯：100mg/d，应用 6 个月可抑制毛发生长。氟他胺：250mg，每日 2 次，连续使用 6~12 个月。

副作用及用药监测：螺内酯是排钠保钾利尿药，易造成高血钾，使用时应定期监测电解质。螺内酯和氟他胺这两种药物均有致畸作用，因此应用时一般与 OCPs 联合应用，或用药期间避孕。另外，由于氟他胺有肝脏毒性已较少使用。

关于以上药物的降雄作用及安全性的研究有 3 项大的荟萃分析。2008 年的一项荟萃分析发现，胰岛素增敏剂与 OCPs 在改善多毛方面的效力相当，但效果不如螺内酯及氟他胺。与此同时，另一项对 12 个 RCT 研究所做的荟萃分析发现，螺内酯联合 OCPs 的作用明显优于单独应用 OCPs，而氟他胺联合二甲双胍的作用明显优于单独应用二甲双胍。另外，2009 年的一项荟萃分析表明，在调节月经周期和降低雄激素水平上，OCPs 优于二甲双胍，但二甲双胍能明显降低胰岛素和甘油三酯水平；两者对 PCOS 患者空腹血糖及胆固醇的影响无统计学差异。

（4）胰岛素抵抗的治疗：有胰岛素抵抗的患者采用胰岛素增敏剂治疗。可降低胰岛素，从而降低循环中的雄激素水平，从而有利于排卵功能的建立及恢复，并可阻止 2 型糖尿病等代谢综合征的发生。在 PCOS 患者中常选用二甲双胍，对二甲双胍治疗不满意或已发生糖耐量损害、糖尿病者可加用噻唑烷二酮类药物（TZDs）。

1）二甲双胍：能明显改善有胰岛素拮抗的 PCOS 患者的排卵功能，使月经周期恢复运转和具有规律性。一项随机对照双盲临床试验证实 IR 是二甲双胍治疗后排卵功能恢复的预测指标。另外，二甲双胍可明显增加非肥胖型 PCOS 和青春期 PCOS 患者排卵率（A 级证据）及妊娠率（B 级证据），早孕期应用二甲双胍对胎儿无致畸作用（A 级证据）。

用法：850 ~ 1 500mg/d，胰岛素抵抗改善后逐步减至维持量 850mg/d。

副作用及用药监测：胃肠道反应最常见，餐中服用可减轻症状。乳酸性酸中毒为罕见的严重副作用；用药期间每 3 个月监测肝肾功。

2）噻唑烷二酮类药物（TZDs）：TZDs 为 PPARγ 受体激动剂，能增强外周靶细胞（肝细胞、骨骼肌细胞、脂肪细胞）对胰岛素的敏感性，改善高胰岛素血症。罗格列酮是常用的 TZDs，但罗格列酮改善月经状况的作用较二甲双胍弱，而增加胰岛素敏感性的作用与二甲双胍相同。对于不能耐受二甲双胍的患者，可考虑罗格列酮。但由于其肝脏毒性及胚胎毒性，在服用期间应监测肝功能并注意避孕。

2. 并发症治疗

（1）子宫内膜增生病变的治疗：子宫内膜增生病变的 PCOS 患者应选用孕激素转化子宫内膜。对于已发生子宫内膜癌的患者应考虑手术治疗。

（2）代谢综合征的治疗：对于已出现高血压、高脂血症、糖尿病的患者，建议同时内科就诊。

3. 促孕治疗 由于 PCOS 患者存在胰岛素抵抗，故在妊娠期发生妊娠糖尿病或妊娠期合并糖尿病、妊娠高血压、先兆子痫、妊娠糖尿病、早产及围产期胎儿死亡率的风险明显增高，故也应引起重视。2008 年，ESHRM/ASRM 关于 PCOS 不孕的治疗已达成共识，认为对 PCOS 患者采用助孕干预开始之前应该首先改善孕前状况，包括通过改善生活方式、控制饮食及适当运动降体重，以及降雄激素、降胰岛素和控制月经周期等医疗干预。部分患者可能在上述措施及医疗干预过程中恢复排卵。多数患者在纠正高雄激素血症及胰岛素抵抗后仍未恢复排卵，此时应该药物诱发排卵。

（1）一线促排卵药物——氯米芬：氯米芬为 PCOS 的一线促排卵治疗药物，价格低廉，口服途径给药，副作用相对小，用药监测要求不高。其机制是与雌激素竞争受体，阻断雌激素的负反馈作用，从而促进垂体 FSH 的释放。该药排卵率约为 75% ~ 80%，周期妊娠率约 22%，6 个周期累积活产率达 50% ~ 60%。肥胖、高雄激素血症、胰岛素抵抗是发生氯米芬抵抗的高危因素。

用药方法及剂量：自然月经或药物撤退出血的第 5 天开始，初始口服剂量为 50mg/d，共 5 天；若此剂量无效则于下一周期加量，每次增加 50mg/d；最高剂量可用至 150mg/d 共 5 天，仍无排卵者为氯米芬抵抗。氯米芬抵抗的 PCOS 患者，可采用二甲双胍联合氯米芬治疗；7 个关于二甲双胍联合氯米芬的观察性研究的荟萃分析表明，二甲双胍联合氯米芬的排卵率较单用氯米芬增加 4.41 倍（B 级证据）。如果氯米芬在子宫和宫颈管部位有明显的抗雌激素样作用，则可采用芳香化酶抑制剂——来曲唑来进行促排卵治疗。来曲唑治疗的排卵率可达 60% ~ 70%，妊娠率达 20% ~ 27%；目前的观察性研究未见来曲唑对胚胎有不良作用，但仍需大样本研究来进一步证实来曲唑对胚胎的安全性。

治疗期限：采用氯米芬治疗一般不超过 6 个周期。氯米芬治疗无效时，可考虑二线促排卵治疗，包括促性腺激素治疗或腹腔镜下卵巢打孔术。

（2）促性腺激素：促性腺激素促排卵治疗适用于氯米芬抵抗者，列为 PCOS 促排卵的二线治疗。促性腺激素促排卵分为低剂量递增方案及高剂量递减方案。较早的研究报道，上述两种方案获得单卵泡发育的成功率均较高，但是目前一项大样本的研究资料显示低剂量递增方案更为安全。低剂量递增方案促单卵泡发育排卵率可达到 70%，妊娠率为 20%，活产率为 5.7%，而多胎妊娠率小于 6%，OHSS 发生率低于 1%。

（3）卵巢手术：早在 1935 年，Stein 和 Leventhal 首先报道了在无排卵 PCOS 女性采用卵巢楔形切除，术后患者的排卵率、妊娠率分别为 80% 和 50%，但之后不少报道术后可引起盆腔粘连及卵巢功能减退，使开腹卵巢手术用于 PCOS 促排卵一度被废弃。随着腹腔镜微创手术的出现，腹腔镜下卵巢打孔手术（LOD）开始应用于促排卵；多项文献的研究结果认为，每侧卵巢以 30 ~ 40W 功率打孔，持续 5 秒，共 4 ~ 5 个孔，可获得满意排卵率及妊娠率。5 项 RCT 的研究资料显示，对于氯米芬抵抗的 PCOS 患者 LOD 与促性腺激素两项方案对妊娠率及活产率的影响差异无统计学意义，且 LOD 组 OHSS 及多胎妊娠的发生率小于促性腺激素组。之前的研究认为，对于 CC 抵抗或高 LH 的 PCOS 患者可应用 LOD；但是，近期的研究发现，并不是所有的 CC 抵抗或高 LH 的患者均适用于该手术。日本学者对 40 例 PCOS 不孕患者进行回顾性队列研究发现，睾酮水平高于 4.5nmol/L 或雄激素活性指数（free androgen index，FAI）高于 15、LH 低于 8IU/L 或 BMI 大于 $35kg/m^2$ 的 PCOS 患者因其可能有其他致无排卵因素，故不宜采用卵巢手术诱发排卵。另外，较多的文献研究发现，LOD 对胰岛素水平及胰岛素敏感性的改善无效，故卵巢手术并不适用于显著胰岛素抵抗的 PCOS 患者。

（4）体外受精 - 胚胎移植（IVF - ET）：IVF - ET 适用于以上方法促排卵失败或有排卵但仍未成功妊娠，或合并有盆腔因素不育的患者，为 PCOS 三线促孕治疗。近期的一项荟萃分析发现，在 PCOS 患者中采用促性腺激素超促排卵取消周期的发生率较非 PCOS 患者明显增高，且用药持续时间也明显增加，临床妊娠率可达 35%。有一项对 8 个 RCT 的荟萃分析发现，联合应用二甲双胍能明显增加 IVF 的妊娠率，并减少 OHSS 的发生率。

（邱　兰）

第五节　高催乳素血症

一、定义

外周血催乳素（prolactin，PRL 亦称泌乳素）水平高于 500～1 000mIU/L 或 30ng/ml，由于试剂盒和测定方法不同，正常值可略有差异。轻度升高可能反映脉冲分泌或静脉穿刺等应激的结果，应重复测定。常伴继发闭经或偶见原发闭经，故亦称闭经泌乳综合征。

二、病因

（1）垂体疾病：如垂体肿瘤、空泡蝶鞍。

（2）下丘脑疾病。

（3）药物：抗精神病药及镇静药。

（4）甲状腺功能低减：TRH 刺激 PRL 合成分泌。

（5）肾衰竭：PRL 不能正常代谢灭活。

（6）特发性。

三、诊断

（1）闭经、泌乳：原发性或继发性闭经，多数有触发性泌乳或停止哺乳半年后仍有泌乳。

（2）压迫症状：可有头痛、视野缺损、肥胖、特殊面容，服镇静剂、降压药、甲氧氯普胺（灭吐灵）或制酸剂史，亦可有胸部手术、乳房刺激史或原发性甲状腺功能低减的表现。

（3）低雌激素：血 PRL 浓度高于正常，LH、FSH 水平正常或低下，雌激素水平低落，子宫可正常或萎缩。

（4）影像学检查：MRI 为首选检查，必要时可行增强扫描或动态增强扫描，以发现较小的垂体肿瘤。蝶鞍侧位或体层相、普通 CT 扫描难以有阳性发现。

（5）甲状腺功能：甲状腺功能低下时可伴发高催乳素血症。

（6）病因可为垂体 PRL 瘤、GH 瘤、空泡蝶鞍征、下丘脑肿瘤、外伤或特发性高 PRL 血症、原发性甲状腺功能低减、异位 PRL 瘤等。

四、治疗

（1）PRL 瘤，不论大小，皆可服溴隐亭缩小肿瘤，促进月经及生育功能的恢复。为减轻溴隐亭的副反应，建议餐中服用并从小剂量开始逐渐加量至目标剂量，一般每日剂量不超过 10mg。大腺瘤患者服药初期必须先避孕一段时间，待瘤体缩小后才能生育。一旦确定妊娠，微腺瘤者建议停药，大腺瘤者一般孕期需继续用药。妊娠期应观察有无头痛、视野缺损等表现。

（2）垂体无功能腺瘤或分泌其他激素腺瘤由于阻止了下丘脑催乳素释放抑制因子到达垂体，亦可引起高催乳素血症，溴隐亭虽也能降低催乳素水平，但不能缩小肿瘤，应手术治疗，下丘脑肿瘤亦应手术，亦可酌情放疗。

（3）无生育要求的患者，若有条件应继续溴隐亭治疗，不应用雌激素进行替代治疗。若无条件，可定期随诊观察。

（4）GH 瘤应转内分泌科治疗。

（5）空泡蝶鞍征不必处理。

（邱　兰）

第九章　围绝经期及绝经期相关疾病

第一节　绝经期综合征

一、定义

绝经期综合征（menopausal syndrome）以往称为更年期综合征，是指妇女在绝经前、后卵巢分泌的雌激素水平波动或下降所致的以自主神经系统功能紊乱为主，伴有神经心理症状的一组症候群以及低雌激素水平的相关疾病、症状。青春发育与绝经是女性一生中生殖内分泌发生重大变化的两个转折。青春发育表示卵巢活动的激活，此后女性逐步成熟，进入生殖旺盛期；绝经表示卵巢功能衰退，生殖功能的终止。而卵巢功能衰退是一个渐进的过程，女性更年期即为由生育旺盛的性成熟期过渡到老年期的一段岁月，是妇女一生中的重要时期。长期以来人们习惯用更年期一词来形容这一渐进的变更期，尽管"更年期"一词已被广泛地应用，并被人们所熟悉，但仍存在含糊之处，为统一认识，促进研究工作的进一步发展，世界卫生组织人类生殖特别规划委员会于1994年6月14日在日内瓦召开有关20世纪90年代绝经研究进展工作会议时提出废除"更年期"这一术语。改名为围绝经期综合征，并推荐对绝经有关的术语定义如下。

绝经前期（premenopause）：包括自青春发育到绝经。

围绝经期（perimenopause）：指妇女绝经前、后的一段时期包括临床特征上、内分泌及生物学开始出现绝经趋势的迹象（40岁左右），一直持续到最后一次月经后一年。

绝经过渡期（menopause transition）：指月经前的一段时间，一直到最后一次月经。

绝经（menopause）：指妇女一生中的最后一次月经。

绝经后期（postmenopause）：人生中最后一次月经一直到生命终止。

二、围绝经及绝经后的内分泌变化

绝经过渡期卵巢内卵泡数目急剧减少，卵巢功能开始衰退，卵巢激素的分泌也相应减少，因此而引起妇女全身内分泌环境变化，主要有以下激素变化。

1. 促性腺释放激素（GnRH）　近年来可以通过简单的方法测定周围血内的含量反映下丘脑－垂体门脉系统中的含量与其作用，在绝经后是升高的，并且也是周期性释放。

2. 促性腺激素（FSH、LH）　绝经后FSH及LH均升高，绝经2~3年时达到最高水平，此时FSH水平均为正常早期卵泡期的13~14倍，LH的水平平均升高3倍，持续这种水平达5~10年之久，然后开始下降，绝经20~30年后可能低于生育年龄时的水平。绝经时外周血测定约为40IU/ml。

3. 雌激素　在正常月经周期中，人体内源性雌激素90%由卵泡颗粒细胞和卵巢内卵泡膜细胞分别受 FSH 及 LH 的刺激而合成与分泌，少数由肾上腺分泌雄烯二酮在脂肪组织转化而成。绝经后由于卵巢萎缩，循环中的雌激素来源和性质发生重大变化，血中雌二醇水平明显降低，一般低于 40pg/ml，而由于循环雌激素是雌酮，大部分雌酮来源于肾上腺雄激素前身物质在腺外的转化，尤其是雄烯二酮，而雄烯二酮转化为雌激素受哪些因素的影响，以及雌激素的生物活性作用在绝经后为何有所变化尚不清楚，有待于进一步研究。

4. 孕激素　绝经后不再排卵，黄体酮明显降低，仅为育龄妇女卵泡期值的 30%。

5. 雄激素　85% 来自肾上腺的雄烯二酮，绝经后血中含量仅为育龄妇女一半，睾酮下降 20%，肾上腺分泌的去氢表雄酮和硫酸去氢表雄酮均下降 60%~80%。

6. 催乳素　绝经后催乳素变化不大，有学者认为 FSH-LH 的升高会使催乳素下降。

7. 抑制素（Inhibin）　血抑制素浓度下降，比雌二醇下降早且明显，可能成为反映卵巢功能衰退更敏感的标志。

8. 甲状旁腺素（PTH）　由甲状旁腺分泌，雌激素与其相拮抗，并共同参与体内血钙平衡的调节，雌激素水平下降，甲状旁腺素升高。

9. 降钙素（CT）　由甲状腺滤泡细胞分泌，受雌激素刺激分泌增加，二者呈正相关，绝经后随雌激素水平下降而下降。

10. 生长激素（GH）　随年龄增长而减少。

综上所述，绝经后妇女体内内分泌发生明显变化，但在绝经过渡期及围绝经期常因人而异，但几种主要生殖激素分泌改变的规律往往是：①孕激素不足最早出现；②雌激素在开始时有所下降，继而可能出现一过性的代偿性的相对升高阶段，然后进入长期雌激素绝对缺乏状态。雌激素水平随年龄的下降过程并非呈线性，而是波动性下降；③FSH 可能有所升高或仍在正常水平，至卵泡完全耗竭后，才基本稳定在升高的状态。因此临床上测定围绝经期或绝经过渡期妇女血 FSH 和 E_2 水平以下几种情况均可能出现（图 9-1），所以对围绝经期及绝经过渡期妇女血生殖内分泌激素测定的结果应结合其临床特征进行分析。

$$FSH\uparrow+E_2\uparrow$$
$$FSH\uparrow+E_2\downarrow$$
$$FSH\rightarrow E_2\uparrow$$
$$FSH\rightarrow E_2\downarrow$$

图 9-1　围绝经期及绝经过渡期妇女血 FSH 和 E_2 的升降情况

↑：升高　↓：下降　→：正常

三、临床表现

主要可分为两大类：一是以自主神经功能紊乱伴神经心理症状的症候群，二是低雌激素水平的相关疾病，现分述如下。

（一）自主神经系统功能紊乱伴有神经心理症状的症候群

1. 精神神经症状　临床特征为围绝经期首次发病，多伴有性功能衰退，可有 2 种类型。①兴奋型：表现为情绪烦躁、易激动、失眠、头痛、注意力不集中、多言多语、大声哭闹等神经质样症状；②抑郁型：烦躁、焦虑、内心不安、甚至惊慌恐惧、记忆力减退、缺乏自信、行动迟缓，严重者对外界冷淡、丧失情绪反应，甚至发展成严重的抑郁性神经官能症。

据统计绝经妇女中精神神经症状发生率为 58%，其中抑郁 78%、淡漠 65%、激动 72%、失眠 52%。约有 1/3 有头痛、头部紧箍感、枕部和颈部疼痛向背部放射。也有人出现感觉异常，常见的有走路漂浮、登高眩晕、皮肤划痕、瘙痒及蚁走感，咽喉部异物梗阻（俗称梅核气）。

2. 血管舒缩症状　潮红、潮热是妇女进入围绝经后的特征性症状，其发作与雌激素减少致血管舒缩平衡失调有关，曾有报道调查 6 174 例围绝经妇女，有血管舒缩症状者占 50.9%。患者时感自胸部向颈及面部扩散的阵阵上涌热浪，同时上述部位皮肤有区域性弥散性或片状发红，伴有出汗，汗后又有畏寒。潮热突然出现，可持续数秒到数十秒，甚至达 1 个小时，通常约 1～2min，发作次数可由每周 1～2 次到每天数次至数十次。在发作时能测到一些客观指标：如脉搏加快 13%～20%；在发作 1.5min 时皮肤（手指、面颊）温度上升，9min 时温度达高峰，升高温度为 0.2～2.7℃不等，40min 后温度回到基值。因此患者感到难以忍受的不舒服和烦躁，常急于解开衣襟，开窗通风，或寻物代扇取凉，额部微汗，手心湿润。发作的频率、严重程度以及持续时间个体差异很大，发作多在凌晨乍醒、黄昏或夜间、活动、进食、穿衣、盖被过多、热量增加的情况下或情绪激动时，伴头痛、心悸。症状严重者影响情绪、工作、睡眠，困扰患者使之感到痛苦。82% 的患者此症状持续 1 年左右，有时还能维持到绝经后 5 年，在绝经前及绝经早期较严重，随绝经时间进展，发作频度及强度亦渐渐减退，最后自然消失。

3. 心血管症状

（1）28.9% 的患者有假性心绞痛，有时伴心悸、胸闷。症状发生常受精神因素影响，且易变多样：症状多、体征少，心功能良好，心电图、心功能、24h 动态心电图监测属正常生理范围，用扩血管药物不见改善。曾跟踪部分患者作冠状动脉造影结果呈阴性。一些学者描述围绝经期妇女出现的这样一组心血管症候群类似心血管疾病中的 X 综合征。

（2）15.2% 的患者出现轻度高血压，特点为收缩压升高、舒张压不高，阵发性发作，血压升高时出现头昏、头痛、胸闷、心慌。一些病例用雌激素治疗后可下降。围绝经及绝经后妇女在复杂的生理性的机体内环境改变及因而引起的病理变化中生存，不同的家庭因素、社会影响、个人的性格特点、精神因素，所表现的自主神经紊乱的症候群症状变化多样，可轻可重，甚至有人无明显不适，安然度过。也有 10%～15% 的患者症状较为严重，影响日常的工作和生活，需药物治疗。

（二）与内分泌改变（低雌激素水平）的相关疾病

近年来研究发现全身各脏器（包括皮肤、肌肉、心、脑、血管、骨骼等）均有雌激素受体，受雌激素作用，因而绝经后雌激素水平下降可出现相关症状。

1. 月经紊乱　详见功能性子宫出血。

2. 外阴及阴道萎缩　外阴及阴道萎缩时，外阴部的皮肤逐渐变薄，皮下脂肪减少，阴阜上的阴毛稀少，阴道上皮细胞随着雌激素的降低而渐渐萎缩，表皮细胞中含糖原的细胞消失，pH 处于 6～8，阴道弹性减低，长度缩短，皱褶变平，排液量减少，润滑作用缺乏，临床上发生一系列症状，如外阴瘙痒、性交疼痛、老年性阴道炎等，造成很大痛苦和不安，甚至影响家庭和睦。

3. 膀胱及尿道的症状　当雌激素缺乏时，有些妇女可发生一系列由于膀胱及尿道黏膜萎缩所致症状，如萎缩性膀胱炎、尿道炎、尿道口外翻、肉阜及张力性尿失禁。且由于膀胱容量随增龄而减少，生育年龄时约 500ml，60 岁时仅为 250ml 左右，因而尿液积聚稍超过容量即会引起不自主的膀胱收缩，并感尿意，出现尿频、尿急、夜尿增多。老年妇女虽有这些症状，但检查并无明显感染证据，培养也未见致病菌。但由于膀胱肌肉收缩力下降，也会引起排尿不畅，残余尿增加，且尿道黏膜薄而脆易损伤，故绝经后妇女也易发生反复发作的泌尿道感染，予雌激素后可改善症状。

4. 子宫脱垂及阴道壁膨出　尤其是曾有过多次分娩史及会阴严重撕裂者，雌激素缺乏易于发生盆底肌肉与筋膜松弛，目前老年子宫脱垂病例颇为多见。可酌情采用子宫托或手术治疗，手术方法根据年龄、体质而定。

四、治疗

(一) 性激素补充治疗

1. 性激素补充治疗的意义　性激素补充治疗（HRT）是一种医疗措施。当机体缺乏性激素，并由此发生或将会发生健康问题时，需要外源性地给予具有性激素活性的药物，以纠正与性激素不足有关的健康问题。从广义上讲，这种治疗措施可用于任何性激素不足的临床症状。卵巢功能生理性减退、内分泌失调，最终雌激素不足是绝经前后心理及器官功能失调，以致发生退化性病变的基本病因之一，需要性激素补充治疗；卵巢功能病理性减退也是性激素补充治疗的指征，但是前者应用普遍得多。尤其是随着社会进步，人类寿命延长，妇女对自身生活质量的追求，任何一个活到足够年龄的妇女都希望能从性激素补充治疗中获益。性激素补充治疗正是在这种需求中发展的。

性激素不仅对维持、保证性器官发育完善有重要意义，并且影响骨骼发育、自主神经系统的平衡，甚至情绪、体力、代谢等都将受到不同程度的影响，直接与身心健康有关。女性步入更年期以后，卵巢逐渐老化，终止排卵，血清性激素水平明显下降，全身两百多个部位、器官均受到影响，并影响到全身机体组织的新陈代谢。自主神经系统紊乱、骨质疏松症、冠心病等老年性疾病发病率明显升高。内生殖器子宫萎缩、变小，阴道黏膜变薄，分泌物减少，阴道内干燥，抵抗致病菌侵袭能力下降，性能力减退。

目前医疗界已取得共识，恰当地补充性激素可望改善临床症状，恢复心理平衡，并有益于身心健康。

经雌激素补充治疗后可取得明显效果的有：①控制血管舒缩，减少潮热、潮红、出汗，减轻忧郁、失眠等神经、精神症状；②纠正外阴和阴道黏膜的萎缩，减少性交痛，提高性欲；③老年性骨质疏松症防治，保持骨密度，用药 2～5 年骨密度上升，因骨质疏松而引起的骨折降低 50%；④降低心血管系统疾病的发生率。

2. 性激素补充治疗原则　近年来提出性激素补充治疗的原则是：①生理性补充；②个体化处理；③以最小量达到最好效果；④联合应用。

根据不同个体卵巢功能衰退的状况，性激素（包括雌激素、孕激素、雄激素）缺乏的具体情况及由此而引起的不同临床表现，有针对性地进行生理性补充，以期缓解症状、延缓退化性疾病的发生、提高生活质量，而不引起严重的不良反应。绝经后主要的激素改变是血雌激素水平下降，而由此引起一系列临床症状及退化性改变，处理应以补充天然雌激素为中心，要求血雌激素水平达到育龄妇女卵泡期水平。为保护子宫内膜，对有完整子宫的妇女应加用足量孕激素 10～14 日。以对抗内膜过度增生；也可与雌激素连续联合应用。原则上应选用雄激素活性低、对代谢无不良影响的孕激素制剂。手术绝经的妇女因缺乏卵巢雄激素分泌，可酌情补充少量雄激素。

性激素补充治疗应个体化地进行选择，鼓励在医师检测下长期应用。

3. 性激素补充治疗的前景　性激素补充治疗的前景是具有组织特异性的选择性作用在不同组织器官的靶细胞以达到在各种不同组织中发挥不同作用。要求能有效缓解症状，预防泌尿生殖器官萎缩，预防骨丢失，保护心血管功能，预防冠心病及动脉粥样硬化，同时在子宫乳腺中避免雌激素作用。

目前，组织特异性的利维爱被寄予厚望；选择性雌激素受体调节剂"selective estrogen receptor modulator，SERM"迅速发展，其中第二代昔芬类药物雷洛昔芬（Reloxifene，Evista）正在推向市场；植物性雌激素：中草药，食物中所含黄酮类结构有待于进一步开发。

4. 绝经后性激素补充治疗的适应证　绝经期综合征严重影响生活质量；骨质疏松高危人群；预防心血管疾病；性生活不能协调者；反复发作性泌尿道感染。

5. 绝经后性激素补充治疗禁忌证　不明原因阴道流血；目前患有乳腺癌、子宫内膜癌等肿瘤；系统性红斑狼疮；一年内曾患有血栓性疾病；慎用：如有患子宫内膜癌、乳腺癌的病史，妇科其他肿瘤史，子宫内膜异位症，高血压，糖尿病，严重胆囊疾病等。

6. 绝经后性激素补充治疗方法

（1）性激素的作用：①雌激素的不良反应：刺激子宫内膜异常增生，导致细胞异形改变，进而发展为癌，诱导妇女乳腺细胞异常生长；②孕激素：在子宫内膜中增加 17β – 雌二醇脱氢酶活性，促进雌二醇代谢下调子宫内膜细胞核中雌激素受体浓度，抑制 DNA 合成，因而有保护子宫内膜的作用；③雄激素：促进蛋白合成，提高基础代谢率，增加骨形成，充沛精力，唤起性欲作用。

（2）根据雌、孕、雄激素作用特点，性激素替代治疗的模式。

单用雌激素：仅适用于子宫已切除患者。

单用孕激素：周期性疗法适用于绝经过渡期功血；连续性疗法适用于绝经症状重不能用雌激素的患者。

雌激素和孕激素联合应用：①连续序贯，前 18 天雌激素，后 12 天加孕激素（30 天）；②周期序贯，前 18 天雌激素，后 12 天加孕激素（25 天停药），有撤退性出血；③连续联合，雌激素加孕激素，30 天；④周期联合雌激素加孕激素 25 天停药；⑤雌激素加雄激素联合应用；⑥雌激素加孕激素及雄激素联合应用。

（3）性激素补充治疗期限：用于缓解症状，可针对症状短期使用，通常 1~2 年。用于退化性疾病，预防疾病一般应坚持 5~10 年以上，资料显示用药 6 年减少骨质疏松症引起髋部骨折危险性 50%。

（4）性激素补充治疗的监测：①用药前、用药后半年随访一次；②详细询问病史、体格检查、身高、体重、BMI 检测；③乳腺触诊；④妇科检查三合诊；⑤宫颈防癌刮片检查；⑥化验、实验室检查：血 FSH、E_2、P 检测，阴道细胞学检查；超声检测子宫内膜厚度应小于 5mm；血脂、血糖；骨密度（DEXA）。

（5）常用的激素治疗方法

1）雌激素疗法：①尼尔雌醇（Nilestriol）是一个合成的雌激素，衍生于雌三醇，口服吸收后在体内储存于脂肪组织，缓慢释放。剂型及规格：片剂，1mg/片，2mg/片，5mg/片。

用法为每 2 周服一次，每次服 1～2mg，或每 4 周服一次，每次 5mg。不良反应及注意点：少数人可有白带增多、乳房胀痛等反应，对有子宫的患者，如长期服用应周期性加用孕激素，即尼尔雌醇每月服一次，每 3 个月加服甲羟孕酮 10mg/d，连服 10 天；②结合雌激素（conjugatedestrogen），常用药物是倍美力。剂型及规格：片剂，0.625mg/片，0.3mg/片。用法为 0.3mg/d 或 0.625mg/d，连续或周期性服用；③诺坤复，为 17β – 二醇（17β – estrodiol）。剂型与规格：片剂，1mg/片。每日 1 片口服，连续服用或按医嘱；④补佳乐，戊酸雌二醇（estradiol valerate）。剂型与规格：片剂 1mg/片。用法为每日 1mg，口服每日一次，连续服用 21 天或按医嘱。

2）雌、孕激素联合治疗：同前"雌激素和孕激素联合应用"。

3）孕激素治疗：①甲羟黄体酮（medroxyprogesterone），即甲羟孕酮，剂型及规格：片剂，2mg/片；用法为 2～10mg 每日一次口服，与雌激素配合作周期治疗；②炔诺酮（norethisterone）的剂型及规格：片剂，0.625mg/片，用法为 0.625～5mg 每日一次口服，与雌激素配合作周期治疗；③环丙黄体酮（cyproterone）的剂型及规格：片剂，50mg/片。用法为 50mg 每日一次口服，与雌激素配合作周期治疗。

4）常用的复方制剂：①倍美安（premelle）：每片含倍美力 0.625mg 及甲羟孕酮 2.5mg，每包含 28 片，适用于连续联合治疗；②倍美盈（premelle cycle）：有 14 片 0.625mg 的倍美力和每片含倍美力 0.625mg 及甲羟孕酮 5mg 复方片剂，每包 28 片，适用于连续序贯治疗；③诺更宁（kliogest）：17β – 雌二醇 2mg 与醋酸炔诺酮 1mg 的复方片剂，每包 28 片。

仿性腺激素，即利维爱，化学名替勃龙（tibolone）的剂型及规格：片剂 2.5mg/片，用法为 2.5mg 每日一次口服或个体化给药。近年来研究提出东方妇女用 1.25mg/d 也可有一定疗效。

5）雄激素治疗：①十一酸睾酮（testosterone）的剂型及规格：胶囊，40mg/粒，用法为维持剂量 40mg 每日一次口服；②甲基睾酮（methltestosterome）的剂型及规格：片剂，5mg/片，用法为 5～10mg 每日一次含舌下。

6）贴皮剂治疗：为避免肝脏首过效应可采用贴皮剂，如妇舒宁（17β – 雌二醇），25μg 或 50μg 制成贴皮剂，使用时将其贴于髋部或臀部，每日一张，每月两次。也可制成凝胶剂每次 2.5g，每日一次敷于皮肤，可周期性使用 24 日，停用 7 日后重复使用。周期第 20 天起加服甲羟孕酮 4mg/d，连服 5 天。

7）阴道给药：适用于泌尿生殖道症状严重者可给予局部用药。①栓剂，即雌三醇（estriol，E_3），2mg/粒，每日一次阴道内给药；②霜剂，即倍美力软膏，0.625mg/g，霜剂每日 0.5～2g，阴道内给药。可根据患者的不同情况或用药后的不同反应适当调整剂量。

7. 性激素补充治疗的不良反应　因人而异，多见的可能有乳房胀痛，不规则的阴道流血，偶见恶心、水肿、胃部不适、皮肤过敏、肝功能改变等。可酌情继续用药，调整雌孕激素剂量、更改药物种类或停药随诊、监测子宫内膜厚度等处理。

（二）其他防治方法

除了应用雌激素治疗绝经期综合征以外，对进入更年期的妇女还需要其他方面的防治方法，现介绍如下：多数国外学者认为生殖内分泌紊乱是导致绝经综合征的主要原因，症状的出现与雌激素分泌减少的速度和程度相一致，未到绝经年龄妇女因病手术切除双侧卵巢或对双侧卵巢进行放疗后，由于卵巢功能突然消失，雌激素水平突然急剧下降，患者会出现明显的绝经综合征症候群。而自然绝经，雌激素水平缓慢下降则症状较轻，服用雌激素后症状可基本缓解，上述发现均支持雌激素缺乏是导致绝经综合征的主要原因的观点。但并不是唯一原因，其发生与神经类型、文化程度、职业特征均有关；城市职业妇女、文化程度越高其发生率也较高，另外近年来研究潮热患者在其发作时检测血清LH，发现发作时间、症状程度与LH峰值高度成正比。但又发现因病作垂体切除者也有潮热发生，故认为可能有垂体以上神经中枢诱发。进而提出神经－内分泌学说；研究提示：雌激素水平下降干扰了神经递质儿茶酚胺，引起多巴胺（DA）／去甲肾上腺（NE）比率改变，5－羟色胺（5－HT）系统活性增强，5－HT本身为低分子致热源且5－HT系统与GnRH神经元、交感神经系统及体温调节中枢关系密切，其活性增强使体温调节中枢不稳定，导致潮热发生。近年来在神经介质和神经肽方面的研究提示大脑皮质通过血β－内啡肽及β－内啡肽自身抗体对下丘脑功能起调节作用从而引起绝经综合征症状。在正常人体内β－内啡肽和β－内啡肽自身抗体浓度维持在稳定的生理浓度，而综合征症状明显者与对照组相比β－内啡肽及其自身抗体均明显降低。

1. 预防

（1）医疗保健人员应以积极主动与更年期妇女进行卫生保健知识的宣传教育，帮助他们掌握必要的科学知识，消除恐惧与疑虑，以乐观和积极的态度对待更年期。

（2）对更年期妇女的家人，主要是对她们的丈夫也要进行卫生保健知识的宣传，帮助他们了解妇女更年期可能出现的症状，在一旦出现某些神经功能失调症状时，应给予关怀、安慰、鼓励和同情。

（3）更年期妇女最好半年至一年进行一次体格检查，包括妇科检查和防癌检查，有选择地做内分泌检查。医疗保健人员应向更年期妇女提供优质咨询服务，帮助他们预防更年期综合征的发生，或减轻症状，缩短病程。

（4）绝经前行双侧卵巢切除术者，适时补充雌激素。

2. 治疗

（1）一般治疗：对病情轻微，仅出现一般症状，如头痛、头晕、心悸、失眠、乏力、忧虑者，可给予耐心解释、安慰，以消除其顾虑，帮助其树立战胜疾病的信心；鼓励他们参加力所能及的工作；进行经常性的体育锻炼；参加适度文娱活动。同时还可以根据病情给予以下药物：安定5mg睡前服用，谷维素30~60mg/d，分3次服用，有助于调节自主神经功能。此外，还可以服用维生素B_6、复合维生素B、维生素E及维生素A等。

（2）精神心理治疗：医生应与患者进行个别交谈，给患者以精神鼓励，解释科学道理，帮助患者解除疑虑，建立信心，促使健康的恢复，并建议患者采取以下措施延缓心理衰老。

1）科学地安排生活：保持生活规律化，坚持力所能及的体育锻炼，少食动物脂肪，多吃蔬菜水果，避免饮食无节，忌烟酒。

2）坚持力所能及的体力劳动和脑力劳动：坚持劳动可以防止肌肉、组织、关节发生"失用性萎缩"现象。不间断地学习和思考，学习科学文化新知识，使心胸开阔，防止大脑发生"失用性萎缩"。

3）充实生活内容：如旅游、烹饪、种花、编织、跳舞等，以获得集体生活的友爱，精神上有所寄托。

4）注意性格的陶冶：更年期易出现急躁、焦虑、忧郁、好激动等情绪，这些消极情绪有害于身心健康，要善于克制，并培养开朗、乐观的性格，善用宽容和忍耐对待不称心的人和事，以保持心情舒畅及心理、精神上的平静状态，有利于顺利度过围绝经期。

（杨晓辉）

第二节　骨质疏松

一、正常骨的形成

正常的成人全身有 206 块骨，根据形状可分为长骨、短骨、扁骨及不规则骨，根据结构可分为密质骨和松质骨。皮质骨又叫密质骨，占人体骨骼的 80%，是人体四肢长骨的主要组成部分，有髓腔外骨皮质及其之间的小梁骨组成；松骨，占人体骨骼的 20%，分布于长骨的骨干骺后端与脊椎。椎体内含密质骨很少，而以小梁骨为主。骨髓腔内有血管及髓液。

每块骨骼都有（成骨细胞、破骨细胞及衬里细胞）、骨基质（胶原纤维）以及矿物质（主要为钙和磷）组成。钙和磷以结晶形式沉着于由胶原组成的骨基质中，骨中还含有碳、镁、氟等不同的离子，这些矿物质对维持骨强度起到一定的作用。

骨是一种活的组织，在不断地吸收和形成过程中维持着一种动态平衡关系。骨的重建周期是由吸收旧骨的破骨细胞和形成新骨的成骨细胞共同来完成的。骨的重建是使旧骨不断吸收并被新骨所取代，此即为骨代谢。

二、影响骨代谢的因素

（1）影响骨代谢的因素有很多，包括营养、消化、内分泌、维生素及微量元素以及运动和力的作用因素等。其中激素的影响最大也最敏感，包括甲状旁腺激素、降钙素、肾上腺皮质激素以及性激素。

（2）雌激素对骨骼的发育和骨重建有极重要的作用，雌激素起保护骨骼作用，绝经后雌激素快速下降，骨骼脱钙，骨量会快速下降，在双卵巢切除后（中年妇女），腰椎松质骨年丢失率为 80%，皮质骨为 2%，2~4 年后松质骨丢失速率减慢，5~7 年后皮质骨丢失速率也不断减慢。

（3）雌激素影响骨代谢的途径：①可直接影响成骨细胞和功能；②可促进降钙素的分泌；③降低骨细胞对甲状旁腺激素的敏感性；④促进 1、25－羟化酶的活性，增加 1、25－双羟维生素 D 的合成间接增加肠钙吸收；⑤可增加胰岛素生长因子和抑制白细胞介素的释放。雌激素缺乏时，骨转换增强，破骨细胞活性增加更为显著，其结果导致骨吸收。

骨骼的坚度主要是由于钙质存在。在人体整个生命过程中，骨骼的内部不停地发生钙的丢失和补充，保持骨骼的正常形态和功能，这个过程是由成骨细胞和破骨细胞联合作用形成。在妇女进入绝经期，由于性激素尤其是雌激素的衰退，对成骨细胞和破骨细胞的功能产生影响，破骨细胞活性增加更为明显，其结果骨骼组织吸收的速度加快，导致骨量的丢失，骨中海绵状小孔增多，骨质变得疏松，坚固性减弱。

妇女一生中丢失皮质骨约 30%，小梁骨约 50%。包括自然绝经在内的任何原因导致雌激素缺乏，均可使骨的吸收大于骨的形成，引起骨量丢失，发生骨质疏松。

三、骨质疏松的定义

1993 年第三届国际骨质疏松会议确定为"骨质疏松症是以低骨量、骨微细结构异常并导致骨脆性增加为特征的、易于骨折的一种全身代谢疾病。"

骨质疏松是由多种原因引起的一种骨病，其特点是在每个单位容积内骨组织总量减少，骨盐和基质的比例正常。其形态的变化是骨小梁变细、皮质变薄、髓腔增宽，髓腔内的软组织是正常的。这时，骨骼的强度和抗压能力下降，容易发生骨折，并出现全身或局部骨骼疼痛，肢体畸形和功能障碍。

四、分类

骨质疏松分为原发性和继发性两类。原发性骨质疏松包括如下几点。①青少年型骨质疏松：罕见，发生在儿童期至近发育期；②特发性骨质疏松症：少见，发生在两性中青年期；③退行性骨质疏松症：多见，占总病例的 75% 以上，多见于绝经后妇女和老人。其中又分为以下几型。Ⅰ型骨质疏松，与绝经有关，出现在绝经后 10～15 年。Ⅱ型骨质疏松，又称老年性骨质疏松，是与年龄增长相关的一种缓慢的骨丢失。继发性骨质疏松，是由内分泌病、胃肠道疾病、骨髓瘤病、结缔组织病、某些药物、不活动（失用）、类风湿性关节炎等原因所致。不论原发性或继发性，根据骨代谢转换特点又分为高转换型和低转换型两类。绝经期后的骨质疏松，大多数为原发性Ⅰ型，属高转换型。

随着人类平均寿命的不断增加，我国老年人口比例和数目也不断提高，目前我国已进入老龄化社会，老年性的骨质疏松症的发病率也不断增长，对老年人的健康和生活质量产生很大影响。

根据上海市流行病学调查，目前 60 岁以上的女性患不同程度的骨质疏松者约 41.2%，已成为我国老年人致死、致残的危害公众健康问题。

五、临床表现

（1）疼痛、身高缩短、驼背、易骨折为骨质疏松症的特有症状绝经以后的妇女，有周身骨关节痛，步行时更剧，以膝和踝关节较明显，下楼困难，为最早期症状；以后发展为腰骶部疼痛，可表现为静止、翻身、弯腰、起坐时疼痛，行动受限，困扰患者生活。轻度骨质疏松不引起疼痛或其他任何症状。起病可以是隐袭的，也可以突然发生。突然的腰痛常因脊椎骨折引起，发生于轻微外伤，提取重物、扭转身躯或剧烈咳嗽后。由于骨折刺激神经及腰背肌痉挛，疼痛甚为剧烈，呈痉挛性，可放射至肋腹部、臀部、胸背部及下肢，疼痛于限制活动时减轻，常被误认为一般风湿病，而被忽视，延误诊断。

（2）锥体压缩塌陷可致驼背畸形，患者身材变矮，由于椎体前缘负荷大，因而每一椎体前缘比后缘短 2cm，呈楔形，故除身高缩短外，形成脊椎后突呈圆背或驼背。隐袭起病者，身材变矮往往是一个重要的早期特征，常在连续测量身高时才能做出正确估计。脊柱压缩性骨折也可以没有任何症状。骨质疏松症患者绝经 2 年身高可以缩短 2～3cm，俗称"老缩"。老缩的老年人即应警惕，及时治疗。此外，在老年人常因骨质疏松而引起长骨骨折，好发部位为股骨颈、桡骨远端和肱骨近端。老年人发生骨折不易愈合，尤其股骨颈骨折常使患者卧床不起，容易出现褥疮、肺炎等严重并发症，甚至因此危及生命。国内外统计结果显示，老年人股骨颈骨折后 1 年内 50% 发生各种并发症（肺炎、褥疮）而死亡，25% 幸存者也将丧失生活自理能力，严重影响生活质量。

六、诊断

当患者出现身高缩短、弯腰驼背、周身骨痛症状时，病变已属晚期。而骨质疏松早期无明显症状，人们称之为无声无息悄然来临的流行病。人到 40 岁以后骨钙即开始从骨中流失，故建议人们在 40 岁以后即做骨密度测量及骨量测定或 X 线摄片，以便早期发现低骨量，及早预防和治疗。如果发现骨密度或 X 线片有异常，必须尽早就医，给予干预治疗，否则将更为严重，以及并发骨折。骨密度测量即测定人体骨骼中骨钙和磷的含量（以钙为主），骨钙少，骨量也低。测定骨量的方法有以下几种：单能 X 线测定仪（SPA）、双能 X 线测定仪（DEXA）、超声测定仪（SOS）及定量扫描仪（QCT）。血、尿骨代谢指标测定：血 AKP、骨钙素（BGP）、尿吡啶丙酚（Pyd）及钙与肌酐比值。这些测定均有诊断价值，可以因地制宜、按需选择。

结合我国国情，我们提出三级诊断法如下。①一级：从患者自觉骨痛及外观体态身高缩短、弯腰驼背即可明确，但为时已晚；②二级：在第三腰椎中心拍侧位 X 线片，根据拍片结果分析，但 X 线片能明确诊断，骨已吸收 1/3；③三级：骨密度测定及血液中骨代谢指标测定，这些方法灵敏、准确，但费用较高。

七、防治

目前认为骨质疏松症预防重于治疗，由于诱发本病的原因众多，因此防治采取综合措施，包括适当的营养、锻炼以及内分泌激素、维生素 D 和钙剂的补充。妇女进入中年以后，经常注意饮食中需有足够的蛋白质、维生素 D 和钙剂，并经常进行体育锻炼，可以防止或延缓绝经后及老年性骨质疏松。

1. 提高骨峰值量　人的骨骼从儿童生长发育开始增加，到 25 ~ 30 岁达到顶峰，此时的骨量称峰值。以后维持一段时间，40 岁后开始减少。提高骨峰值量，应从青少年开始，重视营养，补充钙等矿物质的摄入，加强体育锻炼，提高骨峰值量。美国营养学会（RDA）推荐，儿童青少年每日应摄入 1 200mg 钙。

2. 合理饮食结构　以植物性食物为主者，其饮食中的钙盐难以吸收。因此，为了增加钙盐的吸收和摄入，有必要增加动物性食物，尤其是海产品，以补充高质量的蛋白质、钙、磷、维生素 D 和维生素 C 等。骨质疏松时，骨中蛋白质和骨盐均有丢失，因此需要给予高蛋白饮食、足够的矿物质和维生素。体力活动对成骨细胞的功能是必要的刺激。有人报道，在一组 55 ~ 94 岁老年骨质疏松症患者经 8 个月的锻炼和体疗后，骨组织量增加 3% ~ 8%，可见活动的重要。对每个骨质疏松症患者，都应制定适当的锻炼计划（必须适当，过量活动易发生骨折）。患者因病须暂时卧床时，也应鼓励其在床上进行四肢和腰、背肌的锻炼，以防止失用性肌萎缩和骨质疏松的进一步发展。

3. 补充钙剂和维生素 D　FDA 推荐用量每日需钙 800mg，特殊人群每日 1 200 ~ 1 500mg。根据中华营养学会大样本调查，按每日需要 800mg 计算，我国有 50% 的人（包括妇女等特殊人群）缺钙达 50%。在我们的普通食物中每日仅能得到 400 ~ 500mg 的钙。因此，缺少的钙需从钙制剂中补充。孕妇及哺乳期妇女由于保证胎儿生长发育的需要，应补充足够的钙剂以避免孕妇孕期钙负平衡而引起胎儿低骨钙。建议孕妇每日摄入钙 1 500mg。老年人由于肠道吸收能力的减退，需补充更多的钙以维持正常的代谢需要。一般认为，每日需钙 1 000 ~ 1 500mg。奶制品（100ml 普通的牛奶含 100mg 的钙，高钙奶中更多）海鲜类食品、某些植物（如大豆、芝麻等），这些食品中均含有丰富的钙。食物中和药物中的钙摄入后，都经过小肠吸收进入血液。其中，98% ~ 99% 储存于骨中，只有 1% ~ 2% 储存在血液中。每个人血液内的钙必须维持在正常恒定的数量。骨钙与血钙互相调节以保证血钙恒定。当人体血钙减少时，储存在骨中的钙向血中转移；血钙过高时会向骨及其他器官沉淀，如心、肺、血管等，引起异位钙化，并由尿液排出体外。血钙过高或过低都会引起严重的并发症，如四肢抽搐、心脏停搏等情况。口服钙剂后在人体小肠吸收时须由维生素 D 的协助，维生素 D 进入人体后须经二次羟化成活性维生素 D_3，在体内起生物活性作用。第一次羟化在肝脏，第二次羟化在肾脏，老年人由于肾功能降低，25 - 羟化酶活性降低，因而由食品或光照经皮肤吸收的维生素 D 难以转化为活性维生素 D_3。维生素 D 制剂为活性维生素 D_3，故口服后可增加钙在肠道内吸收。目前市场上维生素 D 的制剂有 $\alpha - D_3$、骨化三醇、萌格旺、霜叶红，剂量均为 0.25 ~ 0.5μg。每日 1 次口服。

4. 补充雌激素　1937 年德国 Albrt 医生首次提出应用雌激素以减轻绝经后症候群，并广泛应用于骨质疏松症的防治，有研究发现在卵巢切除 3 年内开始雌激素治疗可阻止骨量丢失。若延迟至六年后治疗，则不能阻止骨质疏松症的发生。

5. 补充氟化钠　在饮用水含氟超过 4×10^{-6} 地区，骨质疏松症发病较低。氟化物进入体内后可与羟磷灰石结晶结合在一起，稳定骨盐结构，使之不易被破骨细胞溶解，抑制骨质吸收，故可治疗本病。应用时需注意氟化物的过量摄入可导致骨质过度钙化，并有发生视神经炎、关节炎、慢性肠胃炎等不良反应。氟制剂有特乐定 10mg/片，每日一次口服。

6. 降钙素的应用　降钙素由人体甲状腺滤泡细胞分泌，是骨骼的保护神，可抑制破骨细胞功能。雌激素能刺激甲状腺分泌降钙素，绝经后雌激素水平下降，降钙素水平也下降。降钙素有抑制骨质重吸收的作用，女性的降钙素水平较男性为低。因此，女性的骨质疏松症可能部分由于降钙素缺乏所致。市场上有降钙素针剂：益钙宁、降钙素。益钙宁，20 单位/支，1 次/周，肌肉注射。降钙素，50 单位/支，2 次/周，肌肉注射，用药 6 ~ 12 个月，可防止骨密度继续下降，用药 1 ~ 2 年后测骨密度有所提高。此外，降钙素具有中枢性镇痛作用，对骨质疏松症引起的腰背疼痛，镇痛效果良好。

7. 补充双磷酸盐　能抑制破骨细胞活性，防治骨质疏松。目前市场上有第三代双磷酸盐制剂，如福善美 10mg/片，固邦 10mg/片，效果均较好，不良反应小，唯一的不良反应为口服后如药物粘于食道壁，可引起食道溃疡，故应嘱咐患者早晨起床后即用白开水一杯吞服药片，然后洗漱、进食，保证药物由食道进入胃部。切忌吞服药片后又躺下，而使药片黏附于食道后壁引起食道黏膜溃疡。

8. 中医药的作用　中医认为，肾主骨生髓，肾虚衰老，骨髓失养，阴精不能固守，骨钙脱失而疏松、疼痛。治疗宜添精补肾，强筋健骨。以六味地黄丸（熟地、山萸肉、牡丹皮、泽泻、茯苓、山药）为主方，选加鳖甲、龟板、珍珠母、牡蛎等。亦可选用龙牡壮骨冲剂。

（杨晓辉）

第三节　绝经与心血管疾病

动脉粥样硬化（AS）以及冠心病（CHD）是目前妇女居首位的死亡原因，50 岁以后尤其是绝经后心血管疾病发生明显增加，其原因部分与绝经后雌激素缺乏有关。雌激素降低增加冠心病发生主要因素，30%~50% 归于脂代谢的改变，另有 50% 为雌激素能改善引起冠心病的其他高危因素。

一、雌激素对血脂代谢的有利作用

主要有以下几点。

（1）降低低密度脂蛋白（LDL－C），抑制 LDL－C 氧化和沉淀，减少泡沫细胞形成。

（2）升高高密度脂蛋白（HDL－C）。

（3）促使胆酸分泌，从而加速胆固醇（CT）从机体清除。

绝经后妇女由于雌激素下降血脂成分改变：表现为总脂蛋白（TC）、LDL－C 上升，HDL－C 下降。LDL－C 尤其是过氧化的 LDL－C 及泡沫细胞在动脉粥样斑块形成中起很大作用。血管内膜上有 LDL－C 受体，当血管壁有炎症或其他病变时，LDL－C（尤其是过氧化的 LDL－C）与受体结合沉淀于血管壁上，形成粥样斑块。久而久之出现管腔狭窄，脏器灌注血量缺少，发生心脑供血不足。而 HDL－C 是一种抗动脉粥样硬化的脂蛋白，是冠心病的保护因子，其作用是将周围组织，包括动脉壁内的胆固醇转运到肝脏代谢，进而排出体外，还有抗 LDL－C 氧化的作用，促进已损害的血管内皮细胞修复，稳定前列环素的活性。测定 HDL_2 及 HDL_3 亚分浓度对预测冠心病有较大意义。绝经后妇女血脂谱的改变（HDL－C↓、LDL－C↑、TC↑）是冠心的危险因素。HDL－C 水平与冠心发生呈负相关，HDL－C<1.04mmol/L（40mg/dl）即有不利影响，<0.9mmol/L，冠心病危险增加 2.7 倍。女性 TC/HDL－C 比值随年龄增大，其比值应<3.5mol/L，当比值>4.5mol/L，冠心病危险性明显增加。LDL 的理想值<3.4mmol/L（130mg/dl），过高值>4.1mmol/L（160mg/dl）。

二、雌激素预防心血管疾病的其他作用

（1）降低血黏度：较多研究发现，妇女绝经后血清雌激素水平下降血黏度增高，检测血纤维蛋白原、凝血因子Ⅶ、抗凝血酶和血清蛋白 C 均增高，因而血黏度增加，促进动脉粥样硬化。

（2）降低心血管紧张素转换酶（ACE）的活性，并改善血管调节功能，促使其扩张，改善冠状动脉对乙酰胆碱的扩张反应，加强血管扩张剂的作用。并促进血管内皮舒张因子（NO）释放，降低周围循环血管阻力，减少高血压发生。

（3）抗氧化剂作用：对抗过氧化 LDL－C 的细胞毒性作用，并延缓 LDL－C 氧化过程。

（4）使心肌收缩力增强，改善心功能，使心排血量（心输出量）及血流速度增加。

（5）增加胰岛素 β 细胞分泌胰岛素，并对高胰岛素血症的糖尿病患者对胰岛素敏感性增加，降低对胰岛素抵抗，减少高胰岛素血症的糖尿病。

目前经研究冠心病及动脉粥样硬化发病的 12 项高危因素中依次排列：高血压、糖尿病、吸烟、肥胖、遗传等。综上所述，雌激素有保护心血管系统的作用。而绝经后雌激素水平下

降，心血管疾病发生率增加。

三、防治

（1）有冠心病的患者在积极接受内科治疗的同时，更应重视预防，尤其在缓解期、静息期以及虽未患冠心但有糖尿病、高血脂、高血压、肥胖的围绝经期患者，预防冠心病更有意义。

（2）预防措施主要是积极参加体育运动，已有冠心病患者出院后或缓解期亦应适当参加体力劳动，控制体重。忌高脂肪、高胆固醇食物，避免暴饮暴食，最好是少食多餐。冠心病患者饮食中动物脂肪的含量不应超过 20%。要少吃猪脑、蛋黄、动物内脏及含胆固醇较高的食物。每日胆固醇的摄入量为 250～300mg。糖类亦不宜多吃，因糖类在体内会转化为脂肪，应多吃植物性蛋白（豆制品等）及复合碳水化合物（如淀粉等），不吃单纯碳水化合物（如蔗糖、果糖、蜜糖及乳糖），要多补充维生素 C，可多吃高纤维素食物，以改善大便习惯，增加大便量，增多排出粪便中的粪固醇，从而降低血清中的胆固醇。长期吃素亦影响健康，因饮食成分失调，可使体内内生性胆固醇增高。选择饮食时可选用下列食品：①黄豆，可降低血清胆固醇浓度约 20%；②蘑菇，有降低胆固醇和抗病毒作用；③洋葱，可防止高脂肪饮食引起的动脉粥样硬化和血栓形成；④大蒜油，可防止血脂变化并使动脉粥样斑块减少；⑤海带，据日本学者研究，海带是防止动脉硬化的最好食品；⑥茶叶，能分解脂肪并具有利尿作用，茶叶中的儿茶酚胺能增强血管韧性、弹性和渗透性，以预防血管硬化。茶碱还能兴奋精神，促进血液循环，减轻动脉硬化对肾脏的不良影响，有益于冠心病的恢复。

冠心病患者应忌烟酒，甚至咖啡。酒能刺激神经系统，长期大量饮酒，可产生血管和心脏病变。啤酒亦可破坏正常的饮食规律，引起心脏扩大，并使心脏衰弱。烟草中的尼古丁能损害心脏血管系统正常调节功能，使供应心脏血液的血管收缩，心脏应激性增加，可引起心绞痛，甚至心肌梗死。咖啡亦可引起心脏病发作，有关研究认为饮咖啡比吸烟对冠心病的危害更严重。

近年来研究提出，雌激素在预防心血管疾病中的应用范围：①高胆固醇血症；②血甘油三酯无明显异常升高而 HDL - C 降低者；③有心血管病的其他高危因素；④存在问题：雌激素对心血管的保护程度与使用时间及剂量关系有待进一步研究，而孕激素对心血管系统有无不利影响，可因不同的制剂、给药途径而不同。

（杨晓辉）

第四节　绝经与阿尔茨海默病综合征

1907 年 Alzheimer Alosis 医生首次报道 1 例 51 岁的女性患者有进行性痴呆症，经过 4 年6 个月后死亡的病例。以后亦有不少病例报道，被命名为"阿尔茨海默病"（Alzheimer's disease，AD）即早老痴呆症。另一类发病较迟的痴呆症，则称为"老年性痴呆"。近年来人们认识到此两种疾病的神经病理改变相同，可视为同一种疾病。

一、病理生理

主要病理生理改变如下。

（1）弥漫性大脑皮质萎缩，大量神经细胞变性及丧失，神经突触密度减低，以基底前脑及海马区最严重。

（2）神经细胞内、外有 β-淀粉样蛋白（β-amyloid protein，β-AP），如皮肤上棕褐色老年斑沉积，形成神经原纤维缠绕。

（3）胆碱乙酰基转移酶活性低下，导致传递信息的神经传递物质乙酰胆碱减少。

（4）脑部血流量减少：检测证明，痴呆越严重，脑中的血流量越少，脑氧供应减少，脑细胞低氧代谢抑制乙酰胆碱合成，多巴胺下降，5-羟色胺（5-HT）、去甲肾上腺素能神经元也有累及。

根据流行病学研究：遗传、脑外伤、冠心病、缺乏教育等都为"AD"发病的危险因素，但有研究报道，在老年妇女中患病高于男性，为男性的 1.5~3 倍。Honjo 报道本症患者血雌酮硫酸盐浓度低于年龄相当的无"AD"对照组。血 E_2 <20pg/ml 的患者，19 染色体载脂蛋白 E（APOE）水平过高，促进 β 淀粉样蛋白沉积，抑制神经元突起的生长。Hender Son1994 年研究报道用 ERT 的 AD 患者 Mini Mental State score（神经精神高级评分，MMSS 量表）评分平均值较非 ERT 者高 8.4 分。这些现象均指示雌激素缺乏可能增加"AD"发病；而雌激素补充治疗可能减少其发病危险性。

根据美国 Alzheimer 协会材料：目前约有 400 万 AD 患者，每年为此耗资 1 000 亿美元。预计下世纪中将有 1 400 万患者，对患者本人、家庭社会是巨大负担，并已列为成年人第四位死因。最近一项大样本流行病调查显示：中国并非痴呆病的低发区，发病率与欧美相似，美国国立卫生院妇女健康指导所（women health initiative，WHI）正在对 8 000 名正常绝经妇女观察 ERT 能否预防 AD，以进一步揭示 ERT 与阿尔茨海默病的关系，如确实如此将有巨大意义。

二、临床表现

阿尔茨海默病是一种慢性进行性疾病，其症状是逐渐出现的，所以家人也很难说清楚准确的发病时间，而在就医时，病情往往已相当严重。

（1）发病初期的主要症状是容易忘记事情，喜欢提多年前的往事，变得比较固执。正常老年人的记忆困难只是偶尔发生，其困难主要发生在回忆人名和地名等方面，对近期发生的事是能记忆的。痴呆患者的记忆困难是整个事情都想不起来，而且日趋严重，若做神经心理学测试，就能发现有命名能力缺失、视空间能力及计算能力障碍等，如测定结果低于一定标准时，就可能是痴呆的开始。阿尔茨海默病患者还会对以往日常生活中感兴趣的事情显得不关心，如原来每日要看报、看电视的人，逐渐不愿翻看报纸，对节目的内容根本不在意。这时，家人应注意到这种现象可能是阿尔茨海默病的开始。另外早期也会有嗅觉减退。

（2）当病情继续进展，记忆力也会越来越差，起初可能只忘记一些比较不重要的事，以后逐渐地对重要事情也常常忘记。对时间、地点及人物的定向力也越来越差，这时患者可能会迷路，不认得自己的家门，叫错熟人的名字，说不清自己的出生年月，不认识镜子中自己的形象，把过去事情和最近的事情混杂在一起，刚吃过饭会认为未曾吃过，反而责怪家人不给饭吃。患者还会爱收藏物品，甚至连破烂和垃圾也会视为珍宝。因为记忆差而忘记自己收藏的地方时，怀疑被别人偷走了。有的患者白天嗜睡、卧床不起，到了夜间却起来活动，并伴有猜疑、激动、迷惑不宁等，闹得家人和邻居不得安宁，称之为"日落综合征"。在个人卫生方面，由于运动能力缺失，往往会衣服穿得不整齐，甚至穿错。开始会有小便失禁，后来大便也会失禁，并且还否认自己有失禁现象。病情进展到这个阶段，一般临床接触就可测出其有严重认知障碍。若做脑电图检查，还可发现有广泛性慢波。CT可发现脑皮层萎缩及脑室扩大。病情发展到最后，患者会变得同植物人一样，失去所有定向力及语言能力，进食及大小便都需要别人照顾。

（3）痴呆发展到严重程度时，死亡率很高，痴呆的病程一般是 2~8 年。很少有自发缓解及停止进行。一般到了后期，由于生活不能自理、卧床而继发褥疮、营养不良、骨折、肺炎等疾病或因衰竭而死亡。

三、诊断

关于阿尔茨海默病的诊断，目前主要根据病史和临床检查来进行。凡有肯定的智能障碍（即痴呆表现），起病缓慢，且逐渐加重，一般可诊断为阿尔茨海默病，但是必须排除脑部其他器质性病变所引起的痴呆，其中与脑血管病所引起的多发性梗死性痴呆的鉴别最为重要。一般可以根据起病的缓急，有无高血压、动脉硬化和脑中风史，病程波动的特点，人格是否保持完整，有无神经系统局限性体征等加以区别。

早期发现十分重要，以便于及时治疗。可以采用各种心理测验的方法，对患者既没有损伤，又可尽早检出认知功能方面的障碍。此外，CT、MRI 及脑电图都可作为辅助方法帮助明确诊断。

四、防治

因为阿尔茨海默病的病因至今还不十分清楚，到目前为止，对阿尔茨海默病的治疗还缺乏特别有效的医疗手段和措施。但是，根据以上对发病机理的认识及流行病学调查中知道的阿尔茨海默病产生的危险因素，还是可以做到早发现和早治疗。

雌激素治疗可能减轻 AD 患者的症状、预防或延迟 AD 的发生，其机理有：①抗抑郁焦虑，提高患者的积极性；②扩张血管、改善脑血供，使葡萄糖的运送增加，从而保护了神经元；③直接神经营养作用；④抑制 APOE 促使 β - 淀粉样蛋白清除；⑤促进 Ach、DA、5 - HT 等神经递质合成。

目前无根治方法，胆碱酯酶抑制剂 Cognex（Tacrine）可能对轻或中等程度患者有缓解疾病进展的效果；其他如应用抗氧化剂维生素、非甾体抗炎剂（NSAID）、泼尼松等。

（杨晓辉）

第五节　围绝经期及老年期性行为特点

性行为是人类最基本的生物学特征之一，是一种自然功能。人类性行为不仅是生理本能的反映，而是思想、情感、意识形态影响在内的社会心理因素与生物因素相互作用的结果，是行为、情欲、态度和品质的综合表现。人的性行为在不同阶段具有不同的特征。围绝经期、卵巢功能的逐渐衰退、生理器官的萎缩以及社会因素、道德观念等因素的影响，使她们的性生活与育龄妇女不同。做好围绝经期、老年期妇女性保健工作，保持家庭美满、性生活和谐、提高围绝经期、老年期妇女的生活质量，有益于她们的身心健康。1995年，上海市妇女保健所对上海市区围绝经期妇女功能状况调查资料提示：性欲随着年龄增大而下降；性交要求和性交频率随年龄增大而减少；性交持续时间随年龄增大而缩短；约有22.5%妇女不性交。其中，性欲下降占33.33%，自身的身体欠佳占33.33%，认为老了不应该过性生活的占20%，丈夫有病占13.34%。

上述资料提示围绝经期、老年期妇女性功能明显减退。虽有减退，但仍有正常的性反射，约有20%的妇女有各期性反射，有高质量性生活表现。但对一个健康的妇女来说，衰老并不意味着性欲的必然减退和获得性高潮能力的丧失。因为性功能除体内性激素因素外，还有心理、性观念、社会等诸因素的影响。美国消费者协会调查发现，大部分人性生活的活跃可持续到70岁或更高，60岁以上妇女有3/4以上仍和丈夫过性生活，平均每月一次；70岁以上妇女仍有半数以上过着正常性生活。身体健康、感情融洽的夫妇，他们的性兴趣和性能力能持续到70岁、80岁，甚至90岁。

1. 围绝经期、老年期妇女性生理特点　主要有如下几点。

（1）老年妇女性兴奋的生理反应较年轻人弱，性兴奋减慢，性高潮时阴道及其周围肌肉的收缩次数亦减少。虽然老年妇女绝经后阴道逐渐萎缩，分泌物减少，润滑度降低，会出现快感减弱，甚至性交困难等客观情况。但是生理上的衰退，并不意味着性欲和性功能的消失，他们仍可有良好的性功能，并可出现性高潮。一直持续性生活的老年妇女更是如此。适当的性生活，对老年妇女维护身心健康和延年益寿是有益的。

（2）老年妇女性活动存在着明显的个体差异：由于性观念、性习惯的不同，在性活动、性能力方面差异较大，这与社会习惯势力、家庭条件、环境影响、生理及心理因素密切相关。有人认为，年纪大了，与性也就无缘了，不再需要性生活；有的人认为，年老肾气衰退，性生活会耗伤精气，有碍健康，影响寿命；有的老年妇女丧偶后情绪低落，或受世俗观念的影响，或子女的无理干涉，无意或无法寻觅新的伴侣；有的住房条件差，几代同堂，老年人不便进行性生活；有的因家庭、退休、经济等问题承受着很大的体力和心理上的压力，无心顾及性问题；有的与老伴的健康状况有差异，性兴奋不同步，性生活不协调；有的由于生殖器官衰退，产生性交不适，或性交困难等；上述诸多原因的综合因素，压抑了某些老年妇女，使他们过早的减少或停止了性生活。然而越是没有性生活，阴道越是萎缩，性生活也越困难，这是失用性萎缩。

2. 性需求的变化受社会、心理、疾病等影响　各方面的影响所形成的性问题一直是影响围绝经期、老年期生活质量的重要方面。影响围绝经期、老年期性行为的因素有以下几方面。

（1）雌激素缺乏对性功能的影响：性腺与性功能是密切相关。妇女的性腺在更年期逐渐缩小，分泌雌激素逐渐减少，只有生育期妇女雌激素水平的1/10。围绝经期、老年期妇女随年龄增大，绝经年限增加而性欲减退、性交要求减低、性交频率减少、性交持续时间缩短，其原因与雌激素水平下降有关。因为雌激素是维持正常性功能的物质基础。

1）器官退行性变化影响性行为：随年龄增长，外生殖器不可避免地发生着衰退的变化。大、小阴唇萎缩，阴道壁变薄或进而萎缩、皱襞消失、阴道弹性减少、阴道变窄变短，造成性交时男方阴茎插入困难。阴道黏膜萎缩，阴道区供血减少，阴道分泌物减少变得干燥，性交时干涩，润滑度减小，导致性交疼痛，甚至性交后黏膜被擦破而出血，这种情况使围绝经期、老年期妇女产生恐惧心理，害怕性交。

2）阴道、外阴炎症影响性生活：当雌激素降低后可使阴道酸度减少，降低抵抗力，容易感染，导致外阴黏膜破裂、外阴及阴道口疼痛，影响性交。

（2）心理因素对性行为的影响：围绝经期、老年期的性原动力，心理因素所起的作用几乎与生物因素的影响同等重要。性心理是性行为的内在动因和支配力量。虽然围绝经期、老年期妇女性功能随卵巢功能衰退而下降，当围绝经期、老年期妇女改变性行为的心理偏差，可改善围绝经期、老年期妇女性功能。国外曾对围绝经期、老年期妇女性行为进行研究，发现严重的焦虑与性交次数的减少有很重要的关系，抑郁和性欲的降低也有关。有些妇女往往随绝经的出现而产生一种悲观情绪、抑郁心理。还有些绝经妇女因外阴疼痛、阴道干涩，引起性交疼痛而产生恐惧心理，这些心理均会影响性行为。在消除性心理偏差后，恢复正常心理状态，可提高自身的性意识，从而支配性行为。

（3）社会文化及观念对性行为的影响：有些妇女文化水平低，性知识缺乏，她们不懂性生理、性心理，也不知随年龄增长后性行为会出现哪些变化。有些妇女利用掌握的性科学知识，与丈夫交流性生活感受，在性交前做性游戏，性交时转换姿势，使夫妇双方共同达到性高潮。性生活中夫妇双方都能达到性高潮是人类性生活高质量的表现。性观念对性行为是有影响的。在我国，由于封建社会的长期性禁锢，甚至禁欲，导致女性对自身的性问题缺乏正确的认识，从而影响性行为。

（4）健康状况对性行为的影响：性行为与围绝经期、老年期妇女的健康状况密切相关。如围绝经期、老年期妇女患心血管疾病时，担心性交会促发心肌梗死、心绞痛、中风，从而压抑性欲，不愿有性行为。有些患癌症的妇女，尤其是患生殖器恶性肿瘤者，经手术、放射治疗后阴道缩窄，性交发生困难；有的对癌症产生恐惧心理或认为癌症可以传染，这些想法均会影响性行为。

3. 应注意的问题

（1）保持心理上的健康，对坚持正常的性生活要充满信心，把老年夫妻过性生活看作是正常的，防止"衰败心理"。

（2）坚持适度的性生活对身体有益无害。但对身体确实有病的老年妇女不能莽撞行事。过度的性生活对身体不利。

（3）性生活的时间和频度要根据双方的体质和习惯。

（4）性交的体位及各种姿势要根据身体状况去选择，可采用女上位、侧位、床边位等。

（5）围绝经期、老年期妇女的性交，一定要经过充分的准备，使心理和生理上都达到充分性兴奋后再开始，不能急躁，否则阴道干涩会使女方产生疼痛、阴道皲裂出血等意外情况。

（杨晓辉）

第十章 正常妊娠

第一节 妊娠生理

妊娠全过程平均约 38 周，是非常复杂、变化极为协调的生理过程。

一、胚胎形成与胎儿发育

（一）胚胎形成

受精卵形成及着床是胚胎形成过程中重要的部分。

1. 受精卵形成　受精是指精子与卵子结合形成受精卵的过程。成熟精子在精液中没有使卵子受精的能力，精子在子宫腔和输卵管游动中，精子顶体表面糖蛋白被女性生殖道分泌物中的 α、β 淀粉酶降解，顶体膜结构中胆固醇/磷脂比率以及膜电位发生改变，使膜稳定性降低，此过程为获能。获能的主要场所是子宫和输卵管。卵子从卵巢排出后，经输卵管伞部数分钟后进入输卵管，到达壶腹部与峡部连接处时，由于该处肌肉收缩，停留约 2 ~ 3d，等待受精。通常认为卵子受精必须发生在排卵后几分钟或不超过几小时，因此排卵时精子必须存在于输卵管。获能的精子与卵子的放射冠接触后，精子头部外膜和顶体前膜融合、破裂，释放一系列顶体酶，即所谓顶体反应，借助顶体酶，精子穿过放射冠、透明带，精子头部与卵子表面相结合。受精后，次级卵母细胞完成第二次成熟分裂，与精原核融合，形成二倍体受精卵。

2. 受精卵着床　在受精后 30h，受精卵在输卵管内缓慢向子宫方向移动，同时进行有丝分裂（又称卵裂），大约在受精后 3 日，形成含有 16 细胞的细胞团，称为桑葚胚，进入子宫腔。桑葚胚中卵裂球之间的液体逐渐积聚形成早期囊胚。早期囊胚进入子宫腔并继续分裂发育成晚期囊胚。约在受精后第 6 ~ 7 日，晚期囊胚植入子宫内膜的过程，称受精卵着床。

着床必须具备的条件有：①透明带消失；②囊胚细胞滋养细胞分化出合体滋养细胞；③囊胚和子宫内膜同步发育并相互配合；④孕妇体内必须有足够数量的孕酮，子宫有一个极短的敏感期允许受精卵着床。受精卵着床经过定位、黏着和穿透三个阶段。

（二）胚胎和胎儿的发育及生理特点

1. 胚胎、胎儿发育特征　以 4 周为一个孕龄（gestational age）单位。妊娠开始 8 周称为胚胎（embryo），是其主要器官结构完成分化的时期。自妊娠 9 周起称为胎儿（fetus），是其各器官进一步发育渐趋成熟时期。胚胎、胎儿发育特征如下。

4 周末：胚囊直径约 2 ~ 3cm，胚胎长约 4 ~ 5mm，可以辨认胚盘与体蒂。

8 周末：胚胎初具人形，头大占整个胎体一半。能分辨出眼、耳、鼻、口。四肢已具雏形。B 型超声可见早期心脏形成并有搏动。

12 周末：胎儿顶臀长约 6~7cm，体重约 14g。外生殖器已发育，部分可辨出性别。多数胎儿骨内出现骨化中心，指（趾）开始分化，皮肤和指甲出现，胎儿四肢可活动。

16 周末：胎儿顶臀长 12cm，体重约 110g。从外生殖器可确定胎儿性别。头皮已长出毛发，胎儿已开始出现呼吸运动。皮肤菲薄呈深红色，无皮下脂肪。部分经产妇已能自觉胎动。

20 周末：胎儿身长约 25cm，体重约超过 300g，开始呈线性增长。皮肤暗红，出现胎脂，全身覆盖毳毛，并可见一些头发。开始出现吞咽、排尿功能。检查孕妇时可听到胎心音。

24 周末：胎儿身长约 30cm，体重约 630g，各脏器均已发育，皮肤出现特征性皱褶，皮下脂肪开始沉积，出现眉毛和睫毛。此期，支气管和细支气管扩大，肺泡导管出现，但是气体交换所需要的终末囊还未形成。

28 周末：胎儿身长约 35cm，体重约 1 100g。皮下脂肪不多。皮肤粉红，有时有胎脂。眼睛半张开，有呼吸运动。此胎龄的正常婴儿有 90% 的生存概率。

32 周末：胎儿身长约 40cm，体重约 1 800g。皮肤深红，面部毳毛已脱落，出现脚趾甲，睾丸下降，生活力尚可。除外其他并发症，此期出生婴儿通常可存活。

36 周末：胎儿身长约 45cm，体重约 2 500g。皮下脂肪较多，毳毛明显减少，面部皱褶消失。胸部、乳房突出，睾丸位于阴囊。指（趾）甲已超出指（趾）端。出生后能啼哭及吸吮，生活力良好。此时出生基本可以存活。

40 周末：胎儿身长约 50cm，体重约 3 400g。发育成熟，胎头双顶径值 >9cm。皮肤粉红色，皮下脂肪多，头发粗，长度 >2cm。外观体形丰满，肩、背部有时尚有毳毛。足底皮肤有纹理。男性睾丸已降至阴囊内，女性大小阴唇发育良好。出生后哭声响亮，吸吮能力强，能很好存活。

2. 胎儿生理特点

（1）循环系统：胎儿的营养供给和代谢产物排出均需由脐血管经胎盘、母体来完成。胎儿血循环与母体血循环有根本不同。

1）解剖学特点：①脐静脉一条，生后闭锁为肝圆韧带，脐静脉的末支静脉导管生后闭锁为静脉韧带；②脐动脉两条，生后闭锁，与相连的闭锁的腹下动脉成为腹下韧带；③动脉导管位于肺动脉及主动脉弓之间，生后闭锁为动脐韧带；④卵圆孔于生后数分钟开始关闭，多在生后 6~8 周完全闭锁。

2）血循环特点：胎儿血循环约于受精后 3 周末建立，脐静脉将氧合血带给胎儿，经脐环入胎儿腹壁，到达胎儿肝脏后，脐静脉分为静脉导管和门静脉窦。静脉导管是脐静脉主支，穿过肝脏直接进入下腔静脉。门静脉窦与肝脏左侧的肝静脉汇合，然后流入下腔静脉。因此，下腔静脉流入右心房的是流经静脉导管的动脉样血和来自横膈以下多数静脉的氧含量较低血的混合血。

下腔静脉中含氧量高的血流倾向于在血管中央流动，含氧量低的血流沿侧壁流动，这样血流流向心脏的相反两侧。房间隔卵圆孔正对着下腔静脉入口，来自下腔静脉的氧合血优先流入卵圆孔到达左心房，然后到左心室和大脑。沿侧壁流动的低氧含量血进入右心房，经三尖瓣到达右心室。

上腔静脉血流入右心房，保证从大脑和上半身返回的低氧含量血直接流入右心室。由于肺循环阻力较高,动脉导管阻力低,右心室流到肺动脉的血液绝大部分经动脉导管流入主动脉,仅约 13% 血液经肺静脉入左心房。左心房血液进入左心室,继而进入主动脉直至全身后,经腹下动脉再经脐动脉进入胎盘,与母血进行交换。因此胎儿体内无纯动脉血,而是动静脉混合血。进入肝、心、头部及上肢的血液含氧量较高及营养较丰富以适应需要,注入肺及身体下半部的血液含氧量及营养较少。

(2)血液系统

1)红细胞生成:胚胎早期红细胞生成主要来自卵黄囊,于妊娠 10 周以后肝是主要生成器官,最后是在骨髓完成造血功能。妊娠足月时骨髓产生 90% 红细胞。

胎儿红细胞生成主要由胎儿制造的红细胞生成素调节,母体红细胞生成素不能通过胎盘,胎儿红细胞生成素不受母体影响,由胎儿控制。红细胞生成素受睾酮、雌激素、前列腺素、甲状腺素和脂蛋白的影响,随着胎儿成熟,红细胞生成素水平逐渐增加。红细胞生成素的生成部位尚有争议,在肾脏生成前,胎儿肝脏是重要的生成场所。妊娠 32 周红细胞生成素大量产生,故妊娠 32 周以后的早产儿及妊娠足月儿的红细胞数均增多,约为 $6 \times 10^{12}/L$。胎儿红细胞的生命周期短,仅为成人 120 日的 2/3,故需不断生成红细胞。

2)血红蛋白生成:血红蛋白在原红细胞、幼红细胞和网织红细胞内合成,外周血依次出现胚胎、胎儿及成人型血红蛋白。在妊娠前半期均为胎儿血红蛋白,至妊娠最后 4~6 周,成人血红蛋白增多,至临产时胎儿血红蛋白仅占 25%。在生后 6~12 月内,胎儿血红蛋白比例持续下降,最终降至正常成人血红蛋白的低水平。糖皮质激素调控血红蛋白由胎儿型向成人转化。

3)白细胞生成:妊娠 8 周以后,胎儿血循环出现粒细胞。于妊娠 12 周胸腺、脾产生淋巴细胞,成为体内抗体的主要来源,构成防止病原菌感染及对抗外来抗原的又一道防线。妊娠足月时白细胞计数可高达 $15 \times 10^9 \sim 20 \times 10^9/L$。

(3)呼吸系统:胎肺发育沿一定的时间表进行,5~17 周之间节段性支气管树生长,显微镜下肺像一个腺体,16~25 周呼吸性细支气管逐渐形成,继续分成多个囊性导管,最后原始肺泡形成,同时肺泡细胞外基质出现,毛细血管网和淋巴系统形成,Ⅱ型细胞开始产生表面活性物质。出生时仅有大约 15% 的成人肺泡数,出生后继续增长直至 8 岁为止。胎儿出生前需具备呼吸道(包括气管直至肺泡)、肺循环及呼吸肌的发育。B 型超声于妊娠 11 周可见胎儿胸壁运动,妊娠 16 周时出现能使羊水进出呼吸道的呼吸运动,具有使肺泡扩张及生长的作用,每分钟 30~70 次,时快时慢,有时也很平稳。若出现胎儿窘迫时,出现大喘息样呼吸运动。

(4)消化系统

1)胃肠道:妊娠 10~12 周时开始吞咽,小肠有蠕动,至妊娠 16 周胃肠功能基本建立,胎儿能吞咽羊水,吸收水分、氨基酸、葡萄糖及其他可溶性营养物质,同时能排出尿液控制羊水量。胎儿吞咽在妊娠早期对羊水量影响很小,因为所吞咽量与羊水量相比很少。但在妊娠晚期,羊水总量会受到胎儿吞咽羊水量的较大调节,如吞咽活动被抑制,常发生羊水过多。胎粪中包含所吞咽羊水中未消化碎屑,以及大量分泌物如来自肺的甘油磷脂,脱落的胎儿细胞、毛发和胎脂。胎粪排出可能是成熟胎儿正常肠蠕动的结果,或者脐带受压迷走神经兴奋的结果,或者缺氧使垂体释放血管加压素使大肠平滑肌收缩,胎粪排入羊水。

2)肝:胎儿红细胞寿命比成人短,因此产生较多胆红素,但胎儿肝内缺乏许多酶,只有少部分胆红素在肝内变成结合胆红素经胆道排入小肠氧化成胆绿素，胆绿素的降解产物导致胎粪呈黑绿色，大量游离胆红素通过胎盘转运到母体循环。同时胎儿体内的大部分胆固醇是在肝脏合成。

（5）泌尿系统：妊娠11～14周时胎儿肾已有排尿功能，于妊娠14周胎儿膀胱内已有尿液。妊娠中期起，羊水的重要来源是胎儿尿液。肾脏对于胎儿宫内生存并非必需，但对于控制羊水量和成分非常重要。尿道、输尿管和肾盂梗阻时，肾实质受损并破坏解剖结构，导致无尿或尿量减少时常并发羊水过少和肺发育不全。

（6）内分泌系统：甲状腺于妊娠第6周开始发育，是胎儿最早发育的内分泌腺。妊娠12周已能合成甲状腺激素。胎儿甲状腺激素对所有胎儿组织的正常发育起作用，先天性甲状腺功能减退引起一系列新生儿问题，包括神经系统异常、呼吸困难和肌张力减退等。

胎儿肾上腺发育良好，其重量与胎儿体重之比明显超过成人，其增大部分主要由胎儿带组成，约占肾上腺的85%以上，在生后很快退化，能产生大量甾体激素，与胎儿肝、胎盘、母体共同完成雌三醇的合成。

（7）生殖系统及性腺分化发育：男性胎儿睾丸开始发育较早，约在妊娠第6周分化发育，Y染色体断臂的IAIA区的Y基因型决定区（sex determining region Y gene，SRY）编码一种蛋白，促使性索细胞分化成曲细精管的支持细胞，至妊娠14～18周形成细精管，同时促使间胚叶细胞分化成间质细胞。睾丸形成后间质细胞分泌睾酮，促使中肾管发育，支持细胞产生副中肾管抑制物质，副中肾管退化。外阴部5α-还原酶使睾酮衍化为二氢睾酮，外生殖器向男性分化发育。睾丸于临产前降至阴囊内。

女性胎儿卵巢开始发育较晚，在妊娠11～12周分化发育，原始生殖细胞分化成初级卵母细胞，性索皮质细胞围绕卵母细胞，卵巢形成。缺乏副中肾管抑制物质使副中肾管系统发育，形成阴道、子宫、输卵管。

二、胎儿附属物的形成及其功能

胎儿的附属结构包括胎盘、胎膜、脐带等，在妊娠早期由胚胎组织分化而来，为胚胎和胎儿的生长发育服务，但不是胎儿的组成部分。

（一）胎盘

1. 胎盘的解剖

（1）足月胎盘的大体结构：正常胎盘呈圆形或椭圆形。在胚胎的第9～25d，作为胎盘的主要结构绒毛形成。于妊娠14周末胎盘的直径达6cm。足月妊娠时胎盘的直径达15～20cm，厚度为1～2.5cm，中央厚边缘薄；胎盘重量多为500～600g，约为胎儿的1/6。胎盘分为胎儿面和母体面。胎儿面覆盖有光滑的、半透明的羊膜，脐带动静脉从附着处分支向四周呈放射性分布，直达胎盘边缘。脐带动静脉分支穿过绒毛膜板，进入绒毛干及其分支。胎盘母面的表面呈暗红色，胎盘隔形成若干浅沟分为10～20个胎盘母体叶。

（2）胎盘的组织学结构：自胎儿面到母面依次为羊膜、绒毛膜板、胎盘实质部分及蜕膜板四部分。

1）羊膜：构成胎盘的胎儿部分，是胎盘胎儿面的最表层组织。是附着于绒毛膜板表面的半透明膜，表面光滑，无血管、神经和淋巴管，具有一定的弹性。正常羊膜厚0.5mm，由上皮和间质构成。羊膜上皮为一层立方或扁平上皮，并可出现鳞状上皮化生。间质富有水分，非常疏松，与绒毛膜结合，很容易把两层分离。显微镜下具体可分为上皮细胞层、基底膜、致密层、成纤维细胞层和海绵层 5 层组成，电镜可见上皮细胞表面有微绒毛，随着妊娠的进展而增多，以增加细胞的活动能力。

2）绒毛膜板：主要为结缔组织，胎儿血管在其内行走，下方有滋养细胞。

3）胎盘实质：为绒毛干及其分支的大量游离绒毛，绒毛间隔是从蜕膜板向绒毛板行走，形成蜕膜隔。该层占胎盘厚度的 2/3。

4）蜕膜板：底蜕膜是构成胎盘的母体部分，占足月妊娠胎盘很少部分。蜕膜板主要由蜕膜致密层构成，固定绒毛的滋养细胞附着在基底板上，共同构成绒毛间隙的底。从蜕膜板向绒毛膜方向伸出蜕膜间隔，将胎盘分成 20 个左右的母体叶。

（3）叶状绒毛：绒毛起源于胚胎组织，是胎盘最小的功能单位。在胎盘发育过程中绒毛不断分级，形成绒毛树。不同级别的绒毛分别称为初级绒毛、次级绒毛和三级绒毛。在绒毛内完成母胎之间的血气和物质的交换功能。

绒毛组织结构：妊娠足月胎盘的绒毛表面积达 $12 \sim 14 m^2$，相当于成人肠道总面积。绒毛的直径随着妊娠的进展变小，绒毛内的胎儿毛细血管所占的空间增加，绒毛滋养层主要由合体细胞组成。细胞滋养细胞仅散在可见，数目极少。滋养层的内层为基底膜，有胎盘屏障（placental barrier）作用。

晚期囊胚着床后，滋养细胞迅速分裂增生。内层为细胞滋养细胞，是分裂生长细胞；外层为合体滋养细胞，是执行功能细胞，由细胞滋养细胞分化而来。在滋养细胞内有一层细胞，称为胚外中胚层，与滋养细胞共同构成绒毛膜。胚胎发育至 $13 \sim 21d$ 时，为绒毛膜发育分化最旺盛的时期，此时胎盘的主要结构绒毛逐渐形成。绒毛的形成经历 3 个阶段：①一级绒毛：指绒毛周围长出不规则突起的合体滋养细胞小梁，绒毛膜深部增生活跃的细胞滋养细胞也伸入其中，形成合体滋养细胞小梁的细胞中心索，此时称为初级绒毛；②二级绒毛：指初级绒毛继续生长，其细胞中心索伸长至合体滋养细胞的内层，且胚外中胚层也长入细胞中心索，形成间质中心索；③三级绒毛：指胚胎血管长入间质中心索。约在受精后 3 周末，绒毛内血管形成，建立起胎儿胎盘循环。

与底蜕膜接触的绒毛因营养丰富发育良好，称之为叶状绒毛。从绒毛膜板伸出的绒毛干，逐渐分支形成初级绒毛、二级绒毛和三级绒毛，向绒毛间隙生长，形成终末绒毛网。绒毛末端悬浮于充满母血的绒毛间隙中，称之为游离绒毛（free villus），长入底蜕膜中的称之为固定绒毛（anchoring villus）。一个初级绒毛干及其分支形成一个胎儿叶（fetal lobe），一个次级绒毛干及其分支形成一个绒毛小叶（fetal lobule）。一个胎儿叶包括几个胎儿小叶，每个胎盘有 $60 \sim 80$ 个胎儿叶，200 个左右的胎儿小叶。由胎盘蜕膜板长出的隔把胎儿叶不完全地分隔为母体叶，每个母体叶包含有数个胎儿叶，每个胎盘母叶有其独特的螺旋动脉供应血液。

（4）滋养细胞：胎盘中滋养细胞的结构最复杂、功能最多、细胞增生最活跃。滋养细胞是与子宫蜕膜组织直接接触的胎儿来源的组织，具有营养胚胎、内分泌等功能，对适应母体的环境、维持妊娠等方面均有十分重要的意义。

根据细胞的形态，滋养细胞可分为细胞滋养细胞（cytotrophoblast）和合体滋养细胞（syncytiotrophoblast）。细胞滋养细胞是发生细胞，是合体滋养细胞的前体。它具有完整的细胞膜，单个、清楚的细胞核，细胞增生活跃，有分裂象。这些特点在合体滋养细胞中不存在，细胞间连接紧密，细胞之间分界不清，细胞形态不规则，细胞边界不清，多个细胞核，且大小和形态不一，极少见到有丝分裂。

在胚胎早期，胚胎着床时，细胞团周围的细胞滋养细胞具有黏附、侵入子宫内膜的作用，使胚胎着床。之后滋养细胞相互融合，形成合体滋养细胞。合体滋养细胞具有分泌、屏障等功能。

（5）胎盘血液循环：在胎盘的胎儿面，脐带动静脉在附着处分支后，在羊膜下呈放射性分布，再发出垂直分支进入绒毛主干内。每个绒毛主干中均有脐动脉和脐静脉，随着绒毛干的一再分支，脐血管越来越细，最终成为毛细血管进入绒毛终端。胎儿的血液以每分钟500ml流量的速度流经胎盘。

孕妇的子宫胎盘动脉（螺旋动脉）穿过蜕膜板进入胎盘母叶，血液压力为 60 ~ 80mmHg，母体血液靠母体压力差，以每分钟 500ml 的流速进入绒毛间隙，绒毛间隙的血液压力为 10 ~ 50mmHg，再经蜕膜板流入蜕膜板上的静脉网，此时的压力不足 8mmHg。母儿之间的物质交换均在胎儿小叶的绒毛处进行。胎儿血液经脐动脉，直至绒毛毛细血管，经与绒毛间隙中的母血进行物质交换，两者之间不直接相通，而是隔着毛细血管壁、绒毛间质和绒毛表面细胞层，依靠渗透、扩散和细胞的主动转运等方式进行有选择的交换。胎儿血液经绒毛静脉、脐静脉返回胎儿体内。母血经底蜕膜上的螺旋静脉返回孕妇循环。

2. 胎盘生理功能　胎盘具有十分复杂的生理功能，除了母胎交换功能外，还有分泌功能、免疫功能等。

（1）交换功能：胎盘可供给胎儿所需的氧气和营养物质，排泄胎儿的代谢产物及二氧化碳。胎儿和母体的血液循环是两个各自相对独立的循环系统，只有极少量的胎儿细胞可以通过胎盘进入母体循环。母血和胎血均流经胎盘，并在此通过胎盘屏障结构将母血和胎血隔开，使其不相互混合又能相互进行选择性物质交换。母血中的水分、电解质、氧及各种营养物质均能通过胎盘提供胎儿的生理需要，同时排除二氧化碳和代谢物质。免疫球蛋白中 IgG 能通过胎盘进入胎儿循环系统，以增加胎儿的免疫抗病能力，以至于出生后一段时间内新生儿仍有一定的免疫能力，其他免疫球蛋白（如 IgM、IgA 等）不能通过胎盘。由于胎盘的屏障功能，很多有害的病原体不能通过胎盘进入胎儿的循环系统，但这种屏障作用十分有限，如多种细菌、病毒、原虫等能通过胎盘进入胎儿体内，危害胎儿的健康。另外，尚有部分病原体可在胎盘部位形成病灶，影响胎盘的功能，间接危害胎儿，如结核双球菌、梅毒螺旋体、疟原虫等可在胎盘形成结节。大多数药物能通过胎盘屏障，尤其是磺胺类、抗生素类更易通过胎盘，对胎儿造成不良预后。

（2）免疫功能：胎盘是重要的免疫器官。胎儿的遗传物质中一半来自母亲，一半来自父亲，因此，母体和胎儿是半同源的两个个体。胎儿能在母体的宫腔内平安地生长发育，不发生排异反应，与胎盘的免疫功能是分不开的。

胎盘在母胎免疫中的作用主要表现为以下几个方面：①滋养层外层的合体滋养细胞无组织相容性抗原，孕妇对此不发生排异反应；②滋养层细胞介质可阻止胎儿抗原进入母胎循环；③滋养层表面覆盖有硅酸粘糖蛋白类，掩盖了胎盘的抗原性；④胎盘可吸附抗父系组织相容性抗原复合物的抗体。

滋养细胞是直接与母体细胞接触的细胞，其免疫特异性是母儿相互耐受的主要原因，滋养细胞的组织相容性抗原（major histocompatibility complex，MHC）的表达是有关研究的焦点。人类白细胞抗原（human leukocyte antigens，HLA）是主要的 MHC。HLA 基因存在于第六条染色体的短臂上，共有 17 个 HLA – 1 型基因，分三类：HLA – 1a、HLA – 1b 和 HLA – 1c。其中有生物学活性的基因包括：1a 类的 HLA – A、HLA – B 和 HLA – C 基因，1b 有 HLA – E、HLA – F 和 HLA – G 基因。在细胞滋养细胞中可以检测到 HLA – G 基因的表达。HLA – G 基因是一种单形态基因，HLA – G 抗原被认为是"自身抗原"，母体的免疫细胞对起源胎儿的滋养细胞表达的 HLA – G 抗原不发生应答。

（3）分泌功能：胎盘具有合成多种激素和酶的功能，主要可分为三类。

1）蛋白类激素：如绒毛膜促性腺激素（human chorionic gonadotropin，hCG）、人胎盘泌乳素（human placental lactogen，hPL）、促肾上腺皮质激素释放激素（corticotropin releasing-hormone，CRH）、胰岛素样生长因子（insulin – like growth factor，IGF）。

2）甾体激素：雌激素、孕激素等。

3）多种酶：如催产素酶、胰岛素酶、二胺氧化酶、耐热碱性磷酸酶等。胎盘分泌的激素和酶往往是妊娠或分娩过程中需要的物质，同时也会影响孕妇和胎儿的生理变化。譬如，胎盘分泌的激素使孕妇的胰岛素抵抗作用加强，妊娠期易发生糖尿病。又譬如，胎盘的分泌和免疫功能改变与子痫前期的发病有关。另外，通过检测胎盘分泌的激素或酶的水平，可以间接了解胎盘的功能状态，预测妊娠的结局。

（二）胎膜

胎膜（fetal membrane）由羊膜（amnion）和绒毛膜（chorion）组成，是维持羊膜的完整，储存羊水的外周屏障。绒毛膜为胎膜的外层，与壁蜕膜相接触，在发育过程中由于营养缺乏而逐渐退化，形成平滑绒毛膜。羊膜为胎膜的内层，是一层半透明膜，覆盖在子宫壁的绒毛膜的表面、胎盘的胎儿面及脐带表面。

绒毛膜由滋养细胞层和胚外中胚层组成。在胚胎植入后，滋养细胞迅速分化为内层的细胞滋养细胞和外层的合体滋养细胞层，两层在胚泡表面形成大量的绒毛，突入蜕膜中，形成早期的初级绒毛干。在胚胎早期，绒毛均匀分布于整个绒毛膜表面。随着胚胎的长大，与底蜕膜接触的绒毛因营养丰富、血供充足而干支茂盛，形成绒毛膜板，是胎盘的主要组成部分；与包蜕膜接触的绒毛因营养不良血供不足而逐渐退化，称为平滑绒毛膜。随着胎儿的长大及羊膜腔不断扩大，羊膜、平滑绒毛膜和包蜕膜进一步突向子宫壁，最终与壁蜕膜融合，胚外体腔和子宫腔消失。

羊膜内无血管生长，是胎盘最内侧的组织，直接与羊水接触。在妊娠过程中具有独特的作用。胎膜早破是产科最常见的早产原因。羊膜是维持胎膜张力的主要支持组织。羊膜的成分变化对于防治胎膜早破，继续维持妊娠均有十分重要的意义。

羊膜的结构可成 5 层：①上皮细胞层，由单层无纤毛的立方上皮细胞组成；②基底层，位于上皮细胞下的网状组织；③致密层，由致密结缔组织组成；④纤维母细胞层；⑤海绵层。

在妊娠早期，胚胎种植时，在胚胎与滋养细胞之间存在由小细胞组成的细胞团，是以后羊膜上皮细胞的前体。人类大约在妊娠 7 ~ 8d 时出现羊膜上皮。以后逐渐包绕羊膜囊，并且附着于绒毛膜的内层。绒毛膜与羊膜互相接触，且有一定的黏附性；但两者的来源不一致，绒毛膜来源于胚外中胚层，羊膜来源于胚胎的外胚层，即使在足月仍能被轻易分离。

由于羊膜有不同于绒毛膜的组织来源，两者的生物特性也不同。例如羊膜上皮的 HLA –

I抗原的特性不同于滋养细胞，更接近于胚胎细胞。另外羊膜中的间质细胞（interstitial cell），主要为成纤维细胞（fibroblast-like cell），也来源于胚胎的中胚层。上皮细胞层间质细胞层是羊膜的主要组成部分，完成羊膜的大部分功能。

胎膜具有防御功能，可阻止细菌通过子宫壁直接进入羊膜腔；同时，胎膜具有活跃的交换功能，可允许小分子物质，如尿素、葡萄糖、氯化钠等通过；母体血浆亦可通过胎膜进入羊水，对羊水交换起重要的调节作用。

胎膜中含有较多的酶参与激素的代谢。如花生四烯酸酯酶及催化磷脂质生成游离花生四烯酸的溶酶体。花生四烯酸为合成前列腺素的前身物质，因此，认为胎膜在分娩发动的过程中有十分重要的作用。

正常胎膜多在临产后宫口开大 3cm 以上自然破裂。若胎膜在临产前破裂，称之为胎膜早破。宫口开全后胎膜仍未破裂者称为迟发破膜。胎膜早破往往与宫内感染有关，反之，胎膜早破后亦可导致继发性感染，诱导临产。这可能与胎膜的炎症导致前列腺素分泌增加有关。

（三）羊水

1. 羊水的来源　妊娠期充满羊膜腔内的液体称为羊水。羊水的主要来源是母体的血浆、胎儿的尿液。在不同的孕周，羊水的来源不同。妊娠早期的羊水主要来自于母体的血浆，母体血浆通过胎膜渗透入羊膜腔。少量胎儿的体液可通过脐带表面的羊膜及华通胶渗透入羊膜腔，亦可发生在胎儿呼吸道黏膜及皮肤表面。因此，妊娠早期的羊水的成分与母体的血浆及组织间液的成分相似，渗透压亦相近。妊娠 12～14 周时发现胎儿膀胱内有尿液残留。妊娠 18 周时，胎儿 24h 的尿量约 7～17ml。足月胎儿每小时的尿量平均为 43ml，每日尿量为 600～800ml。因此，妊娠中期以后，胎尿是羊水的主要来源，由于胎儿尿液的混入，羊水逐渐变为低渗（钠离子浓度降低），羊水的渗透压从孕早期的 280mmol/L 降为 255～260mmol/L；但尿酸、肌酐、尿酸的浓度比母体血浆中的浓度高。

羊水量在妊娠 38 周前随孕周的增加不断增加，在妊娠 38 周以后却不断减少；但个体差异较大。妊娠 8 周时羊水量为 5～10ml，12 周约为 50ml，20 周为 200ml，36～38 周达高峰，约 1 000～1 500ml，以后逐渐减少。

妊娠早期的羊水为澄清液体，足月妊娠羊水乳白色，混浊、半透明，可见胎脂、上皮细胞及毳毛等有形物质。pH 为 8～9，比重 1.006～1.020。当羊水中混有胎粪时，羊水混浊，羊水的颜色可从淡黄色变到草绿色或深绿色。

2. 羊水的代谢　羊膜在羊水的产生和吸收上起了十分重要的作用，约 50% 的羊水交换由羊膜完成。胎儿的消化道也是羊水交换的重要途径，足月胎儿每 24h 可吞咽羊水 540～500ml，或更多。因此，胎儿吞咽可调节羊水量。临床常见有消化道梗阻的胎儿，往往并发羊水过多。

其次，胎儿的呼吸道在羊水量的调节中也有十分重要的作用。足月妊娠胎儿肺的呼吸样运动，每天使 600～800ml 的羊水通过肺泡的巨大毛细血管床回吸收，若胎儿肺部畸形、发育不全或肿瘤等可影响羊水的重吸收导致羊水过多。另外，脐带的华通胶亦参与羊水的代谢，每小时可吸收羊水 40～50ml。

在正常情况下，母体 - 羊水和胎儿 - 羊水之间的交换率是相等的。母体 - 胎儿之间的液体交换主要通过胎盘进行，交换量约每小时 3 500ml；母体 - 羊水之间的液体交换主要通过胎膜，交换量约每小时 400ml；羊水－胎儿之间的液体交换主要通过消化道、呼吸道、脐带和皮肤，总交换量与母体－羊水的交换量动态平衡。通过上述交换，母体、胎儿及羊水之间液体不等交换，保持动态平衡，羊水每 3h 更新一次。在正常情况下，羊水量保持稳定。

3. 羊水的成分　在妊娠 14 周前，羊水的成分和渗透压等与血浆基本一致，前白蛋白的含量低，甲胎蛋白的浓度高。随着孕周的增加，出现胎儿吞咽、呼吸样运动及排尿功能的建立，使羊水的成分发生很大的变化。到妊娠晚期，羊水的渗透压明显低于血浆，水分占 98%～99%，其余有形成分中有一半为有机物，另一半为无机物。

羊水中尿酸、肌酐、尿素等胎儿代谢产物随着妊娠的增加而增加。尿素由妊娠早期的 3.48mmol/L 增加到足月妊娠的 5.01mmol/L。肌酐含量由 28 周 88.4μmol/L 上升到足月妊娠的 176.8μmol/L，若羊水中肌酐浓度到达 194.48μmol/L，尿酸浓度达到 595μmol/L，提示胎儿肾脏发育成熟，但不意味着其他脏器发育成熟。

羊水中含有两种细胞：一种是来自胎膜，核大，胞浆深染，核/浆比例为 1：3；另一种为胎儿皮肤脱落细胞，核小或无核，核、质比例为 1：8。用 0.1% 尼罗兰染色，部分细胞可染成橘黄色。妊娠 34 周前，橘黄色细胞出现率 <1%；足月妊娠达 10%～15%；妊娠 40 周后超过 50%。应用羊水细胞学检查，中期妊娠可诊断胎儿性别及染色体疾病，晚期妊娠可判别胎儿成熟度。

羊水中含有各种激素，包括皮质醇、雌三醇、孕酮、睾酮、催乳素、绒毛膜促性腺激素以及前列腺素等。它们来源于胎盘和胎儿，其含量反映了胎儿－胎盘单位的功能状态，可以间接了解胎儿宫内的安危。另外，羊水中含有促肾上腺皮质激素（ACTH）、促卵泡生成素（FSH）、促黄体生成素（LH）以及促甲状腺激素（TSH）等，这些激素与分娩的发动有关。

羊水中有许多酶，已知的有 25 种之多，各种酶的浓度变化亦可间接反映胎儿的状态。严重溶血症的胎儿的羊水中，乳酸脱氢酶及 α 羟丁酸脱氢酶的浓度升高。胎儿死亡前，脂酶突然下降；当羊水被胎粪污染时，碱性磷酸酶浓度升高。溶菌酶（lysozyme）可抑制大肠杆菌、金黄色葡萄球菌、类链球菌、变形杆菌、白色念珠菌等。在妊娠 25 周至足月妊娠期间，溶菌酶的作用最强，足月后下降。羊水中的溶菌酶浓度约为 4.2μg/L，较母血中高 1～2 倍。

4. 羊水的功能

（1）保护胎儿：羊水可保持羊膜腔内恒温、恒压、相对较稳定的内环境，免受外力的损伤。胎儿在羊水中可以自由活动。在胎儿发育过程中，不致受到挤压或阻碍导致胎儿畸形。在长期的羊水过少的患者中，由于无羊水的保护作用，胎儿的发育受限，发生各种畸形。保持胎儿体内生化方面的相对稳定。羊水中有一定量的水分和电解质，不仅是胎儿代谢产物排泄的通道，而且是胎儿水分调节的重要机制。羊水使羊膜腔保持一定的张力，从而支持胎盘附着于子宫壁，这样可以防止胎盘过早剥离。

（2）保护母体：减少妊娠期因胎动引起的母体不适。临产后，前羊膜囊可扩张软产道，防止胎头长期压迫软产道导致组织缺血损伤。破膜后，羊水可以润滑、冲洗产道，并有抑制细菌作用。

（四）脐带

脐带一端连着胎儿腹壁的脐轮，另一端附着于胎盘的子体面。胎儿通过脐带、胎盘，与母体相连，进行血气、营养以及代谢物质的交换。

脐带长度的正常范围是 35 ~ 70cm，平均横切面积 1.5 ~ 2cm^2，脐带外面为一层羊膜，中间有一条管壁较薄、管腔较大的脐静脉，静脉两侧各有一条管壁较厚、管腔较细的脐动脉。脐带间质为华通胶（Wharton's jelly），有保护和支持脐血管的作用，胶质内有神经纤维存在，可控制脐带血管收缩及扩张。

脐动脉壁有 4 层平滑肌组织：内层为很薄的环纹肌，为调节血流之用；在其外有一层较厚的纵直平滑肌，为关闭脐动脉之用；在外表有一组较细的螺旋平滑肌，只有 8 ~ 10 根肌纤维，螺旋较短，收缩时可将脐动脉收缩为节段。

三、妊娠期母体适应性变化

（一）生殖系统的变化

1. 子宫

（1）宫体：子宫由非孕时（7 ~ 8）cm ×（4 ~ 5）cm ×（2 ~ 3）cm 增大至妊娠足月时 35cm × 25cm × 22cm。宫腔容量非孕时约 10ml 或更少，至妊娠足月子宫内容物约 5 000ml 或更多，故妊娠末期子宫的容积是非孕期的 500 ~ 1 000 倍。子宫重量非孕时约 70g，至妊娠足月约 1 100g，增加近 20 倍，主要是子宫肌细胞肥大，而新生的肌细胞并不多。子宫肌细胞由非孕时长 20μm、宽 2μm，至妊娠足月长 500μm、宽 10μm，胞浆内充满有收缩性能的肌动蛋白（actin）和肌浆球蛋白（myosin），为临产后子宫阵缩提供物质基础。子宫肌壁厚度非孕时约 1cm，至妊娠中期逐渐增厚达 2.0 ~ 2.5cm，至妊娠末期又逐渐变薄，妊娠足月厚度为 1.0 ~ 1.5cm 或更薄。在妊娠最初几个月，子宫增大主要受内分泌激素如雌孕激素的影响，而不是由胚胎造成的机械扩张所致，比如在异位妊娠的也可观察到类似的子宫增大。孕 12 周以后的子宫增大则主要因宫腔内压力增加。

妊娠最初几周子宫维持原先的梨形，随孕周增加逐渐呈球形，以后子宫长度比宽度增加更快显出卵圆形。妊娠 12 周后增大子宫逐渐超出盆腔，在耻骨联合上方可触及。妊娠晚期的子宫右旋，与乙状结肠在盆腔左侧占据有关。

自妊娠 12 ~ 14 周起，子宫出现不规则无痛性的收缩，特点为稀发、无规律和不对称，可由腹部检查时触知，孕妇有时也能感觉到，其幅度及频率随妊娠进展而逐渐增加，可以直到妊娠晚期，但宫缩时宫腔内压力通常在 5 ~ 25mmHg，持续时间不足 30s，这种无痛性宫缩称为 Braxton Hicks 收缩。

妊娠期胎儿生长营养物质的供应和代谢产物的排出依靠胎盘绒毛间隙的足够灌注。妊娠期子宫胎盘血流进行性加重，妊娠足月时子宫血流量为 450 ~ 650ml/min，比非孕时增加 4 ~ 6 倍，其中 5% 供肌层，10% ~ 15% 供子宫蜕膜层，80% ~ 85% 供胎盘。宫缩时子宫血流量明显减少，当子宫收缩压力为 50mmHg 时，速度下降 60%，子宫收缩对胎儿循环影响非常小。

（2）子宫峡部：位于子宫颈管内解剖学内口与组织学内口之间的最狭窄部位，非孕时长约 1cm，妊娠后变软，妊娠 12 周后，子宫峡部逐渐伸展拉长变薄，形成子宫下段，临产后伸展至 7 ~ 10cm，成为产道一部分，有梗阻性难产发生时易在该处发生子宫破裂。

（3）宫颈：妊娠早期宫颈黏膜充血及组织水肿，致使肥大、紫蓝色及变软。宫颈管内腺体肥大，宫颈黏液增多，形成黏稠黏液栓，有保护宫腔免受外来感染侵袭的作用。接近临产时，宫颈管变短并出现轻度扩张。妊娠期宫颈管柱状上皮腺体增生、外翻，此时宫颈组织很脆弱、易出血。

2. 卵巢与输卵管 妊娠期略增大，排卵和新卵泡成熟功能均停止。在孕妇卵巢中一般仅发现一个妊娠黄体，于妊娠 6~7 周前产生孕激素以维持妊娠继续，之后对孕激素的产生几乎无作用。妊娠期输卵管伸长，但肌层并不增厚。黏膜层上皮细胞稍扁平，在基层中可见蜕膜细胞，但不形成连续蜕膜层。

3. 阴道与会阴 妊娠期阴道黏膜水肿充血呈紫蓝色（Chadwick 征），阴道脱落细胞及分泌物增多、黏膜皱襞增多、结缔组织松弛以及平滑肌细胞肥大，导致阴道伸展性增加为分娩扩张做好准备。阴道上皮细胞含糖原增加，使阴道 pH 降低，不利于致病菌生长，有利于防止感染。外阴部充血，皮肤增厚，大阴唇内血管增多及结缔组织松软，故伸展性增加。

（二）乳房的变化

乳房于妊娠早期开始增大，充血明显。孕妇自觉乳房发胀或偶有触痛及麻刺感，随着乳腺增大，皮肤下的浅静脉明显可见。乳头增大变黑，更易勃起，乳晕颜色加深，其外围的皮脂腺肥大形成散在的结节状隆起，称为蒙氏结节（Montgomery's tubercles）。妊娠前乳房大小、体积与产后乳汁产生无关。

乳腺细胞膜有垂体催乳激素受体，细胞质内有雌激素受体和孕激素受体。妊娠期胎盘分泌雌激素刺激乳腺腺管发育，分泌孕激素刺激乳腺腺泡发育。此外，乳腺发育完善还需垂体催乳激素、人胎盘生乳素以及胰岛素、皮质醇、甲状腺激素等的参与。妊娠期间虽有多种激素参与乳腺发育，作好泌乳准备，但妊娠期间并无乳汁分泌，可能与大量雌、孕激素抑制乳汁生成有关。

（三）循环系统的变化

1. 心脏 妊娠期静息时心率增加约 10 次/分。妊娠后期因膈肌升高，心脏向左、向前移位更贴近胸壁，心尖冲动左移 1~2cm。心浊音界稍扩大。心脏移位使大血管轻度扭曲，加之血流量增加及血流速度加快，90% 孕妇有收缩期杂音，分娩后迅速消失。心电图因心脏左移出现电轴轻微左偏，无其他特异性改变。

2. 心输出量 心输出量增加对维持胎儿生长发育极为重要。心排出量自妊娠 10 周逐渐增加，至妊娠 32 周达高峰。由于仰卧位时增大的子宫阻碍心脏静脉回流，孕妇侧卧位比仰卧位心输出量高很多，妊娠晚期孕妇从仰卧位转至左侧卧位时，心输出量增加 1 100ml（20%）。临产后在第二产程心输出量明显增加。

3. 血压 妊娠中期动脉血压降到最低点，以后再升高，舒张压的降低大于收缩压的降低，使脉压稍增大。孕妇动脉血压受体位影响，坐位稍高于仰卧位。妊娠对上肢静脉压无影响。妊娠 20 周开始下肢股静脉压在仰卧位时升高，从妊娠前 0.098kPa（10mmH$_2$O）增至 0.196~0.294kPa（20~30mmH$_2$O），由于妊娠后增大子宫压迫下腔静脉使血液回流受阻，侧卧位能解除子宫压迫、改善静脉回流。妊娠晚期孕妇长时间仰卧位姿势，增大子宫相对固定压迫静脉系统，引起下半身回心血量减少、心脏充血量减少、心输出量随之减少使血压下降，称为仰卧位低血压综合征。由于下肢、外阴及直肠静脉压增高，孕妇易发生下肢、外阴静脉曲张和痔。

（四）血液系统的变化

1. 血容量 循环血容量于妊娠 6~8 周开始增加，至妊娠 32~34 周达高峰，增加 40%~

45%，平均增加 1 450ml，维持此水平直至分娩。血容量增加为血浆容量和红细胞容量增加总和，血浆增加多于红细胞增加，血浆平均增加 1 000ml，红细胞平均增加 450ml，故出现血液稀释。

2. 血液成分

（1）红细胞：妊娠期骨髓造血功能增强、网织红细胞轻度增多、红细胞生成增加，但由于血液稀释，血红蛋白、红细胞浓度及血细胞比容稍有下降，红细胞计数约为 $3.6 \times 10^{12}/L$（非孕妇女约为 $4.2 \times 10^{12}/L$），血红蛋白平均浓度为 12.5g/L（非孕妇女约为 13.0g/L）。妊娠晚期如果血红蛋白低于 11.0g/L，应认为是缺铁引起，而不是妊娠期高血容量反应。

正常妊娠对铁需求的重量是 1g，300mg 铁主动向胎儿运输，200mg 铁通过正常排泄途径丢失，另外 500mg 铁可以使红细胞总容量增加 450ml。增加的这部分红细胞所需要的铁无法从机体储备中获得，因此，妊娠中晚期如果外源性铁补充不够，血红蛋白含量和血细胞比容将随着母体血容量的增加而明显降低，出现贫血。因此应在妊娠中、晚期开始补充铁剂，以防血红蛋白值过分降低。

（2）白细胞：从妊娠 7～8 周开始轻度增加，至妊娠 30 周达高峰，为（5～12）× $10^9/L$，有时可达 $15 \times 10^9/L$，主要为中性粒细胞增多，而单核细胞和嗜酸粒细胞几乎无改变。分娩期和产褥早期可显著上升 $25 \times 10^9/L$ 或更多，平均为 $14 \times 10^9/L$。

（3）凝血因子：妊娠期血液处于高凝状态。因子 Ⅱ、Ⅴ、Ⅶ、Ⅷ、Ⅸ、Ⅹ 增加，仅因子 Ⅺ、Ⅻ 降低。血小板数无明显改变。血浆纤维蛋白原含量比非孕妇女约增加 50%，于妊娠末期平均达 4.5g/L（非孕妇女平均为 3g/L）。妊娠晚期凝血酶原时间（prothrombin time，PT）及活化部分凝血活酶时间（activated partial thromboplastin time，APTT）轻度缩短，凝血时间无明显改变。妊娠期纤溶酶原（plasminogen）显著增加，优球蛋白溶解时间（euglobulin lysis time）明显延长，表明妊娠期间纤溶活性降低，是正常妊娠的特点。

（五）泌尿系统的变化

妊娠期肾脏略增大，肾血浆流量（renal plasma flow，RPF）及肾小球滤过率（glomerular filtration rate，GFR）于妊娠早期均增加，整个妊娠期间维持高水平，RPF 比非孕时约增加 35%，GFR 约增加 50%，但肾小球滤过率的增加持续至足月，肾血浆流量在妊娠晚期降低。RPF 与 GFR 均受体位影响，仰卧位肾脏清除率下降很多，故仰卧位容易发生水钠潴留。由于 GFR 增加，肾小管对葡萄糖再吸收能力不能相应增加，约 15% 孕妇饭后出现糖尿，如果糖尿反复出现，糖尿病的可能性就不容忽视了。

受孕激素影响，泌尿系统平滑肌张力降低，同时增大子宫对输尿管产生压迫，自妊娠中期肾盂及输尿管轻度扩张，输尿管增粗及蠕动减弱，尿流缓慢，可致肾盂积水，由于子宫右旋，故 86% 的孕妇右侧输尿管扩张更明显，孕妇易患急性肾盂肾炎，也以右侧多见。

（六）呼吸系统的变化

妊娠期横膈抬高约 4cm，胸廓横径增加约 2cm，肋膈角显著增宽，肋骨向外扩展，胸廓周径约增加 6cm。孕期耗氧量妊娠中期增加 10%～20%，肺活量和呼吸次数无明显改变，但呼吸较深，通气量每分钟约增加 40%，有过度通气现象，肺泡换气量约增加 65%，使动脉血 PO_2 增高达 92mmHg，PCO_2 降至 32mmHg，有利于供给孕妇及胎儿所需的氧。上呼吸道黏膜增厚，轻度充血、水肿，易发生上呼吸道感染。妊娠晚期子宫增大，膈肌活动幅度减少，胸廓活动加大，以胸式呼吸为主，气体交换保持不减。

（七）消化系统的变化

妊娠期胃肠平滑肌张力降低，贲门括约肌松弛，胃内酸性内容物逆流至食管下部产生胃烧灼感。胃液中游离盐酸及胃蛋白酶分泌减少。胃排空时间延长，易出现上腹部饱满感，孕妇应防止饱餐。肠蠕动减弱，粪便在大肠停留时间延长出现便秘，以及子宫水平以下静脉压升高，常引起痔疮或使原有痔疮加重。妊娠期齿龈受大量雌激素影响肥厚，齿龈容易充血、水肿，易致齿龈出血、牙齿松动及龋齿。

肝脏未见明显增大，肝功能无明显改变。孕激素抑制胆囊平滑肌收缩，使胆囊排空时间延长，胆道平滑肌松弛，胆汁黏稠、瘀积，妊娠期间容易诱发胆石病。

（八）皮肤的变化

孕妇腺垂体分泌促黑素细胞激素（melanocyte stimulating hormone，MSH）增加，增多的雌、孕激素有黑色素细胞刺激效应，使黑色素增加，导致孕妇乳头、乳晕、腹白线、外阴等处出现色素沉着。面颊部出现蝶状褐色斑，习称妊娠黄褐斑（chloasma gravidarum），于产后逐渐消退。随妊娠子宫的逐渐增大和肾上腺皮质于妊娠期间分泌糖皮质激素增多，该激素分解弹力纤维蛋白，使弹力纤维变性，加之孕妇腹壁皮肤张力加大，使皮肤的弹力纤维断裂，呈多量紫色或淡红色不规律平行略凹陷的条纹，称为妊娠纹，见于初产妇。

（九）内分泌系统的变化

1. 垂体　妊娠期垂体稍增大，尤其在妊娠末期，腺垂体增生肥大明显。垂体对于维持妊娠不是必需的，垂体切除的妇女可以成功妊娠，并接受糖皮质激素、甲状腺素及血管升压素治疗后自然分娩。催乳素（prolactin，PRL）从妊娠 7 周开始增多，随妊娠进展逐渐增量，妊娠足月分娩前达高峰约 $150\mu g/L$，为非孕妇女 $15\mu g/L$ 的 10 倍。催乳激素有促进乳腺发育的作用，为产后泌乳做准备。分娩后不哺乳于产后 3 周内降至非孕时水平，哺乳者多在产后 $80\sim100$ 日或更长时间才降至非孕时水平。

2. 肾上腺皮质

（1）皮质醇（cortisol）：孕期肾上腺皮质醇分泌未增加，但其代谢清除率降低，故孕妇循环中皮质醇浓度显著增加，但 75% 与皮质类固醇结合球蛋白（CBG）结合，15% 与白蛋白结合，起活性作用的游离皮质醇仅为 10%，故孕妇无肾上腺皮质功能亢进表现。

（2）醛固酮（aldosterone）：在妊娠后半期，肾素和血管紧张素水平增加，使外层球状带分泌醛固酮于妊娠期增多 4 倍，但起活性作用的游离醛固酮仅为 $30\%\sim40\%$，不致引起水钠潴留。

3. 甲状腺　妊娠期由于腺组织增生和血管增多，甲状腺呈中等度增大，约比非孕时增大 65%。大量雌激素使肝脏产生甲状腺素结合球蛋白（TBG）增加 $2\sim3$ 倍，血中甲状腺激素虽增多，但游离甲状腺激素并未增多，孕妇无甲状腺功能亢进表现。妊娠前 3 个月胎儿依靠母亲的甲状腺素，妊娠 10 周胎儿甲状腺成为自主器官，孕妇与胎儿体内促甲状腺激素（TSH）均不能通过胎盘，各自负责自身甲状腺功能的调节。

4. 甲状旁腺　妊娠早期孕妇血浆甲状旁腺素水平降低，随妊娠进展，血容量和肾小球滤过率的增加以及钙的胎儿运输，导致孕妇钙浓度的缓慢降低，造成甲状旁腺素在妊娠中晚期逐渐升高。

（十）新陈代谢的变化

1. 体重　妊娠 12 周前体重无明显变化。妊娠 13 周起体重平均每周增加 350g，直至妊娠足月时体重平均增加 12.5kg，包括胎儿（3 400g）、胎盘（650g）、羊水（800g）、子宫（970g）、乳房（405g）、血液（1 450g）、组织间液（1 480g）及脂肪沉积（3 345g）等。

2. 碳水化合物代谢　妊娠期胰岛功能旺盛，分泌胰岛素增多，使血中胰岛素增加，故孕妇空腹血糖值低于非孕妇女，糖耐量试验血糖增高幅度大且恢复延迟。妊娠期间注射胰岛素降血糖效果不如非孕妇女，提示靶细胞有拮抗胰岛素功能或因胎盘产生胰岛素酶破坏胰岛素，故妊娠期间胰岛素需要量增多。

3. 脂肪代谢　妊娠期血浆脂类、脂蛋白和载脂蛋白浓度均增加，血脂浓度与雌二醇、孕酮和胎盘催乳素之间呈正相关。妊娠期糖原储备减少，当能量消耗过多时，体内动用大量脂肪使血中酮体增加发生酮血症。孕妇尿中出现酮体多见于妊娠剧吐时，或产妇因产程过长、能量过度消耗使糖原储备量相对减少时。分娩后血脂、脂蛋白和载脂蛋白浓度明显降低，哺乳会促进这些浓度降低的速度。

4. 蛋白质代谢　妊娠晚期母体和胎儿共储备蛋白质约 1 000g，其中 500g 供给胎儿和胎盘，其余 500g 作为子宫中收缩蛋白、乳腺中腺体以及母体血液中血浆蛋白和血红蛋白。故孕妇对蛋白质的需要量增加，呈正氮平衡状态。

5. 水代谢　妊娠期机体水分平均增加 7L，水钠潴留与排泄形成适当比例而不引起水肿，但至妊娠末期组织间液可增加 1～2L。大多数孕妇在妊娠晚期会出现双下肢凹陷性水肿，由于增大子宫压迫，使子宫水平以下静脉压升高，体液渗出潴留在组织间隙，妊娠期血浆胶体渗透压降低，以及雌激素的水钠潴留作用。

6. 矿物质代谢　胎儿生长发育需要大量钙、磷、铁。胎儿骨骼及胎盘的形成，需要较多的钙，孕期需要储存钙 40g，妊娠末期胎儿需要储钙约 30g，主要在妊娠末 3 个月由母体供给，故早产儿容易发生低血钙。至少应于妊娠最后 3 个月补充维生素 D 及钙，以提高血钙值。

孕期需要增加铁约 1 000mg，母体红细胞增加需要 500mg，胎儿需要 290mg，胎盘约需要 250mg，孕期如不能及时补充外源性铁剂，会因血清铁值下降发生缺铁性贫血。

（十一）骨骼、关节及韧带的变化

骨质在妊娠期间通常无改变，仅在妊娠次数过多、过密又不注意补充维生素 D 及钙时，能引起骨质疏松症。部分孕妇自觉腰骶部及肢体疼痛不适，可能与松弛素（relaxin）使骨盆韧带及椎骨间的关节、韧带松弛有关。妊娠晚期孕妇重心向前移，为保持身体平衡，孕妇头部与肩部应向后仰，腰部向前挺，形成典型孕妇姿势。

（张金荣）

第二节　妊娠诊断

根据不同的妊娠阶段，妊娠诊断可分为早期妊娠诊断和中、晚期妊娠诊断。早期妊娠诊断的目的主要是明确妊娠是否存在、妊娠时间、妊娠囊发育状况以及排除异位妊娠。中、晚期妊娠诊断则注重胎儿发育状况、畸形筛查、胎产式胎方位等。临床上通过病史、体格检查、辅助实验室检查和超声检查等来进行妊娠诊断。

一、早期妊娠诊断

（一）症状与体征

对病史的询问和详细的体格检查是妊娠诊断的基础。在采集病史时，必须详细询问患者的月经史，包括月经周期、经期、末次月经来潮日期、经量和持续时间等。应注意某些因素会影响对早期妊娠的诊断，如月经不规律、避孕、末次月经不典型、不规则阴道出血等。根据在早孕妇女的观察，高达 25% 妇女在早孕期会出现阴道出血，影响对早期妊娠的诊断。

早孕期典型的临床表现如下。

1. 停经（missed menstruatiorl）　育龄妇女，平时月经规则，如月经过期 10d 以上，应考虑妊娠可能，进行常规尿妊娠试验。应当注意的是，对于围绝经期妇女，如出现月经过期情况，也应当考虑到妊娠的可能。另外，某些情况下（如内分泌疾病、哺乳期、服用口服避孕药等药物）妇女可能在月经本来就不规则、稀发甚至无月经来潮的情况下发生妊娠，均应首先进行妊娠试验，明确是否妊娠后进行后续检查和治疗。

2. 早孕反应（morning sickness）　约有半数以上妇女在妊娠 6 周左右开始出现食欲缺乏、偏食、恶心、晨起呕吐、头晕、乏力、嗜睡等症状，此为早孕反应。可能与血清 hCG 水平增高，胃肠道功能紊乱，胃酸分泌减少等有关。症状严重程度和持续时间各异，多在孕 12 周后逐渐消失。严重者可持续数月，出现严重水、电解质紊乱和酮症酸中毒。在末次月经不详的病例，早孕反应出现的时间可协助判断怀孕时间。

3. 尿频　早期妊娠增大的子宫可能压迫膀胱或造成盆腔充血，产生尿频的症状，但不伴尿急、尿痛等尿路刺激症状，应与尿路感染相鉴别。随着妊娠子宫逐渐增大，一般妊娠 12 周后子宫上升进入腹腔，不再压迫膀胱，尿频症状消失。直到临产前先露入盆压迫膀胱，尿频症状再次出现。

4. 乳腺胀痛　妊娠后由于雌孕激素、垂体泌乳素等妊娠相关激素的共同作用，乳腺管和腺泡增生，脂肪沉积，使乳腺增大。孕妇自觉乳房胀痛、麻刺感，检查可见乳头、乳晕着色变深，乳头增大、易勃起。乳晕上皮脂腺肥大形成散在结节状小隆起即蒙氏结节。

5. 妇科检查　双合诊可及子宫增大、变软。随着妊娠进展，子宫体积逐渐增大，孕 8 周时子宫增大至未孕时的 2 倍；孕 12 周时为未孕时的 3 倍，超出盆腔，可在耻骨联合上方触及。大约孕 6 周左右由于宫颈峡部极软，双合诊时感觉宫颈与宫体似乎不相连，称为黑加征（Hegar sign）。孕 8 ~ 10 周时由于子宫充血，阴道窥视可见宫颈充血、变软，呈紫蓝色，此为 Chadwick 征。

（二）辅助检查

目前，随着许多实验室检查和超声检查的广泛应用，医生常可在上述症状与体征出现前就做出妊娠诊断。

1. 实验室检查　许多激素可用于妊娠的诊断和检测，最常用的是人绒毛膜促性腺激素 β 亚单位（β - hCG）。其他还包括孕酮和早孕因子（early pregnancy factor）。另外，妊娠期间，滋养细胞还分泌许多激素，包括促皮质激素释放激素、促性腺激素释放激素、促甲状腺激素释放激素、生长激素、促肾上腺皮质激素、人绒毛膜促甲状腺激素、人胎盘泌乳素、抑制素、激活素、转化生长因子-β、胰岛素样生长因子-Ⅰ和Ⅱ、表皮生长因子、妊娠特异性β-1糖蛋白、胎盘蛋白-5、妊娠相关血浆蛋白-A等。但是至今仍无临床上检测上述因子的商业性试剂盒。

(1)B-hCG：由于hCG分子中α链与LH的α链结构相同，为避免与LH发生交叉反应，通常测定特异性的hCG-β链（β-hCG）。hCG由卵裂球合体层分泌。受精第2天6~8细胞的卵裂球中即可检测到hCG mRNA。但直到受精后第8~10d胚胎种植、与子宫建立血管交通后才能在孕妇血清和尿中检测到hCG。此后每1.7~2.0d上升1倍，至妊娠8~10周达到峰值，以后迅速下降，在妊娠中晚期降至峰值的10%。目前最为常用的检测方法是放射免疫法，敏感度为5mIU/ml，受孕后10~18d即可检测阳性。

(2)孕酮：血清孕酮水平测定对判断异常早期妊娠有一定帮助。孕酮由卵巢黄体产生分泌，正常妊娠刺激黄体孕酮的分泌。故检查血清孕酮水平可用于判断妊娠的结局。当血清孕酮含量超过15ng/ml时，异位妊娠可能性较小。当血清孕酮水平高于25ng/ml（>79.5nmol/L）时，宫内妊娠活胎可能性极大（敏感度97.5%）。相反，如果血清孕酮水平低于5ng/ml（<15.9nmol/L）可诊断胚胎无存活可能（敏感度100%）。此时应对患者进行进一步检查，明确是宫内妊娠难免流产或异位妊娠。如果血清孕酮在5~25ng/ml之间，应采用其他辅助检查方法，包括超声、其他妊娠相关激素、连续激素测定等，判断妊娠情况。

(3)早孕因子（early pregnancy factor，EPF）：是自受孕后早期即可从母体血清分离出来的免疫抑制蛋白，是受精后最早能够检测到的标志物。受精后36~48h即可从母体血清中检测出，在早孕早期达到峰值，足月时几乎检测不出。成功的体外受精胚胎移植后48h也可检测出EPF。分娩、终止宫内妊娠或异位妊娠24h后EPF检测阴性。由于EPF分子分离尚较困难，检测方法还不成熟，目前临床使用还存在限制。但其能够在胚胎受精后、种植之前即可检测出，因此可能是将来精确早期妊娠诊断的有效方法。

2. 超声检查 是诊断早孕和判断孕龄最快速准确的方法。经腹壁超声最早能在末次月经后6周观察到妊娠囊。阴道超声可较腹壁超声提早10d左右，末次月经后4周2d即能观察到1~2mm妊娠囊。正常早期妊娠超声表现如下。

(1)正常早期妊娠的超声检查首先能观察到的是妊娠囊，为宫内圆形或椭圆形回声减低结构，双环征为早期妊娠囊的重要特征。双环征的成因有作者认为是迅速增长的内层细胞滋养层细胞和外层合体滋养层，也有作者认为内环绝大多数由强回声的球形绒毛组成，包绕妊娠囊外层的低回声环则可能为周围的蜕膜组织。随着妊娠的进展，妊娠囊逐渐增大，内层强回声环逐渐厚薄不均，底蜕膜处逐渐增厚，形成胎盘。强回声环其余部分逐渐变薄，形成胎膜的一部分。

(2)末次月经后5~6周阴道超声可见卵黄囊，为亮回声环状结构，中间为无回声区，位于妊娠囊内。卵黄囊是宫内妊娠的标志，它的出现可排除宫外妊娠时的宫内的假妊娠囊。卵黄囊大小3~8mm，停经10周时开始消失，12周后完全消失。妊娠囊大于20mm却未见卵黄囊或胎儿时，可能为孕卵枯萎。

(3)阴道超声在停经5周时可观察到胚芽，胚芽径线超过2mm时常能见到原始心血管搏动。6.5周时胚芽头臀长（crown-rump length，CRL）约与卵黄囊径线相等。7周多能分出头尾，8周时肢芽冒出。孕5~8周期间，可根据妊娠囊径线推断孕龄。孕6~18周期间根据头臀长推断孕龄。妊娠11~14周时可准确测量颈部透明带。颈部透明带的厚度联合血清标志物检查是筛查胎儿染色体非整倍体的重要方法。

（4）在多胎妊娠中，早孕期超声检查对发现双胎或多胎妊娠，超声观察多胎妊娠绒毛膜囊、羊膜囊的个数对判断单卵双胎或双卵双胎有重要作用。

3. 其他检查方法

（1）基础体温（BBT）：为双相型，体温升高后持续 18d 不下降，早孕可能性大；持续 3 周不降者，应考虑早孕。

（2）宫颈黏液检查：由于孕激素影响，伴随基础体温上升不降，宫颈黏液水、盐成分减少，蛋白含量增加，使宫颈黏液减少黏稠，形成宫颈黏液栓。涂片镜检可见排列成行的椭圆体，无羊齿状结晶。

（3）超声多普勒检查：最早在孕 7 周时可通过超声多普勒检查听到脐带杂音，随着妊娠进展，在增大的子宫区域可听到有节律的单一高调胎心音，胎心率 150~160bpm。

（4）黄体酮试验：对可疑早孕妇女给予每日黄体酮 20mg 肌注或地屈孕酮片 10mg 口服，每日 2 次，连续 3~5 日。停药后 2~7 日内阴道出血者提示体内有一定雌激素作用，可排除妊娠。停药后无月经来潮者，妊娠可能性较大。

4. 居家妊娠检测　目前有至少 25 种市售居家妊娠检测试制。其原理多为免疫检测，对尿 hCG 检测敏感度从 25~100mIU/ml 不等。通常妇女会在月经过期后的头一个礼拜内进行居家妊娠检测。需注意的是在此期间尿 hCG 水平在不同个体差异极大，变化幅度从 12mIU/ml 到大于 2 500mIU/ml。在月经过期后的第 2 周尿 hCG 水平也同样有极大个体差异，从 13mIU/ml 到大于 6 000mIU/ml。因此，在月经过期的头两周内，限于居家妊娠检测敏感性的限制，可能有一部分妇女因检测假阴性而被漏诊。

二、中、晚期妊娠诊断

随着妊娠进展，子宫逐渐增大，可感知胎动，腹部检查可及胎体，听到胎心音。此时，除通过宫底高度、超声检查等方式推断胎龄、胎儿大小和预产期外，重要的是通过各项筛查排除胎儿畸形、妊娠并发症等异常，早期诊断、早期治疗，确保母儿安全。

（一）症状与体征

1. 症状　孕妇经历早孕期各种症状，自觉腹部逐渐增大，孕 16 周后开始感知胎动。

2. 子宫增大　随妊娠进展，子宫逐渐增大，可根据宫底高度初步推断妊娠周数。晚期妊娠期间可根据宫底高度和腹围推算胎儿体重，目前各种算法不下 10 种，准确率也相差甚远。在此仅列举较简便的一种算法，准确率约 88%。

3. 胎动　胎儿在子宫内的活动即为胎动（fetal movement，FM），是活胎诊断依据之一，也是评估胎儿宫内安危的重要指标之一。一般孕 16 周起部分孕妇即可感知胎动。随着孕周增加，胎动逐渐增多，孕 32~34 周达峰值，孕 38 周后逐渐减少。母体感知的胎动与通过仪器记录下来的胎动有很好的相关性。Rayburn 等报道母体能够感知到 80% 超声发现的胎动。相反，Johnson 等发现孕 36 周以后母体仅能感知 16% 超声记录的胎动。通常母体对持续超过 20s 以上的胎动感知能力更强。有许多计数胎动的方法，但至今仍没有一个最佳的胎动指标或理想的数胎动持续时间。例如，有学者建议 2h 内感知到 10 次胎动为正常。也有学者提出每天数 1h 胎动，如果胎动数大于或等于此前的基础水平则为正常。临床上通常碰到的问题有两种：①许多足月孕妇抱怨胎动减少。Harrington 等研究显示，自述胎动减少孕妇胎儿的预后与无此主诉的孕妇没有明显差距。尽管如此，对主诉胎动减少的孕妇仍应进行胎儿宫内状况评估。②许多孕妇不会数胎动或没有足够的依从性坚持数胎动。Grant 等研究提出母体每天对胎动频率的大概感觉和规则计数胎动对评估胎儿宫内状况一样有效。

4. 胎心音 孕 10 周起即可用多普勒听到胎心音，18～20 周能通过听诊器经腹壁听到胎心音。胎心音呈双音，正常胎心频率 120～160bpm。胎心率低于或超过此范围均提示胎儿宫内异常可能。临床上胎心率检测是判断胎儿宫内安危的重要方法之一。胎心音应与子宫血管杂音、母体心率、脐血管杂音等相鉴别。

5. 胎体 孕 20 周后可于腹壁触及胎体，甚至可看到胎儿肢体顶在子宫前壁上造成的小隆起。胎头通常称球状，质硬而圆，有浮球感；胎背宽而平坦；胎臀宽、软，形状略不规则；胎儿肢体小而有不规则活动。可通过腹部触诊判断胎产式和胎方位。

（二）辅助检查

1. 超声检查 在中晚期妊娠中，超声检查能随访胎儿生长发育情况，估算胎儿体重，筛查胎儿畸形，评估胎儿宫内安危，及时发现和诊断产科异常，包括胎盘、羊水、脐带、宫颈等的异常，以便及时采取相应治疗措施。另外对于致死性或存活率低的胎儿畸形，如严重神经管缺陷、α-地中海贫血纯合子、致死性骨骼畸形、18-三体综合征、13-三体综合征等，以及严重影响出生后生活质量的畸形如严重解剖结构异常、21-三体综合征、β-地中海贫血纯合子等可在孕 28 周前进行诊断，及时终止妊娠，降低围生儿死亡率和先天缺陷儿的出生，有效提高人口质量。另外，对于并发各种并发症的异常妊娠，超声检查可通过生物物理评分等方式密切监测胎儿宫内健康状况，以助选择最佳治疗方案和最佳分娩时机，降低围生儿死亡率和病率，提高产科质量。

2. 胎儿心电图（fetal electrocardiograpy，FECG） 是通过将电极分别接在孕妇宫底、耻骨联合上方等体表部位，通过间接检测的方式描记出胎儿心电活动的非侵袭性检测方法。一般于妊娠 12 周以后即可检测出。根据第三届全国胎儿心电图学术会议制定的标准，正常 FECG 诊断标准：胎心率 120～160 次/min，FQRS 时限 0.02～0.05s，FQRS 综合波振幅 10～30μV，FST 段上下移位不超 5μV。异常胎儿心电图诊断标准如下。

（1）期前收缩：提早出现的 FQRS 波群，分为频发性期前收缩和偶发性期前收缩。

（2）ST 段改变：上下移位大于 5μV。

（3）心动过速、过缓：胎心率大于 160 次/min 或小于 120 次/min。

（4）心律不齐：胎心率在正常范围内（120～160 次/min）时胎心率变化大于 30 次/min，或心率超出正常范围时，胎心率变化大于 25 次/min。

（5）FQRS 时限增宽：FQRS 时限大于 0.05s。

（6）FQRS 综合波振幅增高：FQRS 综合波振幅大于 30μV。FECG 显示严重的节律或速度异常、QRS 波群增宽、传导阻滞，应考虑先天性心脏病的可能。FECG 显示 ST 段偏高提示胎儿宫内急慢性缺氧可能。

三、胎儿姿势、胎产式、胎先露及胎方位

（一）胎儿姿势

在妊娠晚期，胎儿身体在宫内形成特定的姿势，称为胎儿姿势（fetal attitude）。通常为

适应胎儿生长和宫腔形态，胎儿身体弯曲成与宫腔形态大致相似的椭圆形。胎儿整个身体弯曲，胎背向外突出，头部深度屈曲，下巴贴近前胸，大腿屈曲至腹部，膝部屈曲使足弓位于大腿前方。所有头位胎儿的上肢交叉或平行置于胸前。脐带位于上下肢之间的空隙内。

某些情况下，胎儿头部仰伸导致胎儿姿势由屈曲形态改变为仰伸形态，导致异常胎儿姿势的出现。胎儿姿势与是否能够正常分娩以及一些产科并发症，如脐带脱垂等密切相关。

（二）胎产式

胎体纵轴与母体纵轴的关系成为胎产式（fetal lie）。两纵轴平行者为纵产式（longitudinal lie），占妊娠足月分娩总数的 99.75%；两纵轴垂直者称为横产式（transerve lie），占妊娠足月分娩总数的 0.25%。横产式无法自然分娩，临产后如不能及时转为纵产式或剖宫产终止妊娠，会导致子宫破裂、胎死宫内等严重后果。两纵轴交叉成角度者称为斜产式，为暂时性，在分娩过程中多转为纵产式，偶转为横产式（图 10 - 1）。

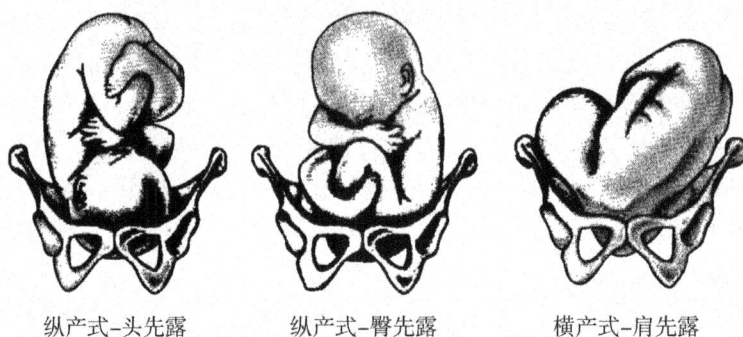

纵产式-头先露　　　　　纵产式-臀先露　　　　　横产式-肩先露

图 10 - 1　胎产式及胎先露

（三）胎先露

最先进入骨盆入口的胎儿部分称为胎先露（fetal presentation）。纵产式有头先露（cephalic presentation）和臀先露（breech presentation）。横产式有肩先露（shoulder presentation）。头先露时因胎头屈伸程度不同又分为枕先露（occiput presentation 或 vertex presentation）、前囟先露（sinciput presentation）、额先露（brow presentation）及面先露（face presentation）（图 10 - 2）。前囟先露和额先露多为暂时性的，在分娩过程中通过胎儿颈部屈曲或仰伸转变为枕先露或面先露分娩。如始终保持前囟先露和额先露可导致难产发生。臀先露因下肢屈伸程度不同分为混合臀先露（complete breech presentation）、单臀先露（frank breech presentation）、足先露（footling presentation）（包括单足先露和双足先露）。偶尔头先露或臀先露与胎手或胎足同时入盆，称复合先露（compound presentation）。正常阴道分娩胎儿多为枕先露。其他胎先露方式如不能及时纠正可能造成难产或意外。

（四）胎方位

胎儿先露部的指示点与母体骨盆的关系称为胎方位（fetal position），简称胎位。枕先露以枕骨、面先露以颏骨、臀先露以骶骨、肩先露以肩胛骨为指示点，根据指示点与母体骨盆前后左右的关系描述胎方位。

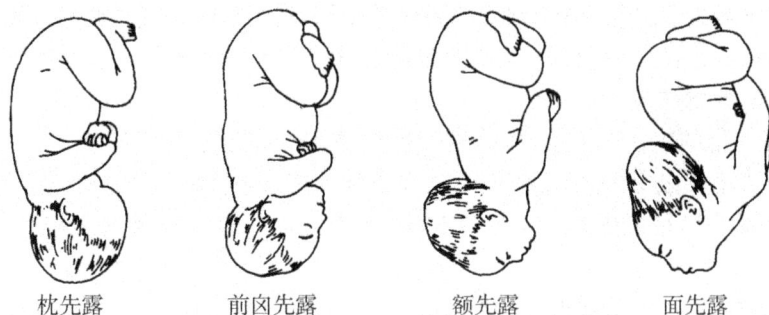

枕先露　　　　　前囟先露　　　　　额先露　　　　　面先露

图 10 - 2　头先露的种类

（张金荣）

第三节　孕期监护

孕期监护包括对孕妇的定期产前检查（孕妇监护）和对胎儿宫内情况进行监护（胎儿监护），是贯彻预防为主及早发现高危妊娠，预防妊娠并发症的发生，保障孕产妇、胎儿和新生儿健康的必要措施。

围生医学（perinatology），是 20 世纪 70 年代迅速发展的一门新兴医学，是研究在围生期内加强对围生儿及孕产妇的卫生保健，也就是研究胚胎的发育和胎儿的生理、病理，以及新生儿和孕产妇疾病的诊断与防治的科学。围生医学的建立，对降低围生期母儿死亡率和病残儿发生率，保障母儿健康具有重要意义。

围产期（perinatal period）是指产前、产时和产后的一段时期。这段时期对于人的一生显得短暂，但孕产妇却要经历妊娠、分娩和产褥期 3 个阶段，胎儿要经历受精、细胞分裂、繁殖、发育，从不成熟到成熟和出生后开始独立生活的复杂变化过程。

国际上对围生期的规定有 4 种：①围生期 I：从妊娠满 28 周（即胎儿体重 ≥100% 或身长 ≥35cm）至产后 1 周；②围生期 II：从妊娠满 20 周（即胎儿体重 ≥500g 或身长 ≥25cm）至产后 4 周；③围生期 III：从妊娠满 28 周至产后 4 周；④围生期 IV：从胚胎形成至产后 1周。我国采用围生期 I 计算围生期死亡率。

降低围生儿死亡率是产科医师和儿科医师的共同责任。从产科角度看，于妊娠期间做好对孕妇及胎儿的监护，加强对高危孕妇的系统管理，了解胎儿在子宫内的安危，及早发现高危儿以及羊水检查了解胎儿成熟度，并及时给予处理，对降低围生期死亡率、早期发现遗传性疾病和先天缺陷具有重要意义。

一、产前检查

妊娠期对孕妇和胎儿所做的临床检查。由于胎儿的生长发育，孕妇身体各系统出现一系列相适应的变化，若超越生理范围或孕妇本身患有某种疾病不能适应妊娠的改变，则孕妇和胎儿都可出现病理情况。通过产前检查（antenatal care），能够及早发现并防治并发症（孕妇原有疾病如心脏病）和并发症（妊娠期特有的疾病如妊娠期高血压疾病），及时纠正异常胎位和发现胎儿异常，结合孕妇及胎儿的具体情况，确定分娩方式。此外，还应对孕妇于妊娠期间出现的一些症状予以及时处理，并进行卫生指导和营养指导，使孕妇正确认识妊娠和分娩，消除不必要的顾虑。

产前检查的目的：①为孕妇及其家庭提供建议、安慰、教育和支持；②治疗随妊娠而来的轻微症状；③提供一个持续进行的筛查计划（在临床和实验室检查基础上），以确定此次妊娠持续为低危妊娠；④对潜在的影响母儿健康的问题及因素进行预防、发现和处理。

产前检查时间：应从确诊妊娠后开始，一般孕28周前每月一次，孕28~36周每2周一次，孕36周后每周一次，若有异常情况，酌情增加检查次数。

（一）首次产前检查

首次产前检查的时间应从确诊早孕时开始。主要目的是：①确定孕妇和胎儿的健康状况；②估计胎龄；③制订接下来的产科检查计划。

首次产前检查应详细询问病史，进行系统的全身检查、产科检查和必要的辅助检查。

1. 采集病史

（1）询问年龄、职业、胎产次和丈夫健康状况：注意年龄 <18 岁易发生难产，35 岁以上的初产妇易发生妊娠期高血压疾病、产力异常、产道异常、遗传病儿或先天缺陷儿。

（2）本次妊娠情况：了解妊娠早期有无早孕反应、有毒有害物质或药物接触史、感冒发热及用药情况；胎动开始时间；有无阴道流血、头晕、头痛、眼花、心悸、气短、皮肤瘙痒等情况。

（3）既往孕产史：可为此次妊娠可能发生的情况提供重要参考。应明确有无流产及难产史、死胎死产史、出生体重、产程长短、分娩方式、有无并发症（产前、产时、产后）等。多次人工流产或中孕自然流产常提示宫颈机能不全的可能。妊娠期胆汁郁积症、子痫前期有复发可能。

（4）既往史：了解既往有无高血压、心脏病、糖尿病、血液病、肝肾疾病、哮喘、结核病及甲状腺、肾上腺等内分泌疾病等；有无手术史，尤其妇科手术史。以往有子宫手术史则可能以剖宫产结束分娩。笔者处理过三例妊娠晚期子宫破裂，一例为子宫肌瘤挖出术后，瘢痕破裂；一例为不孕症腹腔镜术后，一例为卵巢畸胎瘤腹腔镜下剥除术后，这两例子宫破裂均发生子宫体部，周围有陈旧疤痕迹象，故既往有妇科手术史者妊娠期出现不明原因腹痛或阴道流血时，应怀疑子宫破裂可能。

（5）家族史：注意有无精神病、糖尿病、双胎、出生缺陷及其他遗传病家族史。

（6）推算预产期（expected date of confinement，EDC）：了解初潮年龄、月经周期、末次月经时间。按末次月经（last menstrual period，LMP）从第一日算起，月份减 3 或加 9，日数加 7。如末次月经为 2008 年 3 月 5 日，则其预产期为 2008 年 12 月 12 日。若孕妇只知道农历日期，应先换算成公历再推算预产期。实际分娩日期与推算预产期可以相差 1~2 周。若末次月经记不清、月经不规则或哺乳期尚未转经而受孕者，则可根据早孕反应开始时间、胎动开始日期、子宫大小、超声测量孕囊大小、胎儿头臀长、胎头双顶径等综合估算其预产期。

2. 全身检查 观察孕妇发育、营养、精神状态、步态、身高，若身高 <145cm 或跛足常伴有骨盆狭窄或畸形，测血压、体重。

检查甲状腺、乳房、心、肺、肝、脾是否正常，脊柱四肢有无畸形；注意有无水肿，孕妇仅膝以下或踝部水肿经休息后消退，不属于异常。

3. 产科检查　包括腹部检查、骨盆测量、阴道检查和绘制妊娠图。

（1）腹部检查：检查者关闭门窗，遮挡屏风，手要温暖；孕妇排尿后仰卧于检查床上，头部稍垫高，露出腹部，双腿略屈曲稍分开，使腹肌放松。检查者站在孕妇右侧进行检查。

1）视诊：注意腹形及大小，腹部有无妊娠纹、手术瘢痕及水肿等。腹部过大、宫底过高者，应想到双胎妊娠、巨大胎儿、羊水过多的可能；腹部过小、宫底过低者，应想到胎儿生长受限、羊水过少、孕周推算错误等；腹部两侧向外膨出、宫底位置较低者，肩先露的可能性大；腹部向前突出或腹部向下悬垂，应考虑可能伴有骨盆狭窄。

2）触诊：注意腹壁肌的紧张度，有无腹直肌分离，并注意羊水多少及子宫肌敏感程度。用手测宫底高度，用软尺测耻上子宫长度及腹围值。子宫长度是指从宫底最高处到耻骨联合上缘中点的弧形长度，腹围是指绕脐一周的数值。随后用四步触诊法（four maneuvers of Leopold）检查子宫大小、胎产式、胎先露、胎方位以及胎先露部是否衔接（图10-3）。在作前三步手法时，检查者面向孕妇，作第四步手法时，检查者则应面向孕妇足端。

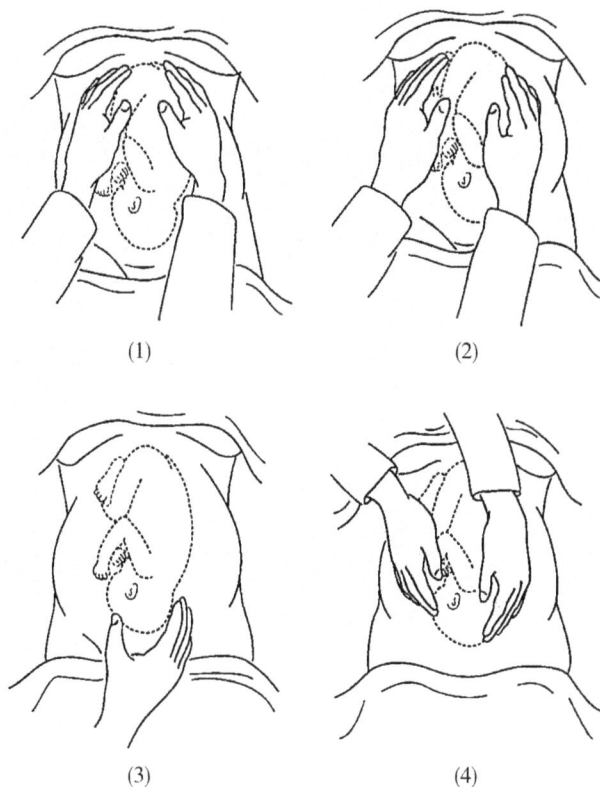

(1)　　　　　　　　　　(2)

(3)　　　　　　　　　　(4)

图10-3　胎位检查的四步触诊法

第一步手法：检查者两手置子宫底部，了解子宫外形并测得宫底高度，估计胎儿大小与妊娠周数是否相符。然后以两手指腹相对轻推，判断宫底部的胎儿部分，若为胎头则硬而圆且有浮球感，若为胎臀则软而宽且形状略不规则。若在宫底部未触及大的胎体部分，应想到可能为横产式。

第二步手法：检查者左右手分别置于腹部左右侧，一手固定，另手轻轻深按检查，两手交替，仔细分辨胎背及胎儿四肢的位置。平坦饱满者为胎背，并确定胎背向前、侧方或向后。可变形的高低不平部分是胎儿肢体，有时感到胎儿肢体活动，更易诊断。

第三步手法：检查者右手拇指与其余4指分开，置于耻骨联合上方握住胎先露部，进一步查清是胎头或胎臀，左右推动以确定是否衔接。若胎先露部仍浮动，表示尚未入盆。若已衔接，则胎先露部不能被推动。

第四步手法：检查者左右手分别置于胎先露部的两侧，向骨盆入口方向向下深按，再次核对胎先露部的诊断是否正确，并确定胎先露部入盆的程度。若胎先露部为胎头，在两手分别下按的过程中，一手可顺利进入骨盆入口，另手则被胎头隆起部阻挡不能顺利进入，该隆起部称胎头隆突。枕先露（胎头俯屈）时，胎头隆突为额骨，与胎儿肢体同侧；面先露时，胎头隆突为枕骨，与胎背同侧，但多不清楚。

四步触诊法，绝大多数能判定胎头、胎臀及胎儿四肢的位置，即确定胎先露和胎方位。特别肥胖的孕妇或腹肌强壮的初孕妇，有效地运用四步触诊法很困难，可行肛诊、阴道检查或B型超声检查协助诊断。

3）听诊：妊娠18~20周时，在孕妇腹壁上可听到胎心音，胎心在靠近胎背上方的孕妇腹壁上听得最清楚。枕先露时，胎心在脐右（左）下方；臀先露时，胎心在脐右（左）上方；肩先露时，胎心在靠近脐部下方听得最清楚。应注意听有无与胎心率一致的吹风样脐带杂音。当腹壁紧、子宫较敏感，确定胎背位置有困难时，可借助胎心及胎先露部综合分析后判定胎位。

（2）骨盆测量：骨盆是胎儿娩出的必经通道，其大小、形态和各径线的长短直接关系到分娩能否顺利进行。临床测量骨盆的方法包括骨盆外测量和骨盆内测量。骨盆外测量可间接反映骨盆的大小和形态，而骨盆内测量可直接反映骨盆的大小、形态，据此判断头盆是否相称，进而决定胎儿能否经阴道分娩。因此，骨盆测量是产前检查必不可少的项目。

1）骨盆外测量：虽不能测出骨盆内径，但从外测量的各径线中能对骨盆大小及其形状做出间接判断。由于操作简便，临床至今仍广泛应用，用骨盆测量器测量以下径线。

髂棘间径（interspinal diameter，IS）：孕妇取伸腿仰卧位，测量两髂前上棘外缘的距离，正常值为23~26cm。

髂嵴间径（intercristal diameter，IC）：孕妇取伸腿仰卧位，测量两髂嵴外缘的距离，正常值为25~28cm。

以上两径线可以间接推测骨盆入口横径的长度。

骶耻外径（exterhal conjugate，EC）：孕妇取左侧卧位，右腿伸直，左腿屈曲，测量第5腰椎棘突下至耻骨联合上缘中点的距离，正常值为18~20cm。第5腰椎棘突下相当于米氏菱形窝的上角，或相当于髂嵴连线与脊柱交点的中点下1.5cm。此径线可以间接推测骨盆入口前后径的长度，是骨盆外测量中最重要的径线。骶耻外径值与骨质厚薄相关，测得的骶耻外径值减去1/2尺桡周径（指围绕右侧尺骨茎突及桡骨茎突测得的前臂下端的周径）值，即相当于骨盆入口前后径值。

坐骨结节间径（intertuberal diameter，IT）或称出口横径（transverse of outlet，TO）：孕妇取仰卧位，两腿弯曲，双手抱双膝，测量两侧坐骨结节前端内侧缘的距离，正常值为8.5~9.5cm。也可用检查者的拳头测量，若其间能容纳成人横置手拳的宽度，即属正常。此径线直接测出骨盆出口横径的长度。若此径值小于8cm时，应测量出口后矢状径。

出口后矢状径（posterior sagittal diameter of outlet）：为坐骨结节间径中点至骶骨尖端的长度。检查者戴手套的右手食指伸入孕妇肛门向骶骨方向，拇指置于孕妇体外骶尾部，两指共同找到骶骨尖端，用尺放于坐骨结节径线上，用骨盆出口测量器一端放在坐骨结节间径的中点，另一端放在骶骨尖端处，即可测量出口后矢状径。正常值为 8～9cm。出口后矢状径值与坐骨结节间径值之和 >15cm 时，表明骨盆出口无明显狭窄。

耻骨弓角度（angle of pubic arch）：两手拇指指尖斜着对拢放置在耻骨联合下缘，左右两拇指平放在耻骨降支上，两拇指在耻骨联合下缘相交的角度即为耻骨弓角度，正常值为90°，小于80°为不正常。此角度反映骨盆出口横径的宽度。

2）骨盆内测量：经阴道测量骨盆内径能较准确地测知骨盆大小，适用于骨盆外测量有狭窄者。妊娠 24～36 周阴道松软时测量为宜。过早测量阴道较紧，近预产期测量容易引起感染。测量时，孕妇取仰卧截石位，外阴部需消毒。检查者戴消毒手套并涂以滑润油，动作应轻柔。主要测量的径线有。

对角径（diagonal conjugate，DC）：耻骨联合下缘至骶岬上缘中点的距离。检查者将一手的示、中指伸入阴道，用中指尖触到骶岬上缘中点，示指上缘紧贴耻骨联合下缘。用另手示指正确标记此接触点，抽出阴道内的手指，测量中指尖至此接触点的距离，即为对角径，正常值 12.5～13.0cm。测量时中指触不到骶岬上缘表示对角径大于 12.5cm。对角径减去1.5～2.0cm 为骨盆入口前后径长度称为真结合径（true conjugate），正常值为 11cm。

中骨盆前后径：耻骨联合下缘中点至第 4～5 骶椎交界处的距离。检查者将一手的示、中指伸入阴道，用中指尖触到第 4～5 骶椎交界处，示指上缘紧贴耻骨联合下缘。用另手示指正确标记此接触点，抽出阴道内的手指，测量中指尖至此接触点的距离，平均 12.5cm，<10.5cm 为狭窄。

出口前后径：耻骨联合下缘中点至骶尾关节的距离。检查者将一手的示、中指伸入阴道，用中指尖触到骶尾关节，示指上缘紧贴耻骨联合下缘。用另手示指正确标记此接触点，抽出阴道内的手指，测量中指尖至此接触点的距离，平均 11.8cm，<10.5cm 为狭窄。需行阴道助产者应注意检查出口前后径。

耻坐径：耻骨联合下缘至坐骨棘的距离。检查者将一手的示、中指伸入阴道，用中指尖触到一侧坐骨棘，示指上缘紧贴耻骨联合下缘。用另手示指正确标记此接触点，抽出阴道内的手指，测量中指尖至此接触点的距离，代表中骨盆前半部大小，正常值 >8cm。

坐骨棘间径（interspinous diameter）：两坐骨棘间的距离。以一手示、中指放入阴道内，分别触及两侧坐骨棘，估计其间的距离。正常可容 6 横指，约为 10cm。

坐骨切迹宽度：代表中骨盆后矢状径，其宽度为坐骨棘与骶骨下部间的距离，即骶棘韧带宽度，正常值 5.5～6cm（或容纳 3 指）。否则属中骨盆狭窄。

骶弧深浅：分直型、浅弧型、中弧型、深弧型。

骨盆侧壁情况：直立、内聚或外展。

（3）阴道检查：除外阴道隔、双阴道等先天畸形，是否有赘生物或囊肿。

（4）绘制妊娠图（pregrnogram）：将检查结果，包括血压、体重、子宫长度、腹围、B型超声测得的胎头双顶径值、尿蛋白、胎位、胎心率、浮肿等项，填于妊娠图中。将每次产前检查时所得的各项数值，分别记录于妊娠图上，绘制成曲线，观察其动态变化，可以及早发现孕妇和胎儿的异常情况。

4. 辅助检查　血、尿常规检查、血型、肝肾功能、宫颈细胞学检查、阴道分泌物滴虫霉菌等检测、甲乙丙戊型肝炎病毒抗原抗体检查、梅毒血清学、艾滋病毒抗体、心电图、B超等。

妊娠 24～28 周每位孕妇需做口服 50g 葡萄糖后一小时查血糖的筛查试验，结果 ≥ 7.8mmol/L 者，需进一步查口服 75g 葡萄糖耐量试验，以进一步确定有无糖代谢异常。

（二）复诊产前检查

监测胎儿在宫内的生长发育、安危状况，发现母体并发症或并发症，动态筛选危险因素，进行高危管理。复诊产前检查的内容应包括如下几点。

（1）询问前次产前检查之后，有无特殊情况出现，如头晕、眼花、水肿或体重增加过多、瘙痒、阴道流血、胎动异常等。

（2）测量体重及血压，检查有无水肿及其他异常体征。复查有无尿蛋白。于妊娠晚期体重每周增加不应超过 500g，超过者应考虑水肿或隐性水肿、双胎、羊水过多、巨大儿可能。

（3）复查胎位，听胎心率，并注意胎儿大小，软尺测耻上子宫长度及腹围，判断是否与妊娠周数相符。绘制妊娠图。

（4）进行孕期卫生宣教，并预约下次复诊日期。

二、胎儿监护

胎儿监护指胎儿发育过程的监护。通过监护可以确定胎儿发育、生存状态和在宫内的安危，预防缺陷儿出生和正常胎儿宫内死亡。

（一）准确估计孕龄

对于月经周期 28d 而且又很规律的妇女来说，孕龄是比较容易估计的，即可用末次月经来算，但偶尔也会有排卵提前或推后的情况发生。对于那些月经不规则、忘记或记错末次月经以及哺乳期尚未转经而受孕者，临床上也要作一个准确的孕龄估计，以便围生期的一系列处理。

（1）根据末次月经：平素月经规则，周期 28d 者，问清末次月经日期，推算预产期，从末次月经第一日算起，月份减 3 或加 9，日数加 7（农历加 14）。

（2）对于那些月经不规则、忘记或记错末次月经以及哺乳期尚未转经而受孕者。

1）根据病史：①早孕反应出现时间：一般孕 6 周前后出现，至孕 12 周左右消失；②胎动开始时间：一般孕 16～20 周左右开始自觉胎动；③排卵日：根据基础体温确定排卵日，排卵日的前 14d 定为末次月经，以此根据上述公式推算预产期，核实孕周。

2）根据体征：①根据孕早期妇科检查，扪及子宫大小，估计孕周；②孕中晚期可根据宫高估计孕周。

3）根据辅助检查：①根据血、尿 hCG 测定：一般受精后 7 日，血浆中可检测出 hCG，以后以每 1.7～2.0 日上升 1 倍的速率增加。金标法家庭妊娠试验（尿）的敏感度为 25IU/L，若妊娠，则在预期月经未来潮（停经 35d 左右）时测定即可显示阳性反应。②B 超估计孕周：胎儿超声测量的准确性是正确预测孕龄的前提，但测量误差是不可避免的；即使测量得非常准确，胎儿生长发育的生物学差异也是不可避免的，尤其是在孕 26 周以后，胎儿生长发育的个体差异、人种差异明显增大。因此，超声估计孕龄最好在孕 26 周前完成。

孕 5～12 周：根据 B 超测胚囊 GS 和头臀长 CRL。

孕周（W）＝平均胚囊直径（cm）＋4

孕周（W）＝CRL（cm）＋6.5

孕 13～26 周：根据双顶径、股骨长推算孕周。

核实孕周、推算预产期，需综合考虑上述各指标，不可单凭一项做出推断。不同方法判断孕龄均存在误差，故推算的孕周与原孕周相差小于一周的，不再重新推算预产期。

（二）胎儿宫内安危评估

1. 胎动计数

（1）胎动的规律：孕妇在妊娠 16～20 周开始自觉胎动，随孕龄增加，胎动逐渐变强，且次数增多，29～38 周达高峰，分娩前 2 周胎动略有减少。健康胎儿有醒睡周期，一般为 20min，也可长达 40min；还有"生物钟"习性，早晨活动少，中午以后逐渐增加，晚上最为活跃。

（2）胎动的影响因素：胎儿窘迫初期表现为胎动过频，继而转弱及次数减少，进而消失。但胎动与胎儿行为状态有关，凡能影响其行为的因素均可影响胎动数，如孕妇饥饿、吸烟或被动吸烟、应用镇静、麻醉或解痉药以及胎儿神经系统发育异常或功能异常均可使胎动减少。而强光、碰击、推动胎儿、声音刺激可致胎动加强及加频。胎动是一种主观感觉，胎动计数会受孕妇的性格、敏感程度、工作性质、羊水量、腹壁厚度、胎盘位置、药物、胎儿活动量以及孕妇是否认真对待等因素影响，个体差异较大。不能单凭胎动减少作为胎儿窘迫的依据。

（3）胎动计数的方法：孕 28 周后教会孕妇自数胎动：连续运动完后计算 1 次，间隔再动又算 1 次，只要感到胎动就算 1 次胎动。孕妇每天早、中、晚自选方便而相对固定的时间各计数胎动 1h，3 次胎动数之和乘以 4 即为 12h 胎动次数。>30 次/12h 为正常，<10 次，12h 或 <3 次/h 为异常。

（4）胎动计数的临床价值：①胎动正常：是胎儿存活、宫内情况良好的标志。②胎动减少：缺氧是其严重的影响因素。若胎动停止 12h，胎儿可能在 24～48h 内死亡。③胎动低弱：如果孕妇在胎动出现后，从未感到增强的趋势，且孕妇觉腹胀进行性加重，应想到可能羊水过多或有子宫收缩，可以作 B 超和胎心监护，排除胎儿畸形或早产的可能。④胎动剧烈：常为脐带受压、胎盘早剥等造成胎儿急性缺氧，多为躁动，无间隙，若不及时纠正，可能导致胎死宫内。⑤无胎动：确诊已妊娠妇女，停经≥20 周，一直未感到胎动，有两种可能：一为胎儿早已死亡，为稽留流产；另一可能为孕龄估计不准。

总之，一旦发现胎动异常，应进一步查找原因，并行其他监测，了解胎儿宫内情况，以便适时采取干预措施改善胎儿预后。

2. 胎儿电子监护

可以连续观察并记录胎心率（fetal heart rate，FHR）的动态变化，也可了解胎心与胎动及宫缩之间的关系，估计胎儿宫内安危情况。

（1）胎心率监测：有宫内监测及腹壁监测两种。前者须将测量导管或电极板经宫颈管置入宫腔内，必须在宫颈口已开并已破膜的情况下进行，且有引起感染的可能，故现多用后者。

由胎儿电子监测仪记录下的胎心率（FHR）可以有两种基本变化，即基线胎心率

（baseline fetal heart rate，BFHR）及周期性胎心率（periodic fetal heart rate，PFHR）。

基线胎心率 BFHR 即在无胎动及无宫缩影响时，10min 以上的胎心率平均值。通过监护仪描记的胎心率图，是一条波动起伏的曲线，曲线中央的一条假想线，就是胎心率基线水平。可从 FHR 水平即每分钟心搏的次数（bpm，beats per minute）及 FHR 变异（FHR variability）两方面对 BFHR 加以估计。

FHR 水平：正常为 120～160bpm。FHR 如持续在 160 次以上或 120 次以下历时 10min 及以上称为心动过速或心动过缓。

FHR 变异是指 FHR 有小的周期性波动。此波由振幅和周期组成。振幅是上下摆动之波的高度，即在胎心曲线的最高点及最低点各画一条横线，两线间的胎心率差就是振幅，以 bpm 表示，正常为 6～25bpm；周期数是一分钟内肉眼可见的波动数，以 cpm（cycles per minute）表示。正常为 3～6bpm。BFHR 有变异即所谓基线摆动，表示胎儿有一定的储备能力，是胎儿健康的表现。FHR 基线变平即变异消失或静止型，提示胎儿储备能力的丧失。

周期性胎心率 PFHR 即与子宫收缩有关的 FHR 变化。

加速（acceleration）：子宫收缩后 FHR 增加，增加范围大约为 15～20bpm，加速的原因可能是胎儿躯干局部或脐静脉暂时受压。散发的、短暂的胎心率加速是无害的。但如脐静脉持续受压，则进一步发展为变异减速。

减速（deceleration）：可分为以下三种。

1）早期减速（early deceleration，ED）：有下列特点。

a. 它的发生与子宫收缩几乎同时开始，子宫收缩后即恢复正常。

b. 胎心率曲线的波谷与宫缩曲线的波峰相一致，如波谷落后于波峰，其时间差应 <15s。

c. 下降幅度多在 20bpm～30bpm，不超过 40bpm。

d. 改变母体体位或吸氧，图形不变。

e. 注射阿托品可使减速消失。

f. 早发减速偶发于宫口扩张 5～7cm 时，一般认为是胎头受压，脑血流量一时性减少（一般无伤害性）的表现，无特别临床意义。

g. 早发减速连续出现，逐渐加重，下降幅度 >50bpm～80bpm 或降至 100bpm 以下，或频发于产程早期，均应想到脐带受压胎儿缺氧的可能。

2）变异减速（variable deceleration，VD）：有下列特点。

a. 发生、消失与宫缩无固定关系。

b. 下降幅度和持续时间均不一致。

c. 曲线升降迅速。

d. 一般认为变异减速系因子宫收缩时脐带受压兴奋迷走神经所致，改变体位可能使减速消失。

e. 日本产妇人科学会的分型：①轻型：胎心率下降持续时间少于 60s，胎心率下降最低不小于 60bpm。一般与胎儿预后关系不大。②重型：减速持续时间大于 60s，胎心率下降最低低于 60bpm。大多提示胎儿缺氧。

3）晚期减速（late deceleration，LD）：有下列特点。

a. 子宫收缩开始后一段时间（多在高峰后）出现胎心率减慢，波谷落后于波峰，其时间差多在 30～60s。

b. 曲线升降均缓慢。

c. 吸氧或改变体位可能使减速消失。

d. 注射阿托品不能使减速消失。

e. 只要出现晚期减速，不论下降振幅多少，均应想到与胎儿缺氧有关。

f. 伴有基线增高、变异减少及加速消失的连续晚期减速，是胎儿酸中毒的表现。

（2）预测胎儿宫内储备能力

1）无激惹试验（non-stress test，NST）：本试验是以胎动时伴有一时性胎心率加快现象为基础，故又称胎儿加速试验（fetal acceleration test）。通过本试验观察胎动时 FHR 的变化，以了解胎儿的储备功能。此项试验方法简单、安全，可在门诊进行，并可作为催产素激惹试验前的筛选试验。

试验时，孕妇在安静状态下取侧斜卧位或半坐卧位，胎心探头放在腹部胎心音区，宫缩压力探头放在宫底下 2～3 横指处，至少连续记录 20min。若胎儿在睡眠中，可延长监测时间为 40min 或催醒胎儿。判断标准如下。

a. 有反应：胎心率基线 120～160bpm，FHR 变异为 6～25bpm，每 10min 内有 2 次以上胎动，胎动时胎心率加速 >15bpm，持续时间 >15s。

b. 无反应：胎心率基线 120～160bpm，FHR 变异 <6bpm，胎动每 10min 在 2 次以内，胎动时无胎心加速或胎动时胎心率加速 <15bpm，持续时间 <15s。

c. 正弦型：无胎动反应的基础上，胎心基线正常，基线短变异消失，波形圆滑、连续、反复出现，振幅 5～15bpm，大者 30～50bpm。周期 2～5 次/min。多发生在产前无宫缩时，持续 >10min。

临床意义及处理如下。

a. 反应型：提示胎儿中枢神经系统发育良好，99% 以上的胎儿在一周内是较安全的：但高危妊娠也存在假反应型。建议：如无特殊情况可以一周后复查。

b. 无反应型：提示胎儿有窒息。无反应型 NST 约有 20% 的胎儿预后差。但 NST 异常容易受各种因素影响：如妊娠并发症、孕妇体位、所服用的药物等，尤其受胎儿生理性睡眠周期的影响，假阳性率高达 60%～80%。建议：①24h 内复查 NST 或延长监护时间至 120min；②应用各种方法刺激胎儿；③如 2 次 NST 无反应可行 OCT 检测；④联合胎儿生物物理评分（BPS）、B 超及脐动脉血流检测。

c. 正弦型：原因可能是严重胎儿窘迫、胎儿濒死、胎儿贫血、子痫前期或过期妊娠。多数学者认为出现正弦型胎心图，应考虑终止妊娠。但真正的正弦波非常少见，要避免因假正弦波而误行手术。

2）缩宫素激惹试验（oxytocin chllenge test，OCT）：又称宫缩应激试验（contraction stress test，CST）。

原理：利用缩宫素人为诱导宫缩，借以观察宫缩时胎心率的变化，进而推测胎盘机能。

适应证：凡是可能有胎盘机能低下者，NST 无反应型均为其适应证。

禁忌证：①前置胎盘或不明原因的产前出血者；②既往有剖宫产史或其他原因所致的疤痕子宫；③多胎妊娠；④羊水过多或过少；⑤先兆早产及宫颈松弛症；⑥怀疑胎儿已有严重宫内窘迫者。

方法：①先行 NST 20min 基础记录，方法同 NST；②催产素 2.5U 加入 5% GS 500ml 内静脉点滴；③初始滴速 5~8 滴/分，每隔 15min 滴速增加一倍，逐渐调整滴速至每 10min 3 次宫缩，每次宫缩持续 40~60s，中等强度，滴速不再增加；④宫缩满意后连续监护 30 分钟以上；⑤实验结束后，停止滴入催产素，观察至宫缩消失。

注意事项：①必须要住院进行，并有急救胎儿窘迫的准备；②一旦发生过强宫缩或胎心率减速，试验立即停止，改侧卧位并吸氧；③备有宫缩抑制剂。

判断标准如下。

a. OCT 阴性：胎心率基线及变异正常，或胎动后有胎心加速，每 10min 有 3 次宫缩，持续 ≥40s，均无晚期减速或明显的变异减速出现。

b. OCT 阳性：超过 50% 的宫缩后出现晚期减速，或多发重度变异减速。胎心率基线变异减少或消失，或胎动后无胎心加速。

c. OCT 可疑：间断出现晚期减速或散发性重度变异减速，或频发早发减速。

d. 过强刺激：宫缩频率 >1 次/2min，或每次宫缩持续 ≥190s，且每次宫缩胎心均减速。

e. 试验不满意：不能促发有效宫缩，或因孕妇不合作、胎位异常等原因致胎心率记录不清。

临床意义及处理如下。

a. OCT 阴性：提示胎盘储备功能良好，约 99% 的胎儿一周内宫内安全，此期间必须检测 NST。

b. OCT 阳性：多提示胎盘功能减退，约 50% 的胎儿出现产时晚期减速或生后 5min 低 Apgar 评分。建议：①停止静滴缩宫素，必要时给予宫缩抑制剂；②改善全身情况，改变体位、吸氧等，如经治疗仍无改善，应终止妊娠；③结合病史、胎儿生物物理评分（BPS）、羊水量与性质等进行处理；④同时 NST 无反应型，胎心基线变异消失者，胎儿预后极差，应终止妊娠。

c. OCT 可疑：应 24h 内重复，约 50% 转为阴性。

3. B 超　可提供胎儿状况的重要信息。

（1）妊娠早期测量妊娠囊（gestational sac，GS）、顶臀长（crown - rump length，CRL）并结合 HCG 值是估计孕龄比较准确的方法。

（2）孕 10~14 周作胎儿颈项透明层（nuchal translucency，NT）的厚度、鼻骨的测量等是染色体异常相关的早期影像学的筛查；孕 18~24 周可筛查胎儿严重结构异常的畸形。

（3）妊娠中晚期测量胎儿双顶径（biparietal diameter，BPD）、腹围（abdominal circumference，AC）及股骨长度（femur length，FL）等，可对胎儿宫内生长及发育情况进行评估。

（4）超声胎盘成熟度分级，作为胎儿成熟度的预测。

（5）超声结合无激惹试验（NST），进行胎儿生物物理评分。

4. 胎儿生物物理评分（fetal biophysical profile scores，BPS）　1980 年 Manning 首次报道了胎儿生物物理评分，通过对 NST、胎儿肌张力（fetal tone，FT）、胎动（fetal movement，FM）、胎儿呼吸运动（fetal breathing movement，FBM）和羊水量（amniotic fluid volume，AFV）5 项指标来了解胎儿宫内安危，其中前 4 项反应中枢神经系统功能，羊水量作为胎盘功能的远期指标，每项 2 分，总分 10 分，观察时间为 30min。

五项指标中的 FBM、FM、FT、AFV 均为 B 超检查结果。由于 NST 监护 20min 与 B 超检查 30min 测试时间长，测试者及受试者较难接受，而且费用高，临床上改用超声监测 10 分钟进行四项生物物理评分，可代替五项测试。不影响 BPS 结果的准确性。

胎儿生物物理活动受中枢神经系统支配，中枢神经的各个部位对缺氧的敏感性存在差异，FT 在胎儿生命中最早出现（孕 $7^{+4} \sim 8^{+4}$ 周），缺氧时该活动最后消失；FM 约孕 9 周开始；FBM 在孕 13 ~ 14 周出现，有规则的 FBM 在孕 20 ~ 21 周成熟；胎心加速在孕 25 ~ 26 周出现，而加速机制的完善要在 28 ~ 29 周以后，对缺氧最敏感。胎儿缺氧时首先 NST 为无反应型，FBM 消失；缺氧进一步加重，FM 消失，最后为 FT 消失。参照此顺序可了解胎儿缺氧的程度，估计其预后，也可减少监测中的假阳性率与假阴性率。

5. 彩色多普勒超声的血流动力学监测　彩色多普勒超声基本原理：由 5MHz 超声探头对准血管（动脉）段，获得发射、反射波之间的瞬时多普勒频移。产生的频谱图横轴表示时间，纵轴显示血流方向及流速大小。利用现代数字信号处理和计算机成像技术，形成血流彩色频谱图。根据血流动力学理论，可以得到：①血流速度峰谷比（S/D）（S 表示收缩期最大血流速度，D 表示舒张末期血流速度）；②阻力指数（RI）；③搏动指数（PI）；④快速血流量比（FVR）等血流指标。

彩色多普勒超声临床应用：胎盘中有胎儿胎盘循环和母体胎盘循环两套循环系统。彩色多普勒超声可以观察子宫 - 胎盘和胎盘 - 胎儿的血流灌注状况从而了解胎儿在宫内的安危。

对子宫 - 胎盘循环的估测采用子宫动脉血流速度波形的测量。正常妊娠时子宫动脉血流速度随着妊娠月份的增加而加快，尤其是舒张期血流速度的加快更明显，S/D 值、RI 值和 PI 值逐渐下降。当全身或局部病变导致子宫动脉各级分支瘀血、渗出、动脉壁玻璃样变及钙化，甚至血管栓塞时，出现子宫胎盘血流灌注障碍，子宫血管系统维持较高阻力，子宫动脉血流频谱特征发生改变，出现舒张早期切迹。

对胎盘 - 胎儿循环的监测采用胎儿脐动脉血流速度的测量。在正常妊娠时，随妊娠的进展，胎盘逐渐成熟，绒毛血管增多，增粗，胎盘血管阻力下降，血流量增加，以保证胎儿正常发育的血液供应，脐动脉 S/D 值逐渐减小。孕 12 周前脐动脉无舒张期血流，孕 20 周时 S/D 约为 4，孕 40 周时 S/D 约为 2，孕 30 周后，S/D≥3 为异常。多种产科并发症与并发症均可使胎盘发生绒毛血管分支减少，绒毛发育迟缓，循环阻抗增高，血流灌注量下降，脐血流量减少，S/D 值增高，出现胎儿脐动脉舒张期血流缺失（absentend - diastolic velocity，AEDV）或舒张期血流反流（reversed end - diastolic velocity，REDV）时，50% 的围产儿死亡，胎儿畸形和染色体异常率也高，围产儿预后不良高达 100%。孕 12 周以前，脐动脉舒张期血流的缺失是正常的，Fisk 等发现 50% 的孕妇在 12 ~ 13 周为 AEDV，但到 14 ~ 16 周时，所有孕妇均出现了脐动脉舒张期血流，所以我们诊断 AEDV 的时间应为 14 ~ 16 周以后。并且在早孕阶段，脐动脉的指数测定对以后 FGR 和子痫前期的发生并无提示作用。但是在孕中、晚期，AEDV 就是不良妊娠结局的一个标志，而且越早出现的 AEDV 提示愈坏的妊娠结局。从 AEDV 到异常的 NST，BPS 之间的时间间隔为 3 ~ 25d，从 AEDV 到胎儿死亡之间的时间间隔为 3 ~ 11 周，平均为 5.5 周。

临床意义如下。

（1）孕 26 ~ 28 周检测脐动脉 S/D 值若升高，主要应考虑：①胎儿畸形和染色体异常：胎儿先天性疾病与脐动脉阻力关系密切，尤其是出现舒张期血流缺失（AEDV）或舒张期血流返流（REDV）时，应进一步 B 超检查，必要时作胎儿染色体分析。②脐带异常：当脐带缠绕、过长或过短、过细影响到胎盘循环时，将出现异常的血流阻抗指数。若 S/D 值高于正常值，且 B 超显示脐带绕颈等异常情况，应根据妊娠时期严密观察或及时终止妊娠。③胎盘功能不良：胎盘的病理改变可致胎盘容量减少，有效血管总截面积下降，增高血流阻力，使其血液灌注量下降。④胎儿生长受限（fetal growth restriction，FGR）：子宫血流和脐带血流的比较可以提示临床医师寻找 FGR 的原因。当子宫动脉血流异常而脐动脉血流正常时，提示 FGR 的原因来自母体；而脐动脉血流异常子宫动脉血流正常时，提示 FGR 的原因来自胎儿。

（2）妊娠 36~37 周以后，脐动脉血流阻抗分四级。1 级：S/D 值 < 3.0，脐动脉血流阻抗处正常水平。2 级：$3 \leqslant S/D < 4$，提示胎儿进入代偿期，将导致围产生儿预后不良，在允许条件下，终止妊娠。3 级：S/D > 4 表示失代偿，须立即终止妊娠。4 级：又称舒张期血流的缺失（AEDV）或舒张期血流的反流（REDV），表示胎儿预后差，排除胎儿畸形和染色体异常后，须立即终止妊娠。

（3）分娩期脐动脉阻抗指标：正常妊娠孕妇临产后，S/D 值无明显变化，若指标异常，提示围生儿预后不良。

其他血流测定：胎儿大脑中动脉是大脑半球血液供应最丰富的血管，可直接反映胎儿颅脑循环的动态变化；胎儿肾动脉的血流可反映胎儿外周血管的收缩。正常妊娠时脐动脉和大脑中动脉的阻力指标的变化趋势是一致的。当各种原因导致胎盘血流阻力增加时，脐动脉阻力指数变化趋势和胎儿大脑中动脉的变化趋势正好相反。原因是：胎儿缺氧时，外周血管阻力升高，而脑血管阻力代偿性降低，机体血液重新分配，保证脑的血供，即所谓"脑微效应（brain – sparing effect）"，表现为脐动脉血流阻力增加，S/D、PI、RI 值升高；大脑中动脉阻力下降，S/D、PI、RI 值降低；肾动脉阻力升高，S/D、PI、RI 值升高。

彩色多普勒超声技术为临床监测高危妊娠提供了一种新方法，可作为多种胎儿监护方法的补充，并有助于进一步开展对围生儿解剖生理的研究。但是，目前超声多普勒血流检测还存在许多尚待解决的问题，如仪器误差、测量误差、血管变异大、取样部位标准不统一等。尤其是异常值的确定无统一标准，较公认和实用的判断异常的标准是：①舒张期血流缺失（AEDV）或舒张期血流反流（REDV）；②血流指数大于各孕周的第 95 百分位数或大于各孕周平均值加 2 个标准差，即 X + 2SD。但也有取血流指数大于各孕周的第 90 百分位数或 X + 1.282SD。因此，目前产科多普勒血流检测仍停留在临床研究阶段，尚无足够证据支持其作为常规的产前筛选方法广泛应用于临床。

6. 胎儿心电图（fetal electrocardiography，FECG） 胎心的活动情况是胎儿在子宫内情况的反映，因此胎儿心电图检查是较好的胎儿监护之一，测定胎儿心电图有宫内探测及腹壁探测两种，前者必须将探查电极经阴道置入宫腔，直接接触胎头或胎臀，虽所得图形清晰，但须在宫口已扩张、胎膜已破的情况下进行，有引起感染的危险，亦不能在孕期多次测定，故不宜作为孕期监护。胎儿的心电流通过羊膜腔传至孕妇腹壁，腹壁探测法是将正电极置于母体腹壁宫底处，负电极置于耻骨联合上方胎儿先露部，地极（无关极）置于母体腹侧壁或大腿内侧，通过连接胎儿心电图仪测得。它经母体体表测定，母体的心电图频率较慢，FECG 频率快，振幅较小，仅见 QRS 波，P 波和 T 波不明显，凡出现规律的时限 ≥ 0.02s、振幅 ≥ 5μV 的与母体心率或心电无关的波，持续 15s 以上，即为 FECG。

正常 FECG 的表现：①P 波：P 波是左右心房除极产生的波形，前半部代表右心房，后半部代表左心房。自胎龄 17 周起心房发育，P 波出现，随胎龄增加，P 波逐渐增宽。②P－R 间期：代表白心房除极开始到心室除极开始的时间。随胎龄而延长，第二产程中的 P－R 间期逐渐缩短，可能与胎儿处于应激状态有关。③QRS 群：为心室除极时的综合电位变化，随胎龄增加 QRS 波群增宽，并与胎儿心脏的重量相平行。足月胎儿心电图的 QRS 波群时限为 0.02～0.05s，如超过 0.06s，考虑为巨大儿或心脏疾病等。如 R 波振幅低，可能并发羊水过多；如 R 波振幅增高，达 50～60μV 时，可能存在胎盘功能不全，羊水过少，过期妊娠等。④S－T 段：S－T 段是 QRS 波群终点至 T 波起点间的电位线，正常 S－T 段位于等电位线，当 S－T 段抬高或下移 5μV 为胎儿缺氧的表现。⑤T 波：为心室的复极波。振幅低而时限长，有时缺失。当严重缺氧时，可出现 T 波倒置、T 波高尖或双向波。

正常 FECG 的诊断标准：根据 R－R 间期的长短，计算出胎心率为 120～160bpm，QRS 时限 0.02～0.05s，QRS 振幅 10～30μV，S－T 段无明显偏移等电位。

FECG 的临床意义：①诊断双胎或多胎：FECG 描记图上出现两套或以上 FECG，各有其特征。②诊断胎位：根据 QRS 综合波群的主波方向可以判断胎位，当常规放置电极时，QRS 主波向下，为臀位。③诊断胎儿窘迫：早期缺氧，表现为 R－R 间期缩短，心动过速；晚期缺氧，表现为 R－R 间期延长，心动过缓；出现代谢性酸中毒时，S－T 段明显压低或抬高。④初步筛查胎儿心脏病：如 P－R 间期延长，胎心率减慢，QRS 波增宽持续存在，考虑严重的先天性心脏病、心脏传导阻滞、心脏扩大、心肌肥厚增生等，应进一步作超声心动图检查。⑤诊断胎儿心律失常。

7. 胎盘功能测定

（1）血胎盘泌乳素（human placental lactogen，hPL）测定：胎盘泌乳素（hPL）是胎盘合体滋养细胞分泌的一种蛋白激素，随妊娠进展，其分泌量持续增加，孕 34～36 周达峰值，以后稍平坦，产后迅速消失，产后 7h 即测不出。hPL 只能在孕妇血中测定。采用放射免疫法，孕晚期 hPL 值为 4～11mg/L（μg/ml），低于 4mg/L（μg/ml）或突然下降 50%，为胎盘功能不良，胎儿危急。连续动态监测更有意义。检测 hPL 也可能发生误差，有学者报道有些妊娠并无异常，但 hPL 却缺乏，其原因是 hPL 在免疫学性质上有改变，或胎盘合成 hPL 延迟。hPL 水平与胎盘大小成正比，如糖尿病合并妊娠时胎儿较大，胎盘也大，hPL 值可能偏高。因此，临床应用时还应再配合其他监测指标综合分析，以提高判断的准确性。

（2）尿中雌三醇（E₃）测定：妊娠期雌三醇主要由胎儿－胎盘单位产生，测定孕妇尿雌三醇含量可反映胎儿胎盘功能状态。正常妊娠 29 周起尿雌激素迅速增加，正常足月妊娠雌三醇排出量平均为 88.7nmol/24h 尿（24.2mg/24h 尿）。妊娠 36 周后尿中雌三醇排出量连续多次均在 37nmol/24h 尿（10mg/24h 尿）以下或骤减 30%～40% 以上，提示胎盘功能减退。雌三醇在 22.2nmol/24h 尿（6mg/24h 尿）以下，或骤减 50% 以上，提示胎盘功能显著减退。雌三醇在 14.8nmol/24h 尿（4mg/24h 尿）以下，则胎儿将在宫内死亡。

但应注意，尿雌二三醇排泄量受多种因素影响。尿雌三醇减少的因素有：胎儿肾上腺皮质功能减退，如先天性肾上腺皮质发育不全、无脑儿畸形胎儿肾上腺发育不良；胎盘缺乏硫酸酯酶；孕妇肝肾功能不全等。尿雌三醇增多的因素有：多胎妊娠及巨大儿，糖尿病并发妊娠胎儿过重；胎儿患先天性肾上腺皮质功能亢进等。因此，除连续动态监测外，还应配合其他胎儿监护措施，全面考虑才能做出正确判断及处理。

（3）孕妇血清催产素酶测定：催产素酶由胎盘合体细胞产生，随妊娠进展而增加，如果持续低值，提示胎盘功能减退；5mg/（dl·h）为警戒值，2.5mg/（dl·h）以下为危险值；此值急剧降低时，表示胎盘有急性功能障碍，需要连续测定动态观察。

（4）催产素激惹试验（OCT）：若为阳性，提示胎盘功能减退。

（5）阴道脱落细胞检查：舟状细胞成堆，无表层细胞，嗜酸性细胞指数占 10% 以下，致密核少者，提示胎盘功能良好，舟状细胞极少或消失，有外底层细胞出现，嗜酸性细胞指数占 10% 以上，致密核增多者，提示胎盘功能减退。

（三）胎儿成熟度监测

胎儿成熟度主要是指胎儿重要脏器的功能成熟情况，用以判断胎儿宫外独立生活的能力。胎儿成熟度的判断在高危妊娠管理中有非常重要的意义。高危妊娠中约 70% 妊娠因病情需要计划分娩，通过成熟度测定可指导选择分娩时机、分娩方式及制定出生后的护理婴儿计划，对提高围生儿的生存率有重要的意义。

1. 临床评估　①正确推算妊娠周数；②胎儿发育指数：可粗略估计胎儿成熟度。日本五十岗等采用下述方程式计算胎儿发育指数：胎儿发育指数 = 宫底高度（cm）－3 ×（月份 +1）。正常值为 －3 ~ +3，如果胎儿发育指数小于 －3，表示胎儿发育不良，胎儿未成熟；如在 +3 与 －3 之间，表示已成熟；如 >3 则胎儿过大、双胎或羊水过多。此指数的应用应在核实孕周的基础上，同时受腹壁厚薄、测量点正确与否等影响，因此仅作参考，尤其不适于糖尿病妊娠。

2. 超声检查　①胎盘成熟度：根据绒毛膜板、胎盘光点、基底板的改变，将胎盘成熟度分为 4 级，作为胎儿成熟度的预测方法。0 级：绒毛膜板呈一条光滑的线，胎盘组织均匀，此型见于妊娠早、中期胎盘。Ⅰ级：绒毛膜板稍向胎盘组织内凹陷，呈轻度锯齿状，胎盘组织内有散在的小光点，在孕 30 ~ 32 周时就能见到此型胎盘，表示胎盘开始成熟。Ⅱ级：为胎盘趋向成熟之改变，基底板可见，绒毛膜板内陷，呈深锯齿状，但未与基底板相连。胎盘内光点增大，数目增多。Ⅲ级：代表成熟的胎盘，卵磷脂/鞘磷脂（L/S）比值全部 >2.0。绒毛膜板与基底板相连，形成一个个明显的胎盘小叶。根据 Tabsh KM 的研究报道，Ⅲ级胎盘出现的平均孕周为 38.6 周。在正常妊娠情况下，孕周、胎儿生长发育和胎盘成熟度三者以平行的速度进展，而在某些病理妊娠，如妊娠高血压疾病、FGR、妊娠并发糖尿病等三者不相平行，胎盘Ⅲ级可提前或延缓出现。过期妊娠者亦非全部为Ⅲ级胎盘，故此法仅供参考，特异性较差。②胎头双顶径测量：对照孕周、双顶径、体重曲线判断胎儿成熟度。BPD≥8.5mm 时，孕周在 36 周以上，体重 2 500g 左右。因此，超声检查常以 BPD≥8.5mm 作为胎儿成熟的一个指标。

3. 羊水分析　羊水成分随妊娠的不同而变化。正常妊娠早期，羊水主要是由母体血清通过胎膜进入羊膜腔的透析液，羊水的组成除蛋白质和钠的浓度稍低外，与母体血清以及其他部位组织间液相似。在中期以后，羊水的主要来源为胎儿尿液，胎儿代谢物和分泌物。在超声波监测下。可以应用羊膜腔穿刺术，抽取羊水，进行羊水分析，以判断胎儿的成熟度。

（1）肺成熟度测定：正常妊娠 6 个月胎儿肺泡内开始出现肺表面活性物质，它由肺泡Ⅱ型细胞合成、分泌、贮存，主要成分是磷脂类物质，包括卵磷脂（lecithin，L）占 50% 以上，其他磷脂酰甘油（phosphatidylglycerol，PG）、磷脂酰肌醇（phosphatidylinositol，PI）、鞘磷脂（sphingomyelin，S）和磷脂酰丝氨酸（phosphatidylserjne）等，且随着胎儿肺的成熟，肺表面活性物质逐渐增加。肺的气体交换是肺泡上皮通过肺泡的扩张和收缩而实现的。

在呼气时，肺泡表面活性物质（pulmonary surfactant，PS）能够降低表面张力，防止肺泡萎缩，维持肺泡的正常功能。呼吸窘迫综合征的新生儿被证实为因肺泡表面物质的缺乏，而使肺泡表面张力增加和稳定性丧失而导致呼气末肺泡萎陷，进行性肺膨胀不全，机体换气受阻、缺氧而死亡。故对羊水成分——肺泡表面活性物质进行分析，对估计胎儿肺成熟度有重要意义。

1）羊水卵磷脂，鞘磷脂（L/S）比值：自妊娠 25 周起，卵磷脂合成量增加，妊娠 35 周后卵磷脂迅速增加，而鞘磷脂量增加缓慢，孕 35 周前 L/S < 2，35 周后 L/S≥2。一般认为 L/S≥2 是胎肺成熟的标准。从 1971 年（3luck L 等首次报道薄层层析法检测羊水 L/S 比值以来，为高危妊娠计划分娩前判断胎儿成熟度做出了贡献。但因血中卵磷脂含量几乎比羊水中高 9 倍，所以当羊水标本中有血污染时，假阳性率很高，另外，试验过程繁琐、复杂费时、干扰因素多等这些固有的缺点也影响其准确性和敏感性。

2）磷脂酰甘油（PG）：1976 年 Hallmen M 等采用同样的薄层层析法检测羊水表面活性物质 PG。PG 是酸性磷脂，可增加整个表面活性物质系统形成，还可增加表面活性物质在肺泡内层展开。PG 一般在 36 孕周出现，代表胎肺发育成熟，然后继续增加直至分娩，只要从羊水中检测出 PG 即代表胎肺成熟。PG 测定较 L/S 比值具有优越性：PG 测定标本即使有血液或胎粪污染，结果也不受影响。PG 判断胎肺成熟度正确率高于 L/S 比值，只要出现就不会发生 RDS，尤其用于糖尿病病例更有意义。如 L/S≥2，但 PG 阴性，胎肺仍不成熟。阴道收集的标本也可用于 PG 测定，对胎膜早破并发早产病例提供了方便。如果 PG 与 L/S 结果不一致，则以 PG 值为准，PG 判断胎肺成熟度的准确率为 67%。

3）泡沫试验或振荡试验：原理：肺表面活性物质中不饱和磷脂酰胆碱有亲水也亲脂的特点，在乙醇中振荡后形成的泡沫可维持数小时，并形成稳定泡沫层。而其他物质形成的泡沫，能被乙醇消除。方法：以不同稀释度羊水加入 95% 酒精 1ml，振荡 15s 后静置 15min，观察接触空气的液体界面上有无环状泡沫以判断结果，此法简单、快速、价廉、准确，立即出结果，不需特殊实验室条件。其正确率与 L/S 比值相似，其阳性预测值 100%。但有一定主观性。

4）板层小体计数（lamellar body count，LBC）：板层小体（LB）是肺泡Ⅱ型细胞质中特殊结构，是肺表面活性物质在细胞内贮存的形式，具有典型的洋葱样结构。LB 在正常妊娠 24 周时的胎儿肺中已出现，34～36 孕周时，LB 数目明显增多。由肺泡Ⅱ型细胞排出附着于肺泡表面，并随肺泡液流入羊水中，随着妊娠的发展、胎儿的成熟，羊水中的 LB 逐渐增多，呈上升趋势，故计数 LB 可对胎儿肺成熟度进行预测。从 1989 年 Dubin SB 报道用 LBC 来判断胎儿肺成熟度以来，LBC 为临床判断胎肺成熟度提供了一种快速、简便、客观、廉价的方法。由于 LB 直径为 2～6mm，与血小板体积近似，故可利用全自动血细胞计数仪、血小板孔道输出数据进行羊水 LB 计数。有研究得出 LBC 与 L/S 相关系数为 0.70，以 LBC≥50 000/ml 为阴性临界值，LBC≤15 000/ml 为阳性临界值预测 RDS。

（2）胎肾成熟度检查：

1）羊水肌酐测定：羊水中的肌酐为胎儿代谢产物，随胎儿尿排入羊水，其排泄量反映肾小球的成熟度。自妊娠中期羊水中肌酐含量开始逐渐增高，于妊娠 34 周迅速上升。但其浓度受羊水量、胎儿肌肉发育程度及孕妇血浆肌酐浓度的影响。目前，文献报道的判断标准各异，张镜报道以孕 37 周出生体重 2 500g 以上为成熟儿，则羊水肌酐≥176.0μmol/L 为成熟值，132.6～175.9μmol/L 为可疑，＜132.6μmol/L 提示肾未成熟，临床符合率为 90%以上。

2）羊水葡萄糖测定：羊水葡萄糖（amniotic fluid glucose，AFG）主要来源于母体血浆，部分来自胎尿。妊娠 23 周前随胎盘羊膜面积扩大、羊水中 AFG 逐渐增加，妊娠 24 周 AFG 达峰值约为 2.29mmol/L。此后胎儿肾逐渐发育成熟，肾小管对葡萄糖的重吸收作用增强，由胎儿尿液排入羊水中的葡萄糖减少。随胎龄的增加，胎盘的通透性降低，由母体血浆进入羊水的葡萄糖也相应减少，AFG 逐步降低。因此测定 AFG 可以反映胎儿肾发育情况。参考值：AFG ＜0.56mmol/L，提示胎儿肾发育成熟；＞0.80mmol/L，提示胎儿肾不成熟。

（3）胎肝成熟度检查：孕 12 周羊水中开始出现胆红素，主要为非结合胆红素，随着胎儿肝脏酶系统发育成熟，未结合胆红素逐渐转化为结合型胆红素，孕 36 周羊水中胆红素基本消失，说明胎肝已成熟。胆红素在 450nm 波长处有特异吸收峰，取过滤羊水，以蒸馏水调零，读取 A450 可以作为判断胎儿肝成熟度的一个指标。参考值：A450 ＜0.02，提示胎肝成熟；0.02～0.04，为胎肝成熟可疑；＞0.04，为胎肝未成熟。检测羊水 A450 还可以辅助诊断胎儿溶血及评估溶血进展情况，为临床处置提供依据。

（4）胎儿皮肤成熟度检查：羊水中的脂肪细胞，来自胎儿皮脂腺及汗腺的脱落细胞。随着胎龄的增加，胎儿皮脂腺逐渐发育成熟，羊水中脂肪细胞的出现率相应增高。因此计数羊水中脂肪细胞的百分率，可作为评价胎儿皮肤成熟程度的指标。取羊水离心沉淀物滴于载玻片上，加 1.36mmol/L 硫酸尼罗蓝水溶液 1 滴混匀，加盖玻片 1～2min，在火焰上缓慢加热到 50～60℃，维持 2～3min 镜检。脂肪细胞染成橘黄色，无核，其他细胞呈蓝色。计数 200～500 个细胞，算出脂肪细胞百分率。参考值：脂肪细胞百分率 ＞20%，提示胎儿皮肤成熟；10%～20%，为胎儿皮肤成熟可疑；＜10%，为胎儿皮肤未成熟；＞50% 为过期妊娠。

（5）胎儿唾液腺成熟度检查：羊水中淀粉酶根据其来源可分为胰腺型同工酶和唾液腺型同工酶，分别来自胎儿的胰腺及唾液腺。羊水中胰腺型同工酶活性在妊娠过程中无明显变化，自妊娠 28 周左右胎儿唾液腺开始有分泌功能，羊水中唾液腺型淀粉酶活性快速增高，妊娠 36 周后显著增高，其活性反映胎儿唾液腺成熟程度。参考值：Somo 法 ＞120U/L 或碘显色法≥450U/L 为成熟。

（张金荣）

第十一章 妊娠期并发症

第一节 自然流产

妊娠不足 28 周、胎儿体重不足 1 000g 而终止者称流产（abortion）。妊娠 12 周末前终止者称早期流产（early abortion），妊娠 13 周至不足 28 周终止者称晚期流产（late abortion）。根据引起流产动因不同可将流产分为由于自然因素导致的自然流产（spontaneous abortion）和通过器械或药物等人为因素终止妊娠的人工流产（induced abortion）。本节内容仅涉及自然流产。自然流产率占妊娠总数的 10% ~ 15%，其中 80% 以上为早期流产。

一、病因

导致流产的原因较多，主要有以下几方面。

1. 胚胎因素　胚胎染色体异常是自然流产最常见的原因。在早期自然流产时，染色体异常的胚胎占 50% ~ 60%。多为染色体数目异常，其次为染色体结构异常。数目异常多见三体（trisomy），其次单体 X（monosomy X，45X），三倍体、四倍体少见；结构异常有染色体断裂、倒置、缺失和易位等。染色体异常的胚胎多数结局为流产，排出空孕囊或已退化的胚胎。仅少数可能继续发育成胎儿至足月，出生后可能为畸形儿，或有代谢及器官功能缺陷。

2. 母体因素

（1）全身性疾病：妊娠期全身性感染高热，或其他高热疾病可引起子宫收缩而导致流产；多种微生物（病毒、螺旋体、支原体、衣原体等）通过胎盘进入胎儿血液循环，使胎儿死亡可发生流产；孕妇患严重贫血、心力衰竭、高血压、慢性肾炎及严重营养不良等缺血缺氧性疾病可致胎儿缺氧死亡，引发流产；结核和恶性肿瘤在妊娠期可加速发展恶化，不仅导致流产还危及孕妇生命。

（2）生殖器官疾病：孕妇子宫发育畸形（如单角子宫、双子宫、纵隔子宫及子宫发育不良等）可影响子宫血供及子宫内环境导致流产；子宫肿瘤和宫腔粘连可影响胚囊着床以及胚胎或胎儿发育而导致流产。宫颈功能不良（宫颈管过短、宫颈内口松弛或宫颈重度裂伤），易引发胎膜早破导致晚期流产。

（3）内分泌异常：最常见黄体功能不足，可引起蜕膜反应不良、影响孕卵着床发育；另外妊娠早期合并有多囊卵巢综合征、高泌乳素血症、糖尿病血糖控制不良、甲状腺功能低下者均可引发流产。

（4）免疫功能异常：胚胎及胎儿属于同种异体移植物。胚胎与母体间存在复杂而特殊的免疫学关系，这种关系使胚胎不被排斥。若母儿双方免疫不适应，则可引起母体对胚胎的排斥而致流产。与流产有关的免疫因素主要有父方的组织兼容性抗原（HLA）、胎儿抗原、血型抗原（ABO 及 RH）、母体细胞免疫调节失调、孕期母体封闭抗体不足及夫妇抗精子抗体的存在等。

（5）创伤应激和不良习惯：妊娠期严重的躯体损伤（手术、外伤及性交过度）或心理精神创伤（过度紧张、焦虑、恐惧及忧伤）可引起子宫收缩造成流产，过量吸烟、酗酒、饮咖啡以及使用毒品可引起流产。

3. 环境因素　过多接触某些有害的化学物质（如砷、铅、苯、甲醛、氯丁二烯、氧化乙烯等）和严重受到某些物理因素影响（如放射线、噪音及高温等），可引起流产。

二、病理

早期流产时，胚胎多数先死亡，随后发生底蜕膜出血，胚胎的绒毛与蜕膜层分离。分离的胚胎组织类似异物可引起子宫收缩而被排出。也可能是蜕膜海绵层先出血坏死或有血栓形成，使胎儿死亡，然后引发子宫收缩被排出。8 周以内妊娠时，由于胎盘绒毛发育尚不成熟，与子宫蜕膜联系还不牢固，此时流产妊娠产物多数可以完整地从子宫壁分离而排出，一般出血不多。妊娠 8 ~ 12 周时，胎盘绒毛发育茂盛，与蜕膜联系较牢固。此时若发生流产，妊娠产物往往不易完整分离排出，可有部分组织残留宫腔内，致使子宫收缩不良，出血较多。妊娠 12 周后为晚期流产，胎盘已形成完全，流产过程一般先有阵发腹痛，然后排出胎儿、胎盘。如果胎儿宫内死亡过久，底蜕膜反复出血，凝固的血块包绕胎块，可形成血样胎块稽留于宫腔内。或因血红蛋白日时间长久被吸收，也可形成肉样胎块、纤维化并与子宫壁粘连。偶尔还可见有压缩胎儿，纸样胎儿，浸软胎儿或钙化后形成石胎。脐带亦可发生各种异常病理改变。

三、临床表现

流产的主要症状是停经后的阴道流血和腹痛。

1. 停经　多数自然流产的患者有明确的停经史，通过早孕反应、子宫增大表现、辅助检验尿 hCG 阳性及 B 型超声检查发现宫内胎囊可确诊宫内妊娠。但有报道约 50% 的自然流产妇女未发现停经表现时就已经发生受精卵死亡而流产，出血类似月经表现、稍多或淋漓不尽。需检验血、尿 hCG 及进行 B 型超声检查进行判断。

2. 阴道流血和腹痛

（1）妊娠 12 周以内早期流产者，开始时绒毛与蜕膜剥离，血窦开放，即开始出现阴道出血。剥离的胚胎或胎儿及血液刺激子宫收缩产生阵发下腹痛。妊娠物完全排出后，子宫收缩，血窦闭合，出血停止。下腹痛逐渐消失。临床表现特点是先阴道流血，后出现腹痛。

（2）妊娠 12 周以后的晚期流产者，此时胎盘已形成，流产过程与早产相似。往往先有阵发腹痛，娩出胎儿，然后出现阴道流血，胎盘排出，一般出血不多。临床表现特点是先腹痛，后阴道出血。晚期流产也可能出现胎盘粘连部分剥离、胎盘胎膜残留影响子宫收缩，血窦闭合不良导致大量出血，甚至造成休克或死亡。如宫内妊娠物排除不全，残留过久也可引起反复出血、导致贫血及继发宫腔感染。

四、临床分型

按照自然流产病程发展的不同阶段，分为以下临床类型。

1. 先兆流产（threatened abortion）　妊娠 28 周前，出现少量阴道流血，继之常出现阵发性下腹痛或腰背痛。阴道检查宫颈口未开，胎膜未破，宫内妊娠物未排出，子宫大小与停经周数相符。经休息及治疗后，若流血停止及下腹痛消失，可继续妊娠；若阴道流血量增多或下腹痛加剧，可发展为难免流产。

2. 难免流产（inevitable abortion） 指流产已不可避免，是由先兆流产发展而来。阴道流血量增多，阵发性下腹痛加重或出现阴道流液（胎膜破裂）。阴道检查宫颈口已扩张，有时可见妊娠物堵塞于宫颈口内，并有持续血液流出。子宫大小与停经周数基本相符或略小。

3. 不全流产（incomplete abortion） 由难免流产发展而来，指妊娠物已部分排出体外，尚有部分残留于宫腔内或嵌顿于宫颈口处。影响子宫收缩，导致子宫持续出血，甚至因流血过多而发生失血性休克。阴道检查宫颈口已扩张，持续有血液自宫颈口流出，有时可见妊娠组织堵塞于宫颈口或在阴道内。子宫小于停经周数。

4. 完全流产（complete abortion） 指妊娠物已经全部排出，阴道流血逐渐停止，腹痛逐渐消失。阴道检查宫颈口已关闭，子宫接近非孕期正常大小。

此外，自然流产还有三种特殊情况。

（1）稽留流产（missed abortion）：又称过期流产。指胚胎或胎儿已死亡滞留于宫腔内未及时自然排出者。胚胎或胎儿死亡后，早孕反应消失，有或无先兆流产症状，子宫不再增大或反而缩小。中期妊娠时，孕妇腹部不再增大，胎动消失，不能闻及胎心音。阴道检查宫颈口未开，子宫小于停经周数，质地不软。

（2）习惯性流产（habitual abortion）：又称复发性流产（recurrent abortion）。指连续发生自然流产3次或以上者。每次流产临床经过相似，多发生于同一妊娠月份，与一般流产相同。早期流产最常见原因为染色体异常导致胚胎不能正常发育而死亡，还有孕妇免疫功能异常、黄体功能不足、甲状腺功能低下等。晚期流产常见的原因为宫颈内口松弛症、子宫畸形或发育不良、子宫肌瘤等。宫颈内口松弛常发生于中期妊娠时期。随着胎儿长大，羊水增多，宫腔内压力增加，胎囊向宫颈内口突出，压迫宫颈管逐渐短缩、扩张。患者多无宫缩等自觉症状，一旦胎膜破裂，胎儿迅即排出。

（3）流产合并感染（Septic abortion）：又称流产感染、感染性流产，指发生于阴道流血时间过长的流产患者，有组织残留于宫腔内或非法堕胎，有可能引发宫腔内感染。感染严重时可扩展到盆腔、腹腔乃至全身，并发盆腔炎、腹膜炎、败血症及感染性休克。

五、诊断

根据病史及临床表现多能确诊。少数需要进行实验室检查。确诊自然流产同时应确定流产的临床类型，决定相应的处理方法。

1. 病史 询问患者有无停经史和反复流产的病史；有无早孕反应、阴道流血，流血量及其持续时间；有无腹痛，腹痛的部位、性质及程度；阴道有无排水样液，其色、量及有无异味；阴道有无妊娠产物排出。另外还应询问有无发热、腹泻、腹部包块等其他相关症状。

2. 体格检查 观察患者全身状态，神智情况，有无贫血貌，测量体温、血压、脉搏、呼吸。消毒外阴后进行妇科阴道检查。重点观察宫颈口是否扩张，羊膜囊是否膨出，有无妊娠物堵塞于宫颈口内；子宫大小与停经周数是否相符，有无宫颈举痛、摇摆痛，子宫体有无压痛，双侧附件有无包块、增厚及压痛。可疑先兆流产者，检查操作应轻柔，避免刺激子宫收缩加重病情。

3. 实验室检查　必要的使用可帮助确诊。

（1）B 型超声检查：可确定妊娠囊的位置、形态、内有无胎芽及胎心搏动，以明确宫内妊娠以及胚胎或胎儿是否存活。根据宫内状态确诊流产的临床类型以指导治疗方法。

（2）妊娠试验：为免疫学检测方法。临床常采用早孕试纸法定性检测。使用放射免疫法连续进行血 – hCG 的定量测定，可以有助于流产诊断及其预后判断。正常妊娠 6 ~ 8 周时，血 – hCG 值以每日 66% 的速度增长，如 48h 的增长速度小于 66%，提示妊娠预后不良。

（3）其他检查：血常规检查可判断出血程度、有无感染存在；血孕酮、HPL 的连续测定有助于妊娠预后的判断；对于习惯性流产者，妊娠物及夫妻双方染色体检查是有意义的。

六、鉴别诊断

1. 流产类型的鉴别　见表 11 – 1。

表 11 – 1　流产类型的鉴别诊断要点

类型	病史		织物排出	妇科检查	
	出血量	痛		宫颈口	子宫大小
先兆流产	少	无或轻	无	闭	与孕周相符
难免流产	中→多	加重	无	扩张	相符或略小
不全流产	少→多	减轻	有	扩张或有组织物堵塞	小于孕周
完全流产	少→无	无	全部排出		非孕期大小或略大

鉴别各型流产时，还要注意是否有其他 3 种特殊情况的存在。

2. 自然流产与其他疾病的鉴别　早期流产应与异位妊娠、葡萄胎、子宫肌瘤及功能失调性子宫出血等鉴别。晚期流产应鉴别引发流产的原因，同时诊断。

七、治疗

应根据自然流产的不同类型进行相应处理。

1. 先兆流产　卧床休息，稳定情绪，营养支持，严禁性生活。

（1）情绪焦虑者，必要时给以少量对胎儿危害小的镇静剂。

（2）黄体功能不足者，给予黄体酮 10 ~ 20mg，每日或隔日肌肉注射 1 次；或地屈孕酮（达芙通）口服，首剂 40mg，随后 8h 服 10mg，直至症状消失；或天然醋酸甲羟孕酮（益玛欣）200mg，每日 2 ~ 3 次，口服；或绒毛膜促性腺激素（hCG）2 000 ~ 3 000U，每日或隔日 1 次，肌肉注射。

（3）维生素 E 口服，100mg/d，也具有保胎效果。

（4）对于甲状腺功能低下者，应口服甲状腺片 40mg/d。

（5）经治疗两周，症状不见缓解或反而加重者，提示可能胚胎发育异常，进行 B 型超声检查及 β – hCG 测定，确定胚胎状况。如 B 超检查胚胎发育不良，检测 β – hCG 不升或反而下降，表明流产不可避免，应终止妊娠。

（6）先兆晚期流产应绝对卧床休息，给予沙丁胺醇 2.4 ~ 4.8mg，口服，每日 3 次；吲哚美辛片 25mg，口服，每日 3 次；必要时可使用盐酸利托君、硫酸镁静脉滴注抑制宫缩保胎治疗。

2. 难免流产　一旦确诊，应尽早使胚胎及胎盘组织从子宫完全排出。

（1）妊娠子宫 < 10 周，应及时行负压吸宫术，认真观察妊娠物，并送病理检查。习惯性流产的排出物还可做染色体检查。

（2）妊娠子宫 ≥ 10 周，可用缩宫素 10 ~ 20U 加于 5% 葡萄糖液 500ml 内静脉滴注，促使子宫收缩。也可使用米索前列醇。当胎儿及胎盘排出后需检查是否完全，必要时行刮宫术，以清除宫腔内残留妊娠物。

（3）对于出血多，或伴休克者，应先开放静脉输液、在纠正休克同时行清宫术。

（4）给予抗生素预防感染。

（5）术后应行 B 超检查。

3. 不全流产　确诊后尽快行清宫术，以清除宫腔内残留组织。

出血多，甚至有休克者，应同时输液、输血，纠正休克同时清宫；出血时间较长者，应给予抗生素预防感染。

4. 完全流产　B 超检查确定宫内无残留物，无症状，无感染征象，不需特殊处理。

5. 稽留流产　凝血功能检查，预处理后再清宫。

因死亡胚胎或胎儿及其附属物在子宫内稽留时间过长，可能导致母体发生凝血功能障碍，甚至出现弥散性血管内凝血（DIC），造成严重出血。清宫处理前，应检查血常规、血型、出凝血时间、血小板计数、血纤维蛋白原、凝血酶原时间、凝血块收缩试验及血浆鱼精蛋白副凝试验（3P 试验）等，做好输血准备。若凝血功能异常，应先使用肝素、纤维蛋白原以及输新鲜血、血小板等治疗，待凝血功能纠正后再行宫腔处理。

稽留的胎盘组织可发生机化，与子宫壁紧密粘连，造成刮宫困难。若凝血功能正常，可口服炔雌醇 1mg 每日 2 次，或口服己烯雌酚 5mg，或结合雌激素 2.5 ~ 5mg，每日 3 次，连用 5 日，以提高子宫肌对缩宫素的敏感性。子宫 < 12 孕周者，可行刮宫术。术中给予缩宫素，减少出血。若胎盘机化并与宫壁粘连紧密时，术者应特别小心，避免穿孔，一次不强求刮干净，可于 5 ~ 7 日后再次刮宫。子宫 > 12 孕周，应静脉滴注缩宫素，或前列腺素等，促使胎儿、胎盘排出，必要时清宫。

6. 习惯性流产　寻找病因，对症治疗。

（1）生殖器异常检查：女方需进行生殖道的详细检查，除常规妇科检查外，应行 B 超检查、宫腔镜检查、子宫输卵管造影，以确定有无生殖器畸形、宫腔粘连、子宫肌瘤等病变。还要检查有无宫颈内口松弛症。

（2）其他异常检查：包括卵巢功能检查、夫妇双方染色体检查与血型鉴定、男方精液检查、免疫因素检查等，如查出原因，应在怀孕前进行治疗。

（3）原因不明者当有怀孕征兆时，补充维生素 E，并按黄体功能不足给以黄体酮治疗，每日 10 ~ 20mg 肌肉注射，或 hCG 3 000U，隔日肌肉注射一次。确诊妊娠后继续给药直至妊娠 10 周或超过以往发生流产的月份。或地屈孕酮 10mg，口服，每日 2 次，至妊娠 20 周。嘱其卧床休息，禁止性生活，同时行心理安抚治疗。

有些原因不明的患者可进行主动免疫治疗。将男方的淋巴细胞在女方的前臂内侧或臀部作多点皮内注射。妊娠前注射 2 ~ 4 次，妊娠早期加强免疫注射 1 ~ 3 次，有效治疗因夫妇免疫因素造成的流产。

（4）查明有宫颈内口松弛者，应于妊娠前行宫颈内口修补术。若已妊娠，应于妊娠12～18周行宫颈内口环扎术。术后定期随诊，需提前住院，待分娩发动前拆除缝线。若环扎术后出现流产征象，治疗失败，应及时拆除缝线，避免造成宫颈撕裂。

7. 流产合并感染　控制感染的同时尽快清除宫内残留物。

若阴道流血不多，先选用广谱抗生素治疗2～3日，待感染控制后再行清宫术。若阴道流血量多，在静脉滴注广谱抗生素和输血的同时清宫。先用卵圆钳将宫腔内残留组织夹出，使出血减少，切忌用刮匙全面搔刮宫腔，避免造成感染扩散。术后继续使用抗生素，待感染控制后再行彻底刮宫。若并发感染性休克，应积极纠正休克，病情稳定后再清宫。若感染严重形成腹、盆腔有脓肿时，应行脓肿切开引流术。必要时切除子宫去除感染源，以避免感染严重扩散导致出现急性肾衰竭、DIC 等危及孕妇生命安全。

（朱军义）

第二节　妊娠剧吐

妊娠剧吐（hyperemesis gravidarum）是指妊娠早、中期出现的超过生理性早孕反应，以频繁恶心呕吐为主要症状的病理状态。发病率为 0.3%～1%。严重者不能进食水，导致酸碱失衡、电解质代谢紊乱，甚至肝、肾衰竭危及孕妇生命。

一、病因

至今还不十分明确，可能与以下因素有关。

1. 绒毛膜促性腺激素升高　由于早孕反应出现和消失的时间，与孕妇血 hCG 上升和下降的时间相吻合；而且葡萄胎、多胎妊娠的孕妇血中 hCG 显著高于正常孕妇，早孕反应亦较重，妊娠剧吐的发生率高；一旦妊娠终止，症状随即消失。因此目前认为妊娠剧吐与孕妇血中 hCG 水平增高关系密切。但不一定成正比。

2. 精神与社会因素　临床观察发现精神紧张、对妊娠焦虑与恐惧的孕妇以及经济条件差的孕妇妊娠剧吐的患病率较高。

3. 幽门螺杆菌感染　相同孕周孕妇中患妊娠剧吐者，血清抗幽门螺杆菌的 IgG 浓度较无症状者升高。

4. 维生素 B_6 缺乏与过敏反应　临床上补充维生素 B_6 和抗组胺治疗剧烈呕吐有效。

二、病理

（1）频繁呕吐引起一系列体液与电解质代谢紊乱　严重频繁呕吐致使孕妇大量失水、血容量下降至不足，血液浓缩；K^+、Na^+ 等过多丢失引起电解质代谢紊乱。

（2）代谢异常　由于孕妇进食困难、热量摄取不足产生负氮平衡，血浆尿酸和尿素氮升高；机体脂肪分解供给能量，导致酮体聚集可引起代谢性酸中毒。

（3）肝、肾功能异常　严重脱水和缺氧可引起血转氨酶升高，血胆红素升高；尿量减少，出现蛋白及管型，肾小管退行性病变及部分细胞坏死，肾功能受损。

（4）严重营养缺乏可导致由于维生素 B_1、维生素 C、维生素 K 等缺乏引起的相应病理改变。

三、临床表现

多见于年轻初孕妇。

1. 症状 停经 40 日左右开始出现早孕反应，逐渐加重直至呕吐频繁不能进食，呕吐物中可有胆汁或咖啡色物质；患者明显消瘦，疲乏，皮肤和黏膜苍白、干燥；心慌，尿量减少；鼻出血等出血倾向；病情发展严重者出现精神萎靡、嗜睡直至昏迷。

2. 体征 精神反应迟钝，眼球下陷，脉搏增快，体温可轻度升高，严重者血压下降。皮肤苍白或因肝肾功能受损出现黄疸。由于维生素 K 缺乏导致的全身皮肤、黏膜、骨膜下及眼底出血体征。

3. 实验室检查 因血液浓缩，血红蛋白及血细胞比率升高，血细胞比容上升；尿量减少，相对密度增加，可出现酮体，肾功能受损时尿中可出现尿蛋白和管型；生化检查血胆红素、转氨酶、尿素氮、肌酐可增高；眼底检查可发现有否视网膜出血。可疑 Wernicke – Korsakoff 综合征时可做颅脑 MRI 检查以帮助诊断。

4. Wernicke – Korsakoff 综合征 是由于妊娠剧吐长期不能进食引起维生素 B_1 缺乏，糖代谢异常导致的中枢系统损害，发病率为妊娠剧吐患者的 10%。主要病变发生在丘脑、下丘脑的脑室旁区域、中脑导水管的周围区灰质等中脑神经细胞和神经纤维。Wernicke 脑病和 Korsakoff 综合征是同一病程的前后阶段。Wernicke 脑病表现多为首发眼球震颤和眼肌麻痹等眼部症状，随后出现躯干性共济失调及精神障碍。二者也可同时出现。Korsakoff 综合征表现为近事记忆障碍严重、主动性缺乏、表情呆滞，产生思维虚构与错构等精神障碍。严重时可发展为永久性精神、神经功能障碍，精神失常、昏迷甚至死亡。治疗不及时死亡率能高达 50%。

四、诊断及鉴别诊断

根据病史、临床表现及实验室检查，诊断易明确。

首先确诊是否为宫内妊娠，排除由葡萄胎引起的剧吐，排除能引起呕吐的胃肠炎、胰腺炎、胆道疾患、急性肝炎等消化系统疾患。然后确定病情轻重程度。除临床表现外，应通过血、尿常规、生化及电解质检查判断，必要时进行眼底检查。及时识别 Wernicke – Korsakoff 综合征等并发症的出现，并与各种脑病引起的意识障碍及颅压增高导致的呕吐进行鉴别。

五、治疗

治疗原则为休息及心理支持，补充营养，纠正脱水、酸中毒及电解质紊乱。

1. 精神治疗 首先给予安慰，了解思想情绪，解除顾虑，争取家属配合。

2. 补液治疗 暂不进食，每日补充葡萄糖液、生理盐水、平衡液，总量约 3 000ml，并在液体中加入氯化钾、维生素 C 及维生素 B_6。可以适量加入胰岛素有利于更好利用葡萄糖。每日肌注维生素 B_1 100mg。对于合并有代谢性酸中毒者，应根据血二氧化碳结合力值或血气分析结果，给予碳酸氢钠溶液静脉滴注。根据血清钠、钾等电解质情况补充适当剂量。每日尿量至少应达到 1 000ml。

经上述治疗 2～3 日后，大多数患者病情多迅速好转，症状缓解。呕吐减轻后，可以试进少量饮食，逐渐增加饮食量，根据进食情况调整静脉补液量。

3. 终止妊娠 经以上治疗后，若病情不见好转，并出现以下情况时应尽快终止妊娠：①体温持续升高超过 38℃；②心率加快持续超过 120 次/min；③皮肤出现黄疸；④持续出现尿蛋白；⑤出现多发性神经炎和神经性体征；⑥伴发 Wernicke - Korsakoff 综合征。

4. Wernicke - Korsakoff 综合征的治疗 维生素 B_1 的早期补充对预防和治疗 Wernicke - Korsakoff 综合征都是至关重要的。在未补足足量维生素 B_1 前。盲目静脉滴注大量葡萄糖会加重病情，甚至导致患者昏迷至死亡。对于长期不能进食者，治疗首日维生素 B_1 要给到 400 ~ 600mg，分次肌肉注射。以后每日 100mg 直至正常进食为止，再改为口服，辅助多种维生素。及时评估患者的神经及内分泌状态，严重者尽快终止妊娠。

（张维怡）

第三节 妊娠期高血压病

妊娠期高血压疾病（hypertensive disorders in pregnancy）是妊娠期特有的疾病，是一种继发于血管痉挛和内皮激活，导致器官低灌注的妊娠期特异性综合征，是指妊娠 20 周以后出现的高血压、蛋白尿及水肿，严重时出现抽搐、昏迷甚至死亡的一组临床综合征。在妊娠中的发生率为 9.4% ~ 10.4%，严重威胁母婴健康，居孕产妇死亡原因的第二位，也可导致围产儿严重疾病及死亡。包括以下 5 类疾病：妊娠期高血压、子痫前期、子痫、慢性高血压并发子痫前期、妊娠合并慢性高血压。其中"妊娠期高血压、子痫前期、子痫"，属于妊娠期特有的疾病，过去称为"妊娠高血压综合征（简称妊高征）"，现统称为"子痫前期、子痫"，是孕产妇特有的一种全身性疾病。近年来提出早发型重度子痫前期，指重度子痫前期发生在妊娠 34 周前。由于发病早、病情重，且胎儿尚未完全成熟，新生儿成活率较低，预后不良。

一、高危因素

流行病学调查发现，妊娠期高血压疾病的发生可能与以下因素有关：①初产妇，年龄 < 18 岁或 >40 岁；②子宫张力过高（如羊水过多、双胎妊娠、糖尿病巨大儿及葡萄胎等）者；③有妊娠期高血压病史及家族史，尤其是孕妇之母有重度妊娠期高血压病史者；④家族中有慢性高血压或慢性肾炎、系统性红斑狼疮、抗磷脂综合征、血管紧张素基因 T235 阳性者；⑤重度贫血、营养不良、社会经济状况不佳者；⑥糖尿病病史及体型矮胖、肥胖者；⑦精神过度紧张或受刺激致使中枢神经系统功能紊乱者；⑧寒冷季节或气温变化过大，特别是气压升高时。

二、病因及发病机理

目前尚不完全清楚，子痫前期子痫的发病主要有以下几种因素。

1. 免疫因素 妊娠被认为是成功的自然同种异体移植。胎儿在妊娠期不受排斥是因胎盘的免疫屏障作用、胎膜细胞可抑制 NK 细胞对胎儿的损伤、母体内免疫抑制细胞及免疫抑制物的作用。正常妊娠的维持，有赖于胎儿母体间免疫平衡的建立与稳定。这种免疫平衡一旦失调，即可导致一系列血管内皮细胞病变，从而发生妊娠期高血压疾病。引起免疫平衡失调的因素，据目前研究有以下几方面：①子痫前期与人类白细胞抗原（HLA）的相关性：

有研究发现先兆子痫患者的 HLA – DR$_4$ 抗原频率、母胎 HLA – DR$_4$ 抗原共享率均较正常妊娠者增加，致母体对 HLA – D 区抗原的免疫反应——即封闭抗体，一种 IgG 亚类 HLA 抗体的作用遭破坏，免疫平衡失调，最终导致子痫前期；②子痫前期时细胞免疫的变化：妊娠时 Th 减少而 Ts 明显增高，使 Th/Ts 比值下降以维持正常母 – 胎免疫关系和保护胎儿免受排斥，重度子痫前期患者 Ts 减少接近非孕妇水平，同时功能降低，而 Th/Ts 比值上升，说明子痫前期时母胎免疫失衡防护反应减弱；③免疫复合物（immume complex，IC）变化：子痫前期时子宫静脉中滋养细胞大量进入母循环，与母抗体形成 IC 明显增多，并在患者肾与胎盘处沉积，IC 使胎盘附着处血管受损，致胎盘血流障碍，IC 沉积在肾小球基底膜，使其通透性增加，大量蛋白质漏出。IC 沉积于全身各脏器血管内，激活凝血与纤溶系统而致 DIC。目前普遍认为免疫可能是该病发生的主要因素，值得进一步探讨。

2. 胎盘缺血　正常妊娠时，合体滋养细胞沿螺旋动脉逆行浸润，逐渐取代血管内皮细胞，并使血管平滑肌弹性层为纤维样物质取代，使血管腔扩大、血流增加，以更好营养胎儿，这一过程称血管重铸（remould of vascular），入侵深度可达子宫肌层的内 1/3。子痫前期子痫者，滋养细胞入侵仅达蜕膜血管，少数血管不发生重铸，这现象称胎盘浅着床（superficial implantation of placenta），导致早期滋养细胞缺氧，影响胎儿发育。

3. 血管内皮细胞受损　内皮素（endothelin，ET）是血管内皮细胞分泌的一种多肽激素，是强有力的血管收缩因子。ET 与血栓素 A$_2$（TXA$_2$）和血管内皮细胞舒张因子（EDRF）与前列环素（PGI$_2$），正常时保持动态平衡，控制机体的血压与局部血流。子痫前期子痫时，患者体内调节血管收缩的 ET 和 TXA$_2$ 增加，而调节血管舒张的 EDRF 和 PGI$_2$ 却减少，使血管收缩与舒张的调节处于失衡而发生妊娠期高血压疾病。

4. 遗传因素　从临床观察可知有子痫前期家族史的孕妇，其子痫前期的发生率明显高于无家族史的孕妇。在遗传方式上，目前多认为子痫前期属单基因隐性遗传，单基因可来自母亲、胎儿，也可由两基因共同作用；但多因素遗传也不能除外。

5. 营养缺乏　低蛋白血症，钙、镁、锌、硒等缺乏与妊娠期高血压疾病的发生发展有关。高蛋白食物能改善动物血管的弹性，铁、钙、镁、锌、硒等有保护血管内皮细胞、降低血管和神经肌肉敏感性的作用，故可减少妊娠期高血压疾病的发生。

三、病理生理变化及对母儿的影响

全身小动脉痉挛为本病的基本病变。全身各系统各脏器灌流减少，对母儿造成危害，甚至导致母儿死亡。

1. 脑　脑血管痉挛，通透性增加，引起脑组织缺血、缺氧、水肿，脑血管自身调节功能丧失，引起点状或局限性斑状出血。若痉挛性收缩时间过长，还可发生微血管内血栓形成和局部脑实质组织软化。血管明显破裂时，则发生大面积脑出血。患者表现为头痛、眼花、恶心呕吐，严重发生失明、感觉迟钝、混乱。个别患者可出现昏迷，甚至发生脑疝。子痫前期脑血管阻力和脑灌注压均增加。子痫时脑血流可呈一侧灌注压正常，另一侧明显增加，高灌注压可致明显头痛。研究认为子痫与脑血管自身调节功能丧失相关。

2. 肾　肾小动脉痉挛，导致肾小球扩张，内皮细胞肿胀，纤维素沉积于内皮细胞。血浆蛋白自肾小球漏出形成蛋白尿，蛋白尿的多少标志着妊娠期高血压疾病的严重程度。由于血管痉挛，肾血流量及肾小球滤过量下降，导致血浆尿酸浓度升高，血浆肌酐上升约为正常的 2 倍。肾功能严重损害可致少尿及肾衰竭，病情严重时由于肾实质损害，血浆肌酐可达到正常妊娠的数倍，若伴肾皮质坏死，肾功能损伤将无法逆转。

3. 肝　肝小动脉痉挛致肝缺血、缺氧、水肿，肝细胞缺血坏死，各种转氨酶水平升高，血浆碱性磷酸酶升高。严重时门静脉周围坏死，肝包膜下血肿形成，甚至发生肝破裂危及母儿生命。

4. 心血管　血管痉挛，血压升高，外周阻力增加，心肌收缩力和射血阻力（即心脏后负荷）增加，心排出量明显减少，心血管系统处于低排高阻状态，心室功能处于高动力状态，加之内皮细胞活化使血管通透性增加，血管内液进入细胞间质，导致心肌缺血、间质水肿、心肌点状出血或坏死、肺动脉高压、肺水肿，严重时导致心力衰竭。

5. 血液

（1）容量：由于全身小血管痉挛，血管壁渗透性增加，血液浓缩，大部分患者血容量在妊娠晚期不能像正常孕妇增加 1 500ml 达到 5 000ml，血细胞比容上升。当血细胞比容下降时，多合并贫血或红细胞受损或溶血。

（2）凝血：妊娠期高血压疾病患者伴有一定量的凝血因子缺乏或变异所致的高凝血状态，特别是重症患者可发生微血管病性溶血，主要表现血小板减少，血小板 $< 100 \times 10^9$/L，肝酶升高、溶血（即 HELLP 综合征），反映凝血功能的严重损害及疾病的严重程度。子痫前期或子痫出现微血管病性溶血，可伴有红细胞破坏的表现，即碎片状溶血，其特征为溶血、裂红细胞、球形红细胞、网织红细胞增多、血红蛋白尿及血红蛋白症。

6. 子宫胎盘血流灌注　正常妊娠时，蜕膜与子宫肌层的螺旋小动脉血管重铸，以利增加子宫 – 胎盘的血液供应。子痫前期子痫者胎盘绒毛浅着床及血管痉挛导致胎盘灌流量下降，发生急性动脉粥样硬化，血管内皮细胞脂肪变和血管壁坏死，管腔狭窄，影响母体血流对胎儿的供应，易发生不同程度胎盘梗死，损害胎盘功能。严重时发生螺旋动脉栓塞，蜕膜坏死出血，导致胎盘早剥。胎盘功能下降可导致胎儿生长受限、胎儿窘迫、羊水过少，严重者可致死胎。

四、分类与临床表现

1. 妊娠期高血压（gestational hypertension）　血压 ≥ 140/90mmHg，妊娠期首次出现，并于产后 12 周恢复正常；尿蛋白（ – ）；少数患者可伴有上腹部不适或血小板减少。产后方可确诊。妊娠期高血压也可以出现与子痫前期相关的症状，如头痛、上腹部疼痛或血小板减少。

2. 子痫前期（preeclampsia）　血压升高和尿蛋白升高是子痫前期诊断的基本条件。

（1）轻度：孕 20 周后首次出现血压 ≥ 140/90mmHg（间隔 6h，至少测量 2 次）；尿蛋白 ≥ 300mg/24h 或（＋）。可伴有上腹不适、头痛等症状。

（2）重度：根据美国妇产科医师协会（ACOG）2002 年的公告和 2004 年出版的妇产科学指南，以及美国医学继续教育（Continuing Medical Education，CME）系列讲座（2002），重度子痫前期的诊断标准见下，达到以下任何一项或多项者均可诊断：血压 ≥ 160/110mmHg；24h 尿蛋白 > 5.0g 或随机尿蛋白（＋＋＋）以上；血肌酐升高，少尿，24h 尿量 < 500ml；血小板 $< 100 \times 10^9$/L；脑血管意外；肺水肿，心力衰竭；肝细胞损伤，血清转氨酶升高 2 倍；上腹不适或右上腹痛，肝包膜下血肿或肝破裂症状；中枢神经系统功能障碍，

头痛、头晕、视物模糊等；微血管病性溶血；贫血、黄疸、血 LDH 升高；凝血功能障碍；胎儿生长受限，羊水过少，胎盘早剥。

发病时的孕龄对病情严重程度的影响逐渐受到重视。近年来，国内外许多学者提出了早发型重度子痫前期（early onset severe preeclanpsia）的概念，把那些重度子痫前期发生在妊娠 34 周前的患者称为早发型重度子痫前期。这些患者由于起病早，病情严重；且此时胎儿尚未成熟，出生后成活率较低。

3. 子痫（eclampsia）　在子痫前期的基础上进而有抽搐发作，或伴有昏迷，称为子痫。少数患者病情进展迅速，子痫前期的征象不明显而骤然发作。子痫的典型发作过程首先表现为眼球固定，瞳孔散大。头偏向一侧，牙关紧闭；继而口角及面肌颤动，数秒后发展为全身及四肢肌强直，双手紧握，双臂屈曲，迅速发生强烈抽动。抽搐时呼吸暂停，面色青紫。持续 1min 左右，抽搐强度减弱，全身肌肉松弛，随即深长吸气，发出鼾声而恢复呼吸。抽搐发作前及抽搐期间，神志丧失。抽搐次数少，间隔时间长，抽搐过后短期即可苏醒；抽搐频繁且持续时间长，往往陷入深昏迷。在抽搐过程中易发生种种创伤，如唇舌咬伤、摔伤甚至骨折，昏迷中呕吐可造成窒息或吸入性肺炎。子痫发生在妊娠晚期或临产前，称为产前子病，多见；发生于分娩过程，称为产时子痫，较少见；发生于产后称为产后子痫，大部分在产后 48h 以内，个别甚至在产后 10 天发生。

4. 妊娠合并慢性高血压（chronic hypertension complicating pregnancy）　血压 ≥140/90mmHg，孕前或孕 20 周前或孕 20 周后首次诊断高血压，并持续到产后 12 周。

5. 慢性高血压并发子痫前期（preeclampsia superimposed upon chronic hypertension）　慢性高血压孕妇无蛋白尿，孕 20 周后出现蛋白尿 ≥300mg/24h；慢性高血压孕妇 20 周前蛋白尿突然增加，血压进一步增高或出现血小板 <100×10^9/L。

五、诊断

根据病史、临床表现、体征及实验室检查即可做出诊断，同时应注意有无并发症及凝血机理障碍。

1. 病史　患者有本病的高危因素及上述临床表现，特别应注意有无头痛、视力改变、上腹不适等。

2. 高血压　高血压的定义是持续血压升高至收缩压 ≥140mmHg 或舒张压 ≥90mmHg。舒张压不随患者情绪变化而剧烈变化是妊娠期高血压诊断和评估预后的一个重要指标。若间隔 4h 或 4h 以上的两次测量舒张压 ≥90mmHg，可诊断高血压。为确保测量准确性，袖带应环绕上臂周长至少 3/4，否则测量值偏高；若上臂直径超过 30cm，应使用加宽袖带。

3. 尿蛋白　尿蛋白的定义是指 24h 内尿液中蛋白质含量 ≥300mg 或相隔 6h 的两次随机尿液蛋白浓度为 30mg/L（定性 +）。蛋白尿在 24h 内有明显波动，应留取 24h 尿作定量检查。避免阴道分泌物或羊水污染尿液。泌尿系感染、严重贫血、心力衰竭和难产均可导致蛋白尿。

4. 水肿　体重异常增加是多数患者的首发症状，孕妇体重突然增加 ≥0.9kg/周，或 2.7kg/4 周是子痫前期的信号。水肿特点是自踝部逐渐向上延伸的凹陷性水肿，经休息后不缓解。水肿局限于膝以下为 " + "，延及大腿为 " + + "，延及外阴及腹壁为 " + + + "，全身水肿或伴有腹水为 " + + + + "。

5. 实验室检查

（1）血液检查：包括全血细胞计数、血红蛋白含量、血细胞比容、血黏度、凝血功能，根据病情轻重可反复检查。

（2）肝肾功能测定：肝细胞功能受损可致 ALT、AST 升高。患者可出现白蛋白缺乏为主的低蛋白血症，白/球蛋白比值倒置。肾功能受损时，血清肌酐、尿素氮、尿酸升高，肌酐升高与病情严重程度相平行。尿酸在慢性高血压患者中升高不明显，因此可用于本病与慢性高血压的鉴别诊断。重度子痫前期与子痫应测定电解质与二氧化碳结合力，以早期发现酸中毒并纠正。

（3）尿液检查：应测尿相对密度、尿常规，当尿相对密度≥1.020 时说明尿液浓缩，尿蛋白（＋）时尿蛋白含量 300mg/24h，当尿蛋白（＋＋＋＋）时尿蛋白含量 5g/24h。尿蛋白检查在重度子痫前期患者应每日 1 次。

（4）眼底检查：视网膜小动脉的痉挛程度反映全身小血管痉挛之程度，可反映本病的严重程度。通常眼底检查可见视网膜小动脉痉挛、视网膜水肿、絮状渗出或出血，严重时可发生视网膜脱离。患者可出现视力模糊或失明。

（5）其他：24h 动态血压监测、心电图、超声心动图、电子胎心监护、超声检查、胎盘功能、胎儿成熟度检查、脑血流图、核磁检查等，视病情而定。

六、鉴别诊断

妊娠期高血压疾病应与慢性肾炎合并妊娠相鉴别，子痫应与癫痫、脑炎、脑肿瘤、脑血管畸形破裂出血、糖尿病高渗性昏迷、低血糖昏迷等鉴别。

七、治疗

妊娠期高血压疾病治疗的基本原则是镇静、解痉、降压、利尿，适时终止妊娠。病情程度不同，治疗原则略有不同：①妊娠期高血压一般采用休息、镇静、对症等处理后，病情可得到控制，若血压升高，可予以降压治疗；②子痫前期除了一般处理，还要进行解痉、降压等治疗，必要时终止妊娠；③子痫需要及时控制抽搐的发作，防治并发症，经短时间控制病情后及时终止妊娠；④妊娠合并慢性高血压以降血压为主。

1. 体位　对妊娠期高血压疾病的具体方法为绝对卧床休息，左侧卧位 24h 可使舒张压降低 10mmHg。且有以下 5 大优点。

（1）有较好的利尿作用，侧卧 24h 能利尿 1 350～2 700ml。

（2）能减轻子宫对主动脉、髂动脉的压迫，增加子宫胎盘血流灌注。

（3）能降低对下腔静脉的压迫，使回心血量增加，增加各脏器的血流量，如肾、脑、胎盘等，故能改善胎盘功能。

（4）能纠正子宫右旋，有助于纠正子宫胎盘缺氧。

（5）能减少升压物质血管紧张素Ⅱ的生成。

2. 饮食疗法

（1）适当限制热量，防止过食。因为：①肥胖是妊娠高血压疾病的危险因素，发病率高；②卧床休息后热量需求减少；③过多热量负荷加重病情。

（2）适当减少食盐而不过度限盐：对限盐有不同主张，欧美各国不限盐，因其日进盐量仅 5~7g，中国与日本则限制食盐。因两国习惯较欧美进盐量高 2~3 倍。过度限盐反而有害，可致食欲下降、电解质紊乱，一天以 6g 左右为宜。如进盐过多，可使钠在血管壁潴留，增加血管壁对升压物质血管紧张素 Ⅱ 的敏感性。

（3）高蛋白饮食：日给蛋白质 80~100g，最好摄取优质蛋白，动物蛋白占 1/2 为好，因为妊娠期高血压疾病有蛋白尿，且常伴低蛋白血症。但对肾功能不全者除外。

（4）适当限制脂肪摄入：因妊娠期高血压疾病常伴脂质代谢障碍，胆固醇及三酰甘油增加，摄入量每日应 <60g，并以植物脂肪为主，它含不饱和脂肪酸较多，能抑制由糖类合成脂肪酸。

（5）补充多种维生素和矿物质：有报道妊娠高血压疾病时缺少维生素 B_1、维生素 B_6，另外，体内脂质过氧化物增多，抗过氧化物如维生素 E 等减少，致使 TXA_2 增多，PGI_2 减少，导致平衡失调，而诱发妊娠期高血压疾病。故应补充维生素 B_1、维生素 B_6，维生素 C，维生素 E 等。其次，应注意补充钙剂。妊娠期高血压疾病患者常伴低钙血症，由于血钙降低，刺激甲状旁腺激素分泌增加，促进肾小管对钙离子的再吸收，减少钙离子丢失。但 PTH 能使钙离子跨膜内流，使血管平滑肌细胞兴奋性增加，导致血压升高。如妊娠中期每日补充钙剂 2g，可预防妊娠高血压疾病。

3. 镇静　适当镇静可消除患者的焦虑和精神紧张，达到降低血压，缓解症状及预防子痫发作的作用。

（1）地西泮（diazepam）：具有较强的镇静、抗惊厥、肌肉松弛作用，对胎儿及新生儿的影响较小。用法：2.5~5mg：口服，每日 3 次；或 10mg 肌肉注射或静脉缓慢推入（>2min）。必要时间隔 15min 后重复给药；亦可直肠给药，20mg 加入 0.9% 氯化钠液保留灌肠。1h 内用药超过 30mg 可能发生呼吸抑制，24h 总量不超过 100mg。

（2）冬眠药物：冬眠药物可广泛抑制神经系统，有助于解痉降压，控制子痫抽搐。用法：①哌替啶 50mg，异丙嗪 25mg 肌肉注射，间隔 12h 可重复使用，若估计 6h 内分娩者应禁用；②哌替啶 100mg，氯丙嗪 50mg，异丙嗪 50mg 加入 10% 葡萄糖液 500ml 内静脉滴注；紧急情况下，可将 1/3 量加入 25% 葡萄糖液 20ml 缓慢静脉推注（>5min）。余 2/3 量加入 10% 葡萄糖液 250ml 静脉滴注。由于氯丙嗪可使血压急骤下降，导致肾及子宫胎盘血供减少，导致胎儿缺氧，且对母儿肝有一定的损害作用，现仅应用于硫酸镁治疗效果不佳者。

（3）其他镇静药物：苯巴比妥钠、异戊巴比妥钠、吗啡等具有较好的抗惊厥、抗抽搐作用，可用于子痫发作时控制抽搐及产后预防或控制子痫发作。由于该药可致胎儿呼吸抑制，分娩 6h 前宜慎重。

4. 解痉治疗　硫酸镁（magnesium sulfate）常作为首选药。

（1）硫酸镁的作用机理：①镁离子抑制运动神经末梢释放乙酰胆碱，阻断神经肌肉接头间的信息传导，使骨骼肌松弛；②镁离子刺激血管内皮细胞合成前列环素，抑制内皮素合成，降低机体对血管紧张素 Ⅱ 的反应，从而缓解血管痉挛状态；③镁离子通过阻断谷氨酸通道阻止钙离子内流，解除血管痉挛、减少血管内皮损伤；④镁离子可提高孕妇和胎儿血红蛋白的亲和力，改善氧代谢。

（2）用药指征：①控制子痫抽搐及防止再抽搐；②预防重度子痫前期发展成为子痫；③子痫前期临产前用药预防抽搐。

（3）用药方案：静脉给药结合肌肉注射。①静脉给药：首次负荷剂量，方案Ⅰ：25%

硫酸镁 20ml 加于 10% 葡萄糖注射液 20ml 中，缓慢静脉注入，5～10min 推完；方案 Ⅱ：25% 硫酸镁 20ml 加入 5% 葡萄糖液 100ml 中，快速静脉滴注，30min 滴完（该方案伴有心力衰竭及肺水肿的患者禁用）。继之 25% 硫酸镁 60ml 加入 5% 葡萄糖注射液 500ml 静脉滴注，滴速为 1～2g/h；②根据血压情况，决定是否加用肌肉注射，用法为 25% 硫酸镁 20ml 加 2% 利多卡因 2ml，臀肌深部注射，每日 1～2 次。每日总量为 25～30g，用药过程中可监测血清镁离子浓度。

（4）毒性反应：正常孕妇血清镁离子浓度为 0.75～1mmol/L，治疗有效浓度为 1.7～3mmol/L，若血清镁离子浓度超过 3mmol/L 即可发生镁中毒。首先表现为膝反射减弱或消失，呕吐、潮热、烦躁等，继之出现全身肌张力减退、呼吸困难、复视、语言不清，严重者可出现呼吸肌麻痹，甚至呼吸停止、心脏停搏，危及生命。

（5）注意事项：用药前及用药过程中应注意以下事项：定时检查膝腱反射是否减弱或消失；呼吸不少于 16 次/min；尿量每小时不少于 25ml 或每 24h 不少于 600ml。硫酸镁治疗时需备钙剂，一旦出现中毒反应，立即静脉注射 10% 葡萄糖酸钙 10ml，因钙离子与镁离子可竞争神经细胞上的受体，从而阻断镁离子的作用。1g 葡萄糖酸钙静脉推注可以逆转轻至中度呼吸抑制。肾功能不全时应减量或停用硫酸镁；有条件时监测血镁浓度；产后 24～48h 停药。

5. 降压　使用降压药的目的主要是预防脑血管意外，因此治疗妊娠期高血压疾病是以解痉为主，辅以镇静，必要时降压。当解痉治疗后如收缩压 ≥160mmHg，舒张压 ≥110mmHg，以及原发性高血压、妊娠前高血压已用降压药者，应常规使用降压药。

选择降压药的原则：①不影响心输出量；②不影响肾血流量；③不影响胎盘灌注；④对胎儿无害。

降压的目标：最初目标是在数分钟至 2h 内使平均动脉压下降不超过 25%，降压速度以 15～20min 降低 5～10mmHg 为宜，以后的 2～6h 逐渐使血压降至 140～150/90～100mmHg。一旦血压达目标水平，可改口服药物维持。

降压注意事项：不宜将降压控制过快，需保证灌注压。血压应平稳、波动小，否则易发生胎盘血流灌注减少，胎儿窘迫，甚至胎死宫内。过快的血压下降还可导致心脑肾缺血坏死，胎盘早剥。妊娠期高血压疾病时，只有当收缩压持续 >180mmHg 或舒张压持续 >110mmHg 时才使用静脉降压药，在产前应维持舒张压 >90mmHg，才能保证子宫胎盘血液供应。

降压药物种类如下。

（1）中枢性降压药：甲基多巴（methyldopa），可兴奋延髓血管运动神经中枢的 α 受体，抑制外周交感神经而降低血压，无致畸作用，妊娠期使用效果较好。对肾性高血压效果较好。用法：250～500mg 每日 3 次，口服。其不良反应为嗜睡、便秘、口干、心动过缓。

（2）肾上腺素能受体抑制剂

1）α 受体抑制剂：①哌唑嗪：它能扩张容量血管，降低心脏前负荷，又能扩张阻力血管，降低后负荷。用法：0.5～2.0mg 每日 3 次，口服；②酚妥拉明：它能作用于神经细胞突触处，阻断交感神经的去甲肾上腺素对血管的紧张作用，使小动脉扩张，降低血压，减轻心脏后负荷。用法：5% 葡萄糖液 100ml + 酚妥拉明 10mg 静脉滴注，以 0.1mg/min 速度滴入。每日可用 10～30mg。

2）β受体抑制剂：拉贝洛尔（labetalol）：又称柳安苄心定，它为水杨酸氨衍生物，对α、β受体有竞争性拮抗作用，对高血压患者无论在立位、坐位、卧位均有降压作用。但不影响肾及胎盘血流量，并可对抗血小板凝集，促进胎儿肺成熟。为首选药物。该药显效快，不引起血压过低或反射性心动过速。用法：静脉用药：拉贝洛尔200mg + 0.9%氯化钠液60ml，输液泵控制输液速度2滴/min起；或拉贝洛尔200mg + 0.9%氯化钠液10ml，微量泵控制输液速度3ml/h。每5min测量一次血压，根据血压情况随时调节药量，0.1～0.2mg/次，最高用量可调至4mg/min，达到预期血压后维持24h，然后改口服降压药。口服：初始剂量100mg每日2次，可逐渐增大到每日2 400mg。不良反应为头皮刺痛、面色潮红、皮疹。

（3）钙通道抑制剂：①硝苯地平（nifedipine）：抑制钙离子跨膜内流，松弛血管平滑肌，扩张冠脉及全身小动脉，降低外周阻力，使血压下降。由于其降压作用迅速，目前不主张舌下含化。用法：10mg口服，每日3次，24h总量不超过60mg。其不良反应为心悸、头痛，与硫酸镁有协同作用；②尼莫地平（nimodipine）：它对脑血管及神经组织具有较强选择性，既扩张血管又能影响神经细胞钙离子转运，对神经组织具有双重保护作用。用法：20mg口服，每日2～3次；或20～40mg加入5%葡萄糖液250ml中静脉滴注，每日1次，每日总量不超过360mg，该药不良反应为头痛、恶心、心悸及颜面潮红。

（4）直接扩张血管药物：①肼屈嗪（hydralazine）：周围血管扩张剂，能扩张周围小动脉，使外周阻力降低，从而降低血压，并能增加心排血量、肾血流量及子宫胎盘血流量。降压作用快，舒张压下降较显著。用法：每15～20min给药5～10mg，直至出现满意反应（舒张压控制在90～100mmHg）；或10～20mg，每日2～3次口服；或40mg加入5%葡萄糖液500ml内静脉滴注。有妊娠期高血压疾病性心脏病、心力衰竭者，不宜应用此药。妊娠早期慎用。不良反应为头痛、心率加快、潮热等；②硝普钠（sodium nitroprusside）：强有力的速效血管扩张剂，扩张周围血管使血压下降，不影响子宫收缩。由于能明显降低心脏前后负荷，常用于治疗高血压危象，伴充血性心力衰竭者。由于药物能迅速通过胎盘进入胎儿体内，并保持较高浓度，其代谢产物（氰化物）对胎儿有毒性作用，不宜在妊娠期使用。分娩期或产后血压过高，应用其他降压药效果不佳时，方考虑使用。用法：静脉滴注，初始剂量为0.25mg/（kg·min），每5min增加0.25mg/（kg·min）直到取得满意效果。用药期间，应严密监测血压及心率。必须现用现配且要避光，一般用黑布或黑纸将滴流瓶及胶管罩上，以免药物受光线照射产生氰化物导致中毒。

（5）血管紧张素转化酶抑制剂：卡托普利：能抑制血管紧张素Ⅰ转化为紧张素Ⅱ，故而扩张小动脉，降低体循环阻力，是治疗心力衰竭时最有效的扩血管药物。应注意它尚能降低胎盘灌注量，国外观察该药能致胎儿畸形、羊水过少、胎儿生长受限，以及胎死宫内，应慎用。

6. 扩容 据报道妊娠高血压疾病的发生与血液稀释障碍有关，在其发病之前已存在血液浓缩，其血浆量比正常孕妇减少30%～40%，导致全血黏度、血浆黏度、血细胞比容均明显增高，故认为扩充血容量可治疗妊娠高血压疾病。但重度妊娠期高血压疾病常使心功能受累，扩容治疗又极易诱发急性心力衰竭，必须慎重选用。仅用于严重的低蛋白血症、贫血，可选用人血清蛋白、血浆、全血等。

7. 利尿 对妊娠期高血压疾病患者目前不主张采取常规利尿，仅用于全身性水肿、急性心力衰竭、肺水肿、血容量过多且伴有潜在性肺水肿、肾衰竭者。常用利尿剂有呋塞米、甘露醇等。

（1）呋塞米：为强有力的利尿药，作用于亨氏襻升支。临床上用于治疗心脏性水肿、肾性水肿、肝硬化腹水、功能障碍或血管障碍所引起的周围性水肿，静脉给药（20～80mg）可治疗肺水肿和脑水肿。肌注或静注：每次 20mg，隔日 1 次，必要时亦可每日 1～2 次。静注必须缓慢，不宜与其他药物混合注射。药理作用：①对水和电解质排泄的作用。能增加水、钠、氯、钾、钙、镁、磷等的排泄。随着剂量加大，利尿效果明显增强，且药物剂量范围较大。短期用药能增加尿酸排泄，而长期用药则可引起高尿酸血症；②呋塞米能抑制前列腺素分解酶的活性，使前列腺素 E_2 含量升高，从而具有扩张血管作用。扩张肾血管，降低肾血管阻力，使肾血流量尤其是肾皮质深部血流量增加，但不影响肾小球滤过率，因此用于预防急性肾衰竭。还能扩张肺部容量静脉，降低肺毛细血管通透性，加上其利尿作用，使回心血量减少，左心室舒张末期压力降低，有助于急性左心衰竭的治疗。

（2）甘露醇：甘露醇为单糖，在体内不被代谢，经肾小球滤过后在肾小管内甚少被重吸收，起到渗透利尿作用。药理作用：①组织脱水作用：提高血浆渗透压，导致组织内（包括眼、脑、脑脊液等）水分进入血管内，从而减轻组织水肿，降低眼内压、颅内压和脑脊液容量及其压力；②利尿作用：甘露醇增加血容量，并促进前列腺素 I_2 分泌，从而扩张肾血管，增加肾血流量包括肾髓质血流量。肾小球入球小动脉扩张，肾小球毛细血管压升高，皮质肾小球滤过率升高。本药自肾小球滤过后极少（<10%）由肾小管重吸收，故可提高肾小管内液渗透浓度，减少肾小管对水及 Na^+、Cl^-、K^+、Ca^{2+}、Mg^{2+} 和其他溶质的重吸收。

8. 抗凝治疗　抗凝适应证：①慢性 DIC 血凝亢进，表现血小板减少，血、尿中 FDP 增多；②高脂血症，胆固醇/三酰甘油 <1；③妊娠期高血压疾病伴胎儿生长受限及胎盘功能不佳者；④高凝状态有血栓倾向者。

常用抗凝剂为肝素，其作用机理：①增加血管壁和细胞表面负电荷而降低血黏度；②与抗凝血酶 -3 结合，灭活凝血酶及被激活的凝血因子；③抑制血小板聚集；④能灭活血管紧张素从而抑制其介导的血管收缩，降低血压；⑤具有抗醛固酮作用，减低血管壁通透性，减少血浆胶体渗出。肝素的用法：应在解痉的基础上应用肝素。①5% 葡萄糖液 250ml + 肝素 50mg，缓慢静滴 6h，每日 1 次；②低分子肝素 0.2～0.3ml，皮下注射，每日 1 次，7 天为 1 个疗程。

9. 适时终止妊娠　终止妊娠是治疗妊娠期高血压疾病的有效措施。

（1）终止妊娠的指征：①子痫前期患者经积极治疗 24～48h 仍无明显好转者；②子痫前期患者孕周已超过 34 周；③子痫前期患者孕龄不足 34 周，胎盘功能减退，胎儿已成熟者；④子痫前期患者，孕龄不足 34 周，胎盘功能减退，胎儿尚未成熟者，可用地塞米松促胎肺成熟后终止妊娠；⑤子痫控制后 2h 可考虑终止妊娠。

（2）终止妊娠的方式：①引产：适用于病情控制后，宫颈条件成熟者。先行人工破膜，羊水清亮者，可给予缩宫素静脉滴注引产。第一产程应密切观察产程进展状况，保持产妇安静和充分休息。第二产程应以会阴后一侧切开术、胎头吸引或低位产钳助产缩短产程。第三产程应预防产后出血。产程中应加强母儿安危状况及血压监测，一旦出现头痛、眼花、恶心、呕吐等症状，病情加重，立即以剖宫结束分娩；②剖宫产：适用于有产科指征者，宫颈条件不成熟，不能在短时间内经阴道分娩，引产失败，胎盘功能明显减退，或已有胎儿窘迫征象者。

（3）延长妊娠的指征：①孕龄不足 32 周经治疗症状好转，无器官功能障碍或无胎儿情况恶化，可考虑延长孕周；②孕龄 32～34 周，24h 尿蛋白定量 <5g；轻度胎儿生长受限、胎儿监测指标良好；羊水轻度过少，彩色多普勒超声测量显示无舒张期脐动脉血反流；重度子痫前期经治疗后血压下降；无症状、仅有实验室检查提示胎儿缺氧经治疗后好转者。

产后子痫多发生于产后 24h 直至 10 日内，故产后不应放松子痫的预防。

10. 子痫的处理　子痫是妊娠期高血压疾病最严重的阶段，是妊娠期高血压疾病所致母儿死亡的最主要原因，应积极处理。立即左侧卧位减少误吸，开放呼吸道，建立静脉通道。子痫处理原则：控制抽搐，纠正缺氧和酸中毒，控制血压，抽搐控制后终止妊娠。

（1）控制抽搐：①静脉注射地西泮：地西泮具有镇静、松弛肌肉和抗惊厥作用，对胎儿和新生儿影响小，且可减少体内儿茶酚胺分泌，有助于子宫收缩和宫颈口扩张，对产前和产时子痫尤为适用。方法：地西泮 10mg + 25% 葡萄糖液 10ml 静脉缓慢推注，可有效控制抽搐。再次抽搐可重复用药。静脉推注后，为维持疗效可以地西泮 40mg + 5% 葡萄糖液 500ml 于 24h 内滴完；②静脉滴注硫酸镁：25% 硫酸镁 20ml 加于 25% 葡萄糖液 20ml 静脉推注（ >5min），继之以 2/h 静脉滴注，维持血药浓度，同时应用有效镇静药物，控制抽搐；③静注地塞米松：能减少毛细血管通透性，减轻脑水肿，并能增加尿量。常用于子痫治疗，方法：地塞米松 20～30mg 加入 10% 葡萄糖液中静脉滴入；④甘露醇脱水治疗：能减轻脑水肿，降低颅内压。应注意心率小于 100 次/min、尿少、肺内无啰音才能应用，否则易诱发心衰。如心率≥100 次/min，可考虑用呋塞米 20～40mg 静脉推入，利尿对胎盘循环不利，可加重胎儿缺氧，不宜反复应用，对存在血液浓缩者更应慎重；⑤抽搐难以控制或患者烦躁不安可用人工冬眠。冬眠 1 号组成：氯丙嗪 50mg，异丙嗪 50mg，哌替啶 100mg，以上为一个剂量，共 6ml，用法：3ml + 5% 葡萄糖液中静脉滴注。

（2）血压过高时给予降压药。

（3）纠正缺氧和酸中毒：间断面罩吸氧，根据二氧化碳结合力及尿素氮值给予适量 4% 碳酸氢钠溶液纠正酸中毒。

（4）终止妊娠：抽搐控制后 2h 可考虑终止妊娠。对于早发型子痫前期治疗效果较好者，可适当延长孕周，但须严密监护孕妇和胎儿。

子痫的护理非常重要。需要保持环境安静，避免声光刺激；吸氧，防止口舌咬伤；防止窒息；防止坠地受伤；密切观察体温、脉搏、呼吸、血压、神志、尿量（应保留导尿管监测）等。

密切观察病情变化及早发现心力衰竭、脑出血、肺水肿、HELLP 综合征、肾衰竭、DIC 等并发症，并积极处理。①预防脑出血：脑出血是子痫致死的主要原因，控制血压为重要环节，参考降压药使用；②预防充血性心衰：一旦发现心率增快，≥120 次/min 时，应及早给强心药，用毛花苷丙 0.4mg + 25% 葡萄糖液 20ml 静推，4～6h 可重复。同时用呋塞米 20～40mg 静注，以减轻心脏负荷。控制输液量及输液速度，避免用高张液体。

八、预防

做好预防工作，对降低妊娠期高血压疾病的发生、发展有重要作用。

（1）建立健全三级妇幼保健网，开展围妊娠期及围生期保健工作。

（2）加强健康教育，使孕妇掌握孕期卫生的基础知识，自觉进行产前检查。

（3）指导孕妇合理饮食与休息 孕妇应进食富含蛋白质、维生素、铁、钙、镁、硒、锌等微量元素的食物及新鲜蔬果，减少动物脂肪及过量盐的摄入，但不限制盐和液体摄入。保持足够的休息和愉快心情，坚持左侧卧位增加胎盘绒毛的血供。每日补钙 1~2g 能有效降低妊娠期高血压疾病的发生。

附：【HELLP 综合征】

HELLP（hemolysis，elevated level of liver enzymes，and low platelets）综合征，即溶血、肝酶升高和血小板减少综合征，是妊娠高血压疾病的严重并发症，常造成孕产妇及围产儿死亡。在重度子痫前期中，HELLP 综合征发病率占 40%~16%，我国报道的发病率明显低于国外，仅占重度子痫前期的 2.7%。

1. 病因病理 HELLP 综合征主要病理改变是由于血小板被激活和微血管内皮细胞受损害所致，血管内皮细胞受损，胶原组织暴露，血小板与之接触、黏附并被激活。前列环素（PGI_2）合成减少，血小板激活释放血栓素 A_2（TXA_2），TXA_2/PGI_2 比值上升，使血管进一步痉挛和血小板聚集消耗，血小板减少。由于血液黏度增加，血流缓慢，红细胞通过狭窄的微血管时破碎变形发生溶血；妊娠期高血压疾病脂质代谢异常红细胞膜成分改变，也增加了溶血的易感性。肝血管痉挛，血管内皮损伤和纤维素沉积使肝窦内血流受阻，肝细胞肿胀灶性坏死，细胞内酶释放至血循环导致肝酶升高。

HELLP 综合征的发生可能与自身免疫机理有关，研究表明患者血中补体被激活，过敏毒素、补体复合物水平升高，刺激巨噬细胞、白细胞及血小板合成血管活性物质，使血管痉挛性收缩。

2. 临床表现 临床表现多样，缺乏特异性。

大部分发生于产前，也有产后数日发病者。多数起病急骤，病情变化快，易出现 DIC、胎盘早剥、急性肾衰竭、急性肺水肿、肝被膜下出血及视网膜剥离等并发症，属危重急症。

常见主诉为不明原因的上腹痛、乏力、恶心、呕吐、腹泻、全身不适等，少数可有轻度黄疸，多数患者有出血倾向，上消化道出血、酱油色尿及茶色尿、牙龈出血、皮肤瘀斑或静脉穿刺点出血等。多数患者有重度子痫前期的基本特征。

可引起胎儿生长受限（FGR）、呼吸窘迫综合征（RDS）、感染、早产、动脉导管未闭、坏死性肠炎等。围生儿死亡率达 5.6%~36.7%。

3. 诊断 本病表现多为非特异性症状，诊断的关键是对有右上腹或上腹部疼痛、恶心、呕吐的妊娠期高血压疾病患者保持高度警惕，通过实验室检查确诊。

（1）血管内溶血：血红蛋白 60~90/L，外周血涂片可见红细胞变形、破碎或见三角形、头盔形红细胞，血清总胆红素 ≥20.5μmol/L，以间接胆红素为主；血细胞比容 <0.3，网织红细胞 >0.005~0.015。

（2）肝酶升高：门冬氨酸转氨酶（AST）≥70U/L，乳酸脱氢酶（LDH）≥600U/L。

（3）血小板减少：PLT <100×10^9/L。

LDH 升高出现最早，是诊断早期溶血的敏感指标；AST 和 ALT 升高多出现在血小板下降之前，与血小板减少的程度有关；血小板计数和 LDH 水平与该病的严重程度关系密切；溶血在最后才表现出来，红细胞压积可能正常或降低，在红细胞压积正常时，结合珠蛋白的降低能提示溶血的发生；各种指标的变化常持续到产后第 2 天开始恢复。D - 二聚体是亚临床凝血功能障碍的敏感指标，如妊娠期高血压疾病患者 D - 二聚体阳性，发生 HELLP 综合征的可能性较大，同时纤维蛋白原 <3 ~ g/L，应考虑 DIC。

4. 分类 目前 HELLP 综合征的分类有两种方法：Tennessee 分类和 Mississippi 分类。

（1）Tennessee 分类：将 HELLP 综合征分为：①完全性：血小板 $<100 \times 10^9$/L，LDH≥600U/L，AST≥70U/L；②不完全性：上述 3 项中至少 1 项或 2 项异常。

（2）Mississippi 分类：分为：Ⅰ型：血小板≤50×10^9/L；Ⅱ型：50×10^9/L < 血小板≤100×10^9/L；Ⅲ型：100×10^9/L < 血小板≤150×10^9/L；除血小板计数外有溶血和肝功能异常：LDH≥600U/L，AST 或 ALT≥40U/L。完全性较不全性 HELLP 综合征更易发生其他并发症，应在 48h 内终止妊娠，而不全性 HELLP 综合征可保守治疗；Ⅰ型较Ⅱ型或Ⅲ型的孕产妇患病率和病死率更高。

5. 鉴别诊断 由于 HELLP 综合征的临床症状不典型，表现多样化，其诊断平均延迟 8 天，多数患者在开始时误诊为胆囊炎、胃肠炎及特发性血小板减少症等，在诊断时应注意鉴别。与腹痛有关的疾病：胃肠炎、胆囊炎、肾结石和肾盂肾炎等；与血小板减少有关的疾病：血栓性血小板减少性紫癜、溶血性尿毒症性综合征和系统性红斑狼疮等；与黄疸有关的疾病：妊娠急性脂肪肝、妊娠病毒性肝炎、妊娠胆汁淤积症等。

6. 治疗 积极治疗原发病，即妊娠高血压疾病，同时处理 HELLP 综合征。

（1）控制病情，预防及控制出血

1）肾上腺糖皮质激素治疗：激素可增加血小板，改善肝功能、稳定病情，使尿量增加，平均动脉压下降，并可促胎肺成熟。产前可以应用地塞米松 10mg 静脉注射，每日 1 次。产后血小板持续降低或产后 HELLP 综合征，产后继续用地塞米松 10mg 静脉注射，每日 1 次，以后 5mg 静脉注射，每日 1 次至血小板计数≥100×10^9/L 及乳酸脱氢酶下降。

2）输血小板：血小板是 HELLP 综合征最常应用的血液制品，而红细胞和新鲜血浆对于严重的凝血障碍患者也是必需的。对于所有出现严重的穿刺点、创面、腹腔内出血和弥漫性瘀斑的 HELLP 综合征，无论产前或产后均应输注血小板；所有产前血小板计数≤20×10^9/L 的患者均应输注血小板，剖宫产前纠正血小板减少尤为重要。血小板在体内被快速消耗且作用时间短暂，不必重复性输血。

（2）终止妊娠：孕龄≥32 周或胎肺已成熟，胎儿宫内窘迫，先兆肝破裂与病情恶化应立即终止妊娠。病情稳定，妊娠 <32 周、胎肺不成熟及胎儿情况良好者，应考虑对症处理，延长孕周，通常在期待治疗 4 日内终止妊娠。因完全性 HELLP 综合征患者发病时通常孕周小，病情重，常伴发 FGR 和超声异常，阴道分娩成功率低，多采用剖宫产终止妊娠，剖宫产率高达 95%。剖宫产的麻醉方式宜采用局部浸润麻醉或全身麻醉。

（3）产后处理：大多数 HELLP 综合征在产后 48h 内病情能得到明显好转，在此期间应严密监测生命体征、液体出入量、实验室化验和血氧饱和度，并继续给予静脉硫酸镁和降压药。

（4）再次妊娠指导：妊娠合并 HELLP 综合征对母儿双方均可造成严重并发症。临床医生应就再次妊娠结局和远期预后做出评估。有 HELLP 综合征史的妇女再次妊娠发生子痫前期的风险加大，一般为 20%。如 HELLP 综合征发生在妊娠中期，再次妊娠发生子痫前期的风险明显升高，约为 55%，再次妊娠出现 HELLP 综合征的风险为 2% ~19%。因此应告知

HELLP 综合征患者，再次妊娠出现不良妊娠的概率较大，如早产、FGR、胎盘早剥和死胎等。

（张维怡）

第四节　早产和过期妊娠

一、早产

早产是指在满 28 孕周至 37 孕周之间（196~258 日）的分娩。早产期间出生的体重 1 000~2 499g，身体各器官未成熟的新生儿称为早产儿。早产儿死亡率国内为 12.7%~20.8%，胎龄越小体重越低，死亡率越高。死亡原因主要是围生期窒息、颅内出血、畸形。早产儿即使存活亦多有神经智力发育缺陷。因此，防止早产是降低围生儿死亡率和提高新生儿素质的主要措施之一。

（一）高危因素

1. 孕妇方面　①既往早产史或晚期流产史；②年龄 <18 岁或 >40 岁；③无产前保健，经济状况差；④吸毒或酗酒者；⑤孕期长期站立，特别是每周站立超过 40h；⑥泌尿生殖道感染，如 B 族链球菌感染、沙眼衣原体、支原体感染，细菌性阴道病及滴虫性阴道炎，泌尿系感染或无症状性菌尿；⑦子宫畸形（如双角子宫、纵隔子宫）、子宫颈松弛、子宫肌瘤；⑧合并急性或慢性疾病，如病毒性肝炎、急性阑尾炎、病毒性肺炎、高热、风疹、牙周病等急性疾病；心脏病、糖尿病、严重贫血、甲状腺功能亢进症等慢性疾病；⑨并发妊娠高血压疾病、妊娠期胆汁瘀积症；⑩助孕技术后妊娠。其他如长途旅行、气候变换、居住高原地带、家庭迁移、情绪剧烈波动等精神体力负担，腹部直接撞击、创伤、性交或手术操作刺激等。

2. 胎儿、胎盘方面　①前置胎盘和胎盘早剥；②羊水过多或过少、多胎妊娠；③胎儿畸形、胎死宫内、胎位异常；④胎膜早破、绒毛膜羊膜炎。

（二）病因及发病机理

约 30% 的早产无明显原因。

（1）感染：多发生于 32 周前，24~28 周的早产 90% 以上与感染有关，30 周前的早产 80% 的是由于感染所致，而 34~36 周的早产因感染所致者只占到 15%。致病菌包括各种细菌如 B 族溶血性链球菌、沙眼衣原体、支原体、真菌、淋菌、梅毒及细菌性阴道病细菌。各种炎症激活蜕膜 - 羊膜的细胞因子网络，导致局部蛋白酶及胶原酶增加，细胞溶酶体稳定性降低，磷酸酯酶释放，使花生四烯酸增加，导致局部前列腺素 E_2 和 F_2 合成增加，直接作用于蜕膜和子宫平滑肌，诱发子宫收缩。

（2）底蜕膜出血：可以发生在任何孕周。蜕膜出血导致局部凝血酶及抗凝血酶 Ⅲ 复合物增加，进一步激活局部细胞因子网络。

（3）子宫过度膨胀、子宫畸形、宫颈功能不全：宫腔压力过高，导致胎膜早破而早产。

（4）内分泌变化导致分娩过早发动：多发生在 32 周后，提前激活了胎儿下丘脑 - 垂体 - 肾上腺系统。

早产根据导致早产分娩原因不同分为自发性早产、胎膜早破性早产和医源性早产。自发性早产占 30% ~ 40%；胎膜早破性早产以感染为主要原因，占 30% ~ 40%；医源性早产为因妊娠并发症而需提前终止妊娠。

（三）预测

1. 阴道超声　检查宫颈长度及宫颈内口漏斗形成情况，如宫颈内口漏斗长度大于宫颈总长度的 25%，或功能性宫颈内口长度 <30mm，提示早产可能性大。24 孕周时宫颈的平均长度为 35mm，如宫颈逐渐缩短提示早产发生率增加。

2. 阴道穹棉拭子检测胎儿纤维连接蛋白（fFN）　胎儿纤维连接蛋白（fFN）是由羊膜、蜕膜、绒毛膜联合分泌，存在于蜕膜和绒毛膜之间的糖蛋白，对胎膜起到黏附作用。孕 21 周以后，绒毛膜与蜕膜的融合阻止了 fFN 的释放，因此，正常的孕妇在 22 ~ 35 孕周时，fFN 的含量极低（ <50ng/ml），拭子检测为阴性。在绒毛膜与蜕膜分离、绒毛膜与蜕膜界面的细胞外基质遭到机械损伤或蛋白水解酶的降解时，fFN 漏入阴道后穹分泌物中，拭子检测为阳性。因此孕 22 ~ 35 周宫颈阴道分泌物 fFN 水平，与早产有很好的相关性，阳性预测 1 周内分娩的敏感度为 71%，特异度为 89%。若为阴性，1 周内不分娩的预测值为 98%，2 周内不分娩为 95%。因此其重要意义在于阴性预测值和近期预测性。但应注意 fFN 检测前不能行阴道检查及阴道超声检查，24h 内禁止性交。

（四）诊断

1. 早产临产的诊断　早产分为先兆早产、早产临产和难免早产。①先兆早产：妊娠 28 周 ~ 36^{+6} 周孕妇出现下腹坠胀、腰背痛、阴道分泌物增多等症状，出现子宫收缩每小时 ≥4 次；②早产临产：在先兆早产基础上出现子宫收缩较规律，间隔 5 ~ 6min，持续 30s 以上，伴有宫颈管消退 ≥75% 及子宫颈扩张 ≥2cm；③难免早产：规律性子宫收缩，间歇期渐短、持续时间渐长，且强度不断增加，宫口扩张 4cm 以上。

2. 胎膜早破性早产的诊断　①有阴道流液史或阴道窥视可见液体从宫颈口流出；②阴道液涂片检查见羊齿状结晶；③阴道液 pH ≥7；④fFN 阳性；⑤B 超示羊水过少。

3. 宫内感染的诊断　临床诊断指标：①体温升高 ≥38℃；②脉搏 ≥110 次/min；③胎心率 >160 次/min 或 <120 次/min；④C 反应蛋白升高；⑤血白细胞升高 ≥15 × 10^9/L 或有核左移；⑥羊水异味；⑦子宫体压痛。上述指标中有 3 项或 3 项以上者即可诊断。需抗生素治疗。分娩后胎盘送病理，剖宫产中行宫腔内及新生儿耳拭子细菌培养帮助诊断，并指导临床用药。

（五）治疗

治疗目标：延长孕周，促胎肺成熟，降低新生儿发病率、死亡率和远期致残率。

1. 一般处理

（1）卧床休息，左侧卧位，以提高子宫胎盘血流量，降低子宫活性，使子宫肌松弛，从而减少自发性宫缩。

（2）静脉滴注平衡液 500 ~ 1 000ml 以扩张子宫胎盘血流灌注量，减少子宫活动，按 100ml/h 的速度进行。

（3）在进行上述处理的同时作肛查或阴道检查，以了解子宫颈容受及扩张情况，观察 1 ~ 2h 后，如宫缩频率降低、消失，不再复查，以免刺激阴道、子宫颈，激发前列腺素及缩宫素的分泌。

通过以上处理40%～70%的先兆早产不需其他治疗即愈,若情况不见改善应再次肛查或阴道检查以明确是否进展至难免早产而给予相应处理。

2. 药物抑制宫缩 应用宫缩抑制剂可延长妊娠数天,为肾上腺皮质激素促胎肺成熟争取时间;或数周,使胎儿能继续在宫内发育生长以降低新生儿死亡率及发病率。适应证:①宫颈口扩张小于3～4cm;②胎膜未破或已破,无感染征象;③无继续妊娠的禁忌证;④活胎,无胎儿宫内窘迫,胎儿能继续健康成长。

药物的选择及作用机理:按作用机理宫缩抑制剂可分为两大类:第一类:改变子宫肌对宫缩物质的反应性,如硫酸镁、β受体激动剂、钙拮抗剂等;第二类:阻断或抑制释放合成宫缩物质,如前列腺素合成酶抑制剂等。如不能阻止产程进展,应立即停用。

目前常用的药物有以下几种。

(1)β_2受体激动剂:β_2受体主要在子宫血管、支气管及膈平滑肌内,药物直接作用于平滑肌细胞膜上的受体,与相应受体结合后,激活腺苷环化酶,而使平滑肌细胞中的环磷酸腺苷(cAMP)含量增加,抑制肌质网释放钙,细胞质内钙含量减少,使子宫肌松弛,而抑制宫缩。此外由于β_2受体兴奋使血管平滑肌松弛,动脉血管扩张,子宫胎盘血流量增加,亦可降低子宫活性,而使子宫松弛。但该类药物有恶心、头晕、头痛、心率加快、心律失常、低血压等不良反应,并可引起高血糖、低血钾、低血钙、低血镁等。

目前常用以治疗早产的有羟苄羟麻黄碱(利托君 ritodrine)和沙丁胺醇(salbutamol sulfate)。①利托君:治疗先兆早产疗效肯定,不良反应较少。短期应用有促胎肺成熟作用,但长期用药可造成肺表面活性物质大量消耗,建议间歇用药或尽量推迟至停药48h后分娩。使用方法:100mg溶于5%葡萄糖液500ml中,静脉滴注50μg/min起,以后每10～15min增加50μg/min,至宫缩消失后1h为止,最大浓度不超过350μg/min。如心率>120次/min,则依次逐步减量,直至心率正常,宫缩抑制后维持用药24～48h,在停止静脉给药前半小时开始口服10mg,2h一次,持续24h,然后改为8h一次;②沙丁胺醇:作用缓和,副作用轻,心血管不良反应小,而抑制子宫收缩的效果好,4.8mg口服,如无不良反应,半小时后再给予2.4mg,6～8h一次,宫缩消失后停药。

注意事项:①严格掌握用药禁忌证,如合并心血管疾病、糖尿病且血糖未控制者,重度妊娠高血压疾病、胎盘早剥、前置胎盘大出血、生殖道严重感染者均不宜使用;②必须住院使用,心电图、血糖检查,监测孕妇血钾、血糖、心电图,测血压、脉搏、呼吸,记出入量,控制补液量<2 500ml/7d,以免引起肺水肿;③孕妇心率>140次/min、收缩压<90mmHg应立即停药,不宜与糖皮质激素、阿托品、硫酸镁等合用,不适用于孕16周以下孕妇安胎。

(2)硫酸镁:镁离子在细胞膜上竞争钙离子位点,并可激活细胞膜的腺苷酸环化酶,使环腺苷酸(cAMP)增加,从而降低肌浆球蛋白轻链激酶的活性,使细胞内钙离子浓度降低,使肌肉的收缩蛋白不能起作用而抑制宫缩。首次剂量为5g加入5%葡萄糖液20ml,5～10min内缓慢静推,再以2g/h的速度静脉滴注,宫缩抑制后继续维持4～6h。滴注过程中密切注意镁中毒症状,停用并用葡萄糖酸钙拮抗。如出现呕吐、潮热等不良反应,适当调节滴速,若宫缩一度消失后再现,可重复应用,有严重心肌损害、传导阻滞、肾功能损害、肌无力者禁用,此外应避免与其他呼吸抑制药物同用。

（3）吲哚美辛（消炎痛）：前列腺素有刺激子宫收缩和导致子宫颈软化、容受作用。吲哚美辛可抑制前列腺素合成酶而抑制前列腺素的合成。常用剂量 25mg 口服每 6h 一次；或 50mg 肛栓每 12h 一次，直至宫缩停止。吲哚美辛对母体的不良反应极小，但能通过胎盘到达胎儿，大剂量长期应用可使胎儿动脉导管提前关闭，导致肺动脉高压，且有使肾血管收缩，抑制胎儿尿形成，使肾功受损，羊水减少的严重副作用，故最好仅在 β_2 受体激动剂、硫酸镁等药物使用受限制或无效，且在妊娠 34 周前选用。妊娠 <34 周时胎儿对药物的不良反应不敏感，尤其短期用药不至于促使胎儿动脉导管提前关闭，以致肺高压、心力衰竭和死亡。

（4）钙拮抗剂：主要作用在于阻止钙离子进入细胞膜，阻止细胞内肌纤维膜释放钙，及增加平滑肌中的钙逐出，使细胞质内钙含量降低，子宫肌因而松弛。这类药物中药效最强的是硝苯地平（心痛定，nifedipine），剂量为 10mg 每日 3 次口服；舌下含服作用较快，可减弱宫缩的振幅及肌张力，但可致外周血管扩张、房室传导减慢及随后的反射性心动过速、头痛、皮肤潮热以及降低子宫胎盘血流量。充血性心力衰竭、主动脉瓣狭窄者禁用。

（5）催产素受体拮抗剂：阿托西班以竞争方式结合催产素受体，抑制子宫收缩；其抑制作用与催产素受体含量呈正相关；其胎盘通透率较低，对胎儿无不良影响。但费用过高。

3. 抗生素控制感染 感染是早产的重要原因之一，应用抗生素治疗是有益的，适用于胎膜早破、B 族链球菌阳性及泌尿道感染者。

4. 药物促胎肺成熟 估计早产已难以避免，应在给予产妇宫缩抑制剂的同时，肌肉注射、静脉滴注或羊膜腔内注射肾上腺糖皮质激素，以促胎肺成熟，而预防早产儿出现肺透明膜病，提高早产儿生存率。最常用的是 2 种肾上腺皮质激素：地塞米松和倍他米松。地塞米松是国内外主要应用方案：①地塞米松 6mg 肌肉注射或静脉注射，2 次/d，共 2 日；②地塞米松 10mg 肌肉注射或静脉注射，1 次/d，共 2 日；③地塞米松 10mg 羊膜腔注入 1 次。

肾上腺皮质激素促胎肺成熟的注意事项：①适用于妊娠周数 <34 周或超过 34 周明确胎儿肺功能不成熟者；②激素可以掩盖感染加重感染，应用时应严密监测感染的发生并预防感染；③主要应用地塞米松和倍他米松用法和用量基本相同；④给药途径可以肌肉注射、静脉注射或羊膜腔穿刺；⑤药物 24h 后发挥作用，并持续 1 周；⑥主要并发症为感染，包括母体子宫、盆腔和全身感染及胎儿肺部感染、败血症和小肠结肠炎等；⑦妊娠期糖尿病患者 34 周前必须应用，建议通过羊膜腔用药，用药期间监测血糖并调整胰岛素用量以防高血糖、酮症或酮症酸中毒的发生；⑧妊娠期高血压疾病患者用药期间可能引起血压波动或水电解质紊乱。

5. 分娩的处理 重点在于避免创伤性分娩、新生儿窒息，以及为出生后的复苏与保暖做好充分准备。

（1）吸氧。

（2）第一产程中使产妇取左侧卧位，以增加胎盘灌注量。

（3）避免应用镇静剂和镇痛剂。

（4）肌肉注射维生素 K_1 10mg，以降低新生儿颅内出血发生率。

（5）进入第二产程后，适时在阴部神经阻滞麻醉下做会阴切开术，以减少盆底组织对胎头的阻力，必要时施行预防性产钳助产术，但操作须轻柔，以防损伤胎头。

（六）预防

1. 应注意身心健康，尽量避免精神创伤，保持愉快的心情，预防血压升高。

2. 孕妇在整个孕期都要注意交通安全，减少碰撞、外伤，避免胎盘早剥的发生。

3. 对于已经知道自己子宫有畸形，或有早产史，或有子宫肌瘤的孕妇，孕期里应该特别注意增加营养，同时禁止性生活。

4. 保持外阴清洁，防止阴道感染。

5. 多胎妊娠或合并有慢性疾病的孕妇，孕期应多卧床休息，以左侧卧位更为适宜，因为这样可增加子宫胎盘的血流量，从而防止自发性子宫收缩。

6. 对于宫颈内口松弛的孕妇，应于妊娠 14 ~ 16 周时，做子宫颈内口缝合术。

二、过期妊娠

凡平时月经周期规则，妊娠达到或超过 42 周尚未临产，称过期妊娠。过期妊娠的围生儿病率和死亡率增高，并随妊娠期延长而增加。妊娠 43 周时，围生儿死亡率为妊娠足月分娩者的 3 倍，且初产妇过期妊娠胎儿较经产妇胎儿危险性增加。过期妊娠是胎儿窘迫、胎粪吸入综合征、成熟障碍综合征、新生儿窒息、围产儿死亡及巨大儿、难产的重要原因。

（一）病因

1. 头盆不称　由于胎先露部不能与子宫下段及宫颈密切接触，对子宫下段的刺激不强，反射性子宫收缩减少，容易发生过期妊娠。

2. 无脑儿畸形　垂体缺如，不能产生足够促肾上腺皮质激素，胎儿肾上腺皮质萎缩，使雌激素形成减少，导致过期妊娠。

3. 遗传因素　缺乏胎盘硫酸酯酶，是一种罕见的伴性隐性遗传病，均见于怀男胎病例，胎儿胎盘单位无法将活性较弱的脱氢表雄酮转变为雌二醇及雌三醇，致使发生过期妊娠。若给孕妇注射硫酸脱氢表雄酮后，血浆雌激素值不见升高，即可确诊。

4. 雌孕激素比例失调　内源性前列腺素和雌二醇分泌不足而孕酮水平增高，抑制前列腺素和缩宫素，使子宫不收缩，延迟分娩发动。

（二）病理变化

1. 胎盘　过期妊娠的胎盘有两种类型。一种是胎盘功能正常，胎盘外观和镜检均与妊娠足月胎盘相似，仅重量略有增加。另一种是胎盘功能减退，胎盘绒毛内血管床减少，间质纤维化增加，合体细胞小结增加，某些合体细胞小结断裂、脱落，绒毛表面出现缺损，缺损部位由纤维蛋白沉积填补并在纤维蛋白沉积表面出现钙化灶，绒毛上皮与血管基底膜增厚。另外有绒毛间血栓、胎盘梗死、绒毛周围纤维素或胎盘后血肿增加等胎盘老化现象，使物质交换与转运能力下降。有资料分析表明，过期妊娠胎盘中的 25% ~ 30% 绒毛和血管正常，15% ~ 20% 仅有血管形成不足，但无缺血影响，另有 40% 出现血流灌注不足而导致缺血，供氧不足，使胎儿在临产后不能适应子宫收缩附加的缺氧而易发生意外。

2. 羊水　妊娠 38 周以后，羊水量开始减少，妊娠足月时的羊水量为 1 000ml，随着妊娠推延，羊水量越来越少。过期妊娠时，羊水量明显减少，可减少至 300ml 以下。

3. 胎儿　过期妊娠胎儿生长模式可能有以下几种。

（1）正常生长：过期妊娠的胎盘功能正常，胎儿继续生长，体重增加成为巨大胎儿，颅骨钙化明显，不易变形，导致经阴道分娩困难，使新生儿病率相应增加。

（2）成熟障碍：由于胎盘血流不足和缺氧及养分的供应不足，胎儿不易再继续生长发育。可分为3期：第Ⅰ期为过度成熟，表现为胎脂消失，皮下脂肪减少，皮肤干燥松弛多皱褶，头发浓密，指（趾）甲长，身体瘦长，容貌似"小老人"。第Ⅱ期为胎儿缺氧，肛门括约肌松弛，有胎粪排出，羊水及胎儿皮肤粪染，羊膜和脐带绿染，围生儿病率及围生儿死亡率最高。第Ⅲ期为胎儿全身因粪染历时较长广泛着色，指（趾）甲和皮肤呈黄色，脐带和胎膜呈黄绿色。此期胎儿已经历和度过Ⅱ期危险阶段，其预后反较Ⅱ期好。

（三）对母儿影响

由于胎盘的病理改变致使胎儿窘迫或胎儿巨大造成难产，二者均使围生儿死亡率及新生儿窒息发生率增高。新生儿颅内出血发生率可高达25%，吸入性肺炎发生率达37%。对母体又因胎儿窘迫、头盆不称、产程延长，使手术产率明显增加。

（四）诊断

应正确计算预产期并确定胎盘功能是否正常。

1. 核实预产期　确认妊娠是否真正过期，若平时月经周期不准，推算的预产期不可靠，因此应注意。①以末次月经计算：适用于月经规则，周期28天的孕妇；②根据孕前基础体温升高的排卵期推算预产期；③夫妇两地分居，应根据性交日期推算；④根据开始出现早孕反应时间（孕6周出现）加以估计；⑤B超检查确定孕周，妊娠20周内有意义，早孕期测定妊娠囊直径，孕中期以后测定胎儿头臀长、双顶径、股骨长等。

2. 判断胎盘功能

（1）胎动计数：由于每个胎儿的活动量各异，不同孕妇自我感觉的胎动数差异很大。一般认为12h内胎动累计数不得少于10次，故12h内少于10次或逐日下降超过50%，而又不能恢复，应视为胎盘功能不良，胎儿有缺氧存在。

（2）测定尿雌三醇与肌酐（E/C）比值：采用单次尿测定E/C比值。E/C>15为正常，若E/C<10表明胎盘功能减退。

（3）胎儿监护仪检测：无应激试验（NST）每周2次，NST有反应型提示胎儿无缺氧，NST无反应型需做宫缩应激试验（CST），CST多次反复出现胎心晚期减速者，提示胎儿有缺氧。

（4）超声监测：每周1~2次B超监测，观察胎动、胎儿肌张力、胎儿几乎吸样运动及羊水量等。羊水暗区直径<3cm，提示胎盘功能不全，<2cm胎儿危险。彩色超声多普勒检查尚可通过测定胎儿脐血流来判断胎盘功能与胎儿安危。

（5）羊膜镜检查：观察羊水颜色，了解胎儿是否因缺氧而有胎粪排出。若已破膜可直接观察到羊水流出及其性状。

（五）治疗

过期妊娠影响胎儿安危，应力求避免过期妊娠的发生，争取在妊娠足月时及时处理。

1. 产前处理　已确诊过期妊娠者，应根据胎盘功能、胎儿大小、宫颈成熟度等决定分娩方式。宫颈条件成熟者应人工破膜加缩宫素点滴引产，破膜时羊水多而清，可在严密监护下经阴道分娩；宫颈条件未成熟者可用促宫颈成熟药物。常用药物有如下。

普拉睾酮：静脉注入后，经肝分解成脱氢表雄酮，△5异构酶作用后转化为雄烯二酮，再经卵巢内芳香化酶作用转换成雄酮和雌二醇。对妊娠子宫可使宫颈胶原酶活性增加，引起胶原纤维分解，胶原束间隙扩大，宫颈伸展性增加。宫颈组织脱氢表雄酮及雌激素含量增加，引起血管扩张，通透性增加，含水量增加，间质水肿，使宫颈软化。对子宫成熟不全（子宫口开大不全、颈管消退不全、颈管软化不全）有促成熟作用，无子宫收缩作用。用法：100mg 溶于 10ml 的注射用水或 5% 葡萄糖注射液 20ml 中，缓慢静脉注射；200mg，每日 1 次，连用 3 日。宜在应用缩宫素、麦角新碱、前列腺素 E_2 等子宫兴奋剂之前使用。

前列腺素 E_2 栓：即控释前列腺素 E_2（PGE_2）阴道栓剂，主要成分是 10mg 地诺前列酮（前列腺素 E_2）。它通过控释系统以每小时 0.3mg 的速度恒速释放前列腺素 E_2，激活内源性前列腺素产生，促宫颈成熟有效率达 93%。易取出。适用于妊娠足月（孕 38 周后），其宫颈 Bishop 评分 ≤6 分，单胎头先露有引产指征且无母婴禁忌证。出现下列情况时普贝生须被取出：①宫颈完全成熟；②临产（出现每 3min 一次的规律性宫缩）；③自然破膜或人工破膜；④出现有任何子宫过度刺激或子宫强直性收缩的迹象；⑤胎儿宫内窘迫；⑥有母亲对 PGE_2 发生系统性不良反应的症状，如恶心、呕吐、低血压和心率过速；⑦在静脉给催产素之前。注意事项：放置药物后 30min 内应卧床休息，待普贝生遇体液膨胀，能够固定在后穹窿处方可下床活动，以防脱落；置入栓剂后，须定期检测子宫的活动和胎儿的情况；用药时严密监测生命体征，宫缩强度、频率、时间；分娩后常规检查宫颈。

若出现胎盘功能不良或胎儿窘迫征象，不论宫颈条件成熟与否，均应行剖宫产尽快结束分娩。

2. 产时处理　过期妊娠时，胎儿虽有足够储备力，足以保证产前监护试验正常，但临产后宫缩应激力的显著增加超过其储备力，出现隐性胎儿窘迫甚至死亡，对此应有足够认识。适时应用胎儿监护仪，及时发现问题，采取应急措施。适时选择剖宫产结束分娩挽救胎儿。

剖宫产指征有：①引产失败；②产程长，胎先露部下降不满意；③产程中出现胎儿窘迫征象，12h 内胎动累计数 <10 次或 NST 为无反应型，CST 阳性或可疑时；④头盆不称；⑤巨大儿；⑥臀先露；⑦并发糖尿病、肾炎、妊娠期高血压疾病、妊娠肝内胆汁瘀积症；⑧破膜后羊水少、黏稠、粪染。

产程中为避免胎儿缺氧，应给产妇吸氧，静脉滴注葡萄糖液，进行胎心监护，对可疑畸胎者行 B 型超声检查，并做好抢救胎儿的一切准备。过期妊娠时，常伴有胎儿窘迫、羊水粪染，分娩时应做相应准备。要求在胎肩娩出前用负压吸球或吸痰管吸净胎儿鼻咽部分泌物，对于分娩后胎粪超过声带者应用喉镜直视下吸出气管内容物，并做详细记录。过期儿病率和死亡率均高，应及时发现和处理新生儿窒息、脱水、低血容量及代谢性酸中毒等并发症。

（张维怡）

第十二章　正常分娩

第一节　分娩动因

有关人类分娩的动因至今仍不清楚。人们熟知的"十月怀胎，一朝分娩"和"瓜熟蒂落"似是一个常理，甚至在古代有人认为，分娩的发动是由于成熟胎儿的脚踢母亲的子宫而引起的。然而，究竟是什么物质诱发了分娩活动的开始，并维持分娩的过程，至今仍是众说纷纭。近年来随着对妊娠和分娩时子宫活动的机制及其调节有了进一步的了解，使我们逐渐接近这一问题的解决。

一、妊娠期和分娩期子宫活动的机制及其调节

妊娠期和分娩期的子宫肌发生明显的变化。妊娠期在雌激素的作用下，子宫肌肉肥大。在人类，妊娠期子宫肌肉细胞由非妊娠时的 $2\mu m \times 100\mu m$ 增大到 $10\mu m \times 500\mu m$，膜的结构和功能也发生变化。此外，分娩期子宫肌的收缩有高度的自律性和协同性，其兴奋的传导也有特殊的机制。

（一）子宫平滑肌的结构特点

子宫平滑肌与骨骼肌不同，肌细胞是嵌在结缔组织内的。肌细胞内的结构也不相同，粗的肌质球蛋白丝和细的肌动蛋白丝是随机成束，而不像骨骼肌那样呈"Z"形间隔。由于这种结构，使子宫平滑肌的收缩力是各个方向的。子宫平滑肌的肌丝可分三种类型。

1. 细肌丝（thin filament）　直径 6~8nm，主要由肌动蛋白的单体聚合成双螺旋股。

2. 中间型肌丝（intermediate filament）　直径 10nm，主要由支架蛋白（desmin）和微支肽（vimentin）组成。

3. 粗肌丝（thick filament）　直径 15~18nm，由聚合的肌质球蛋白组成。

在肌细胞内，肌质球蛋白分子沿同一方向排成一线，形成长而不间断的肌丝。这种单向极性（unidirectional polarity）可使肌动蛋白沿粗肌丝的全长与肌质球蛋白反应，所以平滑肌较骨骼肌有更大的缩短能力。中间型肌丝和致密体（dense body）不主动的参与收缩过程，而是形成稳定的结构网格，并连接肌动蛋白和肌质球蛋白成为完整的机械单位（mechanical units）。致密体主要由 α 辅肌动蛋白（α-actinin）组成，起"功能性"Z 线的作用，为肌动蛋白提供接触的位点。电子显微镜显示，肌动蛋白肌丝的自由端与肌质球蛋白交叉，提示联结邻近致密体的肌节样结构（sarcomerelike structure）是由肌动蛋白和与之重叠的肌质球蛋白形成。

（二）子宫平滑肌收缩和舒张的机制

平滑肌的收缩蛋白包括肌动蛋白（actin）和肌浆球蛋白。肌动蛋白的单体分子量为

42kDa（374~375 个氨基酸），在肌丝中两个肌动蛋白的单体形成螺旋状的链。肌动蛋白的特点是：①可聚合成长肌丝；②能与肌凝蛋白结合，并激活肌凝蛋白 Mg - ATP 酶；③可与肌原球蛋白（tropomyosin）结合，在平滑肌中肌原球蛋白与肌动蛋白之比为 1：6~1：7。

肌质球蛋白有两个功能部位，即头部和尾部。头部两侧露出于粗丝的表面，包括肌动蛋白结合部、Mg - ATP 酶部和轻链（light chain）部。肌质球蛋白的尾部如螺旋状，是传递张力的部分。每个分子肌质球蛋白的一个头部可与一个肌动蛋白的单体结合，形成肌动球蛋白（actomyosin）。一条粗肌丝大约由 200~300 个肌质球蛋白分子组成，其长杆状的尾部聚集成束形成粗丝的主干，球状的头部则有规则的裸露在粗丝的表面形成横桥（crossbridge）。当肌肉舒张时，横桥与粗肌丝的主干方向垂直，并与肌动蛋白脱离。肌肉收缩时，横桥与肌动蛋白分子呈可逆性结合，结合后拖动细丝向一定的方向滑行，然后横桥与肌动蛋白解离，复位后再和肌动蛋白的另一个结合位点结合，出现新的横桥运动，使细肌丝继续滑行，从而造成肌束的缩短。横桥与肌动蛋白结合后，ATP 酶可将 ATP 水解，使化学能转变为机械能，并向尾部传递。轻链部的轻链，在肌质球蛋白轻链激酶（myosin light chain kinase，MLCK）的作用下，使肌浆球蛋白磷酸化，并激活肌动球蛋白收缩。当磷酸化的肌质球蛋白在肌浆球蛋白轻链磷脂酶作用下去磷酸化时，则其兴奋性消除，子宫肌舒张。子宫肌的兴奋状态是由肌质球蛋白轻链激酶和肌质球蛋白轻链磷脂酶的活性调节的，即子宫肌肉的状态取决于二者之比。这两种酶的活性均受细胞内 Ca^{2+} 的影响，因之细胞内 Ca^{2+} 的增加是造成子宫收缩的关键因素。

钙离子向细胞内转移，可通过电 - 机械能偶联（electromechanical coupling）和药物 - 机械能偶联（pharmarco - mechanical coupling）的方式，使细胞膜表面的钙通道开放来完成。

1. 电 - 机械能偶联　在活动电位时，钙可通过电压门通道（voltage - gated channels）进入细胞内，而此通道的开放受激素和神经的调节。活动电位的大小和幅度与妊娠的时期有关。现已证明，活动电位的增加取决于钙离子的进入，而去极化是由于钙通道的失活和钾离子外流的结果。电压门通道有三种类型，即 L（long）型、T（transient）型和 N（neuronal）型。其中 L 型和 T 型对平滑肌是主要的钙离子通道，L 型通道可被各种钙通道阻断剂阻断。

2. 药物 - 机械能偶联　包括通过受体作用通道使钙离子进入细胞内和钙从内储存中释放。

（1）受体作用通道（receptor - operated channel）：刺激物与细胞膜表面的受体结合后，受体作用通道开放，使离子得以通过。现已知子宫平滑肌的受体作用通道有两种，即由 ATP 激活的通道，和由乙酰胆碱激活的通道。这两种通道均可使钾离子，钠离子和钙离子通过，并可被双氢吡啶（dihydropyridine）抑制。在正常情况下，钙离子的通过较钠离子的通过少。

（2）内储存钙离子的释放：刺激物与受体结合后，与 G 蛋白（GTP - 结合蛋白）偶联，并激活磷脂酰肌醇苷酶 C（phosphainositidase C，PLC），该酶水解 4，5 - 二磷酸磷脂酰肌醇（phosphatidylinositol - 4，5 - bisphosphate，PIP_2）成 1，4，5 - 三磷酸肌醇（inositol triphosphate，IP_3）和甘油二酯（diacylglycerol）。IP_3 可以使存在于肌质网（sarcoplasmic reticulum，SR）中的钙释放出来。甘油二酯又刺激蛋白激酶 C（proteinkinase C，PKC）使其本身进一步水解成磷脂酸（phosphatidic acid）和花生四烯酸（arachidomc acid）。

（3）钙离子的作用机制：细胞内的钙离子与细胞内的钙调蛋白（calmodulin，CaM）结合，作用于肌质球蛋白和肌动蛋白使子宫肌收缩。此时细胞内的钙离子必须在 1×10^{-6} mmol/L

以上才能完成。由于钙与钙调蛋白结合多少的不同，其形成的钙－钙调蛋白复合物的类型也不一样。低浓度钙－钙调蛋白复合物可以活化腺苷酸环化酶，使 cAMP 增加；而高浓度时其作用相反，并激活磷酸二酯酶使 cAMP 减少。此外，不同张力状态的子宫平滑肌对细胞内钙离子的敏感性也不相同。一般来说，肌肉张力较高时，其对细胞内钙离子的敏感性也较高。

（三）子宫肌细胞间兴奋性的传导

分娩时子宫平滑肌收缩的另一个特点是有高度的协调性。相互紧密接触的肌肉细胞，通过低阻抗将某一部分的兴奋迅速传递到整个子宫，使所有的肌细胞进行统一而协调的活动。这种情况在分娩时才发生，是分娩发动的基础。这种特殊的信息传递方式，是通过间隙连接（gap junction，GJ）来完成的。

1. 间隙连接的结构与功能　间隙连接广泛地存在于体内多数组织，其数量因组织类型的不同而异。在超薄切片上可见，间隙连接是由相邻的细胞膜上两个对称的，约 2nm 的接近区组成。每层膜突出部的膜内颗粒蛋白，可以跨越两层细胞膜间的空隙。用冷冻断裂复型实验表明，间隙连接是由膜颗粒的聚合而形成的隐窝状排列，颗粒为膜蛋白的一部分，颗粒脱落后即成隐窝。Garfield 观察到在间隙连接断面上为直径约 7nm 的突出颗粒呈环状排列，颗粒的中心间距为 7 ~ 14nm。颗粒的这种排列与通道的开关有关。在相邻细胞膜内的间隙连接蛋白也呈规律性排列，其间形成约 1.5nm 的通道。这一通道可能就是细胞间偶联和代谢偶联的部位。在每侧细胞膜上排列着多个由 6 个蛋白质亚单位绕成的颗粒，即连接子（counxon），连接子中心是亲水性的孔道。连接子常在质膜上大量出现形成间隙连接斑（gap junction plagues）。大的间隙连接斑可通过电镜观察到。连接子和孔道都穿过膜的脂质双分子层，与另一侧膜上类似的结构相对应，使两个细胞通过这些孔道互相沟通。这些孔道允许分子量 <1 000、直径 <1nm 的物质通过，包括电解质、氨基酸和核苷酸等，并借此传递信息，从而使功能相同的细胞产生同步效应。但最近的研究表明，并不是所有的染料、放射性核素和电解质等均能通过间隙连接自由交换。因此，现在认为间隙连接的通道并不总是开放的，而是时开时闭的，其开放或关闭与环境中的钙和 pH 的变化有关。

2. 间隙连接蛋白的基因表达　分子生物学的研究表明，间隙连接是一组蛋白质——结合素（connexin），不同组织的 GJ 蛋白的分子量也不同。结合素是普遍存在的，并具有多态性，在体内有重要的生理功能。不同的结合素均有其各自的基因定位，如结合素 43（Cx43）基因是在第 6 染色体上，在第 5 染色体上还有一个假基因（pseudogene）；结合素 32（Cx32）基因位于 X 染色体的残端上；结合素 26（Cx26）和 46（Cx46）在第 13 染色体上。目前已克隆了几种表达结合素的 cDNA（complementary DNA），其中肝为 Cx32 和 Cx46；子宫内膜为 Cx26 和 Cx21；心肌和子宫肌为 Cx43。用原位杂交法也证明子宫肌的 GJ 是分子量为 43kDa 的蛋白，即 Cx43。

结合素的特征是形成二维的晶体状排列。用电子显微镜和 X 衍射观察证明，每个通道是由两个 "半结合素（hemi – connexins）" 形成六角形排列（hexameric array）。间隙连接为一膜蛋白，其跨膜段是 α－螺旋（α–helical），用环式双波长分光光度计（circular dichroism spectrophotometer）检测间隙连接的二级结构，证明每个间隙连接含四个跨膜螺旋，其羧基端和氨基端均在细胞内。

3. 妊娠期和分娩期子宫肌间隙连接的变化　妊娠早期子宫肌的间隙连接很少，妊娠末期迅速增加，至分娩期不仅数量增加而且体积增大，于产后 24 小时内消失。早产时也有同样的变化。因此，可以认为分娩前间隙连接的形成是一个必需的步骤。间隙连接的作用如下。

（1）促进电－机械能偶联：动物实验的研究表明，分娩期子宫肌电阻抗较低为 $139\Omega cm$；而分娩前和产后分别为 $375\Omega cm$ 和 $1\,450\Omega cm$。Verhoeff 证明，羊子宫肌间隙连接的变化与电信号传递速率、宫内压周期上升率和宫内压周期的面积明显相关。这些值在分娩时，随间隙连接的增加而增加，在产后下降。给去势羊注射雌激素，同样可使间隙连接的形成增多，并伴有宫内压上升和电活动增强。

（2）促进代谢偶联：在子宫肌细胞 GJ 与代谢物扩散关系的研究结果表明，GJ 可能仅允许代谢和收缩活动同步化有关的小分子通过。

（3）增加子宫肌细胞对药物的反应性：神经末梢只终止在少数平滑肌细胞，这些细胞称之为关键细胞。神经介质与关键细胞上的受体结合发生电位变化，再经间隙连接在细胞间进行传递。Burstock 指出，在神经分布稀少的组织中，间隙连接对信息传递是必需的。妊娠后期，在神经纤维甚少的子宫肌之间，间隙连接对信息的传递具有更为重要的意义。间隙连接可增加子宫肌对药物的敏感性。研究表明，分娩期子宫肌的缩宫素受体与间隙连接同时增加，并推测间隙连接就是缩宫素受体的结合部位。缩宫素与间隙连接蛋白结合后，使间隙连接蛋白的结构变化，致使其通透性改变，肌细胞发生功能偶联而协同收缩。

4. 间隙连接代谢及其功能的调节

（1）间隙连接的形成：子宫肌细胞间隙连接的形成主要受激素的调节。雌激素和前列腺素（PG）可促进间隙连接的形成，而孕激素和前列环素（PGI$_2$）则抑制其形成。雌激素可以刺激间隙连接蛋白的合成，是间隙连接发育的必要条件。孕酮则是通过调节间隙连接蛋白合成的基因密码，抑制间隙连接蛋白的合成。PG 与子宫肌间隙连接的关系比较复杂，其对间隙连接蛋白形成的调节，是通过环氧化酶完成的。花生四烯酸对间隙连接蛋白形成的作用可能通过如下途径：①直接影响结合素的合成；②影响蛋白与蛋白之间的交换；③改变甾体激素与受体之间的关系，抑制子宫肌内雌激素与其受体结合。

除类固醇激素外，机械因素如妊娠晚期子宫张力的增加也可导致 Cx43 表达的增加。

（2）间隙连接的降解：产后间隙连接迅速消失的事实证明，甾体激素对其降解起重要作用。但目前对此还不甚了解。可能的机制是，甾体激素水平下降使相邻细胞间的间隙连接蛋白分离，然后在膜内解体；也可能是间隙连接蛋白被细胞吞噬，形成环状的结构由溶酶体消化。

（3）间隙连接功能的调节：间隙连接的开放和关闭受激素、细胞膜电位和细胞内钙离子浓度等变化的影响（表12－1）。

表12－1　影响间隙连接开关的因素

间隙连接开放	间隙连接关闭
	细胞膜的再极化（复极）
细胞膜的去极化	细胞内钙离子浓度↑↑
细胞内钙离子浓度↑	cAMP↑
缩宫素↑	pH↓
PG↑	PCO$_2$↑

（四）子宫平滑肌在分娩发动中的作用

尽管种族不同、孕周各异，但子宫平滑肌的规律收缩和宫颈口的进行性扩张是分娩发动的特征性表现。这一特征目前公认的是由多因素、多途径、交互作用的过程。多因素中包含了复杂的内分泌或及旁分泌因素、机械性因素、免疫因素或及感染因素；多途径涉及多种细胞内、外信息传导通路；尽管参与分娩发动的组织、器官及因子较庞杂，但不论是母体与胎儿循环中远道而来的激素，还是胎盘、胎膜、蜕膜等邻近组织内分泌或及旁分泌激素，抑或是子宫本身分泌的激素、产生的生长因子、细胞因子及其平滑肌细胞膜上受体表达的变化，其最终的结果是诱发子宫平滑肌收缩，发动分娩，提示分娩发动时多因素、多途径交互作用的靶器官是子宫平滑肌。

（五）子宫肌活动的调节

1. 神经调节　子宫受交感神经和副交感神经的支配。交感神经使子宫肌兴奋，促进子宫肌和子宫血管收缩；副交感神经则抑制子宫肌收缩，并使子宫血管扩张。此外，还有一种短肾上腺能神经元（short adrenergic neuron）参与子宫活动的调节。短肾上腺能神经元的神经节非常接近肌细胞，其神经纤维可穿过子宫肌层达子宫内膜。这种短肾上腺能神经元，在形态与功能上与交感神经不同。它以非常缓慢的速度，自动的释放去甲肾上腺素，以调节子宫的活动，即使切断脊髓也不会使这些神经元退化。所以子宫不会出现去神经现象。截瘫病人不影响分娩时子宫的收缩就是证明。此外，是否子宫还有自身内在的调节系统至今还不清楚。

2. 激素及其受体调节　影响子宫收缩和舒张功能的激素很多，大致可分三类，即兴奋性激素、抑制性激素和具有双重作用的激素。各种激素的作用都是通过激素与受体的结合后实现的。因此，受体的变化对子宫活动的调节起重要作用。根据激素作用的不同，其相应的受体也分为子宫兴奋性受体和子宫抑制性受体两大类。抑制性受体较兴奋性受体少，多是通过增加腺苷环化酶活性和通过钙离子通道的调节起作用。

（1）抑制性激素及其受体：抑制性激素包括孕酮、松弛素、β-内啡肽和甲状旁腺激素相关蛋白等。

1）孕酮及其受体：孕酮是抑制子宫收缩最重要的激素，孕酮主要通过孕酮受体（progesterone receptor，PR）和糖皮质激素受体（glucocorticoid receptor，GR）发挥抑制子宫收缩的作用。可能的机制包括：①降低子宫的自发工作电位，使静息电位增加；②稳定与细胞膜相连的钙池，使细胞内钙的释放降低；③抑制 PG 的分泌，并激活其降解过程；④抑制间隙连接蛋白的合成，降低子宫肌兴奋的传导等；⑤通过促进松弛素合成，抑制子宫平滑肌受体的表达；⑥加强一氧化氮对子宫的松弛作用。

2）松弛素（relaxin）：松弛素对子宫收缩抑制作用的机制还不清楚，但由于子宫肌细胞有丰富的高亲和力的松弛素受体，故其对子宫平滑肌的调节作用可能通过受体的变化来实现。松弛素可能通过如下作用对子宫产生抑制作用：①上调子宫肌细胞内的 cAMP 水平；②通过 cAMP 依赖性蛋白激酶抑制缩宫素诱导的磷酸肌醇的转化；③上调基质金属蛋白酶（matrix metalloproteinase，MMP）的水平，促进宫颈成熟。松弛素与子宫平滑肌间隙连接的关系也不清楚。在动物实验中证明，松弛素和孕酮有协同作用，但二者对妊娠子宫影响的相对重要性有很大的种属差异。

3）β-内啡肽（β-endophine）：妊娠期母血中β-内啡肽主要由胎盘产生。β-内啡肽有抑制子宫兴奋性的作用，在妊娠期高水平的β-内啡肽有利于保持子宫的稳定性。β-内啡肽还对由缩宫素和 PGE_2 诱发的子宫收缩有明显的拮抗作用。

4）甲状旁腺激素相关蛋白（parathyroid hormone relative protein，PTH-rP）：人类 PTH-rP 由子宫内膜间质细胞和羊膜产生，有扩张血管和抑制子宫收缩的作用，被认为是妊娠期维持子宫静止的因素。PTH-rP 对子宫的抑制作用较 NO 和其他已知的舒张子宫物质的作用低。PTH-rP 是局部产生的，通过子宫肌上的特异性受体，以自分泌或旁分泌的形式激活 G 蛋白，上调细胞内 cAMP 水平抑制子宫收缩。妊娠期子宫内 PTH-rP 的产生，可能是对子宫机械性张力增加和（或）血管张力增加的反应。足月妊娠分娩时较分娩前羊水中 PTH-rP 浓度明显降低，表明在分娩时 PTH-rP 对子宫的抑制作用的撤退。

（2）兴奋性激素：兴奋性激素包括前列腺素、缩宫素和内皮素等。

1）前列腺素及其受体（prostaglandins，PG and prostanoid receptor，PG-R）：前列腺素（PGE_2 和 $PGF_{2\alpha}$）不仅对子宫肌有兴奋作用，而且还有促进宫颈成熟的作用。PGE_2 和 $PGF_{2\alpha}$ 主要由胎膜产生，并以自分泌和（或）旁分泌的形式起作用。PGs 中刺激子宫平滑肌收缩的主要是 $PGF_{2\alpha}$；而 PGE_2 的主要作用是促进宫颈成熟。

PGs 兴奋子宫肌作用的机制是通过：①对细胞内游离钙离子浓度的调节作用：PG 可抑制子宫平滑肌内肌质网与钙离子的结合，使细胞内游离钙离子增加；②直接作用于子宫平滑肌的收缩蛋白；③增强缩宫素的作用，并刺激缩宫素的生成与分泌；④促进子宫平滑肌细胞的间隙连接的形成。Liggins 证明，在无子宫收缩，也没有雌激素和孕激素变化的情况下，给动物注射 $PGF_{2\alpha}$ 仍可见到间隙连接的增加，说明这一作用是直接的。

前列腺素通过前列腺素受体（prostanoid receptor，PGR）起作用。针对不同的前列腺素，PGE_2、$PGF_{2\alpha}$、PGD_2、PGI_2 和 TXA_2，分别有 ER、FR、DR、IR 和 TR。其中 ER 还分为 ER1、ER2 和 ER3 三个亚型。对子宫收缩反应是借助于 ER1、ER3、FR 和 TR，而抑制反应则主要是借助于 DR、ER2 和 IR。兴奋性前列腺素受体激活 PLC/IP_3 传递系统，ER3 还能抑制腺苷环化酶（AC）的激活。抑制性反应的受体是借助于 AC 的激活使 cAMP 聚积。PG-R 不受甾体激素的影响，分娩前后体内雌激素和孕激素发生很大的变化，而 PG-R 则没有。

2）缩宫素及其受体（oxytocin，OT and oxytocin receptor，OT-R）：缩宫素对子宫收缩的刺激作用有很高的特异性，其作用方式主要是局部性的。缩宫素的生物效应是通过子宫肌细胞上缩宫素受体的变化实现的。Kimura 克隆了人类 OT-R 的 cDNA，它是编码有 388 个氨基酸的多肽，有 7 个对 G 蛋白特异的跨膜区（transmembrane-spanning regions）。在人类 OT-R 的形成与雌激素和孕激素的比值有关。Fuchs 指出，除雌激素外胎儿源的雌激素前体物质也可能影响 OT-R 的形成。在人类于妊娠第 12~13 周 OT-R 开始出现，至妊娠足月时其浓度增加 50~100 倍，而且蜕膜中的 OT-R 浓度较子宫肌高。

现已证明缩宫素的受体有两大类。一类缩宫素受体位于子宫肌上，当受体被占位后即可引起子宫收缩，而子宫肌的间隙连接蛋白可能就是缩宫素的结合部位。缩宫素与特异的受体结合后，改变受体的构型，并启动细胞膜上的离子通道开放，结果发生相关离子的跨膜运动，使膜去极化并发出动作电位。膜的电兴奋使细胞膜 $Ca^{2+}-Mg^{2+}-ATP$ 酶的活性受到抑制，钙泵的运转受阻，加上细胞膜钙通道的开放，使细胞膜内游离钙离子浓度急剧上升。钙离子结合于细肌丝上的特异位点后，激活肌凝蛋白轻链激酶，造成粗、细肌丝的相对滑行而引起子宫肌细胞的收缩。Pliska 在动物实验上证明，子宫平滑肌上的 OT－R 有三种，其解离常数分别为 $5×10nmol/L$、$0.4nmol/L$ 和 $>10nmol/L$。其中中亲和力的 OT－R 是启动子宫收缩的主要部分。正常情况下，子宫平滑肌上的 OT－R 只有部分的被占用，其余部分为"备用受体"。"备用受体"的存在可以保证子宫对附加缩宫素刺激的有效反应。

另一类缩宫素受体存在于蜕膜上。蜕膜上的缩宫素受体被占位后，可刺激前列腺素的生成，此前列腺素扩散至邻近的子宫肌，又使子宫肌对缩宫素的敏感性增加，从而加强缩宫素的子宫收缩作用。因此，前列腺素是缩宫素发挥最大生物效应的必要条件。

3）内皮素及其受体（endothelin，ET and endothelin receptor，ET－R）：1988 年 Yanagisava 首先从猪动脉内皮细胞中发现内皮素，是一个由 21 个氨基酸组成的肽。内皮素和内皮素受体广泛地存在于人体各组织中。内皮素可分为三种亚型即 ET_1、ET_2 和 ET_3。在生理状态下，胎儿胎盘单位是内皮素浓度最高的部位，主要是 ET_1。在妊娠期羊膜是内皮素分泌的重要部位。羊水、胎膜、蜕膜和子宫肌层中均含有大量的 ET_1，其浓度分别为正常晚期妊娠母循环中浓度的 40 倍，26 倍，23 倍和 14 倍。上述组织中 ET_1 受体的浓度在妊娠期和分娩期没有明显改变，表明 ET 可能是通过旁分泌的形式对子宫活动进行调节。内皮素可能通过下列机制对子宫活动进行调节：①内皮素可直接刺激子宫平滑肌收缩。Wolff 发现 ET_1 和 ET_3 都可以使离体的子宫肌条收缩，ET_1 的作用更为明显。内皮素促进子宫平滑肌收缩的机制是增加细胞内钙离子的浓度，促进肌凝蛋白的磷酸化。②内皮素可刺激 PG 的生成。Schrey 等在人类子宫蜕膜细胞的原代培养中证明，ET_1 可刺激磷脂酰肌醇（PI）水解的作用，而且二者存在着剂量依赖关系，并通过单磷酸肌醇的蓄积和花生四烯酸释放的增加参与 PG 形成的调节。

目前对内皮素受体形成的调节机制了解的还很少。可能雌激素对其形成有促进作用，而孕激素有抑制作用。

（3）双重作用的激素

1）雌激素及其受体：雌激素对子宫的作用是双重性的。雌二醇（E_2）有兴奋子宫的作用，而大量的雌三醇（E_3）则有抑制子宫收缩的作用。E_2 使子宫兴奋的机制为：①可使子宫肌缩宫素受体的数目增加；②可刺激 GJ 的形成；③促进 PG 的生成；④抵消孕酮对子宫的稳定作用。E_3 则无上述作用。妊娠期产生大量的 E_3 可以占据子宫肌上大部分的雌激素受体位点，而使 E_2 不能发挥作用，从而保持子宫在妊娠期的相对稳定性。由此可见，雌激素对子宫是具有双重作用的激素。

2）胎盘促肾上腺皮质激素释放激素及其受体（corticotropin－releasing hormone，CRH and corticotropin－releasing hormone receptor，CRH－R）：1981 年 Vale 等首先从垂体中分离促肾上腺皮质激素释放激素（CRH），随后 1982 年 Shibasaki 等由胎盘提取物中证明存在 CRH。以后的研究证明，只有在高等灵长类（如黑猩猩、狒狒）的胎盘才产生 CRH。胎盘 CRH 由合体滋养叶细胞产生，其 mRNA 表达及分泌的蛋白与下丘脑分泌的 CRH 相同。

正常妊娠时，CRH 与 CRH 结合蛋白（CRH－binding protein，CRH－BP）结合而失去其生物活性。CRH－BP 是一种分子质量为 37 000 的结合蛋白，其与 CRH 的解离常数为 $2×10^{-10}mol/L$。CRH－BP 由肝、胎盘和脑产生，并随妊娠的进展而逐渐增加，在妊娠中期以后基本稳定在 5nmol/L 左右，于分娩前 4~6 周母血浆、羊水和脐带血中的 CRH－BP 下降，足月时母血中的 CRH－BP 水平只有妊娠中期以后的 50%，产后 5 天恢复正常。所以，从分娩前 4~6 周开始，具有生物活性的 CRH 逐渐增加。

已有多个实验室证明子宫肌内有促肾上腺皮质激素释放激素受体（CRH－R）的表达，当妊娠时子宫肌表现不同的 CRH 受体图像。现已知 CRH 受体有 5 个亚型，其中以 CRH－R1 和 CRH－R2 最为重要，但其各自的功能目前还不清楚。CRH 受体与 G 调节蛋白（G regulatory protein）偶合，它们都属于降钙素/血管紧张素超家族受体。在妊娠时的子宫静止期，CRH 受体通过 GαS 蛋白与腺苷环化酶偶联，使该酶激活，细胞内 cAMP 增加。妊娠晚期 CRH 受体不再与腺苷环化酶偶联，从而导致细胞内 cAMP 水平下降，而促进子宫收缩。在有宫缩的子宫肌较没有宫缩的子宫肌 CRH－R1 的表达量明显增高。Stevens 等证明，CRH－R1 和 CRH－R2 蛋白在非妊娠和妊娠子宫下段均存在，但在蜕膜和绒毛膜仅有 CRH－R1 而不存在 CRH－R2。妊娠期子宫下段 CRH－R1 mRNA 表达降低，而早产或者足月产时增加，但子宫底部无变化。分娩时 CRH－R1 与 CRH 同时对分娩起调节作用。

上述结果表明，不同孕期 CRH 对子宫的作用不同。在妊娠早期胎盘源性的 CRH 产生很少，并与 CRH 结合蛋白结合而无生物活性。妊娠中期以后胎盘产生的 CRH 逐渐增多，CRH 结合到细胞膜上使细胞内 cAMP 增加，抑制可使子宫兴奋的并使 CRH－R 转成为高亲和力的受体。高亲和力的 CRH 与腺苷环化酶偶联，使细胞内 cAMP 进一步增加，子宫肌舒张以维持子宫肌的静止状态。至妊娠近足月时，由于缩宫素受体的上调导致 CHR－R 返回低亲和力状态。这一过程可能通过 PCK 的变化完成，而且可能是由于特殊的靶特异性 R 实现。这一作用的结果使细胞内 cAMP 降低，随之宫肌的兴奋性增加。这一变化可由妊娠足月时子宫肌内 GαS 的下调而加强。此外，CRH 可以增加缩宫素和前列腺素对子宫的收缩作用，由此可见，CRH 是对子宫具有双重作用的激素。

3. 旁分泌与自分泌因子的调节

（1）细胞因子（cytokine）

1）生长因子：①表皮生长因子及其受体（epidermal growth factor EPF and epidermal growth factor receptor，EPF－R）：EPF 为一多肽类物质，可刺激 DNA 合成，并迅速引起平滑肌收缩。子宫对 EPF 反应的特点是长时限（long duration）的，包括有较高的静息压，随之有长达 2～4 小时的规律性收缩。EPF 造成子宫收缩的机制还不清楚，但已知 EPF 可刺激羊膜细胞合成 PG。表皮生长因子受体为膜受体酪氨酸激酶，因其上有受体分子而表现酶的活性。膜受体酪氨酸激酶的基质是磷脂酶 Cr，其在静止时是两个分开的单体，磷酸化时单体被二聚化（dimerized）成 PLCrl。PLCrl 可影响 IP3 的生成，并造成细胞内钙离子的增加。目前对 EPF－R 形成的调节机制还不清楚。②转移生长因子及其受体（transforming growth factor，TGF and transforming growth factor receptor，TGF－R）：动物实验表明，TGF－β 为一抗孕激素因子并可导致子宫收缩的增加。在人类不同孕期子宫肌内 TCF－β 受体的表达也不相同。这些结果都支持 TGF－β 及其受体与子宫肌由妊娠期的静止状态转入临产状态有关。Kuscu 用免疫组化方法表明，不同孕期子宫肌内 TGF－β3 的染色密度不同。在早产未临产子宫肌无反应，足月未临产有轻度反应，早产临产后为中度反应，而足月临产后为重度反应。由此，作者认为 TGF－β3 是使子宫肌由静止状态进入准备分娩状态的重要因素。

2）白细胞介素：体外实验证明，足月分娩前及分娩过程中子宫肌细胞有 IL－1β、IL－6、IL－8 和 TNFα 的 mRNA 表达。其中 IL－1β 和 IL－6 可能是通过旁分泌形式刺激胎膜和（或）子宫肌 PG 的合成。IL－8 则是通过增加胶原酶的活性促进宫颈的成熟。Hebisch 证明，在无羊膜腔感染的足月分娩中，伴随宫口开大母血中和胎儿－母体界面上的 IL－6 和 IL－8

明显增加。Kuscu 等更认为对分娩发动来说 IL－6 较其他细胞因子更重要。

（2）一氧化氮（NO）：一氧化氮作为重要的生物活性介质已被广泛的重视。近年来的研究表明，一氧化氮是很强的子宫平滑肌松弛剂，主要通过激活鸟苷酸黄化酶使一磷酸鸟苷（cGMP）升高，松弛子宫平滑肌，使子宫处于静止状态，维持妊娠。NO 与宫缩抑制直接相关，近年来的研究发现，NO 对调节胚胎的发育和维持子宫的静息状态和血管的扩张状态有重要作用。血清 NO 浓度的改变必然会对妊娠产生影响。孕早、中期 NO 水平较高，子宫松弛，从而有利于维持子宫静息状态。孕晚期尤其是分娩期，NO 水平明显下降，抑制宫缩作用减弱，诱发宫缩。此外，NO 舒张子宫平滑肌的作用，部分是通过打开细胞膜上 Ca^{2+} 依赖性 K^+ 通道实现的，分娩时这一 K^+ 通道下降，子宫对 NO 的敏感性降低，从而使子宫肌的收缩性加强。妊娠早期一氧化氮合成酶（eNOS 和 nNOS）的活性较非妊娠子宫高，至妊娠晚期子宫肌 eNOS 明显降低，NO 的产生减少，对子宫抑制的作用减弱，有利于分娩发动。同时临产时子宫下段肌层诱导型一氧化氮合成酶（iNOS）活性升高，NO 水平增加，有利于子宫下段的成熟。调节 NOS－NO 系统的机制目前尚不明了，雌激素和孕酮（尤其是孕酮），可能是 NOS 的主要调节激素。但分娩前后 NOS 活性是否发生变化目前尚无定论。NO 供体药物虽然对子宫收缩有一定的抑制作用，但不能改变分娩发动的时间，因此，可以认为妊娠期 NO 是维持子宫稳定的因素。至妊娠晚期 NOS－NO 系统参与宫颈成熟，以及子宫上段 NOS－NO 系统功能的减退都有利于分娩发动的作用是多方面和复杂的，而其产生的调节机制和其对子宫的作用机制目前还不完全明了。

4. 机械性调节　子宫平滑肌具有较大的可塑性，故子宫肌的张力与子宫肌长度的关系是相对平坦的。妊娠期子宫平滑肌能保持一定的张力是维持妊娠的重要因素。在妊娠过程中子宫腔的容积由 50ml 增至 1 000ml，子宫腔的伸展（stretch）是子宫肌增长重要的刺激物。与此同时，子宫的伸展又可以刺激子宫收缩。这一刺激子宫收缩作用对分娩发动的影响早已为人们所重视，但目前还不清楚的是，子宫肌伸展直接刺激子宫收缩，还是需要有另外刺激物（如激素）的附加作用？而且慢性伸展与急性伸展时刺激子宫收缩的机制是否相同也不清楚。同样不明确的是，由于子宫肌伸展造成的子宫收缩，是否都是通过细胞内钙离子的增加和肌凝蛋白磷酸化过程来完成？因为在一些实验室的研究中，未见到细胞内钙离子的增加，而另一些实验则表明，子宫肌伸展可通过蛋白激酶 C 的作用，使肌纤维对钙离子的敏感性增加。Barany 的实验室证明：①拉长子宫肌肉可得到最大速率的肌凝蛋白轻链的磷酸化；②磷酸化已确定为在子宫内由碳酰胆碱（carbocholelicited）引起的活动；③在有舒张剂存在的情况下，肌肉伸展仍能产生最大速率的磷酸化。

5. 代谢性调节　代谢性调节是指继发于子宫的氧供给和 pH 的变化对子宫收缩的影响。

（1）缺氧与子宫收缩：强力的子宫收缩可造成子宫血管受压，甚至关闭，其结果是造成子宫缺氧。但子宫缺氧并不能导致子宫舒张。迄今为止，缺氧对子宫收缩的影响还不清楚。一般来说，当缺氧时子宫收缩减弱，但妊娠子宫较非妊娠子宫对缺氧有较强的耐受力。这可能是由于妊娠后生化改变的结果，如糖原和脂肪颗粒较多、乳酸脱氢酶、磷酸肌酐和 ATP 增加等。ATP 是子宫收缩所必需的，而子宫产生的 ATP 主要来自氧化磷酸化过程。子宫缺氧时 ATP 的生成减少，而且酸化的肌肉又使肌力降低。

缺氧时子宫收缩力下降的另一个机制，可能与钙离子浓度的变化有关。初步报告表明，用氰化物阻止氧化作用时，肌条上的钾流出增加。Heaton 认为，用氰化物后 ATP 下降造成

K^+ – ATP 通道开放，对子宫收缩的影响不大，但对钙离子通过的影响是较大的。由于低氧将造成：①抑制氧化磷酸化过程并因之而改变代谢物的水平；②刺激厌氧糖分解（anaerobic glycolysis）而造成细胞内的酸化。这两种变化都可以造成子宫收缩力的降低。

（2）pH 与子宫收缩：pH 对子宫收缩的影响还不清楚。动物实验表明，子宫酸化可以抑制子宫的自然收缩，而子宫碱化则使收缩的频率增加。大鼠子宫肌的 pH 为 7.1，分娩发动后 pH 约下降 0.2。子宫的 pH 变化对钙离子通道的影响也不明了。

6. 子宫平滑肌细胞膜离子通道对子宫收缩的调节　在子宫肌细胞表面存在 Na^+、Ca^{2+}、K^+ 和 Cl^- 离子通道。快 Na^+ 通道随妊娠进展逐渐增加，近足月时达到高峰，其作用可能会使 Na^+ 内流，细胞内 Na^+ 升高，钠 – 钙交换增强并导致细胞内钙离子增加，加强子宫收缩。K^+ 通道对子宫肌细胞电位的形成和妊娠子宫肌的稳定性起作用。钙离子通道的激活则是子宫肌收缩的必要条件。很多调节子宫收缩或舒张的物质就是通过这一途径对子宫活动进行调节。

二、分娩发动的比较生物学

对人类分娩动因的推测，不少是根据动物实验的结果。这是因为动物实验有很多方便之处。然而，研究的结果表明，在不同的动物种属之间，维持妊娠和分娩发动的机制是有差别的。因此，了解这些机制及其差别，对人类分娩动因的研究和理解是必要的。

不同动物在维持妊娠的机制方面可分为两大类。一类是依赖妊娠黄体分泌的激素维持，如兔和山羊等，这些动物在妊娠的任何阶段切除卵巢均导致妊娠的终止。另一类是依赖胎盘维持，如绵羊、猪、牛以及包括人类在内的灵长类动物。在人类，妊娠黄体的功能，在妊娠 12 周左右即已完成向胎盘的转移。

Liggin 等通过羊的动物实验模型，系统的研究了分娩发动的机制，并建立了胎儿决定学说，成为目前说明分娩发动机制最有影响的学说之一。

依赖妊娠黄体维持妊娠的动物，在分娩发动前，胎儿分泌的皮质醇明显增加。皮质醇作用于胎盘的酶，造成硫酸激酶（sulfokinase）和硫酸酯酶（sulfatase）的比例改变，使产生的雌激素由结合型向非结合型转变，结果游离的雌二醇（E_2）增加。雌激素的增加可刺激 PG 的生成与分泌。PG 作用于黄体，使黄体溶解孕酮的生成减少。孕酮水平下降后其对 PG 合成的抑制解除，又可使 PG 生成进一步增加。PG 刺激子宫收缩并导致分娩发动（图 12 – 1）。

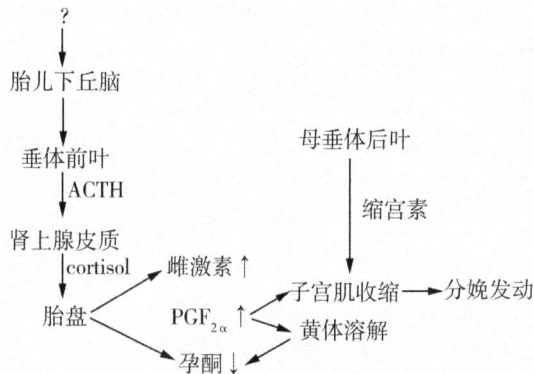

图 12 – 1　依赖妊娠黄体维持妊娠动物的分娩发动机制

　　依赖胎盘维持妊娠的动物，在分娩前胎儿皮质醇分泌增加，作用于胎盘使雌激素（主要是 E_2）增加而孕酮（P）减少，E_2/P 比值增加。E_2/P 比值增加可刺激 PG 的合成与分泌增加而诱发宫缩，随着分娩发动（图 12-2）。猕猴（thesus monkey）分娩发动的机制比较复杂，切除胎儿肾上腺虽使妊娠期限延长，但仍可自行分娩。豚鼠分娩发动的机制可能是最接近人类的。妊娠期母血中有高水平的孕酮，而且分娩前并不下降，但 E_2 和缩宫素明显升高。与人类不同的是，给妊娠豚鼠注射皮质醇或 ACTH 可以诱发分娩。

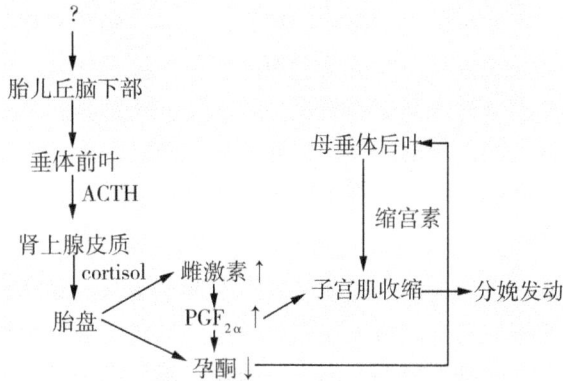

图 12-2　依赖胎盘维持妊娠动物的分娩发动机制

　　从以上的讨论可以认为，不论是黄体依赖性还是胎盘依赖性动物，在分娩发动前均有同一个关键的步骤，即前列腺素的合成与释放。PG 的合成与释放受雌激素和孕激素的调节。对黄体依赖性动物，PG 的作用首先是溶解黄体，然后刺激子宫收缩，故孕酮减少是主要的，而雌激素增加的重要性是第二位的。对胎盘依赖性动物则没有黄体溶解的过程，故孕酮下降的重要性较小，PG 的合成与释放取决于 E_2/P 比值的变化。

三、关于人类分娩动因的学说

　　分娩动因的学说很多，各种学说之间又是互相关联的，而且随着研究的不断深入，各种学说的内容也有发展。回顾这些学说有助于对分娩动因的理解。在各种学说中比较有代表性的有神经介质学说、机械学说、激素控制学说、免疫学说和宫颈与子宫下段成熟学说等。

（一）神经介质学说

　　子宫受交感神经和副交感神经的支配。已知子宫肌有 α 肾上腺素能受体、β 肾上腺素能受体和胆碱能受体。其中儿茶酚胺类物质兴奋子宫的作用是通过 α 受体实现的。子宫肌有两种 α 受体，即 α_1 和 α_2 受体。α_1 受体可以激活 PLC/IP_3 途径，使细胞内的钙离子浓度增加，而导致子宫收缩。α_2 受体则激活 PLA_2/AA 途径，使腺苷环化酶激活而抑制子宫的舒张。β 受体则相反，有舒张子宫的作用。在正常妊娠过程中，这些受体之间处于动态平衡状态，以保持子宫的稳定。当这种平衡被打破，兴奋子宫的作用超过稳定子宫的作用时，分娩即开始。支持这一学说的证据是用拟 β 肾上腺素能药物，如苯氯丙酸胺和利托君等，可抑制子宫收缩，并对先兆早产有治疗作用。但实际上，在分娩前和分娩时，母血中儿茶酚胺的浓度未见有明显的改变。因此，虽然神经介质是调节子宫收缩和舒张的重要因素，但不是分娩发动的直接原因。

（二）机械学说

机械学说的理论根据是，由于子宫容积的增加，使子宫的伸展度（strefch）和张力（tension）增加，子宫内压增加并对子宫下段和宫颈有机械的扩张作用。这种机械的扩张作用，通过交感神经，经脊髓传入中枢神经，到达下丘脑和神经垂体，使缩宫素释放而引起宫缩。在临床上，过度膨胀的子宫如羊水过多、双胎等常导致早产的现象支持这一学说。Quilligan 认为子宫下段的伸展可导致 Ferguson 反射的增加，是促使产程发动的因素之一。然而随后证明，母血中缩宫素水平的增加是在产程发动以后，随着产程的进展逐渐增加的。因此，这一机制还不能被认为是发动分娩的始发原因。值得注意的是，子宫张力的增加和宫颈的成熟，是分娩发动的必需条件和基础已被更多的重视。子宫紧张度的加大，不仅是神经反射的原因，而且还可以通过钙离子的内移而引起子宫收缩。因此，由于子宫肌伸展度增加造成的机械作用，对分娩发动的影响，也被予以更多的重视。

（三）激素控制学说

激素控制理论是目前最有影响的学说。已知参与调节子宫活动的激素很多，但其相互关系十分复杂，有些还不明确。这些因素不仅以内分泌的形式，而且更重要的是以自分泌和旁分泌的形式起作用，在子宫局部形成调节网络。因而，确定哪种激素是造成分娩发动的启动者（trigger）也无定论。

1. 孕酮撤退学说　1956 年 Csapo 首先提出孕酮撤退（progesterone withdraw）学说（或孕酮封闭 progesterong block 学说）。这一学说是基于动物实验的观察提出的，其根据是孕酮有重要的抑制子宫收缩作用，在某些动物的分娩发动前均先有母血中孕酮水平的明显下降。但在以后对人类分娩的研究中，这一理论未能得到证明。不支持这一学说的事实如下。

（1）在人类，母体外周血中孕酮水平随妊娠的进展逐渐增加直至足月，临产前未见有撤退现象，而且在分娩发动后，孕酮并不能阻止分娩的继续进行。

（2）在分娩开始时，羊膜、绒毛膜和蜕膜组织中雌酮、雌二醇和孕酮的绝对量并无变化。

（3）用孕酮受体类似物或孕酮合成抑制物，如 RU486 和环氧司坦，未能达到预期的效果。

（4）妊娠足月时孕酮受体数较非妊娠时低，但在分娩发动时，羊膜和蜕膜的孕酮受体 mRNA 的表达没有变化。

（5）虽然孕酮可以抑制宫缩，但没有证据表明人类分娩期子宫收缩的发生需有孕酮的下降。而且，在宫缩乏力时，胎儿和母体静脉血中的孕酮水平较正常分娩时还低。

虽然上述的事实不支持孕酮撤退是造成分娩发动的原因，但孕酮撤退的作用仍可能是重要的。首先，不同部位的子宫标本、子宫动脉、子宫静脉以及外周循环血中的孕酮水平并不相同，说明外周循环血中的孕酮水平不能代表子宫局部孕酮水平的变化（表 12 - 2）。

表 12 - 2　不同部位孕酮水平的测定结果

部位	孕酮水平
子宫肌	(125 ± 87) ng/g
蜕膜	(485 ± 16) ng/g
胎膜	$(3\,015 \pm 12)$ ng/g

部位	孕酮水平
羊水	74ng/ml
子宫静脉	160ng/ml
子宫动脉	29ng/ml

循环中孕酮水平仅反映平均胎盘合成孕酮的能力，而子宫肌内孕酮水平与外周血中的孕酮水平无关。因此，目前认为孕酮的撤退是在子宫的局部起作用，而且更主要的是通过旁分泌系统完成。其次，现在认为在甾体激素中，雌激素和孕酮对子宫的作用是相对的。所以，雌激素（主要是雌二醇 E_2）与孕酮的比值（E_2/P）的变化较孕酮的绝对值更重要。再次，孕酮受体的变化与分娩发动的关系也受到重视，Henderson 等证明，在分娩开始后较以前，核内孕酮受体的反应成分减低 9 倍，说明虽然分娩前孕酮的分泌量没有明显减少，但由于孕酮受体的减少而使孕酮的生物活性降低，可能在分娩发动中起重要作用。

因此，由于孕酮的相对性减少和孕酮受体的变化而引起分娩发动的机制，仍是重要的研究方向。

2. 缩宫素学说　缩宫素学说的主要根据是缩宫素有刺激子宫收缩的作用，并有明确的引产和缩宫的效果。近年来的研究证明，缩宫的作用是通过缩宫素受体实现的。Soloff 发现，在临产前子宫肌缩宫素受体（OT – R）急剧增加，并为 Riemer 和 Fuch 等人的研究支持。所以缩宫素通过 OT – R 参与分娩的发动可能是重要的因素。妊娠晚期在雌激素的作用下 OT – R 形成的增加，提供了子宫收缩的物质基础。同时由于子宫张力增加和先露部压迫子宫下段，通过神经反射刺激缩宫素释放，从而造成分娩发动。但是，从大量的实验和临床观察，未能证明在分娩发动前有缩宫素急剧的增加。缩宫素是在分娩发动以后，随着产程的进展逐渐增加，至胎儿娩出前达到峰值。因此，目前多数学者认为，缩宫素对维持分娩的顺利进行是重要的环节和必要的条件，但不是分娩发动的启动因子。

3. 胎儿决定学说　自从 Liggin 通过羊的动物实验提出胎儿决定学说以来，在一段时间内也被用来说明人类分娩发动的机制。胎儿决定学说的基本内容是，分娩的发动可能开始于胎儿脑的成熟。胎儿脑成熟后，ACTH 分泌增加并刺激胎儿肾上腺分泌皮质醇，并导致胎儿胎盘系统产生雌激素和孕激素比值的变化。胎儿胎盘系统产生雌激素和孕酮比值的变化，激发胎盘和子宫肌合成与分泌 PG，其中 PGE 促进宫颈成熟而 $PGF_{2\alpha}$ 兴奋子宫肌使之收缩。与此同时，由于胎儿的成熟，宫腔容积增大和子宫下段的伸展，反射性的使神经垂体分泌缩宫素增加。PG 和缩宫素增加的结果导致分娩的发动。

支持这一理论的根据是：①妊娠晚期胎儿胎盘单位产生的雌激素和孕酮明显取决于胎儿肾上腺胎儿带的功能。胎儿带分泌的去氢表雄酮硫酸酯（DHEAs）是雌激素产生的重要前体物质，皮质醇也可以在 17 和 20 位上降解完成孕酮的代谢。所以，在妊娠晚期雌激素的增加和孕酮的下降，都与胎儿肾上腺胎儿带的功能相关。②在无脑儿，由于中枢神经不发育，ACTH 分泌减少，胎儿肾上腺萎缩，可造成延期分娩。但是这一理论仍然有疑问。因为：①在临床观察中未能见到在分娩发动前母血中皮质醇水平的变化；②应用皮质类固醇制剂未能达到引产的效果，而且外源性皮质类固醇还可以抑制母体和胎儿肾上腺的功能，并降低循环中 DHEAs、皮质醇和 E_3 的浓度；③由于方法学的原因，很难得到人类的妊娠和分娩过程中胎儿垂体－肾上腺功能动态观察的资料。尽管如此，这一学说仍是目前比较有说服力的学说之一。近年来，胎儿皮质醇与胎盘 CRH 正反馈环的发现，和胎盘内 11β 羟类固醇脱氢酶（11β－hydroxysteroid dehydrogenase，11β－HSD）存在的确认使胎儿决定学说有了新的发展，并提出两个学说。

一个学说是认为足月时，增加的雌激素刺激胎盘 11β－HSD 增加，使皮质醇转化为无活性的皮质醇，造成从母体到胎儿的皮质醇减少，通过负反馈作用使胎儿垂体 ACTH 的分泌增加，并刺激胎儿肾上腺 DHEA 的产生增加。胎儿 DHEA 进入胎盘，造成胎盘雌激素产生的进一步增加，并刺激缩宫素、PG 和间隙连接产生的增加，最后导致子宫收缩和宫颈扩张。另一个学说是认为在足月时，大量的胎儿皮质醇不仅促使胎儿肺成熟，而且进入胎盘与孕酮竞争结合糖皮质激素受体，阻断孕酮对胎盘 CRH 基因表达的抑制作用，使胎盘 CRH 的分娩增加。胎盘 CRH 进入胎儿，通过刺激胎儿垂体 ACTH 分娩的增加，使胎儿肾上腺产生皮质醇和 DHEA 增加。胎儿 DHEA 进入胎盘又促使胎盘雌激素的产生，并刺激缩宫素、PG 和间隙链接产生的增加，最后导致分娩发动。

4. 前列腺素学说　前列腺素的发现及其能成功的终止各时期的妊娠，使人们将前列腺素与分娩的发动联系起来，并被认为是重要的因素之一。支持这一理论的根据如下。

（1）妊娠子宫内存在合成前列腺素的机制。

（2）在妊娠各阶段应用前列腺素均可导致妊娠的终止或分娩的发动，而应用前列腺素合成抑制剂则可使分娩延迟。

（3）分娩时羊水中前列腺素（主要是 $PGF_{2\alpha}$）明显增加，而且蜕膜中 $PGF_{2\alpha}$ 水平的增加先于羊水的增加，其浓度为羊水浓度的 10～30 倍。

然而进一步的研究表明，在人类分娩发动前母血中 $PGF_{2\alpha}$ 并没有特异性的增高，而是随着分娩的进展逐渐增加的，至第一产程末和第二产程时达到高峰。因此，目前认为前列腺素是维持分娩的重要因素而不是分娩的始动原因。

5. 胎盘 CRH 学说　Majzoub 等首先提出胎盘 CRH 学说。胎盘产生的 CRH 不仅进入胎儿循环，也进入母循环中，而且在妊娠期间母血中的 CRH 主要来自胎盘。胎盘 CRH 进入胎儿循环后，刺激胎儿垂体释放 ACTH，并使胎儿肾上腺分泌皮质醇和去氢表雄酮硫酸酯（DHEAS）增加。胎儿皮质醇一方面促使胎儿器官功能成熟和维持内环境的稳定，另一方面胎儿皮质醇进入胎盘，刺激胎盘 CRH 产生的进一步增加，形成胎儿皮质醇与胎盘 CRH 的正反馈环（positive feed－back loop）。胎儿 DHEA 进入胎盘使胎盘产生雌激素增加，而皮质醇还与孕酮竞争结合胎盘的糖皮质类固醇受体，最后的结果是子宫局部的 E_2/P 比值增高，随之子宫肌内、缩宫素受体、PG 和间隙链接的生成增加，子宫收缩并进而使分娩发动。这一学说的特点之一是把胎儿成熟与分娩发动有机地结合起来，在一定意义上是胎儿决定学说的发展和完善。

McLean 等根据一组 500 例分娩的回顾性研究，结果表明妊娠 16～20 周时母血中 CRH 浓度可以预测妊娠结局是早产还是足月产或过期产，从而提出"胎盘 CRH 时钟学说"。认为从妊娠早期开始，这一"时钟"就决定分娩的时间。在早产发生前 10 周即可见到母血中 CRH 浓度明显增加，但此时并没有皮质醇和 ACTH 增加的证据，而母血中 CRH 结合蛋白与妊娠时间呈负相关关系。这些结果提示，在妊娠早期母血中 CRH 异常增加才是早产的原因，而且有可能成为预示早产的发生指标。但以后的研究表明，在妊娠期高血压疾病和 FGR 妊娠，母血中 CRH 也增高，但不发生早产。Matthew 等认为母血中 CRH 和 CRH 结合蛋白均不能预测临床的早产。Majzoub 等指出，"胎盘 CRH 时钟"不能自我纠正，而且可以在各种生理或病理的状态下使之发生偏离。因此，对"胎盘 CRH 时钟"学说目前仍有争论。

综上所述，就目前所知人类分娩发动是受多因素作用的结果，其中激素的作用是一个重要的方面，而这些激素不仅通过内分泌形式，而更多的是通过自分泌和旁分泌的形式起作用，形成在子宫局部的调节网络。

从子宫活动状态的角度理解，由维持妊娠到分娩的基本条件是子宫肌由静止状态转到兴奋状态。对子宫收缩机制的调节主要是体液性（humoral）的。由分娩发动及其后的分娩连锁反应（parturition cascade）都是基于维持子宫静止因素的撤退和子宫兴奋因素的恢复和加强。在这一模式中，每一个因素都与下一个因素紧密相连。很多因素都是多个正反馈环（multiple positive feed‐back loop）的一部分，其中包括很多自分泌和旁分泌的途径。简言之，人类足月分娩是一个生理过程，在子宫组织内（包括子宫肌、蜕膜和宫颈）完成一系列变化。这一变化（包括子宫内 PG 的释放、子宫肌间隙连接的形成，以及子宫肌缩宫素受体的形成和激活等）在分娩的数周前即已开始。一旦子宫肌和宫颈的准备完成，来自胎儿‐胎盘单位的内分泌‐自分泌‐旁分泌因子就造成子宫由不规律收缩转为规律的子宫收缩和宫颈的扩张。

（四）宫颈成熟和子宫下段形成学说

在妊娠过程中一个重要的变化是子宫下段的形成。子宫下段是由子宫峡部发展形成的。非妊娠时子宫峡部的肌层以螺旋形排列的平滑肌为主，也有少数的宫体纵行肌的延续部分。外膜有子宫主韧带、骶骨子宫韧带和耻骨宫颈韧带附着形成坚强的子宫内口。随着妊娠的进展，与胎儿发育成熟同步的是子宫峡部逐渐地被拉长形成子宫下段。此时其闭锁宫腔的功能也逐渐地消失。子宫下段和宫颈由于宫腔压力的增加而被动的伸展（stretch），并与附着其上的蜕膜发生相对的错位，可能是蜕膜激活的因素。此外，宫颈的成熟与分娩的发动有明显的时相关系。大量的临床实践证明，只有充分准备的宫颈才能有与宫缩相适应的宫口扩张。而且宫颈成熟的程度与临产的时间，产程的长短和分娩能否顺利进行都密切相关。因此，宫颈和子宫下段在妊娠和分娩过程中，不再被认为是一个被动部分，而宫颈的成熟和子宫下段的形成与发育是分娩发动的必要条件。

宫颈的成熟和子宫下段的形成是在复杂的内分泌和机械的作用下完成的。在内分泌的调节机制中，雌激素（E_2）和前列腺素（PGE_2）起重要作用。E_2 可使胶原酶（collagenase）的活性增加，而 PGE_2 除增加胶原酶的活性外，还可使白细胞内的胶原酶和弹性蛋白酶（elastase）的活性增加。Kanayama 认为，在宫颈成熟过程中弹性蛋白酶活性的增加更为重要。它不仅促进宫颈的成熟，而且还表示宫颈基质内粒细胞的激活程度。而白细胞的激活还可能参与分娩发动前的蜕膜激活过程。

（五）免疫学说

胎儿对母体来说是半异体移植物，妊娠的维持如下。子之间免疫量到抑制的结果，一旦这种抑制解除即可发动分娩。目前对于解除这种免疫抑制因素的研究正在逐渐深入。Inass 等报道，临产孕妇宫颈内白细胞和巨噬细胞密度明显高于未临产孕妇，而且在临产和未临产孕妇的子宫内膜、宫颈内都有 IL‐1β、IL‐6、IL‐8 mRNA 表达，临产后以上因子的表达多于未临产时。这些细胞因子能增加蜕膜和绒毛膜中前列腺素合成酶活性，刺激 PG 产生，从而启动分娩。

1. **分娩发动的免疫理论基础** 胎儿对母体来说是半个异体的同种移植物，妊娠之所以能维持是由于母子之间特殊的免疫关系来实现的。总的来说，在妊娠期母体的免疫抑制是主要方面。一旦母体的免疫系统对胎儿（胎盘）的识别能力增加，即会表现出排斥反应，分娩也即随之发生。根据这一原理，分娩的发动受免疫因素的调节和控制是合乎逻辑的推断。然而，在相当长的时期这一理论并没有获得足够的证明。近年来，随着免疫学的进步，对分娩发动的免疫学机制的研究也有了很大的进展。

妊娠期胎儿不受排斥的机制是由于：

（1）妊娠期母体内存在着大量的免疫抑制物（表 12 - 3），这些免疫抑制物使母体处于免疫抑制状态。

表 12 - 3　妊娠期母体内的免疫抑制物

种类	免疫抑制物
激素类	甾体类激素：皮质醇、雌激素、孕酮 蛋白类激素：hCG；HPL
蛋白类	胎儿蛋白：AFP；CEA 妊娠特异蛋白：PZP；PP14；SP1；PAPP - A
抗体	封闭抗体
细胞因子	TGF - β

（2）母体对胎儿识别能力低下：在妊娠初期和妊娠中期，母体细胞免疫能力逐渐下降，至妊娠晚期逐渐增加，表现为 T 细胞数增多而 B 细胞数减少。

（3）胎盘的免疫屏障作用：从解剖学的角度，胎盘的屏障作用是重要的，包括母循环中封闭抗体对绒毛滋养叶细胞的遮盖作用、蜕膜本身的免疫惰性作用（蜕膜细胞对胎儿抗原的刺激不敏感），以及蜕膜内的转移生长因子等。

（4）胎儿的组织适应性抗原不成熟故其抗原性弱，不容易被母体识别等。

近年来的研究表明，以维持妊娠为目的的母体细胞免疫和体液免疫功能的变化，在分娩发动中起重要作用。这些免疫因素在子宫局部呈梯度性变化，即胎盘附着部位较母血中高。在产程发动前的准备状态中，胎盘、胎膜和蜕膜的界面的免疫环境变化可能起重要的作用。Akin 证明，在自然分娩发动前，胎盘滋养叶组织中 IgG 抗体增加，而且自然分娩胎盘中 IgG 的含量较剖宫产者高。早产时则未见有这种变化。这说明随着妊娠的进展，母体免疫系统对胎儿抗原识别的能力加强，并在分娩发动中起作用。此外各种免疫调节细胞因子，如 IL - 2、INF - γ 和 TNF 等可因母体免疫系统被激活而不利于妊娠的维持，在正常妊娠过程中，胎儿产生 IL - 4 和 IL - 10 以抵消其作用。最近 Osmer 观察了剖宫产者子宫下段、蜕膜和胎膜的 IL - 8、IL - 2、TNF - α 和白细胞的基质金属蛋白酶 - 8（metalloproteinase - 8，MMP - 8）及基质金属蛋白酶 - 9（metalloproteinase - 9，MMP - 9），结果表明，子宫下段的 IL - 8 增加，同时白细胞的 MMP - 8 和 MMP - 9 也增加。故认为 IL - 8 参与人类分娩发动的过程，而 IL - 2 和 TNF - α 则无大影响。Maradney 进一步证明，胎膜、羊膜和子宫下段的伸展可刺激 IL - 8 的产生，而 IL - 8 又可增加胶原酶的活性，促进宫颈的成熟。这一结果为子宫下段成熟理论提供了新的证据。Olah 报告，正常分娩时羊水中 IL－6 水平较剖宫产者高，而且 IL－6 和 INF－γ 有良好的相关性。最近还证明，在分娩时前羊水中的浓度高于后羊水，也说明 IL－6 的产生可能与子宫下段伸展的刺激有关。IL－6 可能通过旁分泌的形式，刺激胎膜产生 PG，而参与分娩的机制。

2. 蜕膜激活学说　1988 年 Casey 提出分娩发动的蜕膜激活学说。从免疫学的角度，妊娠的维持（胎儿不被排斥）和分娩（胎儿被排斥），都与母体和胎儿之间的免疫状态相关。在维系母体和胎儿关系方面存在着器官联系系统（organ communication system），通过内分泌（endocrine）和旁分泌（paracrine）的形式实现，而且旁分泌形式是主要的。来自胎儿和母体两个方面的各种因素，主要通过旁分泌的网络来维持。在分娩前的重要事件（在各种动物几乎是相同的）就是介于胎儿和母体之间的蜕膜被激活。进一步的研究证明，蜕膜的被激活，主要是由于胎儿的成熟使胎儿维持妊娠的旁分泌系统撤退。从解剖学角度，维持妊娠和分娩发动的核心是绒毛与蜕膜的界面，即胎儿移植物和母体组织的结合部；而从功能的角度，则确认蜕膜是具有巨噬细胞样功能的组织。因此，蜕膜激活学说的理论基础是免疫性的。认为蜕膜是巨噬细胞样组织的根据如下。

（1）蜕膜中含有丰富的骨髓分化（marrow－drived）的巨噬细胞，而且蜕膜的前身——子宫内膜间质细胞也是巨噬细胞样（macrophage－like）细胞。

（2）蜕膜细胞和巨噬细胞相同，都含有丰富的花生四烯酸，占全部脂肪酸的 25%。

（3）都具有使 25－OH－维生素 D_3 1α 羟基化，并形成 β－内啡肽的能力。

（4）与巨噬细胞相同，都能在细菌内毒素的作用下，产生大量的 PG。

（5）蜕膜细胞和巨噬细胞中都有 c－fms 和 CSF－1 受体基因的产物。

（6）与巨噬细胞相同，蜕膜细胞在体外培养中可产生 IL－1 和 TNF－α。

蜕膜被激活的结果是：①花生四烯酸的释放和 PG 的合成与释放增加；②血小板活化因子（platelete activating factor，PAF）的形成与释放增加；③产生大量的细胞因子如 IL－1β、TNF－α 和 GM－CSF 等。这些物质在分娩前的羊水中有较多的聚积就是证明。分娩前蜕膜源的细胞因子在羊水中具有较高的浓度，一方面是由于产生的增加，另一方面也是由于这些物质在羊水中的半衰期较长之故。如 PG 在母血中的半衰期为 6～8 分钟，而在羊水中为 4～6 小时。这些兴奋子宫的物质在羊水中的长半衰期，有利于它们通过旁分泌形式在局部起作用。羊水中的 IL－1β 增加，可以刺激 PG（包括 $PGF_{2α}$ 和 PGE_2）及 PAF 的形成与释放。IL－1β 能刺激 PGE_2 的形成说明蜕膜的激活还可以反过来激活羊膜。此外，IL－1β 还可以被视为 $PGF_{2α}$ 的协同刺激物（costimulant），有兴奋子宫的作用。蜕膜激活后产生的兴奋子宫和促进宫颈成熟的因子，都参与分娩发动的机制，并起重要的作用（图 12－3）。

（六）关于人类分娩动因的现代认识

如前所述，人类分娩发动的机制是一个十分复杂的渐进过程。人们长时间不断寻求的所谓分娩发动的"启动者"（trigger），其本身就是一个复杂的综合作用的结果。这一综合作用反应的主要方面是胎儿的成熟。所以从一定的意义来说，人类分娩的动因仍是"瓜熟蒂落"。

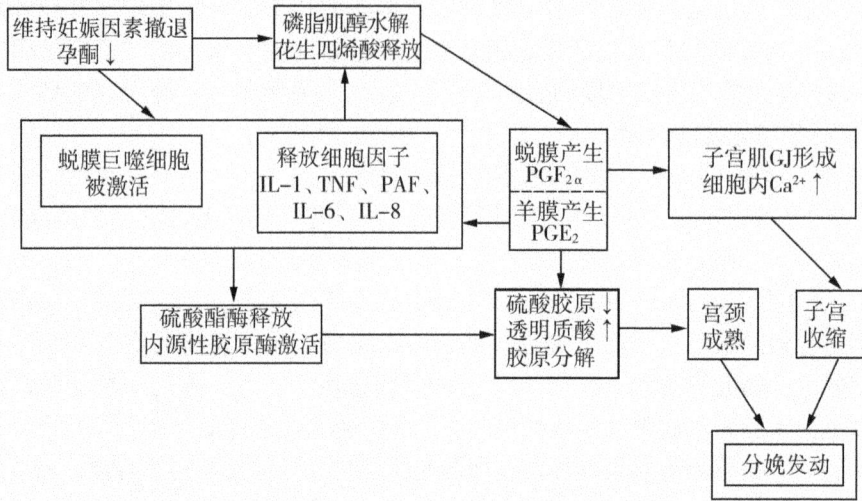

图 12 - 3 蜕膜激活学说示意图

目前对分娩机制研究已取得了不少的进展，主要的可以概括如下。

（1）从分子生物学水平进一步明确，子宫收缩的机制是平滑肌细胞内钙离子水平的增加，而平滑肌细胞间信息的传递是通过子宫肌细胞间的间隙连接来完成。这些变化构成了分娩发动的物质基础。在分娩发动前，在各种因素的作用下，子宫肌细胞内钙离子浓度的增加，和间隙连接的形成，使子宫由妊娠期的稳定状态转变为分娩时的兴奋状态。

（2）分娩过程是从维持子宫的稳定，以保证胎儿在宫内的生长发育，变为使成熟的胎儿排出。故分娩发动的必备条件是胎儿的成熟和母体的准备。在胎儿的成熟方面包括胎儿神经内分泌系统、免疫系统和各种生理支持系统的成熟，以保证体外生存的需要。母体的准备包括子宫体平滑肌敏感性的增加和宫颈的软化成熟。这二者是同时平行进行的，其中胎儿的成熟可能是更为主要的方面。

（3）从妊娠到分娩的转变，其本质是由母体对胎儿的耐受转变为对胎儿的排斥。在这一转变中，介于胎儿和母体之间的蜕膜与胎盘、胎膜和羊膜的关系起重要的作用。

（4）分娩发动时发生的内分泌和免疫环境的变化，并由此产生的促进子宫收缩的因子，是通过自分泌或旁分泌的形式，形成器官联络系统（organ communication system），并借此在局部调节子宫的活动。

基于上述理论建立的母 - 儿相关学说，可以比较满意的解释分娩发动的机制。其基本内容可归结为，蜕膜的作用类似于巨噬细胞，在妊娠期起到明显的屏障作用。妊娠期子宫的内环境则是以孕酮为主，包括其他抑制子宫收缩的因素（NO、PTH - rP、松弛素、CRH 等）的稳定子宫作用为主导方面。随着胎儿的成熟，胎儿垂体内分泌系统逐渐脱离母体的控制，由于胎儿皮质醇与胎盘 CRH 正反馈环的形成，在 ACTH 的作用下，胎儿肾上腺分泌的皮质醇和 DHEA 增加，结果子宫局部的 E_2/P 的比值随之增加，并激活蜕膜产生大量的细胞因子。子宫局部的激素和免疫环境的变化，造成：①PG 的合成和分泌增加，$PGF_{2\alpha}$ 刺激子宫收缩而 PGE_2 主要的作用是促进宫颈成熟；②促进子宫肌缩宫素受体和间隙连接的形成，使子宫的敏感性增加；③促进钙离子向细胞内转移，使细胞内钙离子增加。最后造成子宫收缩，并使分娩发动。

应该指出的是，这一理论还有很多不明之处。由于方法学的限制，我们很难得到局部各种内分泌和免疫因素变化的资料，而且内分泌和免疫因子之间相互关系及其调节还不清楚。因此，为最后阐明分娩发动的机制还需要做很多的工作。

（郑学民）

第二节　影响分娩的因素

影响分娩的因素包括产力、产道、胎儿和精神因素。产力是分娩的动力，正常分娩依靠产力将胎儿排出体外，但同时还需要软产道相应的扩张，和足够大的产道供胎儿通过。产力受胎儿的位置、大小及其与产道关系和精神、心理因素的影响。顺利的分娩依赖于这些因素之间的相互适应和协调，否则可导致难产，使产妇和胎儿发生不应有的损伤。过去比较重视产力，产道和胎儿之间的关系，近年来对精神心理因素在分娩过程中作用的重视是产科学的一个进步。本来分娩是一个正常的生理过程，所以在整个分娩过程中产妇保持良好的精神心理状态，对顺利完成分娩是十分重要的。

一、产　力

产力是将胎儿及其附属物由子宫腔排出的动力。产力包括子宫收缩力，腹肌和膈肌的收缩力，以及盆底肛提肌的收缩力。其中子宫肌的收缩力是最重要的，在整个产程中始终起主导作用。腹肌、膈肌和肛提肌则在第二产程时起辅助作用。

（一）子宫收缩力

子宫收缩力是产力最主要的部分，通过子宫收缩使子宫下段和子宫颈进行性扩张，胎儿下降，最后将胎儿及其附属物自产道娩出。正常的子宫收缩具有自主的节律性、对称性、极性和缩复作用的特性。

1. 节律性　子宫体肌肉收缩是不随意的，有自己节律的阵发性收缩。每次收缩可分为加强期、极期和减弱期。收缩期后有一个间歇期，子宫肌肉松弛，然后再次收缩。如此反复进行。

在全部分娩过程中，子宫收缩的频率逐渐增加，强度逐渐加强，子宫内压逐渐加大。子宫收缩时，子宫肌壁和胎盘受压，子宫肌壁和胎盘血流量减少。在间歇期，子宫肌壁和胎盘血流恢复，胎盘绒毛间隙的血流重新充盈。在分娩过程中，这种子宫收缩的节律性变化，对胎儿适应分娩是十分重要的（表 12 - 4）。

表 12 - 4　分娩各期子宫收缩的变化

		宫缩间隔（min）	持续时间（s）	宫腔压力（mmHg）
妊娠晚期		不规律	<30	0 ~ 15
第一产程	潜伏期	1 ~ 15	30 ~ 40	25 ~ 30
	活跃期	3 ~ 4	40 ~ 60	40 ~ 60
第二产程		1 ~ 2	60	100 ~ 150

2. 对称性和极性　子宫收缩对称的起自两侧子宫角，先迅速向子宫中线扩散，然后以

2cm/s 的速度向子宫下段扩散。这种对称性的，按由子宫角→子宫底→子宫体部顺序的子宫收缩，称之为子宫收缩的对称性和极性。子宫收缩力的强弱沿极性的方向逐渐下降，以子宫底部肌肉的收缩力为最强和持久，约为子宫下段的两倍。这一子宫源性控制机制的基础是子宫肌中的起步细胞（pacemaker cell）的去极化。最近的研究表明，起步细胞早期膜电位的去极化作用可能与细胞膜对钾离子（降低）和对钠离子（增加）的通透性的改变有关。然而，起步细胞在子宫肌内并未能得到解剖学确切的定位，而且为什么这些细胞会变成起步细胞也不清楚。

3. 缩复作用　子宫体部的肌肉在收缩时，肌纤维缩短、变宽，但在舒张时肌纤维不能恢复原状而固定于较短的状态，其肌张力与短缩前相同称为"肌肉短滞"（blachystasis）。经过反复的收缩，子宫体部的肌纤维越来越短，此称之为缩复作用。子宫下段的肌纤维则不同，肌肉收缩后，在舒张时肌纤维固定于比原先较长的状态，其肌张力比未变长前也相同，称之为"肌肉长滞"（mecystasis）。这样，经过反复的收缩，子宫上部肌壁进行性的增厚，宫腔变小，而子宫下段逐渐被拉长、扩张，并将子宫颈向外上方牵拉，使子宫颈变短，最后与伸展的子宫下段打成一片，称之为宫颈展平（effacement）。

（二）腹肌和膈肌的收缩力

腹肌和膈肌的收缩力仅在第二产程时起辅助作用。当宫口开全，先露下降至盆底时，前羊水囊和先露部压迫直肠，使产妇反射性的引起排便动作。产妇主动的屏气，腹肌和膈肌收缩，使腹腔的压力增加以协助胎儿的娩出。如子宫口未开全，而先露部较低，致使产妇过早的屏气，非但无助于宫口开大和胎儿娩出，反使子宫颈被挤在先露部和骨盆之间，宫颈血液回流障碍，而造成子宫颈水肿，使产程延长。

第三产程时，腹肌的收缩有助于胎盘娩出。

（三）肛提肌的收缩力

肛提肌的收缩对先露部在盆腔内的内旋转起重要作用。此外，当先露部降至骨盆出口，胎儿枕骨已露于耻骨弓下缘时，由子宫收缩向下的产力和肛提肌收缩产生的阻力，这二者的合力使胎头仰伸和胎儿娩出。

二、产道

产道是胎儿娩出的通道，分骨产道和软产道两部分。

（一）骨产道

骨产道指真骨盆，由骶骨、两侧髂骨、耻骨、坐骨及其互相连接的韧带组成。骨产道在分娩过程中变化较少，但并非无任何改变。在妊娠晚期，各骨联合部的水分增加，分娩过程中因产力和重力的作用，各骨也有轻度的移位，使骨盆容积增加。此外，产妇的体位也可对不同骨盆平面的径线发生影响。骨产道是一个弯曲的管道，胎儿通过时需做各种动作，以适应产道即为分娩机制。

1. 骨盆平面及其主要径线

（1）骨盆入口平面及其径线：骨盆入口平面前起耻骨联合上缘，两侧经髂骨嵴，至后面的骶骨岬上缘。骨盆入口平面的特点为前后径短而横径长。

1）入口前后径：入口前后径也称真结合径，指由耻骨联合上缘中点至骶骨岬前缘中点的距离，平均为11cm。对产科更重要的是产科径（obstetric diameter），是指耻骨联合上缘稍下方（约0.5cm）处至骶骨岬前缘中点的距离，这是骨盆入口最小的径线，较真结合径少0.5～1.0cm。

2）入口横径：入口横径为入口平面最长的径线，指两侧髂耻线间的最大距离，正常平均值约为13cm。

3）入口斜径：入口斜径左右各有一条。左骶髂关节至右髂耻隆突间的距离为左斜径。右骶髂关节至左髂耻隆突间的距离为右斜径。正常平均值约为12.75cm。枕前位时应以斜径入盆。

（2）骨盆最宽平面：骨盆最宽平面是骨盆腔最宽敞的部分，为一假想的平面，由耻骨联合后面中点至第2、3骶椎结合部的平面。其前后径和横径平均约12.5cm。横径处于两侧髋臼中心之间，两条斜径在闭孔和坐骨切迹之间，故其长度不甚确定。

（3）中骨盆平面：中骨盆平面是骨盆的最窄平面，由耻骨联合下缘经两侧坐骨棘至骶骨下端，其特点为前后径长而横径短。

1）前后径：指由耻骨联合下缘中点经坐骨棘连线中点至骶骨下端的距离。正常平均为11.5～12cm。

2）横径：又称坐骨棘间径，指两侧坐骨棘间的距离。正常平均为10.5cm。

3）后矢状径：指由坐骨棘连线中点至骶骨下端的距离。正常约5cm。

4）骨盆出口平面：骨盆出口平面不是一个真正的平面，而是由两个不在一个水平上的两个三角区，即尿生殖三角和肛门三角组成。坐骨结节间径为两个三角共同的底。尿生殖三角的顶为耻骨联合下缘，两侧为耻骨弓。肛门三角的顶为骶尾关节，两侧为骶结节韧带。

a. 出口前后径：指由耻骨联合下缘至骶尾关节间的距离。正常平均约11.5cm。

b. 出口横径：又称坐骨结节间径，指两侧坐骨结节内缘间的距离。正常平均约9cm。

c. 前矢状径：指坐骨结节连线中点至耻骨联合下缘中点间的距离。正常平均约为6cm。

d. 后矢状径：指坐骨结节连线中点至骶尾关节间的距离。正常平均约7.5cm。出口后矢状径比较重要，如出口横径较小，但出口横径与后矢状径之和大于15cm，正常大小的胎头仍可通过直肠三角经阴道娩出。

2. 骨盆轴（pelvic axis）　　骨盆轴是指连接骨盆各假想平面中点的曲线。此曲线上段向上、向后，中段向下，下段向下、向前。

3. 产轴　　产轴是胎头在娩出过程实际经过的路线。产轴并不是一条连续的曲线，而是由互不相关的两条直线组成。产轴的上部轴线为骨盆入口前后径和横径交叉点，由此向下与骶骨平行降至骶尾关节处。其下部轴线为骨盆出口前矢状径与出口横径中点的连线在坐骨棘以下的部分。

4. 骨盆倾斜度（inclination of pelvis）　　妇女在直立位时骨盆入口平面与地平面形成的角度称骨盆倾斜度。一般非妊娠期平均为51.2°（50°～55°），妊娠晚期可增大3°～5°，骶骨岬与耻骨联合上缘水平面的高度差为9.5～10cm。正常条件下，骨盆倾斜度在60°～70°不影响分娩。但如大于70°时，则骶骨常向前、向上，而耻骨弓向后、向下移位，结果骨盆入口的有效前后径缩短，阻碍胎头的衔接、下降和内旋转等。此外，产妇在分娩时采用不同的体位也对骨盆的倾斜度产生影响。

5. 骨盆类型　　骨盆类型有时可对分娩过程产生重要影响。根据骨盆X线摄影的骨盆入口形态，可将骨盆分为女性型、男性型、类人猿型和扁平型四种。在骨盆入口横径处画线，将骨盆入口分为前后两个部分，后部决定骨盆的形状，前部则表现变异。然而，在临床上常见的是混合型的，即骨盆的前部与后部属不同类型。

（1）女性型骨盆（gynecoid pelvis）：此类型属正常骨盆形态，在我国占52%～58.9%。女性型骨盆入口呈圆形或椭圆形，后半部边缘为圆形，前半部也是圆形但较宽。入口的后矢状径较前矢状径略短。骨盆的侧壁直下，坐骨棘不突出，骶骨的弧度适当，坐骨切迹较宽成圆形，故中骨盆宽大。耻骨弓约为90°。坐骨结节间径较长，可达10cm，出口的后矢状径也较长。

（2）男性型骨盆（android pelvis）：此型骨盆少见，在我国约占1%～3.7%。男性型骨盆的后半部近于楔形，前半部也呈窄三角形，入口的前矢状径较后矢状径明显的长。骨盆的两侧壁内聚，坐骨棘突出，故中骨盆狭窄。两侧坐骨切迹狭窄呈高弓形，骶骨平直并向前倾，因而出口的后矢状径也短。耻骨弓呈锐角。整个骨盆呈漏斗状。在分娩过程中，胎头常以枕横位或后不均倾式入盆，在中骨盆易造成持续性枕横位，加之出口狭窄，故难产的机会多。

（3）类人猿型骨盆（anthropoid pelvis）：在我国此类型骨盆占14.2%～18%。类人猿型骨盆的特点是入口呈卵圆形，但前半部狭窄，入口的前后径比横径长。骨盆的两侧壁内收，坐骨切迹较大，坐骨棘突出，骶骨平直并向后倾，故出口的后半部较大。骶骨长可有六节而使骨盆腔变深。耻骨弓小于90°。中骨盆和出口都表现为前后径长而横径短。由于骨盆的后部较大，故一般可经阴道分娩。

（4）扁平骨盆（platypelloid pelvis）：在我国此型骨盆约占23.2%～29%。此型骨盆入口横径的位置与正常女性型骨盆相同，但入口前后径相对较短而横径相对的较长。骨盆入口的后半部与正常相同，但前半部的角度较大。两侧髂耻线均较弯曲。骶骨短并向后弯曲，故骨盆腔较浅。坐骨切迹宽而坐骨棘平，故中骨盆较大。耻骨弓大于90°。出口横径较长，但前后径较短。此类骨盆因入口前后径较短，故常发生胎头衔接困难，而多采不均倾式入盆。一旦胎头入盆，由于中骨盆和出口大，多可自阴道分娩。

（二）软产道

软产道由子宫下段、子宫颈、阴道和骨盆底软组织组成。

1. 子宫下段的形成　子宫下段由子宫峡部发展形成。未妊娠子宫的峡部长约1cm，妊娠后子宫峡部逐渐伸展，妊娠12周时已成为子宫腔的一部分，随着妊娠的进展子宫腔逐渐增大，子宫下部也被拉长、扩展，即形成子宫下段。此时子宫下段仍保持很大的张力，维持子宫腔的闭锁状态，使妊娠得以继续。临产后子宫体部和子宫下段肌肉收缩形式的不同。子宫体部因缩复作用肌肉越来越厚，而子宫下段由于长滞现象被牵拉扩张，变得越来越薄，长可达7～10cm，并将子宫腔向上、向外牵拉，最后子宫颈被展平，与子宫腔融合成一圆筒状的结构。由于子宫上、下段肌壁厚薄不同，在子宫内面两者的交界处形成环状的隆起，称生理缩复环。

2. 子宫颈　分娩过程中初产妇与经产妇子宫颈变化的形式不完全相同。初产妇先有子宫颈缩短、消失，然后扩张。经产妇则子宫颈的缩短、消失和扩张同时进行。子宫颈受子宫体收缩的牵拉和前羊水囊楔形下压的作用，使子宫颈向上、向外扩展，逐渐与子宫下段连成一体，成为子宫下段的一部分。临产前子宫颈长约2cm，初产妇的子宫颈外口闭合，而经产妇较松可容一指。随着产程进展，子宫口逐渐开大，至宫口开全时直径约10cm。

3. 阴道　阴道为一肌肉膜性管道，壁薄而极富伸展性。分娩时，由于先露部下降使之扩张成为产道的一部分，供胎儿通过。初产妇的阴道较紧，扩张的较慢，而经产妇的阴道较松，扩张较快。

4. 盆底与会阴　在分娩过程中，随着先露部的下降，前羊水囊和胎儿的先露部将阴道逐渐的撑开。破膜后先露部直接进入盆腔达盆底，使软产道的下段成为一个向前弯曲的管道，其前壁短，后壁长，阴道外口开向前方。同时阴道皱襞展平，肛提肌向下、向内伸展，肌束分开，肌纤维拉长，会阴体也由厚5cm被压成为约2～4mm薄的组织。

三、胎儿

胎儿的大小、胎位和有无畸形是影响分娩过程的重要因素。应该指出的是，胎儿的大小是与骨盆的大小相对而言的。胎头是胎儿最大、可塑性最小，最难通过骨盆的部分。但过于肥胖的巨大儿，也可能由于皮下脂肪过多而造成难产。

（一）胎儿的大小

1. 胎头的径线

（1）双顶径（biparietal diameter）：指两侧顶骨隆突间的距离，正常足月胎儿的平均值为9.3cm。

（2）枕额径（occipito frontal diameter）：也称前后径，指由鼻根至枕骨隆突间的距离，正常足月胎儿的平均值11.3cm。

（3）枕下前囟径（suboccipito bregmatic diameter）：指前囟中央至枕骨隆突下方的距离，正常足月胎儿的平均值为9.5cm。枕下前囟径是胎头的最小径线。

（4）枕颏径（occipito mental diameter）：指颏骨下方中央至后囟顶部之间的距离，正常足月胎儿的平均值13.3cm。枕颏径是胎头的最大径线。

2. 胎头变形　胎头颅骨由顶骨、额骨、颞骨和枕骨组成。在胎儿期各骨尚未愈合在一起，其间留有缝隙称颅缝（suture）。额骨与顶骨之间的颅缝称冠状缝（coronar suture），两侧顶骨之间的颅缝称矢状缝（sagittal suture），顶骨与枕骨之间的颅缝称人字缝（lambdoidal suture）。矢状缝与冠状缝的交汇处空隙较大，称大囟门（前囟门，anterior fontanel）。矢状缝与人字缝交汇处空隙较小，称小囟门（后囟门，posterior fontanel）。各颅缝之间和囟门均有软组织遮盖，故骨板有一定的活动余地，因而胎头进入真骨盆后有一定的可塑性。在分娩过程中，可通过颅骨骨板的轻度移位、重叠使胎头变形，缩小胎头的径线，以适应产道，有利于胎头的娩出。过熟儿颅骨较硬，胎头不易变形，是不利的因素。臀位时后出胎头使胎头没有变形的机会，也是造成胎头娩出困难的因素之一。不同胎位其胎头变形的部位和形状也不一样。

3. 胎儿体重　胎儿过大不仅因胎头较大易发生头盆不称，而且可由于软组织和皮下脂肪多，双肩径也较大而发生肩难产。因此，在产前用超声波测量胎儿大小，对估计能否经阴道分娩有重要参考价值。单用胎头和骨盆径线评价头盆关系是不精确的，可以用头围和腹围的周径与骨盆入口和中骨盆周径的关系来评价胎盆关系（fetal - pelvic relationship）。如果头围和腹围的周径大于骨盆入口和（或）中骨盆的周径，则可确定为头盆不称，或腹盆不称，或两者都有。

（二）胎位

产道是一个弯曲的管道。当胎体的纵轴与骨盆轴一致时容易通过，绝大多数有经阴道分娩的可能。横产式时，胎体的纵轴与骨盆轴垂直，故足月活胎不可能顺利通过产道，只有将胎体转为纵产式时方可经阴道娩出。

胎儿以头的周径最大，肩次之，臀最小。故如胎头可以顺利通过产道，则肩和臀的娩出一般应无大障碍。正常妊娠时以头位为最多，在分娩过程中，胎头以最小的径线（枕下前囟径）通过骨盆各平面。如果胎头俯屈不良成额先露时，则需以较大的枕额径通过骨盆各平面，所以相对的困难。如果胎头呈仰伸状态，即面先露，则胎头需以其最大的径线（枕颏径）通过产道，此时只有颏前位，而且骨盆较大、产力较强时才有可能经阴道分娩。颏后位经阴道分娩的可能性较小。纵产式的另一种情况是臀先露，由于臀先娩出，软产道扩张不充分，后出胎头时颅骨变形的机会也很少，故较头位困难，新生儿发生产伤和死亡的危险性较大，但大多数是可以经阴道分娩的。

复合产式是一种罕见的情况。由于上肢与头（或臀）同时入盆，因而使先露部的径线加大，而且不利于胎头在阴道内的回转动作，故经阴道分娩比较困难，对母儿的危险性也增大。

（三）胎儿畸形

畸形胎儿的某一部分发育的异常，可以增加胎儿的径线，造成儿-盆不称而致难产。如脑积水、巨大的畸胎瘤和联体双胎等。

四、精神因素

由于分娩的高风险性及结局的不确定性，多数产妇会产生不同程度的焦虑、紧张、恐惧等情绪。虽然精神因素对产程的影响早为人们所认识，但长期以来却缺乏科学的研究。在分娩过程中精神心理状态可以明显的影响产力，并进而影响产程的进展，甚至导致产妇放弃自然分娩。

一般来说，产妇对分娩的安全性有顾虑，并对医护人员有很大的依赖性。疼痛的质和量受焦虑、恐惧等情绪的巨大影响，持续性焦虑和恐惧可明显增加疼痛感。对于初产妇，心理因素在自然分娩过程中的作用更为关键。研究发现，大部分初产妇由于没有分娩经验，易对分娩感到紧张、恐惧和焦虑不安。最终将导致母体和胎儿内环境紊乱。初产年龄较大，文化程度较高的产妇心理不良反应的比例较高。国内曾有多项研究提示，年龄较大、较高学历、初产妇，以及有流产史的孕妇，更易在产程中发生焦虑与抑郁症状，并由此增加难产概率。提示在产前宣教中应加强这部分孕妇的心理干预。

自1996年国际卫生组织倡导母爱分娩行动以来，国内已有很多地方采用陪伴分娩方式。实践的经验证明，在分娩过程中，由有经验的人陪伴，对产妇进行舒适的抚摩和热情的支持，可以消除产妇的恐惧和焦虑，使分娩过程在充满热情、关怀和鼓励的气氛中进行。世界卫生组织提出，2015年每位产妇都有权享受分娩镇痛。分娩镇痛是指用各种方法来消除或缓解分娩时的疼痛。减轻产痛，不仅可以缩短产程、增加顺产率，而且还使手术产率降低、产后出血减少。这表明了精神心理因素对正常分娩的重要性。在分娩过程中，持续地给产妇生理上、心理上、感情上的支持，使产妇感到舒适、安全、充满信心。产妇在全身放松的情况下，与医务人员配合，愉快地度过分娩过程。

（郑学民）

第三节 枕先露的分娩机制

分娩机制：是指胎儿先露部为适应骨盆各平面的不同形态进行一系列适应性转动，以最小径线通过产道的全过程。临床上枕先露占 95.55% ~ 97.55%，以枕左前位最多见，故以枕左前位分娩机制为例说明。枕右前位的分娩机制与枕左前位相同，但方向相反。

分娩机制应被视为一个连续的过程，下降贯穿于分娩始末，胎头的各种适应性动作都是伴随着下降逐渐完成的，各个动作之间并没有明显的界限。

1. 衔接　胎头双顶径进入骨盆入口平面，胎头颅骨的最低点接近或达到坐骨棘水平，称为衔接（engagement）。胎头以半俯屈状态进入骨盆，以枕额径进入衔接。由于枕额径大于骨盆入口前后径，胎头矢状缝多落在骨盆入口的右斜径上，胎儿枕骨位于骨盆的左前方。

多数情况下两侧顶骨同时入盆，称之为均倾式入盆，如一侧顶骨先入盆，另一侧后入，则称之为不均倾式入盆。分娩开始时胎头多处于枕横位略带后不均倾势，即后顶骨先下降、低于前顶骨进入骨盆入口，矢状缝前移靠近耻骨联合，随后胎头继续下降，前预骨沿骶骨岬向下降，逐渐前移形成均倾式。

衔接是一个重要的步骤，部分初产妇在预产期前 1 ~ 2 周内衔接，经产妇多在分娩开始后衔接。若初产妇已临产而胎头仍未衔接，应警惕有头盆不称的可能。

2. 下降　胎头沿骨盆轴前进的动作称为下降（descent），下降贯穿在整个分娩的始终，下降伴随着其他动作同时进行。宫缩力是促使胎头下降的主要动力，下列因素促使胎头下降：①宫缩时通过羊水传导的压力，经胎轴达到胎头；②宫缩时直接压迫宫底，直接压迫胎臀，压力经胎轴传到胎头；③宫缩时胎体伸长伸直，有利于压力的向下传递；④腹肌收缩使腹腔压力增加，压力经子宫传至胎儿。初产妇胎头下降速度因宫口扩张缓慢和软组织阻力较大而较经产妇慢。临床上以胎头下降的程度作为判断产程进展的重要标志。胎头在下降过程中，受到盆底的阻力，发生俯曲、内旋转、仰伸和外旋转等一系列动作，完成胎儿的娩出。

3. 俯屈　当胎头以枕额径进入骨盆腔后，继续下降至骨盆底时遇到宫颈、盆壁及盆底的阻力，处于半俯屈状态的胎头进一步俯屈（flexion），使胎儿以最小的枕下前囟径适应产道，有利于胎头的进一步下降。

4. 内旋转　胎头到达中骨盆时为适应中骨盆的形态发生内旋转（internal rotation）。中骨盆平面是前后径大于横径，当胎头通过该平面时，枕部遇到肛提肌阻力，将胎头推向阻力较小、部位较宽的前方，胎头向前旋转 45°，胎头的小囟门转至耻骨联合的下方。内旋转由中骨盆平面开始至出口平面完成，一般在第一产程末完成。如果不能完成内旋转的动作，可能会发生持续性枕横位，造成难产。

5. 仰伸　胎头完成内旋转后已下降达到阴道外口。由于该处的解剖关系，产轴的方向向前向上，前面的阻力小于后面。此时，胎头在宫缩力、腹肌和膈肌收缩力迫使下继续下降，而盆底阻力和肛提肌收缩力又将胎头向前推进，两者的合力使胎头沿产轴向前向下。当枕骨达耻骨联合下缘时，以耻骨弓为支点，使胎头逐渐仰伸（extenion），胎儿的顶、额、鼻、口、颏相继娩出。

当胎头仰伸时，胎儿双肩已进入盆腔，并落在骨盆入口的斜径或横径上。

6. 复位和外旋转　胎头娩出时，胎儿双肩径沿骨盆入口的左斜径下降。胎头娩出后，为使胎头与胎肩恢复正常关系，胎头枕部向左旋转 45°，称为复位（restitution）。胎儿继续下降，与胎头内旋转的机制相同，胎肩也需作内旋转的动作，使双肩间径与骨盆的前后径一致。胎肩的内旋转带动胎头枕部在阴道外继续向左旋转 45°，以保持胎头与胎肩的垂直关系，称之为外旋转（extemal rotation）。

7. 胎儿娩出　胎头完成外旋转后，胎儿前肩（右肩）在耻骨弓下先娩出，随即后肩（左肩）从会阴前缘娩出，胎儿双肩娩出后，胎体及胎儿下肢已无任何阻力，随之顺利娩出；至此，胎儿娩出过程全部完成。

必须指出：分娩机制中将各动作分别介绍，但在分娩过程中却是连续进行，下降动作始终贯穿于分娩全过程。

（郑学民）

第四节　分娩的临床经过

一、先兆临产

分娩发动前出现系列症状，预示着孕妇不久将临产。

1. 假临产（false labor）　宫缩持续时间短、间歇时间长、不规律，宫缩强度不增加，常在夜间出现、清晨消失，宫缩引起下腹部轻微胀痛，宫颈管不缩短，宫口扩张不明显，给予镇静剂后宫缩消失。

2. 胎儿下降感（Lightening）　胎先露部下降进入骨盆入口使宫底下降，多数初产妇感到上腹部较前舒适，进食量增多，呼吸较轻快，常有尿频症状。

3. 见红（bloody shoW）　在分娩发动前 24 ~ 48 小时内，因宫颈内口附近胎膜与该处子宫壁分离，毛细血管破裂经阴道排出少量血液，与宫颈管内黏液相混排出，称见红，是分娩即将开始较可靠的征象。若阴道流血量多，超过平时月经量，应考虑妊娠晚期异常出血，如前置胎盘、宫颈病变等。

二、临产诊断

临产开始标志：①子宫收缩规律且逐渐增强，持续 30 秒或以上，间歇 5 ~ 6 分钟；②宫颈进行性扩张；③胎先露进行性下降。临床上准确确定分娩开始时间较困难，多数由孕妇回忆主诉决定产程开始的时间，不容易与假临产区别，真假临产鉴别不能单纯根据孕妇自觉症状，因为不同人对疼痛敏感程度不一，必要时医务人员需对孕妇进行认真仔细、连续观察，每次时间至少 10 分钟以上。

三、产程分期

有关产程界定在临床上一直有较多争议，目前我国沿用产程时间是 50 年前制定的标准。

第一产程（宫颈扩张期）：从规律宫缩开始出现，到宫口开全。初产妇约需 11 ~ 12 小时；经产妇约需 6 ~ 8 小时，但第一产程持续时间因人而异，变化很大。从 Friedman 首次定义潜伏期之后，有很多种关于潜伏期的定义。然而，潜伏期的时限很难定义，因为产程的开始时间很主观。

第二产程（胎儿娩出期）：从宫口开全到胎儿娩出。初产妇约需 1 ~ 2 小时；经产妇不超过 1 小时。

第三产程（胎盘娩出期）：从胎儿娩出到胎盘娩出，需 5 ~ 15 分钟，不应超过 30 分钟。

随着社会的发展，近几十年孕妇年龄、体质指数的变化、产科干预（引产、无痛分娩、催产素应用）等都发生很大变化，以上因素均可能影响产程，因此 50 年前临床资料可能并不适宜于现时代的人。Zhang 等对美国 19 家医院多中心回顾性研究（62 415 例产妇）发现：初产妇和经产妇在宫口 6cm 之前产程进展相似，经产妇宫口 6cm 以后进入加速期，而初产妇没有明显的加速期，这与我国传统的产程时间有差别。宫口开大 4cm 到 5cm 经历的时间可能大于 6 小时，从 5cm 到 6cm 历时大于 3 小时。在无痛分娩广泛应用以后，第二产程持续时间常较前有所延长，初产妇第二产程持续时间平均为 3.6 小时（硬膜外镇痛），2.8 小时（未镇痛）。其待产时间远大于传统的产程时间，但目前还缺少我国大样本统计数据。

四、产程各期临床表现和处理

（一）第一产程

1. 临床表现　临床表现为：规律宫缩、宫口扩张、胎头下降、胎膜破裂。

（1）规律宫缩：俗称"阵痛"，产程开始时，宫缩持续时间较短（约 30 秒）且弱，间隔时间较长（5 ~ 6 分钟）。随着产程的进展，持续时间渐长（50 ~ 60 秒）且强度增加，间隙期渐短（2 ~ 3 分钟）。当宫口近开全时，宫缩持续时间可长达 1 分钟或以上，间隙期仅 1 ~ 2 分钟。

（2）宫口扩张：当宫缩渐频且不断增强时，宫颈管逐渐短缩直至消失，宫口逐渐扩张。宫口扩张可分两期：潜伏期及活跃期。宫口于潜伏期扩张速度较慢，进入活跃期后宫口扩张速度加快。若不能如期扩张，应积极寻找原因，常见原因有：宫缩乏力、胎位不正、头盆不称等。当宫口开全（10cm）时，宫口边缘消失，子宫下段及阴道形成宽阔腔道即产道；产程中宫口扩张有以下相关问题。

1）药物影响：麻醉及镇静剂对宫口扩张有影响，有研究发现使用硬膜外镇痛比全身给予镇静剂影响更大，可以缩短宫口开全时间，且不增加剖宫产率。

2）宫颈水肿：是分娩较常见的异常现象，常发生在第一产程，与滞产、头盆不称、骨盆狭窄、胎方位异常有关。宫颈水肿发生与宫颈组织成分和骨盆解剖结构相关，临产后随着宫颈扩张和胎先露下降，如宫颈前唇夹在胎头和耻骨联合两骨性组织之间，孕妇过早屏气，未完全扩张的宫颈过度受压，血液回流受阻，易发生水肿与充血，发现宫颈水肿应及时查找原因，积极处理。

（3）胎头下降：以胎儿颅骨最低点与骨盆坐骨棘平面关系为标志进行评估。一般在宫口开大 4 ~ 5cm 时，胎头骨质部分最低点应达坐骨棘水平。胎头能否顺利下降是决定能否经阴道分娩的重要观察指标。通过阴道检查能判断胎头下降程度，以明确胎头颅骨最低点位置，并能协助判断胎位。

2. 第一产程临床评估

（1）孕期保健手册和相关医疗资料回顾：每次接诊孕产妇时均应仔细阅读保健手册。包括：产前检查全部记录，孕期检查全部检验结果等。重点包括以下内容：保健手册书面记录、月经史、辅助检查结果等。应重点记录重要辅助检查结果：如血常规、血糖、凝血指标、血型等；建议在住院待产记录首页以醒目标记在指定位置记录，应记录所有重点检验结果及异常结果，随时提醒各级医务人员注意。

（2）妊娠晚期评估：初产妇在分娩前 1 ～ 2 周胎头下降入盆，宫底下降，减轻了子宫对孕妇心、肺、胃的压迫，孕妇感轻松，但因子宫压迫盆底，可能行走较困难，出现腰背部疼痛，阴道分泌物增加等变化。孕晚期出现不规律宫缩，宫颈变软，易于扩张。妊娠晚期孕妇情绪变化较大，或热切期盼或恐惧，应该给予心理辅导，安全渡过这段时期。在先兆临产或潜伏期，不限制孕妇活动空间，鼓励做一些力所能及的事情。避免长时间仰卧体位。变换体位时要慢且稳，不过度弯腰或突然增加腹压。鼓励正常低危孕妇潜伏期在院外观察，在交通便利及医生或医护人员的指导下，有家人陪伴，能有效促进自然分娩，对孕妇和胎儿都有益。

Bailit 等入选 6 121 名活跃期入院的孕妇和 2 697 名潜伏期入院的孕妇进行研究发现，在不同时期入院，妊娠结局会有不同（表 12 – 5）。

表 12 – 5　潜伏期入院和活跃期入院妊娠结局的比较

结局	OR 值	95% CI
活跃期停滞	2.2	1.6 ～ 3.1
氧气的使用	2.3	2.1 ～ 2.6
人工破膜	0.8	0.7 ～ 0.8
头皮 pH	2.2	1.8 ～ 2.6
催产素干预	2.3	2.1 ～ 2.6
分娩镇痛	2.2	2.0 ～ 2.4
产程停滞改行剖宫产	1.0	0.6 ～ 1.8
低位产钳	1.2	0.8 ～ 1.8
高位产钳	0.3	0 ～ 2.1
胎头吸引	1.1	0.9 ～ 1.4
产生出血	1.1	0.8 ～ 1.5
新生儿插管	1.2	1.0 ～ 1.4
绒毛膜羊膜炎	2.7	1.5 ～ 4.7
产褥感染	1.7	1.0 ～ 2.9

（3）临产评估：临产开始时间在很多情况下无法准确确定。在潜伏期，宫缩特征大多为下腹部即耻骨联合上阵发性不适或轻度疼痛，大多数孕妇都能很好地耐受。

在先兆临产期，有些孕妇无任何感觉，但胎心监护图可显示有较强的宫腔压力波峰，能有效地促进宫颈成熟，使孕妇临产和分娩。当不规律宫缩长达 2 天或更长时间，宫颈口扩张无明显进展，且宫缩已经影响到孕妇生活、休息和睡眠时，无论诊断是否临产，需再次评估头盆及宫颈状况。分娩中保持孕妇精神和体力非常重要，医护人员应给予孕妇更多的情感心理支持，必要时可用镇静药。

宫颈成熟度：为评估孕妇是否能经阴道分娩的关键因素。少数宫颈坚韧者，需要有效、安全的方法促进宫颈成熟。宫颈成熟度评估重要指标如表 12 – 6 所示，评分 <6 分者引产成功率低，≥6 分者引产成功率高。

表 12 – 6　宫颈 Bishop 评分

评分	0	1	2	3
宫口扩张（cm）	0	1～2	3～4	≥5
容受（%）	0～30	40～50	60～70	80～100
先露位置	−3	−2	−1～0	+1～+2
宫颈硬度	硬	中	软	
宫口位置	后	中	前	

3. 产程观察与处理

（1）产妇生命体征：临产后，在观察产程开始症状及体征时，除认真、仔细阅读孕产期过程中所有医疗资料外，接诊后需要对孕妇及胎儿进行再评估。准确估算孕周。常规评估包括孕妇重要的生命体征：呼吸、脉搏、血压和体温等。产科检查评估：宫高、腹围，骨盆外测量，胎儿体重估计，胎位、胎心，宫缩及产程进展情况等。4 小时测一次生命体征。及时排空膀胱。如发现异常应增加测量次数。

（2）子宫收缩及胎心监护：监测子宫收缩最简单、有效、准确的方法是由医务人员手掌放于孕妇近宫底腹壁上，宫缩时宫体部隆起变硬，间歇期松弛变软，定时连续观察宫缩持续时间、强度、规律性以及间歇期时间，并及时记录。目前很多医院采用胎儿监护仪描记胎心、宫缩、胎动，胎儿监护仪监测胎心。

用胎儿监护仪描记宫缩曲线，能判断宫缩强度、频率和每次宫缩持续时间，较全面反映宫缩的客观指标，利用仪器描记宫缩易受宫缩探头位置、固定方法影响，特别是医务人员经验不足或不能在床旁观察监视时，易导致错误判断，因此，应强调医护人员床旁监测的重要性。

正常胎心规律，110～160 次/分。出现胎心异常，应及时查明原因，同时嘱孕妇左侧卧位，给予吸氧，注意排除有无脐带脱垂的可能。国外指南推荐低危孕妇正常待产第一产程中胎心监测方法是间断胎心听诊（intermittent auscultation），是一种在既定时间内听诊胎心次数的检测方法，目前尚无关于间断胎心听诊优劣的循证医学证据。随机对照试验证实低危组孕妇采用间断听诊和连续胎心电子监护两组间新生儿结局无差异，说明间断胎心听诊不影响其对低危孕妇和胎心基线及加速正常孕妇的监护结果。各国指南推荐胎心听诊时机各不相同，但都包括宫缩时和宫缩后，大部分学者推荐宫缩时及其后短时间内听诊 30～60 秒。一般建议活跃期每 15 分钟听诊一次，第二产程每 5 分钟听诊一次可能比较合理，并且每次听诊不应少于 60 秒。SOGC、ACOG、NICE 等指出低危孕妇行胎心间断听诊，当出现以下情况需持续听诊：①有高危因素的产妇（妊娠合并糖尿病、高血压、早产、过期妊娠等）；②间断听诊有异常（＜110 次/分，或＞160 次/分，或宫缩后有减速）；③孕妇发热（大于 38℃一次，或大于 37.5℃，2 小时后复测仍大于 37.5℃）；④产程中有新鲜或较多血液从阴道流出；⑤使用缩宫素加强宫缩；⑥羊水粪染者；⑦孕妇要求（Ⅱ – A）等。尚需更多研究来确定最佳的听诊间隔、结果判读的可靠性等。

不少学者建议对临产妇女入产房或病房后进行一次电子胎心率监护，即入室试验（admission fetal heart tracings）。最近一篇系统评价（包括 3 个随机对照试验，11 259 例孕妇）认为入室试验组与对照组围产结局无统计学差异，故不支持对健康产妇常规进行入室试验。

（3）宫颈扩张和胎头下降程度：通过指肛检查和阴道检查能了解宫颈扩张和胎头下降程度。因指肛检查孕妇不适感强，增加感染机会，不容易检查清楚，现在国内外很多医院已废除。不明原因阴道流血，如前置胎盘等，严禁肛查。目前国内外广泛应用阴道检查评估产程进展情况，应在消毒后进行，不增加感染机会。阴道检查除能了解宫口扩张程度、胎先露下降、内骨盆情况外，能直接摸清胎头，并能查明矢状缝及囟门，明确胎位，对分娩方式判定有重要意义。产程中通过定期阴道检查（或指肛检查），评估宫口扩张、胎头下降情况。在宫缩时行阴道检查所测得宫颈扩张大小、胎先露下降情况与无宫缩时有不同，应注意区别。英国建议第一产程中每4小时阴道检查一次，每4小时绘制产程图。我国通常在潜伏期每4小时检查一次，活跃期每2小时检查一次。经产妇或初产妇宫缩频而强时，需适当增减检查次数，避免无保护下分娩，造成母婴严重并发症发生。阴道检查需记录：宫颈扩张情况、宫颈消失程度、胎方位、胎膜状况、胎先露位置等。

（4）破膜和羊水的观察

1）胎膜破裂（简称破膜）：宫缩时，子宫羊膜腔内压力增高，胎先露部下降，将羊水阻断为前后两部，在胎先露部前面羊水量不多约100ml称前羊水，其有助于扩张宫口。当羊膜腔压力增加到一定程度时胎膜自然破裂。破膜多发生在宫口近开全时，破膜后应立即听取胎心，并注意观察、记录破膜时间，羊水量及性状，发现羊水胎粪污染，或血性羊水应迅速查明原因，及时处理。Ramin等指出，单纯用羊水粪染作为胎儿预后的标志，并做处理分娩的依据并不可靠。分娩过程中羊水粪染的高发生率常代表胎儿的正常生理过程，仅在伴有胎儿的酸血症时才是胎儿危险的征兆。因此对有羊水粪染者既不要过高估计其严重性，也不应掉以轻心。重要的是加强对胎儿的监护，必要时行胎儿是否有酸血症的检查。

2）人工破膜：人工破膜引产为常用引产催产方法之一，破膜后羊水流出，宫腔容积改变，发生子宫动力学改变，羊膜细胞中溶酶体释放出磷酸酯酶，促进前列腺素合成，启动宫缩。宫缩加强，胎头下降加速，胎头对宫颈压力增加，反射地使前列腺素增加，同时刺激宫颈旁神经丛，缩宫素释放增加，进一步加强宫缩，使产程缩短；破膜后能观察羊水性状。但人工破膜一定有严格适应证，同时应注意有无禁忌证。

无明显头盆不称，胎头入盆，宫口已扩张5~6cm，产程进展异常，可以人工破膜严密观察产程进展及胎儿情况。一些手术术前必需人工破膜，如内倒转术、胎头吸引术、产钳术等。

人工破膜禁忌证有：明显头盆不称，产道异常、胎位不正（如横位、臀位）、宫颈不成熟等。

人工破膜争议较多，有关人工破膜相关研究、临床观察资料有价值的不多。国外指南建议如母儿状态正常，在第一产程时最好不要临床干预，不需要常规行人工破膜术或缩宫素加强宫缩。

（二）第二产程

1. 临床表现　进入第二产程后，产妇会出现一系列的征象，但有些并不具有特异性，当有以下表现时，应行阴道检查了解宫颈扩张及胎先露下降情况，明确产程进展情况并行相应处理。

（1）屏气用力感：可能是宫口开全征象，也可能是下降的先露部压迫盆底后出现的反应。

（2）前羊水破裂：破膜可在分娩期的任何时候发生，第二产程时胎膜多已自然破裂，若仍未破膜，影响胎头下降，应行人工破膜。人工破膜应在胎头已完全衔接后，于宫缩间歇进行，破膜前后均应听取胎心音并观察羊水情况及产妇一般情况，并做好羊水栓塞的抢救准备。破膜后，宫缩常暂时停止，产妇略感舒适，随后重现宫缩且较前增强，每次持续1分钟或更长，间歇1~2分钟。

（3）肛门松弛扩张及皮纹出现：当胎头下降至骨盆出口平面时，会阴会逐渐膨隆变薄，肛门括约肌松弛，会阴后联合可见皮纹，并逐渐在阴道口可见胎头。

（4）米氏菱形窝（the thomboid of Michaelas）显现：米氏菱形窝在产妇的背部显现可能是一生理反应，使Carus曲线（骨盆腔的轴线）变长变直，更适应胎儿通过产道。米氏菱形窝的菱形上角是第5腰椎棘突，两侧角则相当于两侧髂后上棘点，下角为两侧臀肌交叉点。在两侧髂后上棘联线中点上约2~2.5cm处，即为第5腰椎棘突下点。

（5）上腹部压力感：硬膜外镇痛产妇可能随着胎儿伸直出现肋下不适感。

（6）阴道流血量增多：第一产程末期随着宫颈迅速扩张，胎膜边缘破裂出现阴道流血量稍增多，需与胎盘剥离、前置胎盘、软产道损伤等鉴别，收集出血量，并动态观察，听取胎心音，行胎儿监护，观察产妇一般情况及生命体征，触诊子宫有无压痛，记录宫缩及宫缩间歇持续时间及强度等。

（7）胎心率变化：第二产程时，子宫收缩及产妇向下用力使胎盘灌注明显减少。胎儿通过产道下降，使宫内容积减少，可能在一定程度上发生胎盘早期剥离，进一步危害胎儿健康。胎儿下降还可能使缠绕胎儿的脐带变紧，从而阻碍脐血流。上述情况都可能出现胎心率变化，应密切观察胎心音变化，必要时行连续胎儿监护。

（8）先露部显现：随着产程进展，出现胎头拨露（head visible on vulval gapping）和胎头着冠（crowning of head）。当胎头降至骨盆出口压迫盆底组织时，孕妇有排便感，不自主向下屏气。随产程进展，会阴体渐膨隆和变薄，肛门括约肌松弛。宫缩时胎头露出于阴道口，露出部分逐渐增大，宫缩间歇期，胎头又缩回阴道内，称为胎头拨露。当胎头双顶径越过骨盆出口，宫缩间歇期胎头不再回缩，称为胎头着冠。此时会阴极度扩张，产程继续进展。严重的胎头水肿（又称产瘤）及胎头过度变形时出现先露很低的假象，产瘤在宫颈尚未完全扩张或胎头下降不理想时仍能在会阴部显现，医务人员误认为先露很低，造成判断失误，因此，需经阴道检查胎头双顶骨质部分及胎耳部位，借以准确判断胎头下降水平，同时了解宫颈有无水肿以及判断胎方位，肛查容易误判。当为臀先露时，先露部（胎足或胎臀）也可在宫颈开全之前出现在会阴部。此外较少见的是脱垂的宫颈。

如产程进展顺利，此后胎头枕骨于耻骨弓下露出，出现仰伸动作，胎儿额、鼻、口、颏部相继娩出。胎头娩出后，随即出现胎头复位和外旋转，随后前肩和后肩也相继娩出，胎体很快顺利娩出，后羊水随之涌出，应关注并记录后羊水颜色、性状，对判别胎儿宫内情况有重要参考价值。

2. 产程观察和处理

（1）密切监测胎儿情况及产程进展：注意子宫收缩的强度、频率和宫缩间歇期子宫能否全部松弛，通过观察孕妇反应和定期触诊进行评估，警惕强直性子宫收缩和病理缩复环出现，宫缩之后需要胎心听诊1分钟以上，至少每5分钟一次。注意胎头下降情况。第二产程当孕妇出现宫缩乏力，必要时使用缩宫素加强宫缩。

传统产程时间认为第二产程初产妇约需 1~2 小时，经产妇不超过 1 小时，但 Zhang 等的研究发现初产妇第二产程持续时间平均为 3.6 小时（硬膜外镇痛），2.8 小时（未镇痛）。胎心、羊水外观正常，孕妇无其他异常，建议不要过多的干预产程进展。

第一产程末及第二产程出现胎头下降延缓或者停滞，应及时查找原因，避免胎头长时间受压，引起胎儿窘迫、颅内出血等并发症发生。如胎儿在第二产程下降不理想，可以尝试孕妇增加产道重力的体位，如坐位或蹲位等，但持续时间不宜过长。如果是脐带过短或者因脐带缠绕造成的脐带相对过短，胎头可能在中骨盆平面与出口平面受阻，出现胎心异常。若为持续性枕横位或枕后位，可考虑徒手旋转胎头至枕前位，胎头继续下降，当胎头骨质部分下降到 +3 以下，无头盆不称，经阴道检查可扪及胎耳，可自然分娩。必要时行低位产钳及胎头吸引助产，若胎头下降 ≤ +2，应及时行剖宫产术。第二产程宫缩频而强，需密切监测胎儿有无急性缺氧症状，应每 5 分钟听一次胎心，有条件可连续应用胎儿电子监护仪监测，应注意观察胎心与宫缩的关系，还应随时了解羊水情况，如出现胎心变慢且在宫缩后不恢复或恢复慢，应立即行阴道检查，尽快结束分娩。但在无异常情况的分娩过程中，不做过多干预将有利于增加阴道分娩率，降低器械助产率，并缩短产妇屏气用力时间（图 12-4）。

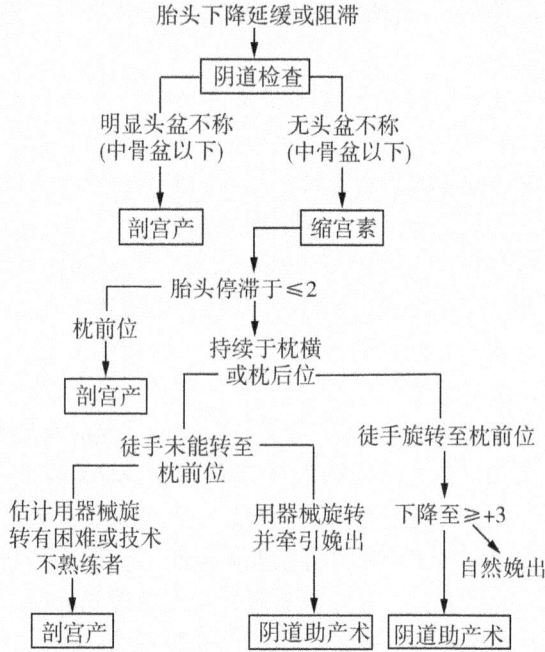

图 12-4 胎头下降延缓的处理原则

（2）孕妇管理及腹压用力

1）孕妇管理：第二产程需每小时测血压和脉搏，继续 4 小时测一次体温，每小时阴道检查一次，每半小时记录一次宫缩强度。鼓励孕妇及时排空膀胱，如因膀胱膨胀而不能自行排尿，应行导尿术，以免因充盈之膀胱阻碍胎头下降、影响产程进展、胎盘娩出及子宫收缩等，导致产后出血。由于阵缩加强和孕妇屏气用力，产妇出汗较多，应及时擦干孕妇身体的汗水，以免受凉。建议孕妇进食少量温开水或易消化食物。孕妇在第二产程可以使用斜卧位、半卧位或其他舒适体位，以有利产程观察为宜。

2）腹压用力：近年来，大多数观点认为不要因过分强调第二产程时间限制、使用指导性下屏方法（valsalva pushing），建议使用自主下屏方法（spontaneous pushing）。指导性下屏方法（即指导孕妇屏气）是指医务人员根据胎心电子监护显示的宫缩情况作指示，在第二产程指导孕妇深吸一口气，用尽力气长长的自主向下用腹压，不呼气不发声，之后再重复吸气屏气，直至宫缩结束。指导性下屏方法一定程度上可缩短第二产程，但其缺点包括：孕妇由于持续的肌肉收缩造成肌肉供氧减少缺血增加，产妇疲惫，肌肉收缩能力减弱，人工助产率增加；且胎儿氧气供给减少，脐血 pH 降低。

自主下屏方法是指孕妇根据自己的感觉使用推力，没有特定要求下屏的时间和方式，医务人员多鼓励性支持，只偶尔给予提示。指导性自主下屏方法的优点包括：减少胎儿缺氧、胎儿酸中毒等发生减少，减少会阴裂伤、血压升高、产后疲劳等发生。自主下屏方法第二产程相对缓慢，但自然生产率增加，会阴侧切率减少，新生儿结局没变化。

3. 接生

（1）产妇的体位：在西方国家，鼓励产妇根据自主意愿选择任何一种体位分娩，根据环境因素、助产士对每种体位接产方法的熟练程度和孕妇及胎儿的情况加以选择，包括仰卧位、（支撑）坐位、侧位、（支撑）蹲位、跪位、直立位及手膝位等。

常用的体位如下。

1）仰卧位分娩：目前国内多数产妇分娩取仰卧位，其优点是：有利于经阴道助产手术操作，如：会阴切开术、胎头吸引术、产钳术等，且对新生儿处理较为便利。但从分娩的生理来说，并非理想体位。其缺点包括：①妊娠子宫压迫下腔静脉，产妇可出现仰卧位低血压；②仰卧位使骨盆可塑性受限，且宫缩效率较低，增加难产机会；③胎儿重力失去应有作用，并导致产程延长；④增加产妇不安和产痛等。基于上述原因，仰卧位分娩时继发性宫缩乏力和胎儿窘迫的发生率较坐位高，异常分娩也较多；所以不是理想的分娩体位，从某种意义上说，仰卧位分娩主要是适合医护人员的需要，而不是孕妇。

2）坐位分娩：坐位分娩的优点：①可提高宫缩效率，缩短产程。由于胎儿纵轴与产轴一致，故能充分发挥胎儿的重力作用，可使胎头对宫颈压力增加，此外由于子宫 – 胎盘的血供改善，也可使宫缩加强，胎儿窘迫和新生儿窒息发生率降低。②可减少骨盆倾斜度，有利于胎头入盆和分娩机制顺利完成。③X 线检查表明，由仰卧位改坐位时，可使坐骨棘间距平均增加 0.76cm，骨盆出口前后径增加 1~2cm，骨盆出口面积平均增加 28%。④孕妇分娩时感觉较舒适，可减轻其不安和紧张情绪。

坐位分娩的缺点：①分娩时间不宜过长，否则易发生阴部水肿；②坐位分娩时胎头娩出较快，易造成新生儿颅内出血及阴道、会阴裂伤，急产及产程进展较快孕妇不宜采用；③接生人员保护会阴和处理新生儿不便，这也是目前坐位分娩较少采用的主要原因。自 20 世纪80 年代以来，已对坐位产床做了不少的改进，如：①制成可调整角度的靠背，分娩过程中可根据宫缩情况和胎头下降速度适当调整；②在胎头即将娩出时，可将靠背放平使孕妇改为仰卧位，以便于助产者保护会阴和控制胎头娩出的速度；③接生人员应使孕妇适时选择坐式产床，最好在坐式产床后 1 小时内分娩。也有学者认为产床改进后的坐位分娩更有利于助产者操作。

3）侧位分娩：优点为有利于使用过麻醉剂的产妇胎头的仰伸。有人认为侧位分娩能使会阴放松，减少撕裂，巨大胎儿肩娩出亦可较容易。另外，侧位分娩可解除下腔静脉受压和阻塞，有仰卧位综合征的孕妇，宜用此法分娩，对于髋部外展困难孕妇也可选择此法，但在实际操作时，不如仰卧位分娩方便。

（2）接生和会阴保护：第二产程中，正确使用产程图、缩宫素、自主下屏方法都可减少阴道分娩手术产率。会阴侧切不能作为阴道助产的常规方法，常规会阴侧切不能缩短第二产程，不能降低，而且反而会增加产伤的发生率。会阴正中切开术会增加会阴Ⅲ度裂伤的风险。因此会阴切开术需严格掌握指征。

1）术式的选择：会阴切开分侧切开和正中切开两种（图12－5），会阴切开可充分扩大阴道口，适于胎儿较大及辅助难产手术，其缺点为出血多，愈合后瘢痕较大。正中切开出血少，易缝合，愈合后瘢痕小为其优点，但容易并发Ⅲ度会阴裂伤为其缺点，故仅适于会阴体较高、胎儿不大的孕妇，不适于难产手术的辅助切开。会阴侧切时切开球海绵体肌，会阴深、浅横肌及部分肛提肌，出血较多。正中切开时切开球海绵体肌及中心腱，出血较少。

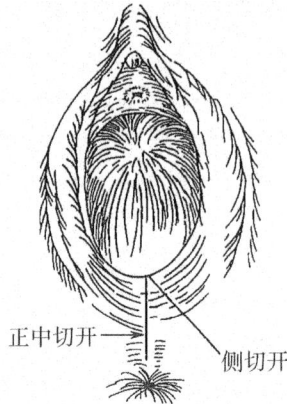

图 12 － 5　会阴切开种类

2）会阴侧切的步骤：一般行会阴左侧切日，宫缩间歇期，手术时以左手食、中指伸入阴道与胎头之间，撑起阴道左侧壁，用会阴切开剪以阴唇后联合为起点开始向外旁开45°，向坐骨结节方向，在宫缩开始时剪开会阴4～5cm（图12－6），若会阴高度膨隆则需向外旁开60°～70°。若会阴体短则以阴唇后联合上0.5cm处为切口起点。当胎儿大或需行臀位或产钳助产时，会阴切开宜大，切开后即用纱布压迫止血。

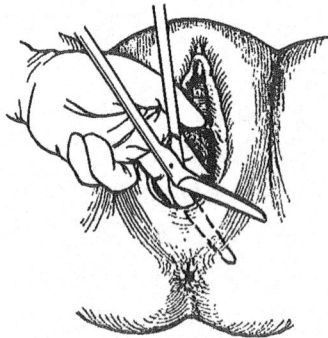

图 12 － 6　会阴侧切

3）会阴侧切缝合：①阴道黏膜缝合。用2－0可吸收线自阴道黏膜顶端上方1cm处开始，连续缝合阴道黏膜及黏膜下组织，左手示指探及黏膜下组织，引导缝合，黏膜下组织内有丰富的静脉丛，防止遗留死腔，形成血肿。②缝合皮肤、皮下脂肪层。间断缝合脂肪层，对齐上下切口端，可吸收线行皮内连续缝合或丝线间断外缝。③缝合完毕后，应该仔细检查缝合区域，以确保止血。应进行阴道检查以确保阴道入口没有狭窄。在完成操作时还应该检查直肠，确认缝合线没有穿入直肠黏膜层。任何有穿入直肠黏膜层缝合线必须拆掉以防止直肠阴道瘘管的形成。确认无误后取出阴道填塞纱布。向产妇说明损伤的性质和缝合状况，并告知是否需要拆线，并以书面文书记录。

4. 新生儿处理

（1）呼吸道的处理：在胎肩娩出前助产者用手将新生儿口咽、鼻中分泌物挤出。娩出后，置新生儿头轻度仰伸位（鼻吸气位），用吸球先口咽后鼻清理分泌物。过度用力吸引可能导致喉痉挛和迷走神经性的心动过缓并使自主呼吸出现延迟。一般不建议常规用吸管，同时应限制吸管的深度和吸引时间（10秒），吸引器负压不超过100mmHg（13.3kPa）；尽管胎肺中的羊水存在于口腔中，在羊水清亮时大多数婴儿可以不需吸引就使呼吸道清理。当确认呼吸道通畅而婴儿仍未啼哭时，可用手拍击或手指轻弹新生儿的足底或摩擦背部2次以诱发自主呼吸，如这些努力无效，表明新生儿处于继发性呼吸暂停，需要正压人工呼吸。新生儿大声啼哭后即可处理脐带。新生儿完全从母体娩出时，应立即查看出生时间、确认性别、并做好相应的记录。

（2）处理脐带：在新生儿出生最初几分钟里，脐带是新生儿的生命线。距母体胎盘约8～10cm处用两把血管钳钳夹脐带，两钳相隔2～3cm，在其中间剪断，在血管钳未明确结扎确实前不能断脐，否则脐带断端出血易致新生儿过度失血，剪断后用棉签擦拭脐带断端以防脐血液飞溅到分娩区。现在鼓励让新生儿父亲辅助助产士参与到分娩中来，为新生儿断脐，增加亲子感情。

由于社会、文化、地区因素等差异，脐带护理和出生时残端处理各不相同。常用的处理方法为：①棉线结扎法：用75%乙醇消毒脐带根部及其周围，在距脐根0.5cm处用无菌粗线结扎第一道，再在结扎线外1～1.5cm处结扎第二道，在第二道结扎线外0.5cm处剪断脐带，挤出残余血液，用20%高锰酸钾液或5%聚维酮碘溶液或2.5%碘酒及75%乙醇消毒脐带断面，待脐带断面干后，以无菌纱布覆盖，再用脐带布包扎。必须注意扎紧脐带防止出血，应避免用力过猛造成脐带断裂；消毒时药液不可接触新生儿皮肤，以免皮肤灼伤，特别是应注意新生儿眼部保护；处理脐带时新生儿要在已预热的保暖台上实施。由于棉线打结断脐法属于手法打结，松紧不易掌握，特别是对于水肿脐带结扎时，结扎过紧会引起脐带断裂，过松又易引起出血，断脐时脐带结扎不紧致脐带断端血管再度开放，并且当脐带水肿、脐带过粗时，在脐带组织干燥缩小的过程当中，棉线结扎变松，甚至脱落，失去了结扎作用，因此目前临床极少使用。②脐带夹结扎法：新生儿出生断脐后，在距新生儿脐轮2cm处用脐带夹，然后在距脐带夹外约0.5cm处修剪脐带，挤净脐带断端残留血液，残端用5%聚维酮碘溶液消毒后用无菌敷料包扎，次日沐浴时取下敷料暴露残端。一次性脐带夹是采用医用高分子材料制成，因而结扎血管性能好，可以有效阻断血运，使脐带基质干枯快，脐带组织脱落快。以上方法在欧美国家广泛应用。③气门芯结扎法：胎儿端用75%乙醇擦脐根部周围，气门芯下缘套在紧贴脐轮皮肤处或在距脐根0.5～1.0cm处夹上套有气门芯的血管钳，气门芯套扎脐带，在距气门芯1cm处剪断脐带后用2.5%碘酒及75%乙醇消毒脐带断端，松开血管钳，用脐带卷包扎。这种结扎方法有脐带脱落早和感染发生率低的效果，但气门芯法需 2 次修剪才能全部剪除脐带组织，因此有出血情况，缝合止血时造成新生儿痛苦，增加感染机会，增加新生儿家属的心理负担。

对于窒息复苏新生儿生后立即结扎脐带有比较一致的意见，但正常新生儿或早产儿生后结扎脐带的适宜时间一直不确定，近 10 年来尚存在争论，目前尚无相关常规和指南。钳夹脐带时间在世界各地差异很大，西方国家主要采用立即钳夹脐带。如立即钳夹脐带要降低足月新生儿全血 20 ~ 40ml/kg，相当于 30 ~ 35mg 铁。延迟脐带钳夹可致新生儿血容量增加，导致呼吸窘迫、新生儿黄疸、红细胞增多症。2004 年一篇系统评价认为延迟 30 ~ 120 秒行脐带钳夹可减少不需要窒息复苏早产儿因贫血导致输血情况（RR 2.01，95% CI 1.24 ~ 3.27），减少颅内出血（RR 1.74，95% CI 1.08 ~ 2.81）。WHO 意见认为：因对新生儿有利，脐带不应早于在第三产程积极处理中需运用脐带牵引力之前结扎，建议在正常情况下大约 3 分钟结扎，如果新生儿窒息需要复苏则应需生后立即结扎脐带。

（3）Apgar 评分：虽然判断新生儿窒息及严重程度有多种方法，但目前仍普遍采用 Apgar 评分法。该评分法是 Virginia Apgar 医生于 1953 年推荐的评分方法（表 12 -7），以出生后 1 分钟内的心率、呼吸、肌张力、喉反射及皮肤颜色 5 项体征为依据，每项为 0 ~ 2 分，满分为 10 分。8 ~ 10 分属正常新生儿。4 ~ 7 分为轻度窒息，又称青紫窒息，需清理呼吸道、人工呼吸、吸氧、用药等措施才能恢复。0 ~ 3 分为重度窒息，又称苍白窒息，缺氧严重需紧急抢救，行喉镜在直视下气管内插管并给氧。对缺氧较严重的新生儿，应在出生后 5 分钟、10 分钟时再次评分，直至连续两次评分均≥8 分。1 分钟评分是出生当时的情况，反映在宫内状况；5 分钟及以后评分是反映复苏效果，与预后关系密切。新生儿 Apgar 评分以呼吸为基础，皮肤颜色最灵敏，心率是最终消失的指标。临床预后差的顺序为皮肤颜色→呼吸→肌张力→反射→心率。复苏有效顺序为心率→反射→皮肤颜色→呼吸→肌张力。肌张力恢复越快，预后越好。

表 12 -7　新生儿 Apgar 评分法

体征	0 分	1 分	2 分
每分钟心率	0	<100 次	≥100 次
呼吸	0	浅慢，不规则	佳
肌张力	松弛	四肢稍屈曲	四肢异曲，活动好
喉反射	无反射	有些动作	咳嗽，恶心
皮肤颜色	全身苍白	躯干红，四肢青紫	全身粉红

（4）脐血 pH：近年对 Apgar 评分价值争议较多，评分主观随意性较大，不能准确反映新生儿酸碱平衡状态，因此，国内外一些医院胎儿娩出后立即行胎儿脐动脉、脐静脉血气分析，脐血血气分析是评估新生儿出生时代谢状态最客观的指标。实验室研究证实，胎儿窘迫、新生儿窒息与新生儿脑损害之间有着复杂的关系，窒息的程度和持续时间受到心血管系统代偿能力的调控，新生儿窒息可能是一过性的，它不一定会造成病理性后果。当脐动脉碱剩余 12 ~ 16mmol/L 时，新生儿中重度脑病、呼吸系统并发症等发生率增加，10% 的脐血酸血症的新生儿可发生中重度新生儿并发症；当脐动脉碱剩余 >16mmol/L 时，40% 的新生儿可发生中重度新生儿并发症。ACOG 认为，与脑瘫相关的急性产时事件有：①分娩时采的脐动脉血代谢性酸中毒（pH <7，碱缺失≥12mmol/L）；②分娩孕周≥34 周，分娩后迅速出现

中重度新生儿脑病；③四肢痉挛或运动障碍型脑瘫；④除外其他病理学原因，如创伤、凝血功能障碍、感染或染色体异常。

当发生以下情况，医生需采集脐动脉血和脐静脉血分别进行血气分析：5 分钟 Apgar 评分低，严重的胎儿生长受限，胎心电子监护异常，怀疑胎儿窘迫，孕妇孕期患甲状腺疾病，产程中发热，多胎妊娠。

新生儿出生时脐动静脉血气分析现已成为很多医院评估胎儿宫内状况常规检查项目，被认为是判断胎儿是否有宫内缺氧的最准确的方法。

（5）新生儿一般处理

1）刺激：通过擦干新生儿，清理呼吸道等轻柔刺激可以启动呼吸。有多种方法，如拍打足底，用左手固定好患儿的小腿，右手手指轻拍足掌，或以中指轻弹足底 1～2 次。另一种常用的触觉刺激方法是摩擦患儿背部。患儿取仰卧位，医务人员左手轻轻从背部将患儿肩部抬起并固定患儿，右手在腰背部沿身体长轴快速、轻柔地摩擦皮肤 1～2 次。在任何情况下采用的方法要动作轻柔，否则会引起严重疼痛或皮肤瘀伤。一些不正确的方法用力拍打、胸骨按压等会造成身体的伤害，应予以禁止。

2）保暖：新生儿娩出后保暖非常重要，应迅速擦干全身的羊水和血污，以减少失热和体温下降，然后撤离湿毛巾，身体用预热的毛毯包裹，戴上帽子保暖，只有胸部暴露，放置于辐射台上。极低出生体重儿有发生低体温危险，建议在使用常规保暖措施的同时应用塑料膜保暖维持体温，头部暴露在外，以免妨碍呼吸。注意：在辐射热源下要防止烫伤。在窒息复苏时，如用较冷和干燥的氧气进行气囊通气会增加对流和蒸发失热。

（三）第三产程

1. 临床表现

（1）胎盘剥离征象：胎儿娩出后，由于子宫迅速收缩，宫腔容积明显缩小，宫底约在脐下 1～2cm，质硬，胎盘不能相应缩小与子宫壁发生错位而剥离，剥离面出血形成胎盘后血肿。子宫继续收缩，剥离面积继续扩大，直至胎盘完全剥离而娩出。胎盘剥离征象有：①宫体变硬呈球形，下段被扩张，宫体呈狭长形而被推向上，宫底升高达脐上；②剥离的胎盘降至子宫下段，阴道口外露的一段脐带自行延长；③阴道少量流血；④接产者用手掌尺侧在产妇耻骨联合上方轻压子宫下段时，宫体上升而外露的脐带不再回缩。胎盘 50% 在 5 分钟内自然娩出，90% 在 15 分钟内自然娩出，如果胎盘在适当的时间内未娩出，是产后出血的高危因素。

（2）胎盘、胎膜娩出：胎盘娩出有子面娩出和母面娩出两种方式。①子面娩出式：多见，胎盘从中央开始剥离，而后向周围剥离，其特点是胎盘胎儿面先排出，随后见少量阴道流血；②母面娩出式：少见，胎盘从边缘开始剥离，血液沿剥离面流出，其特点是胎盘母面先排出，胎盘排除前先有较多量阴道流血，接产时胎盘娩出阴道口后尽快将胎盘翻转成子面娩出减少阴道流血。

胎盘、胎膜娩出后应揩干血迹后详细检查胎盘胎膜是否完整，胎膜破口位置，脐带附着位置，有无凝血块压迹、大小、副胎盘等。将胎盘铺平，先检查胎盘母体面胎盘小叶有无缺损，然后将胎盘提起、翻面，检查胎膜是否完整，再检查胎盘胎儿面边缘有无血管断裂，及时发现副胎盘（sussentu-riate placenta）。副胎盘为一小胎盘，与正常胎盘分离，但两者间有血管相连。若有副胎盘，部分胎盘残留或大部分胎膜残留时，应在无菌操作下徒手入宫腔取出残留组织。若手取出胎盘困难，用大号刮匙清宫，若确认仅有少许胎膜残留，可给予子宫收缩剂待其自然排出，出院时应及时交代产妇，定期随访观察。

胎盘滞留的传统定义是胎儿娩出后 30～45 分钟胎盘未娩出，需要予以干预措施协助娩出。但目前并没有证据支持产后 30～45 分钟胎盘未娩出，协助其娩出可减少产后出血的发生。

如果胎盘完全剥离，出现大出血需按产后出血常规处理流程处理。如果胎盘部分剥离，剥离的部分需娩出，出现出血仍按产后出血常规处理流程处理。粘连部分留在原位。但这种情况一般出血很多。当发生大出血后，首先按常规处理流程，包括使用促子宫收缩药物，双手按压子宫，压迫主动脉，这些方法可以争取到等待援助的时间。

2. 软产道的检查

（1）产后软产道检查评估：分娩后常规行阴道、宫颈检查，检查会阴切口顶端有无撕裂延伸、会阴阴道下段有无撕裂，如果有撕裂，需评估分度。应警惕会阴阴道撕裂可能同时伴有宫颈撕裂，甚或累及膀胱直肠撕裂。

（2）会阴裂伤：胎儿娩出后，阴道有持续不断的鲜红色血液流出，而子宫收缩良好者，应考虑可能软产道损伤。通过详细阴道检查进行准确判断，并排除有无宫颈等其他部位撕裂。除浅表会阴撕裂外，大部分会阴撕裂伴有阴道下段撕裂，称为会阴阴道撕裂（colpoperineal laceration）。在分娩的过程中，由于胎先露压迫盆底，肛提肌向下、向外扩展，肌纤维伸长并与肌束分离，使会阴体厚度由原来的 5cm 变为数毫米，同时阴道皱襞伸展、变薄、变长，因此会阴与阴道是分娩时最易损伤部位。

会阴阴道撕裂可以发生在任何类型的阴道分娩后。分析发现与会阴阴道撕裂有关的因素有如下。

1）胎儿原因：胎儿过大、胎先露异常，胎头以较大的径线通过产道，如持续性枕后位或以面先露胎位娩出；过期妊娠时胎头不易变形等均易导致会阴阴道撕裂。胎头娩出过速时由于会阴与阴道未充分扩张，常导致会阴阴道撕裂。

2）孕妇自身因素：①孕妇会阴体过长，或会阴体过于坚硬、缺乏弹性；或阴道狭窄，或会阴阴道有瘢痕等，因在分娩时不能有效充分扩张，在分娩过程中产生撕裂。产妇年龄过小、过大，尤其年龄小于 20 岁或大于 40 岁初产妇，阴道较紧，阴道撕裂可能性较大。②孕妇耻骨弓狭窄，伴骨盆出口横径小，胎头在利用后三角时会阴体受压而过度伸展，易造成会阴体严重撕裂。③孕妇产轴方向异常，如孕妇悬垂腹子宫过度前倾；或曾行子宫固定术，子宫颈常向后、向上移，这些均可以造成阴道后穹隆过度伸展而撕裂。

3）接产时处理不当：初产、第二产程长、会阴水肿易引起会阴阴道撕裂；接产时未能很好地保护会阴或保护不当；不恰当会阴切开，研究发现正中切开引起会阴阴道撕裂概率大于会阴侧切；阴道助产操作不当，产钳助产撕裂会阴阴道的概率高于胎头吸引术；产时处理医师经验很重要，未能准确判断接产时机，未能在产妇运用腹压时保护会阴，或帮助胎头俯屈不充分，或保护会阴不当，过分用力和连续压迫会阴，或在胎肩娩出前未能继续保护会阴，均能造成会阴阴道严重撕裂。宫口未开全使用缩宫素导致宫缩过强，胎儿娩出过快，产道未能充分扩张，易造成会阴阴道撕裂。

单独阴道裂伤不伴有会阴裂伤在临床上很少见。会阴阴道裂伤常成纵形，且多发生在会阴阴道口正中。为有助于评估和讨论损伤程度，进行适当的修复处理以及临床工作需要，构建了分类系统。在美国采用4级分类系统，欧洲则采用3级分类系统（欧洲的Ⅲ度撕裂与美国的Ⅳ度撕裂相当）。以下是美国的4度分类法。

Ⅰ度撕裂：会阴部皮肤或（和）阴道黏膜撕裂，出血不多。

Ⅱ度撕裂：会阴部皮肤及其皮下组织和（或）阴道黏膜撕裂，出血较多。

Ⅲ度撕裂：①Ⅲ度不完全撕裂：在Ⅱ度撕裂基础上，肛门括约肌筋膜及部分（不是全部）肛门括约肌撕裂。②Ⅲ度完全撕裂：在Ⅱ度撕裂基础上，肛门括约肌完全撕裂。

Ⅳ度撕裂：累及直肠黏膜撕裂在内的完全性Ⅲ度撕裂。

会阴阴道撕裂，常使盆底组织受损松弛，出血多，容易发生感染，应及时按解剖层次结构缝合修补。

（3）宫颈裂伤：初产妇阴道分娩时几乎都有宫颈轻度裂伤，一般易发生在两侧，长度在1cm左右，若不出血，产后很快愈合，缩复成横裂形的外口，是妇女已产标志之一。既往认为当宫颈裂伤超过1cm且有出血而需缝合时才称为宫颈裂伤（cervical laceration）。现在观点，存在宫颈裂伤则提倡缝合，恢复原有解剖结构。严重者裂伤可向上延伸到阴道穹隆部、阴道上段或子宫下段，若累及子宫动脉及其分支时可致大出血或形成阔韧带血肿。

1）诊断：产后应常规检查宫颈，特别是在胎儿娩出、胎盘娩出后阴道持续性流血，色鲜红，而子宫收缩良好时应立即仔细检查产道。用两把卵圆钳钳夹宫颈并向下牵引，顺或逆时针方向检查一周，特别注意宫颈两侧，因该处肌纤维组织少容易撕裂。撕裂往往自子宫颈外口开始向上延伸。

2）处理：应彻底止血，按解剖层次逐层缝合裂伤。以前认为宫颈裂伤<1cm且无活动性出血不需缝合，若裂伤>1cm且有活动性出血应缝合，常用间断缝合。现在的观点是为防止以后宫颈柱状上皮外翻，宫颈黏膜暴露于阴道内，病毒易黏附感染黏膜的柱状上皮诱发宫颈病变，故建议恢复宫颈正常解剖结构。缝合第一针应超过宫颈裂口顶端0.5cm，可将回缩之血管结扎；若裂伤累及子宫下段，缝合时应避免损伤膀胱和输尿管，必要时可经腹修补，按子宫破裂处理。

3. 预防产后出血 胎儿娩出后应按要求准确收集产时产后出血量，建议产后产妇臀下常规放置产科专用接血盘，产时出血量应包括接血盘内血量和纱布、敷料等血量统计，单纯目测出血量估计极不准确。WHO指出：产后出血最常见的原因是宫缩乏力，部分孕妇产后出血并没有高危因素。推荐：①有经验的医务人员进行积极预防措施；②预防性使用宫缩剂防止产后出血，首选缩宫素，其次是麦角新碱、前列腺素制剂、长效缩宫素；③仅当新生儿需要复苏时建议尽早结扎脐带；④牵拉脐带是否有助于减少产后出血还缺少证据，但仍应作为产后出血的预防措施之一。

（1）第三产程评估：①第三产程时长：一般5～15分钟，但如超过正常时限仍无胎盘剥离征象且出血不多，不应强行剥离胎盘，警惕可能胎盘植入，必要时应立即行床旁B超检查；②宫缩评估：警惕宫缩乏力导致产后出血；③胎盘胎膜剥离：检查胎盘胎膜是否完整，如发现缺损，及时准确详细书面记录，阴道流血量多，应及时清宫，并记录清出组织大小、特征，粗略估计是否全部清除残留胎盘、胎膜组织，有条件建议在B超监测下清宫，更为直观、准确；④软产道检查：胎盘娩出后应仔细检查软产道（包括会阴、阴唇、前庭、阴道和宫颈）有无裂伤；⑤失血量评估，产后应立即在产妇臀下放置专用产科接血盘，准确记录阴道流血量；⑥产妇一般情况监护：产妇生命体征准确评估决定了在紧急情况下产妇对出血、创伤等耐受能力，有条件及时床旁心电监护，便于动态观察病情。

（2）失血量的监测方法：常用的估计失血量的方法有：①称重法或容积法；②监测生命体征、尿量和精神状态；③休克指数法，休克指数 = 心率/收缩压（mmHg）；④血红蛋白含量测定，血红蛋白每下降 10g/L，失血 400 ~ 500ml。但是在产后出血早期，由于血液浓缩，血红蛋白值常不能准确反映实际出血量。

（3）产后出血预防：严重产后出血是全世界孕产妇死亡最重要原因。超过一半的孕产妇死亡发生在产后 24 小时内，其中过度出血是主要原因，正确处理第三产程是预防产后出血的关键。当第三产程 > 10 分钟时，产后出血明显增加； > 20 分钟出血增加更加明显。

在回顾可收集的证据基础上，2003 年国际妇产科联盟（FIGO）和国际助产士联合会（ICM）认为积极干预第三产程有利于减少产后出血（PPH）的发生率、失血率以及输血的需要。第三产程积极干预的目的在于促进子宫收缩以利于胎盘娩出，避免子宫收缩乏力以预防 PPH。通常措施包括：①应用子宫收缩药物；②有控制的脐带牵引；③在胎盘娩出后适当按摩子宫。同时也强调及早夹断并切断脐带。

第三产程是预防产后出血的关键。胎儿娩出后，不过早牵拉脐带；若阴道流血量多应查明原因，及时处理；胎盘娩出后要仔细检查胎盘、胎膜，并认真检查软产道有无裂伤和血肿。

五、急产

总产程不足 3 小时者称为急产。急产是由于软产道阻力过低，宫缩或腹肌收缩过强，在极少情况下也可能由于产妇缺失痛感，对阴道分娩不能察觉而导致急产。

（一）急产对产妇的影响

急产是由于宫缩过频、过强，而产道的阻力相对的较低，胎儿迅速下降，而使产程过快，其结果是：①过快的产程常使接生人员措手不及而造成无准备的分娩，从而增加产褥感染的危险；②过频而强的宫缩：使产道来不及充分扩张，故在分娩过程中容易造成软产道的损伤；③产后还可出于子宫肌缩复不良而造成产后出血。

（二）急产对胎儿和新生儿的影响

急产时，由于胎儿娩出过快，故新生儿发生窒息和产伤的危险性增加。

（1）过频而强的子宫收缩使胎盘循环不良，胎儿在宫内缺氧，并可延续至产后而造成新生儿窒息。

（2）已发生宫内窘迫的胎儿在很快的娩出时，由于头部所受的压力突然降低，可造成颅内血管破裂；也可能由于在产道内下降过快而受到损伤，故新生儿颅内出血的发病率较高。这是最严重的并发症，有很高的死亡率。

（3）在无准备的分娩中可能使新生儿遭受不应有的损伤，并增加感染的机会。

（三）急产的处理

凡有急产史的孕妇，在预产期前后应特别小心，不宜外出并随时做好分娩的准备，最好提前入院待产。入院待产期间要密切注意产程的发动和观察产程进展的情况，随时做好接生和新生儿抢救的准备工作、产后可注射子宫收缩剂防止产后出血，并仔细检查母儿有无损伤，一旦发现并发症应及时处理。

（郑学民）

第十三章　分娩期并发症

第一节　脐带异常与脐带脱垂

脐带是连接胎儿与母亲之间的管状结构和纽带，也是胎儿生命的桥梁，一端连结于胎儿的脐轮，另一端附着于胎盘。是母亲和胎儿之间相互联系的唯一通道，母亲的营养胎儿能吸收多少，与脐带密切相关。脐带外面有华通胶样的结缔组织，本身没有血管，包裹着两条动脉和一条静脉组成。由羊膜包卷着卵黄囊和尿膜的柄状伸长部而形成的。脐带中通过尿膜的血管即脐动脉和脐静脉，卵黄囊的血管即脐肠系膜动脉和脐肠系膜静脉。当卵黄囊及其血管退化，脐动脉和脐静脉就发达起来，在这些间隙中可以看到疏松的胶状的间充质。正常脐带直径为 1~1.5cm，足月妊娠时长度为 50cm 左右，与胎儿足月身长相似。常呈螺旋状扭转。脐带的粗细很难在产前通过 B 超显示出来。子宫动脉通过胎盘母体部分的蜕膜血窦，与胎盘儿体部胎儿毛细血管，进行母体和胎儿的血液间的 CO_2 和 O_2，代谢产物（即代谢废物）和营养物质的交换。脐动脉将来自胎儿的代谢废物运送至胎盘，脐静脉将 O_2 和营养物质从胎盘运送给胎儿。最后由子宫静脉将来自胎儿的代谢废物运走。某些激素和抗体等也通过脐带从母体移交给胎儿。胎儿通过脐带，获得氧气和所需的各种营养物质，排出代谢废物。脐带的长短、粗细、动脉、静脉的改变等等，均可造成胎儿的畸形与死亡。脐动静脉一旦血流受阻，可致胎儿宫内窘迫，新生儿窒息、低 Apgar 评分，吸入性肺炎、围产儿颅内出血等，死亡率极高，慢性者可致慢性胎儿宫内缺氧及胎儿生长迟缓。

一、脐带先露与脐带脱垂

当胎膜未破时，脐带位于胎先露部的前方或一侧，称为脐带先露（presentation of umbilical cord）或隐性脐带脱垂。胎膜破裂后脐带脱于宫颈口外，降至阴道内或露于外阴部，称为脐带脱垂（prolapse of umbilical cord）。发生率为 0.4%~10%（图 13-1，图 13-2）。

1. 病因　多发生在胎先露部未衔接时：①胎位异常，包括足先露、臀先露、肩先露、枕后位等；②骨盆和胎儿异常，骨盆狭窄，胎头入盆困难、胎头高浮、胎儿过小等；③羊水过多；④脐带过长；⑤脐带附着异常及低置胎盘等。

2. 对母胎的影响　①产妇影响：剖宫产率、软产道损伤的机会增加。②胎儿影响：当胎先露部尚未衔接、胎膜未破，宫缩时胎先露部下降，先露脐带一过性压迫脐带导致胎心率异常。胎先露部已衔接、胎膜已破者，脐带受压在胎先露部与骨盆之间时，胎儿宫内缺氧，胎心完全消失。若脐带血循环阻断超过 7~8 分钟，即可出现胎死宫内。以头先露最严重，足先露、肩先露较轻。

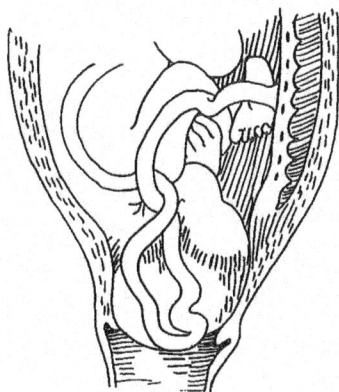

图 13 - 1　脐带先露

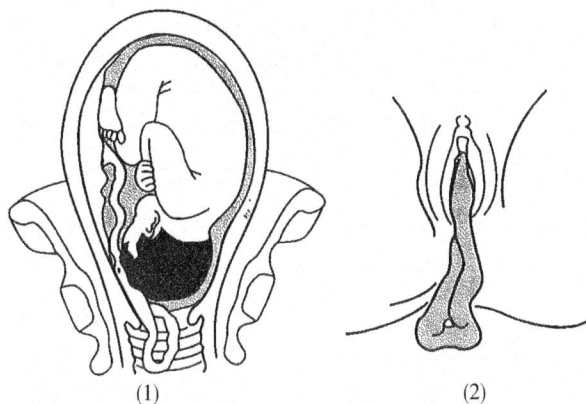

(1)　　　　　　　　　　(2)

图 13 - 2　脐带脱垂

3. 诊断　有脐带脱垂高危因素存在时，应警惕脐带脱垂的发生。胎膜未破，于胎动或宫缩后胎心率突然变慢，改变体位、上推胎先露部及抬高臀部后迅速恢复者，胎膜已破出现胎心率异常，胎心监护时出现胎心基线减速、平直等，应考虑脐带先露的可能。可以立即行阴道检查，了解有无脐带脱垂和脐带血管有无搏动。在胎先露部旁或前方以及阴道内触及脐带者，或脐带脱出于外阴者，即可确诊。B 型超声及彩色多普勒超声等有助于明确诊断。

4. 治疗

（1）脐带先露：经产妇、胎膜未破、宫缩良好者，取头低臀高位，密切观察胎心率，期待胎头衔接，宫口逐渐扩张，可改变体位，胎心持续良好者，可经阴道分娩。初产妇或足先露或肩先露者，宜行剖宫产术。

（2）脐带脱垂：一旦发现脐带脱垂，胎心正常，胎儿存活者，应尽快娩出胎儿。宫口开全，胎先露在 +2 时，行产钳术；臀先露行臀牵引术。宫颈未开全，产妇立即取头低臀高位，上推胎先露部，应用抑制子宫收缩剂，缓解或减轻脐带受压；在严密监测胎心同时，尽快行剖宫产术。

5. 预防　妊娠晚期及临产后，超声检查应注意有无脐带先露。对羊水过多、临产后胎先露部迟迟不入盆者，尽量不作或少作肛查或阴道检查。需人工破膜应在有准备时，行高位破膜，避免脐带随羊水流出脱出。

二、脐带长度异常

脐带的长度，在足月妊娠时 50cm 左右，与胎儿足月身长相似。正常脐带长度为 30 ~ 70cm，平均为 55cm。脐带短于 30cm 者，称为脐带过短。若胎盘附着宫底部，正常分娩的脐带长度至少 32cm。妊娠期间脐带过短常无临床征象，个别情况可能会有胎动减少，因受牵拉引起脐带血管受压、痉挛、缺氧，胎儿营养与排泄可受到影响，引起发育不良，甚至发生脐带梗死、断裂，危及胎儿生命。孕妇多患有糖尿病或有生殖器官感染（子宫内膜炎）史。临产后，随胎先露部下降，脐带被牵拉过紧，使胎儿血循环受阻，胎儿缺氧出现窘迫，胎心率异常；严重者导致胎盘早剥、子宫内翻或胎儿脐疝等。胎先露部下降受阻，引起产程延长，以第二产程延长居多。产力强时可发生脐带血管断裂、出血，而引起胎儿死亡，经抬高床脚和吸氧，胎心率无改善，应立即行剖宫产术。

脐带长度超过 80cm 者，称为脐带过长，其长度可为正常的 2 ~ 4 倍。易造成脐带绕颈、缠绕肢体，脐带打结、扭曲、栓塞，导致胎儿宫内缺氧，发育迟缓；分娩时影响产程的进展，发生脐带脱垂，导致死胎、死产。这些孕妇多有不孕或宫内操作史。

三、脐带附着异常

正常情况下，脐带附着于胎盘的中央或侧方，如附着于胎盘之外的胎膜之上，脐血管裸露在胎膜上，为附着异常。脐带附着异常包括球拍状胎盘和脐带帆状附着。脐带附着于胎盘边缘者，称为球拍状胎盘，分娩过程中对母胎无大影响，多在产后检查胎盘时发现。

脐带附着于胎膜上，弯弯曲曲呈蜘蛛网状，脐带血管通过羊膜与绒毛膜间进入胎盘者，称为脐带帆状附着（cord velamentous insertion），若胎膜上的血管跨过宫颈内口位于胎先露部前方，称为前置血管。脐血管裸露于宫腔内，如受到压迫，极易发生血运阻断，胎儿窘迫或死亡。当胎膜破裂时，伴前置血管破裂出血达 200 ~ 300ml 时可导致胎儿死亡。

临床表现为胎膜破裂时发生无痛性阴道流血，伴胎心率异常或消失，胎儿死亡，对胎儿危害极大，并与前置胎盘不易鉴别。取流出血涂片检查，查到有核红细胞或幼红细胞并有胎儿血红蛋白，即可确诊。产前超声检查应注意脐带附着在胎盘的部位。

四、脐带缠绕

脐带围绕胎儿颈部、四肢或躯干者，称为脐带缠绕（cord entanglement），或称脐带环。通常以绕颈较为常见，也可围绕胎儿身体。90% 为脐带绕颈，以绕颈一周者居多，占分娩总数 20% 左右。

1. 病因　多与脐带过长、胎儿小、羊水过多及胎动频繁等有关。脐带本身有补偿性伸展，不拉紧至一定程度，不发生临床症状。

2. 对母婴的影响　脐带绕颈对胎儿影响与脐带缠绕松紧、缠绕周数及脐带长短有关。脐带绕颈可致相对性脐带过短，而引起如脐带过短的征象，致胎儿或新生儿死亡。对产妇的影响为产程延长或停滞。

3. 临床特点及处理　①胎先露部下降受阻：脐带缠绕使脐带相对变短，影响胎先露部入盆，可使产程延长或停滞。②胎儿窘迫：当缠绕周数多、过紧使脐带受牵拉，或因宫缩使使脐带受压，导致胎儿血循环受阻，胎儿缺氧。③胎心监护：出现频繁的变异减速。④彩色多普勒超声检查：在胎儿颈部发现脐带血流信号。⑤B 型超声检查见脐带缠绕处皮肤有明显压迹，脐带缠绕 1 周呈 U 形压迹，内含一小圆形衰减包块，并可见其中小短光条；脐带缠绕 2 周呈 W 形；脐带缠绕 3 周或 3 周以上呈锯齿形，呈一条衰减带状回声。出现上述情况应高度警惕脐带缠绕，特别是胎心监护出现频繁的变异减速，经吸氧、改变体位不能缓解时，应及时终止妊娠。产前超声诊断为脐带缠绕，在分娩过程中应加强监护，一旦出现胎儿窘迫，及时处理。

五、其他脐带异常

1. 脐带缺如　为少见的异常。据报道，曾见一例为死胎，另一例为活婴，其胎盘似乎直接附着于胎儿腹壁上，也有胎儿脐轮与胎盘紧紧相连。脐带缺如的胎儿常伴有多种畸形，如无脑畸胎、内脏脱出、脐疝等。

2. 脐带过细　指脐带细于正常直径的一半以上。使的营养和排泄运转受阻，导致胎儿低体重儿出生、宫内窒息甚至死亡。多发生于有宫内操作史的孕妇。

3. 脐带过粗　也称"脐带肿胀"。脐带大于正常直径的一半左右，多见于华通胶样的结缔组织肿胀，脐带过粗的孕妇，临床上常会出现胎盘早期剥离、胎膜早破、死胎、死产、胎儿畸形等意外情况。引起的原因多与孕妇患有糖尿病，或有生殖器官感染（子宫内膜炎）史。

4. 脐带狭窄（stricture of umbilicalcord）　狭窄与扭曲有关，有脐带狭窄之大部分婴儿为死胎。

5. 脐带血肿（hematoma of umbilical cord）　血肿可压迫脐血管，轻者可致胎儿窒息，重者造成血运梗阻而致胎儿死亡。

6. 脐带扭转（torsion of umbilical cord）　由于胎儿活动的结果，导致正常的脐带变成螺旋状，即脐带顺其纵轴扭转，生理性可扭转 6 ~ 7 周，有人认为可转 9 ~ 11 周。如脐带过分扭转大于 30 周以上，加上脐带长度的影响或近胎儿脐轮部变细呈索状坏死，可致胎儿血管闭塞或伴血栓形成，血运中断而死亡。

7. 单脐动脉　正常脐带的解剖为两条脐动脉，一条脐静脉。如果胚胎发生异常，只有一条脐动脉，称为单脐动脉。其血流量较正常低近一倍，可导致胎儿生长迟缓，胎儿宫内缺氧。单脐动脉的胎儿有 1/4 者伴有心血管或其他部位畸形，流产、早产、死亡率明显升高。此类孕妇多数曾有过人工流产、不孕史，少数人有染色体异常的疾病。

8. 脐带打结　有假结（false hoot）和真结（true hoot）两种。脐血管较脐带长，为了调节脐带长度，血管会发生扭曲似结，称为假结，通常对胎儿无大危害。真结较为少见，发生率为 1.1%，但围生期死亡率为 6.1%，在单羊膜囊双胎中真结的发生率较高。真结多在妊娠 3 ~ 4 个月发生，先有脐带缠绕胎体，后胎儿又穿过脐带套环而形成真结。结未拉紧时尚无症状，如拉紧后胎儿血循环受阻而致胎儿发育不全或胎死宫内，多数仅在分娩后确诊。

9. 其他　较少见的还有脐带囊肿、肿瘤、脐膨出等，常常伴有其他类型的胎儿畸形。

（马新兰）

第二节　子宫破裂

子宫破裂指子宫体部或子宫下段发生破裂,可发生于妊娠各期,但常见于分娩期或妊娠末期,为产科严重并发症,严重威胁母婴生命。患者主要死于出血、感染、休克。子宫破裂的发生率常作为判断一个地区产科质量标准之一。文献报道子宫破裂的发生率为 1/1 000 ~ 1/16 000,发生率与经济状况有密切关系,不同地区可有很大差异。发达国家、经济条件好的地区子宫破裂发生率较发展中国家、经济水平低的地区低,发达国家的发生率,如美国为 0.04% ~0.1% ;而在发展中国家,如我国的发生率为 0.1% ~0.55% ;在不发达的国家和地区其发生率更高。在发展中国家孕产妇死亡率高达 40% ~60% ,我国子宫破裂的孕产妇死亡率为 5% ~12% ,围产儿死亡率为 50% ~90% 。随着产科工作者的数量和质量的提高,城乡妇幼卫生三级保健网的建立和逐步健全,发生率已显著下降。但是,近年来由于剖宫产率上升,瘢痕子宫破裂的发生有所增加,应当引起产科医生的高度重视。

根据发生时间可分为妊娠期、分娩期子宫破裂。根据发生的部位可分为子宫体部破裂、子宫下段破裂。根据病因可分为子宫自然破裂、瘢痕破裂、损伤性破裂。根据发生的不同阶段可分为先兆子宫破裂、子宫破裂。按破裂程度可分为完全破裂,即子宫肌层及浆膜层全层裂开,子宫腔直接与腹腔相通;不完全破裂,即子宫肌层全部或部分裂开,但浆膜层和腹膜层尚保持完整,宫腔与腹腔未相通。

一、病因和发病机制

子宫破裂多发生于难产、高龄多产和子宫曾有过手术或有过损伤的产妇。根据破裂的原因,可分为无瘢痕子宫破裂和瘢痕子宫破裂。

(一) 无瘢痕子宫破裂

可分为自然破裂和损伤性破裂。

1. 自然破裂　梗阻性难产为最常见和最主要的发病原因,尤其好发于子宫肌壁有病理改变者,如畸形子宫肌层发育不良、过去有过多次分娩或多次刮宫史、子宫穿孔史、人工剥离胎盘史等。骨盆狭窄、头盆不称、胎位异常如忽略性横位、胎儿畸形如脑积水等,均可使胎儿先露受阻,造成梗阻性难产,当胎儿先露下降受阻时,为克服阻力,子宫体部肌层强烈收缩、收复后变厚、缩短;子宫下段肌层则被过度牵拉、变薄,伸长,过度伸展后,受阻的胎儿先露将子宫下段薄弱处撑破,故裂口多发生在子宫下段,纵行或斜纵行。位于前壁右侧者多,亦可延伸至宫体部和宫颈、阴道甚至撕裂膀胱。

2. 损伤性子宫破裂　主要是由于分娩前子宫收缩剂使用不当和分娩时手术创伤引起。

(1) 子宫收缩剂使用不当:使用缩宫素引产或催产,适应证为胎位异常,头盆相称。由于孕妇个体对缩宫素敏感程度不同,应采取稀释后静脉滴注,专人负责看守产程。调整滴速以接近生理性的有效宫缩。若使用缩宫素不当,如分娩前肌注缩宫素;无适应证、无监护条件下静脉滴注缩宫素;其他子宫收缩剂如前列腺素阴道栓剂,麦角制剂使用不当均可增加子宫肌张力引起强烈子宫收缩导致子宫破裂,特别是高龄、多产和子宫本身存在薄弱点者更容易发生子宫破裂。

(2) 分娩时手术创伤:在临产时受到创伤的孕妇相对于那些没有受到创伤的孕妇会发

生更为严重的并发症，包括子宫破裂的发生会明显增加。不适当和粗暴的实行各种阴道助产手术如下。

1）臀牵引手术手法粗暴，不按分娩机转致使胎儿手臂上举，增加出头困难，后出头时强行牵拉。

2）宫口未开全时行产钳助产，或臀牵引术或困难产钳，以上两项均可造成宫颈裂伤，延伸至子宫下段造成子宫破裂。

3）忽略性横位行内倒转术、断头术、毁胎术等手术操作不慎，困难的人工剥离胎盘术均可引起子宫破裂。

4）暴力压腹助产即不妥当的人工加压子宫底，促使胎儿娩出，也可使子宫破裂。

此外，可见植入性胎盘穿透子宫浆膜层造成子宫破裂。近年来随着人流率及剖宫产率的提高，植入性胎盘的发生率也有上升趋势。植入性胎盘并子宫破裂多发生于妊娠中晚期，胎盘植入后由于子宫内膜以及肌层组织的改变，更易发生子宫破裂并且症状更不明显。

（二）瘢痕子宫破裂

发生于子宫有过切口，如以往剖宫产或子宫切开，妊娠子宫破裂或子宫穿孔后子宫修补术，肌瘤剔除术创面接近或达到内膜层。在妊娠晚期，子宫膨大，尤其是在分娩过程，原瘢痕愈合不良，承受不了子宫内压力增加，瘢痕裂开，自然破裂；古典式剖宫产术者由于切口的对合和愈合均不及下段，故子宫体部切口瘢痕比下段瘢痕容易发生破裂，其发生率为下段切口瘢痕破裂的数倍，且体部瘢痕破裂多为完全破裂而子宫下段瘢痕多为不完全破裂。

近年来剖宫产率上升，瘢痕子宫破裂的发生有所增加。剖宫产后的瘢痕子宫破裂存在一些特殊的危险因素，包括以下几点。

（1）与前次剖宫产的切口位置及切口愈合情况有关：目前广泛采用的子宫下段横切口剖宫产，如果切口位置选择不当，选择在子宫体部或与下段交界处，缝合时易出现上下切缘解剖对合不良而影响愈合，增加子宫破裂发生的风险。文献报道：不同类型剖宫产子宫切口发生子宫破裂概率为：古典切口 4%～9%，T 形切口 4%～9%，低位纵切口 1%～7%，低位横切口 0.2%～1.5%。此外，术中切口延裂，易造成切口局部血肿和感染，愈合后瘢痕组织大，再次妊娠时瘢痕会限制子宫下段形成，更易发生破裂。

（2）与前次剖宫产采用的缝合方式有关：近年来，剖宫产时子宫的单层缝合因操作简便、时间较短而得到了广泛应用。但是，2002 年美国一项纳入近 3 000 例患者的队列研究表明，与双层缝合相比较，采用单层缝合的孕妇再次妊娠时子宫破裂的发生率会增加 4 倍，达到 3.1%；而采用双层缝合的孕妇子宫破裂的发生率仅为 0.5%。

（3）与剖宫产的次数有关：一项超过 1 000 例孕妇的单中心研究提示，进行过 2 次及 2 次以上剖宫产的孕妇再次妊娠试产时子宫破裂的发生率为 1.7%，仅行过一次剖宫产的孕妇子宫破裂的发生率为 0.6%（OR3.06，95% CI1.95～4.79）；而进行过 3 次及 3 次以上剖宫产的孕妇与进行 2 次剖宫产的孕妇相比，危险度没有明显增加。另一项超过 12 年纳入 134 例孕妇的研究提示，进行过 2 次剖宫产的孕妇再次妊娠时子宫破裂的发生率为 3.7%，仅行过一次剖宫产的孕妇子宫破裂的发生率为 0.8%（OR4.5，95% CI1.18～11.5）。因此，2004 年美国妇产科医师协会（ACOG）建议：有过 2 次剖宫产史的孕妇再次妊娠时，只有前次生产为阴道分娩或既往有过经阴道分娩史的患者才考虑进行试产。

（4）与 2 次妊娠间隔的时间长短有关：如果剖宫产后再次妊娠与前次妊娠时间间隔太

短，子宫切口不完全愈合，便增加了子宫破裂的风险。Shipp and coworkers 报道了在妊娠间隔短于 18 个月时，子宫破裂的发生率为 2.3%（7/311），而妊娠间隔再长一些，发生率为 1.1%（22/2 098）；而 Huang 的研究与此不相一致，认为妊娠间隔不足 18 个月与间隔时间更长者相比较，并没有增加子宫破裂的风险。Bujold 研究显示妊娠间隔短于 24 个月，再次妊娠时子宫破裂的发生率为 2.8%，延长妊娠间隔发生率仅为 0.9%。尽管研究结果有一定的争议，大多数学者仍倾向于延长妊娠间隔有利于降低子宫破裂风险，目前普遍认为剖宫产过后 2~3 年再次妊娠是较为安全的。

子宫破裂以剖宫产瘢痕破裂最为常见，其次是滥用缩宫剂和梗阻性难产引起。Wang 等报道 1984—2003 年 21 例子宫破裂病例，结果提示剖宫产史是子宫破裂的最主要的高危因素，占 48%。Anneke Kwee 等报道 2002—2003 年荷兰一项多中心研究的 98 例子宫破裂病例，其中瘢痕子宫破裂 95 例（96.9%），无瘢痕子宫破裂 3 例（3.1%）；91 例瘢痕子宫破裂孕妇产前予以试产，有 42 例（46%）患者引产，其中单用缩宫素 15 例（36%），单用 PGE_2 18 例（43%），联合使用缩宫素及 PGE_2 7 例（17%），静脉使用 PGE_2 2 例（4.8%）。Latika 等报道 1994—2006 年发生子宫破裂 201 例，其中瘢痕子宫破裂 102 例（50.74%），无瘢痕子宫破裂 99 例（49.26%）；在无瘢痕子宫破裂中，头盆不称 64 例，胎位异常 20 例，多产 12 例，器械助产 3 例。国内学者陈悦悦、刘兴会报道了 10 年间收治的 22 例子宫破裂患者的临床资料，结果提示 22 例子宫破裂病例中，瘢痕子宫 15 例，占 68.2%，是引起子宫破裂的主要原因。苏茂坚报道 1997—2006 年 21 例分娩期子宫破裂病例，首要原因为催产素使用不当，占 57.14%（12/21）；瘢痕子宫占 38.09%（8/21）；再次为胎位不正及困难的阴道手术，占 33.33%（7/21）。

二、临床表现

绝大多数的子宫破裂发生在分娩的过程中，当胎头或异常的先露在骨盆入口上时，强有力的子宫收缩力不能使之入盆，子宫体部的肌层越来越厚，下段越来越薄，因此进入危险的阶段。从整个过程而言子宫破裂可分为先兆子宫破裂和子宫破裂两个阶段，但有时先兆阶段短暂或不明显，因此不易发现，而且由于引起子宫破裂的原因不同，破裂时间、部位、范围、出血量，胎儿和胎盘情况不同，临床表现不尽相同。

（一）无瘢痕子宫破裂

1. 子宫破裂先兆　常见于产程长、梗阻性难产病例。

（1）子宫收缩呈强直性或痉挛性，下段膨隆，压痛明显，子宫圆韧带极度紧张，可明显触及并有压痛。产妇自诉下腹十分疼痛难忍、烦躁不安、呼叫、脉搏呼吸加快。由于胎先露部位紧压膀胱使之充血，出现排尿困难，血尿形成和少量阴道流血。

（2）在临产过程中，当胎儿先露部下降受阻时，强有力的阵缩使子宫下段逐渐变薄而宫体更加增厚变短，两者间形成明显的环状凹陷，称为病理缩复环（pathologic retraction ring）。腹部检查上下段交界可见环状凹陷，此凹陷会逐渐上升达脐平或脐部以上；阴道检查可发现胎先露常较紧的固定于骨盆入口处，且有较大产瘤或明显颅骨重叠。

（3）由于宫缩强且频繁，胎儿供血受阻，表现为胎动频繁，胎心加快或减慢，胎心率图形提示重度或错乱的变异减速或晚期减速等程度不等的胎儿窘迫图形。

这种情况若不立即解除，子宫将很快在病理缩复环处及其下方发生破裂。

2. 子宫破裂阶段　根据破裂程度，可分为完全性子宫破裂与不完全性子宫破裂两种。

（1）完全性子宫破裂：指宫壁全层破裂，使宫腔与腹腔相通。子宫完全破裂一瞬间，产妇常感撕裂状剧烈腹痛，随之子宫阵缩消失，疼痛缓解，但随着血液、羊水及胎儿进入腹腔，很快又感到全腹疼痛，脉搏加快、微弱，呼吸急促，血压下降。检查时有全腹压痛及反跳痛，在腹壁下可清楚扪及胎体，子宫缩小位于胎儿侧方，胎心消失，阴道可能有鲜血流出，量可多可少。拨露或下降中的胎先露部消失（胎儿进入腹腔内），曾扩张的宫口可回缩。子宫前壁破裂时裂口可向前延伸致膀胱破裂。若已确诊为子宫破裂，则不必再经阴道检查子宫破裂口。若因催产素注射所致子宫破裂者，产妇在注药后感到子宫强烈收缩，突然剧痛，先露部随即上升、消失，腹部检查如上所见。

（2）不完全性子宫破裂：指子宫肌层全部或部分破裂，浆膜层尚未穿破，宫腔与腹腔未相通，胎儿及其附属物仍在宫腔内。腹部检查，在子宫不完全破裂处有压痛，若破裂发生在子宫侧壁阔韧带两叶之间，可形成阔韧带内血肿，此时在宫体一侧可触及逐渐增大且有压痛的包块。胎心音多不规则。

（二）瘢痕子宫破裂

1. 子宫体部瘢痕破裂　多为完全破裂，约1/3发生于妊娠晚期，甚至在足月前数周，子宫先兆破裂症状常不明显，可有瘢痕局部疼痛或压痛，以及子宫敏感性增高。有时可有少量阴道流血。随着裂口扩大，疼痛加重，出血增多，浆膜层裂开，胎儿部分或全部排入腹腔，此时症状，体征同无瘢痕子宫破裂。由于不一定出现破裂时突发性腹痛的典型症状，故有时在产妇出现休克时才发现，偶有在2次剖宫产术时才发现。

2. 子宫下部剖宫产切口瘢痕裂开　特别是横切口，瘢痕裂开多为不完全性，出血很少，且因有腹膜覆盖，因而缺乏明显的症状与体征，即所谓"安静状态"破裂。也有时出现局部压痛，敏感性增高等局部特征，常常在进行剖宫产术时才发现，亦可能经阴道自然分娩，在产后常规检查时发现。但如果瘢痕裂开累及子宫动脉及其分支，可引起急性腹腔大出血。瘢痕完全裂开时，胎儿亦可被排入腹腔，同无瘢痕子宫破例类似。瘢痕子宫破裂，即使是完全性，胎儿尚未完全排入腹腔前，行胎心监测时胎心率图形可表现为早期减速、变异减速，随后出现晚期减速，持续较长时间而不恢复，这是子宫破裂的最早征象。

三、诊断与鉴别诊断

（一）诊断

1. 有下列情况应考虑子宫破裂

（1）具有子宫破裂的高危因素，如梗阻性难产、子宫收缩剂使用不当、多产、创伤等。

（2）孕、产妇在晚期妊娠或临产后突感撕裂样腹部疼痛，伴恶心、呕吐，阴道流血，以及有休克前期和休克征象，腹部检查有明显腹腔刺激征，胎儿死亡，胎体触及在腹壁下。

2. 胎心监护　可疑病例应行连续胎心监护：如发现胎心率加快或减慢，各种减速的出现，特别是晚期减速持续较长时间而不恢复，应高度警惕子宫破裂。

3. 阴道检查　可发现曾扩张的子宫颈口往往回缩，已下降的胎儿先露上升，伸手入宫颈探查时可触及子宫破裂部位，裂口与腹腔相通，还可触及肠管。但阴道检查常可加剧损伤，故除产后疑有子宫破裂需探查宫腔外，一般不宜进行。

4.B型超声检查　可协助诊断子宫有无破裂及其部位，可疑病例可行此项检查。特别对于可疑病例、不完全的子宫破裂、子宫后下部破裂等有确诊价值。超声若发现子宫下段瘢痕出现缺陷或下段厚薄不均，下段局部失去肌纤维结构或羊膜囊自菲薄的子宫下段向母体腹部前壁膀胱方向膨出，应考虑先兆子宫破裂或者子宫不完全破裂。

5.磁共振成像（MRI）　能较为清楚地显示胎儿、胎盘以及子宫的关系，是子宫破裂超声确诊的重要补充手段。

6.腹腔穿刺或后穹隆穿刺　可明确腹腔内有无出血。如果腹部叩诊移动性浊音阳性，结合病史，体征多可诊断，就不必进行此项检查。

总之，子宫破裂诊断与破裂的类型、程度、部位、性质、内出血量、胎心有无，胎盘完全或部分排出等情况密切相关，轻型或不典型者易被忽略，如子宫后壁破裂症状与体征常不典型且程度较轻；发生于子宫下段剖宫产的瘢痕子宫破裂如位于肌层薄，无血管区时，常无明显症状和体征，因出血少，临产宫缩又常掩盖了腹痛症状，仅于再次剖宫产时发现或在产后常规阴道探查宫腔时发现。

（二）鉴别诊断

1.胎盘早期剥离　胎盘早剥常因发病急，腹部剧烈疼痛，内出血及休克等症状，可以与子宫破裂相混淆，但胎盘早剥常发生于妊娠高血压疾病或外伤者，可有内出血和阴道出血，阴道流血量与失血量不成比例，B超检查胎盘后有血肿，分娩后检查胎盘有血块压迹，可以鉴别。两者鉴别诊断见表13－1。

表13－1　胎盘早剥与子宫破裂的鉴别诊断

	胎盘早剥	先兆子宫破裂
发病相关因素	常伴发于妊娠期高血压疾病，尤其是重度子痫前期者，或有外伤史	有头盆不称，分娩梗阻史或剖宫产史
腹痛	发病急，剧烈腹痛	强烈子宫收缩，烦躁不安
阴道出血	有内、外出血，以内出血为主，阴道出血量与全身失血症状不成正比	少量阴道出血可出现血尿
子宫	子宫板状硬，有压痛，胎位不清	可见病理性缩复环，下段有压痛，胎位尚清楚
B超检查	有时可见胎盘后血肿	常无特殊变化
胎盘检查	早剥部分有凝血块	无特殊变化

2.难产并发感染　个别难产病例，经多次阴道检查后感染，发现腹痛症状和腹膜炎刺激体征，类似子宫破裂征象，阴道检查时由于产程长，子宫下段菲薄，双合诊检查手指相触，犹如只隔腹壁，易误诊为子宫破裂，但此类病例宫颈口不会回缩，胎儿先露不会上升，更触不到胎体位于腹腔内侧，子宫亦不会缩小。

四、预防

孕产期子宫破裂的预后与是否能得到及时发现、正确处理有很大关系。近年来，随着产科质量的提高，城乡妇幼卫生保健网的建立健全，子宫破裂的孕产妇死亡率及围产儿死亡率均有明显下降。如能进一步做好孕期检查，正确处理产程，绝大多数子宫破裂可以避免。

预防工作包括以下几点。

（1）健全妇幼保健制度，加强围生期保健检查，系列产前检查应从早期妊娠开始。凡以往有剖宫产史、子宫手术史、难产史和产前检查发现骨盆狭窄，胎位异常者强调住院分娩。于预产期前 1~2 周入院。做好分娩方式计划，必要时提前择期剖宫产。

（2）密切观察产程，及时识别异常，出现病理性缩复环或其他先兆子宫破裂征象时应及时行剖宫产。

（3）严格掌握缩宫素和其他宫缩剂的使用：应用缩宫素或其他宫缩剂要有严格适应证，胎位不正、头盆不称、骨盆狭窄等产道异常禁止使用缩宫素和前列腺素。剖宫产史、胎儿偏大、多胎经产应慎用或不用缩宫素引产。无禁忌证的产妇，应用缩宫素引产宜稀释后静脉滴注，专人负责看守产程，调整滴速，必要时胎心连续监测，禁止在胎儿娩出前肌肉注射缩宫素。前列腺素制剂引产亦必须强调要有同缩宫素引产的监护条件。

（4）严格各种阴道手术指征：任何阴道手术的方法操作必须严格掌握手术指征，遵守手术操作规程，困难阴道手术如困难产钳，内倒转术等术后常规探查宫颈和宫腔，以便及时发现宫颈及子宫下段有无破裂。有剖宫产史、子宫手术史者，阴道自然分娩后常规探查宫腔。

（5）严格剖宫产指征：鉴于近年来种种因素，剖宫产率不断上升，瘢痕子宫破裂占子宫破裂的比例亦随之上升。因此，第一次剖宫产时，必须严格掌握适应证。术式尽可能采取子宫下段横切口式，有过剖宫产史的产妇试产时要密切观察，并加强产程中监护，发现先兆子宫破裂征象及时行剖宫产术。凡属下列情况应行选择性剖宫产。

1）前次剖宫产适应证仍存在。

2）前次剖宫产术式为子宫体部者，或虽在子宫下段，但有严重撕裂或术后有感染可疑切口愈合不良者。

3）已有两次剖宫产史者。

五、治疗

（一）治疗原则

1. 先兆子宫破裂 应用镇静剂抑制宫缩后尽快剖宫产。

2. 子宫破裂 在纠正休克、防治感染的同时行剖腹探查，手术原则为力求简单、迅速，能达到止血目的。根据子宫破裂的程度与部位，手术距离破裂的时间长短，以及有无严重感染而定不同的手术方式。

（二）常规治疗

1. 一般治疗 密切观察孕妇的生命体征，积极抢救，给予输血、输液（至少建立 2 条静脉通道快速补充液体）、吸氧等，并予大量抗生素预防感染，这对提高该病的预后起着至关重要的作用。

2. 手术治疗

（1）先兆子宫破裂：发现先兆子宫破裂时立即给以抑制子宫收缩的药物，如给吸入或静脉全身麻醉，肌肉注射或静脉注射镇静剂，如哌替啶 100mg 等，并尽快行剖宫产术。如果处理及时，可保证母儿安全，并避免发展到子宫破裂，可望获得活婴。手术时采用的硬膜外麻醉，本身也是一种抑制宫缩的有效方法。

（2）子宫破裂的手术治疗：在子宫破裂发生的 30 分钟内施行外科手术是降低围生期永久性损伤以及胎儿死亡的主要治疗手段。根据情况判断孕妇是否可以继续妊娠，进而选择合适的手术方式，最大限度地减少对母婴的损害。

1）子宫破裂时间在 12 小时以内，裂口边缘整齐，子宫动脉未受损伤，无明显感染，需保留生育功能者，可考虑修补缝合破口。

2）破裂口较大或撕裂不整齐且有明显感染者，考虑行子宫次全切术。

3）子宫裂口不仅在下段，且自下段延及宫颈口考虑行子宫全切术。子宫横行破裂伴有膀胱损伤；子宫多处撕裂包括宫颈或阴道的撕裂；古典式瘢痕子宫，整个瘢痕全层破裂延及宫颈或伴有子宫内翻；子宫破裂伴严重的宫腔、盆腔感染者考虑行子宫全切术。

4）前次剖宫产瘢痕裂开，包括子宫体或子宫下段的，如产妇已有活婴，应行裂口缝合术，同时行双侧输卵管结扎术。

5）在阔韧带内有巨大血肿存在时，为避免损伤周围脏器，必须打开阔韧带，游离子宫动脉的上行支及伴随静脉，将输尿管与膀胱从将要钳夹的组织推开，以避免损伤输尿管或膀胱。如术中仍有活跃出血，可先行同侧髂内动脉结扎术以控制出血。

6）开腹探查时除注意子宫破裂的部位外，还应仔细检查膀胱、输尿管、宫颈和阴道，如发现有损伤，应同时行这些脏器的修补术。

7）个别被忽略的、产程长、感染严重的病例，为抢救产妇生命，应尽量缩短手术时间，手术宜尽量简单、迅速，达到止血目的。能做作全子宫切除或次全子宫切除术或仅裂口缝合术加双侧输卵管结扎术需视具体情况而定。术前后应用大剂量有效抗生素防治感染。

8）子宫破裂已发生休克者，尽可能就地抢救，应避免应搬运而加重休克与出血。但如限于当地条件必须转院时，也应在大量输液、输血抗休克条件下以及腹部包扎后再转运。

（马新兰）

第三节　产后出血

一、概述

产后出血（postpartum hemorrhage，PPH）是导致我国孕产妇死亡的首要原因。2000 年 9 月，联合国提出了改善孕产妇保健的千年发展目标，即从 1990 年到 2015 年，将全世界孕产妇死亡率降低四分之三。近年来，随着我国围生医学的发展和妇幼保健水平的提高，以及"降消"项目的开展，我国孕产妇死亡率逐年下降，已从 1990 年的 88.9/10 万降至 2009 年的 31.9/10 万，下降了 64.1%，平均每年下降 5.3%，非常接近实现千年目标所需的年均 5.4% 的降幅。产科出血长期以来占据我国孕产妇死因构成比的第一位，2000 年和 2008 年分别占孕产妇死亡总数的 40.5% 和 34.2%。而产科出血导致的孕产妇死亡中，死因为产后出血的超过半数。

定义：产后出血的传统定义为胎儿娩出后 24 小时以内出血量≥500ml。《Williams Obstetrics》第 23 版指出了这种定义存在的问题，事实上有很大一部分经阴道分娩的孕妇实际产后出血量达到或超过 500ml，剖宫产的出血量更高，更为重要的是临床估计的出血量往往只有实际出血量的一半。另外，加拿大妇产科医师协会提出，任何可能导致孕产妇血流动力学变化的出血量均应考虑为产后出血。美国和加拿大常用的产后出血定义为阴道分娩胎儿娩出后 24 小时以内出血量≥500ml 或者剖宫产胎儿娩出后 24 小时以内出血量≥1 000ml，我国目前仍采用产后出血的传统定义。

二、流行病学特征

全国各地产后出血的发病率从百分之几到百分之十几均有报道，主要原因是对产后出血量的估计和测量方法存在较大差异，并且估计出血量往往远远低于实际出血量，所以实际的产后出血发生率应该要高于报告值。近年来，全国各地的剖宫产率居高不下，这也使得产后出血的发生率难以降低。

三、病因和危险因素

产后出血的四大原因分别是宫缩乏力（70%～90%）、产道损伤（20%）、胎盘因素（10%）和凝血功能障碍（1%）。值得注意的是，有些产妇因为血容量不足或其他原因，耐受出血的能力较低，虽然出血量未达到产后出血的诊断标准但仍可能导致严重的病理生理改变，如重度子痫前期/子痫、妊娠合并严重贫血、败血症、慢性肾功能不全、脱水或身材矮小等。虽然有危险因素的孕妇发生产后出血的危险性更高，但是没有相关危险因素的产妇也有可能在无任何征兆的情况下发生产后出血，这一点值得重视。

1. 子宫收缩乏力　是产后出血最常见的原因。胎儿娩出之后，子宫肌正常的收缩和缩复能有效地压迫肌束间的血管，这是防止出血过多的最有效的自我止血方式。足月孕妇心排血量的 20% 即 1 000ml/min 的血液参与子宫胎盘的血液循环，任何影响子宫肌正常收缩和缩复功能的因素都有可能使得子宫肌肉不能正常挤压血管，从而引起子宫收缩乏力性产后出血，产妇在短时间内就可能发生严重失血。

（1）全身因素：产妇体质虚弱、合并慢性全身性疾病或精神紧张等。

（2）药物因素：过多使用麻醉剂、镇静剂或宫缩抑制剂等。

（3）产程因素：急产、产程延长或滞产、试产失败、引产或催产等。

（4）产科并发症：子痫前期等。

（5）羊膜腔感染：胎膜破裂时间长、发热等。

（6）子宫过度膨胀：羊水过多、多胎妊娠、巨大儿等。

（7）子宫肌壁损伤：剖宫产史、子宫肌瘤、子宫肌瘤剔除术后等。

（8）子宫发育异常：双子宫、双角子宫、残角子宫等。

2. 软产道损伤　任何能够导致会阴、阴道、宫颈或子宫损伤的医源性或非医源性因素都可能最终导致产后出血的发生，因损伤形成的血肿表现为隐性出血。

（1）会阴、阴道或宫颈损伤：会阴切开术、软产道组织弹性差、急产、手术产、软产道水肿或瘢痕等。

（2）子宫损伤、破裂：瘢痕子宫、难产、剖宫产、剖宫产子宫切口延伸或裂伤、子宫切除等。

（3）子宫内翻：宫底胎盘、第三产程处理不当等。

3. 胎盘因素　胎盘因素相关的产后出血主要是由于胎盘剥离异常所致，如胎盘残留在宫腔内影响宫缩、剥离面血管残端暴露等情况均可引起产后出血。

（1）胎盘早剥：妊娠期高血压疾病、腹部外伤、仰卧位低血压综合征等。

（2）前置胎盘：多次人工流产、多产、产褥感染、瘢痕子宫等。

（3）胎盘滞留：宫缩乏力、膀胱膨胀、胎盘剥离不全、胎盘嵌顿等。

（4）胎盘粘连、胎盘植入或胎盘穿透：多次人工流产、剖宫产史、子宫内膜炎、蜕膜发育不良等。

（5）胎盘胎膜残留：胎盘小叶、副胎盘等。

4. 凝血功能障碍　产妇凝血功能障碍主要分为两类：一是妊娠合并凝血功能障碍性疾病，二是产科相关并发症引起的弥散性血管内凝血（DIC）。

（1）产科因素：HELLP 综合征血小板减少、产科 DIC（重度子痫前期/子痫、胎盘早剥、死胎、羊水栓塞、败血症）等。

（2）合并血液系统疾病：遗传性凝血功能障碍性疾病、血小板减少症等。

（3）合并肝脏疾病：重症肝炎、妊娠急性脂肪肝等。

（4）抗凝治疗：心脏换瓣术后长期口服华法林等。

四、临床表现

产后出血的主要临床表现包括阴道流血和失血过多引起的休克。

1. 阴道流血　胎儿娩出后，在胎盘剥离前或剥离后都有可能发生阴道流血，常发生在产后 2 小时以内，多表现为持续、稳定的出血，不同原因导致产后出血的特点各异。宫缩乏力性产后出血的特点是常发生在胎盘娩出之后，间断性的中等量出血，血液颜色较暗红，触诊子宫常发现其质地较软。软产道损伤所致阴道流血的特点是常在胎儿娩出后立即出现鲜红色出血，伴有会阴部或盆腔疼痛，仔细检查生殖道可发现损伤部位及范围。胎盘因素导致的产后出血的特点是胎盘剥离障碍，胎盘滞留、胎盘胎膜残留、胎盘植入辅助牵拉脐带时仍无法剥离等，阴道流血常发生在胎儿娩出几分钟后，色较暗，但血液可凝。凝血功能障碍所致的产后出血常表现为持续的阴道流血、会阴切口持续渗血或穿刺点渗血等，血液不凝且止血困难，可伴有全身出血灶，血小板计数、凝血功能等检查常能发现异常。

虽然产后出血大多表现为阴道显性出血，但是隐性出血（宫腔内积血）、缓慢的持续性少量渗血或阴道血肿也时有发生，这些情况容易被忽视。如果产后阴道出血量虽不多，但产妇有严重失血的症状和体征时，需考虑到以上情况，应仔细检查子宫收缩情况、产道损伤情况以及有无血肿形成。

2. 休克　休克往往是由于失血过多所导致的病理生理改变，是产后出血严重的并发症，可发展为多器官功能障碍，威胁产妇生命。休克的临床表现包括脉搏细数、血压下降、尿量减少、面色苍白、呼吸增快、毛细血管充盈障碍、中枢神经系统症状等，这些症状的出现及其严重程度与失血量和产妇对失血的耐受性密切相关。

正常孕妇孕晚期的血容量较非孕期常能增加 30%～50%，提高了对产后出血的耐受性，但这也使得正常孕妇发生产后失血性休克时的临床表现可能不明显，产妇从代偿到发生失代偿的时间较短，临床上常无法早期识别，导致诊断延误。

尤其值得重视的是重度子痫前期或子痫孕妇，她们孕期的血容量并不能像正常孕妇一样增加 30%～50%，而通常仅增加 10% 左右甚至整个孕期几乎没有血容量的增加，因此对产后出血的耐受性大大降低，一般孕妇的正常出血量就可能导致其严重的病理生理改变而发生休克。在胎儿娩出之后，需要对这类产妇的产后出血量及时、准确的估计或测量，同时密切监测其生命体征的变化，必要时检查血常规、凝血功能等实验室指标以及评估血流动力学改变，判断其休克程度并及时给予合理的治疗。切忌将产妇血压的下降认为是重度子痫前期或子痫病情的改善，而应时刻警惕产妇是否有休克的症状和体征，做到早期诊断。

五、诊断

产后出血描述的是一个临床事件或一个临床过程，其诊断包括两个方西的重要内容：积极寻找病因和准确估计出血量。一旦怀疑产妇发生产后出血，需要快速监测产妇的生命体征、回顾产程有无异常、检查产道有无损伤、观察产妇有无焦躁不安、评估血流动力学是否稳定。产后出血的诊断一定要做到及时、准确，诊断延误可能给产妇带来严重后果，甚至危及生命。

1. 病因诊断　临床上，往往根据产后阴道流血的特点即可初步判断产后出血的原因。产后出血的四大原因可单独存在，也可合并存在，有时还互为因果，这就要求产科医生在诊断产后出血时要仔细观察并考虑周全。

（1）子宫收缩乏力：胎盘娩出之后，触诊子宫检查子宫张力和子宫大小，是发现子宫收缩乏力最简单也是最重要的检查措施。具体方法是单手或双手置于宫底处，触诊子宫前壁，注意不要把腹壁的脂肪组织误认为子宫肌肉。如果发现子宫体积较大、质地较软，结合阴道持续流血，那么产后出血很可能是宫缩乏力所致。及时进行子宫按摩或者使用宫缩剂之后，子宫变硬、体积缩小且阴道流血减少或者停止，是鉴别子宫收缩乏力与其他原因导致产后出血的重要方法。

（2）软产道损伤：如果持续的阴道流血发生在胎儿刚娩出后，血液颜色鲜红且子宫收缩良好，那么需要考虑软产道损伤导致的产后出血，尤其是那些使用阴道助产的产妇。此时，应仔细检查阴道、宫颈和子宫，以发现损伤的具体位置和损伤的程度。若出血较快或损伤位置较深、范围较广时，可能需要到手术室在麻醉下进行检查并及时缝合伤口。另外，若发现软产道血肿形成，应及时切开引流并及时止血。

1）会阴、阴道裂伤：按损伤程度，会阴、阴道裂伤可分为 4 度。Ⅰ 度裂伤指仅有阴唇系带、会阴部皮肤及阴道入口黏膜撕裂，未伤及深部的筋膜及肌肉层，分娩后仔细检查较易发现，除尿道周围撕裂外，出血量通常不多；Ⅱ 度裂伤指会阴体筋膜及肌层已受损，且累及阴道后壁黏膜，但未伤及肛门括约肌，出血较多；Ⅲ 度裂伤指在阴道黏膜及会阴体组织的损伤的基础上，还合并有肛门括约肌部分或完全撕裂，但尚未累及直肠黏膜；Ⅳ 度裂伤指在 Ⅲ 度裂伤的基础上，直肠黏膜已受损，肛门、直肠和阴道完全贯通，出血量可不多。阴道中、上 1/3 处损伤并累及深部组织时出血量可较大，且不易发现，若怀疑时需特别仔细地检查。

2）宫颈裂伤：2cm 以下的宫颈裂伤应视为分娩时不可避免的损伤，这种程度较轻的损伤容易愈合且很少带来并发症。如果第三产程结束之后，阴道大量出血且子宫收缩良好，应该考虑到宫颈深度撕裂的可能。此时，由于宫颈质软，阴道指检往往不满意，需要在充分暴露宫颈的情况下进行彻底的检查，通常需要助手用力按压腹部使子宫下移，同时手术者用环钳向外牵拉宫颈以便检查，必要时还可借助阴道壁拉钩以更好地暴露深部组织。另外，对于所有经阴道分娩困难、借助器械娩出胎儿的情况，由于其发生宫颈裂伤的可能性大，不管在第三产程结束之后是否有阴道出血，建议常规检查宫颈损伤情况。

3）产后血肿：产后血肿可分为外阴血肿、外阴阴道血肿、阴道旁血肿和腹膜后血肿。外阴血肿的形成常常是因为阴部动脉分支受损，包括直肠后动脉、会阴横动脉和阴唇后动脉；阴道旁血肿的形成则可能是子宫动脉下行支损伤所致；腹膜后血肿的形成主要是由于盆腔深部的动脉损伤，并且往往是因为出血较多而向上延伸至腹膜后，有时可在腹股沟韧带上方触及血肿包块。外阴血肿最突出的临床表现是剧烈的疼痛和外阴肿胀，血肿包块形成迅速、张力高、触痛明显并常有波动感，根据这些表现常能迅速作出诊断。阴道旁血肿的诊断则常依赖指检发现一圆形或类圆形突向阴道腔内的波动性包块。如果阔韧带内形成血肿或血肿形成的范围更高，检查时不易触及，容易漏诊，若发生失血性休克将会危及产妇的生命，当怀疑存在深部血肿或血肿范围延伸较广时，借助超声、CT 等辅助检查可帮助诊断并确定血肿的位置和范围。

4）子宫内翻：常与第三产程过度牵拉脐带相关。当阴道流血不多而休克的症状和体征明显且排除了其他导致产后出血的原因时，需考虑到子宫内翻的可能，产妇可伴有剧烈疼痛、下坠感和排尿困难，腹部触诊可能无法触及子宫或仅触及一凹陷（子宫底陷入宫腔内），经仔细检查不难诊断。

（3）胎盘因素：产后出血相关的胎盘因素主要可分为两种情况，即胎盘娩出困难和胎盘胎膜残留。前者包括胎盘部分剥离、胎盘植入、胎盘嵌顿等，后者可能的原因有副胎盘未娩出、胎盘小叶残留等。若胎儿娩出后 10～15 分钟胎盘仍未娩出，并出现阴道大量出血，颜色暗红，应考虑胎盘娩出困难，需要立即作阴道及宫腔检查，并试图人工剥离胎盘；若胎盘娩出后发现胎盘胎膜不完整或胎盘胎儿面有残留的血管断端，则应考虑胎盘组织残留或副胎盘的存在，需立即行宫腔检查。如果怀疑胎盘植入子宫肌层较深甚至可能为穿透性胎盘时，需借助超声以确定植入的范围及深度。

（4）凝血功能障碍：孕产妇凝血功能障碍可能是先天性的，也可能是后天获得的，前者如遗传性假血友病（von Willebrand's disease）、血友病等，后者可由某些妊娠并发症（如子痫前期、胎盘早剥、死胎等）或者妊娠合并症（重症肝炎、急性脂肪肝等）所致。如果产妇阴道持续流血，且血液不凝、止血困难，同时合并穿刺点渗血或全身其他部位出血，并排除了因宫缩乏力、胎盘因素及软产道损伤引起的产后出血，那么应及时检测患者的血小板计数、凝血时间、纤维蛋白原等指标。若发现血小板计数降低、凝血时间延长或低纤维蛋白原血症等情况，再结合患者的病史特点，不难作出凝血功能障碍或者DIC 的诊断。

2. 出血量的估计　估计产后出血量的方法多种多样，包括目测法、称重法、容积法、面积法、测定血红蛋白及血细胞比容的变化、放射示踪法以及根据临床表现估计产后出血量（表 13-2）等，临床上常用的估计产后出血量的方法是前四种。值得注意的是，由于孕期血容量的增加使得孕妇对出血的耐受性提高，从失血到发生失代偿休克常无明显征兆，并且失血性休克的临床表现往往滞后，容易导致诊断及处理不及时。因此，不能仅仅根据产妇的临床表现来估计产后失血量。

表 13 – 2　Benedetti 出血程度分级

	Ⅰ级	Ⅱ级	Ⅲ级	Ⅳ级
出血量（%）	15	20～25	30～35	40
脉搏（次/分）	正常	100	120	140
收缩压（mmHg）	正常	正常	70～80	60
平均动脉压（mmHg）	80～90	80～90	50～70	50
组织灌注	体位性低血压	外周血管收缩	面色苍白、烦躁、少尿	虚脱、无尿、缺氧

（1）目测法：众所周知，目测法极易低估产后出血的总量，文献报道利用目测法估计产后出血量所得到的产后出血发生率比实际产后出血发生率要低30%～50%。国内有学者甚至建议若使用目测法估计出血量，则将估计出血量的两倍作为产后实际的出血量来指导临床处理。

（2）称重法：即称重分娩前后无菌巾、纱布的重量，重量的差值除以血液比重1.05即可换算成产后出血量。目前，临床上还可用一次性棉垫垫于会阴处，称重分娩前后棉垫的质量来估计产后出血量。

（3）容积法：断脐后迅速置一弯盘或便盆紧贴于产妇会阴部，用量杯测量收集到的包括第三产程的所有失血量。若有条件还可使用标有刻度的一次性产后血液收集带，可直接于收集带上读出产后出血的量。

（4）面积法：按事先测定了的血液浸湿纱布、无菌巾的面积来计算出血量，如10cm×10cm纱布浸湿后含血量为10ml、15cm×15cm纱布浸湿后含血量为15ml等。由于不同质地的纱布或无菌巾吸水能力的不同以及浸湿范围的不均匀等因素，此法测定的出血量只是一个大概的估计值。

目前，尚无标准化的测定产后出血量的方法，各种测量方法都有其局限性。如称重法和容积法都可能因羊水、尿液等因素而产生误差，且往往还忽略了胎盘中母体血液的量。产后出血量只是估计或测定所得的一个结果，不管用何种方法估计或测定产后出血量，都不应忽略产妇本身的临床表现（包括生命体征、神志状态、尿量等），而且要结合病因诊断进行相应的处理。

六、治疗

事实上，产后出血导致的孕产妇死亡大多是可以避免的，其高死亡率的原因主要在于诊断和治疗的不及时，如未能及时识别低血容量的发生、错误的低估失血量、没有快速有效的补充循环血容量等。因此，早期及时的诊断和出血量的准确估计是产后出血治疗的关键。

依靠个人力量难以完成产后出血的抢救，团队协作是抢救成功的关键。一旦产后2小时出血量超过400ml或产妇出现任何低血容量休克的表现，就应该即刻启动产后出血的抢救流程，而首要步骤就是立刻求助，组建抢救小组。抢救小组人员应包括经验丰富的产科医师、助产士、麻醉师、血液科医师、血库人员、检验科人员，甚至血液运输人员和专门的记录员，应尽早通知以上相关人员、随时保持联系并做好抢救准备。同时，还应做好抢救相关的物资准备，如某些医院配备的产科出血抢救箱。

产后出血治疗的总体目标有两个：保证足以维持正常组织灌注和氧气供应的循环血容量

和防止进一步的出血。要达到以上两个治疗目标，针对产后出血的治疗总体上又包括以下两大措施：低血容量休克的复苏和针对病因的止血。需要强调的是，抢救低血容量休克和止血治疗应该同时进行，尽量减少产妇出血的时间以及休克的进展。

1. 复苏　低血容量休克抢救的关键在于尽早地快速补充循环血容量以维持组织灌注和氧供，从而避免进一步的重要脏器损伤。

（1）快速建立静脉通道：静脉充盈时，尽早静脉穿刺建立2条静脉通路，且最好选用相对较粗的导管（14号或16号）以保证能够快速地补充血容量。同时，还应留取交叉配血及其他实验室检查所需的血液标本。

（2）严密监测生命体征：复苏过程中，尽量安排专人连续严密地监测产妇的脉搏、血压、体温、呼吸和尿量等指标，随时汇报结果并作好详细记录，以便判断病情及其变化情况。

（3）动态监测实验室指标：全血细胞计数、凝血功能检查（包括凝血酶原时间、活化部分凝血活酶时间和纤维蛋白原水平）和肝肾功检查是常规的实验室检查，它们可辅助判断病情。另外，血气分析可以更快捷地检测血电解质、酸碱平衡状态和血红蛋白水平，据此可对组织有无缺氧、是否发生酸中毒等情况作出快速的判断。在病情极其危重的情况下，还可建立有创监测（如穿刺监测中心静脉压、动脉置管直接监测动脉血压等），但不是紧急处理时优先考虑的处理措施。由于产后出血患者的病情常常变化迅速，所以应该根据临床实际情况动态监测以上指标。

（4）呼吸管理：呼吸管理的目的主要是保持呼吸道的通畅和持续的氧供应。

（5）合理补液：早期积极合理的补液不但可以纠正失血导致的低血容量状态，还可能进一步减少血液制品的输入。用于循环复苏的液体主要包括晶体液和胶体液两类，前者包括生理盐水、哈特曼溶液（Hartmann's solution）、5% 右旋糖酐、高渗盐溶液等，后者包括明胶、羟乙基淀粉、4% 人体白蛋白等。目前，对于选择晶体液还是胶体液没有统一的标准，没有明确的证据表明孰优孰劣，两者各有优缺点。但值得注意的是，输液量并非越多越好，尤其是在重度子痫前期或子痫的情况下，过多输液可能会恶化病情；相反，在输血前输液量应尽可能少，只要能够维持生命器官的正常功能即可，输血前可按照每丢失1ml 血液补充3ml 液体并将输液的总量控制在3 500ml 以内（快速输入晶体液不超过2 000ml，胶体液不超过1 000ml）。急性失血时，建议于10~20分钟内快速输入250~500ml 晶体液或胶体液，若出血已经造成危及生命的严重休克，则需快速给予2 000~3 000ml 液体，尽量维持正常血压和尿量 >30ml/h 或 0.5ml/（kg·h）以保证循环灌注。输液过程中应给予产妇一定的保暖措施，有条件还应预热输入液体以减少发生 DIC 的机会。

（6）及时输血：大量失血导致血红蛋白的丢失会造成血液携氧的能力大大降低，从而引起组织缺氧，发生器官损伤。输血（主要是输注红细胞悬液）是快速补充血红蛋白提高血液携氧能力的最佳方法，在产后出血的抢救中起着至关重要的作用。目前，没有针对急性出血统一的输血指征，产科输血的指征通常由经验丰富的产科医师掌握，但通常认为的指征包括输入3 500ml 液体后产妇循环仍不稳定或尚存在活动性出血、失血量达到或超过全身血量的40%、血红蛋白水平低于7g/dl 等。如果出血超过2 000ml，应预测到血小板可能低于 50×10^9/L，同时可能还存在凝血因子缺乏，应该及时行实验室检查以评估病情并考虑输入相应的血液制品。产科输血的目标主要包括以下几点：维持血红蛋白水平在7g/dl 以上，若有活动性出血则尽量维持血红蛋白水平在 10g/dl 以上；维持血小板计数不低于 $50 \times 10^9/L$、凝血酶原时间和活化部分凝血活酶时间不超过正常参考值的 1.5 倍、纤维蛋白原不低于 1.0g/L。

（7）心肺复苏：若产妇因产后大出血发生心脏骤停，应立即开始心肺复苏，按照成人基本生命支持（ABC 系统：气道开放、呼吸支持和循环支持）和高级生命支持的标准步骤进行，尽可能地挽救产妇生命。

2. 止血　产后迅速找到出血原因是产后出血止血治疗的前提，不同原因导致的产后出血其治疗方法可能不同，同样原因导致的产后出血也可采取不同的方法进行治疗，但治疗目的都殊途同归。

（1）宫缩乏力：诊断宫缩乏力性产后出血之前，应排除因胎盘因素、产道裂伤或血肿、子宫内翻或子宫破裂导致的出血。宫缩乏力的治疗措施较多，应按照以下方法顺序进行，即遵循"先简单后复杂、先无创后有创"的治疗原则，直到出血得到控制。虽然以下治疗方法是放在宫缩乏力的治疗当中阐述，但这些方法的使用并不局限于宫缩乏力性产后出血，如 B–Lynch 缝合术、盆腔血管结扎、动脉栓塞术等。

1）子宫按摩：宫缩乏力时，子宫按摩是机械性止血首选的方法，常采用双手经腹经阴道联合按压子宫，即患者取膀胱截石位，操作者一手握拳置于阴道前穹隆向后压迫宫颈，另一手于耻骨上方按压宫底和宫体。子宫按摩止血的原理是利用子宫肌纤维的网状排列，通过机械按压以压迫子宫血管而止血。单独采用子宫按摩通常不能有效、持续地止血，必须配合使用宫缩剂以促进子宫收缩，按摩时间以达到子宫正常收缩、阴道停止流血为宜。子宫按摩前应排空膀胱，可留置导尿管。

2）药物治疗：治疗宫缩乏力性产后出血的药物主要包括缩宫素及其类似物、麦角类、前列腺素类和止血剂四类。在我国，首选缩宫素治疗产后出血。

缩宫素：是预防和治疗产后出血的一线药物，常与子宫按摩联合使用。它可引起子宫自上而下节律性地收缩，有效压迫子宫血管以达到止血的目的。但由于缩宫素半衰期较短（1~6 分钟），所以需要持续静滴以维持有效血药浓度从而维持有效的子宫收缩。缩宫素常用的治疗剂量是 10U 肌肉注射或子宫肌层注射抑或宫颈注射，同时 10~20U 加入 500ml 晶体液中稀释后以 250ml/h 的速度持续滴注或泵入。缩宫素的使用相对安全，但快速静脉输入未稀释的缩宫素可引起全身血管平滑肌松弛而发生低血压；另外，如果大量给予非电解质液体还可引起水中毒，表现为头痛、呕吐、嗜睡等。缩宫素另外一个特点是受体饱和现象，剂量达到上限后再加大剂量并不能增加子宫收缩的效果，相反，可能会带来不良反应。因此，常将 24 小时缩宫素的使用总剂量控制在 60U 以内。

长效缩宫素：卡贝缩宫素是缩宫素的类似物，但其作用持续时间较后者更长，证据表明其预防产后出血较缩宫素更有效，但价格稍高。

麦角新碱：同样是治疗宫缩乏力的一线药物，可与缩宫素联合使用发挥协同作用（如缩宫素和麦角新碱的复合制剂 Syntometrine）。麦角新碱的作用机制是通过刺激子宫肌 α 肾上腺素受体从而引起子宫强有力的收缩，且持续时间较长（约 3 小时）。麦角新碱的常用剂量和用法是 0.25mg 肌肉注射，2~5 分钟即可起效，若 5 分钟后仍无效可重复给药。麦角新碱的不良反应有恶心、呕吐、头晕、高血压等，子痫前期、心脏病的孕妇禁用。遗憾的是，在我国，麦角新碱在产科领域的应用已几乎退出了历史舞台，取而代之的是缩宫素。

前列腺素制剂：包括米索前列醇、卡前列素氨丁三醇、卡前列甲酯等。此类宫缩剂是治疗宫缩乏力性产后出血的二线药物，在一线治疗药物使用无效时应用，尤其是卡前列素氨丁三醇近年在治疗严重产后出血的应用较为广泛，且效果和安全性均较好。卡前列素氨丁三醇的用法为250μg（1支）深部肌肉注射或子宫肌层注射，3分钟起作用，30分钟达作用高峰，可维持2小时，必要时可重复使用，但总量不超过2 000μg（8支），哮喘、心脏病和青光眼患者禁用，高血压患者慎用，偶尔有暂时性的恶心、呕吐等轻微不良反应。米索前列醇的用法常为200~600μg顿服或舌下给药，不良反应有恶心、呕吐、腹泻、寒战和体温升高等，高血压、活动性心、肝、肾脏病及肾上腺皮质功能不全者慎用，青光眼、哮喘及过敏体质者禁用。卡前列甲酯为栓剂，用法为1枚（1mg）贴附于阴道前壁下1/3处或直肠内（4cm）约2分钟，必要时可酌情再次用药，直到宫缩好转、流血停止，不良反应主要有腹泻、恶心或呕吐、腹痛等。

止血剂：氨甲环酸和重组活性凝血因子Ⅶa（rFⅦa）。主要作用于机体凝血/抗凝过程以达到止血目的，前者的抗纤溶作用能阻止纤维蛋白酶原、纤溶酶与纤维蛋白的结合，后者则是加速凝血酶的生成以促进凝血。这些药物主要用于治疗顽固性宫缩乏力导致的产后出血，治疗目的在于稳定病情，常应用于盆腔血管结扎或子宫切除之前。重组活性凝血因子Ⅶa的止血效果较为肯定，但其高昂的费用使其应用受到很大的限制。

3）宫腔填塞：当子宫按摩和宫缩剂都无法停止或者减少出血时，应考虑进行宫腔填塞。主要有两种宫腔填塞方法：水囊压迫和纱条填塞，前者多用于经阴道分娩，后者则多用于剖宫产。宫腔填塞必须由经验丰富的产科医师或助产士在有麻醉师和充分备血的情况下进行，填塞前还必须排除产道损伤、胎盘残留并清除宫腔内容物，填塞时可同时使用宫缩剂和止血剂辅助治疗。填塞完成后应密切监测产妇阴道出血情况、生命体征、子宫高度并评估血红蛋白水平和凝血功能状况，避免发生宫腔内积血。水囊或纱条填塞的时间尽量不超过48小时，还应使用广谱抗生素以预防感染。

4）子宫加压缝合：应用最广泛的是B－Lynch缝合术，也称为子宫背带缝合法，效果肯定且并发症少，避免了大量的围生期子宫切除。此缝合法止血的原理是通过垂直压迫横行进入子宫的血管而达到机械性止血的目的。B－Lynch缝合术不仅可用于宫缩剂和子宫按摩等措施治疗无效的宫缩乏力性产后出血，还可应用于胎盘因素和凝血功能障碍导致的产后出血，此缝合术使用的指征应由经验丰富的产科医师掌握，缝合过程也应由熟练掌握此技术的高级别产科医师完成。

5）血管结扎：包括子宫动脉结扎和髂内动脉结扎。子宫血管结扎适用于难治性产后出血，尤其是剖宫产术中宫缩乏力或胎盘因素的出血，经宫缩剂和按摩子宫无效，或子宫切口撕裂而局部止血困难。推荐五步血管结扎法：单侧子宫动脉上行支结扎；双侧子宫动脉上行支结扎；子宫动脉下行支结扎；单侧卵巢子宫血管吻合支结扎；双侧卵巢子宫血管吻合支结扎。髂内动脉结扎术手术操作困难，需要一位熟悉妇产科盆腔手术并对盆腔解剖非常熟悉的产科医生、一位产科麻醉师甚至有时还需要一位妇科肿瘤医生协助手术，患者术后应转入重症监护室。结扎髂内动脉的指征包括产后大出血切除子宫前后、阔韧带基底部持续性出血、盆腔侧壁大量出血、阴道穹窿部持续性出血、不明部位的持续性出血、保守方法治疗宫缩乏力失败、助产术造成宫颈严重裂伤、阔韧带下部大出血、骨盆骨折后腹腔内大出血等，这些情况下单侧或双侧结扎髂内动脉非常有必要，因为即使迅速切除子宫也可能无法有效地控制大出血。血管结扎时，应尽量避免损伤静脉和输尿管，减少副损伤的发生，在关腹前应彻底止血，术后严密监护患者的情况。

6）栓塞：动脉栓塞治疗产后出血的指征包括经保守治疗无效的各种难治性产后出血（宫缩乏力、产道损伤和胎盘因素等）。栓塞成功率较高，可在行外科开腹手术之前考虑使用，若治疗成功可避免进一步的手术或输血，保留生育能力。栓塞的目的是找出出血的责任血管，使用栓塞剂机械性地堵塞该血管以控制出血和预防再出血。虽然栓塞也有发生并发症的风险，如由于技术原因导致穿刺部位血肿形成、栓塞后缺血、坐骨神经痛、感染、血栓形成等，但这些都不足以阻碍栓塞术广泛应用于产后出血的治疗。

7）子宫切除：围生期子宫切除的适应证主要包括胎盘异常（如前置胎盘、胎盘植入）、各种保守治疗无效的宫缩乏力性产后出血、子宫破裂、严重的宫颈损伤、严重子宫感染导致的败血症或子宫肌层脓肿形成等。除了前置胎盘或胎盘部分植入宫颈等特殊情况下需行子宫全切术之外，通常的围生期子宫切除采用的是子宫次全切术。手术应由对子宫切除术非常熟悉的产科医师或者妇科肿瘤医师主持，资深的产科麻醉师也必须在手术现场。由于子宫切除时仍有活动性出血，故需以最快的速度"钳夹、切断、下移"，直至钳夹至子宫动脉水平以下，然后再缝合打结，术中还需特别注意防止损伤输尿管和膀胱。围术期应常规使用抗生素预防感染。

（2）产道损伤：产道损伤的治疗原则是找出出血部位，缝合伤口止血，预防感染。

1）修补裂伤：准确找出损伤部位是修补的前提，常在局麻下行裂伤修补术，保证良好的照明条件，修补损伤部位时应彻底止血并尽量恢复其解剖结构。

会阴裂伤修补术：会阴裂伤修补的关键是第一针缝合应超过裂口或侧切的顶端，用可吸收缝线连续缝合以关闭无效腔，同时注意缝线不能太紧。

阴道裂伤修补术：阴道裂伤的缝合原则同会阴裂伤基本一致。对较深的阴道裂口，需结扎出血点，若结扎后尚残留明显的无效腔或阴道组织较脆而缝合难以完成时，需进行阴道纱条填塞。

宫颈裂伤修补术：小而浅的宫颈裂伤出血不多或不出血，通常不需要缝合；当宫颈裂伤超过2cm或出血较明显应及时缝合，如果缝合不成功或缝合后出血仍未得到控制，可行选择性动脉栓塞术止血。

2）处理血肿：大的血肿应切开并清除积血、缝扎止血或纱条填塞压迫止血，小的血肿若无进行性增大则可密切观察或采用冷敷、压迫等保守治疗。

3）子宫内翻：子宫内翻的患者常发生严重的疼痛和休克，处理的关键在于及时的抗休克治疗和子宫还纳。子宫还纳术可在麻醉下进行，还纳术后应用宫缩剂以帮助子宫收缩。

（3）胎盘因素

1）徒手剥离胎盘：若胎盘未能顺利娩出且有活动性出血时，可试图行胎盘人工剥离术，但切忌强行牵拉或撕扯，以免发生胎盘残留、子宫内翻甚至子宫穿孔等严重并发症。如果徒手剥离胎盘失败，应进一步采取以下措施进行处理。

2）保守治疗：胎盘植入的保守治疗包括保守手术治疗（如胎盘植入局部楔形切除或缝扎）、药物保守治疗（如使用甲氨蝶呤）、介入治疗（如子宫动脉栓塞术）等。甲氨蝶呤的治疗效果报道不一，治疗后胎盘排出的时间相差较大，从7天到6个月不等。如今，介入治疗植入于原位的胎盘的效果已较为肯定。在选择保守治疗之前，应充分考虑到医院的条件、患者对生育能力的要求以及对保留胎盘可能出现的一些风险（如大出血、宫腔感染、败血症等）的承受力。

（4）凝血障碍：治疗的原则和目标是补足相应的凝血因子，维持正常的凝血功能，防止 DIC 的发生。

产妇凝血功能障碍分为两类：先天性和获得性凝血功能障碍，前者是产妇孕前即存在的凝血功能障碍，而后者往往由于某些妊娠并发症所致，如子痫前期或子痫、HELLP 综合征、妊娠急性脂肪肝等。产妇凝血功能障碍性疾病当中，以各种原因导致的血小板减少最为常见，另外尚有各种凝血因子的缺乏或纤维蛋白原的不足等。不管是血小板减少还是其他凝血因子的缺乏，一经诊断就应迅速评估并合理补充。一般认为，血小板低于（20~50）×10^9/L 或血小板降低并出现不可控制的渗血时需输入血小板，维持血小板水平在（20~50）×10^9/L 或达到控制出血的目的。新鲜冰冻血浆几乎包含血液中所有的凝血因子以及纤维蛋白原，能快速纠正凝血功能，常用剂量为 10~15ml/kg。冷沉淀主要用于提高血纤维蛋白原浓度，血纤维蛋白原浓度高于 150g/L 时不必输注冷沉淀，冷沉淀的常用剂量为 1~1.5U/10kg。输注纤维蛋白原可直接升高其血浓度，通常输入 1g 纤维蛋白原可将其血浓度提升 25g/L，1 次可输入纤维蛋白原 4~6g。另外，rFⅦa 的应用以及其他凝血因子的补充在产科虽然应用较少，但 rFⅦa 在产科大出血时的止血效果肯定且安全性好，其在 HELLP 综合征和（或）DIC 伴大出血时的治疗效果和安全性均较好。

七、预防

产后出血的预防应从产前保健做起，分娩期的处理尤其是第三产程的积极干预是预防产后出血之关键，产后 2 小时是产后出血发生的高峰，因此，产后观察也同样重要。

1. 产前保健　产前甚至孕前就应该认识到产后出血的危险因素，如多胎妊娠、巨大胎儿、子宫手术史、妊娠期高血压疾病、妊娠合并血液系统疾病及肝病等，有针对性地加强产前检查，必要时提前入院待产。孕前积极宣传计划生育知识，尽量减少人工流产次数。若孕前有凝血功能障碍性疾病，应积极治疗纠正凝血功能后再受孕，若早期发现妊娠合并凝血功能障碍，可选择性地于孕早期终止妊娠。

2. 分娩期处理　分娩过程与产后出血的发生关系密切，高质量的产程处理是预防产后出血的关键，其中第三产程的积极处理更是预防产后出血的核心。

（1）第一产程：临产前应评估孕妇的骨盆条件及胎儿大小，确定能否经阴道分娩。除密切观察产程进展之外，还应监测生命体征、宫缩情况，同时鼓励产妇进食高热量食物并摄入足够的水分以保证充沛的体力，并鼓励孕妇及时排便以减少对宫缩的影响。此期还应注意合理的使用子宫收缩剂、镇静及镇痛剂，既要防止宫缩过强所致的急产、子宫破裂，又要防止子宫收缩乏力而影响产程进展。若第一产程的进展出现任何异常情况，要严格掌握好剖宫产的指征，因为剖宫产本身是产后出血的危险因素。

（2）第二产程：此期应指导产妇屏气，配合宫缩正确地运用腹压；胎头暴露后注意保护会阴，预防会阴撕裂；严格掌握会阴切开的指征并尽量避免会阴正中切开，缝合会阴切口时应彻底止血；进行阴道检查或者使用阴道助产（产钳、胎吸等）时，动作应轻柔、规范，尽量预防软产道损伤。

（3）第三产程：积极处理第三产程是预防产后出血的重中之重，现已成为产科临床实践常规，主要包括以下三项措施：①预防性使用子宫收缩剂；②及早钳夹、切断脐带；③适度牵拉脐带以协助胎盘娩出。世界卫生组织（WHO）予2006年针对第三产程的处理作了如下建议：①对所有产妇都应积极处理第三产程，并由经验丰富的产科医疗人员完成；②使用子宫收缩剂以预防产后出血，首选缩宫素；③早期钳夹脐带仅在新生儿需要复苏的情况下使用；④适度牵拉脐带协助胎盘娩出。另外，不少学者主张于胎盘娩出之后常规按摩子宫以刺激其收缩从而寄望于降低发生产后出血的风险，但目前的循证医学证据并不支持此观点，研究表明，缩宫素用于减少产后出血的效果要明显优于子宫按摩，而且在使用了缩宫素之后没有必要再按摩子宫。在胎盘娩出之后，还应当仔细检查胎盘胎膜是否完整、胎盘胎儿面边缘有无血管断端，及时发现有无胎盘胎膜残留、副胎盘的存在；产后检查软产道也同样重要，包括仔细检查会阴、阴道及宫颈有无撕裂伤或者血肿形成，一旦发现应及时处理。

1) 使用宫缩剂：预防性使用宫缩剂是积极处理第三产程的精髓所在，常用的宫缩剂包括缩宫素及其类似物、麦角类制剂和前列腺素制剂。

缩宫素：是预防产后出血首选的宫缩剂，其预防产后出血的效果有大量的循证医学证据支持。然而目前，对于第三产程缩宫素的使用剂量、用药途径（肌肉注射、静滴或静脉一次性给药）和用药时间（胎盘娩出之前或胎盘娩出之后）尚无统一标准。常见的缩宫素使用方法包括在胎儿前肩娩出后肌肉注射10U，或者将20~40U缩宫素于1 000ml晶体液中稀释后以150ml/h静滴，可以重复使用但总剂量不应超过60U（受体饱和效应），又或者产后一次性静脉给予5~10U缩宫素（1~2分钟给完），此法仅用于经阴道分娩的产妇，选择性剖宫产则不建议使用。若一次性给予单剂缩宫素，要警惕低血压的发生；若长时间持续滴注缩宫素，还应注意防止水中毒。

缩宫素类似物：卡贝缩宫素是人工合成的长效缩宫素类似物，其作用与缩宫素相似，但其使子宫收缩持续的时间较缩宫素长，可以肌肉注射或者静脉给药，常用剂量为100μg单次使用。建议选择性剖宫产或者存在产后出血高危因素的阴道分娩时，在胎儿娩出之后，可使用卡贝缩宫素预防产后出血、减少治疗性宫缩剂的使用。

麦角新碱：妊娠子宫对麦角新碱非常敏感，产后少量应用即可引起显著的子宫收缩，其通过钙离子代谢及肌动蛋白之间的相互作用引起子宫内层肌肉持续性的收缩，导致胎盘绒毛膜层的剥离。虽然口服或静脉给药都可行，但肌肉注射是最常用的给药途径，常用剂量为0.2mg。在我国，缩宫素的广泛使用已取代了麦角新碱预防产后出血的使用，前者效果、安全性俱佳，而麦角新碱除了容易变性需要冷冻保存之外，最大的缺点在于不良反应突出，包括恶心、呕吐、出汗、血压升高等，使用麦角新碱还会导致手取胎盘的比例增加。患有高血压、偏头痛或雷诺综合征的孕妇禁用麦角新碱。

前列腺素制剂：米索前列醇是人工合成的天然前列腺素 E_1 的类似物，其价格便宜、易于保存且可口服、舌下给药、阴道内给药或直肠给药，口服吸收较快、生物利用度高，既可用于产后出血的预防，也可用于产后出血的治疗。预防产后出血常用的米索前列醇剂量为200~600μg，并建议单次给药，当剂量超过600μg时，呕吐、发抖和发热等不良反应的发生明显增加且具有剂量相关性。2009年，WHO建议使用米索前列醇预防产后出血前应权衡其利弊，400μg 和≥600μg 的剂量宫缩效果相差不大，但后者发生发热不良反应的可能性却是前者的两倍以上。在缺乏缩宫素时，可使用米索前列醇预防阴道分娩产后出血的发生。

2) 钳夹、切断脐带：钳夹和切断脐带的时机没有标准的规定，目前临床上的处理包括早期钳夹（常为胎儿娩出后 1~2 分钟之内）、延期钳夹（常为胎儿娩出后 1~2 分钟以上）和期待治疗（即脐带血管停止搏动后再钳夹），但这几种时机尚无明确的定义。各种钳夹、切断脐带的时机都有利弊：早期钳夹脐带可能降低足月新生儿呼吸窘迫、新生儿黄疸及红细胞增多症的发生，但同时有发生新生儿贫血的危险；延期钳夹期待可使胎儿血容量增加，提高胎儿血红蛋白水平，从而降低新生儿贫血以及产后 3~6 个月贫血的发生，但同时可能增加足月新生儿呼吸窘迫、新生儿黄疸及红细胞增多症的危险。对于早产（分娩孕周 < 37 周），应尽可能地在胎儿娩出 60 秒后再钳夹脐带，能减少新生儿脑室内出血的发生和减少新生儿输液、输血等。

3）牵拉脐带：目前没有充分的证据表明在正常分娩时，胎儿娩出后 30~45 秒内牵拉脐带以加快胎盘娩出能够降低产后出血发生的危险，因此，暂不建议将牵拉脐带作为第三产程的常规手段。虽然如此，此方法还是可能缩短第三产程的时间、减少胎盘滞留的发生，从而可能降低产后出血的发生，但需要更多的临床证据。

4）脐静脉注射：在怀疑胎盘滞留时，可行脐静脉注射以辅助胎盘娩出，常用药物为缩宫素（10~20U），此法也可能使胎盘顺利娩出从而避免使用手取胎盘。

3. 产后观察　产后应常规观察产妇 2 小时，包括仔细监测产妇生命体征、神志状态、阴道流血情况、宫缩情况以及会阴切口有无血肿，发现异常应及时处理。另外，鼓励产妇排空膀胱或直接导尿以减少充盈的膀胱对子宫收缩的干扰，产妇早期接触新生儿、早吸吮能反射性地诱发子宫收缩，这些措施也能从某种程度上预防产后出血的发生。

（马新兰）

第四节　羊水栓塞

羊水栓塞系指在分娩过程中，羊水进入母体血循环后引起的急性肺栓塞、过敏性休克、弥散性血管内凝血、肾衰竭或骤然死亡等一系列严重症状的综合征。可发生于足月分娩，也可发生于中期妊娠流产引产。典型的表现以突然发作的低血压、低氧血症及凝血功能障碍为主。为极其严重的分娩并发症，亦为造成孕产妇死亡的重要原因之一。

一、概况

羊水栓塞的发生率报道差异较大，约为 1：5 000~1：80 000，分娩过程中发生占 70%，产后发生的占 30%。其死亡率报道也不相同，发生在孕足月分娩者死亡率可高达 70%~80%。1995 年 Clark 等从美国国家羊水栓塞登记资料中分析这些病人的临床症状与过敏性疾病、感染性休克等表现极为相似，而与一般栓塞性疾病不同，故建议改为妊娠过敏样综合征（anaphylactoid syndrome of pregnancy）。

二、病因

羊水中的内容物有胎儿的角化上皮细胞、毳毛、胎脂、胎粪和黏液等有形颗粒物质，正常孕期及分娩过程几乎无羊水进入母体循环，这些有形物质进入母体循环后，能引起肺动脉栓塞。羊水中亦富含有促凝物质（具有凝血活酶的作用），进入母血后可引起 DIC。此外羊水中的胎儿有形物质对母体可能是一种致敏原，可导致母亲过敏性休克。羊水进入母体血液循环的条件是胎膜已破、有较强的子宫收缩及血管开放。羊水进入母体循环的途径为：宫颈内膜静脉及子宫下段静脉、子宫胎盘异常血管、胎膜边缘处血管、病理性开放的血窦及羊膜渗透。羊水进入母体血循环的机制尚不十分清楚，临床上观察与下列因素有关。

（一）胎膜破裂或人工破膜后

羊水由羊膜腔内进入母体血循环，必然有胎膜破裂，临床所见羊水栓塞大多数发生在胎膜破裂之后，偶尔未见破膜者，有可能宫缩迫使胎儿娩出，未破的前羊膜囊被向下挤压、牵拉胎膜，反而使高位胎膜破裂，或胎盘边缘胎膜撕裂，羊水进入子宫蜕膜或子宫颈破损的小血管而发病。另外困难的羊膜腔穿刺时，如形成胎膜后血肿，分娩时此处胎膜撕裂也增加发生羊水栓塞的机会。

（二）宫缩过强或强直性子宫收缩

包括缩宫素应用不当、羊膜腔内压力过高。当羊膜腔内压力超过静脉压时，羊水易被挤入已破损的小静脉血管内。此外，宫缩时，由于子宫韧带的牵引使子宫底部举起离开脊柱，减轻了子宫对下腔静脉的压迫，回心血量增加，有利于羊水进入母血循环，羊水进入母体循环的量与宫缩强度呈正相关。

（三）子宫体或子宫颈有病理性开放的血窦

多胎经产宫颈及宫体弹力纤维损伤及发育不良者，分娩时易引起裂伤。高龄初产妇宫颈坚硬不易扩张者，如宫缩过强，胎头压迫宫颈易引起宫颈裂伤，甚至子宫下段破裂。另外，胎盘早剥、胎盘边缘血窦破裂、前置胎盘、手术助产、羊膜腔穿刺等均有利于羊水通过损伤的血管或胎盘后血窦进入母体血循环，增加羊水栓塞的机会。剖宫产时，子宫切口静脉血窦大量开放，如羊水不及时吸净，娩出胎儿后子宫收缩，则羊水易挤进开放的血窦而发生羊水栓塞。孕中期钳刮术中，在羊水未流尽前即钳夹胎盘，可促使羊水由胎盘附着处血窦进入母体血循环而发生羊水栓塞，不过孕中期羊水内胎儿有形颗粒物质少，促凝物质水平较低，必须有大量羊水进入母体血循环后才会发病，而且临床表现比孕晚期发生的羊水栓塞症状要轻，及时有效的治疗往往能很快控制病情，很少引起孕产妇死亡。

（四）过期妊娠

巨大胎儿较易出现产程长、难产、滞产，胎儿易发生宫内窒息，羊水常浑浊、刺激性强，易发生羊水栓塞。

（五）死胎

死胎不下可使胎膜强度减弱而渗透性显著增加，与羊水栓塞发生亦有一定关系。

三、高危因素

通常认为发生羊水栓塞的高危因素主要有外伤、胎膜早破、羊膜腔穿刺、宫缩过强、急产、缩宫素引产、高龄初产、吸烟、过敏体质、肥胖、多胎经产、前置胎盘、死胎、巨大儿、子宫破裂、宫颈裂伤、羊水粪染等。存在1个以上的高危因素时，发生羊水栓塞的概率更大，但少数发生羊水栓塞的患者并无以上高危因素，所以对妊娠患者都应警惕羊水栓塞的发生。

四、病理生理机制

羊水进入母体血循环后，立即引起一系列复杂且严重的病例生理变化，概略为以下几个方面。

（一）肺动脉栓塞、肺高压形成致心力衰竭

（1）羊水中所含的角化上皮细胞、毳毛、胎脂、胎粪及黏液等有形颗粒物质可形成大块，堵塞下腔静脉或肺动脉主干，造成猝死。

（2）有形物质可直接形成栓子，使肺内小动脉栓塞，血管机械性阻塞、狭窄。

（3）羊水中促凝物质促使母心血管系统内发生 DIC，毛细血管内形成纤维蛋白及血小板微血栓，亦可使肺小血管堵塞、狭窄。

（4）肺小动脉内的栓塞反射性迷走神经兴奋，引起肺血管痉挛和支气管痉挛，分泌亢进。

以上因素引起肺动脉栓塞、狭窄、血流瘀滞甚至阻塞，肺血流减少，肺毛细血管通透性增高，肺间质及肺泡型肺水肿，肺动脉高压使右心前负荷加重，导致急性右心扩张，充血性右心衰竭；肺血循环受阻，肺静脉缺血，左心房回心血量减少，左心室搏出量明显减少，引起周围血循环衰竭，血压下降，休克或立即因脑、心重要脏器缺血而猝死。气管的痉挛与分泌物的加多，使肺通气量降低，产生低氧血症、呼吸困难、发绀，加之肺动脉高压使肺毛细血管血流障碍及肺泡水肿，造成换气障碍，进一步加重缺氧，最终导致急性呼吸衰竭、急性呼吸窘迫综合征等一系列肺部疾患。

（二）过敏性休克

羊水进入母亲血循环是胎盘生理屏障存在破口之故，在正常妊娠中胎儿血细胞、胎儿上皮细胞或滋养层细胞在母血中可以见到而不引起临床症状，故认为正常羊水进入母血循环可能无危害。这些结果直接证明羊水栓塞致肺循环病变的原因不完全是羊水中有形成分引起的机械栓塞，而羊水入血后引起一些血管活性物质的释放才是重要因素。

羊水栓塞的主要症状为呼吸困难、急性休克和出血倾向，这些临床症状在血流动力学上与过敏性休克和中毒性休克极为相似。1995 年 Steven L Clark 等所分析的 46 例羊水栓塞患者，认为分娩途径、产程长短、宫缩剂应用导致宫缩过强并不能增加 AFE 发生的风险，还发现男性胎儿与羊水栓塞的发生有显著相关性，41% 患者有药物过敏或先天性过敏体质的历史，故认为抗原暴露引起的一系列病理生理变化及个体反应在该病发生中起重要作用，提出"羊水栓塞"病名应用不当，建议把此急性发作的外周循环低缺氧、血流动力学的衰竭及凝血功能障碍综合征称为妊娠类过敏性综合征（anaphylactoid syndrome of pregnancy）。

（三）弥散性血管内凝血

妊娠时母血中多种凝血因子及纤维蛋白原明显增加，血液呈高凝状态，羊水中含有丰富的凝血物质（类似组织凝血活酶Ⅲ因子），其进入母血后易引起 DIC，一旦发生 DIC，血中大量凝血物质消耗，血管中纤维蛋白沉着，使血中纤维蛋白原下降，同时羊水中又含有纤溶激活酶，激活纤溶系统，使血液由高凝状态迅速转入纤溶状态，因此发生血液不凝。此时分娩，或刚刚产后发生的羊水栓塞很容易因血液凝固障碍产生严重产后大出血，患者亦可因失血性休克而死亡。

（四）严重缺血缺氧造成的多脏器功能障碍

如脑缺氧可致抽搐、晕厥或昏迷；心脏缺血缺氧可致心衰；肾缺血缺氧、肾小球坏死可致血尿、少尿、无尿、急性肾衰竭；肺缺血缺氧致肺水肿、肺出血、急性呼吸窘迫综合征、呼吸衰竭等。

五、临床表现

羊水栓塞多发生在分娩过程中，尤其在胎儿即将娩出前，或产后短时间内，极少数病例发生在临产前、产后 32 小时以后或妊娠中期手术时，剖宫产术者多发生在手术过程中，Steven L Clark 所分析的羊水栓塞患者，70% 发生在产程中胎儿娩出前，11% 发生在阴道分娩胎儿刚刚娩出后，19% 发生在剖宫产术中。这些患者中出现低血压占 100%、肺水肿/急性呼吸窘迫综合征 93%、心跳骤停 87%、发绀 83%、凝血异常 83%、呼吸困难 49%、抽搐 48%、胎儿宫内窘迫 50.3%。

典型症状发病急剧而凶险，主要表现为突然发生的心肺功能衰竭、脑缺氧及凝血功能障碍。临床表现病程分为三个阶段，症状轻重与羊水进入母体循环的速度以及羊水中有形成分的多少有关。

第一阶段主要是在产程中，或分娩前后短时间内，尤其在刚刚破膜后不久，产妇突然发生寒战、呛咳、气急、烦躁不安、呕吐等前驱症状。根据病情分为暴发型和缓慢型两种，暴发型为前驱症状之后很快出现咳嗽、呼吸困难、发绀、抽搐、昏迷、心率快，脉速而弱、血压下降，迅速进入休克状态，如有肺水肿则咳粉红色泡沫样痰，少数病例甚至惊叫一声后血压消失，于数分钟内迅速死亡。此类患者约占 1/3，经过这一时期幸存者可出现凝血功能障碍。缓慢型者呼吸循环系统症状较轻，甚至无明显症状，待产后出现流血不止、血液不凝时才被发现。

第二阶段主要表现为凝血功能障碍，有出血倾向，可表现为产后大出血、血不凝、伤口及针眼出血，身体其他部位如皮肤、黏膜、胃肠或肾出血。尤其在胎儿娩出后发生的羊水栓塞，全身表现有宫腔积血、血不凝固、休克，出血量与休克深度不符，因此，如遇有产后出现原因不明的休克患者伴有出血，血不凝时，应多考虑羊水栓塞的可能性，在休克、出血的同时，常伴有少尿或无尿现象。

第三阶段多系统脏器损伤，主要表现为肾衰竭，由于羊水栓塞后所发生的急性心肺功能衰竭、DIC 患者休克、低血容量、肾脏微血管栓塞、肾缺血，时间较长而引起肾组织损害所致，出现尿少、无尿和尿毒症征象，因此有些患者当休克与出血控制后，亦可因肾衰竭而死亡。脑缺氧时患者可发生烦躁、抽搐、昏迷。

以上三阶段基本上按顺序出现，但有时不会全部出现，胎儿娩出前发病者以肺栓塞、肺高压、心肺功能衰竭和中枢神经系统严重缺氧为主要特征。胎儿娩出后发病者以出血及血液凝固障碍为主要特征，很少有心肺功能衰竭的表现。

羊水栓塞时对胎儿威胁很大，可出现胎儿宫内缺氧窒息，甚至胎死宫内。

六、诊断

羊水栓塞的早期诊断对临床早期治疗和降低孕产妇的死率至关重要。由于诊断主要依靠临床表现，诊断标准不一，故有不少羊水栓塞可能误诊为产后出血、产科休克或急性肺水肿，轻症患者以及一些不典型的羊水栓塞患者可能因短暂的一过性表现而漏诊。传统的诊断标准认为在母血和肺组织中找到来自胎儿的成分为鳞状上皮细胞、毳毛、黏液即可诊断为羊水栓塞，而近来观察一些临床病例发现，正常孕妇血中常有鳞状上皮细胞和其他羊水成分而不发生羊水栓塞，因此单纯发现肺循环中的鳞状上皮细胞不能诊断为 AFE。

（一）主要根据临床表现及发病诱因

羊水栓塞多发生于胎膜早破、宫缩强、产程短以及高龄初产、多胎经产等产妇，另外如有产前出血或手术产中等情况的孕产妇突然发生寒战、尖叫、咳呛、呼吸困难、胸痛、青紫及不明原因的休克、抽搐或昏迷、心脏骤停等，应立即考虑羊水栓塞。产后出现不易控制的出血，经按摩子宫，应用缩宫素无效，已排除其他原因或出血虽少，但不凝，血压迅速下降，另外出血量与休克不成正比时，亦应考虑到产后羊水栓塞的可能。

（二）辅助检查

1. 凝血功能障碍及有关纤溶活性增高的检查。

2. 血涂片找羊水中有形物质　临床上抽取下腔静脉血液或右心房或肺动脉血标本，离心沉淀之后，沉淀物底层为血细胞，上层为羊水碎屑，取上层物质涂片，染色，显微镜下寻找羊水中的鳞状上皮细胞、黏液、毳毛、胎脂等，或做特殊脂肪染色找到胎脂类脂肪球，或进行肺动脉插管取血涂片，用魏氏 - 姬姆染色（Wright - Giemsa Stain），并用油红染色查找胎儿脂肪以及用 Ayoub - shklar 染色如发现有角蛋白和脂肪细胞，则可确诊为羊水栓塞。随着免疫技术的发展，有学者用抗人角蛋白血清，通过免疫过氧化物酶方法，检测母体肺组织中角蛋白的存在，用于羊水栓塞患者死后的确诊。

3. 影像学检查

（1）胸部 X 片检查：90% 以上患者可出现肺部 X 线异常改变，如正常也不能除外肺栓塞。肺内可见由于肺水肿造成的双肺圆形或密度高低不等的片状阴影，呈非节段性分布，多数分布于两肺下叶，以右侧多见，浸润阴影一般数天内可消失。可伴有肺部不长张、右侧心影扩大，伴上腔静脉及奇静脉增宽。

（2）CT 检查：当出现脑栓塞时，通过头颅 CT 可协助诊断。

4. 心功能检查

（1）心电图：可见右心房、右心室扩大，ST - T 波变化。

（2）超声心动图：彩超见右心房、右心室扩大，心肌缺氧，心排出量减少，心肌劳损等。

5. 血气分析　可显示代谢性酸中毒或呼吸性酸中毒或混合性酸中毒。

6. 死亡后诊断

（1）抽取右心室血液：置试管内离心沉淀后，取出沉淀物上层作涂片检查，如找到羊水中有形成分，即可确诊。

（2）尸体解剖：肉眼可见肺水肿、充血或肺泡出血伴局限性肺不张，心内血液不凝固，其他脏器亦有水肿。特殊染色在肺小动脉或毛细血管内可见到羊水有形物质栓塞，甚至在肾、心、脑组织中亦可见到，另外约有 50% 病例在子宫或阔韧带血管内可见到羊水有形物质。

7. 肺动脉造影术　肺动脉造影是诊断肺动脉栓塞最正确、最可靠的方法，阳性率达

85%～90%，可以确定栓塞的部位及范围。X线征象：肺动脉内有充盈缺损或血管中断，局限性肺叶、肺段血管纹理减少呈剪支征象。由于肺动脉造影行肺动脉导管插入还可以测量肺动脉楔状压以提示有无右心衰存在，正确得到肺动脉压及心排血量的检查结果，对辅助诊断有帮助。但羊水栓塞往往病情来得急骤，很快发生呼吸窘迫及循环衰竭，继之很易紧跟发生DIC，往往来不及亦不宜行肺动脉插管，除非心肺功能恢复，病情稳定，DIC纠正，为明确肺栓塞情况，同时对心肌收缩恢复进一步指导治疗时应用。因其有一定并发症如心脏穿孔、心律失常、支气管痉挛、血肿等，虽国外有报道，我国目前抢救羊水栓塞还鲜有应用者。

8. 羊水栓塞的早期诊断　并非所有的羊水栓塞患者都表现为突然的循环衰竭和死亡，它是从亚临床表现到快速死亡的一组疾病，由于对羊水栓塞发病机制的新认识及新的诊断技术的开展，如何应用这些诊断技术来早期诊治不典型的羊水栓塞患者，找到有效方法治疗并控制其发展，有待更深入的研究。

（1）检测母亲外周血浆 STN 抗原浓度以及肺组织中的 STN 抗原：STN 抗原为神经氨酸 - N - 乙酰基半乳糖抗原，是胎粪中的特征性成分，有学者认为羊水栓塞的发生与进入母血循环的 STN 抗原量有关，含大量的 STN 抗原的羊水或者含相当分量的胎粪液体进入母体循环，或者含相当分量的 STN 抗原但量更大的清亮羊水进入母体循环才可导致羊水栓塞的发生。因此，用灵敏的放射免疫竞争法定量测定血清中 STN 抗原，是一种简单、敏感、非创伤性的诊断羊水栓塞的手段。

（2）检测锌 - 粪卟啉：Zncp - 1 是胎粪的成分之一，可通过荧光测定法在高压液相色谱仪上测定。有学者发现羊水栓塞患者血 Zncp - 1 明显升高，因此认为测定 Zncp - 1 是一种快速无损伤、敏感的早期诊断方法。

（3）检测母血中的组织因子辅助诊断羊水栓塞：随着近年来对羊水栓塞的研究，认为只有当含有异常成分的羊水进入母体循环或母体对羊水产生特殊反应时，方可引起羊水栓塞的症状，而这些所谓的异常羊水是指羊水中可能含有的生物活性物质，如一些体液因子如组织因子、其他凝血因子、白三烯等。羊水中组织因子的来源并不清楚，理论上可以通过检测母血中的组织因子来辅助诊断。

七、鉴别诊断

羊水栓塞的鉴别诊断如下。

（1）易导致发生呼吸窘迫综合征（ARDS）的疾病：肺栓塞（血栓、气体、脂肪栓塞）、肺水肿、麻醉并发症、误吸等；

（2）低血压及休克相关综合征：麻醉平面控制不良、感染性休克、出血性休克、过敏反应、心肌梗死、心律失常；

（3）出血及凝血功能障碍疾病：DIC、胎盘早剥、子宫破裂、宫缩乏力；

（4）神经系统或癫痫相关症状：子痫、癫痫、脑血管意外、低血糖等。

八、治疗

羊水栓塞的治疗要及时、迅速，因多数羊水栓塞患者主要死于急性肺动脉高压及右心衰竭后所致的呼吸循环衰竭和难于控制的凝血功能障碍，因此应按以上两个关键问题采取紧急措施，边救治边确诊，迅速高效组织抢救，注意多学科合作。羊水栓塞的急救原则包括：保持气道通畅、维持有效氧供、积极抢救循环衰竭、纠正凝血功能障碍，适宜的产科干预。

（一）纠正呼吸循环衰竭

1. 纠正缺氧　遇有呼吸困难与青紫，立即呼气末正压给氧，保持血氧饱和度在90%以上，以改善肺泡毛细血管缺氧，有利预防肺水肿的发生，以减轻心脏负担，改善脑、肾等重要脏器缺氧有利患者复苏。正压给氧效果不好或意识丧失者，可行气管插管或气管切开、必要时人工呼吸、保证氧气的有效供应。

2. 纠正肺动脉高压　为了减轻肺血管及支气管痉挛，以缓解肺高压及缺氧，应立即选用下列药物：

（1）盐酸罂粟碱：首次用量30～90mg/d，加在5%～10%葡萄糖溶液250～500ml中静脉静滴，每日总量不超过300mg。此药直接作用于平滑肌，解除肌张力，血管痉挛时作用更为明显。对冠状动脉、肺动脉、脑血管均有扩张作用。与阿托品同时应用，可阻断迷走神经反射、为解除肺高压的首选药物。因在低氧情况下血管平滑肌对解痉药物敏感性差，所以在迅速改善缺氧状况下用药效果会更好。

（2）阿托品：用1～2mg加在5%～10%葡萄糖溶液10ml中，每15～30分钟静脉注射1次，直至患者面部潮红或症状好转为止。这类药物可阻断迷走神经反射引起的肺血管痉挛及支气管痉挛，促进气体交换，解除迷走神经对心脏的抑制，使心率加快，改善微循环，增加回心血量、兴奋呼吸中枢，与肺动脉解痉药有协同作用。若心率在120次/分以上慎用。

（3）氨茶碱：250mg加入5%～10%葡萄糖溶液20ml中静脉缓慢推注，可解除肺血管痉挛。松弛支气管平滑肌，减低静脉压与右心负担，兴奋心肌，增加心搏出量，多在肺高压，心力衰竭、心率较快和支气管痉挛时应用，必要时可重复使用。

（4）α肾上腺素能抑制剂的应用：可用酚妥拉明（酚胺唑啉），以0.3mg/min的速度静脉点滴注入，一般应用5～10mg，观察症状有无改善，再根据病情决定用量，可达到解除肺血管痉挛，降低肺动脉阻力，以降低肺动脉高压。

3. 防止心力衰竭

（1）为了保护心肌及预防心力衰竭，当心率超过120次/分者，除用冠状动脉扩张剂外，应及早使用强心剂，常用毛花苷丙0.2～0.4mg，加在5%葡萄糖溶液20ml中，静脉推注，或加入输液小壶内滴注，必要时4～6小时重复1次。每日总量小于1.2mg。以利于加强心肌收缩，维持足够的心排血量及血压，保证重要脏器血供。

（2）营养心肌药物：羊水中的内皮素能直接抑制心肌，它还是一种内皮缩血管肽，不但能使冠脉、肺动脉收缩，也能使气管、支气管收缩，羊水栓塞时循环中内皮素过高，可引起急性心肌梗死、心源性休克、蛛网膜下腔出血等，因此，在抗心衰的同时，应进行心肌保护的治疗，可用辅酶A、三磷腺苷（ATP）和细胞色素C等营养心肌药物，以减轻多种因素对心肌的损害。

（二）抗过敏

应及早使用大量抗过敏药物，肾皮质激素可解除痉挛，改进及稳定溶酶体，不但保护细胞并抗过敏反应。近年来研究认为多器官功能衰竭与核因子－κB（NF－κB）的核异位并活化有关，地塞米松能抑制NF－κB活性，因此可在预防多器官功能衰竭中发挥重要作用。常用：地塞米松20mg静脉缓注后，再用20mg加在5%葡萄糖溶液中静脉滴注；亦可用氢化可的松 200~300mg 加在 5%~10% 葡萄糖溶液中静脉点滴，根据病情可重复使用。

（三）抗休克

发病早期休克因过敏反应、迷走反射、肺动脉高压、DIC 高凝所致，后期可因心衰、呼衰、出血所致。休克时可出现相对性或绝对性血容量补足，因此补充血容量也很重要，早期以补充晶体、胶体液为主，晚期伴出血时，如果血红蛋白下降到 50~70g/L，血细胞比容下降到 24% 以下则需输血。如果血容量基本补足，血压仍不上升，可考虑应用升压药物，常用者有以下两种。

1. 多巴胺　10~20mg 加在葡萄糖溶液内静脉点滴，根据血压情况调整剂量，此药在体内为合成肾上腺素的前身，有 β 受体兴奋作用，低浓度时亦有 α 受体兴奋作用，可增强心肌收缩力，增加心搏出量，使血压上升，又有扩张血管功能，特别是肾血流量，故为治疗低血压休克特别伴有肾功能不全、心排量降低而血容量已补足患者的首选药物。

2. 阿拉明　β 受体兴奋剂，可增加心肌收缩，心率及心排血量而起升压作用，一般用 20~80mg，加入葡萄糖溶液中静脉点滴，与多巴胺合并使用效果较好。

3. 其他　在抗休克同时应注意以下两点。

（1）纠正酸中毒：缺氧情况下必然有酸中毒，常用 5% $NaHCO_3$ 200~300ml 静脉点滴，纠正酸中毒有利于纠正休克与电解质紊乱。

（2）抢救休克时，应尽快行中心静脉压测定，一方面可了解血容量的情况，以便于调整入量，另一方面可抽血检查羊水中有形成分及检测有无 DIC，一般以颈内静脉下段穿刺插管较好，操作方便，避免误差。

（四）防治 DIC、继发性纤溶

在发病早期尤其对诱因不能去除者应使用预防性肝素，防止新的微血栓形成，保护肾脏功能，首次 0.5~1mg/kg，加入 100ml 液体内静滴，1 小时内滴完，4~6 小时后酌情再次应用。在出血多消耗性低凝阶段和纤溶亢进阶段则应在小剂量肝素基础上同时补充凝血物质如凝血酶原复合物、纤维蛋白原、新鲜冰冻血浆、血小板悬液及其他凝血物质。近年来，有人主张用冷沉淀物，特别是对缺乏纤维蛋白原或 AFE 继发呼吸窘迫综合征的产妇更有作用。

（五）防止肾衰竭

羊水栓塞的患者经过抢救度过肺高压及右心衰竭、凝血功能障碍等几个阶段后，常会因休克及 DIC 使肾脏受到损害，部分患者往往死于尿毒症，故在一开始抢救过程中则应随时注意尿量，使每小时尿量不少于 30ml 为宜。如休克期后血压已回升、循环血容量已补足时，仍出现少尿（<400ml/d），需尽早应用利尿剂。

1. 利尿剂

（1）呋塞米 20mg 静脉推注，短期内无效，可加倍再次应用。

（2）甘露醇 250ml 静脉点滴，半小时内滴完。

（3）依他尼酸钠 50~100mg 静脉滴注。

2. 应用利尿剂后尿量仍不增加，表示肾功能不全或衰竭，按肾衰原则处理，及早给予血液透析治疗。

（六）防治多器官功能障碍综合征

羊水栓塞引起的休克比较复杂，与过敏性、肺源性、心源性及 DIC 等多种因素有关，故处理时必须综合考虑。包括重要脏器功能的检测和保护、预防感染等。

（七）产科处理

羊水栓塞发生后，原则上应先改善母体呼吸循环功能，纠正凝血功能障碍，待病情稳定后即应立即结束妊娠，如妊娠不予及时终止，病情仍有恶化之可能。

（1）如在第一产程发病则首先稳定生命体征，待产妇血压脉搏平稳后，迅速结束分娩，评估胎儿不能立即娩出，则应行剖宫产术结束分娩。

（2）如在第二产程中发病，即刻阴道助产娩出胎儿，无论何种分娩方式均应做好新生儿窒息复苏准备。

（3）如产后发病、大量子宫出血或病情重，短时间内出血反复加重不能控制时，应在输新鲜血与抗休克同时行子宫切除术。手术本身虽可加重休克，但切除子宫后，可减少胎盘剥离面大血窦的出血，且可阻断羊水及其有形物进入母血循环，对抢救与治疗患者来说均为有力措施。

（4）关于子宫收缩制剂的应用：产妇处于休克状态下肌肉松弛，子宫平滑肌对宫缩剂不敏感，无论缩宫素、前列腺素或麦角制剂的使用都会收效甚少，同时又可能将子宫血窦中的羊水及其有形物质再次挤入母体循环而加重病情，故应结合患者具体情况及用药反应，果断地决定宫缩制剂的取舍。

（八）预防感染

羊水栓塞者，由于休克、出血、组织缺氧等，其机体体质迅速下降，抗感染能力低下，同时这类患者往往有一定感染因素存在，常常需要手术操作（剖宫产、阴道助产术等），应积极预防肺部感染和宫腔感染，在应用抗生素时应注意选择对肾功能无损害的药物。

（九）治疗新进展

近年来，体外循环、血液透析、体外膜肺氧合、主动脉内球囊反搏、一氧化氮治疗、辅助人工心脏、重组活化因子Ⅶa的应用成为抢救羊水栓塞开辟了新途径。有报道对严重心肺功能障碍患者应用体外循环，NO吸入也可提高存活率。鉴于羊水栓塞时血管活性物质、组织因子等在病理变化中的作用，也有用血浆置换治疗成功的报道。

九、预防

（1）注意诱发因素：有前置胎盘、胎盘早剥、妊娠过期、胎儿窘迫、胎膜早破等合并症时，应提高警惕，争取尽早发现与诊断羊水栓塞。

（2）早期识别轻型一过性症状，如宫缩剂静滴后出现过敏反应，产程或手术中氧饱和度突然下降，无原因的产后出血、血液不凝，分娩过程中有胸闷、发绀、低血压等低氧血症的症状。

（3）重视迟发性羊水栓塞的临床表现。

（4）人工破膜时应避开宫缩最强时期，且人工破膜时不应兼行剥膜，以免剥膜损伤小血管，破膜后羊水易直接与受损的小静脉接触，宫缩增强时羊水被挤入母血循环。

（5）避免在娩出胎儿过程中强力按压腹部及子宫，以防羊水被压入母体血液循环。

（6）掌握剖宫产指征。

（7）剖宫产手术中动作应准确轻柔，子宫切开后及时吸净羊水再娩出胎儿，以免羊水进入子宫创口开放的血窦内。

（8）正确使用缩宫素：严格掌握缩宫素应用指征。用缩宫素引产或加强宫缩时，必须有专人观察，随时调整缩宫素剂量与速度，避免宫缩过强，特别对胎膜早破或人工破膜后使用缩宫素者更应注意。对有产程加速指征者宜人工破膜 30 分钟后观察宫缩无好转再用宫缩剂。产程中高张力性宫缩或出现宫缩过强且羊膜囊明显者不宜滴注宫缩剂和灌肠。

（9）有宫缩过强时，可适当考虑应用镇静剂，如哌替啶 100mg 肌肉注射或地西泮 10mg 静脉注射。

（10）做大孕周人工流产钳夹手术时，应先破膜，待羊水流净后再钳夹。

（马新兰）

第五节　弥散性血管内凝血

弥散性血管内凝血（disseminated intravascular coagulation，DIC）是由不同原因引起的、获得性的、无特殊定位的血管内广泛凝血系统激活，导致弥散性微血管内纤维蛋白沉积、微血栓形成，造成组织细胞供氧紊乱为特征的综合征。

对产科 DIC 的认识始于 1901 年，DeLee 首次报道了胎盘早剥和过期流产较久胎儿未排出的孕妇出现"一过性血友病"（temporary hemophilia）的症状。随后的研究发现，在妊娠期，尤其是妊娠晚期，孕妇的血液呈现明显的高凝状态，在胎盘早剥或有其他妊娠合并症时极易诱发产科 DIC，发病约占 DIC 总发病数的 4%～12%。其临床表现差异较大：轻者仅见实验室检查改变，重者发生难以控制的大量出血并出现纤维蛋白原和血小板极低水平等凝血功能紊乱。产科 DIC 有较高的死亡率，严重影响母婴的生存和健康。

一、凝血及纤溶机制简介

1. 血液凝固系统　当血管内皮细胞损伤，其完整性受到破坏，组织损伤产生促凝血酶原激酶激活外源性凝血途径，凝血因子和其他组织成分激活内源性凝血途径。共同释放组织因子及凝血因子Ⅶ复合物。依次激活因子Ⅸ和凝血酶原酶（因子Ⅹ）复合物，使凝血酶原变成凝血酶参与凝血过程。内外源性凝血酶，作用于纤维蛋白原使之成为稳定的凝胶状的纤维蛋白完成凝血过程，达到止血目的（形成血栓）。

2. 纤溶蛋白溶解系统　机体存在纤溶系统（纤维蛋白溶解酶原）与凝血系统相制约，使得机体血液循环流动不至于发生凝固。机体很多组织中含有纤维蛋白溶解酶原的激活物，使无活性的纤维蛋白溶酶原变为有活性的纤维蛋白溶酶（简称纤溶酶），在抗凝血中起着关键作用。

在正常情况下，机体对凝血与纤溶方面的变化力图通过复杂的正、负反馈作用不断维持着动态平衡。如果在一些内、外因素作用下这一平衡被破坏，就会产生血液凝固性增高（血栓形成状态）或纤维蛋白溶解亢进发生止血障碍（出血），甚至带来更严重的后果。

二、妊娠期凝血与纤溶平衡与 DIC 的关系

1. 妊娠期生理性高凝状态　在妊娠期，孕妇肝脏凝血因子合成增多。特别是在妊娠晚期，孕妇体内凝血因子Ⅰ（纤维蛋白原）、Ⅶ、Ⅷ、Ⅸ、Ⅹ及血纤维蛋白溶酶原水平生理性

增加，其他血浆因子和血小板计数虽无明显变化，但活性大大升高，尤其是血纤维蛋白肽A、β-凝血球蛋白、血小板因子4和纤维蛋白降解产物显著增加。抗凝功能减弱，血液呈现高凝状态，这一生理变化为产后快速有效止血提供了物质基础。

此外，胎盘、胎膜和羊水中还含大量的组织因子样促凝血活性物质（如凝血活酶），在正常分娩时常有少量进入血液促凝，正常分娩时有利于止血。此外，羊水中含有大量粘连蛋白及胎儿鳞屑物质，进入母体血液后活化凝血因子 X，快速提升纤维蛋白结合强度，促进凝血。2009 年一项研究中报道了在加入组织因子后，羊膜细胞膜可高表达磷脂酰丝氨酸，激活母体凝血机制。

2. 纤溶系统功能相对减弱　妊娠期孕妇体内抗凝血酶Ⅲ水平降低、组织纤溶酶原激活剂（t-PA）减少，纤溶酶原激活物抑制物（PAI）增加，游离蛋白 S 水平下降，阻碍了凝血过程。纤维蛋白溶解功能的下降减弱了机体对胎盘产生的 t-PAI 的反应，净效应是纤溶活性降低。尽管如此，纤维蛋白降解产物（FDP）随着孕周逐渐增加，妊娠中晚期明显高于妊娠早期，且 D-二聚体含量增高，显示凝血酶、纤溶酶的激活和继发性纤溶的存在，提示妊娠妇女有可能发生轻微的血管内凝血。

妊娠期凝血与纤溶系统发生的这些变化在妊娠早、中期表现不明显，在妊娠晚期，妊娠期妇女的凝血因子增多，活性增强，纤溶系统活性减弱，使血液处于"高凝状态"，这是机体的一种保护性机制。可防止产时、产后大出血，利于分娩时胎盘剥离面的止血以及子宫内膜的再生和修复。所以妊娠期凝血和纤溶系统的变化，既是生理保护机制，又有诱发 DIC 的高危因素。

三、产科弥散性血管内凝血

（一）病因

1. 子痫前期　血液浓缩，血管内皮细胞功能紊乱，内皮素合成及释放增加导致血管痉挛性收缩，机体各脏器缺血、缺氧。内皮损伤导致前列环素合成酶减少，血栓素合成酶相对增加，两者比例下降，胶原增多，血管壁上皮细胞坏死暴露管壁胶原纤维，血小板活化，引发血小板黏附和聚集，释放的儿茶酚胺、5-羟色胺使血小板进一步聚集，血小板消耗性降低，内源性凝血系统激活。

2. HELLP 综合征　HELLP 综合征的孕妇出现 DIC 的发病率约为 21% ~55%。虽 HELLP 综合征发生 DIC 的机制尚未阐明，但已有研究发现此类孕妇体内作为血管内皮细胞损伤的标志物华通胶的含量较正常孕妇高。

3. 严重感染　产褥感染或妊娠合并内外科疾病（如：急性胰腺炎）产生内毒素，或损伤血管内皮细胞激活Ⅻ因子而启动内源性凝血系统。内毒素还可损害单核-巨噬细胞系统，使其丧失清除血液中各种活化的凝血因子、异常促凝物质、纤溶酶及纤维蛋白裂解产物的作用，导致 DIC。

4. 死胎滞留　胎死宫内过久未排出者易释放组织凝血活酶而引发 DIC，死胎宫内稽留过久也可使羊膜和绒毛膜的渗透性增加，羊水中的颗粒物质、胎儿组织物等得以进入母血液循环诱发 DIC。

5. 胎盘早剥　胎盘早剥者多继发于高血压，是危急母婴生命的产科急症。因螺旋小动脉痉挛，缺氧损伤坏死，释放凝血活酶，胎盘后血肿，消耗纤维蛋白原，当纤维蛋白原＜

1～1.5g/L 时有出血倾向及脏器栓塞。此外，胎盘剥离时蜕膜出血，受损组织产生大量组织因子进入母血，或剥离的胎盘绒毛碎片中含有大量组织凝血活酶进入母血。或由于胎盘后突然蓄积血块使胎盘边缘的羊膜破裂，羊水中有形成分进入母血，激活外源性凝血系统，导致 DIC。

6. 羊水栓塞　羊水中含有大量上皮细胞、胎粪、胎脂、黏液等颗粒物质，这些物质进入母体血循环可激活内外源性凝血系统，使血小板聚集破坏，促进凝血，并可激活凝血因子Ⅷ，通过血管内皮表面接触形成内源性凝血活酶，具有强烈的促凝作用。羊水中的纤溶活酶可降解纤维蛋白，使血液从高凝状态急剧转变为低凝高溶解状态。羊水中的促凝物质进入母血还可引起肺动脉高压。

7. 休克　休克与 DIC 互为因果，但多数是由于休克状态的恶化而发生 DIC。在休克晚期，微循环瘀血，血流缓慢，严重缺血缺氧致使内皮细胞损伤，激活内源性凝血系统导致 DIC。

8. 医源性 DIC　输血、手术、介入术后，非法堕胎或妊娠中期宫腔内注射等宫腔操作，引发绒毛膜炎、羊膜炎以至败血症。使血管内皮受损，组织坏死及内毒素等激活凝血因子，释放凝血活酶，粒细胞释放促凝物质，血小板聚集，引发 DIC。

（二）病理生理变化

DIC 病理生理改变是毛细血管内纤维蛋白沉积、微血栓形成、组织局灶性出血及梗死性坏死。DIC 的病理损害是全身性的。但由于病因或诱因迥异，既可表现为局限性组织器官损伤，也可表现为多组织多器官损伤。对肾脏的影响轻则出现血尿，重则可导致急性肾衰竭。肺部可发生肺水肿及肺不张而导致急性肺功能衰竭。肺部可由于广泛血栓形成而出现急性肺源性心脏病。肝脏可出现多发性局灶坏死，部分病例发生黄疸、转氨酶及乳酸脱氢酶升高。

正常妊娠时，孕妇机体对凝血与纤溶系统的变化力图通过复杂的正、负反馈作用不断维持着动态平衡，出现 DIC 的情况并不多见。一旦平衡被破坏，如妊娠高血压疾病、胎盘早剥、死胎滞留、产后出血、羊水栓塞、胎死宫内、败血症等，出现凝血功能障碍，就可能造成血栓或出血，甚至带来更严重的后果，导致急、慢性 DIC。

产科 DIC 的发生可能存在多种机制间的互相作用。一旦发生 DIC 便可能形成恶性循环，进一步消耗凝血因子和血小板导致 DIC，直至原发病得到纠正。

（三）临床表现

产科 DIC，因进入母血循环的外源性促凝因子的量和凝血因子消耗性降低的速度不同、临床表现也不同。慢性 DIC 临床症状不明显，病程较长，可持续几周以上，凝血因子消耗较慢，临床症状较轻，病情发展较慢。临床以血栓栓塞表现多见，早期出血症状不严重，可见于稽留流产，死胎等。急性 DIC 多见于羊水栓塞、胎盘早剥和妊娠期特发性急性脂肪肝。临床表现起病急骤，数小时至 1～2 天内发病，症状凶险，多为阴道倾倒性大出血（其他部位出血相对少见）及休克，DIC 病程及分期不明显，临床发现时可能已经进入纤溶亢进期，故阴道流血多不凝固。产科 DIC 临床表现可分为三类：出血、休克及栓塞症状。

1. 出血倾向　产科 DIC 以子宫出血最常见，而且常误诊为子宫收缩不良的产后出血，延误抢救时间。子宫出血的特征是持续阴道不凝流血，量多少不一，无血凝块。严重时可伴有皮肤出血瘀斑、牙龈出血、咯血、呕血、尿血，以及注射针眼和手术切口出血、渗血。

2. 休克 急性 DIC 能导致休克，休克的程度与出血量不成比例。由于微血栓阻塞微循环毛细血管网，组织灌流量停止，组织细胞坏死可导致休克。也可出现微循环和体循环分流现象，虽然微循环被血凝块所阻塞，血液可不经毛细血管经动静脉短路回静脉，临床表现可有正常的动脉压，实际已有组织细胞灌流量不足；所以休克的程度表现不同，如不及时抢救改善组织细胞的灌流量，疏通微循环，加至不同程度的继发纤溶出血，最终可导致严重的循环障碍、不可逆性休克。故 DIC 发生休克不一定与出血量呈正相关，休克具有发生迅速、出现早、不易恢复的特点。

3. 脏器栓塞及器官功能损害 微血栓可累及一个脏器或多个脏器，微血栓形成的症状，因阻塞器官的部位范围不同而有别。最常见的是肾小球血管栓塞，表现为急性肾功能不全、血尿和少尿或无尿，严重者乃至急性肾衰竭、肾皮质坏死。胃肠黏膜微血管累及时，可出现腹痛。心脏 DIC 表现为急性心功能不全、心律不齐，甚至发生心源性休克。肺内 DIC 表现为呼吸困难、肺水肿和肺出血。脑受累可导致谵妄、惊厥甚至昏迷。肾上腺 DIC 可导致肾上腺皮质坏死出血。脑垂体坏死出血可导致席汉综合征：脱发、闭经、性征减退。

（四）实验室检查

1. 有关消耗性凝血障碍

（1）血小板计数：对 DIC 的诊断特异性较差。50% ~ 60% DIC 患者出现血小板计数 < 100×10^9/L，10% ~ 15% DIC 患者 < 50×10^9/L。血小板计数 > 150×10^9/L，DIC 发生的可能性不大。此外，子痫前期、子痫均可出现血小板减少，鉴别时应结合其他实验室检查指标。

（2）血纤维蛋白原：正常妊娠晚期，母体血纤维蛋白原含量约 300 ~ 600mg/dl。血液明显高凝状态时，母体血纤维蛋白原含量多 > 300mg/dl。DIC 的过程是血浆纤维蛋白原经内外促凝物质的作用转变为纤维蛋白，血液不断发生凝固，同时已形成的纤维蛋白因为纤维蛋白溶酶活性增加而被溶解，故 DIC 主要显示为血纤维蛋白原过少症。测定血纤维蛋白原含量对 DIC 的诊断意义有限，敏感度仅为 28%，仅有少数严重的 DIC 患者出现低纤维蛋白原血症。血浆纤维蛋白原 < 150mg/dl，对 DIC 有诊断意义。

（3）凝血酶原时间（PT）和活化凝血活酶时间（aPTT）：两者分别为外源性和内源性凝血系统初筛试验，由于 I、II、V、VII、X 因子消耗，< 50% 时，从而使纤维蛋白溶酶活性增强 FDP 增多，故两者时间延长。当血纤维蛋白原水平低至 100mg/dl 时 PT 可出现明显延长。在早期 DIC 即出现延长，阳性率高，但结果正常不能除外 DIC，若 PT、APTT 均延长（PT 比对照长 3 秒，aPTT 比正常对照长 10 秒为延长），对 DIC 诊断意义更大，但不能作为诊断标准。PT/aPTT 比值 > 1.5 可预测大出血。

2. 有关纤维蛋白单体的检查

（1）血浆鱼精蛋白副凝固试验（3P 试验）：3P 试验是反映血浆纤维蛋白单体，尤其是纤维蛋白碎片的存在。3P 敏感性低，假阴性较高，易漏诊。但其特异性高。正常时血浆内可溶性纤维蛋白单体复合物含量极少，3P 试验阴性。DIC 时形成的纤维蛋白单体可与 FDP 形成可溶性复合物，鱼精蛋白具有使纤维蛋白单体从可溶性复合物游离出来的特性，纤维蛋白单体再聚合成不溶性纤维蛋白丝，呈胶冻状态，此过程称之为副凝固现象，3P 试验为阳性。因此，该试验阳性反映纤溶亢进，纤维蛋白单体增多。但当纤溶亢进时，纤溶酶作用增强，纤维蛋白被降解为 D、E 碎片时，则 3P 试验为阴性。故 3P 试验可预测 DIC 不同阶段。

（2）D－二聚体检查：D－二聚体是铰链纤维蛋白降解产物，对诊断 DIC 更有特异性。

有报道认为在 DIC 时有 93.2% 患者异常升高。目前已普遍应用单克隆抗体法检测 D-二聚体及其抗原 DD-3B6/22，可能成为确诊或排除 DIC 的关键试验。D-二聚体阴性或定量不超过 400μg/L 就不能诊断 DIC，准确率达 98.4%。①D-二聚体 <500μg/L 可不考虑 DIC；②D-二聚体 ≥500μg/L 可疑 DIC；③D-二聚体 ≥2 000μg/L 可考虑 DIC 诊断；④D-二聚体 >正常值 8 倍以上对 DIC 诊断的特异性可达 95.5%。

3. 有关纤维蛋白降解产物的化验　纤维蛋白降解产物（FDP）：FDP 是纤维蛋白-纤维蛋白原降解产物，原发性纤溶亢进及继发性纤溶亢进时其含量均可增高。D-D 是交联纤维蛋白特征性的降解产物，血浆 D-D 的增高提示体内继发性纤溶活性增强。敏感性高，特异性有限，假阳性较多，术后、创伤、静脉血栓、炎症时均可出现 FDP 增多。由于 FDP 由肾脏分泌，经肝脏代谢，其含量受到肝功能及肾功能影响。在消耗性低凝期和继发纤溶期，因血小板、凝血因子消耗，纤维蛋白降解产物产生过多，正常 40~80μg/ml，DIC >80μg/ml。

4. 有关纤溶活性的检测

（1）优球蛋白溶解时间：血浆中的优球蛋白含纤溶成分，不含纤溶酶抑制物。此试验是去除血纤维蛋白系统的溶解物质，了解纤维蛋白溶解活性的。DIC 纤溶期时，纤溶活性增强，优球蛋白溶解时间缩短。正常人血优球蛋白溶解时间 >120 分钟，小于 70 分钟表示明显缩短。

（2）纤维蛋白溶解试验：将正常人已凝固的血 2ml 加患者 2ml 血中，30~40 分钟。正常人血凝块破碎，表示患者纤溶活性亢进。

（3）纤维蛋白肽（FP）A/B：在凝血酶作用下最早从纤维蛋白原释放出来，可作为凝血亢进的早期指标。放免法测定，正常人 FPA 含量 <9g/L，DIC 早期升高达十至百倍，FPB <2，DIC 增高。FPB 母 15~42，41~42 肽段是纤溶亢进灵敏指标。

5. 有关凝血抑制剂的检测

（1）抗凝血酶-Ⅲ（AT-Ⅲ）：是机体最重要的凝血酶抑制剂，水平不受孕龄影响。由于持续凝血和活化的中性粒细胞所释放弹性蛋白酶的降解，以及 AT-Ⅲ 生成的减少。AT-Ⅲ 在子痫前期及急性脂肪肝为独立因素引起的 DIC 孕妇血浆中含量降低。故 AT-Ⅲ 减少可辅助诊断 DIC，并可作为抗凝血疗效的指标。

（2）活化蛋白 C（aPC）：活化蛋白 C 在败血症导致的 DIC 患者血浆中含量极低，且是出现皮肤紫癜的关键机制因子可作为预测因子。内皮细胞损伤后，凝血酶激活蛋白 C，使之结合内皮壁细胞膜，参与 DIC 内皮细胞损伤的修复过程。

6. 其他

（1）血涂片：观察外周血破碎红细胞，DIC 时因微血管病性溶血，血中可出现大量畸形或破碎红细胞及碎片。有报道在 DIC 患者的血片中该类红细胞超过 10%。此法特异性与敏感度较差，需与血小板减少性紫癜和其他血栓形成性微血管病相鉴别。

（2）血凝块观察：是一个简便、迅速而较实用的血凝障碍的检查方法，在无条件做上述实验室检查时，可以采用。亦可利用抽血的血液在病房进行观察。抽血 5ml，放入玻璃试管内，观察血块形成时间及稳定性。正常约 6~10 分钟血液凝固成块，血块占全血的 30%~60%，抽血后 30 分钟摇动试管，凝块不受影响。如有血凝障碍，则 >10 分钟血液不凝，或有凝血块但很脆弱，不稳定，或在 30~60 分钟内全部或部分溶化，表明纤维蛋白原含量低及（或）纤溶亢进，结合临床表现，有助于诊断。

（3）可溶性血栓调节蛋白（TM）：在孕12周之前处于正常范围内，约60ng/ml，若出现急性升高可提示胎盘血管血栓形成倾向。Magriples 的研究显示在胎盘早剥孕妇，其产后可溶性 TM 水平急速上升。敏感度及特异度较高，分别为87.5%、76.5%。

（五）诊断标准

首先必须强调早诊断，只有早期明确诊断，及时正确治疗，才能提高 DIC 的治愈率。产科 DIC 的诊断主要依据临床表现并结合实验室检查。

1. 存在基础疾病和诱因。

2. 有广泛性出血和组织器官缺血性损伤或（和）难以解释的休克。

3. 实验室指标

（1）国内多依据中华医学会血液学会诊断 DIC 的实验室指标，有下列 3 项以上异常者可确诊：①血小板 $< 100 \times 10^9/L$ 或进行性下降；②血浆纤维蛋白原含量 $< 1.5g/L$ 或进行性下降；③3P 试验阳性或血浆 FDP $> 20g/L$ 或 D_2 二聚体试验阳性；④凝血酶原时间缩短或延长 3 秒以上或呈动态变化；⑤纤溶酶含量及活性降低；⑥AT 含量及活性降低；⑦血浆因子Ⅷ：C 活性 $< 50\%$。

（2）国际上多采用 ISTH 评分标准：①血小板计数：$> 100 \times 10^9/L = 0$，$< 100 \times 10^9/L = 1$，$< 50 \times 10^9/L = 2$；②纤维蛋白计数升高：（D-二聚体，纤维蛋白分解产物）无升高 $= 0$，轻度增加 $= 2$，明显增加 $= 3$；③PT 时间延长：< 3 秒 $= 0$，> 3 且 < 6 秒 $= 1$，> 6 秒 $= 2$；④纤维蛋白原水平：$> 1g/L = 0$，$< 1g/L = 1$。分数统计：≥ 5 分者为 DIC：每日重复检测评估；< 5 分者可疑 DIC：1~2 天后重新检测评估，若发生 DIC，ISTH 评分标准需结合临床及结局进行。

以上两种不同诊断标准对临床和实验室检查特征侧重点不同，而且同一凝血指标在不同标准中的诊断界值及赋予权重也略有不同。此外，正常妊娠期间随孕周增加孕妇的止血平衡逐渐向高凝状态转移，几乎所有凝血因子的活性都有明显增高。因此，对于产科 DIC 患者的诊断，直接引用现有的 DIC 诊断评分标准进行诊断可能并不完全合适；临床可能需要寻找适合于不同孕周及围生期的各项凝血指标 DIC 诊断界值，建立适合产科这一特殊人群的 DIC 诊断标准。DIC 的诊断需结合临床表现及实验室检查结果（C-Ⅳ）；应行多次、动态监测实验室检查结果及临床表现（B-Ⅲ）。

（六）预防

（1）加强孕期宣教，使孕产妇都能认识到产前检查的重要性，自觉定期到医院产检，如有异常情况出现，随时就诊。

（2）杜绝非法接生，严格掌握催产素使用的指征和使用方法。

（3）对有诱发产科 DIC 高危因素的病人，如妊娠高血压疾病、死胎滞留、胎盘早剥、妊娠合并肝病、血液病者应注意监测。

（七）治疗措施

2009 年英国血液标准化委员会发布了 DIC 诊治指南。由于产科 DIC 存在妊娠期这一特殊的生理因素，作者结合国内外 DIC 治疗指南及近年大型 RCT，提出适用于产科 DIC 的治疗方法。

产科 DIC 多来势凶猛，病情迅速恶化，但如能及时处理多可获得较好疗效，治疗的早晚对抢救成功与否意义重大。病情危急又高度怀疑 DIC 时应行 DIC 实验室检查，结果出来前即可进行 DIC 的治疗，以临床表现为主，实验室检查尚未达标准者，可给予预防性治疗或试验性治疗。治疗原则应序贯性、及时性、个体性及动态性。

1. 去除病因　积极治疗原发病，阻断内、外源性促凝物质的来源，是预防和终止 DIC 的关键。例如积极有效控制感染，及时应用抗生素，感染产生的内毒素亦是诱发 DIC 的因素，及时控制感染，减少内毒素的产生直接有利于 DIC 的治疗，亦为去除诱因、为手术治疗创造条件。尽早娩出胎儿、胎盘和清除子宫内容物，抗休克，甚至切除子宫。产科胎盘早剥、胎死宫内、感染性流产、出血性休克等易诱发 DIC，在积极预防原发病的基础上，须加深对高危因素的认识。与此同时应注意防治酸中毒，改善缺氧，预防溶血。

2. 改善微循环，防治多器官衰竭　DIC 晚期患者必导致多脏器功能的损害，是目前产科危重患者死亡的重要原因之一。多器官功能衰竭病死率较高，若 4 个脏器衰竭病死率达 100%。病死率与原发病的程度及受累器官多少有关。由于多脏器功能衰竭病死率高，及时去除病因和诱因，是救治的前提；同时改善微循环的灌流量是防治 DIC 的先决条件。首先应补充血容量，保持微循环血流通畅。适当补充复方乳酸钠液、全血和右旋糖酐液，增加血容量可解除小动脉痉挛，降低血液黏稠度、高凝状态、促使凝聚的血小板、红细胞疏散，特别是右旋糖酐有修复血管内皮细胞的作用，但低分子右旋糖酐的分子量低，虽扩容流通微循环效果好，但有严重出血倾向时，以选用中分子右旋糖酐为宜。补充血容量的同时，需注意及时输氧、脱水、利尿、纠正酸中毒、强心稳压，必要时血液透析，阻断首发脏器衰竭引起的连锁反应，可以提高治愈率。

3. 及时成分输血、补充凝血因子　消耗性低凝血期是补充凝血因子的适当时机。DIC 时由于消耗了大量的凝血因子，故需要补充。

（1）新鲜血和新鲜冰冻血浆：输新鲜血除补充血容量，还能补充 DIC 消耗的多种凝血因子，但在抗凝的基础上输血效果最好。新鲜冰冻血浆在扩容方面优于全血是因为无细胞成分又含多量抗凝血酶Ⅲ，可与肝素协同抗凝阻断凝血因子继续消耗，不加重凝血。PT 和 aPTT 延长，应使用新鲜冰冻血浆，最初剂量 15ml/kg。有证据证明输注新鲜冰冻血浆 30ml/kg，矫正凝血因子水平更完全。

（2）纤维蛋白原：当 DIC 出血不止，PT、aPTT 延长，可补充纤维蛋白原，无须等待实验室结果。当患者不适宜输注纤维蛋白原时可换成凝血因子Ⅺ制剂。目前普遍认为，3g 纤维蛋白原可提升血浆水平 1g/L。

（3）输血小板：当患者发生 DIC 大出血或存在出血高危因素（侵入性操作：如手术、介入治疗等）且血小板降至 50×10^9/L，应输注血小板。当血小板 $< 30 \times 10^9$/L，无大出血时也应补充血小板。对未出血患者通过化学治疗（化疗）后血小板减少症的随机控制实验证实，血小板输注的标准为（$10 \sim 20$）$\times 10^9$/L。当临床和实验室检查发现患者有高危出血倾向时，血小板减高于（$10 \sim 20$）$\times 10^9$/L 时也可考虑输注血小板。建议血小板输注的初始剂量为 1U，约含血小板（240×10^9/L）。

（4）冷沉淀物：严重的低纤维蛋白血症时（$<1g/L$）或由于容量超负荷而不适宜使用血浆时，可输入冷沉淀（内含凝血因子Ⅰ、Ⅴ、Ⅷ、Ⅶ，每单位可增加纤维蛋白原/100mg/L，也可提高Ⅷ因子水平），用量 $25 \sim 30$U/kg，输液器应有滤网装置为宜。

凝血因子补充的标准：要求使血小板 $>80 \times 10^9$/L，凝血酶原时间 <20 秒，纤维蛋白原

含量 >1.5g/L。若未达到上述标准，应继续补充凝血因子和血小板。凝血因子可普遍应用于大出血时而无须等待实验室结果。

4. 抗凝药物

（1）抗凝血酶Ⅲ（AT-Ⅲ）：AT-Ⅲ是一种由肝脏产生的糖蛋白，属于丝氨酸蛋白酶抑制剂。主要抑制凝血酶（Ⅶa、Ⅸa、Ⅹa、Ⅺa、Ⅻa 等）的活性，是机体内最重要的抗凝血物质，占血浆中全部抗凝活性的 70% ~ 80%。在肝素的作用下抗凝活性增强 1 000 ~ 3 500 倍。由于 DIC 时 AT-Ⅲ大量消耗，AT-Ⅲ浓缩物可单独用于产科 DIC 及抗凝血酶含量或活性 <70% 时。在一项 RCT 中，选取使用依诺肝素治疗的子痫前期患者，分别给予抗凝血酶制剂及安慰剂对照，1 500U/天，持续 7 天，结果显示给予抗凝血酶抑制剂的实验组胎儿生物物理评分及凝血指标均优于对照组，并且没有不良事件出现。

（2）活性蛋白 C（aPC）：aPC 是凝血因子Ⅴa 和Ⅷa 抑制剂，在肝功能受损、感染、败血症合并 DIC 患者可使用 aPC，用量 $14\mu g/$（kg·h），持续使用 4 天。由于 aPC 可诱发大出血，患者有潜在出血因素时不应使用，尤其是当血小板计数 $<30 \times 10^9/L$ 时。

（3）抗血小板凝聚药物：右旋糖酐可降低红细胞和血小板的黏附和凝聚，一般用量不要超过 1 000ml。双嘧达莫有对抗血小板凝聚的作用，抑制血小板二酯酶的活性，若与阿司匹林合用量应降低。阿司匹林主张用小剂量 60 ~ 80mg/d，主要阻断血栓素的产生。

5. 抗纤溶剂　抗纤溶药物对充血患者有效，但 DIC 出血的患者，这类药物一般不推荐应用。纤维蛋白沉积是 DIC 的一个重要征象，抑制纤溶系统并不合适。除了罕见的以原发或继发高纤溶未主要临床特征的病例外。以原发性过度纤溶状态和严重出血为特征的 DIC 患者，或许可应用赖氨酸类药物治疗，如：氨甲环酸（1g/8h）。伴有严重出血症状的 DIC 在纤溶期时，可考虑使用赖氨酸核苷类似物——氨甲环酸，用量 1g/8h。氨甲环酸可与纤溶酶原形成一可逆性复合体，从而使纤溶酶原结构上发生变化，阻止纤溶酶的形成，大剂量时可直接对抗纤溶酶活性，抑制纤维蛋白和纤维蛋白溶解。对胰蛋白酶和纤溶酶有直接作用，所以其抗纤溶作用。

6. 皮质激素　对皮质激素的应用意见不一。有学者称激素特别在羊水栓塞、HELLP 综合征的治疗中能起到抗过敏、增加血小板、改善肝功能等作用。持反对意见者认为肾上腺皮质激素为促血液凝固的药物，DIC 的治疗应避免应用此类药物，因大剂量肾上腺皮质激素有抑制单核-吞噬细胞系统的作用。

7. 肝素的应用　国内外意见不一。理论上，DIC 是以广泛的凝血启动为特征，肝素抗凝治疗是合理的，但多项临床研究未显示对整个生存期的益处。肝素是常用而有效的抗凝剂，可抑制凝血过程，因而阻止凝血物质的大量消耗，从而改善微循环，使凝血机制恢复正常，但对已形成的微血栓无效。根据国内文献报道，结合产科并发症，如胎盘早剥、胎死宫内、感染性流产、休克、羊水栓塞等诱发 DIC 给予肝素治疗可获得较好疗效，但均属于个别病案报道，缺乏循证医学证据。应用时需动态监测凝血指标、AT-Ⅲ水平，若发现肝素过量，及时给予鱼精蛋白对抗，1mg 鱼精蛋白静脉注射可对抗 1mg 肝素。国外 DIC 诊治指南中明确提出：对于病变严重，无出血征象的 DIC 患者，推荐使用预防剂量的低分子肝素预防静脉血栓栓塞。由于尚缺乏普通肝素的 RCT 实验，临床使用存在风险，不推荐使用普通肝素纠正 DIC，以免加重出血。

8. 保护重要脏器，及时防治多器官衰竭　DIC 晚期患者必导致多脏器功能的损害，是目前产科危重患者死亡的重要原因之一。多器官功能衰竭病死率较高，若4个脏器衰竭病死率达100%。病死率与原发病的程度及受累器官多少有关。由于多脏器功能衰竭病死率高，及时去除病因和诱因，是救治的前提；同时阻断首发脏器衰竭引起的连锁反应，及时输氧、输液、脱水、利尿、纠酸、强心稳压，必要时血液透析，可以提高治愈率。

9. 子宫切除　一旦确诊DIC，在去除病因，输新鲜血或血浆等积极抢救后，若出血仍不能控制，应果断行子宫切除。一般要行全子宫切除，以防宫颈继续出血。子宫切除输血待血压回升后，仔细探查阴道残端无渗血后再关腹。

10. 转诊　原则：就地组织有效而积极的抢救，积极终止可逆性病因如尽快终止妊娠等，同时有效进行全身支持治疗（补充血容量、纠正休克、酸中毒、低氧血症、水电解质及酸碱失衡）。要掌握低分子肝素抗凝治疗利于阻断凝血瀑布，但也可诱发出血，应用时注意监测血液学指标。可请上级医院出诊协助处理，及时转院。

综上，对于产科DIC的诊断需要有极高度敏感和特异的实验指标。目前其诊断试验和标准尚在探索中。治疗上应以预防为主，提高对高危妊娠、分娩的管理，防止DIC的发生。一旦发生产科DIC应积极迅速终止妊娠，去除子宫内容物，阻断外源性凝血物质释放，病情可好转。

（马新兰）

第六节　产科休克

产科休克是一长期使用的名词，仅指发生于孕产妇特有的休克，系指与妊娠、分娩有直接关系发生的休克。根据产科领域各种疾病的研究，产科休克可以分低血容量性休克（hypovolumic shock）、感染性休克（septic shock）和其他特殊原因所致的休克。产科休克是产科临床中一项最突出的紧急情况，严重的产后出血是威胁孕产妇和围生儿生命的重要原因之一。

一、出血性休克

妊娠后循环血容量逐渐增多，妊娠32～34周时达高峰，平均增加50%，此后维持在循环血量高水平状态、高于正常人，产后2～6周恢复正常。孕妇为适应胎儿生长和足月分娩的需要，子宫、宫颈、阴道以及外阴都发生一系列的生理变化，产道软化、充血，有足够的血液供应。临产时有许多因素增加心脏及循环负荷。若此时或胎儿娩出后24小时内胎盘、子宫、产道等发生异常将导致出血量较正常明显增加。

（一）出血性休克的原因

1. 妊娠期　常见有流产、异位妊娠破裂、子宫破裂、前置胎盘，胎盘早剥，子宫颈妊娠，凝血机制障碍等出血，而少见于妊娠期子宫血管破裂。

2. 分娩期　会阴、阴道损伤静脉曲张破裂出血，子宫颈、子宫体损伤或破裂出血，宫旁静脉丛破裂，阔韧带血肿，帆状胎盘等出血。

3. 胎儿娩出后　子宫收缩乏力，胎盘滞留或残留、胎盘植入，软产道裂伤，凝血机制障碍。剖宫产术后子宫切口愈合不良等。

（二）出血性休克的病理生理变化

1. 血流动力学的变化　产科出血尤其产后出血发生率报道不一，主要影响因素与产科出血量统计有关，但低血容量性休克是产科休克最常见的类型，妊娠晚期特别是产后，出血常迅猛而量大，出现严重的低血容量性休克。当有效血容量降低时，颈动脉窦和主动脉弓压力感受器受到刺激，抑制迷走神经，使脑干心血管中枢（血管舒缩中枢）和交感神经兴奋，作用于心脏、小血管和肾上腺等，使心率加快，增加心排血量；肾上腺髓质和交感神经节后纤维释放大量儿茶酚胺。儿茶酚胺使皮肤、内脏血管的强烈收缩包括微血管和毛细血管前括约肌收缩阻力增加，使进入真毛细血管的血量减少，经微循环的直接通路，甚或动静脉短路开放，使静脉回心血量增加，仍能保持血压不下降，从而保证重要生命器官灌注，此期为血管收缩期，是微循环代偿的休克代偿期。当血压降至 50~60mmHg 时，压力感受器已基本丧失功能，代偿机制不足以维持心排出量和血压的稳定，临床情况进一步恶化，无氧代谢强而使乳酸蓄积发生代谢性酸中毒，造成器官缺血坏死，细胞代谢进一步恶化趋向死亡。

2. 体液改变　休克时血流灌注不足，儿茶酚胺分泌，抑制胰岛素的分泌，促进高血糖素（胰高血糖素）的分泌，加速肌、肝糖原的分解和糖异生的作用，使血糖升高。血容量减少，肾血流量的减少，释放一种多肽酶，称为肾素，肾素促进血管紧张素Ⅰ形成，随后形成血管紧张素Ⅱ，血管紧张素Ⅱ促进肾上腺皮质产释放醛固酮。醛固酮的作用是蓄钠排钾，增加细胞外液量和血浆量，使静脉回心量增加，心排出量增加。由于血压下降，左心房灌流压下降，增压感受器受到刺激，促使脑神经垂体分泌抗利尿激素，有利于血浆容量的恢复。细胞缺血缺氧，细胞内葡萄糖无氧代谢，只能产生少量的高能量三磷腺苷（ATP），而乳酸盐类产生增多，肝脏缺血，乳酸不能在肝内完成代谢分解，机体发生乳酸聚集酸中毒。

3. 继发多脏器损害　器官受损严重程度与出血量、出血速度和机体本身耐受的能力有关。当出血量超过全身的 25% 时，其代偿机制不足以维持心排出量和血压的稳定，此时如继续出血，临床情况进一步恶化，组织进一步缺氧，动静脉氧储备已下降，为保证对心、脑、肾上腺等重要器官的供血，通过中央媒介的选择性血管收缩，使肾脏、脾脏、皮肤的血供减少，组织灌注量进一步下降，供氧减少，无氧代谢强而使乳酸积累发生代谢性酸中毒，造成器官组织缺血，细胞内代谢进一步恶化而趋向死亡。低血容量休克还使细胞内多种离子分布异常，如钠离子和水进入骨骼肌而细胞内钾进入细胞外液，如果失血不能纠正，心脑受到损伤，发生心肌损害、昏迷、呼吸障碍，肾功能必然受损而少尿、无尿，以致死亡。

（三）临床表现

1. 休克代偿期表现　面色苍白，精神紧张，烦躁和恶心，心率增快，脉压减小。休克抑制期表现为表情淡漠，反应迟钝，口唇肢端发绀，出冷汗，脉搏细速，血压低于90mmHg，甚至测不出，脉压更低。中心静脉压低于 5cmH$_2$O，严重时神志不清或昏迷，全身皮肤黏膜明显缺氧发绀，肢端凉，脉搏细速甚至不能清楚触及，少尿甚至无尿。

2. 合并产科局部变化症状和体征　常与出血量有关。

（四）治疗

产科出血性休克是由于产科出血处理不及时，措施不当所发生的严重并发症，是产妇死亡的主要原因。由于出血发病急，出血凶猛，病情进展迅速，往往造成不可逆后果，及时诊断后积极处理，非常重要。

1. 患者管理与建立快速静脉通路　目前，虽然产科性出血，尤其产后出血预测方法不多、特异性较差，但重视对前置胎盘、子宫内容积过大的患者管理，可以降低此类患者严重并发症的发生率，当发生产后出血，临床上采用产后出血 A（通道建立）/B（呼吸管理与维持）/C（循环管理与维持）/D（药物使用）/E（治疗效果的评价）的流程已取得较好的疗效，建立通道可以 16 号以上的静脉穿刺针建立 2 条以上的静脉通路，有条件可以快速建立中心静脉通路，当不具备中心静脉通道建立条件时可作静脉切开，保证静脉通畅以备输血、输液。

2. 补充血容量　准确估计出血量是早期诊断、处理出血性休克的第一步，由于人体大量失血后，血容量骤减，使组织间液向血管内和细胞内转移，组织间液同时减少，所以在休克早期有效的补充血容量是治疗失血性休克的关键。根据出血量多少，患者血流动力学变化及血电解质结果，选择补充血容量的液体、多少、数量和速度。当正常产妇失血量 1 000ml 以内可快速输入晶体液，在补充一定量的晶体液后，随即输入胶体液，可提高胶体渗透压，有利于维持足够的有效循环血容量，减少补液量，防止脑水肿、肺水肿的发生。但需根据临床表现和血红蛋白下降水平决定是否输血。如大量失血超过血容量的 20% ~ 30%，血压下降，收缩压 80mmHg 左右，脉率加快，应迅速补全血以增加循环血容量。输血的目的是提高血液的携氧能力，补充凝血因子。如果失血量占体内总血容量 30%，收缩压降至 50mmHg，患者出现口渴，呼吸加深加快，脉搏快而弱，应输全血和晶体溶液，补充血容量同时纠正细胞外液浓缩。如果失血量达 2 000ml，临床上表现为血压测不到，脉快弱甚至不能触及，少尿甚至无尿，此时必须快速输入全血，在短时间内补足血容量。输血时以等量为原则，失多少补多少。输入晶体和胶体溶液，原则上补充量应超过丢失量，并尽快输注以增加有效循环血量。但在输入晶体液时，输液量几乎 3 倍于失血量方能纠正休克，其维持血容量作用时间仅为 4 ~ 6 小时，第 1 ~ 2 小时内应补液 1 000 ~ 2 000ml。对输入的液体类型虽没有统一明确的标准，但对于血细胞比容小于 0.25，血红蛋白小于 7g/L，以输入全血为佳，使血压维持在 90 ~ 100mmHg，中心静脉压（central venous pressure，CVP）维持在 6 ~ 12cmH$_2$O 为宜，在心功能受损时检测肺动脉楔嵌压（pulmonary artery wedge pressure，PAWP），对指导输液防止肺水肿较 CVP 更为可靠，PAWP 维持在正常范围 8 ~ 12mmHg。

3. 输氧　一般面罩给氧可满足患者对氧的需求，如果休克严重，昏迷时间比较长，SpO$_2$ 低于 90%，动脉血 PaO$_2$ 低于 60mmHg，当发生产前出血时，为满足胎儿的氧气供给，动脉血 PaO$_2$ 低于 70mmHg 行气管插管给氧或机械通气，必要时行气管切开。但应避免供过于求或者供不应求的情况发生，防止氧过量或者不足造成的一些不良反应发生。

4. 血管活性药物的应用

（1）血管收缩药：主要兴奋 α 受体，对 β 受体作用较弱，使周围血管收缩，增加回心血量。增加心肌的收缩力，使动脉压上升。适用于失血性休克，活动性出血已控制，血容量已补足而血压过低，不能维持脑、心、肺、肾的供血，可用血管收缩药提升血压，缓解重要脏器低灌流状态。

1）去甲肾上腺素（noradrenaline）：主要激动 α$_1$ 受体，对心脏 β$_1$ 受体也有兴奋作用，对 β$_2$ 受体几乎无作用，增加心脏收缩力，心率轻度加快，回心血量增加。又因小动脉、小静脉高度收缩，外周阻力增加，使血压显著升高。也使冠状动脉灌注压升高，激动心脏还使其代谢产物腺苷增加，舒张冠状血管。同时还强烈的收缩外周血管，降低了组织灌注，包括收缩肾脏血管，显著降低肾血流。主要用于治疗低血压，特别是高排低阻患者，在充分扩容后使用能显著见效。特别是对于感染性休克高排低阻患者。高血压和动脉硬化及器质性心脏病禁用。

2）间羟胺（metaraminol）：具有直接和间接作用于肾上腺素受体，不易被 COMT 和 MAO 降解的特性，作用类似去甲肾上腺素，效应稍弱，但作用时间稍长，主要激动 α_1 受体，对 β 受体作用弱，长时间滴注可耗尽体内储存的去甲肾上腺素而失效，应改为去甲肾上腺素。

3）多巴胺（dopamine）：具有剂量依赖性激动 α 受体及 β_1 受体，对 β_2 受体作用稍弱。静脉输注 $5 \sim 10\mu g$（kg·min）的多巴胺，心脏每搏量增加，心排出量增加，收缩压升高，心率增加或无明显变化。静脉输注 $10\mu g$（kg·min）或更大剂量，α_1 受体作用占优势，使去甲肾上腺素释放增加，心率加快，心排出量减低，甚至发生心律失常。临床多用于水钠潴留的充血性心力衰竭及低血压患者，多采用静脉滴注小于 $10\mu g$（kg·min），如果升压效果不佳可辅以去甲肾上腺素和去氧肾上腺素，尽量保持多巴胺激动 DA 受体效应。右侧心力衰竭时慎用。

（2）扩血管药：失血性休克使用扩血管药物较少，只有当出现心力衰竭或低心排量时才使用。主要有硝普钠（sodium nitroprusside）和硝酸甘油（nitroglycerin）。应用从小剂量开始，逐渐增加剂量，直到获得满意效果。

（3）肾上腺皮质激素：应用指征、治疗剂量以及疗程一直存在争议，多数认为肾上腺皮质激素可保护及改善循环灌注量，促进细胞摄取氧和营养物，稳定细胞的膜系统。临床使用较多的是地塞米松，$10 \sim 20mg$ 静脉推注，$20mg$ 在静脉中缓慢滴注。

5. 纠正酸中毒　休克时都有酸中毒，合并高热时更严重。纠正酸中毒可以增强心肌收缩力，改善微循环的瘀滞（酸血症有促凝作用）。但在纠正酸中毒的同时必须改善微循环的灌注，否则代谢产物不能被运走，无法改善酸中毒。用做缓冲碱的药物有：

（1）5% 碳酸氢钠（首选）：轻症休克每日 400ml，重症休克每日 $600 \sim 800ml$。亦可参照 CO_2CP 测定结果计算：5% 碳酸氢钠 $5ml/kg$ 计算，可使 CO_2CP 提高 $4 \sim 5mmol/L$。

（2）乳酸钠（次选）：11.2% 乳酸钠 $3ml/kg$ 可提高 CO_2CP $4 \sim 5mmol/L$，在高乳酸血症和肝功能损害者不宜采用。

6. 局部止血处理　止血是抢救出血性休克的关键。针对出血原因，可采取清除残留胎盘、修复损伤的软产道、加强子宫收缩、按压子宫、子宫动脉结扎或栓塞、宫腔纱条填塞、横向环形压缩缝合法等方法，以减少出血，防止休克继续加重。①如为异位妊娠、子宫破裂或阴道侧壁损伤等应立即手术切除患部或缝合患部以止血。②如为子宫收缩乏力性出血、胎盘潴留或部分残留，应该立即采取有效措施。如腹主动脉压迫或双手压迫法压迫子宫，以达到止血的目的。③如为难治性出血，行双侧子宫动脉结扎，同时结扎子宫动脉下行支及邻近静脉，尤为适合于子宫破裂或阔韧带血肿患者。如果止血效果不佳，还应行卵巢动脉结扎术。尽管同时结扎子宫卵巢动脉会使供应子宫的动脉压力下降80%。当子宫破裂或阔韧带血肿，单纯子宫动脉结扎无效时，可通过髂内动脉结扎控制出血。只有生育要求时方可采用。盆腔血管栓塞也是一种快速、安全有效处理产后出血性休克的方法。此方法不用全身麻醉，可保留生育功能，并发症少，且可保留导管多次栓塞。④介入治疗在产科用的应用。如子宫动脉栓塞术紧急处理和侵入性胎盘有关产后出血。选择性动脉栓塞是保守治疗无效的严重产后出血的治疗方法，栓塞需在血管塌陷复苏后严重弥散性血管内凝固产生之前立即进行。⑤经药物及上述保守外科手术治疗失败，急诊行子宫全切或次全切除是最为有效的方法。

二、感染性休克

感染性休克又称中毒性休克或败血症性休克，是由病原微生物（细菌、病毒、立克次体、原虫与真菌等）及其代谢产物（内毒素、外毒素、抗原抗体复合物）在机体内引起微循环障碍及细胞与器官代谢和功能损害的全身反应性综合征。病死率超过50%，是危重患者的首位死亡原因。在分娩中处理不当可导致感染性休克，非法进行人工流产或者流产时有感染时均有发生流产的感染性休克的可能，产科感染性休克的病原体分为两大类，即需氧菌和厌氧菌，在感染部位常可培养出多种细菌，为混合性感染。

（一）感染性休克的原因

（1）流产或产褥期感染败血症：无菌操作不严格，过多的阴道检查，宫腔操作，子宫穿孔。

（2）中晚期妊娠引产因宫颈管及阴道内的致病菌而发生的严重感染：阴道内的病原微生物上行引起羊膜腔的感染。

（3）早产、胎膜早破、侵入性操作。

（4）妊娠期合并其他感染性疾病：妊娠合并急性化脓性肾盂肾炎，妊娠合并化脓性阑尾炎。

（二）感染性休克的病理生理

内毒素是一种革兰阴性细菌壁上释放的脂多糖（lipopolysaccharide，LPS），它由三部分物质组成，主要是脂质A（lipid A），是构成内毒素活性的糖脂，以共价键联结到杂多糖链，有两部分，一是核心多糖，在有关的株内是恒定的；另一个是O特异性链（O specific chain），是高度可变的。细菌性的外毒素一样能导致休克和死亡，例如绿脓杆菌的外毒素A。可引起广泛地组织坏死及坏疽，特别是产后的子宫，可令产妇死亡。内毒素激活补体系统，补体的溶菌作用又使更多的内毒素进入血液循环。血管活性物质的释放可选择性地扩张血管而使血流分布异常。白细胞及血小板聚集堵塞毛细血管。内毒素对血管内皮损伤可使血管有裂隙以及间质液体的潴留，组织水肿，循环血流量减少，结果发生休克样症状。同时，内毒素可促使组胺、激肽、前列腺素及溶酶体酶等炎症介质释放，引起全身性炎症反应。早期出现休克样变化，全身血管阻力下降，而心脏排出量虽然增加但仍不能代偿。低灌注导致乳酸中毒，组织缺氧，器官功能受损，肝肺均发生水肿，终于发生多器官功能障碍综合征。如近期一项前瞻性队列研究显示，感染性休克过程中确保肾功能正常的平均动脉血压至少不低于75mmHg。

感染性休克微循环障碍的发生与发展过程中，微血管容积的变化可经历痉挛、扩张和麻痹三个阶段，即微循环的变化包括缺血氧期、瘀血管氧期和弥散性血管内凝血（DIC）期三个阶段。

（1）缺血缺氧期：此期微循环改变的特点为：除心、脑血管外，皮肤及内脏（尤其是腹腔内脏）微血管收缩，微循环灌注减少，毛细血管网缺血缺氧，其中流体静压降低，组织间液通过毛细血管进入微循环，使毛细血管网获部分充盈。参与此期微循环变化的机制主要有交感－肾上腺素髓质系统释放的儿茶酚胺，肾素－血管紧张素系统，血管活性脂（胞膜磷脂在磷脂酶 A_2 作用下生成的生物活性物质，如血小板活化因子、PAF；以及花生四烯酸代谢产物，如白三烯、Leucotreine，LT）等。

（2）瘀血缺氧期：此期的特点是无氧代谢产物（乳酸）增多，肥大细胞释放组胺和缓激肽形成增多，微动脉与毛细血管前括约肌舒张，而微静脉持续收缩，白细胞附壁黏着、嵌塞，致微循环内血流瘀滞，毛细血管内流体静压增高，毛细血管通透性增加，血浆外渗、血液浓缩。有效循环血量减少、回心血量进一步降低，血压明显下降。缺氧和酸中毒更明显。氧自由基生成增多，引起广泛的细胞损伤。

（3）微循环衰竭期：血液不断浓缩、血细胞聚集、血液黏滞性增高，又因血管内皮损伤等原因致凝血系统激活而引起 DIC、微血管床堵塞、灌流更形减少、并出血等，导致多器官功能衰竭，使休克难以逆转。

（三）临床表现

（1）产科流产或分娩病史：产前出血、宫腔操作史、破膜时间延长、产程延长、多次阴道检查、妊娠期细菌性阴道病、妊娠期糖尿病、产后出血、剖宫产术、人工剥离胎盘、产道血肿、宫颈阴道裂伤、胎盘胎膜残留等病史。

（2）阴道分泌物增多，严重时呈脓性有；下腹坠痛、腹部压痛及反跳痛、肌紧张，子宫及双附件压痛，胎心过速、持续在 160 次/分钟。

（3）意识和精神状态经初期的躁动后转为抑郁淡漠、甚至昏迷，寒战体温升高或者不升，苍白、四肢厥冷而面部四肢水肿。

（4）皮肤苍白、四肢厥冷、发绀伴斑状收缩，微循环灌注不足。如前胸或腹壁出现瘀点或瘀斑，提示有 DIC 可能。

（5）通常血压在 10.6kPa（80mmHg）上下时，平均尿量为 20～30ml/h，尿量 >50ml/h，表示肾脏血液灌注已足。血压继续降低，表现为尿少或无尿。

（四）实验室诊断

（1）血象显示白细胞大多增加，在 $15 \times 10^9 \sim 30 \times 10^9/L$ 之间，中性粒细胞增多、有中毒颗粒及核左移或者幼稚型细胞，血小板减少。

（2）C 反应蛋白升高。

（3）尿量 <0.5ml/（kg·h）至少 1 小时以上，尿比重由初期的偏高转为低而固定（1.010 左右）；血尿素氮和肌酐值升高；尿/血肌酐之比 <20；尿渗透压降低、尿/血渗之比 <1.1；尿 Na（mmol/L）排泄量 >40；肾衰指数 >1；Na 排泄分数（%）>1。

（4）肌酐 >176.8μmol/L、凝血指标异常、血总胆红素 >34.2μmol/L、血乳酸 >2mmol/L。

（5）收缩压 <80mmHg、平均动脉压 <70mmHg 或原有血压降低超过 20%、氧合指数 PaO_2/FiO_2（动脉血氧分压/吸氧浓度）<40kPa（300mmHg）、血气分析异常如 pH、动脉血 pCO_2、标准 HCO_3^- 和实际 HCO_3^-、缓冲碱与碱剩余。

（五）治疗

（1）血管活性药物的应用：与失血性休克血管活性药物使用有所不同的是感染性休克

可能会使用到血管扩张性药物。补充血容量后血压仍未见好转，而且出现交感神经兴奋体征，如皮肤面色苍白，四肢厥冷，脉压低，无尿。重度休克，微循环瘀血期，导致心力衰竭，肺动脉高压低排高阻以及严重青紫的重症败血症休克时选用。

1）异丙基肾上腺素（isoprenaline）：是人工合成的儿茶酚胺类激动药物，是非选择性 β 受体激动药。可显著增加心率，加速房室传导及心肌收缩，降低血管阻力。因为该药无选择性地扩张皮肤及肌肉血管，使体内血流分布到非生命器官，降低了生命器官的灌注。可以导致心动过速，使平均动脉压和舒张压降低，心肌供血减少而需氧量增加，导致冠状动脉盗血现象，因而不宜常规使用抗休克和心力衰竭治疗。同时可以激动 β_2 受体缓解许多平滑肌痉挛，特别是对支气管和胃肠道平滑肌作用更明显。

2）酚妥拉明：酚妥拉明是咪唑啉的衍生物，α 受体阻滞剂，对 α_1、α_2 受体阻滞作用选择性较低，对 α_1 受体作用较 α_2 受体作用强 3~5 倍。具有较强的舒张血管作用，对阻力血管的作用大于容量血管，引起外周血管阻力下降，血压降低。同时增强心肌收缩力，增加心率和心排出量。主要用于控制围术期高血压，将酚妥拉明 10~20mg 稀释到 100ml 持续静脉滴注，必要时静脉推注 1~2mg，常与小剂量的 β 受体阻滞剂伍用，防止心率过快。

3）硝普钠（sodium nitroferricyanide）：可直接松弛小动脉和静脉平滑肌，属硝基扩血管药物，在血管平滑肌内代谢产生一氧化碳（NO），NO 具有强大的舒张血管平滑肌的作用。NO 与内皮源性松弛因子（EDRF）在许多性能上相似，是一种内源性血管舒张物质。NO 可激活鸟苷酸环化酶，促进 cGMP 的形成，产生血管扩张作用。其属于非选择性血管扩张药物，很少影响局部血流分布。一般不降低冠状动脉血流，肾血流和肾小球滤过。主要用于控制性降压和高血压患者的降压、心力衰竭或低心排血量的治疗。可从 $0.5\mu g/$（kg·min）开始，根据患者血压情况逐渐增加剂量，直到满意的效果。一般总量不宜超过 1.5mg/kg，或者 2.5 小时内不宜超过 1mg/kg，以防氰化物中毒。

4）多巴酚丁胺：与多巴胺结构相似，为一种人工合成的儿茶酚胺药，选择行激动 β_1 受体，对 β_2 和 α 受体作用较弱，对多巴胺受体无激动作用，可直接增强心肌收缩力，增加心排血量，不增快心率和血压；降低肺毛细血管压；降低周围血管阻力。充分液体复苏后仍然存在低心排血量，应使用多巴酚丁胺增加心排血量。主要用于急性心力衰竭的低心排血量患者，按 $2\mu g$（kg·min）给药，不超过 $10\mu g/$（kg·min），并以病情调整剂量，维持血流动力学稳定。

5）血管加压素：对于中毒性休克和脓毒血症等造成的血管扩张性休克，血管加压素可能对维持血流动力学有效，并应用大剂量常规升压药，血压仍不能纠正的难治性休克患者，可应用血管加压素，但不推荐将其代替去甲肾上腺素和多巴胺等一线药物。

6）胆碱能药物的应用：有良好的解除血管痉挛作用，并有兴奋呼吸中枢、解除支气管痉挛以及提高窦性心律等作用。在休克时 654-2 用量可以很大，病人耐受量也较大，不良反应小，比阿托品易于掌握。大剂量阿托可致烦躁不安，东莨菪碱可抑制大脑皮质而引起嗜睡。常用剂量阿托品 1~2mg，山莨菪碱 10~20mg，每隔 15~20 分钟静脉注射。东莨菪碱 0.01~0.03mg/kg，每 30 分钟静推一次。

（2）补充液体：感染性休克时由于缺氧及毒素的影响，致使病人血管床容量加大及毛细血管通透性增高，均有不同程度的血容量不足（据估计休克时毛细血管的总容积较正常大 2~4 倍）。补充血容量是治疗抢救休克最基本而重要的手段之一。

临床上使用较多的胶体液有低分子右旋糖酐、琥珀酰明胶、羟乙基淀粉、白蛋白等。主要作用是：①能防止红细胞、血小板的互聚作用、抑制血栓形成和改善血流；②提高血浆胶体渗透压，拮抗血浆外渗，从而达到扩充血容量的目的；③稀释血液，降低血液黏稠度，加快血液流速，防止 DIC 的发生；其分子量小，易从肾脏排泄，且肾小管不重吸收，具有一定的渗透性利尿作用。低分子右旋糖酐每日用量为 500 ~ 1 500ml，有出血倾向和心、肾功能不全者慎用。羟乙基淀粉每日用量一般为 500 ~ 1 000ml，如果血液或血浆丢失不严重，或术前或术中预防性治疗，一般 1 ~ 3 小时内输注琥珀酰明胶 500 ~ 1 000ml；低血容量休克，容量补充和维持时，可在 24 小时内输注 10 ~ 15L（但血细胞比容不应低于 25%，年龄大者不应低于 30% 同时避免血液稀释引起的凝血异常）；严重急性失血致生命垂危时，可在 5 ~ 10 分钟内加压输注 500ml，进一步输注量视缺乏程度而定。对琥珀酰明胶有过敏反应的病人禁用。有循环超负荷、水潴留、严重肾衰竭、出血素质、肺水肿的病人禁用。如果仍然控制不佳可适量使用血浆、白蛋白或全血（有 DIC 时输血应审慎）。

晶体液、平衡盐液、生理盐水的应用，可提高功能性细胞外液量，保证一定容量的循环量。扩容的原则是：先晶后胶、先快后慢、纠酸与心功能保护同时进行，已补足的依据为：①组织灌注良好，神志清楚，口唇红润，肢端温暖，发绀消失；②收缩压 <90mmHg，脉压 >30mmHg；③脉率 < 100 次/分钟；④尿量 >30ml/h；⑤血红蛋白回降，血液浓缩现象消失。

（3）应用抗生素：留取血或分泌物送培养后致病菌未确定前必须立即应用广谱、高效、足量及静脉途径给药的抗生素，常选用能兼顾到需氧菌及厌氧菌绝大多数致病菌的碳青霉烯类抗生素，致病菌和药物敏感试验检测结果确定后，依照细菌培养结果，尽早选择针对性强的抗生素治疗，以减少耐药菌的发生及限制抗感染费用。尽量早期、静脉、大剂量给药，症状控制后适当减少剂量，可降低患者的病死率。尽量避免用有损肾功能的药物，同时也要注意抗生素的其他不良反应或过敏反应，以及发生二重感染的迹象。根据体温、血象、宫腔分泌物（若未切除子宫）等综合判断抗生素的疗效。用药 3 ~ 4 天，体征无好转改用其他用药。抗生素一般应用 7 ~ 10 天，对于多重耐药致病菌引起的严重感染，抗生素疗程应适当延长。在处理由羊膜腔感染和产褥感染引起休克时应注意致病菌是阴道菌群的本土菌种。感染不是单一菌种引起，可以是有氧菌和厌氧菌的混合感染。对革兰阳性菌，常选择青霉素族及头孢菌素族药物。对革兰阴性菌，常选择氨基糖苷类药物及头孢菌素族药物，对厌氧菌，常选择甲硝唑、克林霉素。

（4）局部病灶的处理：在充分补液后尽快去除感染的组织，如：清除宫腔残留物，脓肿切开引流，必要时切除感染的子宫。

（5）肾上腺皮质激素的应用：肾上腺皮质激素的主要作用是：①结合内毒素，减轻毒素对机体的损害。②稳定溶酶体的作用。溶酶体正常时在细胞浆内，休克时缺氧细胞内 pH 降低，溶酶体膜破裂，释放大量蛋白质溶解酶，引起细胞破坏。激素可以稳定溶酶体膜，防止酶的释出。③大剂量激素有解除血管痉挛，能改善微循环。④增加心搏出量。⑤恢复单核 – 吞噬细胞系统吞噬细胞的功能。⑥稳定补体系统，抑制中性粒细胞的活化。⑦保护肝脏线粒体的正常氧化磷化过程和肝脏酶系统的功能。关于激素的使用剂量及时间国内外有所差异。已经充分液体复苏治疗后仍需升压药来维持血流动力学稳定的感染性休克患者，可用中小剂量肾上腺皮质激素以减少血管活性药的使用，并可能降低病死率。对于肾上腺皮质激素应用后是否需要减量，目前尚缺乏比较性研究，但需要注意糖皮质激素停用后血流动力学和免疫系统功能的紊乱。一般 5～7 天，常用的药物有地塞米松 20mg 静脉推注，20mg 在静脉中缓慢滴注。氢化可的松 200～300mg/d，分 3～4 次或持续给药，持续 7 天。Huh J W 等人最新研究报道，糖皮质激素使用时间还没有得到肯定，他们证实低剂量氢化可的松用药 3 天和 7 天对 28 天死亡率并没有明显的区别。

三、特殊原因所致的休克

（1）麻醉反应：麻醉药过敏，麻醉药过量，腰麻或硬膜外麻醉误入脊髓腔发生全脊髓麻醉，循环受到抑制造成休克。

（2）手术操作：胎盘滞留反复挤压子宫致子宫内翻，手剥离胎盘，刮宫，中期引产宫腔内注药，创伤性休克。

（3）仰卧位低血压综合征：妊娠足月仰卧位分娩，子宫压迫主动脉使回心血量减少，心率加快，血压降低，可发生休克，剖宫产产床向左侧倾斜或右侧垫高 30°施行手术为宜。

（4）低钠综合征：长期食用低盐或无盐饮食，服利尿剂或中暑脱水，钠丢失，有效血容量减少造成休克。

（马新兰）

妇产科急症
处置与疾病治疗

（下）

朱军义等◎主编

吉林科学技术出版社

第十四章　异常分娩

第十四章 异常分娩

第一节 产力异常

一、概述

产力（force of labor）系指将胎儿及其附属物从子宫内逼出的力量，包括子宫收缩力、腹肌及膈肌收缩力（简称腹压）和肛提肌收缩力。子宫收缩力是临产后的主要产力，贯穿于分娩全过程，在产道和胎儿等因素无异常的情况下，使子宫颈口逐渐扩张，胎先露逐渐下降。腹压和肛提肌收缩力则是第二产程促使胎儿娩出的重要辅助力量，特别是在第二产程末期的作用最大，第三产程中还可迫使已剥离的胎盘娩出。由此可见，产力是决定分娩的重要因素之一。

产力异常主要是子宫收缩力异常。正常宫缩具有节律性、对称性和极性、缩复的特点。子宫收缩力异常包括子宫收缩失去节律性、对称性、极性倒置或子宫收缩强度、频率有改变。另外，运用腹压异常也属产力异常。产力异常是导致难产的重要因素之一。

二、诊断

（一）子宫收缩乏力

1. 病因

（1）精神因素：因产妇惧怕分娩疼痛或对胎儿预后顾虑重重，造成心理负担过重、精神紧张或情绪不佳等，干扰了中枢神经系统的正常功能，导致宫缩乏力。

（2）体质和内分泌因素：身体过于肥胖。临产后，产妇体内雌激素、催产素、前列腺素、乙酰胆碱分泌不足，孕激素含量下降速度缓慢，子宫对乙酰胆碱敏感性降低等，引起内分泌失调性子宫收缩乏力。

（3）电解质异常：待产时间长、疲乏、进食不佳均可导致血电解质及酸碱平衡紊乱，从而影响子宫肌纤维的收缩能力。

（4）产道和胎儿因素：骨盆大小及形态异常，胎儿过大或胎位异常，形成头盆不称，胎先露下降受阻。临产后胎先露部不能紧贴子宫下段和子宫颈部，影响内源性缩宫素的释放及反射性子宫收缩，致使原属正常的子宫收缩逐渐减弱，出现继发性子宫收缩乏力。

（5）子宫因素：子宫发育不良或畸形，如双角子宫、纵隔子宫、子宫肌纤维发育不良等。多胎妊娠、羊水过多或巨大儿使子宫过度膨胀，子宫肌纤维过度伸展失去正常收缩能力。多次妊娠、分娩、刮宫或曾患急慢性子宫感染者，子宫肌纤维变性，结缔组织增生而影响子宫收缩。子宫肌瘤使胎先露部下降受阻时，也可诱使子宫收缩乏力。

（6）药物因素：产程早期使用过量镇静剂或镇痛剂，如哌替啶、硫酸镁、地西泮（安定）和巴比妥等，使子宫收缩直接受到抑制；或使用子宫收缩剂的剂量不恰当，引起不协调性子宫收缩乏力。

（7）其他因素：第一产程后期过早使用腹压向下屏气，也可致子宫收缩减弱。另外，产妇尿潴留也是影响子宫收缩不能忽略的因素之一。

2. 临床表现

（1）协调性子宫收缩乏力时，子宫收缩具有正常的节律性、对称性及极性，但收缩强度弱，宫腔内压 <15mmHg，宫缩持续时间短、间隔时间长，又称低张性子宫收缩乏力。根据发生时期又可分为原发性和继发性子宫收缩乏力两种。

1）原发性子宫收缩乏力是从产程一开始就出现子宫收缩乏力，但需与假临产鉴别，若给予哌替啶 100mg 肌肉注射，孕妇经休息后宫缩消退者为假临产，宫缩不能被抑制者为原发性宫缩乏力。常见于骨盆入口平面头盆不称或胎位不正，胎先露无法衔接，不能紧贴子宫下段及宫颈反射性引起强有力的宫缩，或子宫发育不良，子宫过度膨胀，如双胎、羊水过多等。临床常表现为潜伏期延长或活跃早期宫颈扩张延缓或停滞。

2）继发性子宫收缩乏力出现在产程较晚的时期。产程开始时，子宫收缩力正常，产程进展正常，而当产程进展到一定阶段（多在活跃期或第二产程时），子宫收缩力逐渐转弱、稀，胎头下降延缓或阻滞，往往提示中骨盆 - 出口头盆不称，常见于漏斗型骨盆狭窄、胎头位置异常（如持续性枕横位或枕后位）等。

（2）不协调性子宫收缩乏力是指子宫收缩失去正常的对称性、节律性，尤其是极性，不能产生向下的合力，尽管宫内压升高但子宫颈口不能如期扩张，产程进展缓慢，故又称为高张性子宫收缩乏力。临床表现为宫缩间歇期子宫壁不能完全放松，而宫缩持续时间也不长。产妇自觉宫缩强，极度烦躁。

（3）产程图异常表现：子宫收缩乏力时，表现在产程图上的异常主要有下述 7 种类型。

1）潜伏期延长：从临产开始至宫口扩张 <3cm 为潜伏期，一般初产妇约需 8 小时，最大时限 16 小时。若≥16 小时，宫口扩张尚未达 3cm，称为潜伏期延长。

2）活跃期延长：活跃期≥8 小时，宫颈口仍未开全。

3）活跃期停滞：活跃期宫颈扩张停止达 2 小时以上。

4）第二产程延长：第二产程初产妇超过 2 小时，经产妇超过 1 小时，胎儿尚未娩出。

5）胎头下降延缓：宫颈扩张减速期及第二产程，胎头下降速度 <1cm/h。

6）胎头下降停滞：宫颈扩张减速期及第二产程，胎头下降停止达 1 小时以上。

7）滞产：若总产程超过 24 小时，称为滞产。

以上 7 种产程图异常，可以单独或合并存在。

3. 对母儿的危害

（1）子宫收缩乏力对母体的影响：由于子宫收缩乏力，产程延长，产妇往往休息不好，进食少，体力消耗大，易发生酸中毒、肠胀气、尿潴留等。产程延长若伴胎膜破裂时间较长，且有多次肛门检查、阴道检查，易发生细菌上行性感染。因胎位不正或骨盆狭窄造成胎先露持续不下降，分娩梗阻，严重时子宫下段极度拉长、出现病理缩复环并伴局部压痛。盆底组织受压过久，尤其在耻骨联合与胎先露之间的膀胱受压引起膀胱组织缺血、坏死，可能发生泌尿生殖道瘘。子宫收缩乏力尚可引起产后出血和产褥感染。

（2）子宫收缩乏力对胎儿的影响：胎头长时间在产道中受到挤压，可引起胎头水肿

（又称产瘤），严重时可造成骨膜下血管破裂，发生胎头血肿。产程延长伴有胎膜破裂过久、羊水流尽，致使胎儿紧贴子宫壁受压，可影响胎儿胎盘循环，或有阴道上行性感染时均可能引起胎儿窘迫。胎儿宫内感染者出生后可发生新生儿败血症、新生儿肺炎等严重并发症。胎儿宫内缺氧还可造成颅内出血，可能影响日后婴儿的智力发育。

子宫收缩乏力产程延长者除需剖宫产以外，阴道手术助产率也相应增加，可能加大新生儿产伤的发生率。

（二）子宫收缩过强

子宫收缩过强远比子宫收缩乏力少见，但也不应忽视。

1. 协调性子宫收缩过强　系指子宫收缩规则但强度过大、频率过高，间隙 1~2 分钟有 1 次宫缩，羊膜腔内压常大于 50mmHg。

2. 不协调性子宫收缩过强

（1）子宫强直性收缩：指子宫颈内口以上的子宫肌肉处于强烈痉挛性收缩状态，多系分娩发生梗阻、催产素应用不当、过度刺激或胎盘早剥血液浸润肌层所引起。临床表现为子宫收缩极为强烈，持续性腹痛，宫缩间隙时间短或无间隙。当子宫体部肌肉强烈收缩，下段明显地被动拉长形成病理性缩复环时，可以发生子宫破裂，严重的急性胎儿宫内窘迫。

（2）子宫痉挛性狭窄环：当子宫局部肌肉强直性收缩时可形成环状狭窄，围绕胎体某一狭窄部位如胎颈、胎腰。狭窄环可出现在子宫颈或子宫体的任何部位，腹部检查时不易扪清此环，阴道检查可在子宫腔内面扪及较硬而无弹性的环状狭窄。其发生原因尚不清楚，偶见于产妇精神紧张、过度疲劳、早期破膜、不适当地应用宫缩剂或粗暴的宫腔内操作。

三、治疗措施

（一）子宫收缩乏力

根据产程不同阶段予以相应处理。

1. 第一产程

（1）潜伏期延长：首先应寻找子宫收缩乏力的原因，仔细评价骨盆及胎儿大小，了解有无头盆不称及胎位异常。其次应查明宫缩是否协调。若无头盆不称或明显的胎位异常，对于不协调宫缩可肌肉注射哌替啶 100mg，一般产妇休息 2~4 小时后，常可恢复正常子宫收缩。此时若胎膜未破，用温热肥皂水灌肠即可排除粪便、积气，又可刺激肠蠕动，反射性刺激子宫收缩。不要潜伏期稍有延长即随意行剖宫产。同时，该阶段肌肉注射哌替啶还可鉴别是否为假临产，若宫缩逐渐转稀、弱，甚至消失，可能是假临产，应继续严密观察。若有明确的头盆不称，则应行剖宫产终止妊娠，不宜试产。

（2）活跃期停滞：应行阴道检查，若有严重胎位异常，如高直位、前不均倾位、额位、面位、颏后位，宜立即剖宫产。若无头盆不称或严重的胎位异常，即使胎头尚未衔接也可行人工破膜促进宫缩。人工破膜后胎头直接压迫宫颈，刺激宫颈旁神经丛，反射性地促使内源性催产素及前列腺素释放而加强宫缩。破膜时间应选在两次宫缩之间，以免羊水流出过速致脐带脱垂。人工破膜后术者之手应停留在阴道内经过 1~2 次阵发性宫缩，若无脐带脱垂方可将手取出，若发生脐带脱垂应立即就地行剖宫产术以抢救胎儿。同时注意观察羊水量及其性状、胎心变化。

若人工破膜后宫缩仍不理想，可用催产素静脉滴注以加强宫缩，常规用催产素 2.5U 加于 5% 葡萄糖液 500ml 内混匀，从 6～8 滴/min 开始，以后据宫缩情况调节滴速，直至保持宫缩呈中等强度（宫腔内压 6.67～8kPa），持续 40～50 秒，间隔 2～3 分钟。滴速最多不宜超过 30 滴/min。静脉滴注催产素过程中必须有专人守护或胎心电子监护仪连续监护。

有下列情况者禁用催产素：①明显头盆不称及胎位异常。②子宫过度膨胀而胎膜未破者，如双胎、羊水过多、巨大儿。③孕妇严重心肺功能不全。④曾做过子宫手术，如剖宫产或子宫肌瘤剔除术后，子宫上有较大瘢痕者。⑤胎儿宫内窘迫。

一般经人工破膜和（或）催产素静脉滴注后，只要没有胎位不正或胎儿较大致继发性宫缩乏力，骨盆大小正常者，产程均能正常进展，胎儿经阴道分娩。

活跃期宫口开大 7～8cm 时，胎方位仍为枕横位或枕后位，在严密观察下加强产力后，部分可转至枕前位而经阴道分娩。若胎方位持续于枕横位或枕后位，甚至徒手旋转胎头仍不能将其转至枕前位，产程无进展者，宜行剖宫产终止妊娠。

（3）不协调性宫缩乏力：临床不多见，处理原则为给予有效镇静剂，如哌替啶 100ml 肌肉注射，抑制不正常宫缩。产妇休息后，一般产力多可恢复正常，使产程进展至分娩。若宫缩仍不能恢复正常，产程无进展，宜立即行剖宫产术。

2. 第二产程　仅出现宫缩乏力，造成第二产程延长，无中骨盆或出口狭窄或胎位异常者，应视胎头位置高低区别对待。

若胎头高位已达 +3 或以下可用产钳或胎头吸引器助产。

若胎头高位在 +2 以下未达 +3，第二产程未达 2 小时者，可静脉滴注催产素加强宫缩，并指导产妇正确使用腹压，争取阴道分娩。

若胎头高位在 +2 或以上，颅骨重叠明显，颅顶部"产瘤"形成，考虑有相对头盆不称存在，估计短期内难以经阴道分娩者，应尽早剖宫产终止妊娠。

第二产程若已达到 1 小时，仍未见胎头拔露，应行阴道检查，及早了解有无头盆不称，胎先露高低及有无"产瘤"。若有头盆不称，胎头位置尚高，有"产瘤"形成，应立即剖宫产。否则应加强产力，促进胎头下降。

3. 第三产程　子宫收缩乏力者易发生产后出血，故应着重防止产后出血。胎儿前肩娩出于阴道口时，即可静脉推注催产素 10U 或麦角新碱 0.2mg，以加强子宫收缩，使胎盘自然娩出。胎盘娩出后可用催产素 20～30U 加入 5% 葡萄糖液 500ml 内静脉滴注，或按摩子宫以加强宫缩，防止产后出血。

（二）子宫收缩过强

1. 协调性子宫收缩过强

（1）当子宫收缩过强，产道阻力又不大时，可使胎儿娩出过速，发生急产。初产妇可因宫颈、阴道、会阴在短期内不能充分扩张而造成严重软产道撕裂，产后又可因子宫肌纤维缩复不良而发生产后出血。由于接产准备不及时，消毒不严，可引起产褥感染。子宫收缩过强、过密影响子宫胎盘血流灌注，引起急性胎儿宫内窘迫甚至死亡。胎儿娩出过快还可致新生儿颅内出血。

（2）若因严重头盆不称、胎先露或胎位异常出现梗阻性难产并致子宫收缩过强时，则子宫下段过度拉长变薄，出现先兆子宫破裂甚至破裂，故应立即采取紧急抑制宫缩的措施，尽快行剖宫产术，否则将发生子宫破裂，危及母儿生命。

2. 不协调性子宫收缩过强

（1）子宫强直性收缩：处理宜在发现子宫强直性收缩时立即给予强镇静剂哌替啶100mg 肌肉注射，或宫缩抑制剂如利托君、沙丁胺醇等，若胎儿排出受阻应立即行剖宫产术。

（2）子宫痉挛性狭窄环：由于子宫痉挛性狭窄环的存在阻碍胎体下降，可使产程停滞，胎先露不下降，以及胎儿宫内窘迫。虽然对胎儿极为不利，但是因狭窄环的位置不随子宫收缩而上升，故一般不会引起子宫下段过度伸展而造成子宫破裂。处理时除了用强镇静剂外，还可选用 0.1% 肾上腺素 0.15~0.3ml 肌肉注射，硫酸镁 4g 缓慢静脉注射或异克舒令以每分钟 0.25~0.5mg 速度静脉注射，停止一切宫腔操作，经充分休息后缩窄环多可自行放松，若缩窄环仍不放松并出现胎儿窘迫征象，则应及时剖宫产终止妊娠。

（朱军义）

第二节　产道异常

一、概述

产道（birth canal）是分娩过程中胎儿必经的通道，由骨产道（骨盆）和软产道（子宫下段、子宫颈、阴道）组成。骨盆的大小与形态异常是造成难产的重要因素，是导致头盆不称及胎位不正最常见的原因。骨产道异常可表现为骨盆形态的变异、不对称或骨盆腔不同程度的狭窄。严重的骨盆狭窄或畸形时，孕期检查多已经被发现和重视，而临界性骨盆狭窄在产前检查中则不易被发现，若产力正常，胎儿小，可以经阴道分娩，若胎儿大小正常或较大或伴胎位异常，即使产力正常，也可导致难产，这是临床中导致难产的常见原因，若处理不当，对母儿危害均较大，故更应引起重视。常见的软产道异常如阴道纵隔、阴道横膈、双子宫、双角子宫和阴道旁囊肿等在早孕检查时多能发现，对其分娩方式已经有所评估。

二、骨产道异常

（一）骨盆异常的分类

1. 发育性骨盆异常　骨盆在发育过程中，受种族、遗传、营养等因素的影响，其形态、大小可发生变异，Shapiro 将骨盆分为四种类型即女型、男型、扁平型和类人猿型。实际上完全符合这四种形态的骨盆并不多见，而大多数为它们的混合型。骨盆四种基本形态的特点如下（图 14 - 1）。

（1）女型骨盆：最常见，即所谓正常型骨盆。骨盆入口面横径较前后径略长，呈横椭圆形。中骨盆侧壁垂直，坐骨棘不突，坐骨棘间径 ≥10cm，耻骨弓较宽，为 90°~100°。骶骨属中弧或浅弧型，出口前后径及横径正常，最有利于阴道分娩。

（2）男型骨盆：骨盆入口略呈三角形，横径略大于前后径，两侧壁内聚，坐骨棘突出，耻骨弓较窄，出口前后径及横径均小，不适合阴道分娩。这种类型骨盆最不利于胎头衔接，胎头多以枕横位或枕后位入盆，因中骨盆前后径及横径均短小，不利于胎头旋转和下降，故出现持续性枕横位或枕后位，常需剖宫产结束分娩。

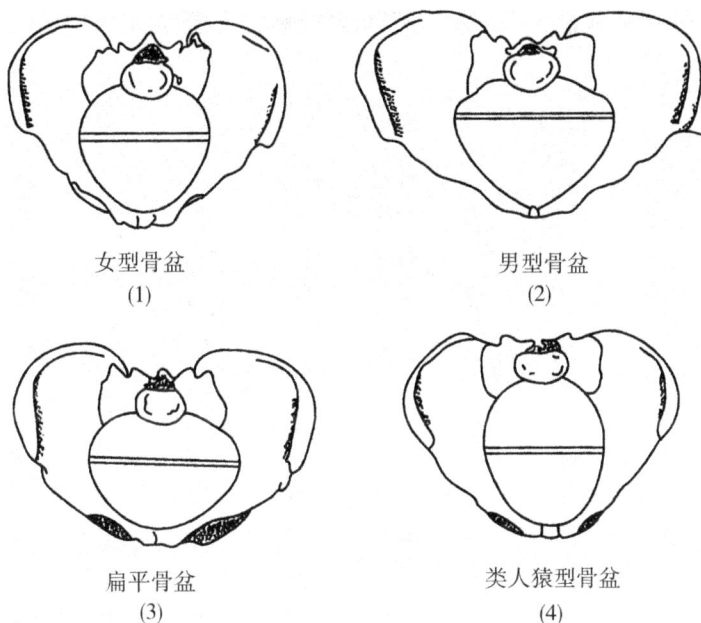

女型骨盆
(1)

男型骨盆
(2)

扁平骨盆
(3)

类人猿型骨盆
(4)

图 14 - 1　四种基本类型骨盆入口面

（3）扁平骨盆：骨盆入口呈扁平形，入口前后径短，横径长，坐骨棘不突或稍突，耻骨弓宽，骶骨为直形或深弧形。出口横径增长，前后径较短。胎头常以枕横位入盆，一旦通过入口面，分娩即有可能顺利进行。

（4）类人猿型骨盆：骨盆入口呈卵圆形，入口前后径较横径长，骨盆两侧壁稍内聚，坐骨棘较突出，耻骨弓较窄，骶骨多为上凸型，出口前后径增长，横径缩短。胎头常以枕后位入盆，并持续于枕后位，若产力好，胎头下降至盆底可转为直后位娩出。

2. **骨盆疾病或损伤**

（1）佝偻病骨盆：因儿童期维生素 D 供应不足或长期不晒太阳所致，现已极少见。骨盆主要特征为（图 14 -2）：骶骨宽而短，因集中承受自身躯干重量的压力而前倾，骶岬向骨盆腔突出使骨盆入口面呈横的肾形，前后径明显变短。若骶棘韧带松弛，则骶骨末端后翘，仅入口面前后径缩短；若骶棘韧带坚实，则骶骨呈深弧形或钩形，使入口面及出口面前后径均缩短；骨盆侧壁直立甚至外展，出口横径增大。佝偻病骨盆变形严重，对分娩极为不利，故不宜试产。

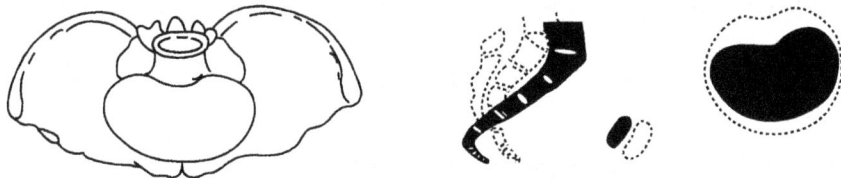

图 14 - 2　佝偻病骨盆

（2）骨软化症骨盆：维生素 D 缺乏发生于骨骺已闭合的成年人时称为骨软化症。骨盆主要特征为（图 14 -3）。因受躯干重量的压力和两侧股骨向上内方的支撑力，以及邻近肌群、韧带的牵拉作用，骨盆发生高度变形，但不成比例；骨盆入口前后径、横径均缩短而呈"三叶草状"，中骨盆显著缩小，出口前后径也严重缩小。胎儿完全不能经阴道分娩，即使胎儿已死，由于胎头无法入盆，也不能经阴道行穿颅术，只能行剖宫取胎术。骨软化症骨盆现已极为罕见。

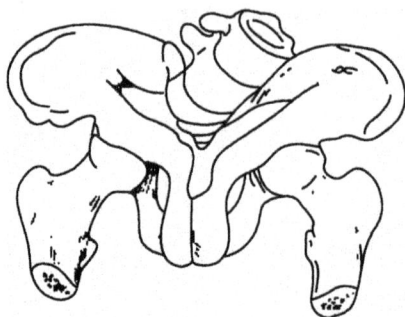

图 14 - 3　骨软化症骨盆

（3）骨盆骨折：多发生于车祸或跌伤后。严重骨盆骨折愈合后可后遗骨盆畸形及明显骨痂形成，妨碍分娩。骨盆骨折愈合后骨盆摄片很重要，可为今后妊娠能否经阴道分娩提供依据。妊娠后，应仔细检查骨盆有无异常。决定试产应慎重。

（4）骨盆肿瘤：少见。一般多为恶性，可见于骨盆后壁近骶髂关节处，肿瘤向盆腔突出，产程中可阻碍胎头下降，造成难产。

3. 脊柱、髋关节或下肢疾患所致的骨盆异常

（1）脊柱病变性畸形骨盆：脊柱病变多数由骨结核引起。我国结核病尚未完全控制，并有增多趋势，包括两种畸形骨盆。

1）脊柱后凸（驼背）性骨盆：后凸部位不同对骨盆影响也不同，病变位置越低，对骨盆影响越大。若后凸发生在胸椎，则对骨盆无影响；若后凸发生在胸、腰部以下，可引起中骨盆及出口前后径及横径均缩短，形成典型漏斗形骨盆。

2）脊柱侧凸性骨盆：若脊柱侧凸累及脊柱胸段以上，对骨盆无影响；若脊柱侧凸发生在腰椎，则骶骨向对侧偏移，使骨盆偏斜、不对称而影响分娩。

（2）髋关节及下肢病变性骨盆：髋关节炎（多为结核性）、小儿麻痹症下肢瘫痪萎缩、膝或踝关节病变等，如在幼年发病可引起跛行，步行时因患肢缩短或疼痛而不能着地，由健肢承担全部体重，结果形成偏斜骨盆（图 14 - 4）。妊娠后，偏斜骨盆对分娩不利。

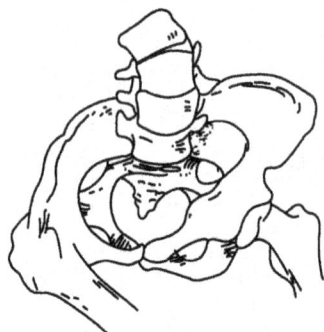

图 14 - 4　髋关节病性骨盆

（二）诊断

临产前，应仔细检查骨盆有无异常，若有头盆不称，及早作出诊断，以便决定恰当的分娩方式。

1. 病史　初产妇应详细询问既往病史，尤其可引起骨盆异常的疾患，如佝偻病、骨结核及骨折等。经产妇还应详细了解既往妊娠史及分娩史。若有不良分娩史，应慎重考虑分娩方式。

2. 体格检查

（1）一般检查：注意观察孕妇身高、体型、步态。

（2）骨盆外测量：通过骨盆外测量尽管不能准确了解骨盆内腔的实际大小，但可初步了解骨盆形态和大小，对发现明显的骨盆异常有参考价值。骨盆外测量诊断骨盆狭窄标准见表 14 – 1。

表 14 – 1　骨盆外测量诊断骨盆狭窄标准

狭窄标准	入口平面		出口平面	
	骶耻外径（cm）	对角径（cm）	坐骨结节间径（cm）	坐骨结节间径 + 后矢状径（cm）
临界性狭窄	18	11.5	7.5	15
相对性狭窄	16.5 ~ 17.5	10.5 ~ 11.0	6.0 ~ 7.0	12 ~ 14
绝对性狭窄	≤16	≤9.5	≤5.5	≤11

（3）肛查或阴道检查：可了解骨盆中下段情况，发现有无骨盆内腔异常。

3. 辅助检查

（1）X 线骨盆测量。

（2）阴道 B 超骨盆测量。

（3）CT 骨盆测量。

（4）MRI 骨盆测量。

三、软产道异常

软产道（soft birth canal）包括子宫下段、宫颈、阴道及外阴。软产道异常也可致难产，但远比骨产道异常难产少见，易被忽略。故妊娠早期必须常规行妇科检查，以排除明显的生殖道及盆腔异常。

（一）外阴异常

1. 外阴水肿　重度子痫前期、严重贫血、心脏病或慢性肾炎的孕妇，在全身水肿的同时，可有重度外阴水肿，以致分娩时妨碍胎先露下降，引起组织损伤、感染或愈合不良。临产前，在外阴局部用 50% 硫酸镁湿热敷，一日多次；临产后，在严格消毒下多点针刺皮肤放液，水肿可明显减轻。产后注意外阴清洁和消毒，加强护理。

2. 外阴瘢痕　烧伤、外伤或炎症的后遗瘢痕挛缩，可使外阴及阴道口狭窄而影响胎先露部下降，若瘢痕范围不大，分娩时会阴侧切伤口可适度延长；若瘢痕范围较大，应行选择性剖宫产。

（二）阴道异常

1. 阴道纵隔　包括完全和不完全纵隔，常伴有双子宫及双宫颈畸形。完全纵隔由外阴延伸至宫颈，不完全纵隔更多见，分上部及下部。不完全纵隔常可妨碍胎头下降，纵隔可自然破裂，但纵隔较厚时则需将其剪断，待胎儿娩出后再切除剩下的纵隔，可吸收缝合线锁边或间断缝合残端止血。完全纵隔一般不导致难产，胎头下降过程中能逐渐将半个阴道充分扩张后通过。

2. 阴道横膈　多位于阴道上、中段，临产后肛查可能将不全横膈中央之孔误认为宫颈外口，但仔细检查可发现宫颈口位于横膈水平之上。尤其在临产一段时间后，产力强，胎头位置较低，而"宫颈"不扩张时，应想到此种先天异常的可能，阴道检查有助于确诊。宜选择剖宫产终止妊娠，尽量避免经阴道切开横膈，不但出血多，而且缝合难度大。

3. 阴道肿块　较小的阴道壁囊肿一般不妨碍分娩。囊肿较大时可阻碍胎先露部下降，需在消毒后穿刺囊肿吸出内容物，产后再作处理。

阴道实性肿瘤，如纤维瘤、上皮癌、肉瘤均会阻碍胎先露下降，且脆性增大易出血感染。一般需行选择性剖宫产。

（三）宫颈异常

1. 宫颈瘢痕　宫颈深部电灼、电熨、锥形切除或粗暴的宫颈扩张术后，以及宫颈裂伤修补术后、感染等所致的宫颈瘢痕、硬结，一般在妊娠后可以软化，多不影响分娩。若临产后宫颈扩张延缓或阻滞，宜尽早行剖宫产。

2. 宫颈水肿　常见于扁平骨盆、骨盆狭窄，胎头位置不正，产妇过早屏气或宫缩不协调，致产程延长，宫颈在胎头与骨盆前壁之间受压时间较长，局部血液循环受阻，引起宫颈水肿，扩张延缓，长时间压迫可使分娩停滞。处理：嘱产妇在宫颈口开全前不要用力屏气，子宫颈上分点注射2%利多卡因10ml及阿托品5mg，短期观察2~3小时，若宫颈扩张仍停滞则提示有头盆不称，宜剖宫产终止妊娠，若宫颈已近开全，胎先露高位已达 +2 以下，仅为宫颈前唇水肿，可在消毒后用手将水肿的前唇在宫缩时向胎头上方轻轻推移，使宫颈前唇退缩至胎头后，待其阴道分娩。上推宫颈前唇时绝不可用暴力，以免宫颈裂伤出血。

3. 宫颈癌　妊娠合并子宫颈癌临床虽少见，却是产科严重的并发症。

因宫颈癌变组织硬而脆，易引起宫颈裂伤、出血、压迫坏死、感染等危险，故必须行选择性剖宫产。如条件许可，取出胎儿后可做广泛子宫切除术、盆腔淋巴结清扫术。否则剖宫产术后2~4周行放疗。妊娠早期应常规行妇科检查，以便早期发现和处理。妊娠早、中期出现反复阴道流血，白带有臭味，应排除宫颈癌。若一旦确诊，无论病变轻重，均应及时终止妊娠，视宫颈癌的分期决定治疗方案。

（四）子宫异常

1. 先天性子宫畸形　子宫畸形合并妊娠者并不少见，且常伴有泌尿道畸形。

（1）双角子宫、子宫纵隔畸形：双角子宫、纵隔子宫妊娠者较为常见，易发生流产及早产。临床有时很难区分这两种畸形。双角子宫底部呈马鞍形，两角部较突起，而纵隔子宫外观正常，两者均可因宫腔形态异常而致胎位异常，但一般不影响产力。附着于子宫纵隔处的胎盘常不易自然剥离或剥离不全，产后出血多，需行人工剥离。故凡怀疑双角子宫或子宫纵隔者，产后均应作宫腔探查以明确诊断。

（2）双子宫畸形：双子宫一侧妊娠时，另一侧未孕子宫稍增大，但一般不致引起产道梗阻。由于子宫形态狭长，故臀位多见。双子宫发育欠佳，常不能足月产，且分娩时可因子宫发育不良而致宫缩乏力或宫颈扩张困难，产程延长，因此多需行剖宫产。

（3）单角子宫：因一侧 Mullerian 管发育不良，另一侧发育正常而形成的单角子宫，妊娠后多为臀位，常易发生流产或早产。因子宫发育不良，临产后可有宫缩乏力、产程延长，容易发生子宫破裂，故多需行剖宫产。

2. 妊娠子宫过度前屈　若孕妇腹直肌分离、腹壁过度松弛、驼背或骨盆倾斜度过大均可使子宫过度前屈，形成悬垂腹。常发生胎头不入盆，容易胎膜早破，临产后宫颈扩张缓慢，胎头紧贴宫颈后壁影响产程进展。妊娠期可用腹带包裹腹部，临产后将腿部抬高或取半卧位，以利于胎头入盆。

3. 子宫肌瘤 妊娠期间子宫肌瘤会生长增大，对分娩的影响与其大小和生长部位有关。子宫肌壁间肌瘤可使子宫收缩乏力、产程延长；宫颈肿瘤、子宫下段肌瘤或嵌顿于盆腔内的浆膜下肌瘤均可阻碍分娩，致梗阻性难产，宜行选择性剖宫产。若肌瘤小，位于骨盆入口以上，胎头已入盆，一般不致发生分娩梗阻。剖宫产术中一般不剜除肌瘤，除非为带蒂浆膜下肌瘤可予摘除。既往作过子宫肌瘤剜除术者有可能在分娩时发生瘢痕破裂，应密切观察产程。子宫瘢痕较大，剜除子宫肌瘤时进入子宫腔者应行选择性剖宫产，术中警惕子宫收缩乏力致出血。

（五）卵巢肿瘤

妊娠合并卵巢肿瘤多为良性，恶性者仅占2%。卵巢良性肿瘤中以囊性畸胎瘤和黏液性囊腺瘤多见，各占1/4。妊娠合并卵巢肿瘤多于妊娠3个月左右或产褥期发生蒂扭转，若卵巢肿瘤阻塞产道，可致囊肿破裂，甚至子宫破裂，应及时行剖宫产，同时行卵巢肿瘤摘除。孕期确诊卵巢肿瘤后应择期在妊娠4个月行肿瘤摘除术。

（朱军义）

第三节 胎位异常

一、头位异常

（一）持续性枕后位（persistent occipitoposterior position）

1. 原因

（1）骨盆形态及大小异常：是持续性枕后位发生的重要原因，可见于男型骨盆、类人猿型骨盆。

（2）头盆不称：妨碍胎头内旋转。

（3）胎头俯屈不良：使胎头通过产道径线增大，造成胎头通过骨盆的径线与骨盆大小不称，使胎头的内旋转及下降均发生困难，以致胎头持续于枕后位。

（4）宫缩乏力：产力异常并不是导致持续性枕后位的重要原因，但一旦出现产力异常，即更难克服枕后位，因此宫缩乏力往往是胎位异常的后果。

（5）胎盘附着位置：胎盘附着于子宫前壁时，胎儿以枕后位衔接机会多，但临产后胎头下降过程中，胎方位受骨盆形态及大小的影响更明显。

2. 概念 传统的观念认为胎头以枕后位衔接于骨盆入口，经过充分试产，至中骨盆及盆底时仍不能自然旋转至枕前位，而持续于枕后位状态，致使分娩发生困难者，称持续性枕后位。

此外，重庆医科大学附属第二医院曾就258例持续性枕后位进行临床分析，发现其中剖宫产183例者，有127例于手术时胎头尚未衔接。所以在分娩的任何时期、胎头处于任何水平，只要胎头持续于枕后位即可导致难产。因此，凡正式临产后，经过充分试产，当分娩以任何方式结束时，不论胎头在骨盆的哪一个平面上，胎头仍处于枕后位者即称为持续性枕后位。应当指出，持续性枕后位向后旋转45°，以枕直后位自然娩出，或徒手旋转为枕前或枕直前位后自然娩出者，仍应诊断为持续性枕后位。

3. 临床表现

（1）由于胎头枕骨位于骨盆后方，直接压迫直肠，宫颈开大3~5cm时，产妇即有下屏感。

（2）临产后不久感觉腰骶部胀痛，随子宫收缩而出现，随产程进展而加重。

（3）由于产妇过早屏气，腹压增加，常出现宫颈水肿，尤以宫颈前唇水肿多见。且宫颈口扩张至8~9cm停滞，不易开全。

（4）产程异常：活跃期宫颈扩张延缓或阻滞；宫颈开全后胎头下降延缓或阻滞，致第二产程延长。

（5）腹部检查，母体腹壁的2/3被胎肢占据，胎背偏向母体侧方或后方，胎心音在母体腹部外侧或胎儿肢体侧最响亮。有时可在耻骨联合上方扪及胎儿颏部。

（6）肛查直肠后部有空虚感。

4. 诊断　根据临床表现可作初步判断。阴道检查是确诊枕后位的必要手段。当宫颈扩张至5cm时做阴道检查即能确定胎方位，准确率应达80%以上，于破膜后检查，结果更准确。

（二）胎头高直位（sincipital presentation）

当胎头矢状缝位于骨盆入口平面的前后径上时，称胎头高直位（图14-5，图14-6）。是一种特殊的胎头位置异常。胎头高直位又分为两种：一种是胎头的枕骨在母体骨盆耻骨联合后方，称高直前位，又称枕耻位，是一种特殊的枕前位；另一种是胎头枕骨位于母体骨盆骶岬前，称为高直后位，又称为枕骶位，是一种特殊的枕后位。胎头高直位分娩难度大，尤其是高直后位，几乎均需剖宫产结束分娩，故于严重的胎头位置异常。高直前位有50%~70%可经阴道分娩。

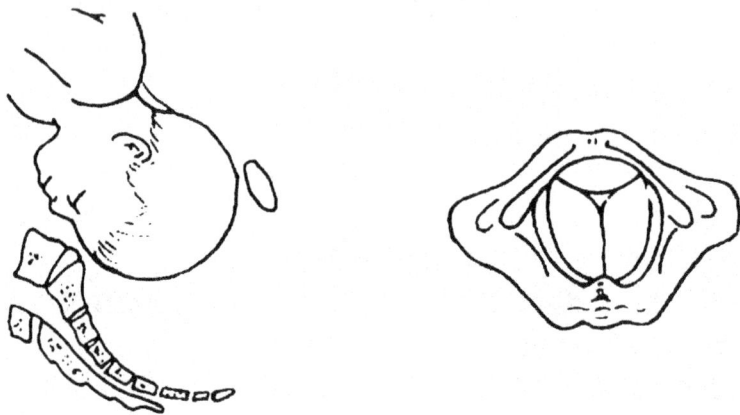

图14-5　高直前位（枕耻位）

1. 原因

（1）头盆不称。

（2）骨盆形态及大小异常，如骨盆扁平型狭窄。

（3）胎头异常。胎头太大、太小或长形均是引起高直位的原因。

（4）胎膜早破，系胎头高直位的原因还是结果，尚有争议。

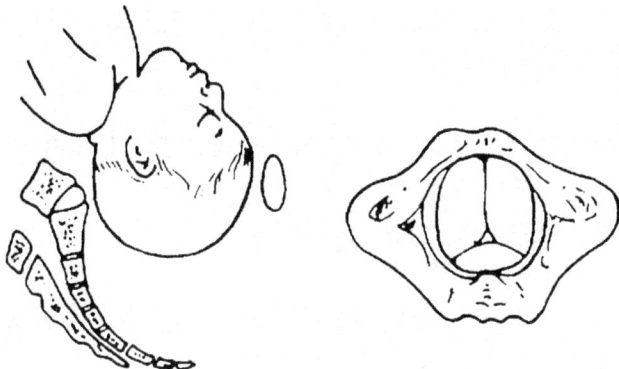

图 14-6 高直后位（枕骶位）

2. 临床表现

（1）高直前位：临产后，胎头极度俯屈，以枕骨下部支撑于耻骨联合处，顶、额骨置于骶岬前，故入盆困难，常常表现为活跃早期（3~6cm）宫口扩张延缓或停滞；若胎头过度俯屈得到纠正，胎头不需内旋转，于中骨盆以直前位按一般枕前位机转通过产道分娩。若胎头极度俯屈得不到纠正，则需剖宫产结束分娩。

腹部检查，母体腹前壁全部被胎背占据，触不到任何肢体，胎心音在近腹中线稍偏左处最响，若子宫明显右旋时，则胎心音在腹中线处听诊最清楚。

阴道检查，胎头的矢状缝位于骨盆入口面的前后径上，其偏斜的角度左右不超过15°，若以时针角度表示，则以11点45分至12点15分范围内为限。胎头小囟在耻联后，大囟在骶岬前，先露部高浮未衔接。由于胎头紧嵌于骨盆入口处，妨碍胎头及宫颈的血液循环，阴道检查常发现胎头水肿。

（2）高直后位：主要表现为胎头不入盆，下降受阻，影响宫颈扩张，大约半数产妇宫颈扩张停滞于3~5cm或者即使宫口近开全或开全，但胎先露仍停留在0位或0位以上不下降。若延误处理，可致产程延长。

腹部检查，母体腹部全部为胎儿小肢体占据，下腹部左右两侧均可听见胎心音，较枕前位时更响亮。若在母体耻骨联合上方触及胎儿颏部，则可拟诊高直后位。

阴道检查，胎头的矢状缝位于骨盆入口平面的前后径上，其偏斜角度左右不超过15°，大囟在耻骨联合后，小囟在骶岬前，胎先露部高浮于0位以上。由于胎头紧嵌于骨盆入口平面，且有不同程度的仰伸，故在胎头两顶骨之间常有水肿，形成产瘤。

3. 诊断 根据产程图表现和腹部检查可以疑诊，确诊需靠阴道检查。

（三）持续性枕横位（persistent occipitotransverse position）

大约50%的产妇，其胎儿以枕横位入盆，因此，枕横位应是头位分娩的正常衔接方位。若胎头以枕横位入盆后，不能自然旋转至枕前位或由枕后位向前旋转至枕横位后停顿，均可形成持续性枕横位。

与持续性枕后位一样，不论胎头在骨盆哪一个平面均可能持续于枕横位状态。因此，凡正式临产后，经过充分试产，至分娩结束时，不论胎头在骨盆的哪一个平面，只要胎头仍持续于枕横位，均称为持续性枕横位。

持续性枕横位在胎头位置异常中发生率最高，据 1987 年全国难产协作组报告，占头位难产的 24.95%。虽然持续性枕横位是最轻微的胎头位置异常，但手术产率仍高达 90%以上。

1. 原因

（1）骨盆形态及大小异常，可见于扁平型及男型骨盆易发生持续性枕横位。

（2）头盆不称，妨碍枕横位胎头向前旋转。

（3）胎头俯屈不良，妨碍胎头旋转及下降。

（4）宫缩乏力，影响胎头旋转及下降。

2. 临床表现　凡扁平型及男型骨盆，胎头以枕横位入盆者，应警惕发生持续性枕横位的可能性。大多表现为第二产程延长，胎头下降停滞。

腹部检查，胎儿肢体及胎背在腹前壁各占一半，胎心音在下腹部外侧处最响亮。阴道检查，胎头矢状缝在骨盆横径上。

3. 诊断　根据临床表现及阴道检查即可诊断。

（四）枕横位中的前不均倾位（anterior asynclitism）

胎头以枕横位入盆时，可以有 3 种倾势，一种为均倾势，即胎头双顶同时进入骨盆入口，胎头矢状缝在骨盆入口平面中轴线的横径上；后不均倾势则是胎头后顶骨先入盆，利用骶骨陷凹向后退让，使前顶骨能从耻联后方滑下，使胎头成为均倾势，再向前旋转，按照枕前位完成分娩机转；若前顶骨先入盆，则为前不均倾势（图 14-7）。前两种胎头入盆倾势均是正常的。胎头为前不均倾位时，前顶骨先入盆，落于耻骨联合后方，由于耻骨联合后方平直，没有空隙容纳前顶骨下降，并使后顶骨无法越过骶岬，胎头受阻于骨盆入口，最终需以剖宫产结束分娩。

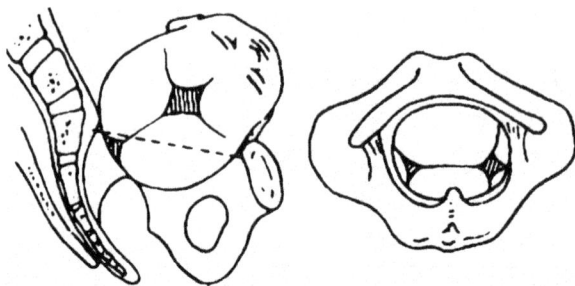

图 14-7　前不均倾位胎头侧屈

1. 原因

（1）扁平骨盆：骨盆入口前后径小，为适应骨盆形态、胎头侧屈、前顶骨先进入盆腔。

（2）骨盆倾斜度过大：胎头可利用的骨盆入口面变小，胎头不易入盆，后顶骨搁于骶岬上方，前顶骨进入骨盆入口。

（3）悬垂腹：孕妇腹壁松弛，胎体前倾，使胎头前顶骨先入盆。

2. 临床表现

（1）胎儿头皮被挤压过久，形成头皮水肿。

（2）母体尿道受压，即使在临产早期，即表现尿潴留，导尿时感觉阻力较大。

（3）活跃期早期宫颈扩张停滞。

（4）胎头前顶压迫胎头与耻骨联合间的软组织，导致宫颈前唇水肿，阴道前壁、小阴唇上部及阴蒂水肿。

（5）腹部检查：因胎头侧屈明显，不易入盆，随产程进展，胎头与胎肩折叠于骨盆入口，致胎肩高耸，从耻骨联合上方可扪及一侧胎肩，而不能扪及胎头，表现为胎头已入盆的假象。

（6）阴道检查：前顶紧嵌于耻骨联合后，但由于后顶架于骶岬上无法入盆，使盆腔后半部有空虚感，胎头矢状缝虽在骨盆横径上，但却偏后，此时尚不可贸然诊断，但可怀疑前不均倾的可能。随产程进展，胎头侧屈加重，矢状缝不断后移，此时应作出诊断。

3. 诊断　根据临床表现、腹部检查及阴道检查联合诊断前不均倾位，尤其阴道检查最为重要。最后确诊前不均倾位，应在剖宫产后检查胎头水肿部位，若为枕左横前不均倾位者，产瘤应在右顶骨上，若为枕右横前不均倾位，则产瘤在左顶骨上。

（五）颜面位（face presentation）

分娩过程中，胎头以极度仰伸姿势通过产道，以面为先露时称为颜面位（图14-8），又称面先露。

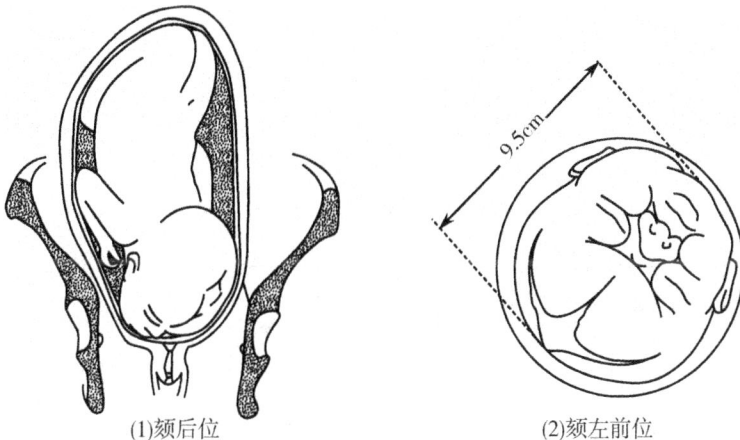

(1)颏后位　　(2)颏左前位

图14-8　颜面位

颜面位时，胎头极度仰伸，枕骨与背部贴近，以颏为先露。

颜面位的发生率为0.2%～0.27%，经产妇多于初产妇。颜面位以颏为指示点，一般包括六种胎位，即颏右前位、颏左前位、颏右后位、颏左后位、颏左横位、颏右横位。其中，颏前位相对更多见，大约占2/3。

1. 原因
（1）头盆不称：胎头衔接受阻，致胎头仰伸，极度仰伸时形成面先露。
（2）悬垂腹使胎背向前或与枕骨成同一方向，于是胎儿颈椎与胸椎仰伸，形成颜面位。
（3）低置胎盘。
（4）无脑儿：因无颅顶骨，自然形成面先露。
（5）脐带绕颈、胎儿颈部包块，使胎头无法俯屈，如先天性甲状腺肿。

2. 分娩机转　若产力、产道均正常，胎儿不大，颏前位可能经阴道自然娩出，胎头以仰伸姿势衔接入盆，当胎儿面部到达盆底时，胎头极度仰伸，颏部作为最低点转向前方，自耻骨弓下娩出，其后以颏骨为支点，在产力（尤其肛提肌收缩力）推动下，胎头相应俯屈，口、鼻、眼、额及大囟相继娩出（图14 - 9）。

额后位需经内旋转135°呈额前位方能自然娩出，若内旋转受阻持续为额后位，此时，即使颈部极度伸展，其长度仍较骶骨前凹面短，不能将其跨越，除早产或浸软的死胎外，足月胎儿不能经阴道娩出（图14 - 10），故额后位均需剖宫产终止妊娠。

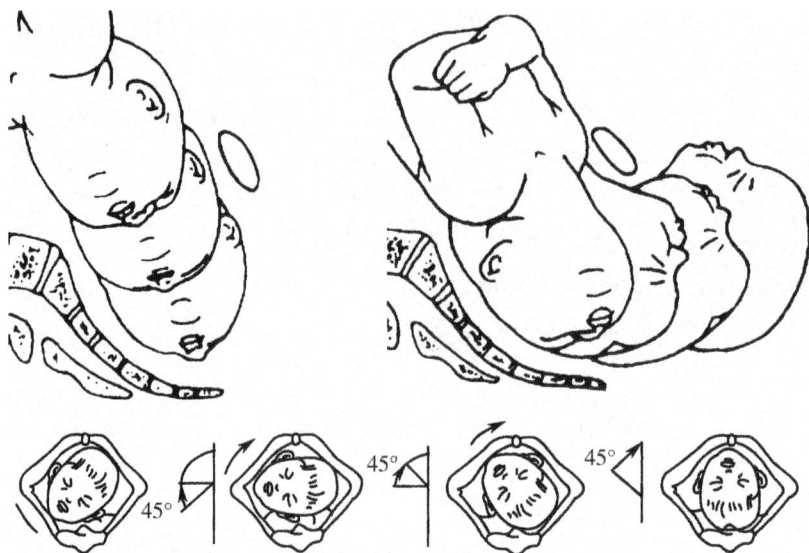

图14 - 9　面先露分娩机转

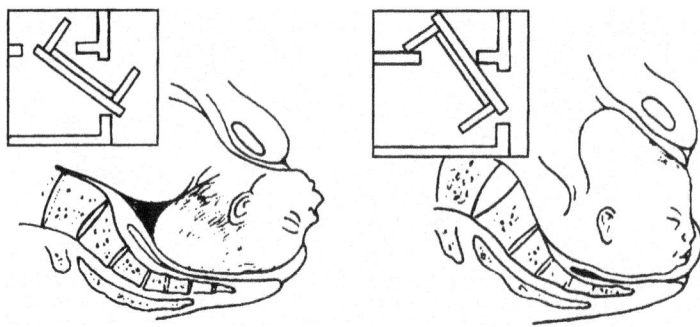

图14 - 10　额前位及额后位分娩示意图

3. 临床表现

（1）颜面位几乎都是在临产后发现的，常表现为潜伏期延长和（或）活跃期延长。若为额后位，则表现为活跃期阻滞。

（2）腹部检查：腹壁薄而松弛的孕妇，胎儿为额前位时，在腹前壁下可触及胎儿肢体，但易和枕后位相混淆。额后位时，因胎头极度仰伸，在骨盆入口处，耻骨联合的上方，可触及比枕先露明显高出的胎头，胎头高出的部分与胎背同在一侧，若发现胎头与胎背之间有一明显的凹陷，对诊断有一定的帮助。

（3）肛查：可触及高低不平、软硬不均的面部，需和臀先露相鉴别，应进一步做阴道检查。

（4）阴道检查：是确诊面先露最可靠的方法。一般在宫口开大 3~5cm 时进行。阴道触摸中脸最明显的特征是口、鼻、颚，特别是眼眶。由于胎儿面部受产道的压迫，常常有水肿、瘀血，组织变得较脆，检查时动作要十分轻柔，以免损伤面部皮肤。同时应注意与臀先露鉴别，胎儿的肛门总是在坐骨粗隆的连线上，而胎儿的口和腭骨隆凸是一个三角形的三个角。必须查清颏前或颏后位，以便决定分娩方式。

（六）额位（brow presentation）

胎头以最大径线枕额径通过产道，持续以额为先露，称为额位，又称额先露（图 14 - 11）。额先露是一种暂时性或过渡性异常胎位，因胎头可俯屈变为枕先露，或进一步仰伸而为面先露（颜面位）。持续于额先露者极罕见。

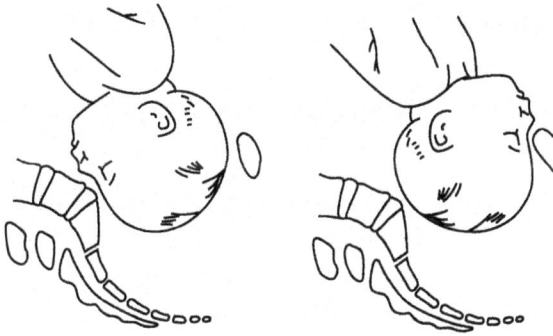

图 14 - 11 额先露

1. 原因　与颜面位发生原因大致相同，凡影响胎头俯屈的因素，均可能导致额位。

（1）骨盆狭窄。

（2）孕妇腹壁松弛或早产。

2. 临床表现

（1）产程异常：潜伏期延长，活跃期延缓或停滞，宫缩良好而胎头高浮不能入盆，若不能及时发现可致胎儿窘迫或颅内出血死亡，产妇可发生先兆子宫破裂或子宫破裂。另外，可有胎膜早破及脐带脱垂的危险。

（2）腹部检查：额前位时，于耻骨联合上方可触及胎儿枕骨隆突及其与胎背间的横凹，但不如面先露时明显。仅凭腹部检查，很难确诊额先露，需以阴道检查确诊。

（3）阴道检查：可扪及额骨及额缝，可确诊额位。额缝一端为大囟前缘，并可扪及冠状缝，另一端为鼻根部，鼻根两侧可及眼眶。

在临产早期诊断额位较困难。腹部检查胎头未入盆，与胎背在同一侧。阴道检查可以确诊。腹部 B 超检查有助诊断。一旦确诊以剖宫产结束分娩更为安全。

二、复合先露

肢体在先露旁，与先露同时进入骨盆者称为复合先露。临床少见。一般为胎儿一手或一前臂沿胎头脱出（图 14 - 12）。

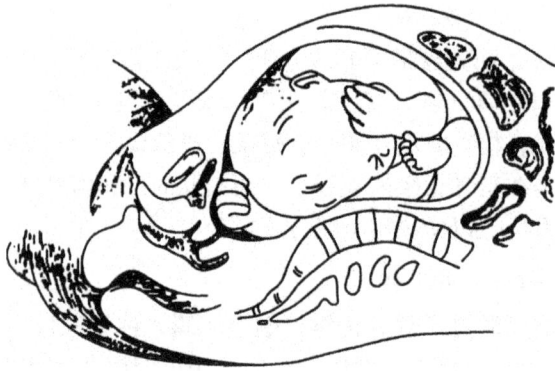

图 14 – 12 复合先露

复合先露常发生于较低体重儿、早产儿或发育不佳儿。当胎儿先露部不能完全填充骨盆入口，致先露部周围留有空隙时，即可能发生复合先露。

临床多表现为第二产程延长。若为胎头与手复合先露，并已入盆固定时，待宫口开全后可将胎手上推，然后产钳助产，一般能顺利娩出。胎头和下肢的复合先露罕见，直伸的腿可阻碍胎头下降，造成梗阻性难产，若不及时恰当处理，可威胁母儿生命，致子宫破裂、胎儿宫内窘迫甚至死亡等，脐带脱垂的发生率为 20%，是胎儿死亡的重要原因，故一旦发现，应及早行剖宫产终止妊娠。

诊断需根据阴道检查，可触及先露部旁有小肢体，常见者为胎头和手复合先露。若肛查发现胎头旁有肢体时，需行阴道检查确诊，并与臀位、横位相鉴别。

三、臀位

臀位即臀先露（breech presentation）是产科常见的异常胎位，占分娩总数的 3% ~ 4%。臀位围生儿死亡率是头位的 3.8 倍。臀位胎儿宫内窘迫发生率是头位胎儿的 3 ~ 8 倍，脐带脱垂发生率是头位的 5 ~ 20 倍，产伤发生率是头位的 13 倍。因此如何降低臀位发生率与围生儿死亡率是产科领域里的一个重要课题。

（一）原因

妊娠 30 周以前臀位较多见，30 周后多数能自然转为头位。持续臀位的原因尚不十分清楚，可能与下列因素有关。

1. 子宫腔空间过大或偏小　经产妇腹壁过度松弛、羊水偏多或过多者，胎儿在宫腔内活动自如；羊水过少、双胎或子宫畸形（双角子宫、单角子宫、不完全纵隔子宫）者，胎儿在宫腔内活动受限，影响自然转成头位。

2. 胎头在骨盆入口处衔接受阻　因头盆不称、前置胎盘或肿瘤阻塞盆腔，影响胎头衔接入盆。

3. 胎盘附着于子宫底的角部　可能是臀位的原因之一，据报道臀位胎盘附着子宫底角部者占 72.6%，而头位仅占 4.8%。

4. 胎儿畸形　如脑积水、无脑儿等。

（二）临床类型

根据胎儿双下肢的姿势分为 3 类（图 14 – 13）。

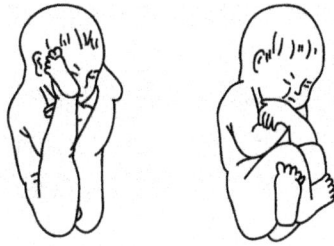

（1）单臀位 （2）混合臀位

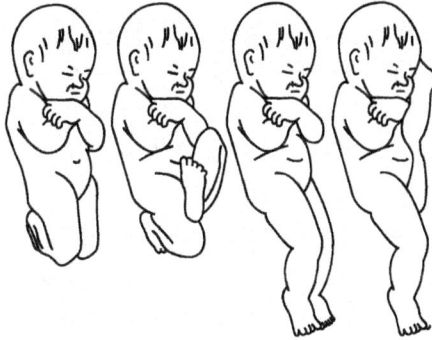

（3）不完全臀位

图 14－13　胎儿各种臀产式

1. 单臀位　胎儿仅以臀部为先露，双腿髋关节屈曲，膝关节伸直。临床最多见，约占臀位分娩的半数以上。

单臀位首先通过宫颈口的是臀部加双大腿，其周径与胎头周径相近。当其通过宫颈口时，宫颈口已开全，随后的胎头通过宫颈口没有困难。胎儿双腿与腹壁之间留有空隙，分娩时避免脐带严重受压、脱垂。因此，单臀位是最有利分娩的臀位。

2. 完全臀位（混合臀位）　胎儿双髋关节及膝关节均屈曲（屈髋屈膝），以臀部及双足为先露。完全臀位在分娩过程中因下肢受到的阻力比臀部受到的阻力小，往往下肢先下降，其位置低于臀部，但双下肢在阴道内仍保持屈曲姿势。先露抵达盆底后受到更大阻力，或由助产者堵住阴道口，使下肢盘曲于胎儿腹部前，恢复完全臀位在宫腔内的姿势。

3. 不完全臀位　胎儿一侧或双侧髋关节伸直，呈直立或跪式，以足或膝为先露。

不完全臀位包括以下几种情况：①足先露，双侧髋关节与膝关节均伸直。②膝先露，双侧髋关节伸直而膝关节屈出。③双侧先露不同，一侧足先露，另一侧为膝先露；一侧足先露，另一侧下肢盘曲于腹部前（如完全臀位）；一侧足先露，另一侧下肢伸直达胎儿颏部（如单臀位）。

不完全臀位最易发生脐带脱垂，尤其双侧先露部不相同时脐带脱垂机会更大。

（三）诊断

1. 腹部检查　宫底部可触及圆而硬的胎头，有浮球感。耻骨联合上方可触及软而宽、不规则的胎臀，胎心在胎背所在一侧平脐或略高处听得最清楚。

2. 肛查及阴道检查　肛查可触及软而不规则的胎臀或胎足。单臀先露时肛查可触及胎儿骶骨，可能误诊为胎头。胎先露位置较高，可疑臀位或检查不清楚，胎膜已破时，应行阴道检查确诊，是否为臀位，臀位的类型，并注意与无脑儿、面位、额位、复合先露相鉴别。阴道检查时，胎儿足趾短，足跟突出，需与胎手区别。

3. B超检查 B超检查方便、安全、准确，对胎儿无损伤。

4. 分娩机转 臀先露以骶骨为指示点，有骶左前、骶右前、骶左横、骶右横、骶左后、骶右后6种胎位。臀位以较小而软的胎臀为先露，与头先露分娩机转不同。现以单臀位为例，其分娩机转如下。

（1）胎臀娩出：临产后，大多数情况下，胎儿股骨粗隆间径（10cm）衔接于骨盆入口横径上，骶骨位于前方。胎臀在骨盆腔内下降，遇盆底组织的阻力而发生内旋转，使粗隆间径与母体骨盆出口前后径相一致。当前髋达耻骨弓下缘时，胎体侧屈更加明显，使后髋自会阴前缘娩出，当后髋娩出后，胎体稍伸直而前髋娩出，继而双腿、双足娩出。单臀位通常下降顺利。当胎臀及下肢娩出后，胎体自行外旋转，胎背转向母体前方。

（2）胎肩娩出：随着胎臀及下肢娩出，胎体及上肢继续下降，前肩先在耻骨弓下娩出，很快后肩也娩出。此时胎头俯屈衔接于骨盆入口横径上。

（3）胎头娩出：由于胎背转向前方，胎头在骨盆腔内下降过程中发生内旋转，枕部达耻骨联合后方，胎颈靠着耻骨弓，以此为支点，胎头继续俯屈，使颏、面、额相继娩出，最后枕部自耻骨弓下娩出。

（四）预后

不管是初产妇还是经产妇，即使除外骨盆狭窄、前置胎盘、胎儿异常或早产等因素，臀位阴道分娩时，围产儿死亡率均较高，在15%～30%。臀位分娩对母儿均可能有不良影响。

1. 对母体的影响

（1）由于先露部不规则，不能均匀有力地压迫子宫下段和宫颈，易引起子宫收缩乏力，产程延长。

（2）因先露部不规则，使前羊膜囊受到压力不均匀，易发生胎膜早破。

（3）宫颈尚未开全或产道扩张不够充分，过早行臀牵引术，或臀位助产技术掌握不当，或动作粗暴可致子宫颈裂伤，会阴Ⅲ度撕裂，甚至子宫下段的裂伤。

2. 对胎儿的影响

（1）胎膜早破与脐带脱垂是臀位常见的并发症，特别是足先露者，先露体积小，不能很好充填骨盆入口，破膜后易发生脐带脱垂。

（2）臀位助产不当可致新生儿颅内出血、骨折、臂丛神经损伤等。

（3）宫口未开全过早阴道助娩牵引，致后出胎头困难，急性胎儿宫内窘迫而造成死产。

（五）处理

1. 妊娠期 妊娠期28周以前，由于羊水较多，胎位不易固定，30%～35%为臀位，多可自然回转成头位，无需特殊处理。若妊娠30～32周仍为臀位，应当积极处理，用下述方法矫正胎位。

（1）膝胸卧位：促使胎臀退出盆腔，借助胎儿重心，自然转成头先露。孕妇排空膀胱后，松解裤带，俯跪于床上，胸部贴床，大腿与床成直角（图14-14）。每日1～2次，每次15分钟，连做一周后复查。

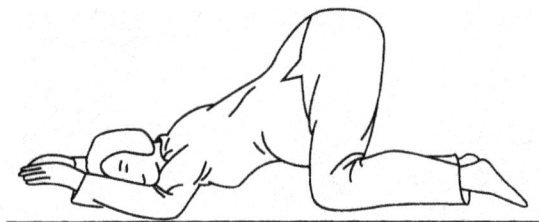

图 14－14 膝胸卧位

（2）外倒转术：国外有人认为，臀位自然回转率与外倒转成功率几乎一致，且施行外倒转术可能发生早产、胎膜早破、脐带脱垂、胎盘早剥、胎儿窘迫或死亡，甚至有子宫破裂的危险性，因而不主张行外倒转术。但目前国内外多数人认为外倒转术并发症发生率在 4%以下，在正确掌握外倒转术的适应证和禁忌证的情况下，谨慎施行。

1）禁忌证：①胎儿发育异常或胎心异常。②曾行剖宫产术或子宫肌瘤剜除术。③骨盆狭窄或胎膜已破。④产前出血，如前置胎盘。⑤羊水过多或过少。⑥脐带绕颈。⑦估计胎儿体重 < 2 500g 或 > 3 500g。⑧胎盘附着于子宫前壁。

2）适应证：凡无以上禁忌证者，腹壁松弛的孕妇适于行外倒转术。

3）施行外倒转术的时机和影响因素：国内外多数学者认为施行外倒转术最佳时机为孕30 ~ 32 周。但也有学者认为初产妇孕 32 周前或经产妇孕 34 周前，大多数臀位能自然回转，无需行外倒转术。影响外倒转术成功的因素有：腹壁肥胖；孕妇精神紧张；子宫易激惹；臀先露已衔接入盆，胎腿伸展等。

4）方法：孕妇仰卧于床上，B 超检查了解臀位类型、胎盘位置、有无脐带绕颈。术前30 ~ 60 分钟口服沙丁胺醇 4.8mg，使子宫松弛。孕妇排空膀胱。听诊胎心正常。外倒转术方法（图 14 - 15）：①术者应先用一手将胎臀托起使之离开骨盆入口，另一手握住胎头迫使其俯屈向下移动。骶左位时沿逆时针方向转位，骶右位时沿顺时针方向转位。如先露已入盆不能托起，由助手戴无菌手套进入阴道向上顶起胎先露。操作时应轻柔、连续，持续胎心监护。若出现胎动或胎心突然增加，应立即停止操作并回复至胎儿原来位置。②术毕，胎头应在骨盆入口附近，胎心率应正常。用多头带包腹，并在腹带下胎头两侧塞入两个布卷以固定胎头于耻骨上。术后最好观察 2 小时，重点观察产妇有无出血及监测胎心。三天后复查仍为头先露者可解除固定包布，或将包布固定直至先露入盆或临产。以后每周复查 1 次，直至分娩。

2. 分娩期　臀位分娩的处理一直存在着争议。由于臀位阴道分娩围产儿病率和死亡率都较高，剖宫产对新生儿相对安全。但剖宫产导致产后出血发生率相应增加，胎儿羊水吸入综合征及麻醉意外也时有发生。根据我国 1985 年 11 月头臀位难产专题座谈会及 1987 年 6 月全国难产防治会推荐，臀位剖宫产率宜控制在 50% 左右。掌握臀位阴道助产技术仍十分重要。

（1）分娩方式选择

1）剖宫产：足月单胎臀位选择性剖宫产的指征。①骨盆狭窄。②胎儿体重 ≥ 3 500g。③足先露。④B 超见胎头过度仰伸，呈"望星式"。⑤B 超提示脐带先露或隐性脐带脱垂。⑥妊娠并发症，如重度妊娠期高血压疾病、前置胎盘、糖尿病等。⑦高龄初产。⑧瘢痕子宫。

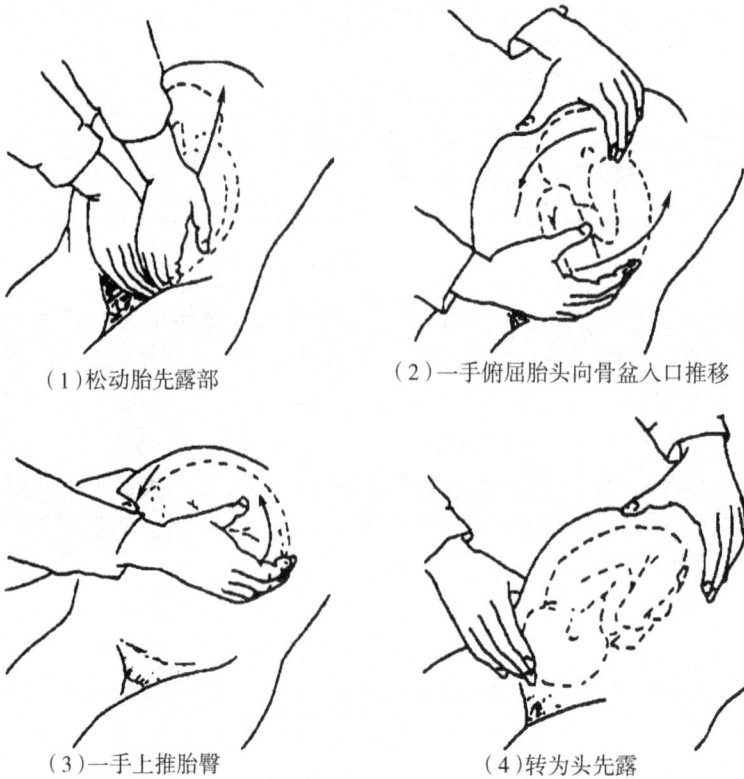

（1）松动胎先露部　　　　　（2）一手俯屈胎头向骨盆入口推移

（3）一手上推胎臀　　　　　（4）转为头先露

图14-15　臀位外倒转术

2）臀位评分法：我国天津市协作组推荐臀位简易评分法，若总分≤4分，选择剖宫产，≥8分可经阴道分娩，5~7分者继续观察。见表14-2。

表14-2　天津市协作组臀位简易评分法

项目 \ 评分	0分	1分	2分
胎儿体重	>3 500g	3 000~3 500g	<3 000g
骨盆大小	狭窄	临界	正常
孕周	>39周	37~39周	<37周
先露类型	足先露	完全臀位	腿直臀位
胎膜早破	合并足或完全臀先露	合并腿直臀先露	无

（2）阴道分娩的处理

1）第一产程：宜卧床休息，尽量少作肛查或阴道检查，不宜灌肠。严密监护胎心及产程进展。若胎膜自然破裂，应立即听胎心，作肛查。怀疑脐带脱垂者，应做阴道检查。在宫口开大4~5cm而破水后，胎足从宫颈口脱出，露出阴道口外，为促使宫颈口开全，软产道充分伸展，应于每次宫缩时用手掌堵住阴道口，促使胎臀下蹲，待臀部与双腿同时通过宫颈口，此时宫颈口常已开全，可以开始助产（图14-16）。在"堵"的过程中，应每10~15分钟听1次胎心或用监护仪持续胎心监护。

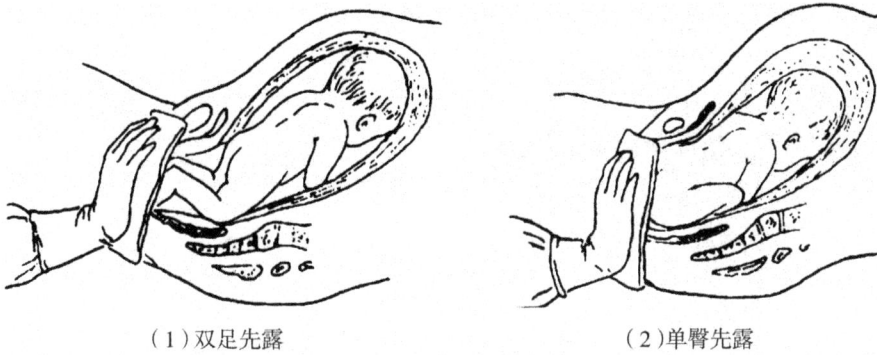

（1）双足先露　　　　　　　　　　（2）单臀先露

图 14 - 16　"堵"外阴促使胎臀下蹲

若产程中出现宫缩乏力而致产程进展缓慢、胎儿窘迫、脐带脱垂以及宫口开全后先露位置仍高，估计阴道分娩困难者应及时行剖宫产。

2）第二产程：应掌握正确的臀位助产方法。接产前，应导尿排空膀胱。初产妇应行会阴侧切术。助产时需顺应臀位分娩机转，特别注意胎臀娩出至胎头娩出时间应控制在 2～3 分钟，不能超过 8 分钟。胎儿臀部及双下肢自然娩出后，助产者双手保持胎背向上，胎儿脐部露出后，用消毒巾包住胎体，双手握住胎儿髋部，待再次宫缩时，旋转胎体，使双肩径处于骨盆出口前后径上。此时胎头以枕横径入盆，前肩已露出阴道口，上肢即可娩出，然后将胎儿向上托起，助后肩及后上肢娩出。随即胎背转至正前方，此时胎头已入盆完成内旋转，助产者以一手伸入阴道，食、中两指按压鼻两侧颌骨，另一手食、中指按压胎头枕部，拇指及无名指分别置于胎儿颈部两侧，协助胎头俯屈，随宫缩向下向外牵引。待枕部达耻骨弓，再将胎头向上提，则下颌、口、鼻、额相继娩出（图 14 - 17）。此为"压迫法"臀位助娩术。

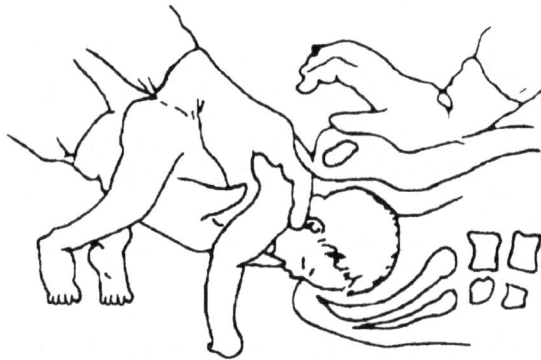

图 14 - 17　臀位娩出胎头

另外，"扶持法"臀位助娩术仅用于单臀位。原则是始终保持胎儿膝关节伸直，屈髋压在胎儿胸前，防止两臂上举。当胎臀娩出后，助产者用手扶住胎体两侧，拇指压在胎儿腿部，其余四指扶持胎儿骶部，随宫缩助胎体及腿部自然娩出。再将胎体及双腿向耻骨联合上方提举，使胎头顺利娩出。助产时应由有经验的医师在产妇腹部轻轻加压保持胎头俯屈，并协助胎头以枕横径或枕斜径入盆。

臀位助产时必须按臀先露分娩机转及助产手法进行，避免后出头嵌顿，致娩出困难。有人主张，臀位助产时，为保护胎头，均应使用后出头产钳术（图 14 - 18），尤其是早产儿。胎儿较大时也有后出头困难可能，更应行后出头产钳术保护胎头，以免发生新生儿颅内出血。施行后出头产钳术必须是胎头已入盆，若臀位助产不当，已造成后出胎头嵌顿于骨盆入口处，施行产钳术将会给母儿造成极大创伤。

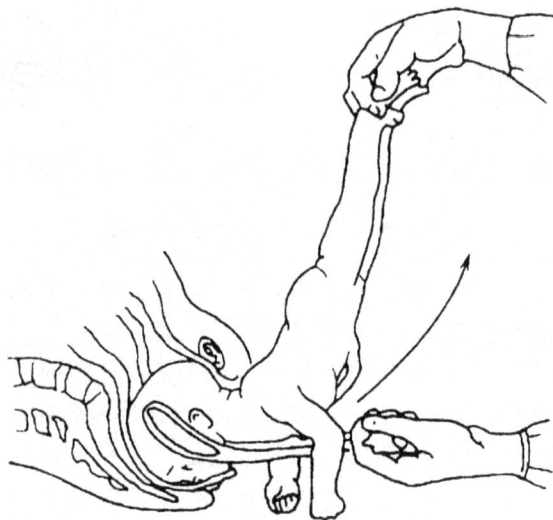

图 14 - 18 臀位后出头产钳术

臀位尚有经阴道自然分娩者，但极少见。仅见于经产妇产道正常、胎儿小且宫缩强者。

若臀位分娩的胎儿孕龄较小，或双胎妊娠第一胎儿娩出后，第二胎儿为臀位出现急性窘迫需迅速结束分娩，但无条件及时剖宫产时，可施行臀位牵引术（breech extraction）。臀牵引术除两下肢由接产者牵出外，其余部分的接产手法同臀位助产，但由于胎儿全部从宫腔内牵拉娩出，操作常较困难，容易造成胎儿严重并发症，如肱骨或股骨骨折、内脏损伤、臂丛神经损伤、颅内出血，甚至窒息死亡。因此，临床应尽量避免臀位牵引术。

3）第三产程：产程延长易并发子宫收缩乏力性出血。胎盘娩出后，应肌肉注射催产素加强子宫收缩，减少产后出血。凡行手术助产者，术后均应仔细检查有无软产道损伤，及时缝合止血，并用抗生素预防感染。

四、横位

胎儿横卧于骨盆入口面以上，胎体纵轴与母体纵轴相垂直，先露部为肩，称为肩先露（shotllder presentation），即横位（图 14 - 19）。极少见。占妊娠足月分娩总数的 0.1% ~ 0.25%，但对母儿均极为不利。除了死胎已浸软或胎儿很小可折叠娩出外，足月活胎不能经阴道娩出。若临产后不及时处理，容易发生子宫破裂，威胁母儿生命。

（一）原因

与臀先露原因相同。凡影响胎头衔接的因素，如骨盆狭窄、前置胎盘、子宫畸形、双胎、羊水过多、经产妇腹壁松弛使胎儿在宫腔内活动范围过大等均可导致横位。

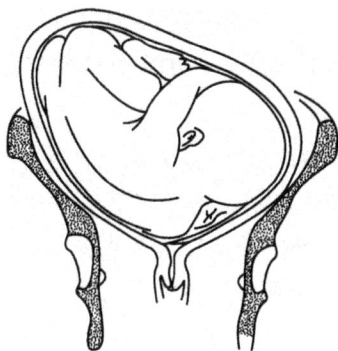

图 14 – 19　横位

（二）诊断

1. 临床表现

（1）因先露部不能紧贴宫颈，使宫颈口胎膜受到的压力不均匀而容易发生胎膜早破。

（2）胎膜破裂后，羊水迅速流出，容易发生胎儿上肢或脐带脱垂，导致胎儿窘迫，甚至死亡。

（3）临产后若未及时发现和处理，随着宫缩加强，迫使胎肩下降，胎体折叠弯曲，颈部被拉长，上肢脱出于阴道口外，但胎头及臀部仍受阻于骨盆入口以上，形成所谓"嵌顿性横位"，或称"忽略性横位"（图 14 – 20），容易引起子宫破裂。

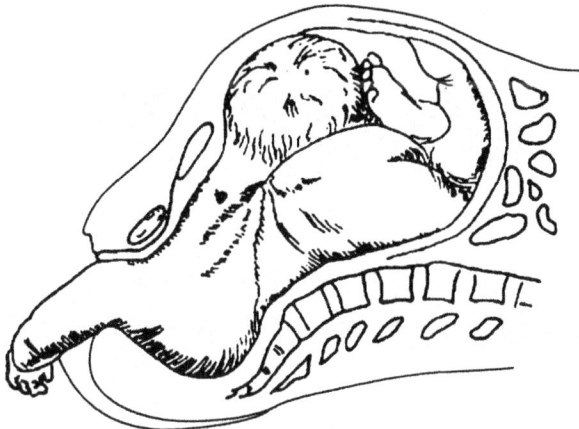

图 14 – 20　忽略性横位（嵌顿性横位）

2. 腹部检查　子宫轮廓呈横椭圆形，两侧较宽，宫底低于相应孕周。腹部两侧分别触及胎头及胎臀，耻骨联合上方即骨盆入口处较空虚，不能扪及明确的胎儿先露部（如头或臀），下腹正中则扪及胎背（肩前位）或胎儿肢体（肩后位）。胎心音在孕妇脐周听诊最清楚。

3. 阴道检查　临产初期，胎膜未破者，先露部高浮，阴道检查也不能触及。若宫口扩张、胎膜已破者，阴道检查可触及胎儿肩峰或肩胛骨、腋窝及肋骨，有时也可触及脐带脱垂。腋窝尖指向胎儿头端，据此可推断胎头在母体左或右侧。根据肩胛骨朝向母体前或后方，可判断肩前位或肩后位。若胎手已脱出阴道口外，可用握手法鉴别胎儿左或右手，因检查者只能与胎儿同侧手相握。肩左前位或肩右后位时，胎儿右手脱出；肩右前位或肩左后位，胎儿左手脱出。

4. B超检查　B超能准确探清肩先露，并确定具体胎方位，如肩前位、肩后位。

（三）处理

预防为主。加强孕期保健和产前检查，发现胎位异常及时处理。

1. 妊娠期　孕32周后仍为横位或斜位者，可采用膝胸卧位或艾灸至阴穴，促使自行转为头先露。如未成功，可试行腹部外倒转术转成头先露，并包裹腹部固定胎儿为纵产式。若外倒转术失败，妊娠近足月应提前住院行选择性剖宫产。

2. 分娩期

（1）初产妇或经产妇，足月活胎，无论有无其他产科指征，临产前或临产初期仍为横位者，均应剖宫产终止妊娠。

（2）就诊时间晚，已临产一段时间，宫口尚未开全，只要胎儿存活，应立即剖宫产。

（3）若宫口已开全，胎膜破裂时间不长，胎心正常，无先兆子宫破裂征象者，可在深度乙醚麻醉下行内倒转术，转成臀位后，立即行臀牵引术。

（4）出现先兆子宫破裂或已有子宫破裂征象，无论胎儿是否存活，均应立即剖宫产。术中若发现严重宫腔感染，应行子宫切除术。

（5）确认胎儿已死亡，无先兆子宫破裂征象的忽略性横位者，可行断头术，若羊水量不少时也可行内倒转术。术后应常规检查软产道，尤其子宫下段和子宫颈有无裂伤，应及时仔细缝合，注意产后出血，加用抗生素预防感染。

（朱军义）

第四节　胎儿发育异常

一、巨大儿（fetal macrosomia）

（一）定义

巨大儿的定义是指新生儿出生体重≥4 000g者，其中1.3%超过4 500g。

（二）病因

巨大发病与遗传因素、产次、营养与孕妇体重、孕妇是否患糖尿病、过期妊娠及胎儿过度成熟有关。

（三）对母儿的危害

巨大儿可能面临许多产科并发症，如头盆不称、胎位异常、胎儿窘迫、肩难产、新生儿产伤（锁骨骨折、肘关节脱臼、臂丛神经损伤等）及颅内出血等。巨大儿肩难产发生率达18.5%~27%。手术助产和剖宫产率也增加。由于肩难产可致产妇会阴Ⅲ度撕裂伤，产后出血发生率可达13%。

（四）诊断

最重要的是在孕期准确估计胎儿体重。但目前尚无满意的产前预测巨大儿的方法。

1. 临床表现　妊娠期孕妇体重增长超过20kg者，应怀疑巨大儿可能。

2. 腹部检查　腹部明显膨隆，宫高明显大于相应孕周。但应注意与双胎和羊水过多相鉴别。

根据宫高、腹围估计胎儿体重，预测巨大儿的公式较多，但符合率均不太高，国内学者有以下公式可供参考。

a. 估计体重 = -2 700 + 123 × 宫高 + 20 × 腹围。

预测巨大儿的符合率为63.1%。

b. 估计体重 = 2 900 + 0.3 × 宫高 × 腹围。

预测巨大儿符合率为77.4%。

c. 宫高 + 腹围≥140cm。

预测巨大儿符合率57.3%。

3. B超检查

(1) 胎儿双顶径≥100mm者，可能为巨大儿。

(2) 胎儿腹围预测巨大儿相对较可靠，灵敏度为74.7% ~ 87.8%。

(3) 胎儿肱骨软组织厚度（humeral soft tissue thickness，HSTT）包括胎儿肱骨头处的皮肤、皮下脂肪和肌肉等成分，与胎儿体重密切相关。重庆医科大学附属第一医院的研究发现，若HSTT≥11mm，预测巨大儿的灵敏度为91.30%，特异度为95.61%。B超测量胎儿肱骨软组织厚度预测巨大儿，方法简便、实用、准确性较高。

（五）处理

产前检查若估计胎儿大或孕妇曾经分娩过巨大儿者，除外孕妇是否患糖尿病。

若产妇骨盆较大，仍可考虑试产。一旦有相对性头盆不称征象，应立即行剖宫产，以免发生不良后果。如胎儿先露部高位已达 +2 以下，第二产程延长者，可用产钳或胎头吸引器助产。接产者应特别警惕可能出现肩难产，足够大的会阴侧切和做好新生儿复苏准备是必要的。

肩难产的处理：详见本章第六节。

二、脑积水（hydrocephalus）

胎儿脑积水是由于在胎儿发育过程中大脑中央导水管狭窄或形成中隔，或第四脑室出口粘连、狭窄引起脑脊液循环受阻，脑室腔内潴留过多脑脊液，可达500 ~ 3 000ml，使颅腔扩大，胎头颅缝和囟门明显增宽，头颅体积增大，头围可超过50cm，分娩时可致梗阻性难产，若不及时处理可能发生子宫破裂。脑积水胎儿中有 1/3 合并脊柱裂，还可伴有足内翻、腹水。

（一）临床表现

1. 羊水过多　1/3 胎儿脑积水的孕妇合并羊水过多，常伴有胎位不正，胎儿先露部不入盆。

2. 腹部检查　若为头先露，耻骨联合上方可扪及异常宽大的胎头，软而有弹性，与正常胎儿头颅圆而硬的特点不同。

3. 肛门检查　不易诊断，因胎头高浮，肛门检查触不到胎儿先露部。

4. 阴道检查　若为头先露，可触及胎头各颅缝宽，囟门大，胎儿颅骨骨质软而有弹性，似乒乓球样感觉，多数得以诊断。若为臀先露，则不易诊断，可能直至牵拉后出头困难或牵引时见脊柱裂才发现胎儿脑积水。

5. B 超　胎儿双顶径 >11cm，侧脑室增大左右不对称，甚至脑室结构不清，呈不规则液性暗区，根据以上特点，可确诊脑积水。但应注意不要忽略轻度脑积水。

（二）诊断

根据脑积水临床表现，尤其是阴道检查和 B 超不难诊断。

（三）处理

由于脑积水时胎儿脑部发育异常，一般不能存活，即使存活者也是低能儿，故一旦确诊脑积水，应尽早引产。除了轻度脑积水可自然娩出外，大多可能发生梗阻性难产，若为头先露，在宫口开大 2 ~ 3cm 后，可用腰穿针刺入囟门或颅缝放出脑积水，宫颈开全后头颅体积缩小可自然娩出，否则以穿颅器或吸管将脑组织及积水吸出后，再以碎颅器牵出胎头。若为臀先露，后出头时也同法放出脑积水，缩小头颅容积后以碎颅器牵引出胎头。

三、连体双胎畸形（conjoined twins）

系因单卵双胎于妊娠早期未能完全分离或分裂不完全所致。女婴较男婴多 2 ~ 3 倍。临床罕见。

连体双胎均以相同部分相连，如胸与胸、背与背、头与头、臀与臀相连，常共有一个心脏或肝脏而难以存活（图 14 -21）。

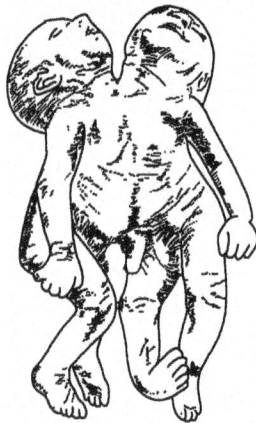

图 14 -21　连体双胎畸形

腹部检查难与双胎鉴别，B 超和 X 线摄片可协助诊断。但也有引起分娩梗阻时才被发现者。处理原则，为保护母体免受损伤，宜行碎胎术娩出胎儿。

（朱军义）

第五节 头位难产的处理

分娩三大因素异常是导致难产的原因，难产往往不是单一原因引起的。而头位难产最常见、最难诊断，是三大分娩因素异常相互作用的结果。

一、头位难产的定义

头位难产（head presentation dystocia）即以头为先露的难产，多由两个或两个以上的分娩因素异常引起，无法分辨哪一种异常是开始的原因。只有将发生于头先露的一整组难产病例，称为"头位难产"。头位难产的发病率高，国内报道头位难产占总分娩数的12.56%，占全部难产的69.12%，且难以预防，故在难产中的比例将更大。

二、发病原因

头位难产病因复杂，分娩3大因素往往均参与其中，并相互影响，如图14-22。

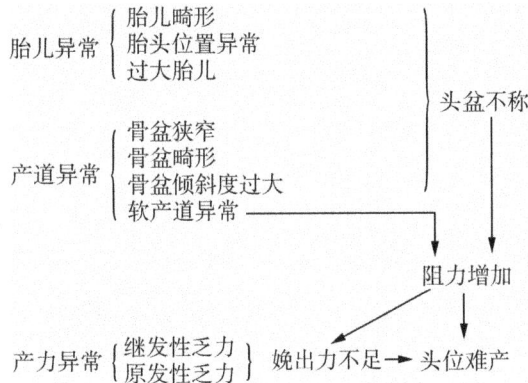

图14-22 头位难产形成示意图

分娩时阻力增加是导致头位难产的主要原因，而头盆不称又是阻力增加的主要原因。头盆不称有两种类型：一是解剖上的，由于胎头与骨盆大小不称；二是机制上的，由于胎头持续俯屈不够或不俯屈，或甚至呈仰伸的姿势，使胎头通过产道的径线增加1~2cm，导致头盆不称（如持续性枕横位与枕后位）。胎头位置异常是最常遇到的头位难产。

三、头位难产的处理

（一）应用头位分娩评分法协助处理

1. 临产前的判断 根据凌萝达提出的头位分娩评分

法和骨盆狭窄评分法进行（表14-3，表14-4）。临产前只有2项指标，故称头盆评分，可初步了解胎头与骨盆大小是否相称，决定是否进行阴道试产及阴道分娩的可能性。头盆评分≥8分为头盆相称，6分、7分为轻微头盆不称，≤5分为严重头盆不称。头盆评分为5分者如系骨盆入口问题可予短期试产，否则行剖宫产。头盆评分6分可以行阴道试产，待临产后加入其他两项指标（产力和胎方位），进行4项评分，再进一步判断是否有头位难产倾向。

表 14 - 3　头位分娩评分表

骨盆形态评分		胎儿体重评分		胎头位置评分		产力评分	
骨盆形态	评分	胎儿体重（g）	评分	胎头位置	评分	产力	评分
>正常	6	2 500 ± 250	4	枕前位	3	强	3
正常	5	3 000 ± 250	3	枕横位	2	中（正常）	2
临界狭窄	4	3 500 ± 250	2	枕后位	1	弱	1
轻度狭窄	3	4 000 ± 250	1	高直位	0		
中度狭窄	2			面位、额位	0		
重度狭窄	1			前不均倾位	0		

表 14 - 4　骨盆形态的标准及评分

骨盆大小	骶耻外径（cm）	对角径（cm）	坐骨结节间径（cm）	坐骨结节间径 + 后矢状径（cm）	出口前后径（cm）	评分
>正常	>19.5	>13.5	>9.0	>19.0	>12.0	6
正常	18.5~19.5	12.0~13.5	8.0~9.0	15.5~19.0	11.0~12.0	5
临界狭窄	18.0	11.5	7.5	15.0	10.5	4
轻度狭窄	17.5	11.0	7.0	14.0	10.0	3
中度狭窄	17.0	10.5	6.0	13.0	9.5	2
重度狭窄	≤16.5	≤10.0	≤6.0	≤12.0	9.0	1

2. 临产后处理　产程进入活跃期，宫颈扩张 3cm 以上时可以确定胎方位，结合此时的产力情况，进行头位分娩 4 项评分（骨盆大小、胎儿体重、胎头位置、产力强弱），头位分娩 4 项评分可以初步判断分娩的难易度并决定分娩方式。总分 <10 分以剖宫产结束分娩为宜，10 分可在严密观察下短期试产，>10 分可大胆试产，12 分以上除个别情况外不会采用剖宫产，因此头位分娩 4 项评分总分 10 分是处理头位难产的界限值。

应用头位分娩评分法需要注意的是：①重视可变因素与不可变因素的分析。头位分娩评分法 4 项指标中，骨盆大小及胎儿体重是无法改变的，为不可变因素；只有产力和胎头位置通过积极处理可以改变，是可变因素，可促使分娩向顺产方向转化。假如产妇头位分娩评分为 10 分，其中骨盆 4 分（临界狭窄）、胎儿体重 1 分（巨大儿）、胎头位置 3 分（枕前位）、产力 2 分（正常），由于导致评分下降的原因是 2 个不可变因素，因此应当考虑行剖宫产术。同样一个产妇头位分娩评分为 10 分，其中骨盆 5 分（正常）、胎儿体重 3 分（3 000g）、胎头位置 1 分（枕后位）、产力 1 分（弱），导致该产妇评分下降的原因是 2 个可变因素，因此通过改善产力及胎方位，提高总分数，则阴道分娩的机会显著增加。②重视针对可变因素的处理：出现继发性宫缩乏力时要采取有效措施，使产力恢复正常。良好的产力不但能促进宫颈扩张，同时能帮助不利的胎方位（如枕横位、枕后位）旋转为枕前位。如果加强产力后胎方位不能转为正常，可以进行徒手旋转胎头或者器械旋转胎头，成功后大多可经阴道分娩。

（二）应用产程图协助处理

1. 潜伏期异常　有潜伏期延长倾向时即应处理。首先除外假临产，如确已临产可予哌替啶 100mg 或地西泮 10mg 肌肉注射,纠正不协调性子宫收缩,当宫缩协调后常可以进入活跃期。如用镇静剂后宫缩无改善,可给予缩宫素静脉滴注,观察 2～4 小时仍无进展,则应重新评估头盆关系。如有头盆不称,则行剖宫产术。

2. 活跃期延缓或停滞的处理　首先应做阴道检查详细了解骨盆情况及胎方位。如无明显头盆不称,可行人工破膜加强产力,促进产程进展。严重的胎位异常如高直后位、前不均倾位、额位及颏后位,应当立即行剖宫产术。如无头盆不称及严重的胎头位置异常,可用缩宫素静脉滴注加强宫缩,观察 2～4 小时产程无进展或进展不满意（宫颈扩张速度 <1cm/h）,应行剖宫产术。

3. 胎头下降延缓或停滞的处理　首先应行阴道检查,了解中骨盆平面或出口平面的情况,胎方位、胎头位置高低、胎头水肿或颅骨重叠情况。如无头盆不称或严重胎头位置异常,可用缩宫素加强产力;如胎头为枕横位或枕后位,可徒手旋转胎头为枕前位,待胎头下降至 S≥＋3 水平,可行产钳或胎头吸引器助产术;如徒手旋转胎头失败,胎头位置在 S＝＋2 水平以上,应及时行剖宫产术。

（三）头位难产分娩方式的选择

1. 择期剖宫产　以下情况应行择期剖宫产,不宜阴道试产:①严重的骨盆狭窄及头盆不称,头盆评分≤5 分,总分 <10 分。②骨盆畸形。③特殊的胎儿畸形如双头畸形、连体双胎等。

2. 阴道试产　凡不具备择期剖宫产指征的头先露,头盆评分≥6 分均可阴道试产。

试产过程必须保持良好的产力,要注意做到以下几点:①舒适的待产环境及有利的待产与分娩的体势,提倡导乐陪伴式分娩,减轻产妇的恐惧心理。②注意水分与营养的补给,必要时给予 5%～10% 葡萄糖液 500～1 000ml 静脉滴注,可改善产力,促进产程进展。当产妇出汗过多时应补充一定量的氯化钠溶液,避免失水和酸碱平衡失调。③保持盆腔脏器空虚以免妨碍胎头下降,入院待产时即作 1 次温肥皂水灌肠以清除粪便,并可刺激子宫收缩。产程中随时注意排空膀胱。当出现尿潴留时,应予以导尿并警惕滞产的发生。④试产失败,活跃期停滞或胎头下降停滞,应考虑剖宫产。中骨盆及出口狭窄,试产必须慎重,应放宽剖宫产指征。

（朱军义）

第六节　肩难产的处理

胎头娩出后,胎儿前肩被嵌顿于耻骨联合上方,用常规助产手法不能娩出胎儿双肩,称为肩难产。对肩难产认识程度不同及诊断标准不一致使临床报道的发生率差异较大,另外,剖宫产率的高低对肩难产的发生率影响亦较大。采用不同定义其发病率不同,一般在 0.2%～2%,占头位分娩的 0.6%～2.8%。肩难产可引起母体宫颈撕裂及子宫破裂,新生儿方面可引起如颅内出血、窒息、臂丛神经损伤、锁骨骨折、肺炎甚至新生儿死亡等。肩难产的新生儿重度窒息率 1.43%,围产儿死亡率 2.29%。母体产褥病率、产道损伤、产后出血也是其常见并发症。

一、诊断

Spong 等观察 250 例孕妇胎头至胎体娩出平均间隔时间为（24.2 ±1.3）秒,肩难产娩出平均间隔时间为 79 秒,因此他建议以胎头至胎体娩出时间超过 60 秒,或需采取产科辅助手法以娩出胎肩者，为肩难产。1998 年再次对该定义进行回顾性评价，证明该定义的实用性和有效性。根据这一定义肩难产发生率较前报道者高。

（一）危险因素

1. 巨大儿　虽然巨大儿的发生率不足 10%，但一半以上的肩难产发生在其中。大量研究均发现，胎儿体重与肩难产有密切相关，巨大儿是肩难产最强的高危因素。1994 年 Parkland 医院 10 896 次分娩中，新生儿体重 ≤3 000g 者无 1 例发生肩难产；3 001 ~ 3 500g，3 501 ~ 4 000g，4 001 ~ 4 500g，>4 500g 者肩难产的发生率分别为 0.3%，1.0%，5.4%，19.0%。随着胎儿体重的进一步增加，肩难产的发生率亦不断上升，4 000 ~ 4 250g 时发生率为 5.2%，4 250 ~ 4 500g 为 9.1%，4 500 ~ 4 700g 时为 14.3%，4 700 ~ 5 000g 时为 21.1%。值得注意的是尽管巨大儿和肩难产的发生关系密切，仍有 48% 的肩难产发生于新生儿体重 <4 000g 者，其中以 3 500 ~ 4 000g 发生率最高。

2. 妊娠合并糖尿病　发生巨大儿的机会比正常妊娠高 10 倍，发生肩难产的概率高 2 ~ 3 倍。糖尿病胎儿的特点是皮下脂肪厚，软组织多，所以同样体重的胎儿其肩难产的发生率要高出 10%。

3. 肩难产史　有肩难产史者，肩难产的发生率上升 16.7%。但 Baskett 等报道在 80 例有肩难产史产妇的 90 次分娩中仅有 1 例再次发生肩难产。

4. 其他　母亲孕期体重增加过多（>20kg）、母亲身材短小、多产妇和过期妊娠均为肩难产的高危因素。

（二）肩难产的预测

1. 孕期预测　①孕妇本身出生时体重。②有肩难产史。③前次新生儿出生体重 > 4 000g。④糖尿病患者。⑤孕期体重增加过多。⑥妊娠 3 次以上。⑦孕妇年龄 >35 岁等。以上因素均与肩难产的发生相关，其中 7 项全部为阳性者肩难产的可能性极大；若 5 项阳性者肩难产的危险性很大；若 3 项阳性者可能发生肩难产；若 0 ~ 1 项阳性肩难产的可能性不大。

2. 分娩前预测　①凡存在上述肩难产高危因素的产妇，均应做 B 超检查，测量胎儿双顶径、胸腹径、双肩径、股骨长度等参数估计胎儿体重。若胎儿体重 >45 00g 应做好处理肩难产的准备措施；若胸径较双顶径大 1.4cm、胸围较头围大 1.6cm、肩围较头围大 4.8cm、腹围 ≥35cm、双肩径 ≥14cm 均提示可能会发生肩难产。妊娠晚期利用超声诊断巨大儿的阳性预测率平均为 67%，明显优于临床检查（腹部触诊、宫高和腹围）的 43%，但也不能过分依赖 B 超检查选择分娩方式，应对产妇作全面评估。②妊娠糖尿病。③肥胖。④过期妊娠。⑤产妇扁平骨盆。巨大儿和妊娠糖尿病是肩难产两个最重要的危险因素，在产前作出诊断对于预测肩难产有重要的意义。

3. 产时预测　①分娩阻滞。②头盆不相称。③巨大儿。产程中先露下降缓慢或停滞，需用产钳或胎吸助产者，巨大儿第二产程延长者，此时不宜行阴道助产，因为阴道助产很易发展为肩难产。

根据产科检查和超声测定，许多巨大儿仍然不能做到在分娩前诊断，胎儿体重越重，其误差越大。另外，约 90% 巨大儿能经阴道分娩，不发生肩难产，而且 40% ~ 50% 肩难产可发生在正常胎儿，这给肩难产的产前预测带来了难度。分娩过程中产程异常只能作为能否阴道分娩的根据，而不能单独用来预测肩难产。Klaij 等采用 B 超测量肱骨棘突间径作为肩的宽度预测肩难产，40 例有肩难产高危因素者作为观察组，正常产妇 32 例作为对照组。结果是对照组 1 例发生肩难产，观察组却无 1 例发生，因此肱骨棘突间径也不能作为预测肩难产的指标。

二、治疗纵观

肩难产发生突然，胎头已娩出，胎肩被嵌顿，胎胸受压，使胎儿不能呼吸。使用暴力牵拉胎头，会造成严重的母儿并发症。暴力牵拉胎头与胎颈，或过度旋转胎体对胎儿会造成严重损害。应尽快做一足够大的会阴切开及给予足够的麻醉，紧接着清理胎儿口、鼻腔。然后以以下方法解除被压在母体耻骨联合下的胎儿前肩。

美国妇产科学会曾经推荐以下"HELPERR 步骤"处理肩难产。①Help：请麻醉科、儿科医师协助。②Episiotony：做会阴侧切。③Leg：McRobert 手法，助手协助产妇大腿向腹壁屈曲。④Pressure：耻骨联合上方加压配合接产者牵引胎头。⑤Enter：Wood 旋肩法。⑥Remove：先娩出后肩法。⑦Roll：如以上方法失败，采用 Gasbin 法。

各种解决肩难产的方法，应由易而难，避免给胎儿带来严重损害。McFarland 复习 1986—1994 年 39 280 例阴道分娩中处理肩难产所运用的手法类型、手法运用的顺序、运用手法的次数。结果表明，McRoberts 法和耻骨联合上加压法能解决 50% 的分娩，加用 Woods 旋肩法和先娩出后肩法可以解决其余的难产病例。随着手法次数增加，新生儿及母亲损伤亦增加。其结论是前两种手法为首选，后两种则用于较困难的病例。

O'Leary 根据肩娩出难易的程度，将肩难产分为轻度、中度、重度、不能娩出四级。

1. 轻度肩难产的处理　①耻骨联合上加压。②Woods 旋肩法。③Rubin 手法。

2. 中度肩难产的处理　采用先娩出后肩法，其优点是易掌握，仅需助手在宫底轻度加压，不易造成胎儿损伤和缺氧。

3. 重度肩难产的处理　采用 McRoberts 手法及结合上述所有方法。

4. 双肩不能娩出的处理　ZaVanelli 法，紧急准备剖宫产。

上述各种方法可以平时在模型上练习，作为产科医师继续教育的内容。

三、治疗措施

（一）耻骨联合上加压法

向下牵拉胎头时，由助手施加中等压力于耻骨联合上方，压迫胎儿前肩（图 14 – 23）。

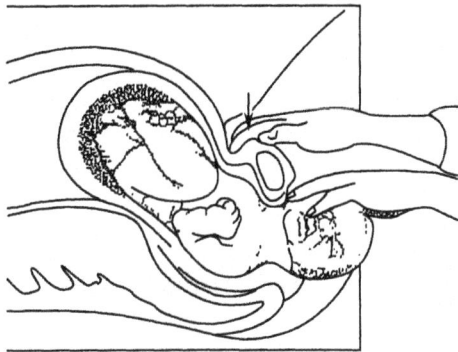

图 14 – 23　压前肩法

（二）McRobert 法（屈曲大腿法）

将患者双腿由蹬脚处移开，屈曲于腹部，由此减小腰骶段脊柱弯曲度，同时伴随耻骨联合向患者头部抬高，减小骨盆倾斜度。该法并未增加骨盆的大小，但骨盆向头部抬高可使嵌顿的前肩松解。此法效果良好（图14-24）。

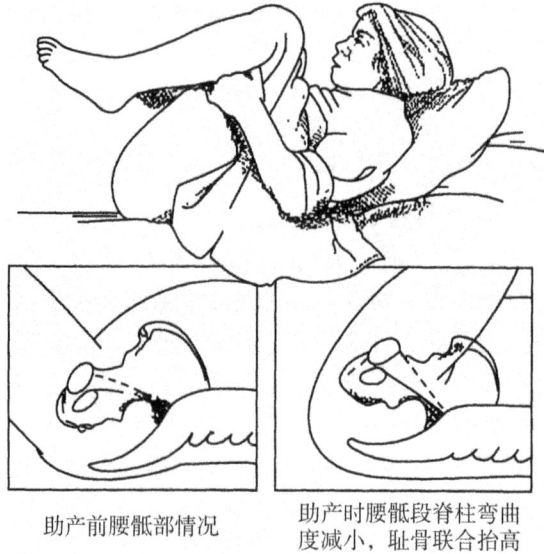

助产前腰骶部情况　　助产时腰骶段脊柱弯曲度减小，耻骨联合抬高

图14-24　屈曲大腿助产法

（三）Wood 旋转法（旋肩法）

不断旋转后肩如开瓶塞转样旋转180°。如胎背在右侧则顺时针方向旋转，如胎背在左侧则逆时针方向旋转，或旋转双肩，使双肩处于骨盆斜径上，即可使嵌顿的前肩松解（图14-25）。

（四）Rubin 法（反向 Woods 旋转法）

将术者的两手指放在胎儿后肩的后面，向胎肩的腹侧用力，使后肩向前旋转，原来嵌顿的前肩转成后肩并先娩出。此过程中胎肩内收，双肩径相应缩小（图14-25）。

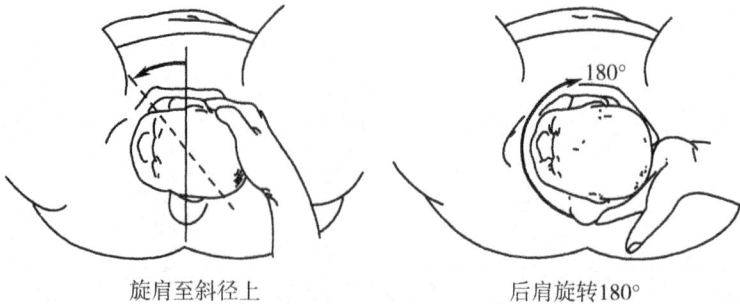

旋肩至斜径上　　　　　后肩旋转180°

图14-25　旋肩法

（五）先娩出后肩法

助产者的手顺着胎儿后肱骨，以它为支架，使胎臂掠过前胸，并保持胎臂在肘部屈曲。

或握住胎儿的手，让后臂在面部附近伸直后滑过面部由阴道娩出。然后将肩围转向骨盆斜径，娩出前肩（图 14 – 26）。

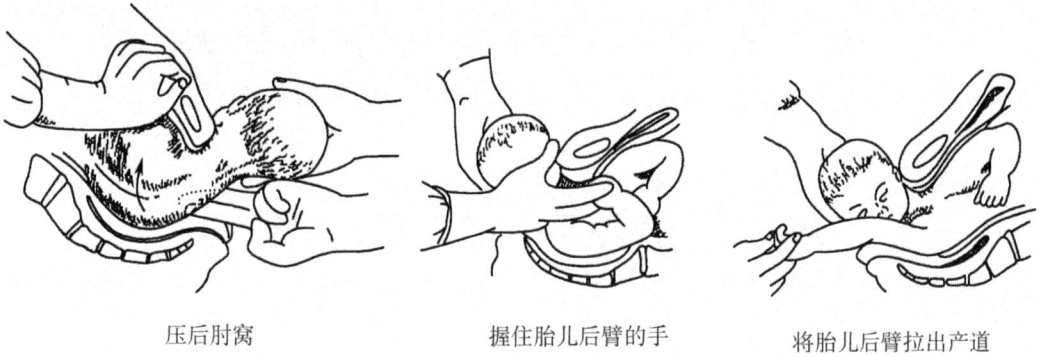

压后肘窝　　　　　　握住胎儿后臂的手　　　　　将胎儿后臂拉出产道

图 14 – 26　先牵出后臂娩出后肩

（六）Gasbin 法（手膝位）

即产妇用双手和双膝支撑身体跪于产床上，利用胎儿的重力作用，使胎儿后肩下降并越过骶岬，此时如使用 Wood 旋转法娩出后肩非常方便。该体位和仰卧位相比可能使孕妇骨盆出口时横径增加约 10mm，骨盆出口前后径增加约 20mm。Bruner 等采用此方法处理 82 例肩难产，68 例（83%）在未应用其他手法时即可娩出后肩，新生儿体重均在 4 500g 以上。

（七）鞋拔手法

使用一个带长柄凹陷金属叶片的器械，操作时将叶片滑入耻骨联合下和前肩之间，利用以耻骨联合为支点的杠杆作用，像鞋拔一样使前肩松动和娩出。

（八）Zavanelli 手法

将胎头以枕前位或枕后位退回，慢慢地推入阴道内，然后施行剖宫产，但成功率低。

（九）锁骨切断术

用剪刀或其他器材折断锁骨，由上而下，避免损伤肺部。这往往只适用于死胎，但当以上各种方法失败后在紧急情况时可用于活胎，术时注意勿伤及锁骨下动脉。

（十）耻骨联合切开术

是传统手法及 ZaVanelli 手法失败后迫不得已采用的最后的尝试，耻骨联合切开后骨盆腔明显增大，胎肩的嵌顿被解除，从而入盆娩出。术后耻骨联合可较快愈合，但尿道的损伤却是常见的并发症，给产妇造成较大痛苦。

各种解决肩难产的方法，应由易而难，避免给胎儿带来严重损害。

（朱军义）

第十五章 妇科微创手术治疗

第一节 宫外孕的腹腔镜手术治疗

目前，宫外孕的诊断并不困难，结合超声波检查以及血或尿 β - HCG 或 HCG 检查，可以使许多异位妊娠患者能够在未发生腹腔内大出血的情况下得到诊断。而腹腔镜手术则能够在及早、准确诊断异位妊娠的同时，选择最恰当的方法治疗异位妊娠，从而避免患者发生腹腔内大出血等严重后果，同时由于其创伤小、恢复快，使患者住院时间明显缩短。因此，腹腔镜手术已作为诊治异位妊娠的主要手段。

（一）适应证

1. 陈旧性宫外孕 对容易患宫外孕的患者，如有慢性盆腔炎、不孕症、曾有过宫外孕、输卵管曾做过整形手术等，在妊娠早期及对行超声波检查，同时发现有盆腔包块，阴道流血，血 HCG 升高不明显，疑诊陈旧性宫外孕者。可以行腹腔镜检查及手术。

2. 流产型宫外孕 生育年龄妇女出现下腹疼痛或不规则阴道出血，应常规行血或尿 HCG 检查，对 HCG 呈阳性者，应进一步行超声波检查。排除宫内妊娠后，如在宫旁发现囊实性包块，或腹腔有积液，则可疑宫外孕，应尽早安排患者接受腹腔镜检查。

3. 宫外孕破裂出血 对有剧烈腹痛伴有一过性昏倒者，应高度怀疑有腹腔内出血，应及时行腹腔穿刺或后穹隆穿刺，如抽出不凝固的较新鲜血液即可诊断，如此时尿 HCG 阳性，更可确诊为宫外孕，应及时行腹腔镜手术治疗。

4. 其他 对于 HCG 反复阳性，刮宫无绒毛组织，刮宫后 HCG 仍为阳性，而不能确诊为妊娠滋养细胞肿瘤者，应行腹腔镜检查以排除宫外孕。

（二）禁忌证

1. 绝对禁忌证 ①盆腔严重粘连，不能暴露病变部位的输卵管。②腹腔大量积血、患者处于严重休克状态。

2. 相对禁忌证 妊娠包块大小及部位等，如间质部妊娠包块较大者手术较困难，为相对禁忌证。之所以称为相对禁忌证，是因为这要根据手术医师的经验及手术技能而定，对一个医师来说不能用腹腔镜完成的手术，另一个医师可能能够完成。

（三）手术方法

气腹成功后首先经脐部放入腹腔镜，确诊为输卵管妊娠并可行镜下手术后，在下腹两侧或同侧放入两 5mm 穿刺套管，用于放入手术器械，一般情况下 3 个穿刺孔即可完成手术，如有必要，可在左侧腹直肌外缘再放一个穿刺套管。先吸净盆腔内积血，如遇盆腔粘连可先分离粘连，充分暴露病变输卵管，并观察对侧输卵管情况，以决定选择手术方式。手术结束时用大量生理盐水将盆腔彻底冲洗干净。

1. 输卵管切除术　如果患者不需要保留生育能力，或输卵管已严重破坏，应选择输卵管切除术。如果同侧输卵管曾有过一次妊娠，或该侧输卵管曾行过伞端造口术，一般认为应行输卵管切除术。

将举宫器放入宫腔，使子宫保持前倾位，充分暴露患侧输卵管，用一把抓钳提起输卵管伞端，自伞端开始用双极电凝钳靠近输卵管钳夹、电凝输卵管系膜，然后用剪刀剪断系膜，直至输卵管宫角部，切除患侧输卵管。靠近输卵管电凝系膜的目的是减少电凝对卵巢系膜及其血液供应的影响。也可使用一种带刀双极电凝钳（PK 刀），其优点是电凝组织后可立即下推刀片，将组织切断，无须反复更换手术器械，从而缩短手术时间。

输卵管切除也可逆行进行，先钳夹切断输卵管峡部近宫角处，再逐步电凝切断输卵管系膜至输卵管伞端，逆行切除病变输卵管。

2. 输卵管部分切除术或电凝术　输卵管部分切除术主要适用于输卵管峡部或壶腹部妊娠破裂不能修补，而患者又不愿切除输卵管者。输卵管切开取胚胎及修补术失败者也可考虑输卵管部分切除术或电凝术。病灶切除后输卵管剩余部分将来可以行输卵管吻合术以获得生育能力。

首先用双极电凝钳将妊娠部位两侧的输卵管电凝后剪断，用抓钳将病变部分提起，再电凝并剪断其系膜，从而将妊娠部分的输卵管切除。如使用缝线结扎的方法行输卵管部分切除术，则先缝合结扎妊娠部位两端的输卵管，然后切断。具体做法为先用抓钳提起该段输卵管，继而缝扎并切断系膜，切除病变部分输卵管。与电凝方法相比，缝线结扎的方法操作较困难，费时较长。

无论使用何种方法，在病变部分输卵管切除后均应仔细检查创面有无出血，如发现出血仍可用电凝或缝合止血。

输卵管妊娠部位电凝术与输卵管部分切除术相似，只是将病变部分使用电凝完全凝固而不切除。这种方法的缺点是无法取得组织行病理学检查。

由于输卵管切开取胚胎术及局部注射 MTX 的方法广泛使用且有效，因此输卵管部分切除术或电凝术很少使用。

3. 输卵管切开取胚胎及修补术　该手术适用于需要保留生育能力的患者。有报道输卵管切开取胚胎及修补术后再次宫外孕的机会有所增加，但这种手术对需要保留生育能力的患者仍具有一定价值。在决定行输卵管切开取胚胎及修补术前，应向患者交代手术后要注意以下情况，如术后持续性宫外孕需再次手术或用药物治疗，手术后应定期检查尿或血 HCG 浓度，直到正常为止。

输卵管壶腹部妊娠最适合行输卵管切开取胚胎及修补术，部分峡部妊娠也可行这种手术，无论妊娠部位是否破裂，只要病例选择恰当，均可使手术顺利完成。

用抓钳或分离钳拨动并提起输卵管系膜，暴露拟切开的部位。切口部位应选在输卵管系膜对侧缘及妊娠包块最突出部分。一般应沿着输卵管长轴纵行切开，切口不必过长，以可顺利将管腔内绒毛及血块取出为度，切口过长可导致输卵管壁过多的血管损伤，出血量增多且不易止血。单极电针是切开输卵管最常用、最方便的手术器械，它在切开管壁的同时还有凝固组织和止血作用。剪刀、超声刀也可用于切开输卵管。

管壁切开后即见管腔内血块及绒毛组织，用抓钳取出绒毛及胚胎等妊娠组织，尽量保持组织的完整，防止夹碎组织增加残留机会，同时如钳夹损伤了输卵管黏膜，则导致管壁出血而不易止血。另外有人用水压分离排出妊娠组织，具体操作方法如下：用一把无损伤抓钳将输卵管壁切口缘提起，将5mm冲洗吸引管沿管壁放入管腔，利用水压将绒毛及血块与管壁分离，并在水流的带动下，使绒毛及血块自切口完整排出。如绒毛及血块与管壁粘连较紧，水压不能完全分离，可用5mm抓钳将绒毛及血块抓出。用生理盐水反复冲洗输卵管腔，以确定有无绒毛组织残留。绒毛及血块先放于子宫直肠窝处，待手术结束时取出。

输卵管内绒毛及血块取出后管壁即塌陷，如无活动性出血，切口可自动对合并愈合，此种情况切口不需要缝合。输卵管切口不缝合有形成瘘管的机会，但可能性很小。如切口有活动性出血，常用止血方法有电凝和缝合两种，电凝止血虽简单，但对输卵管有损伤，有时整个管壁组织均被凝固破坏。腹腔内缝合虽然操作较困难，但对输卵管的损伤较小，使切口准确对合，有利于切口愈合。有时管腔内有活动性出血，电凝无法止血时，可将切口缝合后，任血液积聚在管腔内，对管壁起压迫止血作用，管腔内的血块可待日后自行吸收。缝合方法为用3-0~4-0 Dexon或Vicryl带针缝线，在输卵管切口间断缝合数针，使切口对合良好。

绒毛及血块可用10mm勺状钳经10mm穿刺套管取出，或用10mm的吸引管吸出，并送病理检查。

4. 输卵管妊娠挤出术　输卵管妊娠挤出术主要用于输卵管伞部妊娠及近伞部的壶腹部妊娠。伞部妊娠常自然排出，即输卵管妊娠流产。如术时发现伞部妊娠，可将妊娠组织用抓钳轻轻拉出，此时可将绒毛全部取出。水压分离有助于妊娠组织的取出。如果妊娠位于壶腹部近伞端，则不易将妊娠组织从伞端取出，可引起组织残留和出血，这种情况下可将输卵管伞部切开，取出妊娠组织并用电凝止血。

5. 腹腔镜下输卵管局部注射MTX　腹腔镜下输卵管局部注射MTX用于以下两种情况：一种是不切开输卵管壁取出绒毛组织，直接将MTX注射到妊娠病灶内；一种是在行输卵管切开取胚胎后怀疑有绒毛残留，在将管壁缝合后向妊娠部位管腔内注射单剂量MTX。前者可保持输卵管的完整性，对输卵管损伤小，手术操作容易。但术后患者HCG降为正常的时间长达20~40d，成功率仅有83%。后者作为对输卵管切开胚胎及修补术的一种补充治疗，比较难把握何种情况下需要使用。因此，笔者认为如果使用腹腔镜确诊为输卵管妊娠，即应行镜下手术（输卵管切除术或输卵管切开取出胚胎及修补术）治疗，可使患者术后住院时间明显缩短，尿或血HCG浓度迅速恢复正常。注射方法是将单剂量MTX（10~40mg）溶于3~5ml生理盐水或注射用水中，使用腹腔镜专用注射针头将药物注入，也可用18号或20号腰穿针穿过腹壁，再刺入输卵管妊娠病灶内注药。推药前应回抽注射器，避免针头进入血管。术后严密观察血HCG变化。

（四）术后处理

手术后的处理，包括腹腔引流管的管理和观察，注意引流物的量和颜色，以便及早发现腹腔内出血或其他器官或组织损伤的征象。适当使用抗生素，必要时输注红细胞悬液或血浆。嘱患者尽早下床活动，早期即可进食。定期复查血HCG定量。

（五）常见并发症及处理

腹腔镜手术治疗输卵管妊娠，除腹腔镜手术本身并发症以外，还有其特有的并发症。主要包括以下两个方面。

1. 出血　腹腔镜手术治疗输卵管妊娠所引起的出血主要发生于保留输卵管的手术，如输卵管切开取胚胎及修补术，切开输卵管时出血多少与妊娠绒毛的活性有关，绒毛组织越新鲜，输卵管组织充血越明显，出血越多。术前超声检查有胎心搏动，血或尿 HCG 浓度很高，提示绒毛活性高，术时可能遇到活跃出血。术时出血可通过缝合、电凝、内凝等方法止血，如果止血效果不理想，可转为输卵管切除术，一般情况下极少因不能止血而中转剖腹手术者。如术时止血不彻底，也有可能术后继续出血，甚至引起术后腹腔内大出血。如发生术后腹腔内出血，可重复腹腔镜手术或转为剖腹手术。此时切除输卵管是比较恰当的手术方式。

2. 持续性宫外孕　指腹腔镜下输卵管切开取胚胎及修补术时未清除干净绒毛组织，术后滋养细胞继续生长。患者表现为阴道出血持续不止，尿或血 HCG 在术后 3~6d 有所下降，但下降到一定程度后又上升或反复呈阳性反应。部分持续性宫外孕患者甚至可再发生腹腔内大出血。因此在腹腔镜下非手术治疗输卵管妊娠术后，应严密观察患者血 HCG 的变化，直到正常为止。如发现持续性宫外孕应及时治疗。

持续性宫外孕的治疗可以再次行腹腔镜手术或开腹手术，再次手术时仍可行保留输卵管的手术，而不切除输卵管。但是再次手术对患者的创伤及打击均较大，因此目前多采用非手术治疗，其方法包括 MTX 肌内注射或使用中草药治疗。多数情况下 MTX 用 1 个疗程已能够杀死残留的滋养细胞，使血 HCG 恢复正常。

（张　玲）

第二节　输卵管疾病的腹腔镜手术治疗

一、盆腔粘连分离与输卵管成形术

随着盆腔感染性疾病和性传播性疾病的增加，输卵管因素已经成为引起不孕症最重要的原因。在临床上，经开腹显微外科方式进行输卵管重建手术治疗输卵管疾病已经成为主要的手术方式。目前，大多数的输卵管重建术可以在腹腔镜下实施。尽管辅助生育技术的发展完善使不孕症的手术治疗面临挑战，但是，输卵管性不孕的手术治疗仍然广泛地应用于临床，尤其是在一些辅助生育技术尚未开展的地区。

（一）适应证

输卵管伞端、壶腹部不通及输卵管粘连导致不孕症者。

（二）禁忌证

全身及腹部急性炎症，或不能耐受腹腔镜手术的患者。

（三）手术方法

患者取截石位，放置举宫器以便操作子宫和术中通液。腹腔镜自脐轮部置入，大多数情况下，分别在下腹部两侧置入 5mm 的辅助穿刺套管即可完成手术，对一些比较复杂的病例，在左侧腹直肌外沿可以再增加穿刺套管及手术器械进行组织切割和分离。输卵管粘连分离和成形手术的目的不仅仅是为了恢复输卵管的解剖形状，同时还要恢复其生殖功能，提高不孕症患者的生育率。因此，减少手术以后分离面的粘连和粘连的再形成非常重要。为了达到这一目的，必须最大限度地减少术中对组织的干扰，显微妇科手术的各种原则适用于腹腔镜手术。

腹腔镜输卵管成形手术步骤与普通显微妇科手术步骤并没有本质的区别。通常情况下都要首先对输卵管及其周围组织的粘连进行分离，充分暴露输卵管和卵巢的位置，手术方式及步骤取决于输卵管的病变和解剖改变情况。手术步骤如下。

1. 盆腔粘连的分离　首先分离输卵管与周围组织和器官的粘连，从暴露最充分的部位开始，按照由简单到复杂的顺序进行。一般情况下，首先分离膜状粘连，然后再分离致密粘连。对于有肠管粘连的患者，在进行输卵管卵巢粘连分离以前，要首先分离肠管的粘连，然后将肠管向上腹部推开，以便充分暴露盆腔器官，以免在进行附件区的粘连分离操作中误伤肠管。

在分离操作过程中，尽量用抓钳提拉受累的器官或粘连带，使其保持张力，这样不仅有助于辨别粘连的界限，而且在分离过程中还可以避免对粘连器官浆膜的损伤。分离致密的粘连部位时，可以先在粘连上做一个小的切口，找出粘连组织的平面层次以后，用剪刀或超声刀进行切割分离。

粘连分离的范围以能够完全恢复输卵管的正常解剖为度。在手术结束前，要冲洗盆腔并吸净组织块和凝血块，在盆腔冲洗的同时，还可以借助液体的灌注冲洗，重点检查出血区域和输卵管伞端内微小的粘连，必要时进行相应处理。

2. 伞端成形　输卵管伞端成形是指重建远端闭合的输卵管，使其恢复正常的解剖结构，这种方法适用于治疗那些输卵管伞部阻塞而输卵管伞的外形正常，输卵管伞的黏膜皱襞依然可以辨别的患者。输卵管伞部病变的范围很广，包括伞端周围的粘连、伞端部分或全部黏合以及输卵管伞端开口处的闭锁。

输卵管伞端成形手术包括切开粘连部位的浆膜面和扩张伞端开口，手术操作只限于在浆膜表面进行。但是，通常情况下，输卵管伞端的粘连与附件区域的粘连并存时，也必须进行输卵管卵巢的粘连分离。进行分离时可用无损伤抓钳将输卵管拉向子宫或盆腔侧壁，经宫颈用亚甲蓝液体进行输卵管通液使壶腹部膨胀，并辨别伞端开口，如果开口部位被瘢痕组织覆盖，要先将瘢痕组织分开，然后经伞端开口处插入分离钳慢慢张开钳嘴，扩张伞端开口后再缓缓退出，可以重复此动作数次，直到输卵管伞完全游离为止。这种手术操作比较简单，大多数情况下不需要止血。

输卵管伞端开口部位闭锁非常少见。这个部位的粘连通常是由于输卵管远端的瘢痕狭窄环所致，而输卵管伞的外形一般正常。在粘连分离时，浆膜面的切口自输卵管伞的末端开始，沿着输卵管的浆膜层向壶腹部分离，直到通过狭窄环为止。在分离前先在输卵管系膜内注入适当浓度的血管收缩剂，然后用针状电极或锐性剪刀切开或剪开，为了保持输卵管的通畅，用 5－0 缝线将分离后的伞端分别外翻缝合，或像输卵管造口术一样电凝伞端的浆膜面。术毕进行输卵管通液确定输卵管的通畅度。

3. 输卵管造口　是在封闭的输卵管上创建新的开口。这种手术方法通常用于远端有积水的闭锁输卵管，在尽可能靠近原有闭锁输卵管开口处创建新的开口。在进行造口手术以前，首先分离输卵管周围的粘连组织，以便充分暴露术野，使输卵管充分游离，然后进行输卵管通液检查，一方面排除输卵管近端阻塞，另一方面也使远端闭锁的输卵管末端膨胀，用无损伤抓钳固定输卵管远端，在尽可能靠近原输卵管开口的部位做一新的切口。有时，也可以用通液的方法增加输卵管腔内的压力，使原输卵管开口开放，待新的开口形成，将抓钳插入张开扩张开口，反复操作几次，以进一步扩大开口。

输卵管闭锁远端的切口可用剪刀、激光或超声刀在该部位划开全层管壁 1~2cm，形成新的放射状切口。第一个切口通常朝着卵巢方向，使其日后便于拾卵，然后用抓钳提拉切缘，寻找其内的黏膜皱襞，沿着黏膜皱襞间的无血管区分别再做切口，这些新切开的管壁将形成新的输卵管伞。将切开的管腔瓣膜外翻是防止新造开口再度粘连和保持其通畅度的重要步骤。外翻的方法可用分散式激光束、点状凝固或低功率双极电凝凝固管腔瓣膜的浆膜面，也可以用很细的可吸收缝线将这些管壁瓣膜外翻缝合，术中出血可用微型双极钳凝固止血。

4. 输卵管吻合术　腹腔镜输卵管吻合手术步骤与显微妇科手术方法基本相同，其技术关键在于进行输卵管的分离操作时尽可能减少损伤，术中尽量少用双极电凝止血，以避免对输卵管黏膜的热损伤，并在无张力状态下准确对合输卵管的吻合端。

用剪刀分离绝育段的输卵管浆膜，进行通液使其近端管腔膨胀，在靠近阻塞部位使用剪刀锐性以垂直方向横向剪断输卵管，注意不要伤及管腔下方的血管，仔细检查剪开的断面是否有正常的黏膜皱襞，彻底去除阻塞部位有瘢痕的黏膜。注意在上述操作中不能切断或损伤输卵管系膜内的弓形血管，对于其他部位出血，要使用微型双极电极或超声刀止血，输卵管浆膜表面的渗血常能自行停止，尽量减少使用电极凝固止血。

经宫颈注入亚甲蓝溶液，观察输卵管近端是否通畅，远端输卵管部分可以通过伞端逆向通液使其管腔膨胀，按照上述方法横行剪断阻塞处的末端，然后将近端和远端输卵管的断端合拢，尽可能使管腔准确对合，这时再将剪开的阻塞段略多于输卵管自其下方的系膜上剪掉，切缘要尽量靠近输卵管，以避免损伤系膜内的血管。

用 5-0~6-0 缝线缝合近端和远端输卵管的黏膜与肌层，第 1 针缝线在相当于管腔的 6 点外，沿输卵管系膜缝合，这是保证输卵管管腔准确对合的重要一步，所有的缝合线结要打在管腔的外面，缝线打结不宜过紧，以保证两端输卵管肌肉无张力对合为度。根据管腔大小，一般黏膜和肌肉需要缝合 3~4 针，以保证输卵管完整对合。

缝合输卵管浆膜层，缝合后即进行输卵管通畅度检查。

（四）术后处理

手术后近期无特殊处理，建议在手术后第 1 次月经来潮后进行 1 次输卵管通液术，以判断输卵管是否通畅或防止创面愈合过程中的再粘连。

二、输卵管绝育术

输卵管绝育术可经腹小切口完成，亦可经腹腔镜完成。腹腔镜下输卵管绝育术开始于 20 世纪 30 年代，经不断发展完善，目前已经成为一种安全可靠的绝育方式，被人们广泛接受。

（一）适应证

完成生育使命要求绝育的育龄期妇女。

（二）禁忌证

不适合行腹腔镜手术者。

（三）手术方法

腹腔镜绝育可以通过单点穿刺，将绝育器械经穿刺套管置入腹腔，其弊端是观察视野受限。大多数妇科医师更喜欢采用双点穿刺方法，以便于获得清楚地观察视野，以提高手术操作的准确性和安全性。双点穿刺法的第 1 个套管针经脐部切口穿刺，10mm 的腹腔镜由此处的穿刺套管置入腹腔，第 2 个套管针通常选在腹中线耻骨联合上方 2～3cm 处。

1. 高频电凝法

（1）单极电凝：单极电凝最早应用于腹腔镜绝育手术，用电极凝固部分输卵管峡部组织，达到绝育目的，但是这种方法曾有误伤腹壁甚至肠道损伤的危险，尽管后来人们发现肠道损伤是由套管针造成而非电极损伤，但是对单极电凝的使用却明显减少。横断或切除电凝部分的输卵管并不减少手术失败率，而且有撕伤输卵管系膜和增加出血的危险。

认清输卵管伞端以后，夹住输卵管近端和中间 1/3 处，向前腹壁提出盆腔，然后接通作用电极，设置功率 50W 进行电凝，输卵管的凝固部分颜色变白，肿胀，然后萎缩，组织的损伤延伸到侧方 0.5～1cm，其下附着输卵管系膜血管丰富，也应电凝至少长达 0.5cm，以促进此段输卵管的萎缩，必要时可在局部多次凝固，使输卵管破坏长度至少长达 3cm。手术操作时，尽量避免在子宫输卵管连接处（输卵管间质部）进行电凝，以减少该处瘘管形成所致术后妊娠的可能。由于电流向阻力最小的方向流动，所以使用时作用电极要放在靠子宫近端方向，以便预防电极作用时间电流向输卵管末端传导，因为有时输卵管的末端常与肠管接触，很容易造成对肠管的热损伤。

（2）双极电凝：使用双极电凝进行输卵管凝固时，电流只在钳夹于电极中间的组织产生破坏作用，一般不会导致周围组织损伤。经典的双极电凝输卵管部分不需要横断或切开，否则可能造成出血和输卵管瘘。双极电凝输卵管绝育的成功与否取决于破坏输卵管的长度。

使用双极电凝系统减少了单极电凝作用时造成的电流向周围组织蔓延现象，但在实际操作中，必须保证充分破坏拟绝育的输卵管片段，凝固次数要多于单极电凝，电凝部位要在离开子宫至少 2cm 处，并需要同时凝固其邻近组织，与单极电凝相同，绝育部分输卵管的破坏长度要达到 3cm，并尽可能破坏其下方输卵管系膜的血管，减少手术失败的可能。手术时的合适电极功率设置为切割波形 50W，电极作用时间以保证钳夹部位全段输卵管完全破坏为度，一般被凝固组织完全干燥即可达到目的。偶然电极钳也会黏附在凝固的输卵管上，此时不要强行硬拉，以免撕裂输卵管系膜，造成不必要的出血，正确的方法是适当旋转钳子而小心取下，或当电极作用时将钳叶打开，使与电极黏合的组织凝固干燥而与电极分离。

通常使用 5mm 的双极钳进行电凝操作。近期美国食品药品管理局批准 3mm Molly 双极钳作为腹腔镜绝育器械，此钳小而薄，呈卵圆形，钳端的外缘具有双层能量密度，能够安全、无损伤地夹住输卵管组织，在短时间内即可造成深度的组织损伤。

2. 超声刀切割法　使用超声刀进行绝育手术相对比较安全和简单，它兼具有单、双极电凝的优点，所以效果更确切。具体方法是先于距子宫角约 3cm 处切开输卵管表面的浆膜，游离输卵管长 1.5～2cm，先用超声刀的钝面使游离的输卵管脱水，再用刀面将脱水的输卵管切除，长度不低于 1cm。残端可以用超声刀继续脱水止血。

3. 腹腔镜 Pomeroy 输卵管结扎术　Pomeroy 手术是标准的开腹输卵管结扎手术。这种手术也能在腹腔镜下实施，一般需要 3 个穿刺点，双侧下腹部分别置入 5mm 穿刺套管或术者侧同时置入 2 个操作穿刺套管，由一侧套管置入套圈后放在输卵管中部，对侧的套管内置入无损伤抓钳钳夹输卵管峡部，收紧套圈，套圈上方至少有 1～2cm 的输卵管，用另外一个套圈加固后，剪断套扎线。对侧同法处理。

有研究比较腹腔镜 Pomeroy 手术和硅橡胶环的手术效果，两种方法术后发病率和疗效没有差别。虽然没有技术上的困难，但这种方法并不比使用电凝绝育更优越，其失败率尚须观察。

4. 机械套扎法

（1）硅化橡胶环：目前广泛应用的 Falope 环是一种硅化弹性环，内含少量的钡，可以供放射检查用。确认输卵管后，将输卵管峡部夹住，套入环内。要小心操作，避免拉断输卵管或撕破系膜，造成出血，另外如果环仅套在远端，因输卵管宽度大，可能环仅套在管腔的上部，而未能阻塞全部管腔。

拉断输卵管是上环时最常发生的并发症，发生率在 1.5%。最常见的症状是出血，可以将 Falope 环套在每个断端上止血或用电凝止血。由于环可以造成急性输卵管组织坏死，故套夹术后腹痛的发生比电凝更高，但是并没有对照研究支持这一结论。

（2）绝育夹：①Hulka 夹子：Hulka - Glemens 夹子是一个塑料夹子，两个臂上附有小的弹簧，应用时可以将下臂张开，夹住需要阻断的输卵管即可。其主要优点是仅破坏 5mm 的输卵管，便于日后输卵管吻合。夹子应当垂直钳夹在距宫角 2~3cm 处输卵管的峡部。当夹子位置放好后，慢慢挤压推夹器，关闭锁住夹子后张开退出推夹器，检查确保输卵管完全夹住，否则需要重复上夹。手术中要避免夹子掉入腹腔，万一夹子掉入腹腔应当取出。②Filshe 夹：也是一种硅橡胶钛夹。这种钛夹可使输卵管腔完全闭合而管壁受硅橡胶的保护不致破裂。是目前应用最为广泛的普通腹腔镜绝育方法。利用持夹器，将夹子放在要阻塞的输卵管部位，一般在输卵管峡部，推夹锁住该处输卵管，被阻塞部分的输卵管仅 4mm，也有利于以后吻合输卵管。

用 Filshe 夹的并发症少见，而且撕破输卵管系膜的损伤也比 Falope 环的机会少。

（四）术后处理

手术后近期无须特殊处理，需要注意的是手术后第 1 次月经来潮之前仍要求避孕。

（张　玲）

第三节　卵巢囊肿的腹腔镜手术治疗

卵巢囊肿传统的外科治疗方法是通过开腹手术部分或完全切除，如果发现恶性肿瘤还能够正确分期。大多数卵巢囊肿是良性的，绝经前恶性者占 7%~13%，绝经后占 8%~45%。完整的病史和体检可提示囊肿的性质，盆腔超声，尤其阴道超声，可以进一步帮助诊断囊肿病因并指导治疗。

（一）术前评估

手术前应该对囊肿的良、恶性进行预测，以确定是否适合行腹腔镜手术。因此，除详尽的病史可以提示卵巢囊肿的性质外，体检可以提供囊肿是否固定，外形不规则或质地特性，所有这些都可能提示恶性。出现腹水或上腹部包块应高度怀疑恶性。

盆腔超声是诊断卵巢囊肿的可靠方法，预示良性包块的精确度为 92%~96%。阴道超声可提供更清晰的图像，并可与腹部超声结合，超声发现囊肿边界不清、有乳头状突起或赘生物、实性区域、厚壁的分隔、腹水或肠管缠结则须高度注意恶性的可能。如可疑恶性，最好行开腹手术。子宫内膜异位囊肿、出血性囊肿、皮样囊肿和持续功能性囊肿经常有特异性的超声表现，结合患者病史和体检，可以选择合适的腹腔镜手术。皮样囊肿在超声上的表现不同，有厚壁回声和提示包括皮脂、毛发、牙齿或骨骼等不同物质的回声。

相关抗原 CA125 水平升高的 <50 岁患者中，85% 有良性肿瘤。许多良性病变包括子宫内膜异位症、结核病、皮样囊肿和输卵管炎均可致 CA125 升高。当与腹部超声和临床体检结合时，尤其是绝经后的卵巢囊肿妇女，CA125 水平可以进一步帮助决定是否适于做腹腔镜手术。

（二）手术方法

全身麻醉诱导成功后，消毒和铺巾。膀胱内留置尿管，放置举宫器。常规气腹建立后，放入腹腔镜及辅助性腹腔镜套管在直视下插入，两个位于腹壁两侧，一个位于耻骨联合上或左侧腹直肌外缘。盆腔器官按照前述常规检查。明确诊断后行囊肿剥除或切除。用有齿抓钳钳夹卵巢韧带，侧面旋转暴露卵巢。用单极钳在卵巢门系膜边缘，卵巢包膜最薄部分切一个小口，以暴露下面的囊肿壁。用有齿抓钳钳夹卵巢包膜边缘，腹腔镜剪刀尖插入卵巢包膜和囊肿壁之间，轻轻剥离，用锐性切割或单极电切将卵巢包膜上最初的切口扩大，在囊肿的顶端做一个环行切开。然后助手钳夹卵巢包膜缘，术者钳夹囊壁，轻轻向相反方向牵拉。用剪刀钝性和锐性分离，囊肿从卵巢包膜上切割分离。如果在 1 个部位遇到困难，可在最初切口的另一部分继续操作，直至囊肿完全脱离卵巢为止。将囊肿放在直肠子宫陷凹，检查卵巢出血点，用单极或双极电凝止血，卵巢切口不必缝合。创面用双极电凝止血。取出剥除或切下的囊肿组织。

如遇巨大卵巢囊肿，且根据囊肿的外观初步判定为良性囊肿的情况下，可以先将囊肿切一小口，置入吸引器，将囊液吸尽，有利于手术操作和囊肿切除。如为巨大囊肿达剑突下时，可于脐上 5cm 处穿刺第一套管针，便于观察和腹腔镜内手术操作。

如果囊肿在分离时突然破裂，并已确知其为良性，囊肿可用有齿抓钳钳夹并剥离开卵巢包膜。Semm 描述了一种卷发技术，即用囊肿随着有齿抓钳反复翻卷，使囊壁脱离卵巢包膜。囊壁可直接通过 10mm 套管鞘取出。

通过一个 10mm 套管鞘将标本袋置入腹腔内，囊肿放入袋中，通过任意 1 个套管穿刺点提出带口，然后刺破囊肿，用连接 50ml 注射器的 14G 针头吸出内容物，再把缩小的囊肿壁用 Harrison 钳通过腹壁取出。患者采取头高臀低位，腹腔和盆腔用生理盐水充分冲洗一吸引。检查手术创面并止血。大的卵巢囊肿还可通过腹腔镜下直肠子宫陷凹切开，从阴道取出。在进行阴道后穹隆切开前，必须认清阴道和直肠之间的解剖关系。前倾子宫用举宫器举起，探棒插入直肠内进一步提示解剖关系，后穹隆用纱布镊夹海绵充填扩张，在突出部位用单极电刀做横切口。完整的囊肿通过直肠子宫陷凹经阴道取出，切口可以经阴道缝合或腹腔镜下用 2 - 0 Vicryl 线缝合。

（张　玲）

第四节　子宫内膜异位症的腹腔镜手术治疗

子宫内膜异位症是子宫内膜腺体及间质异位于子宫体以外的疾病。生育年龄的妇女发病率为 10% ~15%。治疗包括手术治疗和药物治疗。近年随着腹腔镜手术的不断发展，大多数子宫内膜异位症可经腹腔镜手术完成。

（一）适应证

子宫内膜异位症手术治疗方法分根治性手术、半根治性手术和保守性手术三种。根治性手术指切除包括子宫及双附件在内的盆腔内所有异位病灶，适用于 45 岁以上近绝经期的重症患者。半根治性手术指切除异位病灶及子宫，而保留一侧或双侧卵巢的手术方式，适用于 45 岁以下无生育要求的重症患者。保守性手术指去除或破坏子宫内膜异位病灶及粘连，保留患者生育功能的手术方式，适用于年轻有生育要求的妇女。

（二）手术方法

腹腔镜置入后常规进行腹腔探查，明确病变部位及病灶浸润深度和广度，根据病变情况及治疗目的选择不同的手术方法。

1. 经腹腔镜子宫内膜异位病灶的处理

（1）盆腔腹膜浅表病灶的处理：一般的腹膜浅表病灶可以切除或直接用激光汽化，微波、热内凝或电凝烧灼病灶，烧灼术可将子宫内膜病灶汽化或凝固。烧灼的方法主要有点状、片状等，必要时在烧灼后完整切除病灶。

1）激光：激光对异位病灶组织具有凝固、炭化、汽化、切割、止血等作用，其优点在于容易控制凝固和汽化的深度，能准确地汽化病灶，而对周围组织的损伤很小。目前国内应用较多的是 Nd∶YAG 激光光导纤维、CO_2 激光和半导体激光等。

2）电凝：电凝凝固术利用扁平状电极输出凝固电流可以凝固病灶，但很难准确判断其破坏的程度，往往引起去除不足或过度。

3）微波：微波治疗子宫内膜异位症具有操作简便、容易掌握、安全可靠等优点。与单极电凝、激光比较局部组织烧灼不深，周围脏器损伤机会减少，安全系数较大。但也存在凝固病灶深度不确切的缺点。

4）热内凝：采用 Semm 设计的热内凝器（100℃），利用加热的微型金属片或金属块接触可见病灶，使病灶部位细胞或组织脱水和蛋白质变性，达到破坏病灶的目的。其优点是一些肉眼不易识别的病灶可以用该内凝器探查，并进行凝固破坏。其原理是根据病灶部位的含铁血黄素颗粒在变性后变成棕黑色的原理，用片状或点状内凝器在腹膜表面做扫描式移动凝固盆底腹膜，它可以渗透达 3～4mm 组织，可以探查到无色素病灶。优点是作用局限，无热辐射损伤，能识别凝固肉眼不易辨别的病灶，加上无明显组织反应，手术后粘连机会少。

5）病灶切除术：对于凝固或汽化效果不确切的病灶，可以采用病灶切除术。具体方法有两种：一种是直接用剪刀或超声刀将病灶切除，另一种是于病灶部位浆膜下注入无菌蒸馏水将腹膜与其下的结缔组织分离，再切除病灶。

（2）盆腔腹膜粘连和侵及腹膜下的纤维病灶的处理

1）盆腔粘连分离术：子宫内膜异位症可以导致不同程度的盆腔粘连，如条状、片状、薄而透亮、无血管或致密粘连，以致分界不清。粘连的分离力求创伤小，止血彻底。简单的透亮无血管的片状或条状粘连可以用剪刀或单极电刀将其切断分离。如遇致密粘连，应采用钝锐结合分离的方法，逐一分离粘连，必要时连同病灶一并切除，如遇有血管性粘连可以先电凝后再切断。对于输尿管、肠道及血管附近或周围的粘连，必须辨清解剖结构后才能分离。分离时可以采用水分离术，将腹膜与上述重要器官分离，再将粘连切除。我们在分离粘连时主要采用超声刀，因为超声刀具有凝固和切割的双重功能，且对周围组织的损伤极小，往往能达到止血和分离作用，是目前较为理想的分离工具。

2）侵及腹膜下的纤维化组织病灶的处理：子宫内膜异位病灶有时可以侵入直肠子宫陷凹与阴道直肠隔，引起严重的盆腔粘连和疼痛。有的甚至完全封闭子宫直肠窝，此时往往有较深在的纤维化病灶，要切除阴道直肠隔的子宫内膜异位病灶，则需要切除阴道后壁、直肠和子宫骶骨韧带的纤维变性组织，是子宫内膜异位症手术中最困难的一种。手术中常用的方法是用卵圆钳夹一块海绵放入阴道后穹隆向上推，使腹腔镜下能分辨子宫直肠窝解剖结构和粘连界限，另外可以在直肠内放置探条或手术者的左手中指，可以避免直肠的损伤。手术需将直肠与子宫和阴道分离开，采用超声刀或剪刀钝锐结合分离粘连，直达直肠阴道隔的疏松结缔组织，把阴道后壁和直肠前壁整个病变分离出来再切除。如病灶仅侵及浆膜层，在紧贴直肠壁浆膜下注入蒸馏水形成水垫，用剪刀或超声刀将病灶切除，手术时还要注意防止输尿管的损伤，如果直肠壁已全层受侵，引起经期直肠出血，则可经腹腔镜做直肠切除。

2. 经腹腔镜卵巢子宫内膜异位囊肿切除

（1）卵巢小内膜样囊肿（直径＜3cm）的处理：对于直径在3cm以下的卵巢子宫内膜异位囊肿，往往纤维包裹形成不良，手术中不易与卵巢剥离，需要采用切除法。先用抓钳提起卵巢固有韧带，用纱布钳或有创抓钳抓住内膜异位病灶，用剪刀、激光或超声刀切除病灶，创面用激光或电凝止血，电凝的深度可以控制在3mm左右，以破坏病灶切除后可能残留的异位灶，卵巢表面无须缝合。

（2）直径在3cm以上的卵巢内膜样囊肿的处理：这类囊肿大多数病程较长，已形成了良好的纤维包裹，容易剥离。但这类子宫内膜异位囊肿的卵巢通常与阔韧带后叶有粘连，导致盆腔解剖位置改变，手术应先行粘连分解游离卵巢，恢复卵巢的正常解剖位置，以免伤及输尿管。

（3）子宫内膜异位症致卵巢严重粘连及卵巢功能破坏的处理：当过大的或复发的子宫内膜异位囊肿导致严重的卵巢粘连，以及卵巢功能已遭破坏时，则需要切除卵巢。在处理这类病例时要将卵巢从粘连中分离出来，恢复其原来的解剖位置，其间一定要小心辨认输尿管，再用缝线、双极电灼、钛夹和内结扎圈等手段处理卵巢固有韧带，切除卵巢，然后把卵巢分段取出，或在阴道后壁做一切口取出卵巢，也可以将卵巢置入胶袋，经由下腹切口取出。需要注意的是切除卵巢组织要彻底，以免产生残留卵巢综合征。

3. 腹腔镜子宫切除术　子宫内膜异位症尤其是子宫腺肌症是施行子宫切除术的一个常见的指征，假如和卵巢切除同时施行可以彻底治疗子宫内膜异位症，即所谓的"根治性"手术。在某些严重的卵巢子宫内膜异位症患者行卵巢切除后，子宫已没有其他功能，同时行子宫切除可能防止经血逆流和减少内膜异位的复发。但尚无证据显示子宫切除可确保疾病得以痊愈及防止复发。因此，对于需要施行子宫切除的患者要权衡利弊，再决定子宫切除术。因为子宫切除也有危险性，子宫切除手术的并发症还较高，而病死率尚未能完全避免。由于子宫内膜异位症可引至严重的盆腔粘连，使子宫、卵巢、肠管和膀胱粘连在一起。为避免伤及肠管、输尿管和膀胱，松解时往往需要切除部分子宫壁，而引起子宫出血，这时便需要切除子宫。相对而言，卵巢切除术比较简单，危险性远低于子宫切除术。如能通过卵巢切除可以缓解或治愈子宫内膜异位症，应该首先考虑卵巢切除术，因为若腹腔镜切除卵巢可减低手术所产生的创伤，加速痊愈。腹腔镜子宫切除的方法包括：腹腔镜筋膜全子宫切除术、腹腔镜子宫次全切除术和腹腔镜辅助的阴式子宫切除术。

4. 经腹腔镜切除子宫神经和骶前神经

（1）子宫骶韧带切断术：痛经与性交痛是子宫内膜异位症最常见的症状，尤其当病变位于子宫骶骨韧带内时，症状尤为严重，因为子宫的感觉神经纤维经此韧带传入并分布在子宫下段和部分宫底。在腹腔镜的辅助下可用电灼、激光或超声刀，把子宫与骶骨之间的韧带截断，中断传入感觉纤维，可以明显缓解疼痛症状，切除的范围约2cm长，0.8cm深。但由于输尿管与子宫骶骨韧带并行，手术时应小心，以免伤及输尿管和韧带旁的静脉。手术中用举宫器牵引子宫有助于定位韧带，同时要避免烧灼宫骶韧带外侧。

（2）经腹腔镜做骶前神经切除：对于侵犯范围较宽的子宫内膜异位症病灶，单纯切除病灶往往不彻底或病灶分布超出骶韧带内神经所能管辖的范围者，可以考虑行骶前神经切断术。腹腔镜骶前神经切断术对疼痛的缓解率在80%左右，因此对于严重痛经而病灶范围较广且较深的病例可以选择性采用该术式。但该术式在技术上有一定的难度，因为骶骨岬隆起之前后腹膜间有许多血管行走，特别是在分离神经时有可能伤及髂总静脉，令手术有一定困难，但只要在切开骶前腹膜时注意深度，则可以避免骶前静脉丛的损伤，目前仍不失为治疗严重子宫内膜异位症致盆腔痛的一种手段。

（三）术后处理

近期根据手术的范围采取不同的处理方式，如有直肠切除则需要胃肠减压和禁食，如有输尿管及膀胱切除则需要行输尿管支架置入和留置尿管5d以上。远期需要继续用拮抗雌激素的药物治疗3~6个月，以减少其复发率。

（四）常见并发症及处理

1. 出血的处理　如为创面渗血，则不必特意处理，可以用生理盐水或葡萄糖溶液冲洗创面即可达到止血目的。如为明显的血管出血则需要用电凝或超声刀止血，其中以双极电凝或PK刀止血效果最好。另外还可以采用创面缝合止血法，当然子宫内膜异位症的异位病灶形成的瘢痕很难用缝合止血法，多采用电凝止血，且效果满意。

2. 器官损伤的处理　如为肠道损伤则需要行修补术，如修补术不满意可以行端－端吻合术，直到修复满意。对于输尿管损伤可以采用吻合或输尿管膀胱置入术，手术后于输尿管内放置双J管支架，以免输尿管狭窄。膀胱损伤行直接修补术即可。

（张　玲）

第五节　子宫肌瘤的腹腔镜手术治疗

子宫肌瘤是最常见的妇科肿瘤，随着内镜手术的进步，腹腔镜下子宫肌瘤的切除术已经逐渐取代了传统的开腹手术。目前绝大多数的子宫肌瘤均可在腹腔镜或宫腔镜下切除。

一、腹腔镜子宫切除术

（一）手术范围

根据腹腔镜子宫切除术的不同类型有不同的范围（表15－1）。

表 15 – 1　腹腔镜子宫切除分型

分型	手术要点
0 型	为阴式子宫切除作准备的腹腔镜手术
Ⅰ型	分离不包括子宫血管
Ⅰa	仅处理卵巢动脉
Ⅰb	Ⅰa + 前面结构处理
Ⅰc	Ⅰa + 后穹隆切开
Ⅰd	Ⅰa + 前面结构处理 + 后穹隆切开
Ⅱ型	Ⅰ型 + 子宫动脉分离离断，单侧或双侧
Ⅱa	仅离断卵巢和子宫动脉
Ⅱb	Ⅱa + 前面结构处理
Ⅱc	Ⅱa + 后穹隆切开
Ⅱd	Ⅱa + 前面结构处理 + 后穹隆切开
Ⅲ型	Ⅱ型 + 部分主韧带 + 骶韧带离断，单侧或双侧
Ⅲa	卵巢和子宫血管 + 部分主韧带 - 骶韧带离断，单侧或双侧
Ⅲb	Ⅲa + 前面结构处理
Ⅲc	Ⅲa + 后穹隆切开
Ⅲd	Ⅲa + 前面结构处理 + 后穹隆切开术
Ⅳ型	Ⅱ型 + 全部主韧带 + 骶韧带离断，单侧或双侧
Ⅳa	卵巢和子宫血管 + 全部主韧带 - 骶韧带离断，单侧或双侧
Ⅳb	Ⅳa + 前面结构处理
Ⅳc	Ⅳa + 后穹隆切开术
Ⅳd	Ⅳa + 前面结构处理 + 后穹隆切开术
Ⅳe	腹腔镜直接全子宫切除术

（二）手术要点

1. 处理圆韧带和骨盆漏斗韧带　举宫器向一侧推举子宫，同时于靠近子宫角处牵张展开的圆韧带，于距子宫角约 2cm 处或中段切断圆韧带。然后剪开阔韧带前叶，切割的范围和方向依赖于是否去除卵巢。如行卵巢切除，切除方向应向侧方，平行于骨盆漏斗韧带。韧带内包括卵巢血管，可用双极电凝，超声刀或缝合止血。整个韧带须经双极电凝多次电凝后切割，或直接用超声刀凝切，可获得更好的止血效果，使切割创面干净，解剖结构清楚。

2. 分离子宫与卵巢　对于需要保留卵巢者，则切断卵巢固有韧带而不是切断骨盆漏斗韧带，在切断圆韧带后，于距子宫角约 1cm 处，凝固切断卵巢固有韧带，分离阔韧带中段，应用双极电凝钳脱水或超声刀直接凝断韧带或组织，如遇到韧带增厚，特别是子宫内膜异位症时，如电凝不充分则可能发生出血而影响手术操作，进行切割时应贴近卵巢。

3. 下推膀胱　自圆韧带断端向子宫颈方向切割阔韧带至膀胱子宫腹膜交界，用抓钳钳夹膀胱子宫腹膜反折并向前腹壁提拉，同时应用举宫器向头端牵拉子宫，剪刀、单极电切或超声刀分离膀胱与子宫、宫颈与阴道上段连接处，下推膀胱。如遇出血可以采用双极电凝止血，在使用超声刀时缓慢切割可以达到很好的止血效果。

4. 子宫血管的处理　我们有两种处理方法，如子宫体积过大，在孕4个月以上，则在处理韧带和分离子宫膀胱反折之前先阻断子宫动脉，如为小子宫，则可以在处理完子宫圆韧带、阔韧带和卵巢固有韧带后，再分离子宫体颈交界处，暴露子宫动脉，同样进行血运阻断。其中以双极电凝最简便，效果好。大量事实表明，这种技术有效且损伤小。

5. 处理主韧带及骶韧带　仅在行全子宫切除术时切割这组韧带，双极电凝加单极电凝分离韧带行之有效，但用超声刀进行切割则更为安全有效。之前应游离直肠及膀胱，并游离子宫直肠陷凹，以使阴道手术更简单，更安全。对于子宫次全切除术及筋膜内全子宫切除术者，则无须处理子宫骶韧带和主韧带。

6. 切开穹隆、取出子宫　用阴道拉钩扩张阴道，暴露前后穹隆及子宫颈，用宫颈钳或组织钳钳夹子宫颈前唇并往外牵拉子宫颈，于距子宫颈口约1cm处切开前穹隆，这是腹腔镜辅助阴式子宫切除的主要步骤，也可经阴式完成，子宫无脱垂或子宫增大时，可在腹腔镜下完成手术。子宫次全切除术者不需要切开阴道穹或子宫颈。

7. 子宫颈的旋切　筋膜内全子宫切除术者也不需要切开阴道穹，待于腹腔内旋切完子宫体以上组织后，从子宫颈口放入校正杆，根据子宫颈有无肥大及子宫颈本身的大小选择子宫颈旋切器的直径，一般选择1.5cm的旋切器，完整切除子宫颈内膜组织。该组织切除后，创面用双极电凝彻底止血，残端分别从阴道和腹腔进行关闭，尽量使子宫颈旋切后的创面完全闭合，不要留无效腔，以免发生子宫颈残端出血或积液。

8. 关闭阴道或子宫颈残端　据医师的经验或临床情况，选择经腹腔镜或阴式缝合来完成阴道穹的关闭。

9. 再次检查　关闭穹隆后，再用腹腔镜来检查盆腔，充分冲洗并吸出血块和碎屑，冲烫可帮助发现一些小的出血，应用双极电凝来进一步止血，必要时，中央缝合一针来止血，根据术中情况决定是否需要完全吸净冲洗液。还应检查输尿管的活动情况。

（三）常见并发症及处理

并发症主要有输尿管损伤和膀胱损伤，对于刚开始做这一手术时，输尿管损伤较开腹手术发生率高，有时出现手术后晚期输尿管瘘，术后5个月出现腰痛，伴肾盂积水或无功能肾，这是一种严重的并发症，减少这一并发症是非常必要的。而膀胱损伤相对较少见，且容易处理。另一种并发症为手术中血管损伤后手术后出血，主要因为对解剖结构不熟悉和对腹腔镜器械的使用不熟练，随着时间的推移和技术水平的提高，此类并发症均可以减少到最低水平。

二、子宫肌瘤挖除术

对于有明显出血、疼痛或肌瘤压迫所致的症状，有不孕或习惯性流产病史，盆腔包块增大迅速，年轻、有生育要求或要求保留子宫，子宫肌瘤为单发或多发（一般不超过6个）患者可行子宫肌瘤挖除术。

（一）手术要点

1. 剔除肌瘤　于肌瘤突出最明显处，以双极电针或超声刀切开子宫及假包膜至肌瘤内，肌瘤与子宫肌层分界明显。牵引肌瘤，沿假包膜以单极电刀或超声刀切割分离肌瘤。如肌瘤较大时往往切割有困难，可以采用有齿抓钳钳夹肌瘤，并旋转牵拉肌瘤，迫使肌瘤与包膜分离，继续向肌瘤面切割，使肌瘤以较少的出血从子宫上剥离。若切割还有困难则向相反方向旋转肌瘤，游离对侧，最后切割凝断基底部组织，否则有可能破坏内膜。创面一般无活跃出血，若出血活跃以双极电凝止血。有蒂的浆膜下肌瘤则以双极电凝凝固肌瘤蒂部，再以单极电刀切除肌瘤，或用超声刀直接切割肌瘤蒂部。对于较大的子宫肌瘤可以采用先结扎子宫动脉的方法或肌层内注射缩宫素以减少手术中出血。

2. 修复子宫创面　推荐用双极电凝或 PK 刀凝固止血，同时用葡萄糖溶液冲洗创面，帮助寻找出血点，肌壁间及无蒂浆膜下肌瘤剔除后均以可吸收线"8"字缝合全层，若创面穿透子宫内膜，则分 2 层缝合，先缝合子宫内膜，再缝合肌层和腹膜，直接腹腔镜下打结。蒂部 <2cm 的有蒂浆膜下肌瘤创面用双极电凝止血处理即可，蒂部 >2cm 有蒂的浆膜下肌瘤创面仍须缝合，关闭腹膜。

3. 取出肌瘤　有两种方法，即经腹和经阴道。经腹者肌瘤均采取体内肌瘤粉碎，从左下腹 Trocar 切口处取出。如果合并附件病变，则根据病变性质进行囊肿剔除、附件切除或卵管切除。

（二）术后处理

对于子宫全层穿透的患者手术后需要服用孕激素或黄体酮类避孕药，以使可能残留于肌层的子宫内膜细胞彻底萎缩，防子宫腺肌症的发生。对于有生育要求者，一般建议手术后 2 年内不得再次妊娠，以免妊娠时发生子宫破裂。

三、腹腔镜下三角形子宫切除术

对于要求保留子宫形态的单发或多发子宫肌瘤或子宫腺肌症患者，非手术治疗失败的功能性子宫出血患者。有明显出血、疼痛或肌瘤压迫所致的症状，盆腔包块增大迅速，但直径 <12cm 的子宫肌瘤可行腹腔镜下三角形子宫切除术。

（一）手术要点

1. 子宫动脉阻断　先于阔韧带后叶近子宫颈处打开腹膜，暴露子宫动脉，游离后用双极电凝或超声刀凝固子宫动脉，必要时用生物夹或钛夹夹闭子宫动脉，以阻断子宫动脉血流。

2. 子宫体部分切除　经阴道由颈管放入子宫校正器达宫底，由助手配合固定子宫位置。用超声刀在两侧子宫角内侧约 1cm 处向子宫峡部方向三角形切除子宫上段。下界在子宫膀胱腹膜反折上方 0.5~1cm，如病灶切除不满意或子宫腺肌病患者下界可适当向下延伸，保留的子宫两侧壁厚度 1~1.5cm。对于有子宫肌瘤且体积较大者，可以先挖出肌瘤再行子宫体切除术。对于 3 个月孕以下大小的子宫肌瘤则按常规手术步骤进行即可。

3. 创面的处理　切除子宫体组织的创面出血处用双极电凝止血，仔细检查两侧壁如有病灶可剔出，特别要注意切净子宫上段内膜。对于子宫颈部内膜可以用双极电凝进行破坏，或不予处理，以便手术后每次有极少量的阴道流血，以提示月经周期。若子宫颈有糜烂者则加筋膜内子宫颈内膜切除术，创面用双极电凝止血，再用 2-0 可吸收线关闭子宫颈内腔。

4. 子宫体的重建　止血彻底后用 2-0 可吸收线由三角形的下界开始，采用"8"字形对应贯穿缝合子宫创面，缝合后自然形成幼稚或小子宫形状。查有无活动出血，如有活动出血用可吸收线加固缝合至血止。于左侧下腹部靠内侧 10mm 穿刺孔，置入 15mm 扩展器，再置入子宫粉碎器，分次将子宫体及瘤体组织粉碎取出体外。冲洗盆腔，放置橡皮管进行引流。

（二）术后处理

与腹腔镜子宫切除术相同。

四、手助式腹腔镜巨大子宫肌瘤切除术

对于直径在 12cm 以上的子宫肌瘤，或子宫增大超过 5 个月孕大小的子宫肌瘤、子宫腺肌症可行手助的腹腔镜巨大子宫肌瘤切除术。术中需在耻骨联合上方切一小切口（以手术者的左手能进入为度），放置保护套以防气腹泄漏，从保护套内放入术者左手，协助完成手术。目的是使手术操作简便易行，有触觉感。牵拉、压迫、缝合、打结和取出组织等均变得容易，故名为手助式腹腔镜手术。

（一）手术要点

1. 入腹处理　置入腹腔镜后常规检查腹腔，此时看不到子宫的各韧带和子宫颈部，需要手的帮助。于耻骨联合上方约 3cm 处横行切开腹壁，切口长约 7.5cm，能置入手术者的左手为宜。切开腹壁后置入手助腹腔镜手术的保护套，保护腹壁。手术者的左手置入腹腔，向上提起牵拉子宫体，暴露盆侧壁直到看到输尿管的蠕动。

2. 子宫动脉的处理　推开子宫体后暴露盆侧壁腹膜，用剪刀打开腹膜暴露髂外和髂内动脉，顺着髂内动脉向下游离，直到子宫动脉的分支处，游离出子宫动脉，用双极电凝阻断子宫动脉血流，必要时可以使用钛夹或生物夹，以彻底阻断子宫血流。

3. 子宫的切除　阻断子宫血流后子宫变软，且体积缩小。此时通过手助的切口将子宫部分提出或用猫爪钳拉出子宫底部一部分，剖开子宫，并将子宫切成条状，逐一取出子宫组织，有时能完整切除并保持子宫形态。将子宫体大部分组织切除后，余下的手术步骤与开腹手术相同。详见子宫切除术。

（二）术后处理

与腹腔镜子宫切除术相同。

五、综合点评

腹腔镜子宫切除术后患者恢复快，术后发病率如伤口感染、发热等发病率低。痛苦小，住院时间短，深受广大患者和医师的喜爱。但医师在进行腹腔镜子宫切除术之前，应熟练掌握开腹及阴式手术。

筋膜内全子宫切除术既取腹腔镜手术创伤小、出血少、恢复快的优点，又取普通全子宫切除术之优点，可以达到防止子宫颈残端癌，保持盆底、阴道完整性和部分子宫颈的目的，大大提高了患者术后的生存和生活质量。而腹腔镜子宫次全切除术的优点是保留了子宫颈，手术后恢复性生活快，手术后病率低。

腹腔镜子宫肌瘤挖除术该方法主要适用于有症状或生长快且对生育功能有要求和要求保留子宫的子宫肌瘤患者。一般认为开腹手术是子宫肌瘤剔除的标准术式，而腹腔镜子宫肌瘤挖除术要求腹腔镜手术者有较丰富的经验，且子宫肌瘤以单发和浆膜下为最佳手术对象，是

因为腹腔镜子宫肌瘤剔除可能会遗漏小的肌瘤；而且子宫切口止血需要较好的缝合技巧，故不太适合多发及太大的肌瘤。我们在总结前人及本单位的子宫肌瘤腹腔镜手术经验，以及现有单纯子宫肌瘤挖除和子宫动脉栓塞具有的潜在缺点基础上，设计的腹腔镜下子宫动脉阻断和肌瘤挖除术，兼具了两者的优点，临床应用效果良好。

腹腔镜子宫体三角形切除术，本术式切除了子宫体中间部分，创面对应缝合后保留了原有子宫的形状，且子宫的各组韧带保留完好，盆底支持力好，此方法保持了盆底的完整性。因而患者性生活频率和质量不受影响，且有防止内脏脱垂的作用。

对于巨大子宫肌瘤，既往的手术都是开腹行子宫切除术，由于子宫体积大，腹壁的切口均在20cm以上，有的甚至超过20cm。有必要寻求切口和创伤更小的手术方式，腹腔镜的出现以及手助腹腔镜手术在其他学科的成功应用，为手助腹腔镜巨大子宫肌瘤切除术奠定了基础。本手术结合了腹腔镜的微创和手助手术的可靠性高的双重优点，因而有很好的推广应用前景。

（张　玲）

第六节　子宫恶性肿瘤的腹腔镜手术治疗

20世纪90年代以来，随着腹腔镜设备的改进，操作技术的不断熟练，腹腔镜手术已广泛应用于许多妇科良性疾病的治疗，它具有创伤小、术后恢复快及术后发病率低等优点。同时其在治疗妇科恶性肿瘤方面也取得了显著进步，采用腹腔镜可以完成大部分妇科恶性肿瘤的手术治疗和分期。

一、概述

（一）适应证
ⅡB（包括ⅡB）期以内的子宫颈癌和子宫内膜癌，能够耐受麻醉。

（二）禁忌证
严重的心肺疾患或其他系统疾病，但除外糖尿病患者；急性弥漫性腹膜炎；各种腹壁裂孔疝者。

（三）手术范围
根据不同的疾病有不同的手术范围，对40岁以下的内膜癌患者若病变属早期，仔细探查卵巢未见异常，可考虑保留一侧卵巢以维持女性生理功能。对于40岁以上的子宫内膜癌患者可以常规切除双侧附件。对于子宫颈癌的手术范围早期患者可以保留双侧卵巢，而仅切除子宫、输卵管和盆腔淋巴结，而对于Ⅱ期子宫颈癌且年龄在40岁以上者，可以进行双侧附件切除。

（四）入腹处理
腹腔镜镜头置入后常规检查盆腹腔情况，常规环视腹腔，检查肝、胆、膈肌、胃及肠管表面，然后检查子宫及双侧附件形态、大小、活动度及直肠陷窝有无转移病灶、积液等，并抽取腹腔液找癌细胞。

（五）术后处理

手术后处理主要注意腹腔引流管的通畅和引流物的观察，72h 后可以拔除引流管。导尿管的放置时间较长，8 日左右拔除导尿管，多数患者的小便能自解，但有少部分患者会出现尿潴留，可以采用再次放置导尿管或针灸穴位治疗等，必要时加用药物治疗。

（六）常见并发症及处理

腹腔镜下施行广泛全子宫切除术及盆腔淋巴清除术，是镜下操作难度最大的手术，由于手术范围大，并发症相对较多，特别是镜下操作不熟练时更易出现意外。主要有如下几类。

1. 泌尿系统损伤

（1）膀胱的损伤：腹腔镜广泛子宫切除术治疗子宫颈癌时，最容易损伤的部位是锐性分离膀胱子宫颈间隙及切断膀胱子宫颈韧带。对于子宫颈癌手术治疗时，尽量避免钝性分离膀胱子宫颈间隙，以防促使癌细胞转移，一般情况下采用锐性分离。腹腔镜手术亦应如此，可用电剪刀或超声刀贴近子宫颈前面及阴道前方将粘连组织剪断，游离膀胱于子宫颈外口下 3~4cm。游离膀胱时，必须找准膀胱与子宫颈之间的间隙，在此间隙内分离一般不会损伤膀胱，如分离不在此间隙则容易导致周围组织或器官（如膀胱）的损伤。另外处理在间隙内进行分离外，还要分清膀胱后壁的解剖，切断膀胱子宫颈及膀胱阴道之间的组织时，应逐渐小心进行，特别遇到有粘连较紧时，不得强行剥离，否则将撕破膀胱。对于不慎撕破或切开膀胱者，可以行腹腔镜下修补术，一般用 3－0 的 Vicryl 线分两层缝合，手术后留置尿管不应低于 5d。笔者对一例子宫颈癌ⅡB 期的患者腹腔镜下行根治术时，由于膀胱与阴道粘连过紧，界限分不清，在强行分离时将膀胱撕裂，在镜下行修补术成功。

（2）输尿管的损伤：可分为直接损伤和间接损伤两类。

输尿管的直接损伤：其原因是在手术时直接损伤引起，包括剪断、误扎、电灼伤等。在结扎髂总动脉前淋巴结时，如不仔细辨认输尿管，极易将其误扎，甚至在暴露髂总动脉时，将一小段输尿管露出，而误认为淋巴结将其切除，在处理骨盆漏斗韧带及分离子宫颈段的输尿管时，也极易损伤。在分离输尿管时，极易出血，而镜下止血又十分困难，当镜下用超声刀、电刀止血时，特别用单极电凝止血时，往往会误伤输尿管，一旦损伤，须视具体情况行修补、吻合或输尿管移植术，术后保留导尿管 7~10d。

间接性损伤，即输尿管瘘管：多在用弯分离钳误钳输尿管，或输尿管系膜的营养血管损伤或超声刀、双极电凝误灼输尿管所致，多在术后 10~20d 出现，是严重的并发症，虽然有的瘘孔可自行愈合，但大多数需要再次手术处理。因此，避免盲目钳夹，不要过度游离输尿管，以免损伤其营养血管。

2. 术中血管损伤　腹腔镜下直接在盆腔大血管周围手术，极易损伤血管，特别是静脉壁薄韧性差，且静脉分支较多，稍不慎极易导致血管切割和撕裂损伤出血，一般情况下，血管最易损伤和出血的地方如下。

（1）清除髂内、外淋巴时，镜下应注意髂内、外动脉分叉处常有一小静脉，在清除淋巴组织时，如盲目撕脱则极易损伤，导致出血。因此，最理想的办法是先暴露该血管，然后双极电凝脱水或用超声刀切断。

（2）深静脉损伤：旋髂深静脉末端的分支，位于腹股沟韧带下方，在清除该部位的淋巴组织时，由于暴露相对困难，因此，极易将该静脉剪断，误伤后，由于血管回缩，止血比较困难，用双极电凝止血效果比较好。

（3）闭孔静脉丛损伤：闭孔静脉丛位于闭孔区的深部，闭孔神经的下方，在清除该部位的淋巴组织时，只要在闭孔神经的前方操作，一般不会引致出血，如超出此范围，有可能损伤闭孔静脉丛，一旦损伤不必惊慌，以前认为止血困难，但笔者体会用双极电凝止血效果良好，也可以用纱布压迫止血，选用可吸收的止血纱布更好。同时笔者认为在分离切割闭孔淋巴结时用超声刀缓慢切割，使闭孔静脉血管充分闭合，可以预防损伤血管引起的大出血。

（4）子宫、阴道静脉丛损伤：子宫静脉在输尿管内下侧段阴道侧壁形成了子宫阴道静脉丛，位于子宫动脉的内侧，在分离输尿管上方的子宫动脉时，如血管钳插入过深即有可能伤及此静脉丛，引起出血，由于术野模糊，止血比较困难，稍有不慎即会损伤输尿管。此时，切忌心慌，否则会导致周围组织或器官的损伤，尤其是输尿管的损伤，这时助手用吸引管将血液吸净，迅速钳夹局部压迫，减少出血，然后输尿管游离后，镜下可用双极电凝止血。如出血在阴道壁则由于阴道壁的张力，一般双极电凝的止血效果欠佳，可以考虑用缝扎止血，效果良好。

（5）髂内、外静脉交叉损伤：髂内、外静脉交叉的地方位于闭孔区内，由于该部位较深，操作极端困难，而且静脉壁又极薄，因此，在切除该处的淋巴组织时，会将静脉弓剪破或撕裂，引起大出血。同时在静脉分叉的后方常有一静脉分支，如撕破则止血困难，因此要求对于该处的淋巴结组织需要经双极电凝凝固后或超声刀缓慢切割，以求达到一次止血充分的效果，然后再切割组织。因此，腹腔镜下对该区域淋巴组织清除时，应格外小心。

3. 淋巴囊肿形成　通常是由于切除淋巴组织时没有结扎淋巴管或结扎过松，特别是闭孔淋巴管及腹股沟深淋巴对周围的淋巴管未结扎引起。一般术后 1~2 周于两侧下腹部触及卵圆形，张力大而不活动的淋巴囊肿，<5cm 而无感染者，不必处理。多在术后 2~3 个月自行吸收。如合并有感染者，必须切开引流。腹腔镜下盆腔淋巴结清除后，两侧闭孔窝放引流管从阴道引出，可明显减少淋巴囊肿的形成。

二、广泛子宫切除术

1. 高位结扎切断卵巢血管　此时第二助手将子宫摆向盆腔左前方，手术者右手用抓钳提起卵巢血管表面的侧腹膜，剪开腹膜并充分暴露输尿管，游离并推开输尿管，然后于卵巢血管的表面切开腹膜，游离卵巢血管，此时，可清楚地看到此处的卵巢血管及髂总动脉。从输尿管及髂总动脉前方游离右侧卵巢血管，镜下用双极电凝使卵巢血管脱水，用剪刀或超声刀切断卵巢血管。

2. 圆韧带和阔韧带的处理　将子宫摆向左侧，离断卵巢血管后，沿髂外动脉走行切开盆侧壁腹膜，延长右侧后腹膜切口使之与圆韧带断端相连，靠盆壁处用超声刀切断右侧圆韧带，再向前内方向剪开阔韧带前叶至膀胱子宫反折，再向后剪开阔韧带后叶至右侧骶韧带，直达膀胱腹膜反折。至此，右侧盆前、后腹膜已全部打开，充分暴露了髂血管区域，为随后进行的盆腔淋巴结清除做了充分准备。用上述方法处理左侧卵巢血管及圆韧带。

3. 打开膀胱腹膜反折　第二助手将子宫摆放于盆腔正中并推向腹腔，暴露子宫颈膀胱腹膜反折，沿着右侧圆韧带断端边缘，剪开腹膜反折，直至左侧圆韧带靠盆壁的断端。

4. 膀胱和直肠的游离　用超声刀之锐面分离膀胱与阴道间的疏松组织，直达子宫颈外口水平下 3~4cm，用超声刀，切断双侧膀胱子宫颈韧带。助手把子宫推向前方，充分暴露子宫后方及直肠，使直肠与阴道后壁分离，直达子宫颈外口下 3～4cm。

5. 子宫动静脉的处理　在子宫动脉丛髂内动脉分叉后的 1cm 处用双极电凝使其脱水，然后用超声刀切断。必要时用 4 号缝线双重结扎后，再用超声刀切断。提起子宫动脉断端，游离子宫旁组织，剪开近子宫颈的盆段输尿管前的结缔组织，用弯分离钳沿着输尿管内上侧方向游离子宫动脉，注意勿损伤膀胱及输尿管。

6. 游离子宫颈段之输尿管　提起并上翻子宫动静脉，用弯分离钳轻轻钳夹子宫颈输尿管前的系膜（注意夹住的组织要少，避免误伤输尿管营养血管而增加输尿管瘘的危险），用超声刀的锐面剪开输尿管后方的粘连，至此，子宫颈的输尿管已完全游离。

7. 子宫主韧带和骶骨韧带的处理　用超声刀分离直肠侧窝结缔组织，将子宫骶骨韧带与直肠分开，助手可用弯分离钳将输尿管稍向外推开，用超声刀的平面距子宫颈 3cm 处，切断骶骨韧带，也可用 4 号丝线或 0 号 Vicryl 线镜下缝扎后剪断。处理主韧带：膀胱侧窝的前、外侧为盆壁，后方为主韧带，内侧为膀胱。助手将子宫摆向右前方，用弯分离钳将输尿管拨向外侧，用超声刀平面贴近盆壁切断左侧主韧带，最好先用镜下缝扎主韧带后，再切断，这样止血效果更彻底，同法切断右侧主韧带。

手术至此，子宫已完全与盆壁游离而仅与阴道相连，再用超声刀将子宫颈外口以下 3cm 的阴道旁组织切断。并在阴道前壁切开一小口，然后从阴道操作，取出子宫及切除阴道上段。

8. 取出子宫及切除阴道上段　取出阴道纱垫及举宫器，在阴道前壁镜下切口处钳夹阴道黏膜，排出腹腔内气体，钝性游离阴道约 4cm，环行切断，连同子宫一并取出。残端用 0 号 Vicryl 线连续锁扣式缝合，或中央留 1.5cm 的小孔，放入 T 形引流胶管。

9. 镜下重建盆底　腹腔镜下冲洗盆腔，彻底止血后，将 T 形引流管分别置于盆腔的两侧，用可吸收线连续缝合后腹膜，并将后腹膜与阴道残端缝合，再与骶韧带缝合以重建盆底。如盆腔腹膜缺损过多时，可不缝合腹膜。

三、盆腹腔淋巴结切除术

1. 腹主动脉周围淋巴结切除　对 Ⅱ 期以上的子宫颈癌和内膜癌，或探查发现盆腔淋巴结有肿大者，以及肿瘤分化不良者，均应行腹主动脉周围淋巴结切除术。取头低位并右侧躯体抬高约 30°，将小肠及大网膜用抓钳或推杆推开，于骶前开始纵向打开后腹膜，暴露双侧髂总动脉及腹主动脉分叉，继续向上沿腹主动脉走行直达十二指肠横部下缘；再剪开动静脉鞘并游离腹主动脉和腹腔静脉，切除动静脉周围分离后可见的淋巴结或可疑组织，采用超声刀或先双极电凝凝固后再切断。切除淋巴结的范围要求在腹主动脉分叉的上方约 2cm 即可，必要时可以分离至肾静脉平面水平。在切断任何组织之前必须先辨认输尿管，并要求切断组织时要离开其根部（附着部）1cm 左右，以便在发生血管分支凝固不彻底时，可以有止血的余地。其间要注意防止肾静脉、肠系膜下动静脉和腹腔静脉的损伤。

2. 骶前淋巴结切除　于骶前骶骨岬平面打开后腹膜，向上延伸至腹主动脉分叉处，提起两侧后腹膜拉向两侧，充分暴露腹膜后间隙和结缔组织，游离髂总动静脉，尤其要分清楚髂总静脉的走行和分支，以免损伤，一旦损伤则处理非常困难。淋巴结的切除原则和腹主动脉周围淋巴结切除术相似，一般在组织附着部的 1cm 以上凝切组织，以免创面出血影响手术操作。还要注意不要伤及骶前静脉丛。

3. 盆腔淋巴结切除　用分离钳提起髂外血管表面的血管鞘，用超声刀沿髂外动脉切开血管鞘，直达腹股沟深淋巴结组织，再从该处起向下撕脱髂外动静脉鞘组织及周围的淋巴组织，游离至近髂总动脉分叉处，此时有一支营养腰大肌的血管从髂外动脉分出，应镜下双极电凝处理，或用超声刀切断。髂外静脉居髂外动脉的后内侧，小心其损伤，自腰大肌前面穿出后在该肌浅面下降，分布于大阴唇及其附近的皮肤，尽量保存该神经，以免导致患者术后出现大腿内侧皮肤的感觉障碍。推开髂内动脉和脐动脉根部，暴露闭孔，在腹股沟韧带后方髂外静脉内侧髂耻韧带的表面有肿大的淋巴结，游离后切除，此处可见髂外静脉的分支，要小心处理，一般采用超声刀凝断或双极电凝凝固后切断。切除闭孔窝内的淡黄色脂肪组织，其间要先游离闭孔血管和闭孔神经，即在脂肪组织内可见一条白色的条索状物穿行其中，此即为闭孔神经。闭孔血管可以采用双极电凝或超声刀进行凝固切断。完整切除闭孔淋巴组织。

（1）切除髂总淋巴结：髂总淋巴结位于髂总动脉的前外侧。打开盆腔后腹膜，推开其前面横过的输尿管及上方的卵巢血管的残端，打开动脉鞘，于髂总动脉外侧用抓钳提起淋巴结组织，用超声刀切断与周围组织的连接和淋巴管，以及静脉血管分支，一般在髂总动脉分叉处上 2～3cm 处切断。切除的范围一般在腹主动脉分支以下的全程髂总动脉走行的区域。切除该组淋巴结时注意勿损伤输尿管和回盲部肠管及髂总静脉。

（2）切除髂外淋巴组：由助手钳起髂外动脉的外侧，术者钳起髂外动脉的内侧，用超声刀将髂外血管鞘打开，沿血管走行剥离直达腹股沟韧带下方，此处可见到腹壁下血管、旋髂血管和腹股沟深淋巴组，切除腹股沟深淋巴结，然后沿髂外动静脉剥离淋巴组织，于髂外静脉下界水平切断淋巴组织，至此，则全部切除髂外淋巴群。游离髂外动静脉后于其外侧顶端切除腹股沟深淋巴结；在髂外静脉的内下方，股管内有一深层的淋巴结，称为股管内淋巴管。镜下将该组淋巴结周围的脂肪分离后，钳夹、剪断其淋巴管组织，并结扎或凝固淋巴管，以免术后淋巴囊肿形成。在髂外静脉的下方有旋髂深静脉，须防止损伤，以免引起出血。

（3）切除闭孔淋巴组：镜下用弯分离钳将髂外血管拨向外侧，将髂内血管推向内侧，暴露闭孔窝，此时，很清楚地看到闭孔神经穿行于闭孔内脂肪及淋巴组织之中。其下方是闭孔动静脉，闭孔神经是由腰 2～4（$L_{2\sim4}$）神经发出后，出腰大肌内侧缘入小骨盆。循小骨盆侧壁前行，穿闭孔管出小骨盆，分前、后两支。分别支配闭孔外肌，大腿内收肌群和大腿内侧面的皮肤，如损伤时，大腿的内收功能及大腿内侧的皮肤感觉障碍。

闭孔深部满布血管丛，特别是静脉丛，如被损伤，止血比较困难，所以，此处操作应十分小心，除较大的血管损伤出血须缝合修补止血外，一般的静脉丛损伤出血采用双极电凝止血。在髂内、外静脉交叉的下方，闭孔神经前有一团比较致密的组织，可镜下应钳夹剪断后再结扎，然后，一把弯钳钳持被剪断的淋巴组织，另一把弯钳（或剪刀）沿着闭孔神经的前方，钝、锐性清除闭孔淋巴群，直至膀胱右侧侧窝。

（4）切除髂内淋巴组：将髂内动脉上方的淋巴组织向外下方向牵引，暴露髂内动脉，从上外侧分离及清除髂内淋巴组。

四、卵巢悬吊术

对于年龄在 40 岁以下的 ⅡA 期以内子宫颈癌患者，以及早期子宫内膜癌年龄在 40 岁以下者，可以保留双侧或单侧卵巢，此时需要行卵巢侧腹壁悬吊术。具体操作如下：卵巢与输卵管自子宫切离之后，沿着卵巢悬韧带剥离，剥离的距离必须让卵巢足以固定在外前侧腹壁，要求在脐水平以上 3~4cm 的位置，如此的位置可以避免放射线治疗对于卵巢造成伤害。两侧输卵管必须切除，而且留取腹腔冲洗液作为病理以及细胞学检查，以确定癌症并没有扩散转移。卵巢固定点必须有足以显像的标记以作为术后放射线治疗可以探测卵巢所在位置的根据。

五、盆腔淋巴结切除术加根治性宫颈切除术

早期（ⅠB 期以内）子宫颈癌，要求保留生育功能者可行盆腔淋巴结切除加根治性宫颈切除术。

1. 淋巴结切除　详见广泛子宫切除和盆腔淋巴结切除术章节，切除的淋巴结包括髂外、腹股沟深、闭孔和髂内淋巴组。可以适当游离子宫主韧带并推开输尿管。子宫动脉不能结扎。

2. 根治性子宫颈切除术　于距离子宫颈外口约 2cm 处切开阴道穹隆部，分离阴道壁和子宫颈之间的结缔组织，推开阴道穹隆部，将子宫颈充分游离，直达子宫颈内口水平，在子宫峡部以下完整切除子宫颈阴道部。用 7 号子宫颈扩张器扩张子宫颈管，于黏膜下子宫颈内口水平用 1-0 尼龙线环行缝扎子宫颈阴道上部，重建子宫颈内口。再行阴道子宫颈黏膜缝合术，以重建子宫颈外口。其间对子宫动脉无须切断或结扎，该术式保留子宫动脉。可以保持妊娠时正常的血供。手术后子宫颈残端放置碘仿纱布填塞创面，兼具止血和防子宫颈粘连作用。

六、手术点评

通过手术和术后观察，用腹腔镜施行恶性肿瘤广泛子宫切除和盆腔及腹主动脉周围淋巴结切除术，手术创伤小，术后恢复快。文献报道腹腔镜广泛子宫切除和盆腔淋巴结切除术，术中出血 100~200ml，手术时间 3.5~5.5h，平均住院时间 9.6d。

淋巴结切除数目与文献报道的开腹手术淋巴结切除数目相似，说明腹腔镜盆腹腔淋巴结切除术能达到开腹手术要求，使子宫颈癌和子宫内膜癌的分期更准确，有利于指导患者的进一步治疗。

该手术的特点是创伤小、出血少，手术后痛苦少，恢复快的优点，且切除淋巴结彻底，可以对子宫内膜癌进行准确的分期，有利于指导进一步的治疗。因而具有重要的临床意义。但必须要在手术前对盆腔的解剖结构进行彻底的了解，才能做到心中有数，减少并发症或手术意外的发生。

（张　玲）

第七节　宫腔镜治疗

（一）适应证

一般讲当怀疑有任何子宫病理情况需要诊断及治疗时都是宫腔镜的适应证。

1. 子宫异常出血

（1）诊断：①绝经前患者。②绝经后患者。

（2）治疗：①活体检查和（或）直接刮宫。②息肉摘除。③黏膜下肌瘤切除。④子宫

内膜切除。

2. 异物

（1）诊断：①鉴定有无，是何物。②定位。

（2）治疗：①取出宫内节育器或残存的部分节育器。②取出吸引导管头。③取出骨化的妊娠物。④取出其他异物。

3. 不孕和（或）反复发生的流产

（1）诊断：①子宫粘连。②子宫畸形。③输卵管间质部堵塞。

（2）治疗：①松解粘连。②切除子宫完全或不完全纵隔。③置输卵管导丝复通输卵管。④可做输卵管内授精治疗。

4. 产前诊断

（1）代替胎儿镜检查。

（2）直接取绒毛标本。

5. 避孕治疗

（1）填充堵塞子宫输卵管口。

（2）破坏子宫输卵管口。

（二）禁忌证

禁忌证很少，且常常是相对的。

1. 急、慢性子宫输卵管感染者　但造成感染的宫内节育器则又是宫腔镜的适应证。

2. 活动性出血或月经期不宜做宫腔镜　但疑为宫内膜息肉则又是宫腔镜的适应证。

3. 妊娠期不宜做宫腔镜　但须了解胎儿情况作产前诊断时又可作为胎儿镜使用。

（三）术前准备

（1）检查时期，最宜在月经周期的早期卵泡期，此时子宫内膜较薄，血管较少，容易看清。

（2）摘除子宫内大的息肉或切除黏膜下肌瘤的术前准备，宜术前使用激素治疗，用达那唑（400~800mg/d）或促性腺激素释放激素类似物（诺雷清、达菲林、亮丙瑞林等）1~3个月，可使息肉和肌瘤变小、血管减少。若行子宫内膜切除术可使内膜变薄，能更大程度完全切除内膜。

（3）宫、腹腔镜联合手术，可帮助松解子宫粘连，切除子宫膈，摘除肿瘤，切除子宫内膜，导丝疏通输卵管等操作，以防止或减少子宫穿孔等并发症的发生。

（4）宫颈管内口粘连严重狭窄者术前可用昆布扩张宫颈便于操作，术中用 B 超引导，减少和避免子宫穿孔。

（四）并发症

宫腔镜手术并发症并不常见，但常严重，应引起高度警惕，做好预防，及时识别和有序、有效合理地处理。

1. 与膨宫介质有关的并发症

（1）水中毒：当膨宫液过量，超压［20kPa（150mmHg）］时容易发生，致使血管渗透压降低，心动过缓，先为高血压后为低血压，肺水肿、脑水肿。症状表现恶心、呕吐、头痛、呼吸困难、视力障碍、激动、认识障碍、嗜睡及癫痫发作，严重者昏迷、心血管崩溃及死亡。

处理是立即停止膨宫及宫腔镜操作。

纠正原则是利尿排出过量的液体，纠正低钠血症。

（2）CO_2 是一种较安全的膨宫介质，但过快注入大量 CO_2，可发生致命的心律失常和心跳停止。因此输注 CO_2 速度不能过快，量不宜太多。每分钟输注 CO_2 速度不应超过 100ml。

（3）气栓：气栓是宫腔镜的一种不常见但危及生命的并发症。曾有报道，5 例病例 4 例死亡，1 例永久性脑损伤。

发生原因是宫腔镜操作时子宫的静脉通道是开放的，室内空气经窥阴器通过阴道及宫颈或通过宫腔镜操作系统进入宫腔。临床表现依空气量、患者体位、气泡大小而不同，若突然发现急性心血管/呼吸症状，如明显的心动过缓、低血压、氧饱和度明显降低、发绀或心搏停止应高度怀疑气栓。

在轻度头低臀高位时，气体积聚在心脏及肺支气管段，右心压力增加，左心搏出量降低，心脏听诊可闻及典型的"水车轮"杂音，是由于气体与血流混合而产生的杂音，并可由心脏吸出泡沫状血液，气泡进入微循环可出现晚期 DIC 表现。若头的位置高于心脏时，气栓的主要靶区是脑，出现癫痫发作、昏迷、麻痹、视觉障碍、感觉异常等。

气栓最早的临床体征是因肺血流减少而一次呼吸末尾 CO_2 量急剧下降。

若怀疑 CO_2 或空气栓塞时，应立即停止注气及一切操作，取出子宫器械，用纱布填塞开放的子宫颈及阴道，将患者置于头低足高位，以保护脑部。急救复苏包括 100% 氧气吸入及静脉输液直至患者能转移到一个高压氧治疗的病区，及时抢救处理挽救生命。

2. 与手术操作有关的并发症

（1）子宫穿孔：一旦怀疑子宫穿孔应立即停止宫腔镜手术操作，此时有指征进行腹腔镜检查，明确穿孔位置及大小，有无盆、腹腔脏器损伤和内出血，依情况进行双极电凝止血和必要时行脏器修补术。

（2）盆腔脏器损伤：较为少见，当子宫穿孔未及时被发现，继续操作，有可能造成肠管、膀胱及血管的损伤，甚至发生阔韧带血肿。或因电切子宫肌瘤、子宫内膜，激光治疗时激光光能、电能造成肠管、膀胱烫伤。

当有怀疑时应做腹腔镜检查加以确诊，并进行相应的手术处理，术中、术后应加强抗感染措施，避免发生严重感染的后果。

（张　玲）

第八节　宫腔镜手术并发症诊断与治疗

一、宫腔镜手术并发症诊断

（一）膨宫介质及药物相关的并发症

1. 空气栓塞　罕见，仅发生于大量空气逸入宫腔，且子宫壁血管开放时，空气进入血管后经下腔静脉入右心室，致心脏缺氧，导致心脏骤停或急性右心衰竭。临床表现为短暂烦躁、胸闷、胸痛、气急、发绀和休克；心前区听到典型风车样杂音，从右心室可抽出泡沫样血液。

2. CO₂ 致并发症　快速、高压、无节制使用 CO_2 膨宫可能引起心律不齐、心力衰竭、CO_2 酸中毒等。偶尔可发生 CO_2 气栓，以致死亡，CO_2 栓塞是一种罕见而且完全能够避免的并发症。

3. 其他膨宫液体　山梨醇液用于糖尿病患者可诱发高血糖，应检测血糖水平。溶血想象罕见，发生于大量吸收者，需及时监护肝肾功能。

甘氨酸液膨宫时，如果甘氨酸进入血循环，会引起恶心、眩晕和高输出量心力衰竭；其代谢物可诱发脑病、昏迷，甚至死亡。由于甘氨酸进入体内小于 30 分钟即分解，致使低渗液稀释血浆发生低钠血症、水中毒、肺水肿和脑水肿等严重并发症。

高黏稠度液体（国外主要用右旋糖酐 – 70，国内有使用羧甲纤维素钠者）膨宫，可引起皮疹、哮喘、急性成人呼吸窘迫综合征等甚至死亡的变态反应，现多主张停用甚至弃用。

大量 5% 葡萄糖液进入血循环可引起高糖血症和低钠血症。

任何加入膨宫液或者经宫腔镜输卵管管内注射的药物，可能引起的不良反应应予关注；国内已有经宫腔镜输卵管疏通治疗药物中加入庆大霉素时，发生胸闷、发绀、窒息、呼吸心跳骤停等变态反应并致死的报道。

（二）宫腔镜检查的并发症

1. 损伤　操作时可发生宫颈裂伤、子宫穿孔等。子宫穿孔可能发生在探针探查宫腔、扩张宫颈管或宫腔镜插入时，若宫腔镜插入宫颈管后即在膨宫状态直视下推进入宫颈内口，则极少发生子宫穿孔。对于怀疑癌肿、结核、哺乳期或者绝经后妇女易造成子宫穿孔者，操作时尤宜谨慎。

2. 出血　宫腔镜检查术中出血可以通过提高膨宫介质的压力以压迫宫腔壁来止血，出血多发生在膨宫介质压力消失以后，一般宫腔镜检查后可有少量阴道出血，多在一周后干净。但是检查后出血时间过长者应注意预后感染。

3. 感染　子宫内膜似乎对感染有特殊的抵抗力。子宫肌炎，是一个并不常见的并发症，患者可出现低热、腹痛、白细胞增多等，宫颈分泌物培养可有细菌生长，严重者可出现败血症。

4. 心脑综合征　由于扩张宫颈和膨宫从而导致迷走神经张力增高，临床上可出现头晕、胸闷、流汗、苍白、恶心、呕吐、脉搏和心率减慢等症状，多数心动过缓为一过性的，可以自然缓解或者给予阿托品即可。

5. 子宫内膜异位和癌细胞扩散的可能风险　理念上由于宫腔镜检查时必须膨宫，有使内膜细胞或者癌细胞经输卵管逆流、扩散的风险。因此月经干净后早期宫腔镜检查，可减少其发生风险。对于怀疑有子宫内膜癌或癌前病变者，除应严格掌握其适应证和禁忌证之外，操作时宜避免过度扩张宫颈，低压膨宫和尽量缩短检查时间。

（三）宫腔镜手术的并发症

1. 机械性宫腔镜手术

（1）损伤：指经宫腔镜使用手术器械，特别是剪刀等，由于分解困难、致密的宫腔粘连或切开较厚或阔的子宫纵隔时，由于剪切解剖层次或结构失误，而导致切入肌层，形成宫壁假道甚至子宫穿孔。多因手术医师经验不知、膨宫欠佳、视野不清情况下强行操作或者病例选择或术前准备不充分而发生。

（2）输卵管穿孔：主要见于输卵管间质部插管或者输卵管全程导管疏通时的子宫角或峡部穿孔，少量穿孔部位小且多在输卵管游离缘侧，往往无出血，但对疗效的判定与预后相关，故对此应予警惕。

2. 宫腔内电、激光手术

（1）术时和近期并发症：电能或激光损伤：其本质对直接作用的组织是热灼伤，因功率大小和持续作用时间的长短而使组织蛋白变性、坏死直到烧焦和气化以及造成灼伤不同的面积和深度；虽然止血效果好，但组织愈合较机械损伤为慢。宫腔镜电或激光，包括套圈电切、滚球电凝或激光子宫内膜去除术和黏膜下肌瘤切除术等的子宫穿孔率较低。严重的腹腔内脏器的灼伤，特别是肠损伤，多发生在子宫穿孔后仍然电极通电累积肠段，若一旦发现穿孔，应立即停止操作；未及时察觉的子宫穿孔，子宫壁灼伤过深累及肠管，急腹症多在术后 7～14 天内，由于灼伤肠管组织坏死脱落，肠内容物溢入腹腔而引发；最可怕的是被忽视的迟发性肠穿孔，虽然罕见，但是后果严重，甚至因救治不及而死亡。关键在于早期识别和及时处理，若有上述怀疑，应适时做腹腔镜检查，必要时行剖腹探查及修补。

术时或术后 24 小时内出血和感染：由于手术创面较大、较深，故出血较检查性宫腔镜多见，发生率为 0.5～4.0%。术后感染表现为下腹或盆腔痛，恶臭白带、体温 >38℃ 以及白细胞升高和血沉加快等。

（2）远期并发症

1）术后晚期出血：指术后 3 个月以后子宫出血多者，除对症处理外，应全面检查，包括盆腔 B 超、宫腔镜复检和血凝实验检查等，以排除凝血障碍和肌瘤复发等。

2）宫颈内口和宫腔粘连：此时宫腔积血导致周期性腹痛，多因子宫内膜去除术达宫颈内口或以下，可能引起该部瘢痕粘连，当子宫腔内仍有内膜组织，月经来潮时形成宫腔积血。临床表现往往于术后预期月经来潮时无出血或少量出血伴腹痛，亦有呈周期性下腹痛或症状轻微的，症状明显时作阴道或盆腔 B 超示宫腔内积液有助于诊断。扩张宫颈管和内口（在腹部 B 超引导下操作更安全准确），若有暗红色不凝血流出即可确诊，且有治疗作用。

3）持续性盆腔痛或痛经：甚至较术前加重，首先需考虑到子宫腺肌症的并存。可是仅凭临床症状和妇科检查往往很难作出诊断，因为月经过多和痛经虽然提示存在子宫腺肌症，但大约有半数患者缺乏临床症状。综合 B 超和血 CA125 测定对于子宫腺肌症亦难确诊；虽有经 B 超引导穿刺可疑子宫部位活检方法的报道，但亦非可靠且欠实用，唯有切除子宫的标本组织学检查才能做出确诊。

4）术后意外妊娠：子宫内膜切除术后虽然较低受孕能力，但并非可靠的绝育避孕方法。已有术后妊娠，包括宫内和宫外的报道，应予警惕，以免贻误诊断和治疗。此外，宫内妊娠可能由于宫内瘢痕粘连而造成流产或清除宫内容物时手术困难，因而术后因坚持避孕；甚至有人建议为保险起见同时行输卵管结扎术。

5）子宫内膜去除术后残存内膜的癌变：由于术后可能引起宫颈管内口狭窄、宫内瘢痕粘连，特别是如果恶变源自瘢痕下隐窝内腺体组织。易致诊断贻误和困难。目前，国外已有报道子宫内膜去除后确诊为子宫内膜癌者，应予警惕。建议在术后 3 个月做阴道 B 超检查以确定宫腔内膜基线的厚度，其后每年检查一次，如果内膜厚度增加，特别是超过 5mm 时，应予高度怀疑。子宫内膜去除术后有异常子宫出血者，需进一步检查。对于所有接受子宫内膜去除术后的患者，无论是否有月经来潮，需行雌激素替代治疗，包括围绝经期综合征的治疗者，必须定期给予适量的孕激素以保护和减少内膜细胞癌变的机会。

（四）与麻醉和手术体位相关的并发症

根据宫腔镜手术的难度、复杂性、潜在危险、是否需要监护（如腹腔镜、B超等）以及患者的状态和意愿，可考虑选择局部麻醉、静脉麻醉、硬膜外麻醉或全身麻醉等。实施麻醉时，均可能出现相应的麻醉并发症。

宫腔镜所需特定的体位（膀胱截石位等）、手术时间过长或者粗暴搬动患者，可能引起神经损伤、肌肉扭伤或软组织损伤等。如，前臂过度外展，可引起臂丛神经损伤；膀胱截石位搁脚时间过长或受压过大，可引起腓总神经受压致足垂，也有可能诱发静脉血栓等。对于老年和高血凝状态者，当术后出现小腿肿痛等症状时，应及时排除下肢静脉血栓形成，防止肺、心、脑栓塞。

二、宫腔镜手术并发症治疗

（一）膨宫介质及药物相关的并发症

1. 空气栓塞　气体栓塞是手术中严重、罕见但致命的并发症。也是近几年中国宫腔镜致死的主要原因。宫腔镜手术过程中气体栓塞原因包括电刀使组织气化和室内空气导入宫腔。一旦空气进入静脉循环，右心的泡沫阻碍血流，使肺动脉压上升。在空气栓塞发生早期，呼气末 CO_2 压力下降，最后循环衰竭，心搏骤停。由于右心压力升高程度高于左心，成年患者中已关闭的卵圆孔有15%重新开放，进而导致大脑和其他器官栓塞。如若患者呈头低臀高位，使心脏低于子宫水平，以致静脉压降低，如子宫肌壁深层大静脉窦开放，并与外界相通，外界空气可被吸入静脉循环，再加上膨宫机向宫腔注入膨宫液的正压，使宫腔与中心循环间存在明显的压力差，则更加重该过程，宫腔内压超过静脉压时可出现无症状、有症状和致命的空气栓塞。气体栓塞发病突然，发展快，其首发症状均由麻醉医师发现，如呼气末 CO_2 压力突然下降，心动过缓，脉搏血氧饱和度（SPO_2）下降，心前区听诊闻及大水轮音等。当更多气体进入时，血流阻力增加，导致低氧，发绀，心输出量减少，低血压，呼吸急促，迅速发展为心肺衰竭，心跳骤停而死亡。1997年Brooks收集全球气体栓塞13例报道，9例（69.23%）死亡。21世纪以来美国、丹麦和中国台湾地区报道4例，均经抢救存活。

（1）处理立即阻止气体进入，取头低臀高位，并转为左侧卧位，100%氧气正压吸入，必要时气管插管。放置中心静脉压导管。如有心肺衰竭，立即进行心肺复苏，胸外按摩，恢复心室功能。注入大量生理盐水，促进血液循环。如一切措施失败，可剖胸直接按摩心脏及抽出气栓。如可以维持，及时送高压氧舱治疗。

（2）预防阻止室内的空气进入静脉系统：包括术前排空注水管内的气体，避免头低臀高位，降低宫腔内压，减少子宫内创面血管暴露和组织气化后形成气体，减少无意中造成宫颈裂伤。避免长时间将扩张的宫颈直接暴露于空气中。如膨宫使用静脉输液装置，利用液体静压的物理原理，瓶内液体受大气压的作用，使液体流入输液管形成水柱，当水柱压力超过宫腔内压力时，则瓶内液体输入宫腔。如为玻璃瓶装膨宫液，需将输液管针头和通气管针头均由玻璃瓶口插入液体中，如果两个针头距离过近，有可能使大量气体进入输液管并进入宫腔，成为栓塞的气体来源，不容忽视。

2. TURP综合征　单极宫腔镜电切（第一代）使用非电解质灌流液，大量吸收可引起体液超负荷和稀释性低钠血症。患者首先表现心率缓慢和血压增高，然后血压降低、恶心、呕吐、头痛、视物模糊、焦虑不安、精神紊乱和昏睡。如诊治不及时继而出现抽搐、心血管功能衰竭甚至死亡。

（1）处理术后：血钠离子浓度下降至120～130mmol/L，静脉给予呋塞米10～20mg，限制液体入量。每4小时检测1次血钠离子浓度，直到超过1.30mmol/L为止。血浆钠离子浓度低于120mmol/L或出现明显脑病症状者，不管血钠离子浓度如何，均应给予高渗氯化钠治疗，一般常用3%或5%的氯化钠溶液，补给量按以下公式计算：所需补钠量＝（血钠正常值－测得血钠值）×52%＊×体质量（＊指人体液总量占体质量的52%）

举例：如患者体质量为60kg，测得血清钠为125mmol/L。应补钠量为：所需补钠量＝（142－125）×52%×60＝530.4mmol/L。因每毫升5%氯化钠溶液含钠离子0.85mmol。所需5%氯化钠＝530.4÷0.85＝624ml。开始先补给总量的1/3或1/2，再根据神志、血压、心率、心律、肺部体征及血清钠、钾、氯的变化决定余量的补充。切忌快速、高浓度静脉补钠，以免造成暂时性脑内低渗透压状态，使脑组织间的液体转移到血管内，引起脑组织脱水，导致大脑损伤。有报道20例在手术后期停止10min的甘氨酸灌注，可减少进入血管内液体的38.75%～85.81%，平均67.09%。可能由于凝血块封闭了血管，防止灌流液进入体循环。等离子双极宫腔镜电切可使用生理盐水灌流，不会发生低钠血症，但仍有体液超负荷的危险，已有因使用生理盐水而忽略液体控制导致肺水肿和死亡的个例报道。

（2）预防术前：宫颈和子宫内膜预处理有助于减少灌流液的回吸收。术中尽量采取低压灌流，宫腔内压≤平均动脉压水平；避免切除过多的子宫肌层组织，手术时间不超过1小时，手术达30分钟静脉推注呋塞米20mg。严密监测灌流液差值，达1 000～2 000ml时尽快结束手术，检测血中电解质浓度。有报道，在受术者宫颈3点和9点处分别注射10ml垂体后叶素稀释液（垂体后叶素10IU＋生理盐水80ml），使其子宫强烈收缩并持续至少20分钟，灌流液过度吸收的危险是采用安慰剂对照组的1/3。

（二）宫腔镜手术的并发症

1. 子宫穿孔　处理首先仔细查找穿孔部位，根据有无邻近器官损伤，决定处理方案。子宫底部穿孔可用缩宫素及抗生素进行观察。子宫侧壁及峡部穿孔可能伤及血管，应立即剖腹探查。穿孔情况不明者，应行腹腔镜检查，以观察有否出血及来源。穿孔处出血可在腹腔镜下电凝止血，破孔较大者需缝合。有报道，2 116例宫腔镜手术有34例子宫穿孔，其中33例（97%）术中发现处理，无后遗症。预防措施包括以下几点。

（1）常规术前宫颈预处理：用宫颈扩张棒或米索前列醇软化和增强宫颈扩张效果，可避免置入器械时用力过强。

（2）超声腹腔镜监护：实时超声监护下宫腔镜操作，可预防和发现子宫穿孔。对于解剖学意义上的小子宫（宫深＜6cm），宫颈狭窄，子宫中隔，有多次剖宫产史或宫腔粘连者进行手术时，超声监护有导向作用。腹腔镜监护有助于明确诊断，进行透光试验可预防子宫穿孔，一旦穿孔可及时缝合。

（3）操作技巧：视野不清时一定不能通电，TCRE原则上每个部位只切一刀，子宫内膜去除术（EA）通电时滚球或汽化电极必须循轴滚动。TCRM如肌瘤较大，电切环容易伤及肌瘤对侧的肌壁，引起穿孔，术前应予药物预处理，缩小肌瘤体积。子宫穿孔应警惕邻近脏器损伤，以肠管损伤最为常见，术后如出现腹痛或腹膜炎症状，应尽早剖腹探查。有宫腔镜手术子宫穿孔史者日后妊娠有产科子宫破裂的危险，应向患者交代。

2. 术中出血　子宫是多血器官，子宫肌壁富含血管，其血管层位于黏膜下 5～6mm，大约在子宫肌壁内 1/3 处，有较多的血管穿行其间，切割过深达血管层时，可致大量出血，且不易控制。

（1）宫腔镜术中出血可分为 3 类

1）小静脉出血：为创面渗血，70mmHg（1mmHg = 0.133kPa）的宫内压即可止血，可缓慢降低宫内压，看清出血点后，用电切环、滚球或滚筒电极，40～60W 的凝固电流电凝止血。

2）大静脉出血：量多但无波动，可放球囊导尿管，注水 10～50ml，压迫宫腔止血 6 小时，一般能够充分止血。

3）动脉出血：需立即放置注水球囊压迫止血，应有子宫动脉阻断或子宫切除的准备。有作用电极伤及髂血管的报道，血压突然下降，紧急剖腹是唯一能挽救生命的方法。

（2）宫颈管出血：由于扩张宫颈时撕裂或操作时损伤，必要时缝合止血。子宫峡部宫壁较薄，侧壁切割过深，可伤及子宫动脉下行支。因此，有建议切割终止在子宫峡部或用滚球电凝宫颈管。

（3）宫腔镜手术中子宫出血的高危因素：有子宫穿孔、动静脉瘘、植入胎盘、宫颈妊娠、剖宫产瘢痕妊娠和凝血功能障碍等。减少出血对策包括术前药物预处理，减少血流和血管再生；术中应用缩宫素、止血剂和联合腹腔镜监护及行预防性子宫动脉阻断术等。

3. 感染　发生率 0.3%～3.0%。文献中有宫腔镜检查或手术后输卵管积水、宫腔积脓、输卵管卵巢脓肿、宫旁及圆韧带脓肿、严重盆腔感染、盆腔脓肿、肝脓肿、腹膜炎、菌血症、中毒性休克的个例报道。可见宫腔镜术后感染虽然罕见，但仍可发生，故对有盆腔炎症者术前应预防性应用抗生素。

（三）宫腔镜术后晚期并发症

EA 术的远期并发症在于术后宫内瘢痕形成和挛缩，任何来自瘢痕后方持续存在或再生内膜的出血均因受阻而出现问题。如宫腔、宫角积血，子宫内膜去除－输卵管绝育术后综合征（PASS），经血倒流，子宫内膜癌的延迟诊断和妊娠等。目前 EA 治疗异常子宫出血（AUB）的应用日益广泛，以致许多育龄妇女选择 EA，而 EA 明显增加产科并发症。Mukul 等报道 1 例 EA 术后宫腔粘连，致胎儿多发畸形。Kucera 等报道 1 例 TCRS 术后妊娠，分娩第二产程子宫破裂。另 2 例分别为 TCRS 和 EA 术后，于妊娠中期大出血。Hare 等复习各种 EA 术后妊娠 70 例，31 例有并发症，包括围产儿死亡、早产、胎盘粘连、先露异常等，71% 剖宫产。Krogh 等随访 310 例 TCRE 术后患者，其中 91 例因月经过多而行子宫切除，其中 24% 患有张力性尿失禁，而单纯做 TCRE 者仅 14%（P = 0.03），认为 TCRE 术后子宫切除与术后张力性尿失禁有关。Giarenis 等报道 1 例 EA 术后宫颈妊娠，用甲氨蝶呤保守治愈。Sentilhes 等收集 1980—2006 年 Medline 和 EMBASE 的各国文献，有 18 例宫腔镜术后妊娠子宫破裂，其中 TCRS 和经宫颈宫腔粘连切除术（TCRA）16 例（89%）。妊娠时间距离手术时间平均 16 个月（1 个月～5 年）。子宫破裂的时间为 19～41 孕周，4 例胎儿和 1 例产妇死亡。认为 TCRS 增加了妊娠后子宫破裂的危险。Henriquez 等研究经宫颈子宫内膜息肉切除

（TCRP）4 年后近 60% 的病例因持续或复发性 AUB 需进一步处理。Persin 等报道 283 例 TCRP 的远期并发症，31 例（10.95%）超声发现子宫内膜病变，需再次手术，2 例（0.17%）发现子宫内膜癌。McCausland 等研究 50 例完全滚球 EA 术后随访 4 ~ 90 个月，2 例宫角积血，3 例 PASS。促性腺激素释放激素激动剂（GnRHa）或宫腔镜解压，只部分有效，因症状复发行子宫及输卵管切除。

（张　玲）

第十六章 产科手术

第一节 会阴切开术

一、手术概述

会阴切开术是产科最常施行的手术。在我国很多大医院对初产妇几乎都会采用会阴切开术，该手术被普遍使用的观点很明确，它以一个整齐的外科切口代替了经常发生的不整齐的撕裂，伤口更容易修复。另一个被普遍认可的理由是常规会阴切开术可以防止盆底组织过度被压受损，避免日后盆底组织松弛，发生膀胱膨出及张力性尿失禁、直肠膨出等。

Signorello 等（2000 年）报道会阴切开妇女的大便失禁和阴道溢气的发生率比会阴完整的妇女高 4~6 倍；即使是与会阴自然撕裂的妇女相比，会阴切开妇女的大便失禁的发生率也增高 2 倍，阴道溢气的发生率约增高 1 倍。还有学者报道（Giessing 等，1998 年）对延伸为Ⅲ度裂伤的伤口即使即刻发现并立即修补，但在随后的追访中，仍有 30%~40% 的妇女存在长期的肛门失禁。所以，结论是会阴切开术不应该常规进行，应根据当时的具体情况选择性地应用。可是，多年来国内对初产妇头位分娩的侧切率在 80%~90% 以上，但并发伤口延裂为Ⅲ度裂伤的发生率不足 1%。可能是国内大多施行会阴切开术的切口为侧切口而不是国外多采用的正中切口，而且国内的助产人员在胎头娩出时还要采用手掌的大鱼际肌托住会阴体，并协助胎头俯屈的会阴保护措施，而不像国外的助产人员完全等待胎头自然娩出。可惜的是国内尚无大样本的、长期的追访结果的报道。因此仍需进一步观察，以证实常规会阴切开术对防止盆底组织松弛，避免发生膀胱膨出、直肠膨出及尿失禁是否有明确的益处。

二、手术要点与难点

在临床实际工作中，将会阴切开术和外阴切开术视为同一概念。切口可以是会阴正中切开和会阴后侧切开。

会阴切开术一般采用阴部神经阻滞及局部浸润麻醉。常用的术式为：①会阴左侧后切开术：术者在宫缩时以左手的食中两指伸入阴道内，撑起左侧阴道壁，右手用钝头剪刀自会阴后联合中线向左侧 45° 处剪开会阴，长约 3~5cm。②会阴正中切开术：术者在宫缩时同样以左手的食中两指伸入阴道内，沿后联合正中垂直剪开 1.5~2cm。

两种类型的会阴切开的优缺点见表 16 – 1。

表 16 – 1　会阴正中切开与会阴侧切的比较

特点	会阴切开术	
	正中切	侧切
手术修补	容易	困难
愈合不良	极少	常见
术后疼痛	轻	常见
解剖复位	很好	偶有不良
出血	少	多
性交疼痛	极少	偶尔
切口延长	常见	不常见

会阴的缝合一般在胎盘娩出后，这样，缝合会阴时不会受胎盘娩出的干扰，尤其是需要徒手剥离胎盘时，可避免手取胎盘时又损伤了已缝合的伤口。

三、手术主要并发症的预防

施行会阴切开术的时机非常重要，如果过早进行会阴切开，在切开后至胎儿分娩的这段时间内，切口可能大量出血；如果切开过晚，盆底的组织可能已经过度受压、甚至已发生撕裂，也就失去了手术切开保护会阴的这一目的。有经验的做法是当宫缩时胎头拨露直径达 3～4cm，估计再经过 2～3 阵宫缩胎头即可娩出时切开为宜。

选择会阴切开的类型同样非常重要。手术的并发症主要为伤口的延裂。如果有可能发生 Ⅲ 或 Ⅳ 度撕裂时，如初产妇而胎儿又偏大，或有肩难产、臀位分娩、第二产程延长、持续性枕后（横）位或将采用产钳或胎头吸引器助娩时等，应该施行会阴侧切术，否则，可行会阴正中切开术。

四、手术并发症的处理

成功修复切开伤口的关键是彻底的止血、重建解剖结构和尽量少用缝线。目前我国大部分医院都使用合成的可吸收缝线，一般对于无延裂的伤口，通常采用皮内缝合，优点是免除日后拆线时引起的疼痛，且瘢痕较小；缺点是有时存在个体差异，对可吸收线的反应不同，缝线吸收时间较长，容易引起疼痛。

会阴切开术后的疼痛常常使产妇难以忍受，国外推荐使用聚羟基乙酸衍生物制成的缝线可以明显地减少术后疼痛，但国内尚未推广使用。给予冰袋冷敷伤口可以减轻局部肿胀，减轻不适，但在我国很难被产妇接受。由于疼痛可能是一个很大的外阴、阴道旁或坐骨直肠血肿或会阴蜂窝组织炎的征象，所以，当有严重而又持续的疼痛时，一定要仔细检查这些部位，不要一概认为是会阴侧切伤口引起的疼痛，从而延误感染的诊断。

（张　玲）

第二节　产钳助产术

一、手术概述

产钳是为了牵引胎儿设计的。产钳出现于 16 世纪晚期或 17 世纪初期，远远较剖宫产术的历史悠久，且至今仍在临床使用，足见其有不可替代的优势。产钳术为一助产手术，胎头越低，胎头转为枕前位的可能性也越大，产钳术的应用也越合乎生理性，故骨盆出口产钳和低位产钳的应用也最为广泛，技术操作也较简单容易。而中位产钳术和高位产钳术则因其对母儿的危害均较大，早已被剖宫产术所替代了。出口产钳是指胎头的先露部之最低平面已下降至会阴部，并在阴道口即可窥见时，胎头的矢状缝旋转至骨盆出口的前后径上不超过 45°而施行的产钳术。低位产钳术是指胎头的最低先露部已下降至坐骨棘下 2~3cm，但未达盆底；胎头矢状缝旋转至骨盆出口的前后径上可超过 45°。切记，先露部的最低水平是指胎头的骨质部位的水平，而非胎头之产瘤部位。

目前，尽管不时有要求建议取消阴道产钳助产，但临床经验不断证明，分娩仅仅凭借自然力量或手术刀是不行的。如果胎心率异常，而有使用出口产钳指征时，显然进行阴道产钳助产术仍是明智的举措。

二、手术要点与难点

（一）产钳成功施行的先决条件

（1）胎头必须衔接：由于头部产瘤的形成和胎头塑形，有时很难查清胎头的方位，此时一定要再次确定胎头大小与骨盆入口和中骨盆有无不相称。首先是在下腹耻骨联合的上方已不再能触及胎头隆突部，随后做阴道检查，可清楚地触到胎儿耳郭的上缘，表明胎头的骨质部分已达盆底，先露已达 S+3cm 以上，便可以施行产钳助产术。反之，如不能触到胎儿耳郭上缘，应意识到可能有相对头盆不称，在胎头没有降低到保障操作安全的位置前，就不应该施行产钳助产，而应改行剖宫产术。应提醒的是我国大多产程中没有采用硬膜外麻醉止痛，而且绝大部分孕妇是初产妇，所以做此检查时只能仅用两个手指伸入阴道，不要将整个手指全部伸入阴道做检查，孕妇将不堪忍受疼痛，同时也会损伤生殖道，更重要的是，如果需手掌全部伸进阴道方能触摸到胎耳，说明胎头的骨质部位尚未降到盆底，不能施行产钳术。

（2）宫颈内口已完全开大。

（3）胎儿必须是顶先露或颏前位的面先露。

（4）胎膜必须已破，产钳叶才能牢固地夹持住胎头。

（5）胎儿必须是存活的，如果胎心已消失，则应改用穿颅术，以避免产道不必要的损伤。

（二）产钳助娩具体操作要点

（1）一般应行比自然分娩稍大一些的会阴侧切开，且角度最好是大于45°，甚至呈60°，以减少或避免会阴Ⅲ度裂伤的发生。

（2）放置产钳时，产钳叶一定要由骨盆的后方进入，钳柄和钳叶呈垂直状，先沿骶骨凹曲面向前、向上至中骨盆平面时再旋转钳柄，将产钳叶滑向骨盆的侧壁，由在阴道内的手指指引，徐徐将产钳的匙部置于胎头两侧胎耳的前方。放置产钳时切忌将产钳叶横置妄图直接将产钳叶置于胎头两侧，这样操作的后果是容易损伤产道，同时也并不能将产钳安放到与胎头相适应的部位。

（3）牵引时，由于产钳在安置时已将胎头上推至骨盆的上方，所以牵引时的用力应先向下、向前，然后牵引至骨盆底时再向前、向上用力，一定要顺着产轴的方向牵引，并非单纯地向前拉出。

（4）及时取出产钳。如果胎头为枕前位，当胎头着冠时应先撤出右叶产钳，然后在撤出左叶产钳时稍向上、向前用力，顺势协助胎头娩出，以减小体积，减轻损伤。

三、手术主要并发症

（一）产妇并发症

1. 会阴撕裂　与自然分娩相比，产钳助娩时会阴撕裂伤明显增加。国外 Hagadam – Freathy（1991 年）报道发生会阴Ⅲ度、Ⅳ度裂伤，出口产钳为 13%，低位产钳、胎头旋转 < 45°时为 22%，胎头旋转大于 45°时的低位产钳高达 44%。但国内尚无有关此方面的具体报道，经验中似乎我国的产钳助娩导致的会阴Ⅲ度以上的撕裂并不多见，可能与我们施行产钳术前常规先行会阴侧切开术，而不是会阴正中切开有关；另一方面，我国推行助产的方法之一是在协助胎头娩出的同时必须进行会阴保护，而国外多仅协助胎头娩出，并不对会阴进行保护，从而致使会阴发生严重撕裂。

2. 排尿和排便失禁　目前多认为阴道器械助娩是会阴撕裂、盆底肌肉、神经损伤导致尿道和直肠功能失调的致病原因。有学者报道，产钳术后有 38% 发生排便障碍，胎吸助娩为 12%，而对照组仅 4%。有学者报道，通过肛门内超声检查发现，肛门括约肌发生缺陷者在施行产钳术后可高达 80%，吸引器助娩者达 20%，对照组也可达 35%。产后发生肛门括约肌缺陷的具体病因目前并不很确切。这种和分娩相关的功能失调是否能预防也不太清楚。因为除了阴道手术助娩外，其他因素（如年龄、绝经、肠易激惹综合征等）也与大便失禁有关。产后出现尿潴留和膀胱功能的失调，在经过留置尿管使膀胱充分休息、监测和治疗泌尿系感染、适当膀胱训练后，一般数日后可恢复正常功能。

（二）新生儿并发症

1. 面部压痕或损伤，面神经麻痹　产钳助娩时新生儿最容易出现的有面部压痕，一般发生在面颊两侧，系产钳牵拉所致，数天后即可自行消退，罕见留下瘢痕。有时偶尔也会引起皮肤破损，一般预后良好。但也有个案，产钳的交合位置极其不当，产钳叶的空圈正好扣在胎儿的眼眶上，用力交合、牵引以致使胎儿眼球翻出、甚至眼球破裂的惨案发生。

2. 头颅血肿　产钳及胎头吸引器对新生儿的头部损害还在于其可损伤脑部。胎吸术中头皮血肿的发生率较产钳助娩者高。大多数头皮血肿结局良好，在数周内消失；偶尔会出现血肿机化，导致该处硬肿，需数月后才能消退。帽状腱膜下出血是新生儿最严重的一种并发症，有综述报道在胎吸助娩中帽状腱膜下出血的发生率可达 1/150 ~ 1/200，明显高于自然分娩者。在足月新生儿腱膜下的空隙可以容纳 250ml 液体，因此可以导致新生儿的出血性休克而有生命危险。帽状腱膜下出血的表现为可通过颅缝弥散的坚韧而有波动感的肿块,并可随胎头的转动而移动。它通常在分娩后12h内被发现,在48~72h内可隐匿性或迅速进展,出现贫血和失血性休克症状。早期发现、及时输血,特别是补充凝血因子是治疗的关键。因产钳的加压及吸引器的负压都可施力于胎儿颅骨,可以发生硬脑膜外血肿、蛛网膜下出血及脑室出血,经脑脊液检查及CT摄片予以证实,甚至还可发生颅骨骨折。

3. 神经损伤　面神经可能被产钳或骨质骨盆压迫受损。胎吸助娩中的发生率为1/1 000,产钳助娩中为1/200。面神经麻痹多为一过性的神经受压或因周围软组织水肿压迫神经所致,多可恢复,遗留永久的后遗症者罕见。

四、手术并发症的预防

产钳助产对孕妇及胎儿的损伤远比自然分娩要大,但目前施行的低位产钳与出口产钳所致的损伤,不少学者报道两者几乎无显著差异。关键在于以下几点。

(1) 胎头位置够低:产程中,有时胎头的位置较低,坐骨棘往往不能触摸清晰,有学者报道可用胎头的骨质部距阴道口的位置来判断胎头入盆程度。如示指进入1~2cm即可触到胎头骨质部位,则为低位产钳;如伸入3cm以上方能触及胎头骨质部,则为中位产钳,应改行剖宫产术结束分娩。另外,胎头的产瘤越大,表示胎头受压时间越长,头盆不称的可能性越大。应强调的是一定要以胎头的骨质部位判断胎头在骨盆内的位置。

(2) 正确放置产钳:正确放置产钳对减少胎儿及孕妇的损伤均很重要,而正确放置产钳则是基于准确地触清胎位。在分娩过程中,胎儿颅骨常有重叠,再加之产瘤形成,不容易摸清囟门及颅缝。一定要以摸清耳郭为准。用食指及中指分别放在耳朵的两侧,仔细辨认耳郭后方的乳突与耳朵前方的耳屏之不同,准确确定胎耳的位置及方位,然后正确安放产钳。

(3) 当胎头着冠后,即可撤下产钳之右叶,随后,边撤边轻轻向外、向上用力带出左叶产钳,这样可以减小径线,减轻对软产道的损伤。

(张　玲)

第三节　胎头负压吸引术

一、手术概述

胎头负压吸引器助娩是用一个杯状的吸引器放置在胎头上,连接产生一个小的负压,使吸引器牢牢地把持胎头并牵引。它无须将金属制作的产钳叶置入阴道,吸引器的杯也不用非常精确地放置在胎头的特定部位上,牵引的过程中压力较小,所以使用相对容易,特别是在基层医院的使用,远比产钳助娩术广泛。现在多使用硅化橡胶杯,此为软杯,可以重复使用。与金属杯相比,使用硅化橡胶杯头皮损伤、血肿及由此导致的新生儿高胆红素血症等的发生率则相对较低。

二、手术要点与难点

总的原则,使用吸引器的适应证和先决条件与产钳相同,应该注意的是,当胎头的位置较高时,企图用胎头吸引器来牵引胎头下降后再施行产钳助娩是错误的,因为这样的做法对胎儿不安全，极易造成胎儿颅内出血，导致严重的神经系统后遗症，甚至早期新生儿死亡。所以应该切记如果胎头位置不够低时，禁忌使用胎头吸引器助娩。胎吸助娩的禁忌证也与产钳助娩相同，此外胎吸助娩的相对禁忌证还包括：面先露或其他非顶先露（臀位分娩时不能使用胎吸助娩）、极度早产、胎儿凝血功能异常等。

正确放置真空杯是吸引器助娩成功最重要的决定因素。真空杯一般放置于矢状缝、后囟门前 3cm 处，如果放置部位过于靠前囟门，则会影响胎头的俯屈；同样，相对于矢状缝放置不对称将会加重胎头不均倾，使分娩发生困难。

牵引时需要在宫缩时进行，并嘱孕妇屏气使用腹压。牵引中非常重要的是牵引轴的方向应与杯子垂直。如果牵拉力与垂直方向有一偏角，作用在杯缘的力将相应减弱，故牵引轴幅度不宜超过杯子的周边。

反复的无效牵引会增加头皮血肿和颅内出血的机会。可将左手的食指和拇指帮助杯子吸附在头皮表面，对抗牵拉以减少杯子的脱落，并用食指来评价头皮是否与杯子分离，胎头是否下降；右手则保持沿着杯的垂直平面牵引。两手和手指联合操作，可评估是否是有效牵引。

在放置部位满意且真空压力维持良好的情况下，如果发生滑脱，则高度提示相对或绝对头盆不称或倾势不均，此时应重新评估是否可阴道分娩，切忌盲目一味地增加吸引力，从而增加对胎儿的损伤。建议胎吸助娩时如胎头牵引不顺利或滑脱 2 次以上，应放弃胎吸助娩术。

三、手术主要并发症

并发症基本同产钳助产术，对产妇阴道损伤的概率比产钳时低，但新生儿头皮水肿和头颅血肿的发生概率比产钳术高。

四、手术并发症的预防

（1）负压牵引时间与对新生儿头颅损伤呈正比，故也同产钳术相同，一定要确定胎头的骨质部位已达坐骨棘下 3cm。在一次宫缩间期里的牵拉称为一次"牵拉"，在三次牵引后结束分娩或胎头到达会阴，即可以看到完整的杯子，此时的分娩为安全的。最好牵引时间不宜超过 3min。

（2）避免吸引器滑脱，滑脱后切忌盲目再次牵引，应该寻找原因（是胎头位置不够低或胎位是否为枕前位），并再次确认负压在 300mmHg 至 350mmHg。如再次失败，则应果断放弃，改为剖宫产结束分娩。

（3）注意保护会阴：一项随机对照临床试验发现产钳助产和胎头吸引术后发生显性会阴Ⅲ度裂伤的发生率分别为 16% 和 7%，当器械助产联合会阴正中切时，发生肛门括约肌损伤的风险又增加一倍。一般我国在施行会阴切开术时均采用侧切开，相对发生会阴Ⅲ度裂伤的概率较小。

（张 玲）

第四节 臀位牵引术和臀位助产术

一、手术概述

（一）臀位阴道分娩的适应证

单胎、单臀，孕龄≥36 周，胎儿体重 2 500 ~ 3 500g，无胎头仰伸，骨盆无异常，估计胎儿能顺利通过，无其他剖宫产指征。

（二）臀位阴道分娩的禁忌证

胎儿足先露，过期妊娠，母体有并发症，初产妇第一胎体重估计超过 3 500g，骨盆任何一个平面狭窄，高龄初产，臀位分娩不良史，儿头仰伸，脐带先露或隐形脐带脱垂，脐带绕颈，早产或小于胎龄儿应慎重。

（三）臀位阴道分娩的类型

1. 臀助产术　是指当胎臀自然娩出至脐部后，胎肩及后出胎头由助产者协助娩出。脐部娩出后，一般应在 2 ~ 3min 内娩出胎头，最长不能超过 8mm。

2. 臀牵引术　是指胎儿全部由助产者牵拉娩出，是臀位的手术助产术。臀牵引术的适应证：凡胎儿自然分娩至脐显露于阴道口而停止不下降者应牵引；宫缩间歇期胎心 > 160 次/min 或 < 120 次/min 者；第二产程超过 2h 无进展者；横位或其他异常胎位行内倒转术，如宫口已开全应继续牵引娩出；母亲有妊娠并发症需缩短第二产程者。

（四）臀位分娩成功的条件

（1）成功取决于有经验医师的管理及指导。

（2）均有产程中意外情况发生，需向产妇及家属讲明。一旦发生意外，能及时作出决定。

（3）做好紧急剖宫产准备。

（4）需用胎心监护仪监护胎儿情况。

（5）不主张应用缩宫素。

（6）做好新生儿复苏准备。

（7）尽量避免臀牵引术。

（8）当出头困难时，可用后出头产钳或宫颈切开术。

（9）及时改行剖宫产：宫缩不良，产程进展慢，胎儿窘迫。

二、手术要点与难点

（一）充分堵臀

用力阻止胎臀过早娩出阴道是至关重要的。堵臀是阻止胎臀先露过早娩出，达到促进宫颈口和阴道充分扩张的有效方法。当为混合臀或不完全臀先露时，宫口开大 4 ~ 5cm 时胎足即可经宫颈脱出至阴道。此时取膀胱截石位，外阴消毒，宫缩时以无菌巾覆盖阴道口，用手掌堵住外阴促使胎臀下蹲，使胎足不能娩出。经过数次宫缩后，胎臀下降，使阴道充分扩张。助产者感到宫缩时手掌有较大的冲击力，宫口必然开全。应注意宫缩间歇期避免用力堵会阴，防止会阴及胎臀水肿。在堵的过程中应全程胎心监护，并注意宫口是否开全。宫口开全再堵易引起胎儿窘迫或子宫破裂。宫口开全后，产道充分扩张，胎臀粗隆间径位于坐骨棘水平以下逼近会阴，做会阴切开，配合宫缩指导产妇用力向下屏气，让胎臀和下肢自然娩出。助产者用无菌巾包住臀部，双手拇指置胎臀骶部，其余四指置于对侧握住两侧大腿根部，轻轻扶臀旋转，使骶部随之下降而外旋转至正前方，以利于双肩进入骨盆入口，并继续下降，直至脐部娩出。堵臀时，胎心出现异常时常提示有脐带因素，宫颈口开全可行臀牵引术，若宫颈口未开全的臀牵引术，将增加胎儿并发症的发生概率，如新生儿窒息、颅内出血以及产伤。

（二）娩肩

脐轮娩出后，再将胎背徐徐转向原来一侧（原为骶右前者胎背转向右侧，骶左前者转向左侧），使肩峰间径与骨盆出口前后径一致，同时胎头以枕颏径入盆，矢状缝衔接于斜径上。此时助产者双手扶持胎臀向下、向后牵引。上肢娩出有滑脱法和旋转胎体法两种。滑脱法为术者右手握住胎儿双足，向前上方提，使后肩显露于会阴，再用左手示、中指伸入阴道，由胎儿后肩沿上臂至肘关节处，协助后臂及肘关节沿胸前滑出阴道然后胎体放低，前肩自然由耻骨联合下娩出。旋转胎体法：术者用无菌巾包住胎儿臀部后并紧握，两手拇指在背侧，两手其余四指在腹侧大腿根部（不可挤压腹部），骶右前时将胎体按顺时针方向旋转180°，同时稍向下牵拉，使左肩自然先从耻骨弓下娩出。此时右肩转至会阴部。再将胎体按逆时针方向旋转180°，使右肩及右臂自然从耻骨弓下娩出，此法可避免上肢上举。

（三）娩头

Mauriceau手法。是将胎体骑跨于助产者左手臂上，术者左手示指和中指分别置于胎儿上颌部，于脸下部施压，利于胎头屈曲。术者右手中指抵于胎儿枕部使胎头俯屈，示指和无名指分别置于胎儿颈部两侧和双肩部。牵引时，助手于耻骨联合上方协助压胎头，助产者协助胎头俯屈，当枕骨下凹达耻骨联合下方时，以此为支点，助产者牵引内收下颌，继续俯屈依次协助娩出口鼻眼及胎头。

三、手术主要并发症的预防

（一）后出头困难

多因堵臀不充分、宫口未开全而过早助产或因胎儿窘迫、宫口未开全时行臀牵引术导致，或牵引方向错误、误将胎儿牵成骶后位所致。胎儿脑积水、双胎胎头交锁均可引起后出头困难。初产臀位应放宽剖宫产指征，严格把握臀位阴道分娩指征。分娩前胎头在宫内仰伸者，是剖宫产的绝对指证之一。

（二）脐带脱垂

决定阴道分娩的孕妇第一产程应侧卧位休息。少做肛查，不灌肠。一旦破膜，及时听胎心，绝对卧床并臀高位。排尿后，注意胎心变化，一旦发现胎心异常，应及时阴道检查，及早发现脐带托垂，及时抢救处理。

（三）新生儿产伤

严格臀位阴道分娩指征，凡臀位孕妇并发骨盆狭窄、软产道异常、胎儿体重 > 3 500g、胎儿宫内窘迫、高龄初产、难产史、不良分娩史、不完全臀先露者或足先露、伴有胎儿生长受限、妊娠并发症者、B 超提示胎头仰伸等，均应择期行剖宫产。决定阴道分娩的产妇，应严密观察产程进展及胎心情况（需有专人观察产程），应用胎心监护仪持续监护，并应有随时行剖宫产的准备和条件。家属及产妇能够理解，能够接受阴道分娩，并能接受随时可能的手术决定。一旦产程进展或胎心异常而宫口未开全者，应迅速行剖宫产术。剖宫产时腹壁及子宫切口应宽大，避免后出头困难。阴道分娩产程进展顺利、胎心无异常者，应适当堵臀，直至宫口开全，术者感到堵的手掌有冲力，方可行臀助产，尽量避免臀牵引术。

（四）新生儿窒息抢救

决定阴道分娩的产妇，应严密观察产程进展及胎心情况，一旦产程进展或胎心异常而宫口未开全者，应迅速行剖宫产术。剖宫产时腹壁及子宫切口应宽大，避免后出头困难。无论哪种方式，臀位娩出均应做好新生儿复苏准备。

四、手术并发症的处理

（一）后出头困难

多因宫口未开全、后出头仰伸或胎儿牵成骶后位所致。胎儿脑积水、双胎胎头交锁均可引起后出头困难。产前对胎儿大小应做充分估计，第一胎体重超过 3 500g 的臀位，建议剖宫产；B 超提示胎头呈仰伸状态，建议剖宫产，因为胎儿头仰伸，胎儿以枕颏径（13.3cm）无法通过骨盆入口平面，导致后出头困难。臀位分娩应加强产程中的监护，发现进展异常或胎儿宫内窘迫，应及时行剖宫产，尽量避免臀牵引术。臀牵引术时宫颈往往未开全、阴道未充分扩张，常致后出头困难，增加新生儿的并发症。因此，对于初产臀位孕妇应全面评估骨盆和胎儿，综合考虑选择适宜的分娩方式以减少分娩并发症。

1. 宫口未开全时 应注意防止胎膜早破，并适当堵臀，让软产道充分扩张。如宫口开大 6~7cm 不可贸然牵引。如胎儿已经死亡或已知为畸形者，可待其自然分娩或行穿颅术。

2. 后出头仰伸或误将胎儿牵引成骶后位 将胎体上举保持胎体前屈，用手牵拉颈两旁的肩部，旋转成枕前位。助产者将示指、中指置于胎儿上颌部，向下压，使颏部俯屈向胸部靠拢，助手在母体耻骨联合上方加压于胎头部，让胎头俯屈后娩出。

3. 后出头产钳术 助手将胎体提起，将左叶产钳沿骶骨凹向胎头右侧插入，然后放置另一叶产钳。注意产钳应从胎儿腹侧插入。胎头矢状缝应与骨盆出口前后径一致。

（二）脐带脱垂

若宫口已开全，脱垂的脐带血管搏动好，应行臀牵引术。若孕周 >32 周，宫口未开全，为抢救胎儿，需在产房迅速行剖宫产术。无条件行剖宫产的医院，应尽量行脐带还纳术。脐带还纳术的成功率不高，常在还纳的过程中脐带搏动停止。

（三）新生儿产伤

1. 新生儿颅内出血 发生颅内出血者应转新生儿科治疗，可给予镇静、脱水、纠正酸中毒、改善脑细胞缺氧及代谢障碍、及早使用抗生素等治疗。

2. 脊柱和脊髓的损伤 如损伤是由于水肿和轻度出血造成，则常可自行完全恢复。如因脊椎骨折导致脊髓离断者无有效治疗方法。

3. 臂丛神经损伤 行 X 线摄片以除外骨折。以保守治疗为主，上臂型观察 3 个月，肩、肘无功能改善；前臂型 6 个月后，腕、手关节无任何功能改善；全臂型 6 个月，无任何功能改善或 2 岁以上上肢功能丧失者均应手术治疗。

4. 骨折 若为锁骨不完全性骨折不需要固定，完全性骨折或有错位或成角畸形时，可将患肩上抬，上肢与胸部固定。若为肱骨或股骨骨折，则需小夹板固定，后者还可行双下肢悬吊牵引。

5. 内脏损伤 立即输血，纠正休克，同时剖腹探查，手术修补。

（四）新生儿窒息抢救

需由具有娴熟气管插管的新生儿科医生参与新生儿抢救。主要有以下几点：①保暖。②清理呼吸道。③人工呼吸。④循环复苏。⑤气管插管。⑥复苏后处理监护。

（张 玲）

第十七章 剖宫产术

第一节 概述

凡是孕龄达 28 周的妊娠，通过剖腹、切开子宫娩出胎儿的手术可称为剖宫产术，以往也有定义为剖腹切开子宫取出胎儿及其附属物的手术称为剖宫产术。而不足 28 周妊娠时剖腹切开子宫取出胎儿及其附属物的手术称为剖宫取胎术更为确切。实际上，剖宫产术的目的应是为保证母、婴安全，若没有母、婴安全就失去了剖宫产的本来目的。剖宫产术主要用于解决高危妊娠的分娩问题，对于高危妊娠而言，剖宫产术起到了重要作用。近年来随着输血、麻醉及抗生素等相关领域的发展，剖宫产手术安全性已得到了极大的提高。但相对于阴道分娩其出血、感染仍较分娩高，且远期并发症如再次妊娠时子宫切口部位妊娠、胎盘位置异常、胎盘粘连及植入风险也增加。因而，不滥用此术，严格掌握手术指征，规范手术操作极为重要。

剖宫产是产科常见而重要的手术，古典式剖宫产术（子宫体部剖宫产术）因并发症多，目前已极少采用；腹膜外剖宫产术因操作复杂、并发症较多，目前也很少采用；经腹子宫下段剖宫产术是目前临床应用最广泛的剖宫产术式，新式剖宫产术（包括以色列的 Stark 术式和香港的周基杰术式）即是对传统经腹子宫下段剖宫产术的某些步骤进行了一定改进，以达到剖宫产手术更快、更安全的目的。

（柏兴利）

第二节 术前评估及术前准备

了解胎儿宫内情况，如胎儿大小、胎位、胎盘位置、先露高低以及有无手术适应证及有无手术禁忌证，若有内科合并症及并发症，应请相关专业医生共同商定手术中可能出现意外情况的处理对策。详细询问孕妇生育及手术史，充分估计剖宫产术中可能出现的意外情况，如腹腔粘连、胎盘植入、前置胎盘等。

择期手术前禁食大于 6 小时，禁饮水大于 4 小时，皮肤清洁，备血，做好新生儿复苏及抢救准备。

术前常规检查：血、尿常规、血型鉴定及凝血功能检查是最基本的检查项目，必要时根据孕妇的具体情况应行心电图、肝、肾功能等生化检查了解重要脏器功能有无异常。

一、手术适应证

（1）胎位不正：横位无法矫正，或胎儿畸形，行毁胎术有困难者。初产妇臀位胎儿体重估计超过 3 500g 者。

（2）绝对骨盆狭窄、胎儿过大者或相对头盆不称者。

（3）极低体重儿（小于1 500g），剖宫产较安全。

（4）因患其他疾病生命垂危，需抢救胎儿者。或母亲有其他严重疾病不宜继续妊娠而短期内又无法经阴道分娩者。

（5）胎儿窘迫需尽快娩出胎儿者。

（6）子宫颈未全开而有脐带脱出时。

（7）两次以上胎、婴儿死亡和不良产史。

（8）孕妇血小板减少担心胎儿的血小板也少，若经阴道分娩受挤压而引起新生儿脑内出血。

（9）前置胎盘、胎盘早剥。

（10）其他如瘢痕子宫、软产道梗阻、软产道特殊感染等。

二、手术禁忌证

（1）胎死宫内：若胎儿过大或母亲有阴道流血，如前置胎盘、胎盘早剥等情况仍需行剖宫产术。

（2）胎儿畸形：若胎儿畸形阴道分娩有困难者如联体双胎等也可行剖宫产术。

（3）孕妇全身情况不佳、暂不能耐受手术：孕妇合并严重的内、外科疾病，暂时不能耐受手术者，应进行积极有效治疗，待病情好转后再行手术。

（4）严重胎儿宫内窘迫，胎心持续下降到70次/分以下，剖宫产应慎重，应知情告知胎儿可能在剖宫产手术过程中胎死宫内。麻醉起效后应常规听胎心。

（柏兴利）

第三节　经腹子宫下段剖宫产术手术操作要点

一、切开腹壁打开腹腔

剖宫产腹壁切口主要采用下腹正中纵切口和下腹横切口。

（一）下腹正中纵切口操作要点

1. 切开皮肤和皮下脂肪　在脐与耻骨联合中点之间做纵切口，切口下端距耻骨联合上1cm为宜，顺次切开皮肤和皮下组织。

2. 切开腹直肌前鞘和分离腹直肌　钝性分离腹直肌时动作不宜粗暴，避免损伤腹直肌及其下的血管。

3. 打开腹膜　先用手指钝性分离腹膜外脂肪，即可清楚地看到腹膜及其下方的子宫，术者和助手用中弯止血钳（Kelly钳）轻轻提起腹膜，用刀切开，并用剪刀向上向下扩大切口。

（二）下腹横切口操作要点

1. 切口位置　一般采用Pfannenstiel切口，即耻骨联合上两横指（3cm）的浅弧形切口。切口的长度以12～13cm左右为宜。

2. 切开腹壁打开腹腔　切开皮肤层（表皮及真皮），于中线处切开脂肪5cm长，在中线两侧筋膜各切一小口，钝头弯剪沿皮肤切口的弧度向两侧稍剪开筋膜（注意剪刀尖应向上翘，勿损伤筋膜下方的肌肉组织）。

术者和助手分别用两示指从中线向两侧一并撕拉开脂肪及筋膜至与皮肤切口等长；也可先撕开皮下脂肪层后再撕开筋膜层，皮肤及皮下出血用纱布压迫止血，一般不需结扎，少数较大的血管断裂出血者，可用蚊式止血钳钳夹至开腹，多可达到止血的目的。撕拉脂肪层对腹壁血管损伤较少。

术者和助手分别用鼠齿钳（Allis）提起筋膜上切缘中线两侧，示指钝性向脐孔方向从筋膜下游离两侧腹直肌，并用钝头弯剪剪断筋膜与腹白线的粘连；同法用 Allis 提起筋膜下切缘中线两侧，将锥状肌从筋膜下游离。

用 Kelly 钳沿中线分离两侧腹直肌，并用手指上下钝分（注意手指应垂直，勿向腹直肌下方弯曲以免损伤其下的血管），如有锥状肌阻挡，应从中间剪开。向两侧钝性拉开腹直肌，暴露腹膜外脂肪，手指钝性分离腹膜外脂，暴露腹膜。

Kelly 轻轻提起腹膜，先用刀切开一小孔或用 Kelly 钳打洞，再用剪刀向两侧各横向剪开 1~2cm（横向剪开的目的是避免撕开时向下损伤到膀胱肌层），然后左右撕开腹膜。

主刀和助手双手重叠放入腹腔，提起两侧腹壁和腹膜，向两侧牵拉以扩大腹壁和腹膜切口，用力应均匀、缓慢、逐渐增强，此时主刀应评估腹壁切口各层大小是否能顺利娩出胎儿，必要时扩大切口。

二、暴露和切开子宫下段

1. 暴露子宫下段　观察子宫旋转方向，子宫下段形成情况（宽度和高度），看清子宫膀胱腹膜反折（子宫下段上缘的标志）和膀胱的位置，必要时用右手进入腹腔探查。耻骨上放置腹腔拉钩，充分暴露子宫下段。

2. 切开子宫下段　将子宫扶正，于子宫下段腹膜反折下 2cm 之中线处，横弧形（弧形凹面向上）切开反折腹膜及子宫肌层长 3~4cm，术者用左手示指和右手拇指分别放在子宫切口两端绷紧切口，减少羊水进入切口血窦的可能，待羊水基本吸净后，术者两手指均匀用力，缓慢地向两侧稍呈弧形撕开子宫切口至约 10cm 长。

三、娩出胎儿和胎盘

（1）子宫切口扩大后，继续快速吸净羊水，移除耻骨上腹腔拉钩；术者以右手进入宫腔，四指从胎头侧方越过头顶到达胎头后方，托胎头于掌心，手掌要达到枕额周径平面；术者手指以盆底为支点，屈肘向上向孕妇足方用力，同时助手左手向上向孕妇头方提起子宫切缘上份，右手在宫底加压，利用杠杆原理缓慢将胎头娩出子宫切口。

（2）胎头娩出后，术者立即用手挤出胎儿口、鼻腔中液体；继而助手继续向下推宫底，主刀顺势牵引，娩出前肩、后肩和躯干；主刀将胎儿置于头低位，再次用手挤出胎儿口鼻黏液和羊水，助手钳夹切断脐带，胎儿交台下人员处理。

（3）胎儿娩出后，台下人员在静脉输液中加入缩宫素（常规是 500ml 晶体液加入缩宫素 10U，给药速度根据产妇反应调整，常规速度是 250ml/h）以预防产后出血，术者和助手迅速用卵圆钳钳夹子宫切口出血点，要特别注意钳夹好切口两端，以免形成血肿，卵圆钳钳夹困难时可换用 Allis。钳夹切口完成后，子宫肌壁注射缩宫素 10U（前置胎盘、多胎妊娠、羊水过多等产后出血高危产妇，可考虑直接宫壁注射卡前列腺素氨丁三醇250μg）。

（4）给予宫缩剂后，不要急于徒手剥离胎盘，耐心等待胎盘自然剥离后牵引娩出，以减少出血量。娩胎盘时要注意完整娩出胎膜，特别注意子宫切口边缘及宫颈内口上方有无胎膜残留。

（5）胎盘娩出后，检查胎盘胎膜是否完整，并用卵圆钳钳夹纱布块擦拭宫腔3次，蜕膜组织过多者，可用有齿卵圆钳伸入宫腔悬空钳夹清除之。

四、缝合子宫

用1-0薇乔（VICRYL Plus）可吸收线，分两层连续缝合。第一层从术者对侧开始，先用两把Allis钳夹好切口顶部，在其外侧0.5~1cm作"8"字缝合后，打结，不剪断缝线，然后全层连续缝合至术者侧，最后一针扣锁缝合，也要超出角部0.5~1cm。第二层从主刀侧向对侧将浆肌层（包括反折腹膜）做连续包埋缝合，应在第一层缝线中间进针，缝到对侧后，与第一层保留的缝线打结。

五、关腹

（1）关腹前先检查子宫及双附件有无异常，如发现异常则相应处理。彻底清除盆腹腔积液，仔细清点纱布器械无误。

（2）以2-0薇乔可吸收线或1号丝线连续缝合腹膜。

（3）检查、止血，以2-0薇乔可吸收线或4号丝线间断缝合腹直肌2~3针。

（4）以2-0薇乔可吸收线或4号丝线间断或连续缝合腹直肌前鞘或筋膜。

（5）以2-0号可吸收线间断缝合皮下脂肪。

（6）以4-0薇乔可吸收线皮内缝合或1号丝线间断缝合皮肤。

（7）切口覆盖纱布，按压宫底，挤出宫腔内积血。

（柏兴利）

第四节　并发症防治

一、切口感染的预防

国内外大量研究表明，伤口感染多为患者自身皮肤表面的细菌所致，因而，手术前的皮肤消毒要严格规范。如按不同消毒剂要求进行，同时要保证足够的消毒范围，因为术中常有羊水外溢造成污染范围扩大。腹壁缝合时要注意对合整齐，不留死腔，止血彻底。

二、子宫切口血肿的预防

子宫切口血肿是剖宫产术中比较多见的并发症，若术中规范操作多可避免。首先，子宫切口第一针应缝合在切口顶端外侧0.5~1cm，以防回缩的血管漏扎。其次，打结宜紧勿松。

三、避免子宫切口愈合不良

在缝合子宫切口时打结应松紧适度以达到止血为度，针距一般以1.5cm为宜，子宫切口上下段对合整齐，尤其是对于子宫上下段厚薄不一更应注意，因为子宫切口下段多较薄，缝合时可以切口下缘全层与上缘子宫肌层对合缝合。

四、避免胎儿损伤

胎儿损伤多为切开子宫先露部误伤、胎儿娩出时骨折等。前者可以小心切开子宫切口，切开方法采用"漂切法"，即用刀腹分次轻轻划开（切勿用刀尖做深切，以免损伤胎儿，对羊水过少及再次剖宫产时尤其应小心），边切边用左手示指触摸感觉，当感觉仅有极薄的肌纤维未切开时，改用 Kelly 钳划开肌纤维及胎膜，助手立即吸羊水。必要时适度上推胎先露以助形成小的羊膜囊，这样可以避免胎儿损伤。胎儿娩出时动作应轻柔，不用暴力，按正确的分娩机转娩出胎儿。

（柏兴利）

第五节 手术难点与技巧

剖宫产术使用得当对于减少母儿并发症、保证母婴健康发挥了重要作用，若使用不当也会导致严重的母婴并发症。这些并发症的发生多与手术中突发的困难有关。因此要重视剖宫产手术中的一些突发困难的处理及防范对于减少母婴不良预后有重要意义。以下就常见的突发困难分别进行讨论。

胎儿娩出困难是剖宫产术中发生最多的问题，常见的原因有麻醉效果不佳使得肌肉松弛度不够，腹壁及子宫切口选择不当、胎儿过大、胎儿过小，胎头高浮、胎位异常、胎头深陷等。当然术者的经验及手术操作技巧也是重要的影响因素之一。通常即使子宫切开只要没有多量出血，且没对胎儿进行刺激，一般胎儿在宫内不会有太大危险，当然原有胎儿宫内缺氧另当别论。因此，在娩出胎儿前应吸尽羊水，预防羊水栓塞。娩出胎儿一定要沉着、稳健、宁慢勿快，避免急躁、粗暴，切忌一见胎头就急欲娩出而行暴力引起胎儿损伤和子宫切口的撕裂。一旦失败反而增加胎儿宫内缺氧的机会。

（一）胎头深陷的处理

何为胎头深陷，这对于不同经验的医生可能会有不同的定义，通常在剖宫产中娩出胎儿时，由于胎头过低致使术者无法或很困难从胎头侧面顺利把手伸入到胎头的顶部（底部），导致胎儿娩出困难者即可考虑是胎头深陷。胎头深陷的原因多数是由于产程中宫口已经扩张到 5cm 以上，头先露时颅骨的最低点已下降到坐骨棘水平以下。剖宫产率越低的地区或医院这种情况发生率越高，发生胎头深陷的多数产妇是在产程发动后进行剖宫产的。宫口扩张越大、先露越低发生这种情况的机会也就越大。

在经验不足时多数术者的处理方法是强行或用暴力把手伸入胎头侧面再强力进入先露底部，有时勉强会成功，但这种做法的最大危险是，极易造成子宫下段切口的撕裂，这种撕裂可以是切口延长性撕裂，也可能是切口纵向性撕裂。前者可能会造成阔韧带撕裂而出现严重出血，甚至损伤输尿管。纵向性撕裂可致切口缝合困难，且影响子宫切口的愈合。有时术者与助手轮流操作以求快速娩出胎儿，但这种做法，若不是由于术者或助手的技术问题，有时也同样会发生上述错误。加上反复操作会加重对胎儿的刺激，使得胎儿的自主呼吸增加，从而增加胎儿羊水吸入及胎儿宫内缺氧的风险。有时术者勉强把手插入胎头与骨盆之间，但用力方向不对也难以娩出胎儿，且会导致严重的子宫撕裂。正确的处理方法应该是，术前应对胎头深陷有所预估，在阴道分娩试产过程中，如产程已进入活跃期尤其是在进入第二产程先露较低时，产程进展不顺改行剖宫产者就应想到有胎头深陷的可能。这时手术应由技术比较熟练的医生进行，台下备用助产士或医生以备必要时协助。

1. 调整体位，使头低臀高　此法适用于深陷的胎头与骨盆壁之间可以容下术者四指时，术者上半身弯曲右肩适当向术野靠近（术者立于产妇右侧为例），使右臂与子宫的长轴平行，以利右手四指插入胎头与骨盆之间，等待宫缩间隙期以持续缓慢的斜向上的力量使胎头逐渐移动至子宫切口处，若无法判定子宫收缩与否，应把手置于胎头下方，向前上方用力需持续达1分钟以上，多数情况下会发现胎头突然松动。这与子宫收缩间隙期到来有关，有时术者操作数秒或数十秒不成功又更换术者再次进行操作。上述困难依旧，反而增加胎儿宫内缺氧的风险。一旦胎头上移，则按常规即可轻易娩出胎儿。本法的原则是使胎头缓慢水平地退出骨盆腔，若违背平行原则，一是胎头上移困难，二是因手臂紧压子宫切口的下缘，使其张力增加，导致娩出胎头过程中切口撕裂。

2. 上推胎肩法　若在子宫切开前预估到有可能胎头深陷，可以用手触摸胎头位置，再次证实胎头深陷，这时子宫下段切口应适当向上移到子宫体与子宫下段交界下2cm，这里子宫肌层较厚，切开后扩张性较好，在娩出胎儿时不易撕裂。子宫切开后，可发现切口下是胎儿的肩部，进一步证实胎头深陷。此法适用于深陷的胎头与骨盆壁之间难以容下术者四指时。术者先用双手示指和中指分置左右胎肩，以持续斜向上的力量上拉胎肩，使胎头从盆腔脱出至切口水平，再娩出胎头，同样持续用力的时间也可以达到1分钟以上，胎儿多会在宫缩间隙期向上松动，接着以常规方法娩出胎儿。

3. 阴道内上推胎头法　估计出头困难者，术前外阴阴道消毒，在切开子宫前，台下助手应做好上推胎头的准备。术中确实困难者台下助手用手指持续向上用力推动胎头，胎头松动后再由台上娩出胎儿。

4. 使用单叶产钳　若术者对产钳操作比较熟练，也可用单叶产钳助娩胎儿，用剖宫产出头产钳插入胎头下方，持续缓慢用力逐渐将胎头撬出切口。忌用大角度暴力上撬胎头，以避免子宫下段的严重撕裂。

（二）胎头高浮的处理

胎头高浮与胎头深陷相反，多见于择期剖宫产术，尤其是在未足月胎儿偏小时更易发生。有时术者用力不当，把正常位置的胎头上移过多后也可造成胎头高浮。通常的做法是，需在切开子宫前有所预估，适当把子宫下段切口位置取高一些，这样可以减少多数胎头高浮。切开子宫后尽可能待羊水流净后，助手应先在宫底施加一定的持续性的推力，使胎头下降至切口下方后，主刀再进手取胎头，主刀和助手一定要充分利用杠杆原理，多可顺利娩出胎头。若胎儿过大，胎头高浮用上述方法难以起效时也可使用双叶产钳助娩。更应注意用双叶产钳助娩时应动作稍缓慢以免子宫切口撕裂。对于胎儿过小的胎头高浮，术者也可以用手进宫腔，抓取胎儿足部行内倒转后以臀位娩出胎儿，有时反较头位更方便娩出胎儿。这种情况在胎儿越小时成功可能性越大。对于胎儿偏大者不宜用此法。

（三）出血多时手取胎盘的技巧

子宫收缩差，胎盘尚未剥离时，最好不要手剥胎盘，以免出血过多，这时首先应该尽快使子宫收缩，待子宫收缩后再行手剥胎盘。若子宫收缩差胎盘已有部分剥离且出血多时，术者可用左手（左立位者用右手）伸入腹腔置于子宫底部，按压子宫底部及体部，也可稍做按摩后分别用拇指和小指压迫左侧和右侧的子宫动脉，可以明显减少因子宫收缩乏力引起的出血，且可促进子宫收缩。这时若子宫收缩仍不满意，可用宫缩剂后，使子宫满意收缩后再行手剥胎盘。

（柏兴利）

第六节　手术相关问题的研究与探讨

一、腹壁切口选择

腹壁切口无论是横切口还是纵切口，都可选择，一般纵切口肌肉损伤小，故术后膜壁粘连较横切口更少。但横切口美观、愈合快，尤其对腹壁脂肪厚的孕妇更为适用。因此，腹壁切口应依据产妇的个体要求以及产妇的病情来选择。对一些可能出现危重并发症孕妇如凶险性前置胎盘、妊娠合并巨大卵巢囊肿、合并凝血功能障碍者等建议选择下腹正中纵切口。对于横切口有多种选择，可以选择耻骨联合上缘切口、耻骨联合上 2～3cm、下腹皮下脂肪横行自然皱褶处（骨盆线处也称 Pfannenstiel 切口），也可用双侧髂前上棘连线下 2～3cm 的横切口，此为 Stark 术式的切口（Joel–Cohen 切口），但位置太高，不太美观；而周基杰术式的切口（耻骨联合上 1～2cm）位置太低，增加手术困难，初学者操作较难。此处恰在阴毛线水平或稍下方，术后阴毛遮盖后美观，但个别产妇因为此位置毛孔多，瘢痕有时反而可能较明显。因此，一般仍推荐骨盆线切口。切口的大小应根据胎头双顶径的大小来选择，对于异常胎位者如臀先露、横位等可以适当选择较大切口以避免后出头困难。

二、子宫下段切口的选择

子宫下段切口常采用子宫下段横切口，传统手术方法是适当下推膀胱，在膀胱后方的子宫下段切开子宫，这种术式对膀胱功能有一定的影响，增加膀胱子宫的粘连，同时，切口撕裂延长时可增加损伤膀胱、输尿管及血管的机会。近年来国内外学者均推荐不下推膀胱，在子宫体与子宫下段交界处下方 2cm 处选择切口，可以减少上述损伤的机会，且切口愈合良好，并减少子宫切口出血量。

子宫下段纵切口现临床很少采用，由于下段较短，手术切口不能延长，胎儿娩出困难，切口只能向上延至子宫体下部，使子宫肌肉损伤，增加下次手术风险。因此这种切口只能用于孕周较小时，一般建议在足月妊娠时不采用此类切口。

三、子宫切口缝合问题

目前，子宫切口缝合大概有两种缝合方法，即单层缝合法及两层缝合法。有大量循证医学证据表明，子宫切口两层缝合法有利于子宫切口愈合，国外曾有作者进行一项大样本回顾性研究显示，子宫切口单层缝合再次妊娠时子宫破裂的风险比双层缝合明显增加。目前尚无证据表明单纯连续缝合和连续扣锁缝合之间的近远期有何差异，但因单纯连续缝合更为简单易行，故推荐应用。

四、腹膜缝合问题

缝合腹膜可能会增加部分腹膜牵拉痛，而不缝合腹膜这种疼痛会减少，但目前有更多的文献支持缝合腹膜再次手术时腹腔内的粘连会比不缝合腹膜更少，因而建议应缝合腹膜，但不必过分收紧缝线。这更符合外科手术原则。

（柏兴利）

第七节　产科并发症时剖宫产的难点和注意事项

一、子痫前期与剖宫产

（一）概述

子痫前期（preeclampsia）是目前导致孕产妇和围产儿高并发症及高死亡率的主要原因之一，约15%妊娠期相关死亡是该病所致，尤其早发型子痫前期，其特点为发病早、病情重，常伴有较多其他并发症，有更高的围生期病死率，是严重的产科问题。因剖宫产能使胎儿迅速脱离母体不良环境，提高围生儿生存率，同时又可避免产程对孕妇的刺激，临床上常常对子痫前期孕妇采用剖宫产终止妊娠，因此有必要对剖宫产的每个细节加以关注，体现最佳产科结局。

（二）手术前病情监测与评估

1. 孕妇病情监测与评估　常规根据症状、体征及实验室检查判定病情。应根据孕妇当时病情选择下列检查。

（1）血压监测：用合适的袖带测血压，每1小时一次，最好能了解到血压变化规律，并根据血压变化情况酌情增减降压药。

（2）血液：包括血常规、网织红细胞、出凝血时间、纤维蛋白原、凝血酶原时间及活动度、抗凝血酶Ⅲ、外周血涂片有无异常红细胞，这些检查是基本需要的。

（3）了解肾脏功能：尿常规意义不大，24小时尿蛋白定量对蛋白排出量的精确估计有帮助，测定尿酸、肌酐、尿素氮变化可以了解肾脏功能。

（4）心脏：心电图、如怀疑有器质性心脏病，建议超声心动图。

（5）肝脏：转氨酶、乳酸脱氢酶、白/球蛋白、胆红素等了解肝脏受损及鉴别诊断，肝脏B型超声波用于排除肝脏病理变化。

（6）脑：酌情选择脑电图、脑血流图、脑计算机断层扫描、眼底检查，如临床高度怀疑颅脑血管病变，上述检查必须进行。

（7）其他：血气分析，必要时行肺功能检查。

2. 手术前胎儿宫内状况评估

（1）电子胎心监护：孕34周后行NST对了解胎儿有无宫内窘迫、是否需立刻终止妊娠有一定意义，临床尤其要关心胎心变异性及胎动后胎心变化，但结果可靠性差，尤其在应用硫酸镁解痉情况下。如孕妇已有宫缩，建议做连续电子胎心监护。

（2）胎肺成熟度：如决定在孕周<36周前终止妊娠，可酌情选择此项检查。

（3）B超：检查羊水量、胎儿生长发育指标、胎盘成熟度评估胎儿宫内发育情况；观察胎盘后血肿以排除胎盘早剥；监测脐血流、胎儿大脑中动脉血流频谱及生物物理5项评分等可进一步了解胎儿宫内安危。

（三）终止妊娠时机

1. 孕周与终止妊娠的时机　综合国内外文献，孕24周前发病的早发型子痫前期孕妇，期待治疗中围生儿死亡率、母体并发症发病率均很高，所以比较一致的观点是：<24孕周的早发型子痫前期不必花费太多的医疗资源、冒太大的风险进行期待治疗，仅从孕周而言，应该终止妊娠，当然终止妊娠方法是选择引产并阴道分娩；>24孕周只要母体情况稳定，在尚未出现严重并发症时采取期待疗法，尽可能延长孕周至32周，甚至34周，但由于重度早发型子痫前期期待治疗中母胎所承受的风险，所以很多学者认为一旦孕周达34周，可以选择终止妊娠。

2. 胎儿宫内情况与终止妊娠的时机　子痫前期终止妊娠时机的选择还有一个很重要的关注点是胎儿宫内状况，对于早发型子痫前期，需连续监测胎儿宫内情况，包括B超测量胎儿大小、脐动脉多普勒血流比值、羊水量、胎心监护等，但这些检查仅代表胎儿当时的宫内状况而没有远期预测意义，所以还得注意早发型子痫前期新生儿预后不良因素，包括母胎免疫耐受异常、滋养细胞侵袭能力降低、胎盘浅着床、螺旋动脉狭窄、胎盘血管出现急性动脉粥样硬化、胎盘缺血缺氧、血流灌注下降导致的胎儿生长受限（fetal growth restriction，FGR）等，约30%子痫前期患者并发FGR。因此，对于早发型子痫前期胎儿宫内情况的评估应是每周1次，特别关注下述几个方面。

（1）一旦患者出现血压升高就应该B超测量胎儿大小评估胎儿宫内生长情况，如胎儿连续1~2周生长不达标，考虑终止妊娠。

（2）脐动脉舒张末期血流逆转或缺失是胎儿宫内情况不良的有效指标，一旦出现提示胎儿存在胎盘功能不良和FGR，考虑急诊终止妊娠。

（3）连续测量羊水量有助于发现FGR，了解胎儿宫内生存环境，如羊水连续减少或羊水指数<4，需终止妊娠。

（4）胎心监护，胎心基线变异<5次/分，持续60分钟以上；频发晚期减速和重度变异减速，提示胎死宫内随时会发生，尽快选择终止妊娠时机。

3. 子痫前期病情严重程度和终止妊娠的时机　对于轻度子痫前期，应加强产前检查，如病情稳定，胎儿生长发育良好，可继续妊娠至37周后终止妊娠。如在监护过程中，病情加重，出现母胎并发症，由轻度发展为重度，则按照重度的方式处理。

加拿大2008年关于子痫前期指南描述了子痫前期病情严重需要终止妊娠的母体情况，但也强调即使出现这些情况也不是终止妊娠的必须条件，还要结合孕周综合考虑。子痫前期病情严重是指：①34周前发病；②重度蛋白尿（3~5g/d）；③合并一种或多种其他疾病，包括1或2型糖尿病、肾病，除妊娠外其他需要使用降压药的疾病；④母体临床表现严重，包括：持续性/新发的/偶有的头痛，视物模糊；持续性腹部/右上腹疼痛，严重的恶心呕吐；胸痛或呼吸困难；⑤重度高血压：积极治疗24~72小时（尤其3种抗高血压药物联合治疗）无法控制血压，舒张压持续>110mmHg；⑥母体严重器官功能受损，包括：子痫反复发作；肺水肿、腹水、胸水；心功能衰竭；严重肾衰竭（血清尿素>10mmol/L）；高血压脑病、颅内出血；HELLP综合征；怀疑胎盘早剥；⑦母体实验室指标异常（根据当地实验室标准），包括：血肌酐升高；谷草转氨酶、谷丙转氨酶或乳酸脱氢酶水平升高；DIC、血小板计数 $<100 \times 10^9/L$ 或进行性减少；血白蛋白 $<20g/L$。

（四）并发症防治

1. 子痫发作的治疗　对子痫前期患者而言，分娩、手术和疼痛刺激往往会诱发子痫发作，因此强调根据子痫的病理生理变化，熟练掌握各种药物应用，对于控制抽搐和防止并发症至关重要。

（1）控制抽搐

1）地西泮 10mg，静脉缓注，可重复应用。

2）硫酸镁 2.5g 加 10% 葡萄糖液 20ml，静脉缓注，继用硫酸镁 7.5～15g 加 5%～10% 葡萄糖液 500～1 000ml，静脉滴注（一般均用 1.5g/h 速度）。

3）如患者仍有烦躁，可加用度非合剂半量或冬眠合剂，先用 1/3 或 1/2 量静脉滴注，根据患者烦躁、抽搐情况可再追加。

（2）其他治疗

1）控制高血压：如血压 >160/105mmHg，有强烈降压指征，通常用利喜定或盐酸尼卡地平或盐酸拉贝洛尔。注意应用时必须有心率血压监护仪检测，并根据血压下降情况调整，一旦血压下降到 130/（80～90）mmHg，即停止用药。

2）为降低颅内压，选用甘露醇 250ml，快速静脉滴注。

3）应用广谱抗生素，预防吸入性肺炎。

（3）护理：①专人特别护理；②避免灯光、声音、疼痛等刺激；③防止外伤。

（4）如为产前子痫，抽搐控制后，再根据具体情况，决定终止妊娠的方式。

2. 剖宫产术中大出血　因子痫前期患者剖宫产时，子宫肌水肿，子宫肌纤维收缩差，此外，孕期子宫血循环增加达非孕时 60 倍，加重了剖宫产术中大出血，因此，手术前需充分考虑，一旦发生大出血，启动产后出血处理顺序，最大程度减少产后出血，必须强调选择宫缩剂时，注意对心率、血压的影响，禁忌使用加压素。

3. 心功能衰竭发作的治疗　子痫前期患者往往由于严重高血压治疗不及时，后负荷上升、手术前后不恰当扩容治疗，诱发心功能衰竭发作。因此要关注心功能衰竭的早期表现，包括：心悸、气短、夜间憋醒，坐起呼吸或需吸新鲜空气，咳嗽，颈静脉怒张，休息时心率 >110 次/分，呼吸 >20 次/分，听诊肺部少许湿啰音。

（1）立即放置 1kg 砂袋于腹部，以减少血流动力学改变。

（2）尽量不用或少用宫缩剂，禁用麦角。

（3）如为产后，可立即注射吗啡或哌替啶。

（4）改善心功能：同时用毛花苷丙、呋塞米 20～40mg，静脉推注，有利防治肺水肿，改善肾功能。

（5）控制液体速度，液体量 1 000ml/24h，有产后出血应输血，但注意速度。

（6）产后 72 小时，尤其是 24 小时，是危险期之一，要严密观察心率、呼吸、血氧、血压等。

（7）使用广谱抗生素，至少 7 天。

（8）心功能 ≥Ⅲ级，不宜哺乳。

（五）剖宫产的难点与技巧

一般的子痫前期剖宫产并无特殊性，本章节主要针对早发型子痫前期的剖宫产，其存在胎儿孕周小、子宫下段未伸展等特点，现将注意事项作以下诠释。

（1）可选择正中纵切口或横切口。

（2）因早发型子痫前期的病理基础为小血管痉挛，血管脆性增加，故进腹过程中需严密止血，如选择横切口更容易形成血肿，尤其注意腹直肌层血肿形成，横切口时小心腹壁浅动脉，肌肉撕裂时注意腹壁深动脉。

（3）子宫切口的选择：早发型子痫前期因孕周小，子宫下段形成差，下段处横径窄细，且因疾病所致的蛋白丢失，致使子宫下段组织水肿，质脆，张力差，故进腹后选择子宫下段应略偏上处作一横切口，切开子宫时需谨慎，以防止误伤胎儿先露部，切开子宫无把握时，可以划开子宫下段浆肌层后借助鼠齿钳上提切口上下缘，再进一步切开子宫下段肌层，并将子宫下段切口向两侧延伸微微上翘，尽量降低切口裂伤及切口血肿的发生。

（4）切口缝合：考虑到此类患者可能存在早产儿预后不良、会再次生育等问题，要求缝合子宫切口时，尽量对合好子宫下段切口上下缘，双层缝合下段切口，达到止血、愈合及恢复原有的解剖形态。Bujold 等回顾分析了 1 980 例产妇，其中单层缝合 489 例，双层缝合 1 491 例，结果发现单层缝合组中再次妊娠子宫破裂发生率为 3.1%，而双层缝合组相应为 0.5%，多因素回归分析显示单层缝合与再次妊娠子宫破裂显著相关，单层缝合后再次妊娠子宫破裂的风险比双层缝合高近 4 倍。

（5）关腹：需注意关腹前仔细检查各创面的渗血情况，严密止血，以防血肿发生。

（六）手术相关问题研究与探讨

1. 手术前准备　因有剖宫产产时、产后子痫发作可能，手术开始前需有相应的抢救准备。而早发型子痫前期孕周小，且可能因胎盘循环不良继发胎儿生长受限，故手术开始前需配备新生儿科医生在场，力争第一时间抢救早产儿。

2. 手术中异常情况应对　因子宫肌层为水肿型，往往在胎儿娩出后子宫收缩力差，子宫收缩时肌纤维呈分离状，故宫缩乏力所致产后出血发生率明显增加，需尽早启动应对宫缩乏力的产后出血处理流程。

3. 手术后特殊用药问题

（1）硫酸镁：了解手术前硫酸镁应用情况，如术前硫酸镁应用量不足，术后 24 小时内应继续用硫酸镁静脉滴注，防止产后子痫发生。

（2）镇痛：术后 24 小时内盐酸哌替啶 50mg 肌肉注射每 6 小时一次，防止伤口疼痛诱发子痫。

（3）宫缩剂的应用：尽量避免大剂量应用宫缩剂，在应用硫酸镁的情况下加强宫缩。

（4）抗凝：对部分有高凝状态患者，可适当使用肝素、低分子肝素等抗凝药物，可减少术后血栓性疾病的发生。

二、多次剖宫产术后剖宫产

（一）概述

鉴于剖宫产术在解决难产和处理危重产科中有举足轻重的作用，近年来出现了剖宫产率的快速上升，多次剖宫产术已占有相当比例，然而剖宫产毕竟是一种创伤性手术，术后并发症多，其凸显出来的问题也越来越多。

虽多次剖宫产与首次剖宫产在术式上并无原则不同，但随着剖宫产次数增加，盆腹腔粘连的形成及加重、子宫切口瘢痕弹性差、愈合不良致使切口伸展困难、凶险性前置胎盘发生率数倍增加等，最终使得重复剖宫产手术难度加大，风险显著提高。

（二）手术前评估

1. 多次剖宫产不应视为一般剖宫产，应在术前对可能发生的情况进行全面评估，特别对多次剖宫产术后可能存在的盆腹腔粘连及胎盘异常种植情况作全面评估，做到心中有数才能达到游刃有余。

2. 如属多次剖宫产合并前置胎盘，即凶险性前置胎盘者，要在有良好医疗救护设备的医院手术，做好再次剖宫产术前最佳准备工作。

（1）有顺畅的外科、泌尿外会诊，甚至提前介入。

（2）有效静脉通路的提前建立。

（3）选择最佳手术时间、时机、地点。

（4）安排经验丰富的产科医师上台手术，有资深的产科专家在场，必要时立刻组织抢救。

（5）出生早产儿或新生儿抢救可能较大时，新生儿科医生提前到场。

（6）加强手术中、手术后的生命体征检测。

（7）准备合适的血源。

（8）术前谈话：应向孕妇及家属交待手术风险及同时切除子宫的可能性。

3. 通过影像学可对胎盘位置及是否植入作出全面估计。

（1）彩色多普勒超声检查对前置胎盘诊断具体有下列胎盘图像表现：①广泛胎盘实质内腔隙血流；②局灶胎盘实质内腔隙血流；③膀胱子宫浆膜交界面出现过多血管；④胎盘基底可见明显静脉丛；⑤胎盘后间隙消失。

（2）彩色多普勒超声，灰阶血流成像技术对血管、血流及其周围软组织的分辨率很高。胎盘植入表现为：①胎盘后低回声区变薄、消失；②胎盘内出现"瑞士干酪"样回声暗区以及无回声区；③膀胱壁与子宫浆膜层间距变小；④膀胱内面局部突起。

（3）磁共振成像（MRI）检查：近期较多文献认为 MRI 在胎盘植入诊断方面具有绝对优势，MRI 对组织分辨率高，对血流敏感，能够清楚看到胎盘的立体情况，还可清楚地显示出子宫与胎盘的关系。有研究提示有剖宫产史的孕妇同时存在前壁前置胎盘，MRI 胎盘植入的诊断敏感性88%，特异度100%。对于超声可疑胎盘植入的病例，MRI 大多能最终明确诊断。

（三）并发症防治

1. 粘连与脏器损伤 一般手术粘连随剖宫产次数增加而加重，严重时解剖结构破坏，无层次，整个子宫体紧密粘连在下腹壁，无法进入腹腔。因此再次剖宫产术分离粘连时尽量小心，最好用手指钝性分离粘连，粘连紧密者可锐性分离，打开腹膜时尽量靠近脐部，以防因瘢痕收缩所致膀胱位置牵拉上移，对有粘连者打开的腹膜只要足够娩出胎儿即可。对于膀胱与子宫广泛粘连者，手术十分困难，术者应注意从粘连顶部贴近子宫壁开始，以锐性及钝性分离下推膀胱，分离到能暴露下段为宜，不必推得太低，以避免出血过多，同时需尽量避开曲张的子宫静脉。

2. 剖宫产术中大出血　因在多次重复剖宫产术时，子宫瘢痕宽大，肌纤维减少，子宫收缩差，此外，孕期子宫静脉大量增加达非孕时数倍，直径可达 2cm，如有胎盘附着前壁时更加明显，种种因素加重了剖宫产术中大出血，因此，手术者手术前需充分考虑，一旦发生大出血，启动产后出血处理顺序，最大程度减少产后出血。

3. 手术后再次粘连　多次手术再次粘连难于避免，主张缝合膀胱反折腹膜，可减少粘连，尽量清除盆腹腔内积血、羊水，亦可降低粘连机会。

（四）手术难点与技巧

1. 关于原瘢痕　不论前次剖宫产选用的是下腹部正中纵切口，还是下腹部横切口，常规尽量切除原瘢痕，经原切口进腹，不增加腹部手术瘢痕数。若术前已估计本次手术操作存在困难（如盆腔严重粘连、凶险性前置胎盘等），可不考虑原先的横切口瘢痕，直接选择下腹部正中纵切口，一切以方便手术操作为宜。

2. 腹膜辨认　正常腹膜透亮、薄，血管清晰可见，如果腹膜与脏器粘连则表现为异常增厚，腹膜附有盘曲血管，膀胱粘连可能大。

3. 子宫切口的选择　子宫切口可以选择在瘢痕组织上方 1~2cm 处做横切口，这样可避免因瘢痕组织弹性差而造成胎儿娩出困难或瘢痕部位裂伤血管出血，切开下段时需避开对胎儿先露部的损伤。因子宫下段切口易撕裂，可考虑用子宫剪刀而非徒手钝性撕开下段，避免伤及两侧子宫血管。若为凶险性前置胎盘时，尚需注意如何避开胎盘尽快娩出胎儿，一般认为：选择子宫切口沿着胎盘边缘相比"打洞"穿过胎盘组织取胎者的母源性失血和新生儿贫血发生率显著降低。娩头时要缓慢以手掌为支点托出胎头。

4. 子宫切口缝合　注意可将原先瘢痕适度修剪，强调切缘正确对合，针距适度，缝线松紧适中是影响切口愈合的首要因素。止血要彻底，尤其是切口两侧角，因血管粗大，静脉充盈，损伤后容易出血多，血肿形成，因此，对切口两角缝合要特别仔细，以"8"字缝合较稳妥。

5. 腹膜缝合问题　主张缝合膀胱反折腹膜，腹膜化后的切口表面光滑无渗血，可减少粘连。逐层关腹期间，需注意避免因粘连而缝扎多余组织，损伤邻近脏器可能。因瘢痕组织血供差，容易发生愈合不良的情况，故尽量修剪瘢痕后再予缝合。

（五）手术相关问题研究与探讨

1. 麻醉　应尽量选择区域麻醉，因该麻醉方式能给母亲和新生儿带来风险最低，当然，要求熟练的麻醉师施行，并注意麻醉剂量的掌握。

2. 凶险性前置胎盘　随着剖宫产次数的增加，子宫切口瘢痕形成和内膜损伤加重，前置胎盘和胎盘植入的发生率相应增加。对于前次剖宫产且为前壁前置胎盘或中央性前置胎盘者，本次妊娠发生胎盘位置异常的概率为前次妊娠后壁前置胎盘者的 4 倍。有剖宫产史的孕妇发生胎盘植入的概率是无剖宫产史的 35 倍，因此，胎盘处理较为棘手，需关注下列方面。

（1）主刀和助手的熟练配合。

（2）选择子宫切口要尽可能避开胎盘，不能避开则从子宫下段胎盘较薄处（或边缘处切入），迅速推开胎盘，破膜娩出胎儿。

（3）不强行剥离胎盘，胎儿娩出后宫壁注射缩宫素，如出血不多可稍作等待，尽量让胎盘自娩。胎盘娩出后注意胎盘残留或胎盘植入，部分植入者可行楔形切除后重新缝合肌层，胎盘剥离面有活动性出血者，用可吸收线"8"字缝合创面止血，缝合不宜过密，出血多同时结扎子宫动脉上行支，仍有渗血者，采用宫腔填塞纱条等产后出血处理方法，经上述处理仍出血不止或胎盘大面积植入者应果断行子宫切除术。

（4）若胎盘附着面出血可以控制时，主张快速缝合子宫，保持子宫的连续性、完整性。

三、多胎妊娠剖宫产

（一）概述

多胎妊娠的发生率增加已引起围产工作者的高度关注，其发生与种族、年龄及遗传等因素有关。多胎妊娠自然发生率为 $1:89^{n-1}$（n 代表一次妊娠的胎儿数），随着近年来辅助生育技术的盛行，导致双胎妊娠的发生率成倍增长，三胎妊娠的发生率更是上升了 10 倍。与单胎妊娠相比，双胎妊娠的围产儿死亡率、发病率以及远期神经系统发育异常发生率上升 5~10 倍，而多胎妊娠则更甚。双胎妊娠时母体各系统负担显著加重，使妊娠期各种并发症的发生率较单胎妊娠明显升高，且发病更早，病情更重，因此在妊娠期正确和及时处理各种并发症是改善多胎妊娠母儿预后的重要措施。虽然没有证据表明对所有双胎或多胎行择期剖宫产术可降低围产期死亡率和发病率，但双胎多胎妊娠剖宫产率在全世界范围内均是不断上升的。

（二）手术前病情监测与评估

1. 贫血　多胎妊娠时母体的血浆容量较单胎妊娠时增加更多（10% 以上），且对铁及叶酸的需要量增加。双胎、三胎及四胎以上妊娠孕妇的贫血发生率分别为 40%、70% 及 75% 以上。妊娠期贫血可引起母体多系统损害及胎儿生长受限，并增加产后出血、产褥感染、产后抑郁等疾病的发生。因此，需动态监测血红蛋白的变化，及时纠正贫血，推荐铁的补充量为 60~80mg/d，叶酸为 1mg/d，增加蛋白质的摄入。

2. 子痫前期　多胎妊娠时高血压不仅更常发生，且发生时间更早、病情更严重。有报道双胎较单胎妊娠期高血压疾病的发生率增加 3~4 倍，三胎妊娠时严重子痫前期的比例更是明显升高。目前对双胎与多胎高血压疾病的评估标准与单胎的评估标准基本相似，但多胎妊娠孕妇在评估时客观指标的切割值等方面是否应与单胎妊娠有所差别，少有研究涉猎。但无论如何，临床医生要重视多胎妊娠并发高血压，一旦发现血压增高，要根据病史、体征、24 小时尿蛋白、肝肾功能进行细致评估。多胎妊娠合并妊娠高血压疾病的治疗原则基本上与单胎妊娠相同，但因多胎妊娠时体内水、钠潴留更严重，血容量增加更多，治疗中应慎用扩容治疗，严格控制输液量及输液速度。

3. 羊水过多　双胎中羊水过多的发生率为 10%~12%，其中单卵双胎又比双卵双胎高 4 倍。尽管如此，诊断为羊水过多时还是应该首先排除胎儿畸形。

4. 胎膜早破　多胎妊娠时宫腔压力增高及胎位异常，使胎膜早破的发生率明显增加，有报道其风险为单胎的 2 倍。胎膜早破可增加感染、早产、羊水过少、脐带脱垂等严重并发症的发生率。因此，一旦发生阴道流液即应慎重评估是否发生了胎膜早破。34 周前破膜而又无早产征象时应予预防感染、促胎肺成熟及抑制宫缩等处理，同时监测母儿健康状况，一且保守治疗过程中出现临产、绒毛膜羊膜炎、胎盘早剥、胎儿窘迫等征象时应立即终止妊娠。

5. 妊娠期肝内胆汁瘀积症　双胎妊娠妊娠期肝内胆汁瘀积症的发生率是单胎妊娠的 2 倍，其发生可能与双胎妊娠的胎盘较大、分泌更多的雌激素有关。ICP 的高发孕周为妊娠 32～35 周，对多胎妊娠患者而言，通常这一时期已经是临产或手术分娩的关键时期，一旦发生 ICP 可能对胎儿的安全影响更大。因此，有必要对多胎妊娠孕妇血胆酸筛查的时间适当提前，即妊娠 30～32 周，以便更及时地发现这一并发症。

（三）剖宫产指征与分娩时机

1. 双胎妊娠剖宫产分娩指征

（1）伴有孕妇严重并发症，如子痫前期、胎盘早剥或脐带脱垂者。

（2）潜在胎儿高危因素，如胎儿生长受限、双胎输血、胎儿监护异常者。

（3）异常胎先露，如第一胎儿为肩先露、臀先露。

（4）胎儿体重估计 <1 500g 或双胎体重不一致，如第二胎明显大于第一胎者（相差 >750g）。

（5）单羊膜囊双胎。

（6）联体畸形无法经阴道分娩者。

2. 多胎剖宫产分娩指征　三胎或三胎以上妊娠，估计胎儿能存活者，应选择剖宫产为宜。

3. 双胎妊娠的分娩时机　需要根据母儿情况慎重选择，既要考虑到母体有无并发症，又要兼顾胎龄，防止医源性早产。

（1）对没有合并症的双胎妊娠，没有足够证据支持孕 37 周以后就应选择剖宫产，尽量选择 38 周终止妊娠。

（2）合并有母亲并发症时，应积极控制疾病，在确保母亲安全的前提下，适时终止妊娠，通过糖皮质激素促胎肺成熟等手段尽量提高围生儿存活率。

（3）对于多胎妊娠的特殊情况，如双胎输血综合征、多胎之一畸形或死亡、多胎之一胎膜早破或早产等，一旦估计胎儿出生后能存活，均应适时终止妊娠。

4. 多胎妊娠的分娩时机　对三胎及三胎以上的多胎妊娠孕妇，孕期管理的终极目标在于选择一个最恰当的、对母儿均有利的时机终止妊娠，以保证母儿的安全。围产医学工作者们一直在摸索，但至今仍无法拟定一个客观的、可量化的标准来作为选择终止妊娠的时机的依据。有学者主张三胎妊娠孕 34 周或每个胎儿体重 >2 000g 即可决定终止妊娠，但实际情况复杂多变，临床实践中很难单纯地依据孕周和胎儿体重估计来进行判断，母亲的并发症情况、不同等级医疗机构对新生儿的救治能力等势必会影响最终的决定。因此，分娩时机的选择应根据孕妇的情况及当地的围产医疗水平，在预防并发症及促胎肺成熟的情况下尽可能延长孕周，必要时进行胎儿宫内转运，可有效地提高围产儿预后。但有宫内环境不宜继续妊娠者需及时终止妊娠，以防胎死宫内。对于多胎妊娠的孕期管理终极目标在于选择一个最恰当的、对母儿均最有利时机来终止妊娠。

（四）并发症防治

1. 围产儿损伤　双胎、多胎妊娠剖宫产目的是减少围产儿损伤，但由于早产与各种姿势的胎位使得围产儿损伤常有发生，最常见的是骨折与刀割伤。为防范此类问题，做到手术前充分了解各个胎方位，规范操作、安排有经验医生手术。

2. 医源性早产 双胎、多胎妊娠早产的比例远高于单胎，尤其是＜34周早产的发生率高，随着胎儿数量的增加，早产可能增加，新生儿发育多不成熟，使新生儿中枢神经损伤及RDS等的发病率也明显升高，且经出生后随访发现其在体格发育、智商等远期预后方面低于单胎儿。当然，作为剖宫产，最为担心的是医源性早产，因此要做到严格掌握剖宫产时机，有条件的单位做分娩期胎肺成熟度测定，正确应用促胎肺成熟药物。

3. 产后大出血 无论是因双胎妊娠生理性子宫肌纤维过度延伸，或双胎妊娠合并病理情况，如前置胎盘、羊水过多等均可导致产后出血。因此，需要手术前有充分估计，开通静脉通路，做好输血输液准备，备好血源，一旦发生大出血，按产后出血指南处理，双胎或多胎妊娠为产后出血高危人群，因此，排除前列腺素用药禁忌前提下，在术中前列腺素制剂联合缩宫素可作为预防产后出血一线用药。

（五）剖宫产的难点与技巧

1. 手术前准备 手术开始前需开通静脉通路，做好输血输液准备，考虑到手术产、多个新生儿的问题，术前需有足够的医护人员在旁待命，新生儿医生数与新生儿数相等。

2. 麻醉方式 首选对血流动力学影响最小的硬膜外麻醉，也可选择全身麻醉。

3. 切口 腹壁切口常规选择下腹部正中纵切口，进腹后检查子宫下段再次确认第一胎胎先露，切开子宫下段。

4. 胎儿的处理顺序 切开子宫下段后，对第一胎行破膜，破膜后缓慢放羊水，以免引起不必要的急性胎盘早剥而影响第二胎的血氧供应。待第一胎娩出后，切勿对第二胎急于破膜，助手在腹部尽可能将第二胎维持纵产式，并适度下推先露，如第二个胎位非纵产式，则先明确胎位，可在子宫外腹腔内行外倒转术，失败者则破膜后行宫腔内倒转术，具体操作详见横位内倒转。两个胎儿娩出的间隔时间尚无定论，多根据手术时配备人员是否充分、第一胎娩出后新生儿情况是否良好、第一胎娩出后子宫收缩及胎盘剥离等情况而定。

5. 子宫缝合 考虑到双胎子宫肌纤维过度延伸，故建议在关闭子宫下段时予以缝合适当多的子宫肌层组织。

（六）手术相关问题研究与探讨

1. 多胎和前置胎盘 多胎妊娠的前置胎盘发生率均略高于单胎妊娠。多胎妊娠时胎盘面积大，有时可扩展至子宫下段甚至宫颈内口形成前置胎盘，Francois等对29 268例妊娠研究发现，单胎妊娠合并前置胎盘发生率0.18%，多胎妊娠合并前置胎盘发生率0.46%，但由于多胎胎儿肢体遮挡，超声对胎盘位置的诊断敏感度相对降低，超声敏感度差。

2. 胎盘早剥 胎盘早剥的发生率增加，可能与多胎妊娠高血压疾病发病增加及分娩时第一个胎儿娩出后宫腔压力骤减有关，胎盘附着面缩少，也易发生早剥。

3. 胎儿先天畸形 畸形发病率比单胎妊娠高两倍，合并单胎所有畸形以外，还发生双胎妊娠特有的畸形，所以实行剖宫产时需慎重，当然，超声扫描对筛查和诊断胎儿结构畸形具有重要价值。

四、非头位胎位时的剖宫产

（一）概述

常见的非头位胎位包括胎儿臀部在骨盆入口处的臀位，胎体纵轴与母体纵轴垂直的横位或斜位等。引起胎位不正的原因有子宫发育不良、子宫畸形、骨盆狭小、盆腔肿瘤、胎儿畸形、羊水过多、前置胎盘等因素。其中臀位是最常见的胎位异常，占足月胎儿的 3% ~ 4%，而横位占 0.2% ~ 0.5%，是最危险的胎位异常。异常胎位即使行剖宫产术分娩亦难以避免有一定的母儿并发症和损伤，尤应引起注意。

（二）手术前监测与评估

1. 常规性的胎位的了解　可通过四步触诊法了解胎方位。

2. 精确了解胎先露　一般通过四步触诊法难于精确了解胎先露，但可借助于阴道检查和超声检查进一步确定胎先露。尤其对于横位者，如能在术前确定胎背方向（向母体头侧或足侧）对手术方案设计有很大参考意义。

3. 其他　鉴于此类胎位常常由于子宫畸形、盆腔肿瘤、胎儿畸形等原因所致，超声检查时需一并了解，对指定手术方案有切实帮助。

4. 手术前基本保障　考虑到臀位胎头嵌顿、后出头娩出困难等情况发生，故手术前对新生儿科医生的在场有一定的要求。

（三）剖宫产指征及终止妊娠时机

1. 横位

（1）剖宫产指征：横位 >28 周，活胎。

（2）终止妊娠时机：①达 37 周，即使无产兆，也应考虑；②>28 周，一旦发生胎膜早破、正规宫缩。

2. 臀位

（1）剖宫产指征：①估计胎儿体重 >3 500g；②足先露；③伴骨盆轻度以上狭窄；④同时存在产科其他合并症和并发症。

（2）终止妊娠时机：①择期剖宫产 >39 周，过早选择性剖宫产易发生新生儿湿肺；②>28 周，一旦发生胎膜早破、正规宫缩。

（四）并发症防治

1. 新生儿皮肤划伤　臀先露与头先露的组织性质完全不同，显然在切开子宫下段时没有明确的子宫软组织和胎头硬组织的分别，因此极易划伤胎儿臀部。所以剖宫产时避免紧急、着急的心态，需掌握一定剖宫产基础者才能实施臀位剖宫产，一旦有新生儿损伤，根据切口特征处理：如切口小、浅、无活动出血，一般不必处理；切口大、深、出血较多者，可以细针线间断缝合，并尽早拆线。

2. 新生儿骨折　多由于娩出胎儿时手法不当或过于粗暴所致。要注意即使剖宫产娩臀位时也按照臀位分娩机转进行，应尽量根据胎儿方位、先露类型顺势用力，手法轻柔，如为横位要转成臀位或头位。如娩胎儿过程有异常者，在新生儿娩出后应及早通过查体、X 线摄片等及时发现新生儿有无骨折情况，如存在骨折则应根据骨折部位、程度进行相应处理。

（五）手术难点与技巧

1. 切口选择　臀位选择腹壁切口时，强调初学者尽量避免横切口，取正中纵切口，进腹后常规选择子宫下段横切口。

2. 娩臀位手法　与阴道分娩操作相似，强调牵引胎儿过程避免焦灼粗暴行为导致的上肢、臂丛神经、颈椎和脑损伤。

（1）单臀先露：需轻柔地牵引胎儿骨盆，协助伸直的下肢娩出。通常先用双手拇指示指置于胎儿腹股沟处持续均匀往外牵拉，前侧下肢屈曲娩出后，可轻柔地旋转胎臀使另一侧髋部转至前外侧，重复操作娩出对侧，随后操作按臀先露分娩机转。操作时避免单指大的力量夹持大腿往外牵拉，以减少股骨骨折的机会。特别强调的操作技巧是旋转胎儿的过程中产科医生将拇指置于骶骨上，示指环绕髂嵴，握持大腿以免损伤腹腔脏器，用灭菌治疗巾包裹胎体以防止滑脱。

（2）足先露或混合先露：先娩出膝关节，轻柔地牵引胎儿一脚或双脚，向外牵引胎足至髋部娩出，再轻柔地牵引胎儿躯体，余操作同前。

（3）胎儿上臂处理：此时需有条不紊地完成以下操作，即在没有过度牵拉的情况下，胎儿上肢屈曲于胸前，用两手指由胎肩沿肱骨下滑，夹持上肢使其紧贴前胸外展以娩出肘部和前臂，将胎儿旋转 90° 使对侧肩胛骨转至子宫切口处并重复上述步骤。上肢娩出后将胎儿骑跨在医生左前臂，并继续往外牵拉，直至切口处见胎儿枕骨后翻转娩胎头，翻转娩胎头注意点在于左手示指和中指压住胎儿鼻两侧的上颌骨，而右手中指按压胎儿枕部，其余手指置于胎儿双肩以保护胎儿颈椎。

（4）对脐带的关注：随着躯干娩出，胎头下降压迫脐带，理论上需在 2～3 分钟内结束分娩，以免新生儿窒息。

（5）少数情况下遇上后出头困难者，可将子宫下段横切口两侧略向上撕裂，扩大切口。

3. 娩横位手法　多转为臀位或头位娩出。进腹腔后行子宫下段切口之前，以手触摸再次确认胎位（胎头和胎臀的方位），而后切开子宫下段行破膜，缓慢吸羊水，以免较快洗净羊水致内倒转操作困难。伸手入宫腔内寻找并握住胎足。横位时如胎背在母体前方，则牵引下方的胎足（通过踝关节和腕关节活动的异常来辨别胎足和胎手）；如胎背在母体后方，则牵引上方胎足；胎背朝向宫底，则牵引母亲腹壁的胎足；若胎背朝向宫颈，则牵引靠近子宫后壁的胎足，以保证内倒转时胎背始终在母体前方，以减少牵引时的阻力。具体方法是沿子宫侧壁牵引其上方的胎足，用示指和中指握紧胎足，缓慢向下牵引，同时另一手在子宫外协助向上推胎头，内外配合慢慢将胎儿变成臀位足先露，此后按足先露娩出胎儿。无论是何种胎位，动作均需轻柔，以免造成不必要的胎儿损伤。

（六）手术相关问题研究与探讨

近年来，世界范围均倾向足月臀位者选择剖宫产分娩，多中心随机对照试验表明足月臀位行选择性剖宫产组围产儿死亡率和新生儿严重并发症发病率明显低于阴道分娩组，且临产前或产程早期剖宫产导致分娩相关的围产期不良结局风险最低，阴道分娩不良结局最高。而足月横位的活胎分娩为剖宫产绝对指征。

五、胎儿生长受限剖宫产

（一）概述

胎儿生长受限（fetal growth restriction，FGR）是胎儿宫内情况不良的严重状态，其围产儿死亡率较正常者 3~8 倍，是围产儿死亡的重要原因之一。诊断标准是指胎儿出生体重低于同孕龄儿正常体重的第 10 百分位数或体重低于平均值的两个标准差，另一标准则是足月儿出生体重小于 2 500g。目前临床数据不足以说明择期剖宫产对所有胎儿生长受限胎儿均是安全的，胎儿生长受限胎儿也可行阴道分娩，若合并剖宫产的其他产科手术适应证则行剖宫产分娩。但仍有 50%~80% 的胎儿生长受限胎儿最终以剖宫产的方式分娩。

（二）术前评估及术前准备

（1）建议在具备相关新生儿最佳抢救经验和设备的中心分娩，分娩时需配备新生儿复苏抢救人员，做好新生儿复苏准备，出生后注意清理声带下的呼吸道，吸出胎粪，病情特别危重时 NICU 医生到场抢救。

（2）孕龄小于 34 周，需完成糖皮质激素促胎肺成熟疗程后 2~3 天，孕龄小于 36 周，有条件了解胎儿成熟度：酌情行羊膜腔穿刺，测定羊水中 L/S 比值肌酐等，如胎肺不成熟，可给予促胎肺成熟治疗。

（3）终止妊娠前需慎重评估胎儿出生缺陷，如染色体异常（尤其 18 - 三体）、胎儿感染（如巨细胞病毒、风疹病毒等）或其他先天性异常。

（三）剖宫产适应证及手术时机

（1）宫内发育迟缓的胎儿对缺氧耐受性均相对差，可适当放宽剖宫产指征，如母体存在不宜经阴道分娩的合并症或并发症则剖宫产。

（2）若脐动脉舒张末期血流检测和其他监测结果均正常，应建议维持妊娠到 37 周。

（3）胎龄 <34 周者应密切监护下延长孕周。

（4）胎儿生长受限者在观察或治疗过程中出现以下情况者应考虑及时终止妊娠：①治疗效果差；②孕周已超过 34 周；③胎儿窘迫、胎盘功能减退：若出现胎儿生物物理评分、脐静脉血流异常，特别出现脐动脉舒张末期血流消失或逆转；④胎儿停止生长 3 周以上；⑤妊娠合并症或并发症加重，继续妊娠对母儿不利者。

（四）手术难点与技巧

（1）麻醉方式可选择全身或区域麻醉。

（2）选择切口：可选择下腹部正中纵切口或横切口，要求切口足够长，以免在娩出胎儿过程中造成不必要的胎儿损伤。而胎儿生长受限者往往孕周无法达预产期，子宫下段形成欠佳，作子宫下段横切口时需略偏上，因胎盘功能不良引起的胎儿生长受限，往往合并羊水少，故对此类病患切开子宫下段时需谨慎，以免将胎儿先露部划伤。虽钝性或锐性扩大子宫切口在小样本试验中得出的结果是没有显著差异，但切忌暴力，以免切口延裂。

（3）子宫缝合：娩出胎儿后关闭子宫切口时需考虑到再次分娩可能，子宫肌层建议缝合两层。

（五）并发症防治

（1）母体并发症多与原本存在的相应妊娠合并症或并发症有关，术中及术后应进行针对性管理，如为子痫前期并发胎儿生长受限者，往往表面母体疾病较为严重，手术后需加强监测。

（2）胎儿生长受限者出生早期新生儿易发生窒息、低体温、低血糖、红细胞增多症等并发症，故在手术前合理应用糖皮质激素，出生时应请新生儿科医师到场帮助处理和评估，术后送至高危儿监护室观察和治疗为宜。

（3）施行此类剖宫产时，往往孕周小，子宫下段尚未形成，子宫下段弹性差，娩出胎儿过程中发生骨折可能性大，需注意动作轻柔，规范。

（六）手术相关问题研究与探讨

1. 导致胎儿生长受限的病因非常复杂，甚至有许多在宫内是无法明确的，如何避免由非整倍体、非－非整倍体综合征、先天性病毒感染等导致的胎儿生长受限施行剖宫产术，以减少母体不必要的损伤，是术前评估的重点也是难点。

2. 风险评估常用指标

（1）羊水体积：单象限无羊水往往预示预后不良。

（2）胎儿血管多普勒波形：脐动脉 PI 稍高，可以预后良好；单纯脐动脉 PI 增高，大脑中动脉正常，为早期 FGR；脐动脉 PI 增高，大脑中动脉 PI 下降，说明出现脑保护效应，血液最新分配，是中重度 FGR；脐动脉舒张末期血流缺失，表示严重缺氧。

（3）如果静脉导管心房收缩期流速下降或反流，右心房阻力增加为胎儿心力衰竭。

（4）生物物理评估低分，尤其是胎儿肌张力消失，提示胎儿预后不良。

（5）定期的超声检查：胎儿估计体重的动态改变可预测围生儿期预后，扫描同时可发现其他异常。

六、早产剖宫产

（一）概述

根据我国国情，早产（premature delivery）是指在满 28 孕周至 37 孕周之间（196～258 天）的分娩。此时娩出的新生儿称早产儿。国外较多国家将早产限定为 24 周。出生体重小于 2 500g 的早产儿死亡率国内为 12.7%～20.8%。早产死亡原因主要是围生期窒息、颅内出血、畸形，早产儿即使存活，亦多有神经智力发育缺陷，不良预后的发生率较高。近年来由于早产儿治疗学及监护手段的进步，其生存率明显提高，伤残率下降。

（二）术前评估和准备

（1）对于被评估为不可避免的早产者，应停用一切宫缩抑制剂。

（2）手术开始前需与新生儿科沟通，胎儿娩出前需新生儿科医生到场，并准备好相应的新生儿抢救准备（尤其做好早产儿气管插管准备），对未完成激素促胎肺成熟者，需做好新生儿娩出后立刻使用肺表面活性物质准备。

（3）当延长妊娠的风险大于胎儿不成熟的风险时，应选择终止妊娠，妊娠 < 34 周根据个体情况决定是否终止妊娠。

（4）对于 34 周前的早产强调术前应用糖皮质激素治疗，对于 <32^{+6}周、有临床证据将在 1 周内分娩者，而距前次使用糖皮质激素已间隔 2 周以上，可考虑抢救性追加 1 疗程糖皮质激素，可以明显降低呼吸窘迫综合征、新生儿脑室内出血和死亡的发生率。> 34 周、有证据表明胎肺未成熟者仍推荐使用激素促胎肺成熟，可改善围产儿预后。

（三） 剖宫产指征及分娩时机

对早产剖宫产指征的评估更关键是分娩时机的选择。对早产者分娩时机的选择是改善围产儿结局的关键所在。对于早产的分娩方式的争论一直存在，多认为当孕妇存在严重疾病和（或）胎儿受损，或存在胎儿生长受限，或有宫内缺氧直接证据者，建议剖宫产终止妊娠。

（1） 妊娠 <34 周尽量延长孕周，但出现非头位，且早产不可避免时，根据个体情况决定是否终止妊娠。

（2） 如伴有宫内感染则应尽快终止妊娠。

（3） 有其他剖宫产指征者可行剖宫产，但应在估计早产儿存活可能性较大基础上选择。

（四） 手术难点和注意事项

1. 腹壁切口　考虑到可能需再次生育情况，选择腹壁切口尽量选择下腹部正中纵切口，并且要求切口足够长，切勿因胎儿小而行小切口处理，以免在娩出胎儿过程中造成不必要的胎儿损伤，最常见为早产儿骨折。

2. 子宫下段切口　早产往往孕周小，子宫下段尚未形成，故选择子宫下段切口可以略偏低处，并向两侧微微上翘后撕开，确保子宫切口足够大。而破膜后切勿过快吸净羊水，以致宫腔骤然缩小使得胎儿娩出困难。

3. 对于远离足月的胎膜早破早产者　切开子宫娩出胎儿过程中发生骨折可能性大，若为单臀或混合臀先露，容易在胎儿肢体娩出时牵引不适当，损伤股骨可能；若为肩先露，则胎儿单手或单肩容易脱出于切口不易回纳，而致早产儿肱骨、锁骨骨折；而对于头先露高浮者，娩头时术者以指尖为着力点或采用拉钩等不适当的器械粗暴上撬胎头，容易发生颅骨乒乓球骨折。

（五） 并发症防治

（1） 早产者发生各种骨折可能性大，手术安排事先考虑人员资质，选择有经验医生手术，尽量减少早产儿损伤风险。在胎儿娩出困难，需延伸子宫段切口时，同时避免 T 型切口、L 型切口。

（2） 关闭子宫切口选择双层缝合，以期降低再次妊娠子宫破裂风险。所有使用宫缩抑制剂者均要预防产后出血。

（六） 手术相关问题研究与探讨

（1） 早产儿脐带结扎延迟：可降低早产儿贫血、低血糖发生，但目前对于延迟时间 30 秒 ~2 分钟不等，尚存争议。

（2） 早产的主要风险还是在胎儿损伤，因此有学者提出即使剖宫产也尽量保证胎膜完整性，认为对特别小孕周者，剖宫产可以连同胎膜一起娩出新生儿。

七、 产程异常与剖宫产

（一） 概述

产程异常可看做难产的代名词，其本身不是致病因素，而是一种潜在的病理征象，多为分娩产力、产道、胎儿及精神心理四个因素影响的结果。

众所周知，分娩是一种生理过程，很多时候难于"顺其自然"，需要进行干预，一般干预方法无效时可选择剖宫产。

（二）术前评估和准备

产程异常需要进行剖宫产手术者，术前和术时可因其剖宫产指征的不同而出现不同的状况。故而，术前对于母儿状态的准确评估是合理处理和手术的前提。

（1）产程时间过长或滞产者常存在不同程度水电解质紊乱、酸中毒、宫缩乏力、子宫及宫颈水肿等情况，术前尽量予以处理和纠正。

（2）此外由于在手术决定与施行之间多有一定的时间差，故而对于胎儿宫内缺氧严重者在手术开始前必须再次评估胎儿情况，如胎心＜80次/分，说明胎儿已处于濒死状态，此时对于是否还需施行手术应极其慎重，一般不主张实施剖宫产手术。

（三）并发症防治

1. 切口撕裂　此类手术易发生切口撕裂，手术开始前主刀需对产程时间、宫口大小、先露高低、胎位、胎儿情况等充分了解，再设计手术方案，最简单易掌握的要领是宫口越大，子宫下段选择切口越高，若胎头深入盆，手术者的左手要小心进入胎儿先露最低处，轻柔地往宫底方向托，胎儿娩出后，常规检查子宫切口。

2. 严重感染　鉴于产程时间长，宫口开大者，手术后发生感染可能增加。因此，产程中不要随意做阴道检查，剖宫产手术中，待胎儿娩出后需更换手套和冲洗宫腹腔，降低产褥感染的发生。

3. 深静脉血栓形成、肺栓塞　公认与血栓、栓塞性疾病相关特异危险因素是高凝状态、盆腔血管损伤及胎盘附着处血管壁损伤、剖宫产、产褥期活动明显减少、感染、液体丢失多等。显然，经过产程的剖宫产具备了上述所有高危因素，因此要注意抗感染、鼓励产妇多活动、多饮水，必要时抗凝治疗。

（四）手术难点与技巧

潜伏期、活跃早期的剖宫产术与普通剖宫产术相同，故此处主要针对活跃晚期及第二产程时剖宫产的难点和注意事项。

1. 切口　麻醉成功后，考虑到尽量缩短胎儿娩出时间，腹壁切口首选下腹部正中纵切口，且切口宜大。

2. 避免损伤膀胱　进腹时需警惕因胎头压迫时间过久可能存在的尿潴留，可考虑先自子宫下段推动先露部，尽量排空膀胱后再打开膀胱反折腹膜。

3. 选择子宫下段　切开时，位置要恰当：子宫下段切口不宜过低，一般规律是宫口越大，切口位置越高。

4. 娩胎头　台上医生一手托住胎头的最低点，借助杠杆作用帮助胎头上移，这样不会因用力过猛而致子宫切口过度延伸，在此期间，台上助手切勿在胎头被托出切口前过早按压宫底。

（五）手术相关问题研究与探讨

1. 子宫切口位置选择过低　因子宫切口选择过低处，则为宫颈组织，宫颈组织的特点是平滑肌少、结缔组织多、愈合能力差，且切口过低靠近阴道，易致感染，下段较窄，容易撕裂，不利愈合。因此提倡宫口越大、产程越长、选择切口位置相对偏高。此外，子宫下段肌层大多水肿，切开时避免造成胎儿的利器伤，撕开下段切口往两侧上翘，以减少切口向下裂伤的机会。

2. 子宫下段切口选择过高　如切口位于子宫体部与下段交界处，切口上下缘肌层厚薄不均，缝合时对合不良，易愈合不佳。缝合子宫切口的要求是尽量上下缘对合，避免穿过子宫内膜，用可吸收缝线双层缝合较佳。

3. 先露过深　娩出胎儿存在一定的技巧性：产科医生需一手上推胎儿肩膀，另一手自子宫切口和嵌入阴道的胎头间进入骨盆腔，用手掌缓慢上托胎头，若此步操作困难，可让台下助手自阴道内放置一手，手掌呈杯状托住胎头并上顶。胎儿娩出后主刀医生需立即更换手套，胎盘娩出后需对宫腔及时冲洗，对此类产妇重点关注在于子宫切口感染、愈合不良的问题，故特别强调术后预防性使用抗生素，并要求积极纠正产妇一般情况，如贫血、低蛋白等状态。

八、胎儿宫内窘迫时剖宫产

（一）概述

由于目前无法直接接触宫内胎儿，胎儿宫内窘迫（fetal distress）的诊断存在一定困难，诊断过于宽泛，临床上往往根据母亲情况、羊水量及性状、胎心率及胎儿监护图形间接判断。当然，实际工作中存在对胎儿宫内窘迫的过度诊断，尤其是随着胎儿电子监护的广泛使用，对临产前的胎儿宫内窘迫过度诊断显得更为明显，故临床医生要重视综合评估。

胎儿宫内缺氧往往由多种原因所引起，与母亲的合并症及妊娠并发症密切相关，妊娠不结束，病理状况无法根本纠正，即使经过处理，也不能根本上解决导致缺氧原因，故在治疗的同时还应考虑让胎儿尽早脱离缺氧环境。

（二）术前评估和准备

（1）一旦诊断胎儿宫内窘迫，即为紧急剖宫产手术的指征，应争分夺秒施行手术。若为真正的胎儿宫内窘迫，应在作出决定后5~6分钟作好手术准备，10~15分钟内娩出胎儿，能减少死产、重度窒息、严重缺氧等远期损害。从加强围产单位的管理要求，评估一个单位快速反应能力的一个重要指标是紧急剖宫产从决策到分娩间隔时间（DDI），据报道，分娩室的DDI是14.5分，手术室DDI是30.0分，局麻比全麻DDI更短。

（2）新生儿处理准备：新生儿窒息是胎儿宫内窘迫的延续，慢性缺氧对新生儿神经行为及2岁时的智能测试的影响比产时急性缺氧更严重，而且慢性缺氧后续新生儿窒息的影响更明显。因此，术前需作好新生儿复苏的人力、物力准备，新生儿科医生到场等候及实施抢救。所有产科医生及助产人员也应能熟练进行新生儿复苏。术后加强新生儿近期和远期随访。

（三）剖宫产指征

（1）慢性胎儿宫内窘迫伴FGR，排除胎儿缺陷者。

（2）OCT/CST阳性者，胎儿储备功能较差，难于耐受临产的压力负荷者。

（3）超声显示羊水过少，尤其是羊水指数<4cm者，胎儿生物物理指标<6分。

（4）分娩期紧急手术指征：对于存在下列情况，短期内阴道分娩困难或阴道助产无把握者，应选择紧急剖宫产：①胎心率持续≥160次/分，尤其≥180次/分或≤110次/分，尤其≤100次/分，伴羊水粪染者；②羊水少伴Ⅱ°及以上粪染者；③胎心监护出现频发晚减，重度可变减速，可变减速伴晚减混合图形，延长减速，以上减速伴基线变异或消失或减速后基线不能恢复到100次/分以上；④头皮血气 pH≤7.15。

（四）手术难点和注意事项

（1）麻醉：根据娩出胎儿的急迫程度选择合适的麻醉方式。一般可选择硬膜外或腰–硬联合麻醉，个别紧急手术时甚至可行局部麻醉，但胎儿娩出后再追加麻醉药物。

（2）手术步骤：同普通剖宫产，但要求尽快娩出胎儿，争取缩短分娩间隔时间，建议腹壁切口选择下腹部正中纵切口，快速进腹，对于创面的小血管渗血暂不处理，待关腹后再行仔细止血。胎儿娩出后术者尽快清理新生儿呼吸道，尤其是羊水污染、黏稠的，以减少胎粪吸入性肺炎发生。

（3）关闭子宫切口和腹腔的操作与普通剖宫产术相同，要求术毕仔细检查，彻底止血，这是对前期快速进腹可能忽略止血细节的进一步弥补。

（五）手术相关问题与研究

（1）脐带绕颈绕体过于紧密者，则先行松弛脐带后再娩出胎儿，娩出后稍延迟脐带结扎。

（2）分娩时机的选择：分娩时机应根据胎儿缺氧程度、胎儿成熟度及母体情况综合考虑。在选择分娩时机时既要考虑到让胎儿脱离缺氧的危险环境，又要考虑到胎儿出生后的生活能力。近年来许多临床专家发现，如果母亲疾病致胎儿宫内缺氧或宫内生长受限，<36周以前分娩的新生儿预后比要求成熟到36周以上再分娩者预后要好，因为后者处于极差的宫内环境，非但无法继续生长发育，反使缺氧加重，并发症增多，甚至胎死宫内。故孕周<36周重度缺氧或母亲病情危重者应及时终止妊娠。

（3）慎重对待胎儿宫内窘迫：既然目前对于胎儿宫内窘迫的诊断存在一定局限性，那就需要每位产科工作者掌握胎儿窘迫剖宫产指征，避免过度诊断的同时，更需避免剖宫产死婴发生。目前认为对胎儿宫内窘迫的正确评估来源于监测指标，公认的观点是分娩期的CTG有较高临床价值。

九、脐带脱垂时剖宫产

（一）概述

脐带脱垂（prolapse of umbilical cord）是最紧急的产科并发症之一，是指脐带在胎先露与产道之间受压而使脐血管机械性受压或脐血管痉挛致胎盘循环障碍，如不能及时处理可致胎儿很快死亡。如发生在胎膜完整时，临床判断只能待胎心突然消失后，往往较难提前诊断，因此处理是滞后的。在20世纪，脐带脱垂的发生率由1∶150降至1∶500，估计与经产妇增加有关，而与此同时，在过去的50年中，设施良好的医院围产期死亡率由50%~60%降至2%~15%，估计与不断攀升的高剖宫产率有关。

（二）术前评估和准备

一旦发生脐带脱垂，第一步处理是快速评估胎儿是否成活。行剖宫产术的前提是胎儿必须存活，大多情况下是直接通过触摸脐带的血管搏动来确定胎儿是否存活，也可通过胎心多普勒仪听诊胎心或超声波检查来确定，如胎心<100次/分，实施剖宫产需慎重，主张进入手术室和实施麻醉后再次评估，如胎心<80次/分，胎儿预后差，应果断放弃剖宫产手术。

临床发现脐带脱垂，是绝对的急诊，必须启动紧急剖宫产快速预警机制，高效率的围产单位应该有一支快速反应队伍，一旦有此类信号，麻醉师、洗手护士、动作熟练的手术医生、新生儿科医生分别立刻到达手术室，做好新生儿复苏一切准备，包括抢救设备，在新生儿娩出后及时抢救。

对于脐带脱垂，做出正确诊断并快速决策是非常关键的，同时配合冷静沉着和有条不紊的处理方可获得最佳围产结局，使得母儿风险降至最低。

（三）手术难点及注意事项

（1）麻醉选择：胎心正常且稳定者，剖宫产手术麻醉尽量选择脊椎麻醉，反对快速但危险性更高的全身麻醉；极少数情况胎心不稳定者也可在局麻下进行快速操作。

（2）手术准备同时，对充盈膀胱者需在剖宫产术前或打开腹膜前开放导尿管，排空膀胱。

（3）手术操作：建议首选下腹部正中纵切口，进腹后不急于止血，迅速取子宫下段横切口，术者娩到胎儿先露部后，行阴道脐带回纳的操作者方可松手，娩出胎儿后迅速交与手术台下，手术者需更换手套和冲洗宫腔，降低产褥感染的发生。因脐带脱垂剖宫产要求的是争分夺秒娩出胎儿，故而初始未能彻底止血，在缝合子宫下段切口后，需对膀胱反折腹膜、腹膜、肌层、筋膜、脂肪层各层严密止血，慎防产后血肿形成。

（四）手术相关问题与研究

（1）发生脐带脱垂的关键处理为立即解除脐带受压，无论脐带是否脱于阴道外，均需用手将脐带回纳和保护，在先露偏低的情况下可用指尖上推先露，以避免脐带受宫颈、先露和骨性骨盆的压迫。要求动作轻柔，尽量减少不必要的操作，以降低血管痉挛的发生。除此之外，也可同时采取臀高位或胸膝卧位，借助重力起辅助作用，或是留置尿管，让膀胱充盈至少500ml液体以抬高胎儿先露部和缓解脐带受压。而产妇送往手术室过程中，要求持续保持上述操作，尽量减少脐带受压。

（2）围生儿预后与脐带脱垂发生到分娩的间隔时间有明显的关系，若脐带血循环阻断超过7~8分钟，则胎死宫内。一般认为从胎心率开始下降到娩出胎儿的时间在20分钟之内者，预后较好，否则，病死率很高，即使存活者也可能存在神经系统后遗症。因此，脐带脱垂的处理方法以最短时间内终止妊娠是关键，急诊剖宫产常为首选。

（3）鉴于脐带脱垂的危险性及不可预见性，临床医生更关心脐带脱垂的高危因素，凡临产前有影响先露衔接异常者，均可发生脐带脱垂，如臀位、横位、骨盆狭窄、头盆不称及胎儿偏小等，其他促成因素尚包括：脐带过长、羊水过多者，脐带长度超过75cm发生脐带脱垂机会为正常者10倍。

十、产钳失败剖宫产（胎头深陷的剖宫产）

产钳术是临床工作中解决头位难产不可缺少的手段之一。正确使用产钳可以达到缩短产程、挽救母儿的作用，反之将会导致母儿损伤。

（一）产钳失败的原因

主要是术前判断失误。

（1）胎头位置判断错误：如胎方位检查错误、前不均倾误认为枕横位、高直后位误认为枕后位。

（2）胎头高位判断错误：胎方位异常或相对性头盆不称时胎儿头部受压时间过久导致颅骨重叠、胎头变形、产瘤形成，产瘤在阴道口显露，实际上胎头骨质部分还在坐骨棘以上；或者产妇骨盆浅者常造成先露低的假象。

（3）宫口未开全误认为宫口开全。

（二）此时剖宫产的难点

（1）胎头深陷：产钳失败时剖宫产常常是在第二产程或第一产程晚期，胎头大多数已降到了盆底，深嵌在盆壁之间，造成取头困难。这时手术应由技术比较熟练的医生进行，以备必要时协助。

（2）子宫下段拉长变薄：产钳失败时剖宫产往往产程较长，子宫下段拉长变薄，严重者子宫上下段交界处可能上移到脐部以上。如果经验不足可能子宫切口位置选择太低，一则损伤膀胱，二则切口位置低甚至切口在宫颈。此时应该注意寻找辨别子宫上下段交界处。膀胱反折腹膜很薄，无脂肪组织是其特点。

（3）子宫切口撕裂：由于上述原因，容易造成子宫切口撕裂，引起出血。

（4）产钳失败改作剖宫产，阴道操作多对胎儿刺激大且费时，易发生胎儿窘迫，或原有的胎儿窘迫加重，易出现新生儿窒息或吸入性肺炎。

（5）经过产钳折腾后，羊水往往流光了，且阴道操作多刺激子宫，可能导致子宫痉挛性狭窄环形成，以致子宫紧包胎儿，造成胎儿娩出困难。

（三）注意事项

（1）决定要慎重：发生产钳失败时，一定要请有经验的上级医师作详细的腹部检查和阴道检查，确定不能经阴道分娩，才能决定剖宫产。

（2）密切监测胎心：确定胎儿存活，如果有胎儿窘迫，需要紧急剖宫产，争取在 15 ～ 30 分钟内取出胎儿。

（3）产妇运送到手术室后再做一次阴道检查临床上偶尔也发生过胎方位异常，认为不能阴道分娩，送到手术室后，由于搬动过程中产妇体位改变，胎方位自然纠正，胎头下降，最后阴道分娩。这在经产妇更多见。千万避免上台切开子宫后，又从阴道分娩。

（4）上台前做好新生儿抢救的准备。

（5）手术麻醉：可以选择硬膜外＋腰麻，如果产妇紧张，可以选择全麻。

（6）切口选择：因为子宫下段过分扩张拉长，如果经验不足可能子宫切口位置选择太低，一则损伤膀胱，二则切口位置低甚至切口在宫颈。此时应该注意寻找辨别子宫上下段交界处。膀胱反折腹膜很薄，无脂肪组织是其特点。应将切口选在子宫上下段交界处下 2cm 处，大小适当，约 10cm。

（7）托胎头：要把胎头上推到切口平面（胎儿耳朵），必要时由台下助产士或医生经阴道上推胎头，才能托出胎头。

（8）胎儿娩出后，检查产道，是否存在损伤，特别是子宫下段和宫颈。

（9）在关腹后，缝合阴道切口前要阴道、宫颈探查，以免宫颈撕裂、阴道血肿没有及时诊断和处理。

十一、胎盘早剥时剖宫产

胎盘早剥危及母儿的生命安全。母儿的预后与处理是否及时有密切关系。胎儿未娩出前，胎盘可能继续剥离，难以控制出血，持续时间越长，病情越严重，并发凝血功能障碍等合并症的可能性也越大。若胎盘剥离面超过胎盘的 1/2 或以上，胎儿多因严重缺氧而死亡。因此，一旦确诊，必须及时终止妊娠。终止妊娠的方法根据胎次、早剥的严重程度、胎儿宫内状况及宫口开大等情况而定。

（一）经阴道分娩

经产妇一般情况较好，出血以显性为主，宫口已开大，估计短时间内能迅速分娩者，可经阴道分娩。先行人工破膜，使羊水缓慢流出，缩减子宫容积。破膜后用腹带包裹腹部，压迫胎盘使之不再继续剥离，并可促进子宫收缩，必要时配合静脉滴注缩宫素缩短产程。分娩过程中，密切观察患者的血压、脉搏、宫底高度、宫缩情况及胎心等的变化。有条件者可用胎儿电子监测仪进行监护，更能早期发现宫缩及胎心的异常情况。要求在发病 6 小时内结束分娩。

（二）剖宫产

重型胎盘早剥，特别是初产妇不能在短时间内结束分娩者；胎盘早剥虽属轻型，但有胎儿窘迫征象，需抢救胎儿者；重型胎盘早剥，胎儿已死，产妇病情恶化，处于危险之中又不能立即分娩者；破膜引产后，产程无进展者，均应及时行剖宫产术。手术注意事项如下。

（1）快速进行术前准备：开放静脉通道，检验血常规、凝血功能、肝肾功能、血型、备血、备皮、留置导尿管等；与家属谈话告知疾病的危险性及手术风险。安排高年资有经验的医师上台手术。

（2）术前如发生休克或 DIC，立即输血和凝血物质，病情稍有好转，尽快进行手术，同时继续补充血容量和凝血因子。

（3）同时通知手术室、麻醉师做好手术准备，联系血库和药房准备血液、凝血因子等；如胎儿存活，通知新生儿科医师做好新生儿抢救准备。

（4）术中取出胎儿、胎盘后，应及时行静脉和宫体肌肉注射宫缩剂、按摩子宫，一般均可使子宫收缩良好，控制出血。若发现为子宫胎盘卒中，同样经注射宫缩剂及按摩等积极处理后，宫缩多可好转，出血亦可得到控制。若子宫仍不收缩，出血多且血液不凝，出血不能控制时，则应在输入新鲜血或凝血因子的同时行子宫切除术。

（5）胎盘早剥可能并发凝血功能障碍，应注意手术各创面止血，防止血肿，严重者可能需要放置腹腔和腹壁引流。

（6）术后严密观察产妇生命体征、宫底高度、阴道流血、尿量，随访血常规、凝血功能，继续补充血容量和凝血因子直至贫血和 DIC 纠正。随访肝、肾功能，如有异常及时处理，防止肝肾功能衰竭。

（7）应用广谱抗生素预防感染。

十二、子宫破裂时剖宫产

子宫破裂为产科严重的并发症，威胁母儿生命。关键在于预防。一经确诊，尽快处理。

根据子宫破裂发展过程可分为先兆子宫破裂和子宫破裂两个阶段。

（一）子宫破裂危险因素

1. 瘢痕子宫 剖宫产史、肌瘤剥除史、子宫穿孔史等明确子宫手术史容易引起医师注意。笔者所在的医院遇到 2 例腹腔镜下附件手术史者于孕晚期发生子宫破裂，术中证实破裂处有陈旧瘢痕。

2. 梗阻性难产 因头盆不称、胎位异常等原因使胎儿先露部下降受阻，为克服阻力，子宫上段肌层强烈收缩，下段受牵拉变薄。

3. 宫缩剂应用不当 如指征和禁忌证掌握不当、观察不仔细等。

4. 产伤 手术助产如产钳、臀牵引、内倒转、毁胎术等，皆可造成子宫破裂。

5. 子宫肌壁病理改变 先天性如子宫畸形，后天性如胎盘植入、子宫穿孔。

6. 多产 分娩 4 胎以上的经产妇发生子宫破裂的概率比 4 胎以下的高 3 倍，7 胎以上高 7 倍以上，这是由于多次妊娠及分娩使肌纤维损伤或瘢痕形成。

（二）临床表现与诊断

先兆子宫破裂主要表现为病理缩复环的出现、下腹压痛及胎心率改变、排尿困难、血尿等。

子宫破裂主要为下腹压痛、反跳痛、胎心不规则或消失，下腹触及胎儿肢体。产程中有大量阴道出血，但没有前置胎盘，除了考虑胎盘早剥，有以上危险因素者还要考虑子宫破裂。

子宫破裂诊断主要根据病史、临床表现及体征。B 超能快速了解子宫、胎儿情况、腹腔积血多少，因此 B 超是重要的辅助诊断方法。

（三）处理

1. 先兆子宫破裂 如果处理及时，可保证母儿安全，并避免发展到子宫破裂。

（1）应先给大量镇静剂如哌替啶 100mg 肌肉注射以抑制宫缩，做术前准备，采用剖宫产术尽快结束分娩以争取活婴。避免阴道助产，即使胎儿已死亡也不宜经阴道分娩以免发展到子宫破裂。

（2）手术时注意探查，发现有子宫部分破裂，需要修补。

（3）术后大剂量有效抗生素防治感染。

2. 子宫破裂 确诊子宫破裂，无论胎儿是否存活，均应密切观察孕妇的生命体征，患者一旦表现出休克的症状，立即积极抢救，输血、输液（至少建立 2 条静脉通道快速补充液体）、吸氧等，及时手术治疗，抢救产妇生命。即使死胎也不应经阴道分娩以免破口增大、出血增多及感染扩散。

首先迅速剖腹取出胎儿和胎盘，吸净盆腔积血和羊水，检查子宫破裂情况，如有活跃出血，用卵圆钳或鼠齿钳钳夹止血，然后根据子宫破裂的程度和部位、手术至发生子宫破裂的时间以及有无严重感染等决定进一步手术方式。

（1）子宫破裂修补手术：适于破裂口边缘整齐，破裂至手术时间不超过 24 小时、无并发感染、未损伤子宫动脉、无子宫畸形，渴望要求再生育者。如产妇已有活婴，建议同时行双侧输卵管结扎术。

（2）次全子宫切除术：适于裂口较大或不整齐，且有感染可能者。

（3）全子宫切除术：适于裂口不仅在下段，且向下延及宫颈管或为多发性撕裂者。

（4）穿透性胎盘植入并子宫破裂：一旦发生，均需手术治疗，视胎盘植入部位、植入面积及子宫破裂程度行全子宫或次全子宫切除术或部分子宫肌层切除术以及双侧输卵管结扎术，如胎盘植入侵及盆腔其他器官，应在手术时一同进行修补。

（四）注意事项

（1）复杂破裂至骨盆漏斗韧带、阔韧带内血肿，解剖关系不清时，应注意输尿管与骨盆漏斗韧带的交叉，避免损伤输尿管。

（2）有的复杂破裂延及膀胱、阴道穹隆、直肠，要仔细检查，注意修补。

（3）有学者报道一例产程停滞患者行剖宫产时腹腔无出血，未进行仔细探查，术后持续阴道出血，再次手术探查被证实为子宫后壁破裂。因此，凡有分娩中难产、滞产经过，即使无子宫破裂临床征象，剖宫产时也应仔细探查，以免延误诊断。

（4）术前、术中及术后大剂量有效抗生素防治感染。

十三、外阴、阴道静脉曲张与剖宫产

单纯外阴阴道静脉曲张是产科常见病，多数在分娩后自行恢复，且没有很好的治疗方法。多数患者考虑经阴道分娩易出现静脉曲张破裂或合并其他并发症而行剖宫产终止妊娠。

经阴道分娩危险性较大的原因主要在于：大阴唇皮下富有脂肪组织、弹性纤维及静脉丛，但无肌肉，妊娠期外阴阴道组织中小静脉显著增多，且高度扩张，形成许多大的血管瘤样静脉束，胎头拨露着冠及胎儿娩出时，阴道口周围组织张力增大，易出现曲张静脉破裂，并容易形成难以控制的血肿。临床上应综合考虑曲张静脉的部位、大小、张力等因素。估计对经阴道分娩无明显影响，且无其他产科并发症的可考虑经阴道分娩。

预防血肿形成的措施如下：①分娩前可局部给予50%硫酸镁湿热敷，降低其张力。②在胎头拨露时，可考虑行会阴正中切开或侧切术，角度可稍有改变，尽可能避开曲张静脉。③分娩过程中一旦胎头拨露着冠，要尽快结束分娩，防止曲张静脉随会阴组织张力增大而破裂。④胎儿胎盘娩出后要仔细检查软产道损伤情况。若发现有曲张静脉破裂，应迅速用丝线或可吸收线行八字缝合，结扎止血。阴道内也要仔细检查，以防不易发现的小静脉曲张破裂，造成阴道内血肿形成。⑤会阴切开刀口缝合时也要尽可能避开刀口旁曲张的静脉。⑥妊娠期及产后应对孕产妇进行健康卫生指导，保持外阴清洁，防止曲张静脉因外因破裂。

对于外阴静脉曲张孕妇，应注意是否合并腹壁静脉曲张，如果有腹壁静脉曲张，需要排除肝脏疾病如肝硬化等。

十四、尖锐湿疣与剖宫产

尖锐湿疣是由人乳头瘤病毒（HPV）感染引起的丘疹样外阴病变，也可累及阴道和宫颈。

妊娠期HPV母婴传播的具体机制尚未阐明，有学者认为HPV可能引起病毒血症，除产道传播外还存在宫内传播。有学者采用PCR法检测了105例母亲分娩时的宫颈刮片及其106例新生儿鼻咽分泌物的HPV DNA，并对病毒进行了分型，结果发现39例（36.8%）新生儿HPV DNA阳性，其中29例与母亲标本中的病毒分型一致，且有5例为剖宫产娩出的新生儿，该结果证实了如果产妇存在宫颈HPV感染（即使是亚临床感染），其新生儿容易受累，

且 HPV 可经垂直传播途径引起宫内感染；剖宫产不能阻止新生儿感染 HPV，但可降低其感染率。尽管新生儿 HPV（尤其是 6、11 型）感染多由垂直传播引起，但临床上婴幼儿 HPV 相关的皮肤、黏膜疾病却并不多见。有研究认为破膜与分娩的间隔时间可能为一个影响新生儿 HPV 感染的重要因素。此外，还有文献报道 HPV 感染与死产、胎儿生长受限、高胆红素血症、胎儿畸形无关。因此，到目前为止，HPV 感染不是剖宫产指征，也没有理由证明 HPV 感染者不可以妊娠。

若妊娠足月，发现病灶广泛存在于外阴、阴道和宫颈时，经阴道分娩极易发生软产道裂伤，甚至大量出血，或巨大病灶堵塞软产道，均应择期行剖宫产术终止妊娠。其余可按产科情况决定分娩方式。

十五、生殖道畸形剖宫产

（一）双子宫妊娠

1. 剖宫产指征

（1）双子宫单侧妊娠，枕先露可经阴道分娩，但因为子宫发育不良，容易出现子宫收缩乏力，应密切注意产程进展，出现产程异常时需要剖宫产。

（2）未孕子宫嵌顿在骨盆入口阻碍产道需剖宫产。

2. 注意事项

（1）大多数可作子宫下段横切口，如果下段较窄，则采取跨越宫体及子宫下段的纵切口，以避免两侧撕裂出血。

（2）术后应经阴道扩张未孕子宫宫颈，以利非孕子宫内蜕膜管型和恶露的排出。

（二）双角子宫妊娠

根据双侧宫角分开的程度分为完全双角子宫，即从宫颈内口处分开。如在内口之上分开为不全双角子宫。仅在宫底部有凹陷也称弓形子宫。

1. 剖宫产指征

（1）双角子宫胎位异常率高，大多数需要剖宫产。

（2）弓形子宫可以充分试产，根据产科指征行剖宫产。

2. 注意事项

（1）根据子宫下段宽窄决定作子宫下段横切口或跨越宫体及子宫下段的纵切口。

（2）有时胎盘嵌顿在子宫另一角内，应沿脐带走行查找。

（3）有两个宫腔者，应分别用卵圆钳探至宫颈，并尽可能刮出全部宫腔内蜕膜。

（4）缝合时注意不能人为造成死腔，要保持两侧宫腔的引流通畅。

（三）纵隔子宫妊娠

根据纵隔的部位可分为完全和不完全纵隔子宫，前者的隔从宫底直到宫颈内口或外口，常合并阴道纵隔。后者隔的下方在宫颈内口上方的任何部位。

1. 剖宫产指征

（1）不完全纵隔子宫可以经阴道分娩，注意产程进展。根据产科指征行剖宫产。

（2）完全纵隔子宫可能影响宫口扩张，应放宽剖宫产指征，以免宫颈被纵隔过度牵拉而造成损伤。

2. 注意事项

（1）不完全纵隔子宫：根据子宫下段宽窄决定作子宫下段横切口或跨越宫体及子宫下段的纵切口。

（2）完全纵隔子宫应行跨越宫体及子宫下段的纵切口剖宫产。

（3）酌情行纵隔切除术：如果胎盘附着在纵隔上，常常会形成植入性胎盘，宜一并切除。

（四）单角子宫妊娠

一侧副中肾管发育完好，形成一个发育较好的单角子宫伴有一侧发育正常的输卵管。对侧副中肾管发育完全停止。

由于单角子宫宫腔相对狭小容易发生胎位异常，或者由于子宫肌层发育不良，容易宫缩乏力造成产程异常甚至发生子宫破裂，所以单角子宫宜作剖宫产。

注意事项：①大多可行下段横切口。如果下段狭窄，应行跨越宫体及子宫下段的纵切口。②由于子宫肌层发育不良，容易宫缩乏力，应加强宫缩剂应用，预防产后出血。

（五）残角子宫妊娠

残角子宫为先天发育畸形，由于一侧副中肾管发育不全所致。残角子宫往往不与另一侧发育较好的子宫腔沟通，但有纤维束与之相连。残角子宫妊娠是指受精卵着床于子宫残角内生长发育。

残角子宫壁发育不良，不能承受胎儿生长发育，常于妊娠中期时发生残角子宫自然破裂，引起严重内出血。

偶有妊娠达足月者，分娩期亦可出现宫缩，但因不可能经阴道分娩，胎儿往往在临产后死亡。如未确诊而盲目试产也会引起残角破裂。B 型超声显像可协助诊断。

确诊后应及早手术，切除残角子宫及同侧输卵管，并将残角子宫的圆韧带对称地缝合固定于正常单角子宫的同侧，以防术后发生子宫变位。若为活胎，应先行剖宫产，然后切除残角子宫及同侧输卵管，并将残角子宫的圆韧带对称地缝合固定于正常单角子宫的同侧。

十六、子宫脱垂时剖宫产

子宫脱垂是非常罕见的妊娠期合并症，文献可以查到的病例只有 245 例。妊娠期子宫脱垂合并胎死宫内、孕产妇病率等并发症非常罕见，但不适感、尿道感染和尿潴留依然是常见的产前并发症，同时分娩期宫颈扩张阻滞、宫颈水肿所致的宫颈难产、宫颈撕裂、子宫下段破裂等较为常见。由于宫缩乏力容易发生产后出血。

注意事项如下。

（1）一般能自然分娩，但宫颈严重水肿者剖宫产指征可适当放宽。

（2）最好行选择性剖宫产，在子宫收缩开始前手术。

（3）严重子宫脱垂者可能子宫下段位于盆腔深部，术时需要助手经阴道上推宫颈以利手术。

（4）注意预防产后出血。

（柏兴利）

第八节　产科合并症时剖宫产的难点和注意事项

一、心脏病时剖宫产

（一）概述

妊娠合并心脏病可分为两类，第一类为心脏病合并妊娠：是指受孕前心脏已出现病变，在此基础上妊娠，常见的心脏病变包括风湿性心脏病、先天性心脏病、高血压性心脏病、二尖瓣脱垂、肥厚性心肌病和各种心律失常等，临床上以风湿性心脏病和先天性心脏病合并妊娠最为多见。第二类为与妊娠相关的心脏病，例如妊娠高血压性心脏病、围生期心肌病等。妊娠合并心脏病的发病率为 $1\% \sim 2\%$。近年来，妊娠合并风湿性心脏病的比例有下降趋势，而先天性心脏病合并妊娠，特别是经过外科治疗后的先天性心脏病合并妊娠的比例在上升。无论何种心脏病变，对剖宫产和麻醉过程中血流动力学变化的耐受能力下降，需要充分评估和做好各种防治措施才能保证母亲和胎儿平安度过围术期。

（二）术前评估及术前准备

1. 剖宫产术前心脏功能的综合评估　剖宫产指征主要由产科指征及孕妇的心脏功能决定。但可适当放宽剖宫产指征。心功能Ⅲ～Ⅳ级的、肺动脉高压、肺瘀血、严重的右向左分流、活动性风湿热等，或者过往有过心衰史的孕妇宜选择剖宫产终止妊娠。

2. 剖宫产的时机　严重心衰时不是剖宫产的最佳时机，应在内科医生的指导下积极纠正心衰，心衰纠正后，心功能得到改善时应及时终止妊娠。注意治疗措施应该适应不同的基础心脏疾病和不同血流动力学改变，除非已明确基础疾病的病理生理改变，明确失代偿的原因，否则一成不变的强心利尿治疗有时是危险的，甚至是致命的。但如果心衰严重，经内科治疗无效，继续发展将危及母儿生命时，无论孕周大小，均应在处理心衰的同时紧急剖宫产，以减轻心脏负担，挽救母亲生命。合并产科急危重症，例如子宫破裂、胎盘早剥、产前大出血等情况时，也应该在积极纠正心衰的同时紧急手术。特别高危的患者可考虑术前留置有创性的肺动脉漂浮导管，有助于进行针对性的个体化治疗。

3. 术前准备　术前完善心电图、超声心动图等检查，必要时要行胸片检查。术前必须检测血尿常规、肝肾功能、心酶学指标、血液学指标、D－二聚体等，充分评估心脏病患者有无出现其他重要脏器的并发症，如肺、肝脏、肾脏以及感染等情况。术前可行多科会诊讨论，包括心内科、麻醉科、心外科等，根据心脏病的种类及手术史，充分评估孕妇的心功能、耐受手术的程度以及手术麻醉分级，制订出详尽的围术期救治方案。

4. 关于抗凝剂的使用　对于换瓣术后使用抗凝剂的患者，围术期要防止术前术后抗凝剂的用量不够或过量使用。一般情况下术前 $3 \sim 5$ 天停止使用华法林，停用华法林的第二天改用皮下注射低分子肝素。术前 $12 \sim 24$ 小时停用低分子肝素，例如择期手术，停用术前夜间使用的低分子肝素，急症手术时，立即查凝血酶原时间和活动度，同时静脉注射维生素 K_1 $10 \sim 20mg$，4 小时后复查凝血酶原时间正常后即可手术，如时间紧迫，可不等待化验结果，静脉注射维生素 K_1 后开始手术，术中仔细止血。若没有明显出血倾向术后 $24 \sim 48$ 小时开始用低分子肝素抗凝，手术当天或者术后第一天开始服用华法林，$3 \sim 5$ 天后复查 INR，若 INR 在 2.5～3.5 区间，可停用低分子肝素。

5. 其他 贫血可加重围术期心脏病患者血流动力学的紊乱，诱发心衰和休克的风险。对术前就有中度贫血的孕妇，可在选择性手术之前适当输血改善贫血程度，有感染征象者要及时予以抗感染治疗。

（三）手术技巧及麻醉

1. 手术及麻醉方式 手术方式多选用子宫下段剖宫产术，有特殊情况者可选用古典或其他子宫切口的剖宫产术。麻醉首选对血流动力学影响较小的硬膜外麻醉或硬腰联合麻醉，麻醉后孕妇外周血管扩张，静脉回心血量减少，可以减低心脏负荷，但也相应影响了心输出量。故麻醉时应避免血压下降过低过快，诱发心衰。持续硬膜外麻醉的主要危害是母亲低血压，对有心内分流而出现肺动脉高压或者主动脉狭窄的患者危害较大，心脏排血量急剧减少，直接影响母儿血供。所以最好由高年资或技术熟练的麻醉医生进行操作和实施术中的管理。对于血流动力学极不稳定的心脏病患者可采用气管内全麻。

2. 手术技巧 对于心脏病合并妊娠的患者，应选派技术熟练和配合良好的手术团队，这样可以缩短手术时间，减少术中的出血，有利于术中血流动力学的稳定。术中胎儿娩出后预防应用宫缩剂加强宫缩，但禁用麦角类宫缩剂。对于创面渗血较多，或者剖宫产术后仍有很高出血风险的产妇，可以留置腹腔引流管观察出血量，术后根据腹腔引流量的变化决定术后使用抗凝剂的时机。

（四）并发症的防治

产后出血、贫血、感染、心衰和血栓栓塞是心脏病的严重并发症，应积极预防。孕期及分娩期无心衰证据的孕妇在产后仍可出现心功能失代偿，故产褥期也仍然需要加强监护。

（1）严密监护：麻醉前后、术中术后应予心电及血氧饱和度的监护，严密监护孕妇的生命体征，血氧饱和度的进行性下降要警惕肺水肿的发生，术后一般予至少 6 小时以上的心电、血氧饱和度监测，对高危心脏病，或术后生命体征不稳定的特殊患者可术后 24 小时连续监护，重病患者应转 ICU 监护。

（2）液体的管理：手术中应避免使用影响心功能的药物或者选用对心肺循环和血流动力学影响较小的药物。麦角新碱可增加周围血管阻力，故不用于心脏病孕妇。低浓度的缩宫素不引起循环变化，但应避免术中缩宫素滴注速度过快引起心动过速、心脏负荷突然加重诱发心衰。术中术后应严格控制补液量及速度，宁慢勿快，宁少勿多。注意体液平衡，记录 24 小时出入量。

（3）现已不推荐剖宫产术中常规预防细菌性心内膜炎。仅对中高危孕妇预防性使用抗生素，例如换瓣术后、既往有细菌性心内膜炎病史、复杂的发绀性先天性心脏病、二尖瓣脱垂伴反流、风湿性心脏病、肥厚型心肌病，以及绝大多数的除了低危心脏病之外的先天性心脏病。预防性使用抗生素，可选用广谱类抗生素，首选青霉素类和头孢类。细菌性心内膜炎首选青霉素类抗生素，体温正常后不宜立即停药，可以再适当延长抗生素使用时间，预防用药从临产开始用至产后一周。

（4）术中术后以及产后 72 小时内是患者最容易发生心衰的时期，特别是充血性心力衰竭。对心脏病患者术后要严密监护，特别要强调高级别的护理等级，应与普通产妇区别对待，要强调产妇充分休息，要特别注意产妇有无心衰前兆，注意控制补液速度及补液量，如果产妇已经可以进食就应尽量减少不必要的补液，避免医源性因素诱发心衰。

（5）有报道术后使用抗凝剂会使部分患者增加切口血肿的风险，术后要注意观察患者症状体征，监测体温和血象变化，出院前可复查妇科超声了解盆腔及切口情况。

（6）心功能Ⅲ～Ⅳ级，或有心衰史，不宜哺乳，术后应及时给予回奶药，选择合适的方法避孕。

（五）手术难点与技巧

剖宫产术中娩出胎儿时腹部加压动作应轻柔，若胎头高浮，可使用剖宫产产钳协助娩出胎头。选择手术操作熟练、配合良好的医生主持手术，术中止血要彻底，尽量缩短手术时间。

二、糖尿病时剖宫产

（一）概述

妊娠期糖尿病（gestational diabetes mellitus，GDM）是以高血糖为特征的产科最常见的并发症，妊娠期血糖控制不好的孕妇容易出现大于胎龄儿、巨大胎儿或胎儿宫内生长受限、妊娠期高血压疾病、产程中宫缩乏力、胎儿窘迫等并发症，因此 GDM 孕妇的剖宫产率高于正常妊娠者。而围术期患者进食不规律、手术的创伤、麻醉等均可能影响血糖的水平，增加围术期并发症发生的风险。因此 GDM 孕妇除了常规剖宫产需注意的事项外，在围术期管理好血糖水平非常重要。

（二）术前评估及术前准备

（1）妊娠合并糖尿病本身不是剖宫产的指征，如果无头盆不称，可经阴道试产。如果合并巨大胎儿、严重的血管病变、严重的 FGR 或头盆不称等可考虑剖宫产终止妊娠。

（2）根据血糖控制情况和并发症分级来指导终止妊娠的时机。GDM A1 级可在接近预产期左右终止妊娠；GDM A2 级血糖水平控制良好者、B、C 级可在妊娠 38～39 周左右终止妊娠，终止妊娠前不需行羊膜腔穿刺抽取羊水了解胎儿肺成熟度；血糖水平控制不理想或 D 级以上合并微血管病变者应择期行羊膜腔穿刺抽取羊水了解胎儿肺成熟度，胎儿成熟后应提早终止妊娠。

（3）术前要完善血尿常规、生化、电解质、肝肾功能、心电图等检查，行眼底检查了解有无糖尿病视网膜病变。产科超声测量胎儿生长发育的指标，尤其要测量胎儿的腹围以及估重，有条件者可测定糖化血红蛋白水平。

（4）妊娠期应用胰岛素控制血糖并需择期剖宫产终止妊娠者，术前晚可继续使用中效胰岛素，手术当天停用所有皮下注射胰岛素，改静脉滴注，每 1～2 小时监测一次血糖水平，根据血糖水平调整胰岛素用量（表 17－1），此表格适用于产程中或术中胰岛素的使用。

表 17－1　小剂量胰岛素持续滴注的临床应用

血糖（mmol/L）	胰岛素（U/h）	液体（125ml/h）	配伍
<5.6	0	5% GNS/乳酸林格	
5.6～7.8	1.0	5% GNS/乳酸林格	50ml +4U
7.8～10	1.5	0.9% NS	500ml +6U

血糖（mmol/L）	胰岛素（U/h）	液体（125ml/h）	配伍
10～12.2	2.0	0.9% NS	500ml+8U
>12.2	2.5	0.9% NS	500ml+10U

（三）并发症的防治

（1）产后出血：糖尿病孕妇合并羊水过多和巨大胎儿的发生率增加，产后出血风险增加。术前要做好预防产后出血的准备，有高危因素的孕妇在胎儿娩出后可以预防性使用促进子宫收缩药物，减少产后出血的发生。

（2）糖尿病孕妇合并产科感染的风险增加，术后可用广谱抗生素预防感染。

（3）预防新生儿低血糖：新生儿出生后及早喂糖水或开奶，出生后半小时内应查血糖、监测呼吸等，如出现异常及时转儿科。早产儿或胎肺不成熟新生儿需转新生儿科监护和救治。

（4）择期手术禁食时间长，需要监测血糖，必要时予以补液，注意预防围术期酮症酸中毒。剖宫产之前若经过长时间试产的孕妇也同样要监测血糖和尿酮体，注意尿量、血钾，注意维持一定补液量，鼓励尽早进食，若发现疲倦、淡漠、皮肤干燥脱水、尿少、血糖升高或者血钾降低等症状体征，应该要警惕酮症酸中毒的可能。

（5）产后胰岛素应用：剖宫产后至少每2小时监测血糖一次，持续6小时，若血糖不稳定，监测的频率应该更高。术后尽早恢复进食，未恢复正常饮食前要密切监测血糖水平及尿酮体，根据监测结果决定是否应用并调整胰岛素用量。一旦恢复正常饮食，停止静脉滴注胰岛素并及时行血糖轮廓试验。血糖异常者，应用胰岛素皮下注射，妊娠期糖尿病孕妇由于胰岛素抵抗程度的改善，产后所需胰岛素往往较孕前明显减少1/2～2/3，可根据产后血糖水平调整剂量。产后血糖恢复正常者无须继续胰岛素治疗。原有1型和2型糖尿病孕妇产后不宜完全停用基础胰岛素用量，特别是1型糖尿病孕妇，自身胰岛素分泌障碍，产后突然停用或者减量使用胰岛素很容易造成产后血糖的异常升高。原有1型和2型糖尿病孕妇产后所需胰岛素一般会恢复到孕前水平，具体可参考产后监测的血糖水平调整剂量。

三、胸廓畸形时剖宫产

（一）概述

胸廓畸形发病率低，国内文献报道发病率为0.0131%～0.09%，国外文献报道发病率为0.043%～0.072%。胸廓畸形的常见病因包括外伤、骨结核、脊柱先天发育异常、脊髓灰质炎和佝偻病等。20世纪60年代以后脊髓灰质炎和佝偻病的患病率明显下降，目前主要致病因素为骨结核和外伤，部分患脊柱侧弯的孕妇，由于产检时体检的不细致，容易漏诊。胸廓畸形的孕妇呼吸运动主要依靠横膈运动，故肺活量下降，残气量比率增加，容易发生肺不张及肺部感染。肺功能的减退，易引起肺源性心脏病和心功能衰竭。随着妊娠期需氧量增加，心肺负担进一步加剧，可导致孕妇心、肺功能下降，子宫胎盘氧供减少，母儿并发症的增加，低体重儿的发生率及围生儿死亡率明显增高。胸廓畸形的治疗原则基本同非孕患者，关键在于保持呼吸道畅通，改变通气功能，纠正缺氧，积极预防和控制呼吸道感染，有效纠正心衰，适时终止妊娠。

（二）术前评估及术前准备

（1）术前请胸外科、呼吸内科等相关专科会诊，评估肺功能，建议行肺功能测定。

（2）由于胸廓畸形常合并脊柱及骨盆的变形，有可能改变骨产道的形态，影响胎先露的入盆，胎头高浮、悬垂腹及胎位异常的发生率增高。不利于经阴道分娩，难产发生率会增加，所以产前要行头盆评分，出现头盆不称者需剖宫产终止妊娠。

（3）胸廓畸形产妇对生产、分娩的耐受性较低，容易诱发呼吸、循环衰竭，故术前要详细了解心脏的功能。

（三）手术方式及麻醉

（1）术前麻醉医生要仔细了解胸廓畸形的原因和程度，心肺功能的状况，评估手术过程中的病理生理改变对心肺功能的影响，选择适合的麻醉方式。若脊柱变性较少，可以使用硬膜外麻醉，否则需选用全麻。

（2）体位：胸廓变形严重，手术时不能平躺的患者可以采用半坐卧位或侧卧位。

（四）并发症的防治

（1）围术期药物的选择：胸廓畸形的孕妇以先天性疾病为主，病程长，大多心肺功能欠佳，因此术中术后避免使用加重心脏负担的药物。

（2）围术期的监护：剖宫产术前后加强监护，严格控制补液量及速度，床边持续心电监护血氧和生命体征指标，记录 24 小时的出入量。

（3）鼓励产妇术后尽早下床活动，鼓励咳痰，可使用化痰药物帮助排痰。

（4）使用有效的抗生素预防感染。

（5）术后需慎用呼吸抑制剂。

（五）手术注意事项

（1）胸廓畸形的孕妇多合并脊柱及骨盆的变形，胎先露难以入盆，容易造成胎位异常、胎头高浮或者悬垂腹，后者可导致子宫下段在术中难以暴露，手术难度增加。手术前需仔细辨别胎先露性质，及先露高低，有条件的可予超声确认，手术切口不宜过低，否则会造成出头困难或者缝合困难。

（2）胸廓畸形的孕妇再次妊娠引起心、肺等严重并发症的风险一样很高，建议采用避孕措施，剖宫产时可行输卵管结扎术绝育，也可以术后选择其他方法避孕。

（3）由于骨发育不良造成的胸廓畸形还要注意有无合并其他骨质改变疾病的可能，例如骨质疏松，加腹压娩出胎儿的时候要避免压迫到胸廓造成肋骨骨折。

四、重症肝病时剖宫产

（一）概述

妊娠期肝病包括妊娠合并肝脏疾病，例如合并病毒性肝炎、肝硬化、酒精或药物引起的肝损；以及妊娠期相关肝脏疾病，例如急性脂肪肝、妊娠肝内胆汁瘀积症、妊娠剧吐、HELLP 等。妊娠期重症肝病常见于妊娠合并重症肝炎、肝硬化、妊娠期急性脂肪肝以及药物引起的急性肝损。妊娠期并发重症肝病通常进展迅速，无特效治疗药物，妊娠期急性脂肪肝死亡率更是高达20%～85%。妊娠期并发重症肝病治疗原则是保护肝脏，预防肝性脑病，纠正出凝血障碍，预防等并发症，尽快终止妊娠。

（二）术前评估及术前准备

（1）完善实验室检查：监测血常规、肝酶、肝功能、肝代谢、肾功能、出凝血功能、DIC指标、血糖、胆汁酸等指标。肝功能衰竭时可出现明显低血糖，胆汁酸升高是肝损伤的表现，而且与胎儿窘迫有关，这两个指标容易被忽视，需要特别注意。肝炎病原学检查，注意排除急性病毒性肝炎的可能。行腹部超声检查，了解肝脏有无占位性病变或脂肪变。请消化专科医生指导专科用药，评估肝功能受损程度。一旦诊断重症肝炎、急性脂肪肝等重症肝病，应尽快转诊到具备抢救能力的上级医院。

（2）产后出血的防治：重症肝病多合并凝血功能障碍，术前需备好浓缩红细胞、新鲜血浆、冷沉淀及纤维蛋白原等血制品。肝功能障碍常合并脂溶性维生素缺乏，产后可立即预防性使用维生素 K_1。

（3）剖宫产指征：除了产科指征外，若孕妇肝病病情恶化，如慢性肝炎的急性发作，经积极治疗无好转，估计不能继续妊娠，应及时终止妊娠。妊娠合并重症肝炎经积极处理后，应尽快终止妊娠。妊娠期肝脏负担较非孕期重，一旦发生肝功能衰竭，病情常常十分凶险，所以一旦确诊，应积极治疗，应在补充凝血因子及血小板，纠正低蛋白血症后尽快果断终止妊娠，倾向选择最快的分娩方式——剖宫产终止妊娠，以提高孕妇救治的成功率。

（4）重症肝病如遇病因诊断困难，需要行肝脏穿刺活检明确诊断时，必须慎重。因为此时常伴有凝血功能的障碍，很可能会造成穿刺之后的大量内出血，加重病情进展。

（三）并发症的防治

（1）产后出血的预防：胎儿娩出后应立即应用宫缩剂预防产后出血。对有产后大出血高危因素的孕妇，可在手术前做好急诊行子宫动脉栓塞以及必要时子宫切除的准备。

（2）预防感染：出现肝衰竭的患者，无论有无感染征象，均应给予对肝肾功能影响小的广谱抗生素预防感染。

（3）急性肾衰竭：孕期出现重症肝病，极易并发急性肾衰。需监测尿量和肾功能的各项指标，必要时及时行血液透析。注意严重肝损伤的情况下肝素的灭活作用减低。

（4）维持体液平衡，围术期保持足够的血容量，监测尿量，警惕尿少，预防肾衰竭。

（5）给予口服或者静脉注射胃黏膜保护剂，预防应激性消化道出血。如合并凝血功能障碍，可补充相应的新鲜血浆、冷沉淀、血小板及纤维蛋白原等成分血和血制品。

（6）手术后要继续监测血常规、肝酶、肝功能、肾功能、出凝血功能、胆汁酸等指标，继续使用易善复、葡醛内酯等护肝药物治疗。必要时可使用人工肝支持治疗，使肝代谢得到一定程度的代偿，度过肝衰危险期。

（7）某些因素可诱发或加重肝性脑病。肝功能异常时，药物在体内半衰期延长，患者大脑的敏感性增加，对麻醉、止痛、安眠、镇静等类药物耐受性下降，如使用不当，可出现昏睡，直至昏迷。术前术后避免使用镇静药物。地西泮、东莨菪碱可减量使用并减少给药次数。当患者狂躁不安或有抽搐时，禁用吗啡及其衍生物、副醛、水合氯醛、哌替啶及速效巴比妥类。

（8）无论何种病因的重症肝病均不宜哺乳，术后应及时给予回奶药。由于常用的回奶药有引起转氨酶升高的风险，所以可采用中药回奶。

五、凝血功能障碍时剖宫产

（一）概述

妊娠期合并血液系统的疾病如白血病、血小板减少症、再生障碍性贫血，其他严重内科疾病如 SLE、重症肝病、产科并发症如重度胎盘早剥等，都会引起孕妇凝血功能障碍，导致产前或产后出血，严重危及母儿生命安全。产科医生应与血液科及相关专科医生加强合作，重视病史，密切监护孕妇，制订适宜的治疗方案，保障母儿安全，减少围术期出血。

（二）术前评估及术前准备

1. 重视病史　孕期检查注意询问家族史、既往史、妊娠前是否有血小板减少病史、是否合并有高血压、蛋白尿等子痫前期的症状、是否有外伤或性生活史等。要追问孕前包括孕早期的检查结果，不能忽视早孕期下级医院的初筛检查，这往往是判断孕妇是否既往有血液疾病史、还是妊娠导致的血液疾病的重要依据。妊娠期遇见补铁治疗贫血但疗效不佳时，或出现无法解释的贫血、感染、发热和出血，或少见的颅内出血、消化道出血等，应高度怀疑合并血液系统疾病，例如再生障碍性贫血、白血病等。应及时进行血液检查，必要时作骨髓穿刺来确诊。

2. 积极查找原因　出现腹痛伴有高张性子宫收缩以及胎心异常者要高度警惕胎盘早剥的可能。血小板减少的原因很多，但治疗方案、疾病预后差别较大。妊娠期血小板减少症、妊娠合并血小板减少性紫癜，一般预后良好；血栓性血小板减少性紫癜、溶血性尿毒症综合征可引起孕期及产后出血，预后极差，两者都是血栓性微血管病，鉴别较为困难，溶血性尿毒症综合征一般无神经精神症状，常发生产后急性肾衰、无尿。因此需要与血液科的医生一道寻找病因，制订诊疗方案。

3. 术前准备要充分　分娩前血液科、麻醉科、儿科、重症监护的医生应参与制订治疗及麻醉方案，加强支持治疗如少量多次输注全血、血小板，预防控制感染，免疫相关的血小板下降还可以使用激素和丙种球蛋白冲击治疗，做好孕产妇的出血的准备：术前备新鲜血、血小板、纤维蛋白原及凝血酶原复合物等凝血因子，备好缩宫素等促子宫收缩药物，防范产伤，选用广谱抗生素抗感染等。血小板 $> 100 \times 10^9/L$ 硬膜外麻醉是安全的，在充分准备下的择期手术血小板在 $50 \times 10^9/L \sim 100 \times 10^9/L$ 水平可能是安全的，对这类孕妇使用硬膜外麻醉还是气管内麻醉，需要麻醉科医生充分评估病情后决定。血小板 $< 50 \times 10^9/L$ 时，不宜行硬膜外麻醉，需输注血小板至少达 $50 \times 10^9/L$ 方可行剖宫产术。若需紧急手术，出血风险极高，必须积极筹备血小板，及时补充。

4. 积极治疗原发病　非手术期血小板 $> 50 \times 10^9/L$ 一般不需治疗，但须动态监测血小板的变化。血小板 $< 20 \times 10^9/L$，伴有危及生命的出血，特别是自发性脑出血和内脏出血的风险极高，需要接受手术的孕妇可用免疫球蛋白 $0.4g/（kg \cdot d）$，同时加用激素和输注血小板。因白细胞减少发生的严重感染和严重的颅内出血是再生障碍性贫血孕产妇死亡的主要原因。在严重血液病病情未控制之前应严格避孕，不能妊娠。妊娠中晚期再障，治疗以支持疗法为主，包括休息、加强营养、定期多次输血，血小板应保持在 $20 \times 10^9/L$ 以上，适当使用激素，选用广谱抗生素预防感染。

5. 围术期的管理　再障分娩时尽量经阴道分娩，缩短第二产程，防止产后出血。在计划分娩前，应纠正 Hb 至 80g/L、血小板达 20×10^9/L 以上，并且准备充足的新鲜血和成分血。产后仔细检查软产道，缝合伤口，防止产道血肿形成。有产科手术指征行剖宫产时，仔细检查创面，严格止血，加强宫缩。血小板 <50×10^9/L 时，可于剖宫产当天术前及术中根据检查的血小板结果，分次输注血小板，每输注一单位血小板可以提升血小板（20～30）× 10^9/L，尽可能保持术中血小板 >50×10^9/L。剖宫产前后严密监测血小板计数及凝血功能，防止产妇发生严重的产后出血。

（三）并发症的防治

1. 密切监测危急症状与体征　对于严重性的血液系统疾病如再生障碍性贫血、血栓性血小板减少性紫癜和溶血性尿毒症综合征以及产科的并发症重度子痫前期、HELLP 等，易引起难以纠正的出血性疾病，危及母婴安全。所以围术期应重视患者的症状，如头痛、呕吐、咯血等，密切监测生命体征、尿量、尿色等，借以判断病情的进展，以便及时调整治疗方案。多数 HELLP 的患者产后要经历一个临床和实验室的恶化期，通常产后 24～48 小时血小板计数达到最低点，若出现休克和大量腹腔积液，都应该怀疑肝包膜下血肿破裂的可能。

2. 罕见并发症的监测　血栓性血小板减少性紫癜很罕见，且常继发于子痫前期、HELLP 综合征等。如果 HELLP 综合征患者病情在产后 72 小时进一步恶化，血小板进行性下降，LDH 快速升高，外周血中找到破碎的红细胞，排除其他疾病，要警惕血栓性血小板减少性紫癜和溶血性尿毒症综合征。此时应考虑血浆置换的治疗方案。当怀疑 TTP 时输注血小板要极为慎重，因血小板输注可能会加剧临床症状，如神经精神症状、昏迷等。

3. 新生儿的处理　妊娠合并出凝血障碍的新生儿均应按高危儿处理，新生儿应留脐血查血常规，了解有无贫血、溶血或者血小板下降，如血小板过低或紫癜者，可用激素治疗。特发性血小板减少性紫癜因母乳中含有抗血小板抗体，以人工喂养为宜。

4. 切口的护理　会阴伤口及剖宫产术应充分止血缝合，防止血肿发生。为了剖宫产术后能更好地观察出血和渗出的情况，术后可停留腹腔引流管持续引流。产后应用子宫收缩剂及广谱抗生素，预防出血及感染。产后需监测血常规和出凝血时间，记录产后出血量，了解贫血及血小板情况，注意观察产道及手术伤口有无血肿。

5. DIC 的防治　若产后阴道出血不止，血不凝，已缝合的伤口有渗血，虽然压迫仍出血不止，注射后注射针孔有出血，需警惕 DIC 可能，需要立即复查出凝血指标，积极治疗。DIC 病情是否能控制和扭转，在很大程度上取决于产科病因的去除。病因的去除对控制 DIC 的发展十分重要，处理原发病灶及时终止妊娠，感染性休克并发 DIC 时，迅速果断地清除病灶（如切除子宫等）。肝素最好用于 DIC 的早期，即高凝期，但这种时期往往 DIC 尚未被发现。因此肝素使用范围有限，而且使用应该谨慎。

6. 产后避孕　剖宫产术前应向再障、白血病等重症血液系统疾病的孕妇交待产后避孕的事宜，病情稳定的女性是可以继续生育的，但是再次妊娠一样有可能使原有病情波动，建议选择合适的避孕方法，对不宜再生育者建议在剖宫产的同时行双侧输卵管结扎。

六、肾移植术后剖宫产

（一）概述

1958 年，Marray 等首次报道肾移植患者成功妊娠的病例，这引起了人们对肾移植患者生育能力恢复的重视，器官移植后妊娠逐渐受到移植界及妇产科界的关注，美国、英国分别于1991年和1997年成立国家移植妊娠登记处，欧洲也有相应的透析移植协会负责移植妊娠登记。美国报道肾移植术后孕妇妊娠的总体活产率73.5%，比普通人群66.7%高。但是肾移植患者术后妊娠仍然存在较大的风险，首先，妊娠可能导致肾脏负担加重，引起肾功能恶化，妊娠状态也可能对孕妇及移植物的健康造成威胁，长期使用免疫抑制药物可以使妊娠期及产后的感染率升高。肾移植后妊娠是高危妊娠，必须由产科医生和移植科医生共同监护。

（二）术前评估及术前准备

1. 分娩方式　移植肾一般置于髂窝，很少阻挡产道，因此多数学者认为，肾移植术后孕妇足月经阴道分娩是可行的，推荐阴道分娩。但根据美国国家移植妊娠登记处的资料表明，截至2011年，肾移植孕妇的剖宫产率达56.9%。在以下情况可以考虑行剖宫产：①具备产科指征；②骨盆骨营养不良；③移植肾受压或头盆不称。

2. 终止妊娠的时机　接受肾移植的女性平均分娩孕周为36周，早产率和免疫抑制药物的种类及移植与妊娠间隔的时间无显著关系。终止妊娠的时机除了产科因素，主要由孕妇的肾功能改变以及合并症的严重程度决定。肾功能持续恶化，危及移植后肾存活或者因产科原因不宜继续妊娠时，应及时终止妊娠。Murray认为有以下指征之一需要终止妊娠：①移植肾肌酐清除率<50ml/min；②尿蛋白持续增加；③肌酐明显上升；④泌尿生殖系统严重疾病；⑤发生排斥反应。

（三）并发症的防治

肾移植后妊娠对母亲的危险主要包括感染、蛋白尿、高血压、贫血和急性排斥反应，对胎儿的危险主要是低出生体重和早产。因先兆子痫、肾功能减退、胎儿窘迫、胎膜早破等原因导致肾移植后妊娠患者早产率达45%~60%。

1. 感染　肾移植术后孕妇泌尿系统感染和急性肾盂肾炎的风险增加。尿培养应该每月进行，所有无症状的菌尿都必须治疗。也建议进行病毒感染的监测。

2. 急性排斥反应　可以在剖宫产术后出现，因此，产前必须请移植科的专科医生会诊，制订用药方案，以便产后可以及时调整免疫抑制药物的剂量。产褥期需要继续监护体温、尿量、肾功能、蛋白尿、血压、环孢霉素和他克莫西的血浆浓度。围生期的激素使用应足量以预防产后排斥，如果怀疑发生排斥，可以行肾穿刺活检明确诊断。产后6个月内要加强免疫抑制剂的用量，并继续注意监测移植肾的功能。

3. 胎膜早破　肾移植术后孕妇胎膜早破的发生率为20%~40%，应选用不损害肾功能的抗生素预防感染。

4. 产科并发症　肾移植后孕妇特别是之前就有高血压的患者，30%会发生先兆子痫，因此孕早、中期每2~4周监测孕妇的血压、肾功能、体重、尿蛋白，尤其应重视晚孕期的监护，每周1~2次复诊，若上述指标恶化，应收入院监护，必要时及时终止妊娠。

（四）手术注意事项

（1）手术中需要严密监护液体平衡。严格无菌操作，做好预防产后出血的准备工作。

（2）手术中使用腹部加压需谨慎，避免损伤移植肾，可选择使用剖宫产产钳助娩胎头。

（3）使用不损害肾功能的抗生素预防感染。

（4）虽然国外有肾移植后女性2次或者多次妊娠成功的报道，但若无再次妊娠的计划，在计划分娩前就可以向患者交待产后避孕方式的选择问题。采用避孕套避孕是安全有效的；剖宫产同时行输卵管结扎也是可靠安全的；避孕药有效，但长期使用有引起高血压和血栓的风险，并影响免疫系统，因此不宜长期服用；宫内节育器有引起感染的风险，一般不用。

（5）常用的免疫抑制药物环孢素、硫唑嘌呤可通过乳汁分泌，考虑到缺乏大量的关于免疫抑制药物对哺乳新生儿的远期预后的资料，不主张用药期间哺乳。因此术后应该及时给予药物回奶。

（6）肾移植产妇的新生儿易合并呼吸窘迫综合征、肾上腺皮质功能不全、血细胞生成抑制、淋巴细胞再生不良、败血症、CMV 感染等，出生后应加强新生儿监护。

七、呼吸衰竭剖宫产

（一）概述

妊娠期急性呼吸衰竭是指原来呼吸功能正常，由于突发原因导致呼吸抑制，肺功能突然衰竭，动脉血氧分压 <60mmHg。这种急症是孕产妇死亡的重要原因之一。其病因有成人型呼吸窘迫综合征、血栓栓塞、羊水栓塞、静脉气体栓塞、异物吸入、严重呼吸道感染、哮喘持续状态、心脏病、各种原因导致的肺水肿、重度子痫前期、妊娠期急性脂肪肝等。除各种疾病特有的表现外，临床上主要表现为因呼吸衰竭所致的缺氧、二氧化碳潴留引起的多脏器功能紊乱，如呼吸困难、发绀、精神及神经症状如狂躁、昏迷、抽搐等。若并发肺动脉高压，可导致右心衰竭，重者并发室颤或心脏骤停。治疗原则为：病因治疗、一般支持治疗、抗感染、保持呼吸道通畅、给氧治疗、增加通气、机械通气治疗、适时终止妊娠等。

（二）术前评估及术前准备

（1）积极查找病因：寻查病因非常重要。对严重气胸或气道阻塞等导致的呼吸衰竭，如果积极治疗，去除病因，呼吸衰竭可逐渐缓解，为产科的下一步处置创造条件。胸部 X 线检查及 CT 可了解肺部疾病涉及部位及程度，对评估病情和查找病因非常有帮助。

（2）持续给氧治疗：呼吸衰竭对机体造成最直接的危害就是低氧血症，因此给氧治疗是最基本的处理措施。鼻导管给氧最为方便，可给患者辅助呼吸以增加通气量。给氧同时要保持呼吸道通畅，注意清除口、咽、喉部的分泌物，解除支气管痉挛。也可选用面罩给氧，效果更好。若上述措施不能改善氧供，必须建立人工气道，给予持续的心电和血氧饱和度测定。

（3）积极抗感染：对于呼吸系统感染所致的呼吸衰竭，主张静脉使用两种以上广谱抗生素。根据痰液细菌培养及药物敏感试验选择和调整抗生素类型。输注抗生素过程中液体不宜过多过快，以免加重心脏负担。

（4）纠正酸碱平衡失调及电解质紊乱：由于二氧化碳排出障碍，引起呼吸性酸中毒，缺氧使组织低氧代谢，乳酸蓄积，细胞内氢离子浓度升高，而产生代谢性酸中毒，缺氧情况下，离子经细胞膜的正常交换、运输功能受到破坏，出现高钾血症及低钠血症。呼吸衰竭时，酸碱平衡失调及电解质紊乱情况是错综复杂的，而且变化快，故在治疗时，要进行血清钾、钠、氯和二氧化碳结合力动态观察。有条件时须测定血气分析、心电图，根据化验结果，结合临床，积极治疗。

（5）胎儿的监护：妊娠期间出现呼吸衰竭必须评估继续妊娠或终止妊娠可能对母儿安

全带来的益处及风险。无论母儿任何一方出现风险尤其母亲安全受威胁时，在积极抗呼吸衰竭的同时必须终止妊娠。需 34 周前终止妊娠的孕妇可给予地塞米松促胎肺成熟，但应用前要评估母亲血压、感染以及血糖等指标。合并严重高血压尤其是严重的肺动脉高压、严重感染等情况下禁用地塞米松。所有呼吸衰竭的孕妇都应同时监护胎儿有无宫内窘迫的情况。妊娠期肺炎病情常较重，易发展为菌血症或败血症，可因内毒素而致毒血症，常合并高热，对重症肺炎还应监测胎儿有无合并宫内感染。

（5）呼吸衰竭的病因是决定终止妊娠的时机和选择分娩方式的考虑因素之一。结核、哮喘、异物吸入等都不是剖宫产指征，可在纠正呼吸衰竭、低氧血症、酸中毒、电解质失衡后，根据胎龄，胎儿宫内情况及有无产科并发症决定终止妊娠的时机及方式。无产科手术指征者，以阴道分娩为宜，临产后应严密监护，持续胎监，给氧，缩短第二产程，行阴道助产，预防产后出血及感染。对哮喘的孕妇禁用前列腺素（$PGF_{2\alpha}$）预防或者治疗产后出血。若呼吸衰竭合并心衰，则在积极治疗心衰的同时，可选择较快的剖宫产尽快终止妊娠以减低心脏负担。

（三）并发症的防治

1. 手术相关并发症的防治　麻醉平面的控制要精确，麻醉时注意手术台倾向度，禁止头低位，打完麻醉后必须立即协助孕妇躺平，调整好手术台倾斜度，保持头高脚底，麻醉平面稳定之前尽量不要随意翻动孕妇，避免由于麻醉平面的波动，诱发突然的心跳呼吸骤停。必要时可采取坐位下腰麻联合硬膜外麻醉方法，严格控制麻醉平面。

2. 抗感染　积极使用足量的有效的广谱抗生素预防感染，再根据痰培养以及药敏的结果调整抗生素的种类。预防继发的感染。

3. 呼吸衰竭并发症的防治　呼吸衰竭常常合并有心衰，此时应及时给予强心药物，应请心内科专科医生到场指导抢救。如使用洋地黄类药物需注意因为心肺功能衰竭患者对洋地黄类药物的耐受性差，洋地黄的剂量应该减量使用。可雾化吸入药物，促进痰液排出，保持气道的通畅。剖宫产术后将产妇转入有机械呼吸设备的重症监护室监护。

4. 慎用镇静、镇痛药物。禁用对呼吸中枢和心脏功能有抑制的药物。

5. 消毒隔离措施　近年来暴发过几次流感病毒的流行，如 H_5N_1、H_1N_1 等，对起病急、病情进展迅速的孕妇，要注意了解孕妇有无高危的接触史，诊断不明的孕妇先采取预防性隔离措施，尽快进行咽拭子检测，请专科会诊，此类孕妇病情恶化快，母儿死亡率高，一旦确诊需尽快终止妊娠，术后转重症监护并按程序做好消毒和隔离。

6. 积极治疗原发病　剖宫产术后应继续治疗原发病，有哮喘的继续预防哮喘发作，维持控制哮喘用药，肺炎的继续加强抗生素治疗。重症患者应延期哺乳或减少哺乳次数，控制或预防感染。活动性肺结核孕妇产后应立即与婴儿隔离，不能哺乳，并行正规治疗，痰涂片及培养均阴转后才能母婴同室。婴儿应接种卡介苗预防感染。

（柏兴利）

第九节　剖宫产对母儿健康的影响

国内近 10 年的剖宫产率显著升高，有些城市甚至高达 70% 左右。而同期欧洲国家的剖宫产率在 15% ~ 30%。北京妇产医院 20 世纪 60 年代剖宫产率 <5%，70 年代末到 80 年代

为 20%，90 年代上升到 40%。虽然剖宫产术是处理高危妊娠和异常分娩、挽救孕产妇和围产儿生命的有效手段，但剖宫产率上升到一定水平后，新生儿窒息的发生率并没有明显的下降，与阴道分娩相比，剖宫产产妇死亡的相对危险性回升，且平均住院时间、分娩费用大幅度增加，因此应对剖宫产对母儿健康的影响引起足够重视。

一、剖宫产术与母亲健康的关系

（一）术中并发症

文献报道，剖宫产术中母儿并发症的发生率高达 10% 以上，现在就剖宫产的术中并发症探讨如下。

1. 仰卧位低血压综合征　妊娠晚期长时间取仰卧位时，由于增大的妊娠子宫压迫下腔静脉，使回心血量减少，有效循环血容量不足，血压下降或伴有头昏、眼花甚至晕厥等症状，上述综合征称仰卧位低血压综合征。常发生在硬膜外麻醉的剖宫产中。

（1）原因：常见原因有以下几点：①蛛网膜下腔阻滞平面过高或硬膜外麻醉范围过广，使交感神经广泛阻滞，导致周围血管扩张。静脉回心血量减少，甚至心交感神经阻滞而导致心肌收缩力减弱，其结果是血压下降，常伴有心率减慢。②妊娠晚期，硬膜外静脉丛的体积扩大，硬膜外腔间隙减少 50%，加之增大子宫的压迫和脊柱代偿性前突，药液极易在蛛网膜下腔内扩散而致麻醉范围过广。若麻醉平面高达胸椎以上即可诱发血压下降。③妊娠增大的子宫直接压迫下腔静脉，使回心血量减少，致血压下降。

（2）防治：应注意术前对脱水、失血者尽量补足血容量，并应先建立静脉通道。硬膜外麻醉通常选腰 $L_1 \sim L_2$ 间隙进针，麻醉平面不要过高。麻醉后取左侧 15° ～ 30° 卧位。如术时采取仰卧位，出现血压下降后应立即处理（包括将子宫用手左移或右侧垫腰垫或将床向左侧倾斜，如果无明显改善，尽可能用升压药以避免长时间低血压），同时吸氧。进入腹腔后，操作应轻巧，避免牵拉刺激。当产妇血压低于 100mmHg 或血压下降原值的 20% 时，胎儿可发生宫内窘迫，应进行必要的升压处理，包括限制麻醉用药、加快输液速度、补充血容量、使用麻黄碱 15 ～ 20mg 静脉注射。

2. 子宫异常出血

（1）子宫切口出血：子宫下段剖宫产术时，若切口部位有较粗大血管，或前置胎盘附着于子宫前壁或与切口邻近时，则切口出血较多。子宫切口出血的处理：①术中如发现子宫壁切口表面有粗大曲张血管时，可先在预定切口上、下将血管缝扎，可避免切开宫壁时失血。②遇有子宫切口出血时，可先压迫或钳夹出血部位，待吸净视野血液后再缝扎止血。③通常按常规缝合子宫切口后即可止血。如仍有出血，可用可吸收线或丝线缝合止血，注意缝线不应穿透子宫内膜层。缝合切口两侧角均应超越 0.5cm 左右，以免因血管退缩而漏缝。

（2）子宫切口延长及血管破裂出血：剖宫产术中子宫切口裂伤常见于子宫下段横切口剖宫产术。切口裂伤可沿宫颈向下，甚至延长至阴道壁上段或向两侧横行撕裂，裂伤可波及子宫血管，甚至伸向阔韧带。

1）原因：子宫切口裂伤出血的常见原因是：①子宫切口过小；②子宫切口过低；③胎头过大；④胎头过低；⑤产程延长，局部受压致组织水肿；⑥娩头过急、用力不当或手法粗暴。

2）预防：①子宫切口的高度一般在反折腹膜下 1.5 ～ 2.0cm，胎头深陷者切口应稍低，可选择在反折腹膜下 3cm 处；②切口大小通常以 10~12cm 长度为好，两端应呈向上的弧形；③对于滞产、胎头嵌顿盆腔者，应在术前做好外阴消毒，一旦出头困难可由助手自阴道上推胎头，可减少术者娩头的困难；④娩头时可将胎头转成枕前位或枕后位以缩小胎头娩出径线，也可置入双叶短产钳，将胎头牵出，以避免因暴力娩头造成子宫切口撕裂。

3）处理：①迅速钳夹切口撕裂的尖端及出血血管，及时缝扎止血，缝合切口及裂伤处；②仍有出血者可"8"字缝合，但不可缝合过密；③当裂伤延及阔韧带时，为避免缝扎输尿管，应先打开阔韧带，暴露出血点及输尿管，将输尿管自裂伤附近游离后，再钳夹、缝扎出血点，必要时可经腹膜外纵行切开膀胱，直视下向输尿管内插入输尿导管，此时容易触知输尿管，然后再钳夹、缝扎出血点，拔除输尿管导管，用 2-0 可吸收线缝合膀胱壁两层后，关腹。

（3）宫腔内表面局部出血：多是胎盘剥离面出血，其特点是即使宫缩良好，局部仍有明显出血。可采用 0 号或 1 号可吸收线"8"字缝合出血部位，但要注意勿穿透子宫全层而误缝周围组织。

（4）子宫收缩乏力性出血：原因与阴道分娩相似，此外剖宫产所致子宫本身的创伤也是原因之一。术中发生收缩乏力性出血时，可依次采取如下措施。

1）使用缩宫剂：①缩宫素：取 20U 于宫体及子宫下段多点注射；②麦角新碱：适用于子宫下段收缩不佳、无禁忌证者，0.2~0.4mg 多点注射于子宫下段处；③$PGF_{2\alpha}$：当缩宫素与麦角新碱作用不佳时，可用 PGF 500~1 000mg 多点注射于宫体部，其作用强并可持续 3 小时，此后可用同样剂量加入 5% 葡萄糖 500ml 中静脉滴注以维持宫缩；④对有宫缩乏力性子宫出血倾向者，可在胎头娩出子宫口后于输液管内注入缩宫素 10~20U，胎儿娩出后再向子宫壁多点注射 20U。

2）刺激子宫：①将子宫提出腹腔，用双手按摩及按压子宫或用温盐水纱布按摩子宫，多能奏效；②双手将子宫上提并扭转，子宫可因缺血而收缩。

3）填塞宫腔：一般只有在上述方法无效时方可使用。填塞纱条后观察片刻，证实有效后再缝合子宫切口，切莫误缝纱条。24 小时后取出纱条，取纱条前可肌肉注射缩宫素 20U 或前列腺制剂。

4）缝扎大血管：对上述方法止血无效且要求保留生育功能者，可行盆腔血管结扎术止血：①子宫动脉上行支结扎术：对中央性前置胎盘和子宫胎盘卒中无效；②骨盆漏斗韧带结扎术：当结扎子宫动脉后仍有出血时，可再缝扎胎盘附着侧骨盆漏斗韧带，日后可吸收线脱落，血管可再通；③髂内动脉结扎术：适用于中央性前置胎盘、阴道穹隆部裂伤，或经结扎子宫血管后子宫下段、宫颈及阴道部仍有活动性出血者。

5）切除子宫：上述各种方法均无效者，可考虑子宫次全切除术。

（5）胎盘粘连或植入出血：处理包括：①B-Lynch 法缝合；②可吸收线"8"字缝合出血处；③结扎子宫动脉上、下行支或髂内动脉结扎；④植入部分行部分切除再行修补术；⑤宫腔填塞纱条或水囊压迫止血；⑥胎盘植入部位注射甲氨蝶呤；⑦术中或术后行腹主动脉或髂内动脉栓塞；⑧必要时切除子宫。

（6）凝血功能障碍性出血

1）原因：①合并全身出血倾向性疾病，如血液病及肝病；②与本次妊娠有关的病理情况，如胎盘早剥、妊娠高血压综合征、死胎稽留过久、羊水栓塞及宫内感染等。上述因素均可引起术时及术后出血。

2）诊断：凝血功能障碍性出血主要表现为出血及血不凝、继之休克、栓塞症状和溶血性贫血，实验室检查可协助诊断。

3）处理：①根据病因进行相应处理；②产前或术中输入相应的凝血物质或新鲜血浆以补充凝血因子；③补充血容量纠正休克；④对无法控制的出血应果断地切除子宫。

3.脏器损伤

（1）膀胱损伤

1）原因：①切开壁层腹膜时误伤膀胱，主要原因有严重粘连致膀胱异位、膀胱因膨胀顶部上升、膀胱发育或解剖异常、子宫下段拉长而使膀胱位置随之上升；②子宫下段剖宫产分离膀胱时因粘连而损伤；③腹膜外剖宫产分离膀胱筋膜时损伤膀胱；④娩出胎头时子宫切口撕裂而累及膀胱。

2）预防：①术前应导尿，术中保持导尿管通畅，防止膀胱膨胀；②切开壁层腹膜时尽可能靠近头端，确认腹膜后方可切开；③对有严重粘连者，分离膀胱应谨慎；④避免行子宫下段纵切口；⑤娩出胎头时勿粗暴。

3）处理：发现膀胱损伤后应立即修补或待胎儿娩出后修补。可用2-0~3-0可吸收线缝合膀胱肌层及浆肌层，不要穿透黏膜层，以防日后形成结石。修补术后应持续导尿7~15天。有条件者请泌尿外科医生协助修补。

（2）输尿管损伤：主要是子宫切口撕裂累及输尿管或因裂伤处出血而盲目钳夹、缝扎止血所致。当可疑输尿管损伤时，应打开后腹膜，观察结扎上方输尿管是否增粗、其内压力是否增加，如误扎输尿管应立即拆除结扎线。输尿管轻度损伤（颜色、蠕动均正常）可不必处理，重者则需放置输尿管导管以引流尿液，同时行输尿管损伤修补术，术后持续导尿7~14天。

（3）肠管损伤

1）原因：剖宫产术中肠管损伤罕见。主要危险因素有：①前次腹部手术和可能导致粘连形成的盆、腹腔感染史；②产程延长或麻醉不满意而致鼓肠者。遇有上述因素在切开腹膜时易误伤肠管，小肠损伤的机会较结肠多，而腹膜外剖宫产术则可避免肠管损伤。

2）处理：①小肠浆膜或浆肌层撕裂者，可用1号丝线间断缝合，不穿透黏膜层。②小肠全层损伤者，应立即将创口周围的肠内漏出液吸净，行肠修补术。纵行裂伤宜横向缝合，以防术后肠狭窄。对损伤严重者可行损伤肠段切除术和肠吻合术，此时最好由外科医生协助处理。③结肠全层损伤者，因术前未做肠道准备，不宜行简单的肠修补术或肠段切除术和吻合术，一般主张行结肠造瘘术，先控制腹腔内感染，待损伤愈合后，再闭合结肠瘘。但若破口小、术前肠道已准备，亦可行缝合术而不造瘘。肠吻合术后，禁食，胃肠减压。肠蠕动恢复、肛门排气后，可行流质饮食。注意补充水、电解质，给予广谱抗生素。注意：不管是大肠或小肠损伤，均建议由外科医生协助处理，以避免肠愈合不良，出现肠坏死、肠漏等并发症。

4.羊水栓塞

（1）剖宫产术中羊水栓塞的原因

1）宫腔内压力过高：如强直性子宫收缩、挤压宫底使宫内压力过高，羊水沿裂伤的宫颈内静脉或胎盘边缘血窦进入母体血液循环。

2）子宫血管异常开放：如子宫破裂、前置胎盘和胎盘早剥等使子宫血管异常开放，羊水由此进入母体血液循环。

3）子宫切口血管开放：羊水可从子宫切口处开放的血管进入母体血液循环。

（2）主要病理生理及临床表现

1）病理生理：主要变化有急性呼吸循环衰竭、急性弥散性血管内凝血和多脏器功能障碍。

2）临床表现：主要是呼吸困难、发绀、心血管功能障碍、出血和昏迷。

（3）治疗原则：高流量吸氧，纠正肺动脉高压，抗过敏，抗休克治疗，防治 DIC 及肾衰竭。

（4）剖宫产术预防羊水栓塞的措施：提倡子宫下段切口。切开子宫及破膜后，及时吸净羊水，然后娩出胎儿。胎儿娩出后，待吸净残留羊水后再娩出胎盘。

5. 胎儿损伤　剖宫产术中对胎儿的误伤主要有以下几种。

（1）锐器所致损伤：即切、剪伤。误切胎儿的常见部位为头、面及臀部。误剪胎儿的常见部位为胎唇、耳及手或足。切口小、浅、无活动出血者不必处理。切口大、深、出血多者应用小针、细线间断缝合，及早拆线。为避免切开子宫时误伤胎儿，最好仅切开子宫肌壁，而保留胎膜完整性，或仅留一薄层肌层，再钝性分开肌层。

（2）剖宫产产钳伤：常见的有胎儿面神经损伤，面、耳、颈部软组织损伤和颅骨骨折。操作时手法应轻巧，避免暴力牵拉。

（3）徒手暴力所致损伤：主要致颅骨骨折和上、下肢骨折。原因主要是暴力牵拉或手法不当。发现新生儿骨折，应及早固定或附加牵引。

（二）术后并发症

1. 剖宫产术后病率与感染　剖宫产术后病率及感染率是细菌通过各种途径侵入手术伤口及胎盘剥离面引起产褥期生殖器及全身的炎症。临床上，剖宫产术后感染多以盆腔急性炎症出现，如炎症未能控制，细菌经血行或淋巴管向周围扩散可发生盆腔结缔组织炎、腹膜炎、盆腔血栓性静脉炎，严重者可发生败血症及中毒性休克。剖宫产术后感染还包括呼吸系统感染、泌尿系统感染及乳腺炎等。

（1）剖宫产术后感染常见致病菌及常用抗生素：剖宫产术后感染的常见致病菌为大肠埃希菌、金黄色葡萄球菌及厌氧菌。常用抗生素为青霉素、氨苄西林、庆大霉素及甲硝唑，必要时使用二代或三代头孢菌素。

（2）易感因素：剖宫产术后感染除与细菌的种类、数量和毒性有关外，机体的抗病能力是另一重要因素。

1）产前易感因素：妊娠合并营养不良、糖尿病、已存在的生殖道感染、胎膜早破（>12 小时）等。

2）临产后易感因素：产程延长、频繁的阴道检查等。

3）手术中易感因素：术前准备不足、止凝血功能不佳和手术器械污染等。

（3）防治措施：提高机体抗病能力，做阴道检查时，应在严格消毒下进行。对有上述易感因素、术前体温 >37.5℃者，手术前后应予抗生素治疗，手术宜行腹膜外剖宫产术。对已发生术后感染者应给予广谱或敏感抗生素治疗，对并发呼吸系统和泌尿系统感染、乳腺炎和血栓性静脉炎者也应对症处理。

2. 腹壁与子宫切口感染、子宫腹壁瘘　腹壁与子宫切口感染除与一些易感因素有关外，还与缝线反应、缝合部位组织坏死、血肿形成、创口感染有关。

子宫腹壁瘘系由子宫切口感染、坏死并与腹壁粘连形成瘘管所致。子宫腹壁瘘的诊断主要依据碘油造影或向漏道内注入亚甲蓝液观察是否经阴道流出。对腹壁切口感染范围小者可行清创术；对范围大者应行扩创，尽量去除坏死组织和缝线，促使伤口愈合。对已形成子宫腹壁瘘者治疗方法有：①引流、搔刮、碘仿纱条填塞，配合抗生素治疗，促使漏道闭合；②开腹探查并切除瘘管；③病情严重者需切除子宫。

3. 子宫切口愈合不良

（1）影响子宫切口愈合的因素

1）全身因素：是否存在引起子宫切口感染的因素、是否合并影响切口愈合的慢性全身性疾病、有无营养不良以及不适当的应用皮质激素等因素。

2）切口部位：子宫下段横切口优于子宫体部各类切口，但如在子宫下段与体部交界处切开也妨碍切口愈合。

3）操作：应轻柔、迅速、准确，缝合的松紧及疏密应适度，以恢复解剖关系，避免将子宫内膜缝入切口内，止血应牢靠，但应避免多次盲目缝扎。

4）缝线：以 1 - 0 或 1 号可吸收线缝合较好。

5）手术时机：择期手术比急诊好，无合并症的手术以孕妇近 39 周为佳，因子宫下段形成好并且胎儿已完全成熟。

（2）处理：加强支持治疗，清创并敷以碘仿纱布或扩创、清除坏死组织后再缝合。对瘘已形成致大出血者可考虑子宫切除术。

4. 出血　剖宫产术后出血按其发生时间分为术后早期出血和晚期出血。

（1）剖宫产术后早期出血：从接产起至胎儿娩出后 24 小时内总失血量 >500ml 为剖宫产术后出血。

1）病因：①宫缩乏力是剖宫产术后早期出血最常见的原因，常见于滞产后剖宫产、未临产剖宫产、子宫肌纤维过度膨胀、子宫肌壁变性、子宫发育不良或畸形、使用子宫收缩抑制药物、子宫肌瘤、某些全身性疾病、宫腔积血及膀胱充盈等；②胎盘、胎膜残留；③软产道损伤；④凝血功能障碍。

2）诊断：术后出血可为急性大量出血，也可以是少量持续出血，伴有或不伴有失血性休克。①宫缩乏力：又称子宫弛缓性出血，触诊子宫软，按摩或挤压子宫后子宫收缩并有凝血块流出；②胎盘、胎膜残留：子宫收缩好转后，仍有阴道出血；③软产道损伤：胎儿娩出后阴道即有鲜红色血液流出；④凝血功能障碍：凝血功能检测异常或伴有全身出血倾向。

3）处理：处理原则是查找原因、止血和补充血容量。①子宫收缩乏力性出血：按摩子宫、使用宫缩剂、填塞宫腔、子宫压迫缝合术、结扎血管等止血技术；②胎盘、胎膜残留性出血：行清宫术，应用大刮匙，避开子宫切口缝合处；③子宫切口出血：手术止血，根据情况来选择，可手术止血或介入治疗；④凝血功能障碍性出血：补充凝血因子，必要时切除子宫。

（2）剖宫产术后晚期出血：指手术分娩 24 小时后，在产褥期内发生的大出血，占产后出血总数的 1% ~4.4%，一般发生在术后 2~6 周，多发生在术后 10~19 天内。

1）原因：①胎盘附着部位复旧不全：多因感染而影响胎盘附着部位复旧，局部蜕膜脱落出血；②子宫切口愈合不佳或感染裂开：常因术中子宫切口出血、反复缝合过密过紧所致；③胎盘、胎膜残留出血：少见；④子宫内膜炎。

2）处理：①使用宫缩剂；②应用强有力的抗生素；③疑有胎盘胎膜残留时可在上述治疗后行清宫术；④如果出血严重或上述治疗无效时，可行血管栓塞术或切除子宫；⑤全身支持治疗。

5. 肠梗阻　剖宫产术后偶有肠梗阻发生。麻痹性肠梗阻可由严重的感染、电解质紊乱所致，或由机械性肠梗阻发展而来，听诊无肠鸣音或气过水声。机械性肠梗阻多由肠粘连所致，表现为腹胀、阵痛及呕吐，停止排气排便，听诊肠鸣音亢进，有气过水声，X线腹部平片示肠段内液平面。治疗包括静脉补液、纠正电解质紊乱和酸碱失衡，控制炎症和胃肠减压。保守治疗无效或病情加重，应尽早剖腹探查，解除机械性肠梗阻的原因。

6. 盆腔、下肢静脉血栓栓塞增加　妊娠期血液本身多呈高凝状态，血液中纤维蛋白原升高；增大的子宫压迫下腔静脉，阻碍静脉血液回流，使盆腔及下腔静脉血流缓慢，易形成静脉血栓。加之剖宫产麻醉时，下肢静脉扩张，血流缓慢，手术操作损伤血管壁、术后产妇卧床时间相对较长，肢体活动少，静脉输液时间较长，这些因素均可导致下肢静脉血栓形成。

7. 慢性盆腔痛、盆腔粘连增加　采用腹腔镜手术探查慢性盆腔痛的原因时发现，有67.2%患者有剖宫产史，有剖宫产史者发生慢性盆腔痛的危险是无剖宫产史者的3.7倍（OR=3.7），认为剖宫产史是慢性盆腔痛的主要病因。腹膜的炎性反应、异物反应、对腹膜的剥离及缝合导致的组织缺血等，均可引起粘连的形成，导致盆腔粘连。盆腔粘连最常见症状是盆腔疼痛以及不孕、不育、性生活不适等。

8. 子宫内膜异位症　剖宫产术后子宫内膜异位症常见于腹壁切口处，硬结随月经周期增大伴疼痛，保守治疗效果不佳。关于缝合子宫切口是否同时缝合子宫内膜问题说法不一。多数学者主张缝合子宫切口时不穿透内膜层，也有少数人认为即使将子宫内膜缝入子宫切口内也不会发生子宫内膜异位症。

9. 再次妊娠易发生前置胎盘或胎盘植入剖宫产后子宫内膜有退行性变和炎症改变，再次受孕后底蜕膜往往发育不全、血供减少，使胎盘面积扩大，发生前置胎盘增多。因剖宫产后子宫瘢痕处内膜局部常有缺损，受精卵在缺损处着床不能充分的蜕膜化，绒毛侵入肌层造成胎盘植入。Silver RM 等人对 30 132 名剖宫产女性进行前瞻性队列研究，发现随着剖宫产次数增加，孕妇发生胎盘植入的发生率随之增加，而且前置胎盘并发胎盘植入的风险也增加。同样，Makoha FW 等人分析 1997 年 1 月 ~ 2002 年 1 月 3 191 名多次剖宫产女性并发症发现，随着剖宫产次数增加，孕妇再次妊娠发生前置胎盘、胎盘植入、子宫切除术风险增加。

既往有剖宫产史、此次妊娠为前置胎盘，且胎盘附着于原子宫瘢痕部位者，常伴有胎盘植入，常称为凶险型前置胎盘。大约50%的胎盘植入都合并剖宫产史，并且随剖宫产次数增加，胎盘植入发生率将更大。

10. 再次妊娠剖宫产机会增加　Guise JM 等对 1966—2009 年 9 月发表的文献资料进行整理分析发现，有剖宫产史孕妇进行阴道试产子宫破裂风险（4.7‰）与选择再次剖宫产子宫破裂风险（0.3‰）明显增加，由于孕妇及医生为避免子宫破裂的发生倾向而选择较为安全的再次剖宫产，因此再次剖宫产机会明显增加。

11. 剖宫产后不孕风险及辅助生殖概率增加　剖宫产术后发生感染、盆腔粘连等，均可增加女性不孕及异位妊娠风险，从而辅助生殖概率增加。

12. 围生期子宫切除风险增加　由于剖宫产术中或术后并发症，如威胁生命的子宫出血、剖宫产术后再次妊娠并发前置胎盘或胎盘植入、瘢痕妊娠所致子宫破裂等，均可引起围生期子宫切除的风险增加。

二、剖宫产对新生儿健康的影响

剖宫产为降低孕产妇病死率及围产儿死亡率发挥了重要作用。但是国内外有关资料显示，剖宫产增加到一定水平（20%～30%），围产儿病死率确有明显降低，但剖宫产率继续增加（40%～50%），不仅不能降低围产儿病死率，反而会增加围产儿病死率，究其原因剖宫产对新生儿还有不利影响。进一步降低围产儿死亡率显然不是单靠剖宫产能解决的，还需要加强对高危妊娠的预防、治疗，健全妇幼保健体系及新生儿窒息复苏的实施。

（一）剖宫产儿综合征

剖宫产术能使处于缺氧状态下的胎儿迅速脱离险境，免受子宫阵缩或脐带因素的影响，有利于降低新生儿窒息率。但术时由于麻醉和仰卧位低血压综合征的影响，使子宫胎盘血流量降低，又可引起或加重胎儿缺氧。剖宫产娩出之新生儿，由于未受产道挤压，容易发生肺透明膜病而致呼吸窘迫，称为剖宫产儿综合征。

剖宫产儿综合征的临床特点是出生时正常，生后4～6小时发病。出现进行性呼吸困难，逐渐出现发绀伴呼气性呻吟等缺氧为主症的综合征。更易发生于早产、FGR和糖尿病产妇的新生儿。

为预防剖宫产儿综合征，进行择期剖宫产时，最好选择在39周左右。术时应采取左侧卧位，注意掌握麻醉深度，对高危新生儿产后，转入儿科进行治疗。

（二）医源性早产增加

择期剖宫产时，除因病情需要终止妊娠者，如单根据孕周决定手术分娩时间，有时会存在孕周与实际孕龄不符，造成不必要的医源性早产。

（三）新生儿损伤

剖宫产造成的产伤临床并不少见，主要是皮肤切伤和骨折。皮肤损伤多见于头皮、脸部及臀部；新生儿骨折多发生于足位、臀位娩出时，手术者不恰当牵拉所造成，以股骨和肱骨骨折较多见。

（四）新生儿湿肺及肺透明膜病变（RDS）

阴道分娩过程中，胎儿胸腹腔被产道挤压时胎儿肺内、呼吸道液体可在出生后自口鼻流出，可减少新生儿湿肺及羊水、胎粪吸入性肺炎的发生。选择性剖宫产，无宫缩、胎儿头胸壁未受到挤压，娩出后新生儿受到大气压的刺激促使肺呼吸，易发生羊水或胎粪吸入，导致新生儿呼吸障碍，出现特发性呼吸窘迫综合征，有学者称之为剖宫产儿综合征。若潴留在肺泡内的液体较多，出生后易发生湿肺，潴留在肺泡内液体中的不能被蒸发的物质如纤维蛋白等可黏附在肺泡及支气管壁上，形成嗜伊红膜，阻碍了气体交换导致呼吸困难，称为肺透明膜病。

（五）新生儿黄疸增加

有报道认为剖宫产可能是引起新生儿高胆红素血症的原因之一。专家将 2 382 例新生儿分为剖宫产组和非剖宫产组，对微量血清胆红素监测结果进行分析，结果剖宫产组高胆红素发生率明显高于非剖宫产组。

（六）免疫功能低下

剖宫产儿体内免疫因子（IgG、IgA、IgM、C_3、C_4）的含量明显低于阴道分娩者。所以剖宫产娩出的新生儿对感染的抵抗力较产道分娩的新生儿更为低下，易患感染性疾病，而且死亡率高，更增加了剖宫产儿的病死率。

（七）对儿童脑功能影响

剖宫产时产妇在麻醉状态下出现的低血压会致使胎儿缺氧，当胎头娩出时外界压力骤减脑血管扩张，同时肺未受压容易出现肺透明膜病造成呼吸困难脑缺氧。这一系列的缺血缺氧过程对新生儿的脑功能不可避免地产生影响，用新生儿 20 项行为神经进行评分，在出生后第 7～14 天剖宫产儿均低于自然分娩儿，原因是剖宫产儿没有经过分娩自然挤压过程，而影响脑神经的成熟。但随着日龄增加，脑神经功能在 28 天基本恢复正常。

（八）对儿童感知觉的影响

胎儿出生时经历的阵阵强有力的宫缩挤压过程，是胎儿最早最重要的感知觉学习经历。国外研究报道剖宫产影响新生儿的嗅觉学习能力，剖宫产属于一种干预性分娩，使胎儿被动地在短时间被迅速娩出，缺乏必要的刺激考验，特别是皮肤肌肉关节未经刺激过程，影响了儿童对各种感觉刺激信息在中枢神经系统的有效组合，导致感觉统合失调。表现为本体感、本位感差等感觉统合失调和一系列心理行为问题。

（九）对神经精神疾病的影响

国外流行病学调查发现，许多儿童乃至成年期神经精神疾病都与围生期的不良因素关系密切。产科的并发症与精神分裂症病史有关，尤其是有剖宫产出生史者，早发的精神分裂症（22 岁前起病）比晚发的精神分裂症高 10 倍，提示剖宫产引起神经发育的异常，导致中枢神经系统递质多巴胺的紊乱，使得儿童期和成年神经精神疾病发生的危险性增加。

（十）对学龄期儿童的影响

剖宫产与自然分娩新生儿智能发育差异无统计学意义，但剖宫产后学龄期儿童在感觉、运动和听知觉方面有显著性影响。部分剖宫产后学龄期儿童出现动作不协调等感觉运动和听知觉的障碍，造成部分孩子学习障碍，学习能力下降，造成部分社会适应能力下降。剖宫产术在解决难产和妊娠合并症及并发症、降低母儿病死率方面发挥了重要作用。但过高的剖宫产率，放宽剖宫产指征，不但不能降低母儿病死率，反而影响了母儿的健康。因此，医务工作者要有高度的责任心、精湛的技术、良好的医德医风、严格掌握剖宫产手术指征，保障母儿的安全、健康，减少并发症。

（柏兴利）

第十八章　胎儿医学相关手术

第一节　绒毛活检术

一、概述

产前诊断（prenatal diagnosis）又称宫内诊断或出生前诊断，指利用各种现代医学的诊断技术，对胎儿的疾病在宫内作出诊断。产前诊断是预防出生缺陷的重要措施。而产前诊断的原则是尽最大可能在妊娠早期做出诊断。绒毛与胚胎组织同来源于受精卵的分裂，故能在一定程度反映胎儿的遗传特征，是产前诊断胎儿染色体异常、代谢病、基因病及某些其他类型胎儿异常的最佳材料之一。绒毛取材途径有经宫颈及经腹壁，曾经有在内镜直视下进行，亦曾有徒手内诊后盲吸绒毛者，亦可用 B 超指引。目前国内外一致推荐 B 超指引下进行。最初采用的为经宫颈绒毛活检（transcervical chorion villus sampling，TC – CVS），但由于该途径标本污染、宫内感染等发生率高，1990 年后逐渐采用经腹绒毛活检（transabdominal chorion villus sampling，TA – CVS）。彩色超声引导下经腹壁穿刺取绒毛术操作简便，可门诊操作无需住院，与经宫颈途径比较，可有效避免宫颈外口及宫颈管的微生物感染，而且自然流产率低，并有较高取材成功率。故本节以主要介绍 TA – CVS。

二、术前评估及术前准备

经腹绒毛活检的最佳孕周推荐在 10 ~ 12 周进行。

术前行超声检查了解胎儿宫内情况，如胚胎发育、胎心搏动情况，测量头臀长度以核对孕周，定位胎盘叶状绒毛部位，彩色多普勒了解胎盘、脐带附着位置及子宫壁血流情况。了解有无手术适应证及禁忌证，若有内科合并症及并发症，应请相关专业医生共同商定手术中可能出现意外情况的处理对策。详细询问孕妇生育及手术史，充分估计术中可能出现的风险。

术前常规检查：血常规、血型检查是最基本的检查项目，必要时根据患者的具体情况应行尿常规、凝血功能、心电图、肝、肾功能等生化检查了解重要脏器功能有无异常。

（一）手术适应证

（1）年龄超过 35 周岁的高龄孕妇。

（2）夫妇一方有染色体异常。

（3）不良孕产史：包括畸胎史、染色体异常儿妊娠或生育史、死胎、新生儿死亡、复发性流产史。

（4）孕早期时接触过可能导致胎儿先天缺陷的物质。

（5）血清学或超声筛查异常。

（6）遗传病家族史：包括某些单基因遗传病，如地中海贫血、假性肥大性肌营养不良等；X 连锁遗传病等。

（二）手术禁忌证

（1）体温超过 37.5℃。

（2）穿刺局部皮肤急性期感染。

（3）急性期疾病。

（4）有较频宫缩及其他先兆流产或早产征象。

三、手术步骤

超声引导的 TA - CVS 的操作步骤如下。

（1）术前检查：孕妇取仰卧位，术前 B 超常规观察胚胎发育、胎心搏动情况，测量头臀长度以核对孕周，定位胎盘叶状绒毛部位，彩色多普勒了解胎盘、脐带附着位置及子宫壁血流情况。

（2）常规腹部消毒，采用线阵或凸阵探头，选好穿刺点及角度，在穿刺点用利多卡因进行局部麻醉，深度达宫壁肌层。

（3）采用双套针技术穿刺活检：活检针包括由 17～18 号引导套针及 19～20 号活检针组成。超声引导下，先将引导套针经腹壁及子宫刺入胎盘绒毛边缘，穿透蜕膜板进入叶状绒毛膜，拔出针芯，然后将活检针经引导套针内送入胎盘绒毛组织（一般活检针比套管针长 2cm），连接含 1～2ml 生理盐水（含少许肝素）的 20ml 注射器，以 10ml 的负压上下移动活检针吸取绒毛组织。有些中心采用单针取代套管针，同样可以抽取绒毛。

（4）将抽吸的组织注入盛有生理盐水（含少许肝素）的无菌平皿或试管中，仔细检查标本以确定是否有绒毛组织，必要时重复抽吸取样，肉眼检查见典型的绒毛组织后方拔针，随后立即观察胎盘部位有无出血及胎心搏动情况。

（5）术后按压穿刺点 1 小时以上。注意有无宫缩以及阴道流水、流血。

（6）次日复查超声。

四、并发症防治

CVS 常见的并发症为出血和流产，此外少见的有羊水渗漏、感染、孕妇腹壁及子宫壁血肿等。多数阴道流血可通过休息自行止血。CVS 总的流产率与中期羊膜腔穿刺相当，甚至低于中期羊膜腔穿刺（CVS 的流产率为 0.4%，而中期羊膜腔穿刺的流产率为 1.0%～1.57%）。Firth 等于 1991 年首次报道了 284 例在妊娠 56～66 天行 CVS 的病例中，随访发现有 5 例严重的肢体畸形，这一报道引起了广泛的关注。但之后对 138 996 例病例的回顾性分析，CVS 组胎儿肢体畸形的发生率较普通人群无明显升高。

此外，CVS 的并发症与操作过程和经验有关。Brambati 等认为穿刺一次或两次并不影响妊娠结局（TA - CVS 穿刺一次的流产率为 3.2%，两次的流产率为 3.2%；TC - CVS 穿刺一次的流产率为 4.6%，两次的流产率为 5.92%），但超过两次则流产率明显升高。

五、手术难点与技巧

术前定位是穿刺取材成功的关键。运用彩色超声多普勒观察拟穿刺入路周围有无大血管，定位时应尽量取叶状绒毛分布范围较宽广的部位为穿刺点，并用探头于穿刺点周边作平行扫查，观察叶状绒毛分布范围，在体表标记可穿刺的范围及宽度。穿刺针进入子宫浆膜层时入针速度要快，助手也可在腹部适当加压固定子宫位置，以避免因子宫移位造成穿刺偏离。

胎盘和子宫的位置是影响操作成功率的重要因素之一。后壁胎盘和胎盘位于宫底时，TA – CVS 较困难，可通过腹部加压、适当充盈膀胱、调整探头角度和穿刺方向，从侧面进入后壁胎盘，而无需经过羊膜腔，提高穿刺的成功率。如穿刺路线难免经过羊膜囊，应取消经腹壁穿刺。

六、手术相关问题的研究与探讨

关于彩色超声引导下经腹壁徒手穿刺与使用穿刺架及穿刺探头的效果和成功率，两者基本一致，但后者需穿刺者与超声医师配合默契，且具有一定观察超声图像的能力。当熟练掌握该技术后，徒手穿刺操作有以下优点：摆脱了穿刺架的束缚，使进针角度、进针方向更加灵活；当穿刺针进入靶目标后，可以于穿刺点周围随意侧动探头，多角度、多切面观察针道及针尖情况，特别是遇到胎盘收缩变形移位时，可通过侧动探头，及时调整引导穿刺路线；若穿刺入路血管较多或靠近周围重要脏器时，徒手操作更容易避开以上重要结构，减少损伤发生；徒手操作能减少许多应用穿刺架及穿刺探头带来的不便，如穿刺架及穿刺探头术前消毒等。

（朱军义）

第二节　羊膜腔穿刺术

一、概述

自从 20 世纪 60 年代实施孕中期诊断性羊膜腔穿刺术取羊水细胞培养检测胎儿染色体核型以来，羊膜腔穿刺术已成为评估胎儿染色体畸形、用于产前诊断的标准工具，其检测结果的可靠性和相对的安全性已得到公认。随着产科领域诊断技术的发展，羊膜腔穿刺术经历了从盲穿、穿刺前超声检查定位到穿刺时实时超声引导的变革。近年来，随着孕中期血清筛查、遗传学超声检查的开展，需进行孕中期诊断性羊膜腔穿刺术的孕妇在日益增加。

羊膜腔穿刺的时间取决于检查目的。染色体核型检查最佳孕周为 16 ~ 22 周，此时羊膜腔空间相对较大，羊水中含有较多的活细胞，约占 20%，有利于羊水细胞培养和染色体制备。随着孕周的增长，虽然羊水中含胎儿细胞增多，但活细胞的比例越来越少，培养的时间延长，失败率增高。若进行胎儿肺成熟度检查，则在妊娠晚期进行羊膜腔穿刺。如果进行DNA 检测，16 周至足月均可抽取羊水。

二、术前评估及术前准备

术前行超声检查了解胎儿宫内情况，如胎儿发育以及胎盘、羊水等附属物情况，了解有无手术适应证及手术禁忌证，若有内科合并症及并发症，应请相关专业医生共同商定手术中可能出现意外情况的处理对策。详细询问孕妇生育及手术史，充分估计术中可能出现的风险。

术前常规检查：血常规、血型鉴定是最基本的检查项目，必要时根据患者的具体情况应尿常规、凝血功能、心电图、肝、肾功能等生化检查了解重要脏器功能有无异常。

（一）手术适应证

1. 中期妊娠羊膜腔给药引产

（1）严重或致死性胎儿畸形。

（2）胎儿染色体异常。

（3）羊水过少或过多，高度怀疑胎儿畸形且预后不良。

（4）死胎。

（5）部分葡萄胎合并活胎要求引产。

（6）严重双胎合并症要求引产。

（7）计划外妊娠要求引产。

（8）需同时做诊断性羊膜腔穿刺和引产。

2. 妊娠中期诊断性羊膜腔穿刺

（1）年龄超过 35 周岁的高龄孕妇。

（2）不良孕产史：包括畸胎史、染色体异常儿妊娠或生育史、死胎、新生儿死亡、复发性流产史。

（3）母胎血型不合，怀疑溶血者。

（4）血清学或超声筛查异常。

（5）胎儿生长受限。

（6）胎儿先天畸形。

（7）羊水量异常。

（8）夫妇一方染色体异常。

（9）遗传病家族史：包括某些单基因遗传病，如地中海贫血、假性肥大性肌营养不良等；X 连锁遗传病等。

（10）宫内感染（TORCH、B – 19 感染）。

（11）孕早期时接触过可能导致胎儿先天缺陷的物质。

（12）亲子鉴定。

3. 其他

（1）胎儿肺成熟度测定。

（2）羊膜腔穿刺给药。

（3）羊膜腔内灌注。

（4）羊水过多，需羊水减量者。

（二）手术禁忌证

（1）体温超过 37.5℃。

（2）穿刺局部皮肤急性期感染。

（3）急性期的疾病。

（4）有较频宫缩及其他先兆流产或早产征象。

三、手术步骤

超声介导的羊膜腔穿刺术包括了穿刺探头（或穿刺架）引导下穿刺以及徒手穿刺两种方式。这里介绍穿刺探头引导下穿刺的操作步骤。

（1）孕妇取仰卧位，常规 B 超检查，选择最佳穿刺部位，并测定胎儿双顶径、股骨、肱骨、胎盘位置、厚度、羊水量，注意胎心音是否正常，确定胎儿是否存活。

（2）常规消毒皮肤、铺巾。若采用穿刺探头引导，换用已消毒的穿刺探头，调整探头上穿刺角度。通过监视器显示，确定穿刺部位是否置于穿刺引导线上，测量穿刺深度。若采用超声引导下徒手穿刺，无菌薄膜包裹探头。

（3）术者将穿刺针沿着探头穿刺导向槽插入，进行穿刺。穿刺点的选择：避开胎儿及脐带，尽量避开胎盘，若无法避开胎盘，则尽量避免穿过胎盘血窦，以避免胎盘出血造成羊水被母血污染而影响检测结果的准确性，并可减少胎母输血的机会。

（4）取出针芯，用注射器抽取羊水。按诊断要求抽取 10～30ml 做产前诊断，弃去开始的 1～2ml 羊水。

（5）需羊膜腔给药者，将事先用注射器抽吸好的备用药物，通过穿刺针注入羊膜腔。

（6）后超声检查，观察穿刺点有无出血，注意胎心、胎动情况。

（7）术后按压穿刺点 1 小时以上。

四、并发症防治

羊膜腔穿刺术是安全的，但仍有流产、胎儿及母亲损伤等风险。国外有报道羊膜腔穿刺后流产的比例大约是 1/200，即流产率为 0.5%。John 等 Meta 分析报道当前实时超声引导下与羊膜腔穿刺术有关的额外流产率为 0.33%。高龄孕妇以及血清筛查异常、既往有流产史、曾有阴道流血、抽取到的羊水为绿色或褐色的孕妇，羊膜腔穿刺术后流产的风险明显增加。

羊膜腔穿刺术导致胎儿损伤的情况罕见，仅有一些穿刺针引起胎儿皮肤伤痕、眼睛损伤、脑部穿通血性囊肿的个案报道。然而胎儿损伤有时很难证实与羊膜腔穿刺术相关，且难以诊断，因此直接胎儿损伤的发生可能比报道的更多见。

为了提高羊膜腔穿刺术的安全性，必须严格掌握手术禁忌证，术前完善必要的常规检查，术中严格遵循无菌操作；选择最佳羊膜腔穿刺点，遇前壁胎盘时尽可能避开或在胎盘边缘部位进针；进针最好能 1 次成功，避免对子宫的再次刺激和由于孕妇心情紧张而引起子宫敏感度增高；选择羊膜腔穿刺的适宜时机，提高实验室培养成功率。妊娠 18～24 周为妊娠相对稳定期，羊水量多，增长快，为最佳穿刺期。

五、手术难点与技巧

（1）穿刺点应尽量避开胎盘。

（2）诊断性羊膜腔穿刺，应除去前面抽吸的 2ml 羊水，以免母亲细胞污染。

（3）对于双胎的产前诊断，术前应对胎儿、胎盘仔细定位，记录每个胎儿的位置、大小、性别及特征，其所属胎盘的位置，并详细记录定位依据及画图，以备日后一胎检查结果异常、必要时需要进行选择性减胎术。应分别对两个羊膜腔进行定位穿刺抽吸羊水。

（4）孕晚期羊膜腔穿刺要注意孕妇易发生仰卧位低血压综合征，可侧卧位羊膜腔穿刺。

（5）羊水过少的病例，羊膜腔穿刺时可先注入生理盐水。

六、手术相关问题的研究与探讨

羊膜腔穿刺术中羊水被母血污染的发生率为2%～3%，其中胎盘渗血是羊水血染的常见原因，一般均发生在前壁胎盘，穿刺针通过胎盘时刺破胎盘小血管引起少量的出血。为提高产前诊断的准确性，预防羊水血污染非常重要，避免母体细胞污染以及提高实验室技术是关键。对完全性前壁胎盘的孕妇，B超引导下选取胎盘边缘较薄处进针、尽量避开胎盘大血窦、避免重复进针可降低胎盘渗血的发生。此外，为保证获得羊水的纯度，宜尽量选择在胎儿安静时、羊水池较深的部位进针。

（朱军义）

第三节　脐带血管穿刺术

一、概述

自1983年Daffors首次报道B超下经皮脐静脉穿刺获取脐血以来，其已成为目前产前诊断中直接获取胎儿血标本的一种安全有效的方法，对胎儿染色体异常、地中海贫血、宫内感染、血液疾病和遗传性代谢疾病等具有诊断价值，并且可鉴别绒毛或羊水细胞培养的结果如嵌合体，还可用于胎儿宫内输血等宫内治疗。脐带穿刺应用于妊娠18周后至妊娠足月。由于妊娠22周前的脐血管细小，穿刺较困难，流产率亦高于23周后进行操作；且22周前可以羊膜腔穿刺取羊水培养进行染色体核型检查，故脐带穿刺进行产前诊断多用于23周以后。

二、术前评估及术前准备

术前行超声检查了解胎儿宫内情况，如胎儿发育以及胎盘、羊水等附属物情况，了解有无手术适应证及禁忌证，若有内科合并症及并发症，应请相关专业医生共同商定手术中可能出现意外情况的处理对策。详细询问孕妇生育史及手术史，充分估计术中可能出现的风险。

术前常规检查：血常规、血型鉴定是最基本的检查项目，必要时根据患者的具体情况应行尿常规、凝血功能、心电图、肝、肾功能等生化检查了解重要脏器功能有无异常。

（一）手术适应证

同羊水穿刺术。此外，可以检测采用血液能检测的所有项目，如诊断对母胎血型不合，对怀疑溶血者可直接检测胎儿血型、血色素、红细胞比容以及Coombs试验等；诊断宫内TORCH感染可以查脐血IgM。

（二）手术禁忌证

同羊膜腔穿刺术。

三、手术步骤

脐带血管穿刺可以在超声穿刺探头（或穿刺架）引导下进行，也可以在腹部探头引导下徒手穿刺。本节主要介绍穿刺探头引导下脐带血管穿刺的操作步骤。

（1）孕妇术前检查取仰卧位或稍微侧卧位。术前超声检查、皮肤准备同羊水穿刺。

（2）一般穿刺部位选择脐带较平直段，超声可见平行的双等号强回声，或选择脐血管的横截面。注意尽量选择穿刺脐静脉，超声可见脐带含两条动脉一条静脉，静脉管径较动脉粗。

（3）用消毒的穿刺探头，调整穿刺角度，测量穿刺深度。

（4）将穿刺针沿探头的穿刺导向槽插入，按预先测量的深度快速进针穿刺，通过屏幕监视穿刺针穿入羊膜腔以及穿中脐带的情况。

（5）若刺中脐带，取出针芯，用5ml注射器按诊断要求抽取脐血1～3ml，脐血中怀疑混有羊水时，不宜作血常规检测，应更换注射器再次抽血。若脐带血不能确定为胎儿血，可做血红蛋白电泳确定，或采用短串联重复序列的检测方法鉴别抽到的是胎血或母血。

（6）拔针后，再行超声检查，密切观察胎心搏动情况，注意脐带及胎盘渗血、有无脐带血肿形成。

（7）术后按压穿刺点1小时以上。

四、并发症防治

脐带穿刺可能出现的并发症有胎儿心动过缓、穿刺点出血（包括胎盘出血、脐带出血或脐带血肿）、绒毛膜羊膜炎等，严重的出现死胎、流产。Tongsong等报道胎儿心动过缓的发生率为4.3%，脐血管穿刺部位出血率为20.2%，胎儿死亡率可达3.2%，最高达5.0%，穿刺直接导致的胎儿丢失率为1.0%。

（一）胎儿心动过缓

胎儿一过性心动过缓是脐血穿刺常见的并发症，国内文献报道的发生率为3.9%～5.2%。可能与脐血管痉挛刺激迷走神经兴奋，或误穿入脐动脉，或抽取脐血速度过快有关。胎儿一过性心动过缓多为特发性，术前不可预计。小孕周（＜22周）穿刺者发生率较高。心动过缓若在1～2分钟内恢复正常，无需处理，但胎儿心动过缓持续时间较长易导致胎儿死亡。发生胎儿心动过缓时，应立即停止操作，孕妇左侧卧位并吸氧、进食、静脉注射高渗葡萄糖，必要时用阿托品，绝大多数病例的情况可改善。

（二）穿刺点出血

穿刺点出血指穿刺针进入部位的胎盘（前壁）或脐带出血。一般情况下，应用B超可直视出血情况。国内报道的脐带穿刺点出血发生率15.3%～32.9%；经胎盘穿刺时胎盘穿刺点出血的发生率为43%～70%；总的脐带或胎盘出血率为13.1%～30.3%。由于脐血管壁收缩及胎儿凝血机制参与作用，渗血多在15～30秒内停止，对胎儿无明显影响。脐带及胎盘渗血与胎儿心动过缓无明显相关性，但如果渗血时间长，则需注意胎心率变化。

（三）胎儿丢失

胎儿丢失是脐静脉穿刺术中最严重的并发症，发生率为1%～1.9%。其发生与心动过缓密切相关。而且异常胎儿的流产率较正常胎儿高，这可能是异常胎儿由于发育异常耐受力较差之故。此外，据文献报道，胎儿丢失率与穿刺时间呈正相关。穿刺时间＞10分钟者流产率为5.4%，穿刺时间＜10分钟者流产率为0.4%，因此缩短穿刺时间尤为重要。

（四）子宫收缩

子宫收缩的发生除与子宫敏感性有关外，还与手术时间及穿刺针的抽插频率有关。此外，孕妇精神过度紧张亦可致子宫收缩频密。术后左侧卧位休息，必要时予宫缩抑制剂口服、留院观察，绝大部分病例 12 小时内宫缩缓解。

（五）其他

其他少见的并发症包括宫内感染、脐带撕裂、胎盘早剥、胎死宫内、羊水栓塞等。

五、手术难点与技巧

（1）穿刺点的选择尽量避开胎盘、胎体，脐带暴露欠佳时，可让孕妇改变体位，以使脐带显示；不少操作者选择脐带插入胎盘处作为脐带穿刺点，原因为此处脐带较固定，血管较粗；笔者认为游离段是可选择的很好的穿刺部位，因脐根部虽相对固定但易被胎儿遮挡，脐蒂部靠近胎盘，易误入胎盘血窦内抽到母血，而游离段则较少受胎体遮挡的干扰。

（2）当 B 超下看到针尖在脐带内但回抽不到血和无羊水时，往往是在华通胶内，可一边缓慢退针一边回抽，至抽到脐血为止。

（3）尽量避免刺中脐动脉；当刺中脐动脉发生脐动脉痉挛时往往很难抽到血，应暂缓抽血。

（4）穿刺时进针要快，最好一次到位地刺入脐静脉，否则胎动将使脐带移位。若未刺中脐带，可游离穿刺针，在 B 超引导下微调穿刺的角度再次穿刺，穿刺动作要短促有力，以免脐带滑脱。距离较远的，可分两次连续穿刺。进针穿刺次数一般不超过三次，手术时间不超过 20 分钟（不包括等待时间）。

（5）肥胖、羊水过多及后壁胎盘、孕周 <24 周的孕妇，注意脐带穿刺比较困难。

（6）根据孕周决定最大抽血量，孕周 <20 周抽取脐血量一般不超过 2ml。

（7）术中或术后容易发生胎儿心过缓的情况包括孕妇空腹、穿刺到脐动脉、术中见胎血呈黑色、孕妇极度紧张及恐惧、胎儿生长受限、羊水过多、胎动过频等。上述情况应由有经验的医生进行穿刺，并做好胎儿窘迫的抢救。

六、手术相关问题的研究与探讨

超声引导下脐带穿刺术有两种穿刺方式：穿刺架（或穿刺探头）引导技术和徒手技术。所谓徒手技术即使用普通腹部探头，行徒手操作，而不用穿刺探头或穿刺架。两种方法各有优势，穿刺探头引导法简单易学，便于定向穿刺操作，对于较为固定的脏器穿刺成功率高。而对于漂浮在羊水中的脐带，尤其在胎动活跃的情况下，应用穿刺探头或穿刺架时须一次进针迅速准确，如一次穿刺失败，行第二次穿刺往往需重新经皮肤进针。而徒手技术 1 次脐静脉穿刺失败后，多数可在羊膜腔内通过略微调整针尖角度对脐静脉再次穿刺，而不必拔出穿刺针，减少了穿刺针经过前壁胎盘的次数进而减少胎盘渗血的机会。在使用徒手技术时，进针方向与脐带成 <90° 的角度便于刺入，穿刺最好采取 2 次进针，第一次进针穿刺入羊膜腔内，调整针尖接近脐带表面时进行冲击式穿刺，动作幅度小而有冲力，刺入脐带管腔内有轻微的突破感。

（朱军义）

第四节 减胎术

减胎术是为达到优生目的而减灭胎儿的手术，于 1986 年首次在欧洲使用，于 1988 年在美国正式应用于临床。减胎术分为多胎妊娠减胎术（multiple pregnancy fetal reduction）和选择性减胎术（selective feticide）。多胎妊娠减胎术是为了改善多胎妊娠预后而减灭过多的胎儿，多在妊娠早期实施；选择性减胎术指多胎妊娠中有 1 个或多个胎儿异常，为避免异常胎儿出生或改善正常胎儿预后而实施的减胎，在明确诊断后实施。

从减胎方法上来看，减胎术可采用经阴道胎儿抽吸、经腹胎儿心内注射氯化钾、脐带电凝、脐带结扎、脐带阻塞、射频消融减胎等技术。采用何种减胎技术由多胎妊娠的绒毛膜性（chorionicity）决定。因绝大多数单绒毛膜多胎（以双胎多见）之间在胎盘部位存在血管吻合，被减胎死亡后形成"吸血泵"，存活胎可能发生急性失血，导致死亡或严重的脑损伤，故单绒毛膜（monochorionicity）多胎妊娠行选择性减胎术时不能采取心内注射氯化钾方法。

本章主要介绍适用于单绒毛膜多胎妊娠的脐带电凝减胎术、射频消融减胎术和适用于多绒毛膜多胎妊娠的胎儿心内注射氯化钾减胎术。

一、脐带电凝减胎术

（一）术前评估及术前准备

需要接受脐带电凝减胎术的对象往往是复杂性多胎妊娠，在手术前必须进行充分的母体情况、胎儿情况评估，严格把握手术指征，制定严密的并发症防治预案，以期降低手术风险，减少并发症，改善预后。

1. 胎儿评估 术前须明确多胎妊娠胎儿的绒毛膜性。绒毛膜性决定采用何种减胎方法。错误的绒毛膜性的判断或者不考虑绒毛膜性的后果往往是非常严重的，容易导致拟保留胎儿的死亡。现有的超声技术已经可以在妊娠早期（7~14 周）对绒毛膜性做出准确的判断。超声显示的"双胎峰（twin peak）"或"λ征"提示该双胎为双绒毛膜双胎（dichorionic diamniotic twins，DCDA twins），而"T征"提示该双胎为单绒毛膜双胎（monochorionic monoamniotic twins，MCMA twins）。

术前常规行产前诊断，确定拟保留胎儿的染色体核型正常。根据胎儿异常情况可选择检查 TORCH、胎血细胞计数和血红蛋白等。

术前需准确评估胎儿孕周。脐带电凝减胎术适合的手术时机为妊娠 16~24 周，最迟至 26 周。考虑到 24 周后的胎儿出生后具有生存能力而涉及的伦理问题，西方国家一般在妊娠 24 周前施行手术。

术前行详细的胎儿超声检查非常重要。需排除或确定胎儿有无畸形，超声评估胎儿心脏功能；超声测量各个胎儿生长发育指标，计算胎儿体重；测量各个羊膜腔的羊水池深度，确定各胎儿脐带附着位置，测量胎儿脐带附着处之间的距离，测量拟减胎脐带直径；彩色多普勒超声检查脐动脉、脐静脉、静脉导管、大脑中动脉血流频谱。排除前置胎盘，确定胎盘附着位置及范围，选择穿刺鞘进入的位置和方向，尽量避开胎盘，尽量避免穿透拟减胎羊膜腔。

在对胎儿胎盘进行充分的超声评估后，绘图记录上述情况，有利于术者设计手术路径并对可能的并发症做好预防措施。

2. 母体评估　重视孕妇全身状况评估，检查各器官功能状况，及时、积极处理内外科合并症及并发症。若有感染征象或较严重的甲亢等，宜积极治疗后手术。孕妇术前最好常规行超声心动图检查以排除心功能不全。

多胎妊娠尤其是合并羊水过多的多胎妊娠容易出现宫颈管缩短，从而导致减胎术后流产率、早产率升高。术前需经阴道超声测量宫颈管长度，观察宫颈内口有无扩张，必要时根据情况在减胎术前或术后行宫颈环扎术。

3. 与患方充分沟通与交流　需要进行选择性减胎术的多胎妊娠已是高风险病例，而脐带电凝减胎术存在客观的风险和并发症，因此术前必须对其有充分的告知和沟通。术前谈话应包括以下内容：胎儿疾病的名称和期别、严重程度、预后，详细告知各种可能选择的治疗方式（包括终止妊娠）、各种手术方式的并发症及其预防和治疗预案，麻醉方法与风险。

4. 术前准备　术前除对胎儿行详细的超声检查外，需对孕妇进行外科手术术前常规检查：血常规（包括血型）、尿常规、出凝血功能、肝肾功能、电解质、甲状腺功能检查；心电图、超声心动图检查等。术前常规交叉配血，建立充分的静脉通道，做好各种并发症的应急处理措施。术后常规使用抗生素预防感染。

麻醉方法由术者经验和手术难度决定。该手术目前常采用腰硬联合麻醉，故手术前需禁食 6 小时以上，禁水 4 小时以上。若术者经验丰富且估计手术时间较短，该手术也可采用局部浸润麻醉，但需要术前、术中给予抑制子宫收缩药物。

（二）手术适应证

（1）单绒毛膜多胎中一胎严重畸形需要终止妊娠。

（2）单绒毛膜多胎中一胎患严重遗传性疾病（如重型地中海贫血）时，需要终止妊娠。

（3）双胎输血综合征Ⅲ期（部分病例）、Ⅳ期，根据胎儿、胎盘情况选择减灭供血胎或受血胎。

（4）单绒毛膜双胎选择性宫内生长受限Ⅱ型或Ⅲ型，观察过程一胎病情恶化、估计一胎宫内死亡可能性大时，可考虑脐带电凝减胎术。

（5）无心双胎（TRAP），若脐带足够长且容易暴露，可行脐带电凝减胎术。

（6）对单绒毛膜双胎出现贫血 – 红细胞增多序列征是否行脐带电凝减胎术有争议。

（三）手术禁忌证

（1）母体活动性感染：应在控制感染后进行手术。

（2）母体心功能不全：一般情况下，孕妇出现严重的心功能不全不适宜继续妊娠。但某些复杂性双胎如双胎输血综合征（twin to twin transfusion syndrome，TTTS）Ⅳ期可以合并母胎镜像综合征而导致孕妇心功能不全，此时施行选择性减胎可能有助于缓解病情。

（3）临产和先兆临产时施行手术容易引起胎膜早破、流产、早产，甚至羊水栓塞，是手术禁忌证。很多时候，TTTS 患者由于羊水过多，术前往往出现不规律宫缩，应在术前预防性使用宫缩抑制剂，术中适当增强麻醉深度，并酌情静脉使用抑制宫缩剂。

（4）宫颈过短或宫颈功能不全是手术的相对禁忌证。对有手术指征的患者，可考虑术前或术后行宫颈环扎术。

中央性前置胎盘状态或血管前置的病例，术前需反复评估并确认手术的必要性，与患者及家属充分沟通手术风险,若必须进行手术,术前术中做好大出血抢救的准备。

(四)手术步骤

脐带电凝减胎术常在超声引导下完成(单孔法),亦可在胎儿镜下进行操作(单孔或双孔法)。手术者应熟练掌握超声检查技术和术中超声引导技术,并有一定的内镜手术基本功。

1. **人员准备** 脐带电凝减胎术属于高风险的复杂性胎儿手术,手术得以成功实施依赖于一支训练有素、配合良好的医护团队,包括母胎医师、胎儿超声医师、麻醉科医师、胎儿医学专业器械护士、巡回护士等。

2. **器械准备** 除了常规手术室配置之外,脐带电凝减胎术还需要准备双极电凝发射系统、双极电凝钳、彩色多普勒超声仪、羊水灌注仪(包括37℃生理盐水)、负压吸引器及其他辅助设备;如果是胎儿镜下的脐带电凝术,还需要准备视频监控系统、诊断型胎儿镜系统等。术前需要检测所有系统运作良好,尤其需要测试双极电凝钳工作正常,确保手术顺利进行。

3. **麻醉** 可以根据患者情况和手术难度选择硬膜外麻醉联合椎管内麻醉,或局部浸润麻醉。一般情况下,手术不需要全身麻醉。必要时,麻醉医生负责术中给予抑制子宫收缩药物。

4. **术前复查** 麻醉成功后,在不影响手术操作的情况下,患者取左侧10°~15°卧位,避免仰卧位低血压综合征。常规消毒腹部皮肤,铺无菌巾。连接负压吸引和灌注系统、双极电凝(必要时包括内镜系统及监视器)。

术前再次明确诊断,确定胎方位、胎儿脐动脉、脐静脉、静脉导管及大脑中动脉血流频谱,明确胎盘位置及脐带插入部位,测量羊水池最大深度,确认胎儿是否存活及测量心率,显示脐带长轴及可能的手术部位,观察拟穿刺部位无明显血管走行、无丰富血窦,最终确定手术方式和手术入路。注意穿刺部位应尽可能避开胎盘。

5. **羊膜腔灌注和羊水减量** 脐带电凝减胎术中往往遇到拟减胎羊水过少甚至没有羊水的情况,此时,首先需要进行羊膜腔灌注方可保证后续电凝手术有一定的空间进行操作。对于羊水极度增多的病例,术前可考虑适当行羊水减量,以减轻对子宫的刺激,减少胎膜早破和流产的机会。

6. **穿刺进入宫腔** 75%酒精再次消毒皮肤后,术者用小号尖刀切开皮肤及皮下组织(包括筋膜层)3mm,超声引导下沿切口插入套管针,用钝力快速依次穿过皮肤、脂肪组织、筋膜层、腹直肌、腹膜、子宫壁,确认针尖进入拟减胎的羊膜腔并避开了需保留的胎儿。观察穿刺部位子宫壁有无活动性出血。

7. **脐带电凝** 使用超声对拟电凝的脐带定位,取出穿刺针芯,在超声引导下将双极电凝钳通过穿刺鞘置入拟减胎的羊膜腔内,沿脐带短轴或长轴钳夹脐带。术者固定电凝钳,彩色多普勒超声观察脐带中未见明显血流,证明钳夹完全;观察两个胎儿心率,确认钳夹的是拟减胎胎儿的脐带。从5W(持续1~2分钟)开始逐步增加电凝功率,超声下可见电凝部位出现局部热效应表现——较大量"气泡"征象。视脐带粗细、是否水肿或华通胶含量的多少决定电凝时间和功率,一般电凝功率从5~10W、1~2分钟开始至45~50W、持续1~2分钟结束。多普勒超声确定胎儿脐动脉血流消失,甚至心脏搏动停止。松开电凝钳,抖落已电凝的脐带,选择其近端处重复电凝一次,以确保凝固完全。电凝部位在超声下显示局部强回声。再次多普勒超声确定胎儿脐动脉血流消失。电凝结束后，可置入胎儿镜观察脐带凝固效果，可见凝固部位呈焦黄色缩窄环。

8. 术后羊水减量　脐带电凝结束后应从穿刺套管处引流出适当羊水，以减轻羊膜腔压力，降低胎膜早破和早产机会。将羊水减至正常容量或稍多即可，无需减至羊水过少状态，一定量的羊水可以压迫穿刺部位并促进止血。

术毕置入针芯，拔出穿刺针，无需缝合伤口，覆盖无菌敷料后以弹力绷带加压覆盖，有利于止血和防止羊水渗漏。

对于宫颈内口松弛或宫颈管长度小于 25mm 的多胎妊娠病例，必要时术后可考虑行宫颈内口环扎术。

9. 术后用药　脐带电凝减胎术虽是一个微创手术，感染机会小，但一旦感染容易引起母体和胎儿的严重后果，故手术后需预防性抗感染治疗。常规在手术后即行羊膜腔内注射抗生素，如头孢唑啉 1.5g，随后 2 天可静脉预防性使用抗生素（国外许多中心都将术后羊膜腔注射抗生素作为常规）。

胎儿手术后必须注意控制母体子宫收缩，给予口服硝苯地平等，必要时静脉滴注硫酸镁或羟苄羟麻黄碱。

10. 术后处理　术后监测与术前评估一样，在本手术中非常重要。及时、准确和规范的术后评估可以及早发现并防止各种并发症，降低流产和早产的发生率，减少严重母胎并发症的发生。术后处理包括母体和胎儿两个方面。

母体监测内容有：监测基本生命体征；注意心肺功能，注意母体血液稀释和母胎镜像综合征，注意有无肺水肿。特别是羊水极度增多的 TTTS 病例，术前母亲已经出现水肿或超声心动图提示心功能有改变，术前术后容易发生上述并发症。注意控制宫缩，及时使用宫缩抑制剂。

胎儿的监测以彩色多普勒超声检查为主，术后 1 小时、术后当天及术后第一天、出院前均需复查彩色多普勒超声，观察胎儿生长发育情况、羊水量；测量脐动脉、脐静脉、静脉导管、大脑中动脉血流频谱；观察胎儿心脏各瓣膜有无反流，必要时测量胎儿心胸比、心肌厚度和 Tei 指数等。出院后视情况每 1~2 周复查一次超声。

（五）并发症防治

尽管胎儿治疗就手术操作本身而言并不十分复杂，但由于其涉及母体和胎儿多个个体、需要多学科协作、对术者要求较高等原因，脐带电凝减胎术等仍是风险性极高的操作。

1. 母体并发症　对于母体来说，母体需要承担麻醉和手术的风险，以及疾病本身和手术应激导致的并发症。手术并发症包括麻醉意外、穿刺部位出血、血肿形成、胎盘出血、胎盘早剥、宫内感染、羊水渗漏、腹腔脏器损伤等。合理选择手术部位和入路，避开胎盘，操作果断轻柔，可以减少并发症的发生。非心源性肺水肿是 TTTS（往往Ⅲ期或Ⅳ期）非常严重的母体术前术后并发症，严重者可能致命。如果术前已发生，需评估减胎术的可行性，必要时及时终止妊娠；术后发生的肺水肿往往合并母胎镜像综合征，术中严格控制补液量，控制羊水减量速度和总量，术后酌情给予清蛋白和利尿药物，一般数天后缓解或痊愈。合并羊水过多的病例容易出现宫颈管缩短，术前评估发现宫颈管缩短者可以考虑术前或术后行宫颈环扎术，可有效减少流产的发生。

2. 胎儿并发症　胎儿常见的手术并发症包括流产、胎膜早破、早产、羊水渗漏、胎膜剥离（包括绒毛膜、羊膜剥离）、羊膜带综合征、胎儿宫内死亡。根据笔者的经验，术后常规予以宫缩抑制剂和抗生素有助于减少宫缩的发生和胎膜早破及流产的发生。有使用羊膜片治疗医源性胎膜早破的报道。早产的发生率比较高，考虑与原发病及手术刺激有关。随着手术器械的改良（比如穿刺鞘直径减小、带胎儿镜的双击电凝钳等）和操作技术的不断改善，术后并发症出现的概率会有效降低。胎膜剥离是术后常见的并发症，剥离面积可大可小，严重时可见绒毛膜全部或大部从子宫壁剥离，剥离面与子宫壁间可有相当量的积血，是流产、胎膜早破及母体贫血的原因之一。大多数胎膜剥离可以自然消失，预后良好，少数严重的剥离容易发生流产等不良结局。少数情况下，手术操作可致羊膜破裂，形成羊膜带，造成胎儿羊膜带综合征。手术后被保留胎儿死亡是最严重的并发症，发生率与原发病及其严重程度相关，死亡的原因包括脐带凝固不完全致保留胎大量失血、术中脐带断裂或撕裂大量出血、心功能衰竭、脐带缠绕或打结、宫内感染等。双极电凝可以释放不少热量，未见明确报道胎儿的热损伤，行羊膜腔灌注或使用羊水循环系统可以有效降低羊膜腔内的温度。

（六）手术难点与技巧

1. 羊膜腔的拓宽　脐带电凝减胎的对象有时是羊水过少甚至无羊水的胎儿，穿刺之前需要行羊膜腔灌注，拓宽手术空间后方可手术。无羊水羊膜腔灌注颇有难度。首先在超声引导下使用 22G 穿刺针刺入目标羊膜腔，轻柔调整针尖使之位于脐带或躯体与胎膜之间的空隙中，同时用注射器缓慢推注生理盐水，超声下观察到脐带稍有游离或出现少许羊水池时，确定穿刺到位，固定穿刺针向羊膜腔内灌注温生理盐水，注意灌注速度不宜太快、量不宜过多，至羊水池最大深度为 4～7cm，达到允许手术操作的空间即可。

2. 改变体位避开胎盘　孕妇子宫是一个有一定变形能力的器官，当体位改变时，胎盘和胎儿位置均会发生一定变化，可以利用这一特性改善手术条件。一般情况下，由于出血和胎盘早剥的可能，不建议穿过胎盘进行手术操作。当胎盘附着于子宫前壁，应调整手术台，使孕妇侧卧，这样往往能避开胎盘进行穿刺。如果穿刺部位接近子宫旁，需要注意不要损伤宫旁血管、腹腔器官或其他血管。

3. 脐带水肿或脐带过细　TTTS 受血胎容易出现脐带水肿，而严重 sIUGR 的小胎脐带可能发育不良，直径很细。电凝这样的脐带需要选用相应直径的电凝钳，需要根据脐带粗细调整电凝时间和功率。当脐带水肿时，注意电凝时间适当延长而功率适当加大；当脐带细小时，则反之。

4. 意外出血　手术中损伤胎盘、脐带凝断或撕裂、损伤其他血管等都可导致意外出血。穿刺部位出血如腹壁下血肿、胎盘后血肿等也是可能发生的情况。防治要点是操作应既轻柔又果断，注意不要穿刺用力过猛损伤后壁胎盘或其他组织；拔穿刺鞘前仔细检查穿刺点和宫腔内有无活动性出血；电凝时间亦不能过长，防止脐带离断。穿刺部位和胎盘表面的出现可以依靠快速羊膜腔灌注增加宫腔内压力来止血，而脐带大量出血必须快速钳夹并凝固出血部位远端脐带，方能止血。

（七）手术相关问题的研究与探讨

1. 减胎还是激光治疗　复杂性单绒毛膜双胎疾病包括 TTTS、选择性生长受限（selective intrauterine growth restriction，sIUGR）、双胎反向动脉灌注综合征（Twin reversed arterial perfusion sequence，TRAP）、双胎贫血 - 红细胞增多序列征等。由于特殊的胎盘血管、胎盘份额的原因，两个胎儿的健康有相互依存的关系。有时候应该行减胎术或是激光治疗并无绝对界限，需要根据术者的经验、患者的意愿、医疗条件等综合考量。

2. 其他减胎方法　复杂性单绒毛膜多胎的减胎方法还包括脐带结扎、脐带阻塞、射频消融等。脐带结扎也是被广泛应用的减胎手术，其术前术后评估、准备、监测和处理与脐带电凝减胎术一致。在手术操作上，脐带结扎可以采用单孔法或双孔法，其优势在于手术时间可能较短且脱离了术中对超声波技术的依赖。

二、射频消融减胎术

（一）概况

妊娠早期的选择性减胎术已在国内外广泛开展，安全有效，对减少多胎妊娠引起的并发症起了重要的作用。随着胎儿医学的发展和胎儿镜技术的进步，中期妊娠选择性减胎术已广泛应用。但随着胎儿的生长发育，中期妊娠减胎较早期妊娠减胎的操作难度增大，发生并发症的风险增高；部分单绒毛膜多胎的孕妇不适宜胎儿镜下脐带结扎或脐带电凝减胎，个别多绒毛膜多胎的病例不适合进行传统的氯化钾注射减胎。因此，近年来，超声引导下射频消融以其创伤小、安全、有效的优势，被作为妊娠中期减胎的新方法。

射频消融（radiofrequency ablation，RFA）治疗起源于欧美国家，在国内外已应用20余年。临床最早用于肝癌的治疗，经过技术的改进，疗效显著提高，已成为一种临床广泛应用的局部肿瘤消融治疗的首选方法。射频治疗装置包括了射频发生器、射频电极针和电极板。消融时在体内构成回路，交流电通过射频针流向电极回路板，电极针的周围电流密度最大，激发起组织细胞的离子震荡和相互撞击，继而产生热能，形成局部高温和组织凝固性坏死。坏死灶的大小与功率输出的强度和持续时间有关。近年来，RFA不仅应用于肝癌，也应用于肾、乳腺、甲状腺肿物的消融，还应用于门脉癌栓的消融和畸形血管及侧支循环的闭塞。动物实验和临床研究证明，RFA能闭塞直径5mm以下的静脉性血管和3mm以下的动脉性血管。RFA技术的应用越来越广泛。发射频率290～460kHz，最大输出功率100～200W，工作原理有温控式和阻抗式两种，治疗时间、功率分别根据组织的温度和阻抗来调节，当电极针周围组织的温度达到105～110℃或阻抗超过200Ω时，功率输出自动停止。一点消融可获得横径3～5cm的椭圆球形凝固区。

RFA安全性较高，多数患者有可忍受的疼痛反应，手术一般在局麻或静脉麻加局麻下进行。创伤小，术后平卧休息数小时后可进食，留观12～48小时可出院。并发症少，主要包括血肿、腹腔积血、脓肿、胆瘘、回路电极板垫置处皮肤烧伤等，发生率在5%以下。

射频消融减胎，近年来仅在欧美一些医院有报道，中山大学附属第一医院胎儿医学中心和超声科合作，于2011年用于临床，取得较好疗效。对应用传统减胎技术有困难的病例进行了妊娠中期经腹选择性减胎术，取得了预期的减胎效果。

（二）适应证及禁忌证

1. 手术适应证　射频消融适用于单绒毛膜多胎妊娠减胎；个别多绒毛膜多胎的病例，有氯化钾减胎的禁忌证，可考虑实施射频消融减胎术。

（1）多胎妊娠，其中一胎有结构异常、染色体异常和遗传病，需保全正常胎儿的生长发育，并需选择性终止不正常胎儿的妊娠。

（2）三胎以上的多胎妊娠，为减少早产等并发症并改善妊娠预后，需减少妊娠胎儿数。

（3）羊水少，没有足够空间行脐带电凝或脐带结扎减胎。

（4）前置胎盘，脐带电凝或脐带结扎减胎困难。

（5）凝血功能异常，需要采用更微创、有效和有止血作用的减胎方法，以预防出血。

2. 手术禁忌证

（1）严重的心、肺、肝、肾器官功能衰竭、意识障碍和呼吸控制困难者。

（2）不可纠正的凝血功能障碍和出血倾向；血小板 $< 5 \times 10^9/L$，凝血酶原时间 ≥ 28 秒，或严重的凝血异常的血液病。

（3）近期有阴道出血、不规则宫缩等妊娠不稳定征象者。

（4）孕妇装有心脏起搏器。

（5）胎儿活动频繁，准确穿刺困难。

（6）穿刺路径上有正常胎儿和脐带遮挡，没有安全入路。

（三）术前准备

1. 术前准备　通过术前检查评估 RFA 减胎的必要性和可能性，发现可能存在的风险。

（1）详细的病史。

（2）术前 1 周内常规超声检查或 MRI 检查，判断消融减胎的适应证、拟减胎儿、可行性和穿刺入路。

（3）实验室检查：常规检查血、尿常规、肝、肾功能、生化指标、凝血功能，血型，感染性疾病筛查等，结果正常。重点注意血小板、肌酐、胆红素、电解质、血糖等指标，及时发现和纠正凝血指标和生化指标等的异常。

（4）心电图，有心电图明显异常、心脏手术史患者需行超声心动图检查和请心脏内科会诊。

2. 患者准备

（1）与患者及家属充分沟通，签署手术知情同意书。

（2）术前禁食、禁水 6 小时。

（3）术前排空小便。

（4）手术当天有家属陪伴。

（5）建立静脉通道。

（6）术前预防性使用镇静药，缓解精神紧张和减少子宫收缩的发生。

3. 药品准备

（1）一般药物：麻醉药、镇静剂、镇痛药、止吐药、止血药、阿托品、激素、抗生素、生理盐水、糖盐水、碳酸氢钠注射液等。

（2）特殊用药：强心药、抗心律失常药、升压药、降压药、呼吸兴奋剂等。

4. 器械准备

（1）射频治疗仪、射频电极针：用于减胎的射频消融电极针有两种：单电极射频针和可展开的多子针。

（2）超声仪器和穿刺引导装置。

（3）消毒手术包、探头隔离套等物品。

（4）简易麻醉机、呼吸辅助系统。

（5）供氧系统和输氧管、输氧面罩。

（6）心电监护仪器。

（7）急救车和急救药品、急救器材（包括气管插管、开口器、心内注射针、心脏按压、人工辅助呼吸器材等）。

（8）吸痰机和吸痰管。

（9）心脏除颤仪。

5. 手术操作

（1）体位：根据被减胎儿位置和穿刺进针路径，患者采取仰卧位或侧卧位。在双侧大腿贴好回路电极。

（2）麻醉和术中监测：术中密切监测生命体征、镇痛效果和患者的反应。

（3）制订穿刺计划：穿刺前预设好 RFA 消融范围、穿刺路径，确认避开保留胎的组织器官和脐带，电极针最好不穿过保留胎的羊膜囊。根据胎体的厚度选择射频针的长度。

（4）消毒和局麻：常规消毒铺巾，1% 利多卡因局部麻醉穿刺点。

（5）引导穿刺和消融：在彩色多普勒超声引导下，将射频针尽可能一次性穿刺到胎儿腹部脐血管插入处，并确保针尖发射频段完全在胎体内。术中注意观察保留胎的活动情况和心跳。

（6）消融：启动消融程序，根据彩色多普勒的监测结果，原位消融 1~2 次，直至腹部脐血流消失，心脏搏动停止。

（7）烧灼针道止血，出针。注意避免烧灼子宫壁及腹壁的针道。

（8）术后观察：消融完毕后观察 20~30 分钟，确认生命体征平稳，腹腔无出血后送患者回病房继续观察 24 小时以上。密切观察子宫收缩情况。

（9）复查：术后第 2 天、一周后、一个月后超声复查，了解保留胎生长发育情况。

（四）注意事项及并发症的预防和处理

1. 注意事项

（1）治疗前全面了解病情：必须详细询问病史、详细的术前检查、全面观察、充分的沟通，取得知情同意书。

（2）多学科合作：了解射频、超声及胎儿和孕妇的特点，最大限度减少并发症。

（3）客观地选择病例，以安全、有效、合适为原则。

（4）精心的穿刺设计，精确的引导，准确的穿刺，防止出血。

（5）术中密意观察保留胎的心跳和胎动情况。

（6）RFA 结束后先用彩色多普勒检查脐带有无血流信号，确定没有血流信号才消融针道并拔出射频电极。

2. 不良反应和并发症的预防和处理

（1）发热、疼痛：属于一般不良反应，以对症处理为主。

（2）心率减慢、血压升高：属射频消融的常见反应，以对症处理为主。对抗心率减慢，基础心率较慢的患者可用阿托品肌注。心率过快者使用普萘洛尔、倍他乐克等减低心率至 100 次/分以下。高血压患者使用降压药，维持正常血压，减少出血机会。

（3）出血和失血性休克：可发生腹腔内出血、子宫腔内出血。少量出血采用药物止血；活动性出血行动脉栓塞止血、消融止血或外科止血。失血性休克在输血、补液、升压的同时行动脉栓塞止血或消融止血等治疗。

（4）羊水溢漏：多与子宫穿刺点针孔未闭有关，故注意避免烧灼子宫壁的针道。

（5）腹腔脏器损伤：胃肠道穿孔时，禁食禁水，胃肠减压及外科手术治疗。

（6）皮肤烫伤：应用烫伤膏、对症处理并预防感染。

（7）流产：围术期应密切观察、充分解释、缓解孕妇紧张情绪，适时采用相应的药物降低子宫敏感性和缓解子宫收缩。

（8）损伤保留胎：仔细选择穿刺入路，穿刺途径尽可能远离保留胎，消融过程密切观察保留胎的反应。

（五）疗效评估和追踪随访

中山大学第一附属医院的临床经验表明，射频消融选择性中期妊娠减胎术安全有效，并发症少。14 例患者均消融减胎成功，除 1 例流产，其余胎儿出生体查未见异常，未见其他并发症，2/3 的患者在消融时会出现下腹区钝痛，多于 30 分钟内减轻或消失，必要时可增加注射镇痛剂或解痉药物用量。

三、经腹胎儿心内注射氯化钾减胎术

（一）概述

单绒毛膜双胎共用一个胎盘，双胎间存在胎盘血管吻合，如使用氯化钾减胎，被减胎死亡后血压降至 0mmHg，保留胎通过胎盘吻合血管向被减胎失血，可继发死亡。因此经腹胎儿心内注射氯化钾减胎术禁用于单绒毛膜双胎妊娠，仅能应用于多绒毛膜多胎妊娠。

（二）术前评估及术前准备

减胎术前务必认真采集受孕病史、核对绒毛膜性质。仔细询问患者受孕方式（自然受孕、促排卵后妊娠或体外受精 – 胚胎移植后妊娠）。助孕后妊娠多为非单绒毛膜多胎妊娠，但也应警惕单绒毛膜多胎可能。术前超声仔细评估以下内容：胎儿数目、绒毛膜性、胎盘位置、早孕筛查软指标（颈后透明层增厚、鼻骨发育不良等）、胎儿大小、性别、有无结构畸形等，确认拟减胎的数目和位置。

重视母体评估：有无先兆流产、感染、发热等，身高、体重指数、瘢痕子宫、既往妊娠病史（子痫前期等）、基础疾病（高血压、肾病、肝炎等）以及孕妇心理评估。

减胎数目：三胎妊娠以上尽可能减为两胎，可分次减胎，每次最多减两胎，间隔一周。双胎妊娠减至单胎应慎重考虑，但身高小于 150cm 的双胎妊娠，双胎妊娠合并瘢痕子宫或既往妊娠有子痫前期病史，是减胎相对指征。

术前充分的病情告知，医患双方经良好沟通后共同确定减胎方案。

减胎手术前无须禁食、禁水。术前常规检查：血常规、血型鉴定检查是最基本的检查项目，必要时根据患者的具体情况应行凝血功能、尿常规、心电图、肝、肾功能等生化检查了解重要脏器功能有无异常。

1. 手术适应证

（1）双绒毛膜双胎妊娠时，一胎严重结构畸形、染色体畸变和部分遗传病，如无脑畸形、无心畸形、染色体非整倍体（唐氏综合征、特纳综合征等）、染色体片段缺失、重型甲型或乙型地贫等。

（2）多胎妊娠（非单绒毛膜多胎）需减少胎儿数目。

2. 手术禁忌证

（1）体温超过 37.5℃。

（2）穿刺局部皮肤急性期感染。

（3）急性期的疾病，母体自身状态较差。

（4）有较频宫缩或早产征象。

先兆流产或胎盘前置并非绝对禁忌证。有些病例，如被减胎的胎盘位置较低导致的术前出血，减胎后被减胎的胎盘机化、停止生长，出血可能会停止；被减胎的死亡可能会给存活胎胎盘留有更多的向上生长的子宫腔空间，从而有利于改善胎盘前置状态。但是，术前出血可能使感染、流产风险增高。术前需充分评估这些风险与减胎的利弊。

（三）手术操作要点

（1）常规消毒腹部皮肤，B 超穿刺探头引导下予 22G PTC 穿刺针经腹刺入被减胎胎儿心脏，回抽见心脏血后，直接心脏内注射 10% 氯化钾溶液，氯化钾用量为 0.5~10.0ml，孕周较小的胎儿，即使穿刺到心脏也可能抽不到血，主要靠超声提示针尖位于心脏内作为刺中心脏的标准。

（2）B 超下可见胎儿心搏即刻停止，胎儿肌肉松弛、变形；如果仍有轻微的心脏颤动，可酌量追加注射氯化钾溶液。

（3）观察 5 分钟胎心搏动没有恢复，拔出穿刺针。

（4）术后观察保留胎的胎心搏动是否良好。

（四）并发症防治

1. 预防感染　术后常规应用头孢类菌素预防感染。

2. 先兆流产或先兆早产　应用孕酮或地屈孕酮等孕激素，或硝苯地平预防宫缩。

3. 胎膜早破　若为多胎妊娠减胎术，尽可能选择远离宫颈的胎儿为减胎对象，以减少被减胎胎膜早破的风险。如发生胎膜早破，给以抗生素预防感染，并预防宫缩，超声密切监测胎儿羊水量变化，行血常规检查，警惕感染征象。

4. 拟保留胎死亡　拟保留胎死亡多见于绒毛膜性判断失误，即减灭单绒毛膜双胎之一继发另一胎死亡。术前应仔细超声评估，根据早孕期超声结果准确判断绒毛膜性。如早孕超声提示两个妊娠囊或胎盘"λ 征"，可确诊双绒毛膜双羊膜囊双胎。如无早孕超声，中晚孕行减胎应极为慎重，勿轻信中晚期超声提示的绒毛膜性。

5. 母体高钾血症　氯化钾减胎术中发生的高钾血症罕见，可见于穿刺部位错误，误将氯化钾注入母体子宫壁或胎盘，高浓度的氯化钾直接进入母体循环，将导致母体发生严重心律失常（如室颤），甚至导致患者死亡。因此，大月份胎儿减胎（孕周大于 24 周），术前应常规配备钙剂、胰岛素和高渗糖，术中行持续心电监护，及时发现心律失常。

6. 减胎失败　减胎失败与多种因素有关，如拟减胎胎位不佳、孕周过大，术者经验不足等有关。

7. 误减拟保留胎　常见于胎儿畸形标志不明显时，如双胎之一 21 三体综合征仅有少数软指标异常，或乙型重型地中海贫血无任何超声标记。

（五）手术难点与技巧

1. 穿刺失败　多见于妊娠晚期减胎术。妊娠晚期由于胎位原因（如胎背朝上、胎儿肢体遮挡），无合适的穿刺入径；且胎儿骨质较硬，穿刺针即使进入胸腔，但因调针困难，针尖无法到达心脏，从而导致减胎失败。当胎儿为枕前位，肋骨和脊椎骨妨碍穿刺时，使用穿刺探头，准确寻找到肋间隙，快速进针，力求一针进入心脏，以减少两步进针法（先刺入羊膜腔，再寻找肋间隙穿刺进入胎体）可能面临的调针困难。

2. 心脏停搏后复跳　多见于妊娠早期（如孕 10 ~ 11 周），此时胎儿较小，心脏显示欠清。注入氯化钾发现心跳停止，但半小时后或第二天发现被仍有心脏搏动。这可能与超声分辨率较低、胎心搏动微弱时显示不清，或注射氯化钾后观察时间过短有关。为避免此种情况，应尽量使针尖停留在心脏内才注药，注药速度均匀，不宜过慢，如发现胎心仍有微弱颤动，应及时追加药量；其次应延长减胎后观察时间。

（六）手术相关问题的研究与探讨

伦理问题：尽管绝大多数人认为选择性减胎术对优生有不可忽视的作用，并支持这一技术，但仍有学者对此提出伦理学上的质疑。Schlotzhauer 等认为，选择性减胎术为人为地选择胎儿打开了方便之门，这种选择可能没有医疗指征或带有性别歧视色彩。Schreiner - Engel 等调查了 100 例行多胎妊娠减胎术的孕妇，发现 65% 的人有不同程度的恐惧、沮丧、罪恶感和心理压力，但尚可以忍耐。

（柏兴利）

第十九章 生殖辅助技术

第一节 超促排卵

一、概述

超排卵（superovulation）又称 COH，或控制性卵巢刺激（controlled ovarian stimulation，COS），指用药物手段在可控制范围内诱发多卵泡的发育和成熟。此项技术是辅助生殖技术的基础和常规技术之一。

二、治疗

随着辅助生育技术应用的广泛开展，人们对卵巢功能的调控、卵泡发育的生理了解越来越多，相应的药物发展也非常迅猛，这样就出现了多种卵巢刺激方案，范围从无刺激（自然周期），到小量刺激（氯米芬，CC），到温和刺激（CC 和小剂量 Gn 序贯治疗），到强刺激（大剂量 Gn，或结合 GnRH 激动剂或拮抗剂）方案。每一种方案都有各自的优缺点，刺激方案的选择应根据每个患者的年龄、既往对刺激的反应，以及卵巢的储备功能等进行选择。理想的 IVF 卵巢刺激应该是取消率低、用药量小、风险和不良反应少，简便的监测，单胎妊娠率高，但到目前为止，这样的治疗方案还没有。

表 19 – 1 对临床常用的一些治疗方案作一概括和总结。但需要注意的是，超促排卵方案并非一成不变，实际工作中应根据患者的具体情况加以调整，以实现个体化的治疗。

表 19 –1 常用超促排卵方案

方案	GnRH 类似物类型及用法	Gn 给药时间	特点	适用范围
常规降调节方案	激动剂，经前 7 ~ 10 天至 hCG 日	月经 3 ~5 天，150IU	适用范围广	常规超排卵患者
强刺激降调节方案	激动剂，经前 7 ~ 10 天至 hCG 日	月经 3 ~5 天，225 ~450IU	强化卵泡的募集，加速卵泡的发育	卵巢反应不良患者
强降调节方案	长效激动剂月经第 2 天始	月经 29 天始	加强降调节	PCOS、反应过度患者
超强降调节方案	长效激动剂 3 疗程	末次 GnRH – a 第 29 天始	加强降调节	PCOS、子宫内膜异位症患者
短方案	激动剂，月经第 2 天始至 hCG 日	与 GnRH – a 同时给药，150IU/d	刺激作用强，特别是强化卵泡的募集	反应不良、卵泡数少的患者

方案	GnRH 类似物类型及用法	Gn 给药时间	特点	适用范围
超短方案	激动剂月经第 2 天始，仅用 3 天停	与 GnRH-a 同时给药，150IU/d	强化卵泡募集，减少 Gn 用量	反应不良、卵泡数少的患者
多剂量拮抗剂方案	拮抗剂，卵泡 ≥ 14mm 始，每天 0.25mg	月经 3~5 天，150IU	抑制早发 LH 峰	常规超排卵
单次拮抗剂方案	拮抗剂，卵泡 ≥ 14mm，单次 3mg	月经 3~5 天，Gn150IU	抑制早发 LH 峰，使用方便	常规超排卵

三、超排卵前的评估及处理

超排卵治疗前需对患者的情况进行全面的了解，根据患者的年龄、基础内分泌激素状态 [基础 FSH 水平、基础 FSH/LH 比值、基础 E_2、抑制素 B（inhibin B）水平] 和卵巢基础状态（卵巢体积和窦卵泡数）对卵巢储备状态进行充分的评估，选择恰当的促排卵方案。多囊卵巢综合征（polycystic ovarian syndrome，PCOS）患者对外源性促性腺激素（gonadotrophin，Gn）可能异常敏感，其卵泡发育很难调控。而月经第三天 FSH 和 E_2 水平升高是对 Gn 低反应的一个指标，这种患者可能需要加大 Gn 的用量。因此，若存在内分泌异常（如多囊卵巢综合征）的情况，需在治疗前进行纠正，以改善 COH 效果。

四、超促排卵方案

（一）自然周期

第一个体外受精出生的婴儿就是来自于自然周期。目前，自然周期仍然有其应用价值，但周期取消率高（25%~75%），相对于刺激周期，每启动周期的成功率非常低。自然周期即使得到了成熟卵子并成功受精，也只有单胚胎可供移植，没有可供选择的移植胚胎或冷冻胚胎，因此，种植率非常低，总的成功率相应也很低。但自然周期仍是反应低下及因为医学原因不能进行卵巢刺激的患者的一种选择。自然周期的监测较简单，自估计排卵日（根据既往月经周期）的前 3 天开始超声监测，当卵泡直径达 15mm 以上，开始每日监测，同时取血测 E_2、P 和 LH，当主导卵泡达 18mm，血清 E_2 水平达 500pmol/L 可注射 hCG 5 000IU，34 小时后取卵。注射 hCG 前若出现 LH 峰则取消周期。应用 GnRH 拮抗剂辅助治疗可抑制早发 LH 峰，可帮助提高自然周期的成功率。

（二）氯米芬周期

氯米芬弱刺激方案较自然周期可增加发育卵泡数。最常用的方法是月经第 3 天开始 CC 100mg/d，连用 5~8 天。对大部分正常排卵患者可诱导 2 个以上卵泡发育，获卵数（1~3个），略高于自然周期，但较 Gn 刺激周期明显少。周期取消率低于自然周期，而获卵数、胚胎移植及妊娠率较之高。hCG 应用同自然周期，GnRH 拮抗剂也可用以抑制早发 LH 峰。对 CC 刺激周期和自然周期的随机对照研究表明 CC 治疗对内膜的生长发育没有明显副作用。近年来，因为此种方案花费少，需要的监测少，CC 刺激方案重新引起了人们的兴趣，可能是一种更"友好"的 IVF 治疗方法。

（三）氯米芬和促性腺激素序贯治疗周期

CC（100mg 连用 5 天）联合小剂量 Gn（75IU）序贯治疗较单用 CC 更有效，可以刺激多个卵泡发育。药物及监测需要的花费相对较高一些，但较标准的 GnRH – a 降调后 Gn 治疗的"长方案"（见后述）明显低。尽管获卵数可能低一些，可供移植或冷冻的胚胎少一些，但"新鲜"移植周期的妊娠率并没有明显降低，并且 OHSS 的风险较低。这种 CC/低剂量 Gn 治疗方案的主要缺点是生殖潜能（单次刺激的新鲜胚胎加解冻胚胎的总妊娠结局）较低。加用 GnRH 拮抗剂可有效减少早发 LH 峰的风险，但同时费用也会增加。

（四）长方案 – 长效 GnRH 激动剂下调后 Gn 刺激

长方案的优点：80 年代末期引入的 GnRH 激动剂使 ART 技术中的卵巢刺激方法发生了革命性的改变。长方案通过下调内源性的垂体 Gn 的分泌，抑制外源 Gn 刺激过程中早发的 LH 峰。在应用 GnRH 激动剂降调节后仅有不到 2% 患者会出现早发的 LH 峰。因此，用 GnRH激动剂后不再需要频繁测定血清 LH，不再害怕过早黄素化（既往 IVF 周期取卵前约有近 20% 患者因为过早黄素化而取消周期）。实践证明长方案的获卵率和妊娠率较单用 Gn 显著升高。此方案的另一个更吸引人的优点就是使治疗程序灵活化，可以通过改变 GnRH 激动剂抑制的时间长短将一组患者调整在一定时间启动治疗，便于工作安排。因此，长方案是 ART 技术中所有治疗方案中最受欢迎的一种。GnRH 激动剂治疗的唯一缺点就是有时会减弱随后的 Gn 刺激的作用，使刺激卵泡生成的药物剂量加大、治疗周期延长。长方案联合应用了 Gn 和 GnRH 激动剂，总的治疗费用增加，但优点大于缺点，其作为经典的卵巢刺激方案已有十多年的历史。长方案的经典用法：黄体中期（排卵后 1 周）开始应用 GnRH – a 此时内源 Gn 达到或接近最低，在 GnRH 激动剂作用下垂体反应性地急剧释放储存的 Gn（即骤发作用），促使新一波卵泡的发育。一般在早期激发作用后，垂体 GnRH 受体逐渐被占据直至耗竭，约用药 5~7 天 FSH 和 LH 分泌开始下降，约在 14 天内降到基础值以下，达到药物去垂体作用。因此，在约降调节后 14 天，约达下一周期的 3~5 天，开始给予外源 Gn 开始超排卵，直到 hCG 注射日停用 GnRH – a。

当然，也可以从卵泡早期开始 GnRH 激动剂治疗，但达到垂体降调的时间较长、卵巢囊肿发生率较高。黄体期启动 GnRH 激动剂治疗可使更多卵泡发育，得到更多卵子，可能因为卵泡发生过程中 LH 刺激的雄激素水平和循环中的雄激素水平均得到了更有效抑制。由于获卵数增加，相应、有效的胚胎移植数也增加，并且可冷冻的胚胎数也增加。GnRH 激动剂一般定在周期的 21 天（假设月经周期为 28 天），监测 BBT 或尿 LH 可以更准确确定排卵时间，从而保证治疗起始在黄体中期（约 LH 峰或 BBT 升高后的第 8 天）。

可见有肌注的、皮下注射的、鼻喷等多种 GnRH – a 制剂，以及长效和短效制剂。一般情况下，在月经 21 天开始应用，短效制剂每天应用，单剂量的长效制剂则只用一次，使治疗更为方便、患者依从性更好，但长效制剂应用后 Gn 刺激的用药剂量加大及治疗时间延长。对于标准的 GnRH – a 反应差的患者，减半或更多（2/3）GnRH – a 用量，或在 Gn 刺激5 天后停用 GnRH – a，或直接在刺激开始时就停 GnRH – a，可提高反应性和最终结果。

（五）短方案 – GnRH 激动剂和 Gn 的序贯治疗

短方案应用方法：短方案既利用了 GnRH – a 的骤发作用（促进内源 Gn 分泌），又利用了 GnRH - a 的垂体降调（抑制内源 Gn 分泌）作用。经典的短方案一般于月经的第 2 ~ 4 天开始应用短效 GnRH - a，以后减半量用至 hCG 日。于月经第 3 天开始给予 Gn 超排卵（150 ~ 450IU/d），以后根据卵巢的反应性调整 Gn 用量，根据卵泡发育情况决定 hCG 使用的时机（同长方案）。

与长方案比较：一项包括 7 个临床研究的荟萃分析对长方案和短方案进行比较后认为两者周期取消率和妊娠率相似。另一项对 22 个系统回顾分析认为长方案的总的妊娠率略高于短方案（OR = 1.27，CI = 1.04 ~ 1.56）。但这项研究没有对诊断及其他预后因素进行很好的控制，结论不宜推广，尤其是低反应患者。实际上，标准的短方案一般情况下提高了低反应患者卵巢的反应性，降低了她们的周期取消率，虽然妊娠和出生率仍较低。短方案的最大缺点就是缺乏用药的灵活性，除非用 OC 预治疗控制月经来潮时间。标准的短方案常会显著增加血清孕酮和雄激素水平，这可能影响卵子质量、受精率以及妊娠率。

超短方案：超短方案利用 GnRH - a 对垂体最初的激发作用，使内源 Gn 分泌增加，从而强化了卵泡的募集，同时给予外源性 Gn 促进卵泡发育。一般于治疗周期的第 2 ~ 4 天给予 GnRH - a，第 3 天开始给予 Gn 超排卵。因为应用时间短没有发挥 GnRH - a 的垂体降调作用，因此，其较短方案或长方案易于发生早发 LH 峰。超短方案治疗效果差于短方案和长方案，因此，很少选用。

OC/微量 GnRH - a 激发刺激方案：OC/微量 GnRH - a 激发刺激方案是短方案的另一种变化形式。即在刺激周期的前一周期应用 OC 14 ~ 21 天（1 片/天），停药后的第 3 天开始用微量 GnRH - a（醋酸亮丙瑞林，40μg，每天 2 次），GnRH - a 用药后的第 3 天开始大剂量的 Gn 刺激（300 ~ 450IU/d）。Gn 剂量调整及 hCG 应用同前。

OC/微量 GnRH - a 激发方案较标准短方案有明显的优势，尤其是不会导致血清孕酮和雄激素浓度升高，可能因为应用 GnRH - a 剂量非常低，也可能是前期应用了 OC。OC/微量 GnRH - a 激发方案对既往低反应患者有着尤其重要的价值，已观察到这些患者应用后血清 FSH 显著升高、周期取消率低、雌二醇峰值和移植率高，尤其是临床和继续妊娠率令人鼓舞。

（六）GnRH 拮抗剂方案

20 世纪 90 年代末 GnRH 拮抗剂开始用于 IVF 临床研究其为 ART 提供了卵巢刺激的又一选择。长效的激动剂主要通过受体下调使性腺对 GnRH 脱敏，对垂体 Gn 分泌产生先刺激后抑制的作用，而拮抗剂则是竞争性结合垂体细胞表面的 GnRH 受体，并不引起受体耗竭，使用后可迅速有效地抑制垂体 Gn 的分泌，对 LH 的抑制呈剂量依赖性，不存在用药初期的激发作用，并且其抑制作用可被 GnRH - a 逆转。

1. 拮抗剂方案的优点　和 GnRH 激动剂比较，拮抗剂方案有以下几个优点：①用药时间较激动剂短。因为其唯一目的就是抑制内源性 LH 峰，且作用迅速，可直到卵泡发育的晚期（Gn 刺激后 5 ~ 7 天）才开始应用，或可根据卵泡生长情况进行相应的调节，有利于治疗方案的个体化。②因为应用时雌激素水平已升高，可消除激动剂应用时可能出现的雌激素缺乏的症状。③没有激动剂对卵巢的可能抑制作用，使 Gn 刺激总剂量减少，刺激时间缩短。因此，拮抗剂方案可能有利于低反应患者，减少周期取消率。④由于没有激动剂的激发作用，拮抗剂避免了卵巢囊肿的形成。⑤拮抗剂方案的卵巢过度刺激的风险较小。

2. 拮抗剂方案的缺点　当然，拮抗剂也有一些潜在的缺点。因为拮抗剂同时对内源 Gn

也有抑制作用并且可能更彻底，因此，当每日小剂量应用时，需严格遵医嘱用。但拮抗剂方案的 LH 不会降到比激动剂降调节更低，激动剂方案中的低 LH 水平常足以支持卵泡的类固醇激素合成。血清雌二醇在拮抗剂治疗时可能发生波动或降低，但卵泡的发育看似正常，很多人喜欢同时加用或改用 hMG（75IU）。研究显示拮抗剂方案的妊娠率较激动剂的长方案略低一些，可能因为拮抗剂影响了卵泡发育、囊胚形成过程中细胞的减数分裂，以及内膜的发育。

3. 拮抗剂方案应用方法　目前有两种拮抗剂可用于临床，醋酸加尼瑞克（ganirelix）和醋酸西曲瑞克（cetrorelix），两药效果相当。两者的最低抑制早发 LH 峰的有效剂量为 0.25mg/d，皮下注射。拮抗剂的应用方案有"连续用药"方案和"单剂量"方案。连续用药方案可以固定在 Gn 刺激 5～6 天后，也可以根据患者的反应灵活应用，当主导卵泡接近 13～14mm 时开始每天注射拮抗剂。研究表明个体化的治疗方法需要药物总量小、总体效果好。单剂量西曲瑞克可有效抑制 LH 峰达 96 小时。如果是在月经 6～7 天应用，到 hCG 注射日有 75%～90% 患者仍在有效的抑制作用下，超过用药时限的患者可每日加用 0.25mg/d 到 hCG 日。单剂量方案也可在主导卵泡达 13～14mm 应用。

4. 与其他治疗方案的比较　早期的临床随机对照研究比较了固定拮抗剂治疗方案和标准的长方案，提示两种刺激方案妊娠率相似。但一项对 5 个临床实践的荟萃分析发现拮抗剂方案的临床妊娠率较激动剂方案低 5%。总之，拮抗剂周期的 Gn 刺激的总量、刺激时间、雌二醇峰值、卵泡数和卵子数均较低。在拮抗剂方案中大剂量 Gn 可增加卵泡数和获卵数。另一种方法是前一周期口服微粒化雌激素（4.0mg/d，周期 20 天开始，直到 Gn 刺激前）。黄体期雌激素预治疗可减慢卵泡生长速度，使 Gn 刺激开始时卵泡大小一致，增加拮抗剂周期成熟卵泡数、卵子数和胚胎数。所提高的卵泡活力类似于 GnRH 激动剂长方案的效果，可使成功率提高到同样水平。外源雌激素反馈性使内源 FSH 水平升高，然后停止雌激素治疗，协同外源 Gn 促进多个卵泡的同步发育作用。

拮抗剂方案相对较低的妊娠率的原因还不清楚。不太可能的原因是拮抗剂对卵子、胚胎以及内膜有不良影响。可能的原因是早期应用经验不足，随着时间的推进，进一步修正治疗方法可能会有所提高。拮抗剂的许多预想的优点已经显现。拮抗剂是否最终能取代激动剂成为标准的 ART 刺激方案还不清楚，但拮抗剂方案对 PCOS 患者和对激动剂反应差的患者尤其有好处。

（1）PCOS 患者的应用优点：PCOS 患者的特点是 LH 异常升高，因此在标准的排卵诱导方法中易于出现早发的 LH 峰，尤其是肥胖患者。PCOS 患者的另一个特点是用外源 Gn 刺激时卵巢过度刺激的风险较高。激动剂和拮抗剂均可抑制循环中 LH 浓度升高，但拮抗剂方案小卵泡数少，这可能降低有高反应趋势的 PCOS 患者卵巢过度刺激的风险。拮抗剂方案的应用还可选用激动剂代替 hCG 诱导卵母细胞的最后成熟，从而进一步降低卵巢过度刺激的风险。单次注射激动剂（醋酸亮丙瑞林，0.5mg，曲普瑞林，0.2mg）可激发内源 LH 峰并持续近 24 小时，使血清 FSH、hCG 水平快速升高并维持几天，还使雌二醇和孕酮浓度显著升高。

（2）PCOS 患者的应用缺点：拮抗剂方案对 PCOS 患者也有潜在的缺点。由于在主导卵泡达到 14mm 甚至以上才开始应用，患者异常升高的 LH 水平直到开始应用拮抗剂才得到控制，因此，发生 LH 过早升高的机会非常高。研究表明，早卵泡期发育过程中过早暴露在高

LH 环境下可降低妊娠率。理论上，Gn 刺激前 OC 预治疗可有效降低早卵泡期的 LH 暴露时间和拮抗剂治疗前 LH 的升高。OC 预治疗抑制以后再用拮抗剂治疗可能会减少 Gn 刺激反应的卵泡数，还可以加用激动剂来激发最后的卵母细胞成熟，这些均利于 OHSS 的预防。较早启动拮抗剂治疗可能也有同样的益处。

低反应患者的应用：拮抗剂应用极有价值的另一组人群是低反应患者，因为其去除了激动剂可能对卵巢反应的抑制作用，同时也抑制了单用 Gn 所引起的早发 LH 峰。较早的临床经验提示 Gn 刺激后加用拮抗剂的方案并不会减少卵泡数、获卵数和受精率，并且可增加妊娠率。对低反应患者应用标准长方案和拮抗剂方案的随机对照研究显示两组的妊娠率相似，但拮抗剂组 Gn 总量和用药时间均明显减少。另一项对标准长方案治疗失败的低反应患者改用拮抗剂治疗后，增加了可移植胚胎数，取得较好每移植周期的持续妊娠率（11/46，24%）。对既往低反应患者选用拮抗剂方案以改善治疗结局的期望值虽然不是很高，但应用拮抗剂的经验提示其至少和其他更为复杂而且花费较大的治疗方法同样有效。

总之，人们在临床实践中不断地寻求着最佳的 COH 方案，在募集到最多的可受精卵母细胞的同时，将治疗的风险降到最低，同时具有最佳的成本效益比，用药方便、监测简便、患者依从性高的方法。

（柏兴利）

第二节　人工授精技术

人工授精是人类生殖工程领域中实施较早的技术之一。

一、人工授精的定义、分类

（一）定义

人工授精（artificial insemination，AI）技术是通过非性交的方法将丈夫或供精者精子置于女性生殖道内，使精子与卵子自然结合形成受精卵而达到妊娠目的一种辅助生殖新技术，是治疗不孕症的方法之一。

（二）分类

1. 按精子来源分类

（1）夫精人工授精（AIH）：使用丈夫精液进行的人工授精。

（2）供精人工授精（AID）：使用自愿供精者精液的人工授精。

2. 按人工授精部位分类

（1）直接阴道内授精（intravaginal insemination，IVI）：直接将液化后的精液或洗涤、上游等处理后的精子悬液注入阴道后穹隆处和宫颈外口。此法多用于女方生育无障碍，男方精液检查正常，因某种原因（如严重早泄、阳痿或畸形）不能性交者。这类患者人工授精的成功率比较高。

（2）宫颈内人工授精（intracervieal insemination，ICI）：直接将液化后的精液或经洗涤上游等处理后的精子悬液注入宫颈管内、宫颈周围及阴道后穹隆处。主要适用于精液不液化患者、性交困难或性交不射精而手淫或按摩器能排精者。实施 ICI 时，前向运动精子总数应

不低于 $20 \times 10^6/\text{ml}$。

（3）宫腔内人工授精（intrauterine insemination，IUI）：将洗涤处理过的精子悬液通过导管直接注入宫腔内，注入精子悬液限于 $0.1 \sim 1\text{ml}$（平均为 0.5ml）。IUI 是最常用的一种人工授精方法，适应证广泛，如宫颈因素不孕，少、弱、畸形精子症，精液不液化症，免疫性不孕症，原因不明不孕症等。施行 IUI 时前向运动精子总数应不低于 10×10^6 个。

（4）直接腹腔内授精（direct intraperitoneal insemination，DIPI）：主要用于原因不明的不育、男性因素不育及宫颈因素不孕而女方输卵管通畅、子宫正常的治疗方法。受精时阴道消毒后，用 19 号蝶形针无菌条件下将处理过的精子悬液调节到一定密度穿过后穹窿注入子宫直肠陷凹，精子和卵子由输卵管伞端拾捡至输卵管内受精。理论上 DIPI 应优于 IUI，但临床观察发现，DIPI 并不比 IUI 增加妊娠机会。

（5）直接卵泡内授精（direct intrafollicle insemination，DIFI）：将洗涤处理过的精子悬液在阴道超声引导下，直接穿刺注入卵泡内的人工授精技术。适用于严重少、弱精子症，宫颈因素不孕症，排卵障碍性不孕症。

（6）经阴道输卵管内授精（transvaginal intratubal insemination，TITI）：适用于输卵管一侧正常而对侧有解剖或功能改变，宫颈因素不孕者，也可用于轻～中度子宫内膜异位症的不孕症、男性因素不孕及不明原因不孕症经常规人工授精失败者。经阴道插管通过宫腔至输卵管的一种人工授精技术。包括：①超声引导下输卵管插管；②腹腔镜监测下输卵管插管；③徒手输卵管插管，插管成功后直接通过导管将已准备好的精子悬液注入输卵管壶腹部与峡部交界处；④封闭子宫颈法，即利用宫腔压力使输卵管内口张开，精液进入输卵管中。

二、丈夫精液人工授精

丈夫精液人工授精系指使用丈夫精液进行的人工授精，简称夫精人工授精（artificial insemination with husband semen，AIH）。

（一）适应证

（1）男方精液正常但因性功能障碍、生殖器畸形或心理因素等导致性交困难或精液不能射入阴道，如男方尿道上、下裂、严重早泄、阳痿、逆行射精或不射精、截瘫、阴茎屈曲畸形、严重阴茎海绵体硬结等。

（2）女性因宫颈黏液异常、生殖道畸形或心理因素导致性交困难或精子在女性生殖道中运行障碍，如子宫颈管狭窄、粘连、宫颈黏液与精子不相容、宫颈黏液少而黏稠、阴道炎、阴道畸形、阴道口狭窄或痉挛、子宫颈肌瘤、子宫位置异常（过度前屈或后屈）等妨碍精子进入阴道或精子由阴道经宫颈向子宫腔的正常上行游走。

（3）男方精液分析质量参数轻度异常，如精子数量减少（精子密度 $<20 \times 10^6/\text{ml}$），精液量减少（总量 $<2\text{ml}$），精子活动力减弱（前向运动精子 $<40\%$），精子活动率 $<70\%$，精液不液化或液化不全等。

（4）免疫性因素如夫妇一方或双方抗精子抗体阳性，精子不能穿透宫颈黏液屏障顺利进入子宫腔，性交后试验阴性。

（5）不明原因的不孕症。

（二）禁忌证

（1）女方因输卵管因素造成精子和卵子结合障碍。如双侧输卵管阻塞或切除等。

（2）女方有严重躯体性疾病或传染病不宜妊娠或妊娠后导致疾病加重，严重者威胁生命安全，如严重的心脏病、肾炎、肝炎等。

（3）女方生殖器官严重发育不全或畸形：如子宫发育不全、严重的子宫畸形或子宫畸形曾反复导致流产者，应先行子宫矫形手术后方可试行人工授精。

（4）女方和（或）男方有急性泌尿生殖道感染或性传播性疾病如急性盆腔炎、重度宫颈炎或各种阴道炎症、艾滋病、梅毒等。

（5）夫妇双方任何一方接触致畸量的射线、毒物、药品并处于作用期或者任何一方患有严重的遗传病或精神疾患不宜妊娠者。

（三）术前准备

实施人工授精治疗前必须详细询问男女双方病史，并进行体格检查包括必要的特殊检查，以保证男女双方身体健康，排除人工授精治疗的禁忌证。

1. 男方准备

（1）精液常规分析：能在体外收集到精液，并有精子。一次射出的精液量不少于0.5ml，精液密度 $>5 \times 10^6/ml$，活动率 $>30\%$，精液常规检查指标越趋正常，其受精成功率越高。

（2）排除生殖道感染和免疫性不孕因素，如抗精子抗体阳性。

（3）受精手术前 5~7 天排精 1 次。

（4）常规手术前检查如传染性疾病包括艾滋病、梅毒、乙肝及丙肝抗体等检测、血常规、凝血功能、肝肾功能等。

2. 女方准备　人工授精的成功率与女方生殖功能状态有很大的关系，因此，女方接受人工授精手术治疗前需进行不孕症常规检查，以排除影响受孕的潜在的不利因素。

（1）妇科 B 超检查：了解子宫附件发育情况，排除子宫附件占位性病变。

（2）不孕症常规检查如生殖道感染（包括宫颈防癌检查）、免疫性不孕因素等。必要时进行性激素六项或孕前优生检查如染色体核型分析、TORCH 感染等，发现可能影响妊娠的不利因素，及时加以治疗。

（3）子宫输卵管造影（hystero - salpingography，HSG）或 B 超监视下子宫输卵管通液。了解输卵管功能及通畅情况，排除生殖道畸形。输卵管通畅是人工授精治疗的首要前提，接受人工授精治疗的患者至少有一侧输卵管必须保持通畅。近期有文献报道，输卵管伞端与子宫角水平（及与卵巢的相对解剖位置关系）的距离是影响人工授精成功率的重要因素之一。B 超监视下输卵管通液检查很难了解输卵管伞端与子宫角水平的相对位置关系，不易发现输卵管上举，因此，最好进行 HSG 检查。

（4）监测排卵：自然周期或促排卵药物治疗后 B 超监测有直径 >18mm 的卵泡，子宫内膜厚度不小于 0.8cm。

（5）常规手术前检查如传染性疾病包括艾滋病、梅毒、乙肝及丙肝抗体等检测、血常规、凝血功能、肝肾功能等。

3. 知情同意过程　接受人工授精的夫妇必须符合我国现行的计划生育政策及相关法律法规，正式 AIH 手术前需出示夫妇双方结婚证、身份证或护照及准生证。人工授精前，医师必须与接受人工授精治疗的夫妇进行认真详细的谈话，就人工授精的操作流程、治疗费用、成功率、所生后代的安全性、手术后妊娠包括孕期和新生儿随访以及有关他们人工授精治疗的过程及病历资料的保密性等问题与他们进行充分的交流，使他们充分知情，取得他们的同意并签署相关知情同意书后方可进行人工授精助孕治疗。

（四）受精时机的选择

精子体外优化处理后活精子回收率以及受精时机的选择是 AI 成功的关键所在。一般认为，精子在女性生殖道内能存活 2～3 天，在阴道内能存活 2.5 小时，宫颈管内存活 48 小时，宫腔存活 24 小时，输卵管内存活 48 小时。相对于精子而言，卵母细胞的受精时间则较短，一般在 24 小时内尤其 12 小时内受精能力较强。因而选择人工授精的时机对于提高人工授精的周期妊娠率非常重要，以即将排卵时进行最为合适，而合适受精时机的选择有赖于正确的预测排卵时间。

1. 排卵监测　判断排卵时间的方法有多种，包括月经周期、BBT 曲线、宫颈黏液评分，结合血或尿 E_2、LH 的水平及阴道 B 超监测卵泡发育等，各生殖中心可根据本中心的具体条件加以选择。

（1）月经周期推算法：正常育龄妇女月经周期一般为 28～30 天，排卵一般发生于下次月经来潮前的 14 天左右，人工授精应选择在此时进行。但月经周期容易受精神情绪、身体健康状况以及环境气候变化等诸多因素的影响而导致排卵延迟甚至卵泡黄素化不排卵，因此单纯依靠月经周期来推测排卵是一种很粗略的方法。目前临床上主要用于指导没有排卵监测条件的患者自行同房尝试怀孕或指导自然避孕。

（2）基础体温监测：基础体温（basal body temperature，BBT）是机体处于最基本代谢情况下的体温，反映机体静息状态下的能量代谢水平。人体的基础体温在月经周期的不同时期由于雌、孕激素水平的不同呈现出周期性变化的特点，表现为：在月经期及卵泡期基础体温较低，排卵前日基础体温最低，排卵后卵巢黄体分泌的孕激素作用于下丘脑的体温调节中枢，使体温上升 0.3～0.5℃，一直持续到经前 1～2 日或月经第一日，体温又下降至原来水平。将每日测得的基础体温画成连线即为基础体温曲线。

（3）宫颈黏液评分法：宫颈黏液（cervical mucus，CM）即宫颈腺体的分泌物。正常育龄妇女宫颈黏液的理化性状随卵巢性激素变化而呈周期性变化。月经期和增殖早期黏液量最少，此后伴随着卵泡的不断生长发育，雌激素水平逐渐升高，宫颈腺体分泌作用逐渐增强，近排卵期时雌激素分泌达高峰，宫颈黏液分泌亦达高峰，黏液量最多而溢出宫颈外口，此时宫口开放，宫颈黏液稀薄呈蛋清样，拉丝度可达 10cm 以上，显微镜下观察可见典型的羊齿状结晶。此外，宫颈黏液呈碱性，对精子有保护作用，因而最有利于精子穿透黏液而进入宫腔，为授精提供了最好的条件；排卵后随孕激素的分泌，宫颈黏液分泌减少，变得黏稠，拉丝度降低，仅为 1～2cm。羊齿状结晶断裂成小块，呈椭圆体。

（4）激素测定监测排卵：排卵前 LH 会出现一分泌高峰，同时雌激素（E_2）分泌亦达高峰，通过监测捕捉 LH 或 E_2 峰即可预测排卵时间。

（5）B 超监测排卵：B 超可动态观察卵泡的生长发育过程和子宫内膜的发育，是监测排卵指导 IUI 最直观的方法，也是辅助生殖临床常规采用的方法。

一般从月经来潮第 7～8 天或超促排卵治疗 5 天后开始 B 超监测，多采用阴道探头。卵泡直径 <10mm 时，每 3 天监测 1 次；卵泡直径达 10～15mm 时，隔天监测 1 次；当卵泡直径 >16mm 时，则每天监测 1 次直到排卵。每次 B 超监测时间尽可能一致，最好在注射促性腺激素之前。若能结合系统宫颈黏液评分，可于宫颈黏液评分 >8 分，即宫颈黏液多、稀薄、拉丝长度达阴道全长及宫口开张时开始 B 超观察，既可减少 B 超监测的次数，又不致遗漏成熟卵泡的观察。

已排卵的 B 超征象为：①成熟卵泡骤然消失：成熟卵泡直径可达 20mm 左右，凸向卵巢表面，卵泡内可见卵丘光点；②成熟卵泡明显缩小且卵泡内透声减弱：排卵后的卵泡直径缩小应超过 5mm，排卵后卵泡内由于血液的积聚，卵泡内光点较多，形成早期黄体的表现；③子宫直肠窝出现液体积聚。不排卵的征象：①B 超监测卵泡直径 >14mm，却不见增长，或达到 15～17mm 后不但不再增长反而渐渐缩小、自行消退，为不成熟卵泡黄素化。②卵泡直径达 18mm 不破裂，而且继续增大，BBT、血孕酮值等却呈排卵样改变，则为黄素化未破裂卵泡综合征（LUFS）。

从排卵到卵泡完全消失大约 10 分钟，因此预测排卵时间非常重要。出现 LH 峰值后，在 LH 作用下卵泡膜细胞层血流增加，呈水肿状，故 B 超可见卵泡周围回声低，卵泡壁不甚规则或似乎与颗粒细胞层分开或部分剥离但仍可辨认出卵丘的回声，形态上变圆，趋向卵巢表面，出现上述特征性显像时，66% 于第 2 天排卵，86.5% 在 24～48 小时内排卵。

2. 授精时间的选择　宫颈黏液评分法简便经济，但需到医院经医师检查方能了解，尿 LH 测定法可由患者自行操作观察，不需到医院往返奔波，但不能了解优势卵泡在哪一侧以及有几个成熟卵泡。超声监测卵泡方法可靠、准确、并能获得成熟卵泡的信息，尤其对使用促排卵药的妇女可以观察卵巢增大及腹腔积液情况，了解及掌握卵巢过度刺激综合征的发生与发展情况，做好相应的防治措施。授精前使用 hCG 可以促使卵泡最后成熟及触发排卵，有助于选择合适的人工授精时机，提高人工授精的成功率。因此，注射 hCG 时间的选择是 IUI 成功的重要环节。临床上通常结合 B 超监测和尿 LH 峰值来判断 hCG 注射时间。当优势卵泡直径达 18～20mm 或长、宽、厚三径线中有两个径线均 >20mm 者，尿 LH 峰阳性则应立刻注射 hCG 10 000U 后，于当天下午作 IUI；若优势卵泡最大直径为 18mm，长、宽、厚三径线只有两个径线达 18mm，尿 LH 峰阴性则可在当天晚 10 时注射 hCG 10 000U，于第二天上午做 IUI，若尿 LH 峰阳性则当日上午注射 hCG，下午即行 IUI 手术。也有学者认为注射 hCG 24 小时和 36 小时后行 IUI 妊娠率没有差异。

（五）精液处理

精液处理亦称精液优化是人工授精技术最为关键的环节之一，直接影响着人工授精的成功与否。IUI 时，注入子宫腔内精子悬液中的前向运动精子（快速前向运动精子与慢速前向运动精子之和，即 a 级 + b 级精子）总数不宜低于 $1 \times 10^6/ml$。精液处理的目的是：①达到符合要求的精子密度或精子悬液体积；②减少或去除精浆内的前列腺素、免疫活性细胞、抗精子抗体、致病菌等，防止精液中的前列腺素进入子宫后引起子宫痉挛性收缩，产生剧烈腹痛、恶心、甚至低血压等反应；③降低精液的黏稠度；④促进精子获能，增强精子的穿卵能力。精液处理方法有多种，如直接洗涤、下游、上游、Percoll 非连续密度梯度离心和 Isolate 密度梯度离心、肝素孵育冷冻、玻纤过滤、葡聚糖过柱和跨膜迁移等。目前临床上常用的精液处理方法有洗涤上游、Percoll 非连续密度梯度离心和 Isolate 密度梯度离心。方法的选择取决于精液量、精子计数与活力以及白细胞、抗精子抗体、细胞碎片等情况。

（六）IUI 操作

AIH 的受精方式主要是 IUI，其应用非常广，几乎可应用于各类不孕患者的助孕治疗。

IUI 的操作并不复杂，但术前必须排除生殖道感染，查清子宫的位置，了解宫颈管的通畅情况。

1. IUI 临床操作　患者取膀胱截石位，生理盐水清洗外阴、阴道，常规铺巾，窥阴器充分暴露宫颈，消毒干棉球拭净阴道、宫颈。仔细核对患者精子悬液后用 1ml 注射器连接导管，小心抽吸经体外优化处理后的精子悬液 0.3～0.8ml，将导管轻缓插入宫腔，缓慢注入优化的精子悬液，一般无阻力、无外溢，如有阻力或外溢明显，提示导管顶端可能尚未进入宫腔，应重新调整导管方向后再试，切忌强行粗暴。受精完毕，患者适当抬高臀部，平卧 30 分钟，术后用 hCG 或黄体酮支持黄体，注意观察有无出血或下腹痛。14～16 天后查尿妊娠试验。

2. IUI 术后并发症及预防

（1）出血：一般无明显的出血，少数患者可有少量出血。主要与 IUI 前未查清子宫位置或宫颈情况导致宫腔内插管方向不正确且动作粗暴，或导管粗糙，损伤子宫内膜或反复插管损伤颈管内膜所致。宫腔内出血会影响精子获能，使精子凝集，影响精子活动力，从而降低 IUI 成功率。因此 IUI 宜选择柔软适度的导管，动作要轻柔，忌粗暴，尽量不用宫颈钳，以防止出血和刺激子宫。

（2）腹痛：少数患者出现下腹胀痛，多与注入宫腔内的精子悬液过多或推注速度过快导致子宫收缩有关，一般不需处理。控制精子悬液宫腔内注射的体积和速度可预防腹痛。

（3）感染：IUI 后偶有急性盆腔炎症发生，多由操作不慎或生殖道本身存在急性炎症等引起。因此，IUI 时应严格掌握手术适应证，术中应严格无菌操作。术前用生理盐水局部清洗，术后 3 天用抗生素可预防感染。

（4）休克：极少数患者可由于过度紧张、恐惧或腹痛剧烈而诱发，术前心理疏导和充分知情同意可消除。

（七）影响 IUI 成功率的因素

优化后的精子质量、IUI 时机的选择以及子宫内膜的容受性等直接影响着 IUI 的结局，从而影响 IUI 的成功率。此外，以下因素也会影响 IUI 的成功率。

1. 输卵管条件　输卵管通畅且具良好的拾卵功能是影响 IUI 成功率的决定因素之一。研究表明，输卵管通畅，其壶腹部直径为 2～3mm，且输卵管伞端距子宫角水平距离 <2cm 时，IUI 成功率明显增高，而当输卵管壶腹部直径 >6mm，伞端距子宫角水平距离 >6cm 时，IUI 成功率明显下降。

2. 年龄　妇女的生殖能力随着年龄的增长而逐渐下降，尤其在 35 岁后卵巢功能开始减退，卵子的质量下降，子宫容受性下降，卵子染色体异常率亦增加，从而降低 IUI 成功率，COH＋IUI 多数学者认为有较高的妊娠率，但对年龄大的妇女自然周期的 IUI 可能更好。男性精液质量虽与年龄增长无明显负性相关性，但随着男性年龄的增长，精子染色体异常的发生率有上升趋势，因而男性年龄增长对 IUI 亦显示出不利的影响。

3. 卵巢储备功能　卵巢是产生雌性配子的器官，卵巢储备功能减退或卵巢功能早衰势必影响卵泡的生长发育及成熟，导致 IUI 失败。

4. 不孕年限　不孕年限越长，年龄也越大，患者的心理压力及精神紧张日趋严重，因此 IUI 成功率随之下降。

5. 不孕原因

（1）原因不明不孕症：原因不明不孕症是指通过目前检测手段未找到任何原因的不孕者。占不孕症的 15% ~ 25%。实际上，不明原因的不孕症可能存在细微的异常，如排卵、配子运输、受精或着床等的细微缺陷等。目前对原因不明的不孕症治疗，多数作者认为超排卵与 IUI 联合使用能明显改善妊娠率。Zafar 等认为对不孕年限短的年轻的不明原因不孕 IUI 是有价值的选择，205 个 IUI 周期，31 例妊娠，其中 21 例发生在年龄在 35 岁以下者，周期妊娠率达 23.3%（21/90）。有学者报道超排卵治疗加 IUI 使原因不明不孕症的周期妊娠率达 8% ~ 33%，接近正常夫妇的周期自然妊娠率（22% ~ 27%）。

（2）子宫内膜异位症：内异症患者人工授精后的成功率低的原因还不清楚，轻度内异症患者试用促排卵治疗联合 IUI 有所改善。

（3）男性因素不孕：男性因素占不孕症的 40%。精子活动率 >30% 和活动精子总数 > 10×10^6/ml 是进行 IUI 最基本的条件。精液质量越趋正常，IUI 的成功率越高，Bensdrop 等认为对男性亚临床不育的患者卵巢刺激后是否行 IUI 或适时指导同房其妊娠率、OHSS、多胎妊娠、流产率和宫外孕发生率无明显差异。

（4）排卵障碍：在各种不同原因的不孕症患者中，促排卵治疗和宫腔内人工授精联合治疗排卵障碍患者的成功率最高，周期妊娠率可达 30%，远高于其他不孕症。Vlahos 等认为对排卵障碍的妇女，IUI 前给予 hCG 注射是必要的。

IUI 联合促排卵治疗助孕的应用日益广泛，促排卵药物以及促排卵方案的选择，Goverde 等认为对排卵正常的妇女促排卵药物的应用并不增加其妊娠率，且多胎妊娠不可避免。

三、供精人工授精

供精人工授精（artificial insemination with donor semen，AID）自 1884 年 Pancoast 第一次报道成功，由于其使用了第三者精子，在某种程度上打破了社会的家庭概念和生物学上的父子亲缘关系，一直是颇受争议的技术。但对那些无法治疗的特发性无精子症夫妇来说，却是维系家庭唯一的治疗方法。从另一个角度看，AID 用经选择为正常的个体的正常精子来产生后代，在一定程度上减少了部分致病基因的垂直传递，显然是积极的优生学手段，有益于人类遗传素质的提高和后代的健康。随着社会的发展，人类文明的进步，目前，AID 已经成为被广泛接受而成功的治疗方法。

从技术层面讲，AID 与 AIH 基本上是共通的，且相对简单易行。目前，AID 作为限制性使用技术，其实施中重点在于管理，如适应证的掌握、并发症和可能近亲结婚的预防、后代的随访等。因此，除了有严谨的管理体系外，还应接受伦理委员会和卫生行政部门的监督管理。在我国，AID 是必须获卫生部批准才允许开展的技术。

（一）AID 的适应证

适应证列出六项指征：①男方无精症、严重少精症或明显的精子或精液异常；②男方有已知的遗传性疾病如血友病及染色体异常；③男方患不能矫治的射精障碍，无论其原因为创伤、手术、药物或精神异常造成者；④女方为 Rh 血型且已被 Rh 因子致敏，而男方为 Rh^+；⑤在应用辅助生殖技术，如 IVF - ET、GIFT 或 ZIFT 过程中，发现明显的男方原因导致失败，如不受精、明显的少精及畸形精子症男方免疫性不育，而又不能再行 ICSI 者；⑥单身女子要求生育者。美国生殖医学会还规定接诊的医师及其实施 AID 的工作人员不得为患者提供自己的精液。

我国的《人类辅助生殖技术规范》对 AID 的适应范围作了更加明确的规定，同样也是六条：①不可逆的无精子症、严重的少精症、弱精症和畸精症（包含先天性睾丸发育不全、双侧隐睾等）；②输精管复通失败；③射精障碍；④适应证①②③中，除不可逆的无精子症外，其他需行供精人工授精技术的患者，医务人员必须向其交代清楚：通过卵胞浆内单精子显微注射技术也可能使其有自己血亲关系的后代，如果患者本人仍坚持放弃通过卵胞浆内单精子显微注射技术助孕的权益，则必须与其签署知情同意书后，方可采用供精人工授精技术助孕；⑤男方和（或）家族有不宜生育的严重遗传性疾病（如精神病、癫痫病、严重的家族性遗传病如黑矇性痴呆等，或男方患显性常染色体病，或者男女双方均是同一常染色体隐性杂合体）；⑥母儿血型不合不能得到存活新生儿［如男方为 Rh$^+$，女方为 Rh$^-$ 而出生患先天性溶血性贫血婴儿（第二胎起）］。

（二）AID 的术前准备与治疗

医师在使用 AID 时必须十分慎重，事先必须与接受 AID 治疗的夫妇进行严肃认真的谈话，把 AID 的方法向他们明确阐述，告知夫妇这是用他人精子进行的非性交方式受精受孕，后代在遗传学上跟父亲没有关系。要确定夫妇双方是否真正要求采取 AID 技术治疗，特别是丈夫在行为上和精神情绪上是否对接受 AID 治疗形成了稳定的看法，对夫妇任何一方都不能劝诱勉强，在夫妻双方欣然同意的情况下，签署知情同意书，才能进行 AID 治疗，同时医师必须为他们绝对保密。

根据我国《人类辅助生殖技术管理办法》的规定，接受 AID 治疗的夫妇必须符合国家计划生育政策，即必须具有计划生育管理部门开具的允许生育证明。

1. AID 的禁忌证　类同于 AIH，但主要与女方有关。因此，进入 AID 治疗的前提是明确男女双方的适应证，排除女方的禁忌证。女方的术前检查与 AIH 相同，对男方主要要求至少两次近期精液常规报告，无精子症的患者应有附睾、睾丸穿刺报告或睾丸活检报告，以明确是否已经失去生殖能力。对患有不宜生育疾病，如遗传性疾病的患者，应要求有符合要求的遗传学疾病诊断证明。特别是患有严重精神病寻求 AID 治疗的患者，必须在患者未发病期间，经精神科医师证明其具有自主决断能力的时候签署知情同意书，才能接受 AID 治疗。

AID 治疗通常可选择自然周期或促排卵周期：月经周期规则、排卵正常者一般选用自然周期，排卵不正常者可用药物控制性促排卵

2. 受精方式选择　ICI 更加接近自然的生育过程，对宫颈条件好，排卵正常的患者应优先考虑采用 ICI 方式受精。

3. 选择供精者的原则　应按丈夫 ABO-Rh 血型、身高、形态特征选择合适的供者精液。国外许多专家还要求供者与受者丈夫在肤色、发式、眼睛的颜色、学历上相似，种族相同，甚至可以提供供者婴儿时期的照片，值得我们参考。

4. AID 治疗的副作用　AID 带来的并发症除了感染及痉挛性下腹痛外，还可带来：①性病的传播；②遗传性疾病的传播；③不留意的血缘结婚；④对家庭关系的有害影响。

从上述分析充分表明，只要严格选择供精者和受精者对象，受精过程中做到无菌操作，遵循操作程序，一般来说人工授精的副作用是很少的。有报道人工授精后引起附件炎及盆腔腹膜炎，这可能采用有生殖道感染的供者精液，或受者原来生殖道也隐伏感染灶之故，因此现在冷冻精液中均添加了一定量的抗生素。

5. 影响 AID 成功的因素　AID 的成功率受多种因素的影响，其中供精者的优选、受者的选择、正确选择受精日期、受精前做好各项准备工作都至关重要，综合各家报道，影响人工授精怀孕率的因素主要有：①男方的因素可预示供者精液人工授精（AID）受孕率，少精症男性配偶的 AID 成功率 56%，比无精子症者怀孕率（65%）低，这可能在少精子症一组中女配偶存在不育因素的发病率较高，因为生育力好的妇女，即使丈夫少精子症，仍可能获怀孕；②不同精液类型（新鲜精液或冷藏精液），不同的人工授精方法，以及不同的排卵时间，似乎与怀孕率影响不大，Cochrane 等认为应用新鲜精子时 ICI 妊娠率较低时，IUI 也没有多大的改善；③人工授精的频率，每个周期作多次人工授精似乎可提高怀孕率，一般认为每周期在精确估计排卵时间作 2 次受精；④供者精液的质量对怀孕率至关重要，特别对冷藏精液更应选择质量好的精液作冷贮，在冷贮和冻融过程中，约半数精子可能失去受孕能力。一些作者的研究证明，当解冻后前向运动的精子（A + B）绝对数大于或等于 3 千万时，AID 的临床妊娠率可超过 30%；⑤输卵管因素，接受人工授精的妇女若过去有盆腔手术史，则人工授精成功率低。因此，假如经多个周期人工授精，仍未怀孕者，应作子宫输卵管造影，甚至腹腔镜检查，特别怀疑有盆腔疾病存在者更应作检查；⑥排卵功能，据报道接受人工授精的妇女，在决定作 AID 前后，仅约 60% 的受者有持续排卵。即使作基础体温（BBT）测定，宫颈黏液改变以及激素估计有排卵妇女，实际上仍可不排卵，其原因可能是存在如黄体不破裂卵泡综合征，或卵母细胞缺陷等。有人证明卵泡期的长短，正常为 12～14 天，与异常组（＞18 天或＜10 天）比较，其怀孕成功率并无区别，由此证明生育力与卵泡期的长短没有关系；⑦宫颈黏液因素，良好的宫颈黏液对精子运行有利，假如宫颈得分少于正常一半者，其怀孕率仅为 9%；⑧据研究，若接受人工授精的妇女超过 30 岁，社会地位低又缺乏男方支持配合者成功率低；另外，对原发不育和继发不育者，其怀孕成功率无区别。

（三）　AID 的管理要点

（1）安全的精液来源：由于新鲜精液行人工授精的不安全性，包括我国在内的美、英、法等国已禁止使用新鲜精液行 AID，同时，冷冻精液应有安全可靠的来源（经卫生部验收批准的人类精子库提供）。

（2）建立严格的精液使用与追访制度：根据《人类辅助生殖技术规范》的要求，开展 AID 技术项目的医疗机构，应建立合理、有效的措施以保证每一位供精者的冷冻精液最多只使 5 名妇女受孕，保证对每一位受者都进行随访，以避免今后出生儿女近亲结婚的可能。

（3）禁止以多胎为目的的药物诱导排卵。

（4）加强伦理管理，严格执行知情同意。

（柏兴利）

第三节　常规体外受精 - 胚胎移植技术

体外受精 - 胚胎移植（in vitro fertilization and embryotransfer，IVF - ET）是将不孕症患者夫妇的卵子与精子取出体外，在体外培养系统中受精并发育成胚胎后将优质胚胎移植入患者宫腔内，让其种植以实现妊娠的技术。这个过程中有几天是在试管内进行的，又名试管婴儿。

一、体外受精－移植技术适应证与禁忌证

（一）适应证

近年来，IVF 已被越来越多地应用于各种不孕症的治疗中。

1. 女方各种因素导致的配子运输障碍　输卵管性不孕是不孕症常见原因之一。输卵管机械梗阻或功能障碍影响输卵管运送精子、拾取卵子、精子与卵子在输卵管受精及把受精卵运送到子宫腔等作用。常见原因有输卵管病变（炎症）、输卵管周围病变、输卵管妊娠术后、输卵管结扎或化学药物粘堵绝育后和输卵管发育不良。另外，输卵管积液所产生的细胞因子直接或间接影响精子和（或）卵子质量、受精环境及胚胎发育等也导致不孕。

2. 排卵障碍　多囊卵巢综合征患者经其他规范治疗后和反复（＞3 次）促排卵治疗，尤其是促排卵＋宫腔内人工授精未成功者，可行 IVF－ET 治疗。

3. 子宫内膜异位症　子宫内膜异位症（endometriosis）简称内异症。中或重度内异症患者中往往存在粘连或卵巢囊肿，致输卵管扭曲或阻塞。一般内异症很少侵犯输卵管的肌层和黏膜，因此，与输卵管炎症致病情况不同，输卵管多保持通畅，但卵巢及输卵管周围粘连，输卵管粘连变硬变僵直，影响输卵管的蠕动，从而影响卵子和精子结合或受精卵的运送。如周围病变严重还可导致输卵管伞端闭锁。无论轻度或中重度内异症，腹腔镜手术是首选。轻微内异症行病灶切除术，可以改变腹腔的环境，提高受孕能力。如果为轻微病变，行病灶电灼术，术后等待 6 个月或超声监测卵泡指导同房，此期间有 30% 的受孕机会。如合并排卵障碍可行促排卵治疗。6 个月后如不妊娠，根据夫妇的愿望、妇女的年龄、经济条件和其他因素，行促排卵/宫腔内人工授精（intrauterine insemination，IUI）或 IVF。

4. 男性少、弱畸精症　男方因素如少、弱、畸形精子或复合因素的男性原因的不育症，经精子洗涤富集后的宫腔内人工授精或结合使用促排卵技术后仍未能获得妊娠的患者，可行 IVF－ET 治疗。由于体外受精时所需的精子悬液浓度较低（100 万~2 000 万/毫升）和所需的精子总数较少，故 IVF 对提高受精的概率有所帮助。但严重少弱精症或无精症、输精管阻塞者可能需要单精子卵浆内显微注射技术。

5. 原因不明的不孕　原因不明性不孕症经其他治疗无效者，特别是经精子洗涤富集后的宫腔内人工授精或结合使用促超排卵技术后仍未能获得妊娠的患者，可行 IVF－ET 治疗。此外，IVF 在作为治疗手段的同时，对某些患者而言也有诊断的意义。IVF 的过程可以发现患者可能存在的配子内在缺陷或受精障碍，表现为不受精或反复的低受精率、形态学方面的低质量的卵子或者异常的胚胎发育如分裂减慢和过多的碎片等。

6. 免疫性不育　妇女血清中有抗精子抗体可影响精子在女性生殖道中运行、精卵结合及生殖道内吞噬精子作用。经避孕套避孕、药物及宫腔人工授精后仍未能获得妊娠的患者，可行 IVF－ET 治疗。同样，IVF 的过程可以发现患者可能存在的配子内在的缺陷或受精障碍。

（二）禁忌证

（1）男女任何一方患有严重的精神疾患、泌尿生殖系统急性感染、性传播疾病。

（2）患有《母婴保健法》规定的不宜生育的、目前无法进行胚胎植入前遗传学诊断的遗传性疾病。

（3）任何一方具有吸毒等严重不良嗜好。

（4）任何一方接触致畸量的射线、毒物、药品并处于作用期。

（5）女方子宫不具备妊娠功能或严重躯体疾病不能妊娠。

二、体外受精和胚胎移植技术前患者的准备

为了保障辅助生育技术的安全性和有效性，对要求进行 IVF 的不育夫妇在进入 IVF - ET 治疗程序之前，必须进行系统的不孕症检查、常规的体格检查及病原体的检查，同时排除不能耐受促超排卵及妊娠的内、外科疾病，肿瘤等。当确认患者具备恰当的 IVF、ICSI 适应证而无禁忌证，结果均达到要求者才能进行 IVF 治疗。

（一）女方检查

1. 妇科盆腔检查　妇科检查主要评估女方生殖道的近况，外阴、阴道是否有急性炎症、肿块、纵横隔等；宫颈有无中重度糜烂或肿物、松弛等；双合诊检查子宫的位置、大小，是否存在畸形、子宫肌瘤、异常增大等；宫旁的情况，双附件是否有肿块、大小、位置，明确不孕的原因，确定治疗方案。

2. 女性内分泌功能检查　血清内分泌激素测定：包括垂体促卵胞激素（FSH）、黄体生成激素（LH）、雌二醇（E_2）、孕酮（P）、睾酮（T）、催乳素（PRL），前四种激素水平的周期性变化明显，LH 及 FSH 峰在排卵前 24 小时出现，LH 峰前 24 小时左右有 E_2 峰。排卵后孕酮才明显升高，黄体中期查血清 E_2、P 可了解黄体功能。要检查卵巢的基本状态或其储备能力，应当在月经周期第 2～5 天采血测定基础内分泌功能如 FSH、LH、PRL、T、E_2，以了解卵巢功能，为 IVF - ET 促超排卵中选择方案做准备。血清基础 FSH 水平、FSFH/LH 比值、E_2 水平升高表明卵巢储备能力降低。必要时测定甲状腺、肾上腺皮质功能及其他内分泌功能。

3. B 超检查　IVF - ET 治疗前，至少行盆腔 B 超检查一次，了解子宫情况、双侧输卵管及卵巢有无肿瘤等器质性病变，还可以了解双侧卵巢大小、基础窦卵泡的数目。在妇科检查的基础上对将进行控制促排卵方案的患者必须进行常规的阴道 B 超检查，进一步了解子宫及双附件的情况。

（1）子宫的位置形态，是否有畸形，是否合并子宫肌瘤，其大小、位置、数量，子宫肌腺瘤等，对 IVF 的结局是否会造成影响等做全面的评估。

（2）子宫内膜情况：子宫内膜长度（宫腔的长度），若子宫位置过度前或后屈、侧屈必要时需行宫腔探查，了解子宫的深度，进入宫腔的难易程度等并做记录，以备在胚胎移植（ET 术）时的查询。如存在与月经周期内膜厚度不相吻合的情况，必须除外子宫内膜息肉、黏膜下肌瘤、增生性病变、宫腔内的异常积液及子宫内膜瘢痕等。

（3）双侧卵巢：要了解双卵巢的大小（是否有手术史及术后卵巢组织残留情况），B 超下基础卵泡数的多少及大小。并要注意排除卵巢功能性或器质性肿物。

（4）双侧输卵管：是否存在明显的积水、积液，与周围组织的关系，以便积极处理，改善 IVF 的预后。

4. 宫腔镜检查

（1）对 B 超发现宫腔内异常回声者，应行宫腔镜检查，以进一步确诊，如有子宫内膜息肉，可行切除术。若宫腔镜下发现子宫肌瘤（黏膜下），据肌瘤的大小、位置决定是否行

切除术。

（2）对要求 IVF 患者，有反复的宫腔操作史，如反复的诊刮、清宫、人工流产术等，尽可能在进行 IVF 前行宫腔镜检查，以排除异常宫腔继发性疾患，如内膜粘连、瘢痕形成等。对有明显的进行性月经量减少、子宫内膜过薄（B 超）、月经淋漓、继发性闭经、内分泌检查不能做出合理解释的患者需进行宫腔镜检查，以排除子宫内膜的感染性疾病，如内膜结核、增生性病变如前述息肉、黏膜下肌瘤、继发性损伤、宫腔粘连、缺如等。宫腔镜检查的患者都应行内膜或切除物的病理学检查，以对临床治疗提供依据。内膜结核的患者必须经过系统的抗结核治疗，治愈后，再次宫腔镜检查，若内膜恢复正常才能考虑施行 IVF 治疗。

5. 传染病等的检查　因女方在施行 IVF 成功后，将进入妊娠期，由于药物的副作用，一般不再进行抗病原体的治疗。因此在接受 IVF 前必须排除明显对胚胎发育生长及对母亲妊娠有危害的病原体感染性疾病，如各种病毒性肝炎、生殖器官的支原体、衣原体、感染五项（TORCH 综合征，包括弓形虫、风疹病毒、巨细胞病毒、单纯疱疹 Ⅰ 、 Ⅱ 型病毒）、梅毒筛查（如 RPR）、艾滋病筛查（如抗 HIV）等。

6. 重要器官功能的检查　为保证使用药物的安全性及妇女妊娠后的健康，在行 IVF 治疗前需常规进行如下的检查：血常规、尿常规、肝功能、肾功能检查、胸透或胸部 X 光照片、子宫颈涂片等检查。

7. 其他检查

（1）子宫腔碘油造影检查（HSG）：子宫腔碘油造影检查对已决定进行 IVF 治疗的患者主要的意义在于对以前有严重痛经、反复流产、早产史的患者已排除染色体异常所致，应考虑子宫腔畸形、占位性病变、子宫纵隔等需要行宫腔碘油造影，以期进一步判断。

（2）腹腔镜检查与治疗：腹腔镜在不孕症女性因素的诊断中有很重要的作用。腹腔镜检查属微创手术，损伤小、恢复快，能迅速明确不孕原因。对原发性和继发性不孕症，经各种方法诊治较长时间无效者，而男方检查正常者可行腹腔镜检查。腹腔镜直视下观察盆腔可发现子宫、卵巢、输卵管和盆腔腹膜的病变；如子宫内膜异位症、盆腔粘连、输卵管病变、盆腔 TB、卵巢肿瘤、子宫肌瘤、子宫腺肌症、畸形子宫、多囊卵巢等。同时对腹腔的疾病如子宫内膜异位症可以进行处理，对严重的输卵管积水的治疗也是非常必要的。

（3）遗传学检查：对有反复流产患者还需要行双方染色体检查、血型检查及免疫学的检查。少弱精患者要求 ICSI 者建议行 Y 染色体缺失的分析。

（4）免疫学的检查：对反复流产或反复 IV - ET 失败者，还需考虑行相关检查，双方抗精子抗体检查，女方抗心磷脂抗体检查、抗丈夫淋巴细胞抗体检查、抗核抗体检查、B 淋巴细胞分类检查等。

（二）男方检查

1. 男方至少检查精液常规一次　因精液的各项指标受许多因素的影响，如射精时间、劳累、疾病等，波动甚大，为更好地对精液质量做出判断有时需复查。少弱精症患者连续检查三次（间隔一周复查），以确定拟行 IVF 的方案及是否有必要行药物治疗。精液检查项目及常规需严格按照 WHO 规定的指标进行。

2. 男方睾丸内分泌功能的检查及染色体的检查　当反复多次精液分析确定为少精症和弱精症或畸形精比例过高时需行睾丸内分泌功能的检查。血清检查 FSH、LH、PRL、T、

E_2，对于前两项偏低的患者，可考虑促性腺激素的治疗，以期提高精子数量。外周血染色体的检查是必须的，除外因染色体异常而致的生精功能障碍，如有条件，行 Y 染色体基因缺失的分析，以判断是否可以使用此精子行 ICSI 治疗及对后代的影响。

3. 精子功能的检查　主要是针对原发不孕及反复流产的夫妇，但精子数量及活动力正常的夫妇，反复 IUI 失败，在施行 IVF 前进行精子功能检查，如精子穿透试验、精子的顶体反应，以便确定是否行 ICSI 治疗。

4. 男方病原体的检查　对于男方相关病原体的检查仍是有必要的，如查血 RPR，抗 HIV，乙肝两对半及肝炎系列。

5. 睾丸穿刺或活检　无精症者到泌尿外科检查及行睾丸活检，如有成熟精子，可按精子来源的不同而采取附睾内抽取精子行单精子卵胞浆内显微注射（PESA – ICSI）或睾丸内抽取精子行单精子卵胞浆内显微注射（TESA – ICSI）。

（三）知情同意

治疗开始之前应向夫妇双方详细解释治疗的全过程、可能发生的并发症及其治疗方案及其 IVF – ET 妊娠率，预先告知体外受精技术可能出现的女方对促排卵无反应、取卵失败及不受精等导致的治疗失败，应向夫妇双方详细说明需要配合的各个方面以及治疗费用等。征求患者夫妇意见，如患者夫妇要求，行 IVF 术前检查。夫妇双方需具备身份证、结婚证、计划生育服务证明。准备接受治疗的夫妇双方签署"体外受精与胚胎移植知情同意书"才进入治疗周期。

三、卵巢基础状态（储备功能）判断

IVF – ET 的控制性促排卵（COS）是以促排卵药物在可控制的范围内诱导多个卵泡的发育和成熟。IVF – ET 前应评价卵巢对 COS 的可能反应，以制定适当的 COS 方案。目前卵巢基础状态（储备功能）判断指标主要有以下几种。

（一）年龄

随着年龄的增长，卵母细胞的数量逐渐下降，同时卵母细胞的质量也开始下降。这个过程在 35 岁后开始加速，38 岁以后卵泡的闭锁明显加速，年龄≥40 岁的患者为反应不良的对象。随着年龄增长，卵子的染色体变异率明显增高，不受精率增加。因此，卵母细胞的数量和质量，即卵巢储备，与妇女年龄及生殖潜能密切相关。

（二）内分泌激素测定

内分泌激素测定是预测卵巢储备的重要指标，月经周期第 2 ~ 3 天采血测定血清内分泌激素：①基础 FSH 水平；②基础 FSH/LH 比值；③基础 E_2 水平；④血抑制素（inhibin A、B）。如卵巢储备功能下降则基础 FSH、基础 FSH/LH、E_2 升高，血抑制素（inhibin A、B）水平下降。

（三）卵巢基础状态

卵巢基础状态包括窦卵泡数及卵泡体积，也是卵巢储备的预测指标。应用高敏感度阴道 B 超检查：①双侧卵巢窦卵泡数目多少，如双卵巢窦卵泡数总和过少，则提示储备功能不良；②双卵巢的体积，如明显减小，提示储备功能不良。过去人们担心卵巢体积缩小即卵巢功能下降。随着超声技术的进步发展，有学者认为双卵巢窦卵泡的多少更能代表卵巢功能，窦卵泡数是预测低反应的最好的单独指标。若基础卵巢体积 >3cm。则 COS 时卵巢反应性好，受精率、妊娠率高，周期取消率低。卵巢间质的血流速度减慢，对基础 FSH 水平正常的反应不良患者可能有预测价值，并与 IVF 的结局相关。三维超声的应用增加了检查的准确性，提高了其应用价值。

（四）卵巢输卵管病变手术后

卵巢囊肿、卵巢子宫内膜异位囊肿患者经手术治疗后，对正常卵巢组织有不同程度的损伤。有学者认为手术剥离卵巢囊肿时，也可能将含有卵泡的卵巢皮质剥除。在腹腔镜下使用双极电凝止血时，对卵巢产生热损伤。有研究提示子宫内膜异位症患者行卵巢内膜异位囊肿切除术将引起卵巢储备功能下降，导致 IVF 治疗获卵数减少。输卵管病变严重如双侧输卵管阻塞、严重的盆腔粘连或输卵管手术史的患者行反复手术治疗，或输卵管及卵巢周围的纤维化使其局部血液循环不良，影响卵巢血液供应将引起卵巢储备功能下降。

（五）动力学试验

基础内分泌激素在正常范围也可能发生卵巢低反应。因此已提出各类动力学试验以间接估计卵巢储备，包括氯米芬刺激试验、hMG 刺激试验、GnRH－a 刺激试验。

1. 氯米芬刺激试验（CCCT）　于月经第 5 ~9 天每日服用 CC 100mg，测定服药前（月经周期第 3 天）和服药后（月经周期第 10 天）的血 FSH 水平，服药后血 FSH 水平升高 >10IU/L 或两次 FSH 之和超过一定上限（如 26.03IU/L）提示卵巢对超排卵反应不良。

2. hMG 刺激试验　在注射 hMG 后主要观察 E_2 变化。

3. 促性腺激素释放激素（GnRH－a）刺激试验　在月经期第 2 或第 3 天给予 GnRH－a，测定用药前后 E_2 水平，用药后升高未达到 2 倍者提示反应不良，但其预测价值尚存在争议。

当然，年龄及各项内分泌激素指标相结合可提高卵巢反应性及 IVF 结局的预测率，但没有一个单独的指标能全面、非常准确地评估卵巢储备、预测卵巢反应及 ART 结局，各项指标结合可提供多元化的信息，达到更精确的结果。

四、促排卵药物的应用

（一）控制性促排卵（controlled ovarian stimulation，COS）

体外受精与胚胎移植术（IVF－ET）的妊娠成功有两项基本要素，一是有适当数量的、高质量的胚胎可供移植；二是具有与胚胎发育同步的、允许种植的子宫内膜。要培养出适当数量高质量的胚胎与获取高质量的适量数目的卵母细胞有关。在 IVF－ET 中控制约 10 ~15 个卵泡同时生长发育，目的能回收约 10 个成熟卵子较为理想。

为了控制早发的 LH 峰从而避免卵泡及其中的卵母细胞发生过早黄素化，学者们在促排卵方案中引入了垂体降调节的概念。1984 年 Porter 首先报道，在体外受精的控制性超排卵周期中，应用促性腺激素释放激素激动剂（GnRH－a）获得较高妊娠率。

（二）卵泡发育的监测

1. 超声监测　1981 年 Portuondo 曾用腹腔镜观察排卵过程，但不宜连续多次检查。近年来随着 B 型实时超声技术的发展，B 超不仅用于观察卵巢及子宫或盆腔中的病变，还应用于月经周期动态观察卵泡的发育及子宫内膜的改变，直接显示卵泡的数目和大小。B 超监测可用腹部探头或阴道探头。腹部探头检查时需充盈膀胱，患者不易耐受。腹壁脂肪及以往手术遗留下的瘢痕中的胶原组织可减弱声波造成假象，特别是在有盆腔粘连的情况下，深在盆腔内的卵巢不易发现。阴道探头更接近盆腔组织，观察到的卵巢和子宫影像更为清晰。

随着卵泡发育，其直径增大，内壁逐渐清晰，卵泡形状更接近圆形，向卵巢表面突出，卵泡外形饱满。在自然周期时，只有一个优势卵泡发育成熟，而用药物刺激超排卵时，可同时有多个卵泡发育。由于多个卵泡压挤，使卵巢形状不一。从自然周期或刺激周期第8天开始，通过阴道B超连续观察，探测卵巢位置、大小，有无囊肿存在及发育的卵泡数；卵巢及卵泡大小的测量取其最大断面相互垂直的最大长、横二径线并取其平均值。刺激周期第8天，卵泡大小为直径10mm，以后每日增加1~3mm，但也偶有突然增大者。B超下子宫内膜的厚度是指子宫前后壁的子宫内膜加上宫腔间隙。在雌激素的刺激下，内膜呈"三线征"，即子宫肌层、内膜交界面及宫腔间隙。最外层是肌层血管网，质地较密，在基底层形成强回声线，低回声区为内膜的功能层，另一个强回声区为宫腔。月经周期第8天内膜厚度为0.6~0.8cm，注射hCG日一般可达0.9~1.1cm。受孕酮影响后，"三线征"图像消失，内膜回声变强，中心为低回声带。中心回声线断续不清，内膜层次不清，估计是由于腺体及分泌物增多所致。

2. 血清LH、E_2、P水平　血E_2水平与卵泡（直径>1cm）数及卵泡液的量，与卵泡大小呈正相关。E_2的水平反映卵泡的分泌功能，代表卵巢对控制性超排卵的反应程度，间接了解卵母细胞的质量。LH的监测是为了发现早发的LH峰。多个卵泡持续发育到达卵泡成熟时可分泌孕酮。血孕酮水平升高可能影响卵母细胞质量和子宫内膜容受性。

3. 其他监测方法　宫颈黏液、基础体温测定、阴道液甚至唾液酶的测定均可作为排卵预测的方法。

（三）hCG的使用时机

hCG可以模仿人体内的LH峰，诱导卵泡的最后成熟。正确掌握注射hCG的时机是获取高质量卵子的关键。决定hCG使用的时机主要参考卵泡直径、数量、E_2水平、LH水平、孕酮水平、宫颈黏液、子宫内膜及促排卵方案。一般2个以上卵泡直径达18mm时，结合血清E_2、LH、P水平决定皮下或肌肉注射hCG 5 000~10 000IU诱发排卵，于注射hCG 34~36小时后取卵。

一般注射hCG时间为晚间10时，取卵时间安排在第3天清晨8时。如出现LH峰，结合B超观察卵泡发育情况，提前hCG注射时间及取卵时间，仍会有妊娠成功的机会。

（四）阴道B超引导下卵泡穿刺取卵术

世界上第一例试管婴儿就是通过腹腔镜取卵获得的。Lens等报道了B超引导下采卵，通过不同途径，如经腹壁并通过膀胱或经尿道通过膀胱。1986年Feitctinger及Kemeter报道用阴道B超探头，固定针导经阴道取卵。目前均采用阴道B超指引下进行。少数卵巢位置不佳、不易穿刺的患者，可以考虑经腹部进行。

取卵步骤如下。

（1）术前排空膀胱，可选择静脉麻醉或仅予镇静剂。

（2）膀胱截石位，常规清洁外阴，窥器暴露阴道、宫颈，用生理盐水棉球擦洗清洁阴道。

（3）采用16G或17G取卵专用针，阴道B超引导下，通过针导架沿引导线方向，选择距卵泡最近距离进针，注意避开血管、膀胱、肠管等；压力为 16kPa（120mmHg）；卵子对温度、光和 pH 的改变很敏感，因此取卵应在较暗的环境中进行。如卵泡已成熟，先是草黄色卵泡液被吸出，随后为血性液体（表明颗粒细胞层大多脱落，卵泡膜细胞间血管破裂）。通常一次穿刺抽吸一侧卵巢所有的卵泡。将抽吸的卵泡穿刺液收集在无菌容器中，保温并迅速送至实验室。

（4）取卵手术时的注意事项：穿刺时辨清卵巢的界限。注意辨别输卵管积水、肠管及髂内血管。偶有交感神经兴奋引起的反应，表现为晕厥、出汗、面色苍白及脉搏减慢、血压下降等。也可发生由于组织胺释放引起的过敏反应，表现为血压急速下降和皮疹，需即刻皮下注射 1：1 000 肾上腺素（adrenalin）1 支，必要时可重复，开放静脉。此情况也很少见。取卵结束时超声观察盆腔内液体量；了解阴道内出血情况，并作相应处理。

（5）术后观察 1~2 小时，观察患者主诉、血压脉搏等生命体征及阴道出血情况和排尿情况。

五、卵母细胞的获取和培养

详细、清楚的实验室操作规范是保证 IVF 实验室成功的基础。质量控制体系（温度、pH、无菌等控制）是保证培养系统最优化的核心，例如迅速、仔细地操作卵或胚胎以尽可能地减少温度、pH 等培养条件发生变化。

（一）准备

准备受精及胚胎培养所需的受精液、胚胎培养液、冲洗液、精子处理液等；根据卵泡数量准备培养皿，培养皿均写好患者姓名、皿号；每个培养皿用培养液冲洗后，加入培养液，放入 5% 二氧化碳、37℃培养箱内平衡 4 小时以上。

（二）拾卵

卵泡液及冲洗液收集到无菌试管内，传递至 IVF 实验室，将混合液轻轻倒入一个大的培养皿中，在 10 倍解剖显微镜下观察。成熟的卵泡液（follictalar fluid，FF）为亮黄色，后一段抽出的卵泡液有血染，表明卵泡中的颗粒细胞已经脱落，卵泡内膜细胞及其中的血管已经暴露。肉眼可辨认直径约 3~5mm 的黏液团，黏液团中一个针尖大小的白点，即卵－冠－丘复合物（oocyte corona cumulus complex，OCCC），显微镜下确认 OCCC，卵母细胞约 100~150/μm 直径大小，透明带 8~10μm 厚，紧紧围绕在卵母细胞周围的颗粒细胞称之为放射冠。当 OCCC 不够成熟时卵母细胞没有充分分散，OCCC 较小。在抽吸过程中可能有部分卵丘脱落，使 OCCC 变小，有时黏液团只含大片的颗粒细胞。当抽出的卵泡内容物暴露在外界环境中，环境因素如温度变化、pH 值改变或光线照射等对卵母细胞均有损害，影响 IVF－ET 的成功。一般在室内空气中暴露 2 分钟，pH 可上升到非生理状态。CO_2 丢失与表面积有关，在培养碟中较在试管中丢失要快，因此找卵过程的关键是要"快"。为了能迅速发现 OCCC，将吸出的液体倒入平皿中，其厚度以不超过 0.5cm 为宜。有时一管抽吸液或冲洗液会同时找到 2~3 个卵－冠－丘复合物，这也许是针刺时经过了两个卵泡，或带有前一个卵泡中的 OCCC。在实体显微镜下进一步判断其成熟度。将找到的 OCCC 用培养液清洗两遍，去掉黏附的血细胞或颗粒细胞，转入四孔培养皿中培养。培养皿的每个孔中加入 1ml 预先在培养箱中（37℃，5% CO_2）平衡过夜的生长液，每孔中可放 1~3 个 OCCC。应尽量少开培养箱的门，以避免 CO_2 及温度的改变。

六、精子的准备与评估

在超净工作台（class II 生物安全柜）内进行精液操作；观察精液外观、液化、黏稠度、pH 值，并取一滴在显微镜下检查精子密度、形态和活力，记录于病历上。对精液正常者，取 1ml 液化后的精液，加 2ml 培养液混匀，200g 离心 10 分钟，倒掉上清液，保留沉淀，沿管壁缓慢加入培养液 2ml 培养液，混匀后 200g 离心 10 分钟，倒掉上清液，沉淀上缓缓加入培养液，置 37℃5% CO_2 培养箱中静置上游 30~60 分钟。吸取上游液至另一离心管中，混匀，计数精子密度、活力，待受精用。

对少、弱、畸精标本及冷冻精子样本，将全部液化后精液与 5ml 培养液充分混合，置入 15ml 离心管内，300g 离心 10 分钟；弃上层悬液，吸出沉淀，重新用 1ml 培养液悬浮沉淀，500g 离心 5 分钟；倒掉上清液，小心地加入 100μl 培养液，置入 CO_2 培养箱，37℃ 培养，备用；受精之前，取上层悬液一滴镜检；必要时可重新离心，倒掉上清液后，取沉淀进行 ICSI。

七、卵母细胞体外受精

卵母细胞体外受精在取卵 4~6 小时后进行。如果卵不成熟，受精时间可以延迟数小时。受精浓度为每个 OCCC 约（1~2）×10^5 条前向运动精子；根据精子的活动力及形态以及是否有精子聚集现象等调整受精浓度。受精时将合适数目的精子加入到含有 OCCC 的培养皿中，然后放入培养箱。

受精检查：受精后 16~20 小时检查受精情况，机械法去除卵母细胞周围的颗粒细胞，将受精卵移至胚胎培养液微滴中，显微镜下观察，检查每个受精卵的原核数量和极体；正常受精应为两个原核、两个极体。

八、胚胎发育与评估

卵裂检查：受精卵继续培养 48 小时，检查胚胎发育情况。通常在 200 倍的倒置显微镜下，观察分裂球的数目、是否均匀以及细胞碎片的多少，并进行评分。通常受精后 22~24 小时受精卵分裂为 2 细胞，有时受精后 44 小时仍为 2 细胞。受精后 36~50 小时分裂为 4 细胞，48~72 小时可以观察到 8 细胞。也可看到 3、5 或 7 细胞的胚胎，尤其是在细胞有丝分裂进行中。一般受精后至移植的培养时间为 64~68 小时。

目前用于评估胚胎质量的形态学参数有卵裂球的数目、大小、形状、对称性，胞浆的形态、有无碎片和透明带的厚度和变异等。尽管通过形态学评估胚胎的质量不够客观，个体差异大，但这种评估方式简单、迅速、无创伤性，因而容易开展。另外也有报道运用生化指标对胚胎进行评估，如测量丙酮酸的摄取量以预测胚胎的发育潜能，但这些方法不易开展，且准确性尚有争议。

九、胚胎移植

（一）胚胎移植的时间

在正常的生理情况下，胚胎将在排卵后 4~5 天发育成桑葚胚至囊胚阶段时进入子宫。

此阶段胚胎一般有 60 个细胞。但在 IVF 中，由于培养条件的限制，移植胚胎的时间差异很大，包括原核期、卵裂球期及囊胚期。目前最常见的是取卵后第二、三天移植，同时不少中心在第五、六天移植囊胚。

原核期移植可提供更多的受精卵进行冷冻保存，并可避免某些国家的伦理限制。但通过原核期评分来选择受精卵进行移植的研究尚不成熟，对原核以后的发育潜能很难预测。第二、三天移植的优点是体外培养的时间短，但胚胎的形态学不一定能反映胚胎的活力，而且胚胎在种植之前需在宫腔内悬浮一段时间，因此需选择多个胚胎进行移植。相比于第二天移植而言，第三天移植可为胚胎的选择提供胚胎更多的信息，因为第三天的胚胎为 8 细胞期的胚胎，胚胎基因组已开始激活。囊胚培养的时间长，需要较高的条件，但囊胚的植入率最高，因此可进行单胚胎移植，避免多胎妊娠的危险。但囊胚的冷冻效果仍不及卵裂期胚胎。

（二）胚胎移植的数目

多胎妊娠对母婴所造成的危害是众所周知的。在辅助生育技术领域中如何选择移植胚胎的数目并在保证成功率的基础上降低多胎妊娠率一直有争议。英国生育学会建议最多只能移植 2 个胚胎来避免多胎妊娠。美国生殖医学会则建议可根据患者的年龄、胚胎质量和冷冻成功率等具体条件来定移植的胚胎数目，如果患者预后好可移植不超过 3 个胚胎，患者预后一般可移植不超过 4 个胚胎，40 岁以上或有多次失败史估计预后差的患者可移植不超过 5 个胚胎。我国卫生部的规定 35 岁以下第一周期的患者移植 2 个胚胎，其余患者移植 3 个胚胎。

（三）胚胎移植的步骤

胚胎移植的目的是将胚胎安全地运送到宫腔内。尽管移植的步骤相对简单，但也非常重要。移植胚胎前医师、护士和实验室工作人员必须核对患者的姓名以避免可导致严重后果的疏忽。具体步骤如下。

（1）向夫妇双方详细解释胚胎移植的全过程，避免紧张情绪；每位患者在胚胎移植前签署胚胎、未受精卵及精子去向知情同意书。

（2）患者取膀胱截石位，覆以无菌孔巾，按手术要求无菌操作，动作轻柔以免刺激宫颈、子宫等；窥器充分暴露宫颈，干棉球拭净阴道、宫颈分泌物，再以培养液拭净宫颈口的分泌物，尽量清除宫颈管内的分泌物，轻轻置入测量好的移植外管（可在 B 超监测下放置），一般根据子宫位置、宫腔的深度将内芯尖端置于距宫底 1.0 ~ 1.5cm 处；若在 B 超监测下最好置于子宫上中 1/3 交界处，当外管置入困难时，可考虑使用金属内芯协助置入。

对于困难放置的患者，需再次检查子宫的位置或使用金属探针，若因操作次数过多明显的损伤颈管或出血多时，考虑放弃本次胚胎移植，冷冻胚胎。

（3）外套管置入后，实验室人员开始胚胎装管。预先已准备好待移植胚胎的培养皿放在培养箱内。将移植内管接上 1ml 注射器，打出注射器内的气体，接口不能漏气；用注射器反复吸取和打出新鲜的以 CO_2 平衡的培养液约 1ml，以排出气泡和润滑管腔，必须保证管腔的通畅、无阻力；回吸约 $10\mu l$ 的液体，再吸约 1cm 的气体；吸取待移植的全部胚胎，吸取的液体量应控制在 1cm；管口离开液面后再依次吸取 1cm 的气体和液体；液体量大约为 15 ~ $20\mu l$；再次核对患者姓名后将装有胚胎的移植管交给医师进行移植。

（4）从外套管置入内导管，将胚胎与移植液（约 $20\mu l$）注入宫腔内。应注意固定注射器的活塞以免回抽导致移植失败；移植后实验室人员取回移植管，回吸液体再将液体全部打出，并观察是否有胚胎残留。如果有胚胎残留须再进行移植。记录进入宫腔情况、移植胚胎数目、术者和移植日期。

（5）剩余的、有发育潜能的胚胎冷冻保存。

（6）胚胎移植后的处理和监护：胚胎移植后患者卧床休息 2 小时，无确切的证据证明绝对卧床休息可以提高体外受精与胚胎移植的植入率，但应嘱咐病者减少重体力活动。

胚胎移植中最关键的是将胚胎置于宫腔最适宜的部位。多数学者报道胚胎放置位置应距宫底 1.0 ~ 1.5cm，临床妊娠率最高。Pope 等报道，放置胚胎位置距离宫底每增加 1mm，临床妊娠率可增加 11%。

十、黄体支持

由于在超促排卵下多使用降调节，停药后垂体分泌促性腺激素的能力未能迅速恢复，而且超排卵周期，多卵泡的发育导致高雌激素水平，而吸取卵泡的时候可能使颗粒黄体细胞减少，一方面导致黄体功能不足，另一方面高雌激素导致雌/孕激素的比例失调，可能不利于胚胎的植入和发育。

常用的黄体期支持方法如下。

（一）hCG 与黄体酮联合用药

卵泡数适当时，可于取卵当天、取卵后第 3 天、6 天、9 天注射 hCG 2 000IU；注意外源性 hCG 可影响妊娠试验结果，但一般停药 8 天后这种机会大大降低；使用 hCG 可诱发卵巢过度刺激综合征（OHSS）。黄体支持亦可采用每日肌肉注射黄体酮 40 ~ 80mg，从取卵日开始持续应用 17 天。确定妊娠后，应依据具体情况继续黄体支持。在控制性超排卵中出现反应不良（发育卵泡数 ≤ 3 个或取卵数 ≤ 3 个，促排卵中注射 hCG 日雌二醇水平不足 500ng/L），则妊娠率明显降低，可考虑 hCG 与黄体酮联合用药。

（二）单独黄体酮支持

卵泡数多时，应考虑只用黄体酮，每日肌肉注射黄体酮 40 ~ 80mg；亦可采用黄体酮凝胶剂阴道用药每日一次，每次 90 ~ 180mg。严密监测患者腹部及双卵巢情况，并向患者交待注意事项。

（三）黄体酮与雌激素联合用药

在 GnRH 拮抗剂方案中用 GnRH 激动剂促卵子成熟时建议联合使用雌激素。

黄体酮用于黄体支持是被人们公认的，与无黄体支持相比，可明显提高种植率与妊娠率，使内膜种植窗提前关闭，所以黄体酮在排卵机制启动时再使用，否则导致内膜与胚胎发育的不同步。据资料统计，肌肉注射黄体酮吸收最好，但黄体酮为油剂，有报道可以引起局部严重的变态反应，也可选用阴道栓剂，其次为口服黄体酮。上述黄体支持的方法中目前仍无足够的资料说明孰优孰劣。应结合患者情况采用个体化方案。

十一、IVF – ET 妊娠后的监护

于胚胎移植术后的第 14 天，留晨尿查 hCG 以判断是否妊娠，或于胚胎移植后的 14 天、16 天抽血测定血清 β – hCG 水平及其上升情况以判断妊娠。如阴性则等候月经来潮，如阳性可于 2 ~ 3 周后进行超声检查以确定临床妊娠。要注意出现少量的阴道流血应继续追踪观察。

自取卵术起，应注意各种并发症的可能，包括卵巢过度刺激综合征、感染、出血、多胎妊娠和警惕异位妊娠的发生等，特别要注意宫内外同时妊娠。多胎妊娠如果是三胎及以上妊娠，必须进行选择性减胎术。

体外受精与胚胎移植后妊娠的自然流产率约为 10% ~ 15%。因此妊娠后应适当休息，避免过多活动，可以适当补充叶酸、维生素类。

所有体外受精与胚胎移植术后妊娠建议均视为高危妊娠，孕产期应加强检查，及时做出相应处理。

十二、影响 IVF 临床妊娠率的因素

(一) 年龄对 IVF - ET 妊娠的影响

随年龄的增长，IVF 的种植率及临床妊娠率渐下降，其可能原因包括：①卵子质量下降：随年龄增大，患者的卵子染色体异常的产生增多、卵子的线粒体数量减少、卵胞浆 ATP 含量下降和卵子的细胞凋亡改变增加，因而卵子质量降低；②子宫内膜容受性降低：随年龄增加，子宫内膜在形态上和功能上发生一系列的改变。在形态上出现胶原含量增加，内膜细胞中雌激素受体减少。在功能上即使有排卵，子宫血流量和可产生蜕膜的容积可能减少。有多位学者通过对卵子赠送治疗的研究显示高龄组的妊娠率明显降低，认为与子宫内膜容受性降低有关。

(二) 移植胚胎数目和质量对 IVF - ET 妊娠的影响

IVF 临床妊娠率与移植胚胎的数目、质量以及总评分和移植胚胎的平均评分呈正相关。随移植胚胎数的增加，高序多胎妊娠的机会也增多。有资料提示植入的胚胎数目太多如超过 6 个时，妊娠率并不一定相应提高，相反妊娠的结局却因多胎妊娠明显地受到影响。移植胚胎的数目 2 ~ 3 个为宜。移植过程的创伤而导致出血可明显地影响胚胎移植的效果。近来报道在 B 超引导下移植的胚胎可提高临床妊娠率。

(三) 输卵管积水对 IVF - ET 妊娠的影响

输卵管积水的潴留液体可流至宫腔，造成宫腔积液，能机械性干扰胚胎与子宫内膜的接触。在超排卵时输卵管积水可能增大，流入宫腔体量随之增多；输卵管积水含有的微生物、碎屑和毒性物质可直接进入宫腔，输卵管积水的存在使组织释放出细胞因子、前列腺素、白细胞趋化因子和其他炎性复合物，直接或通过血液、淋巴管转运而作用于子宫内膜。这些物质参与调节输卵管和子宫运动，对移入宫腔的胚胎产生毒素作用，影响其发育，减低其着床能力，降低胚胎种植率及妊娠率，增加流产率。输卵管积水常由感染引起，且多为上行感染，造成子宫内膜损伤，留下永久性的对胚胎种植容受性的影响。

(四) 子宫内膜异位症对 IVF - ET 妊娠的影响

子宫内膜异位症患者行 IVF - ET 治疗时，卵巢反应性下降，随病情加重，获卵数减少，卵子质量下降。但有部分学者的结果提示无论子宫内膜异位症的严重程度如何，与其他不育因素相比，IVF - ET 治疗各参数无显著性差异。

IVF 前延长的垂体降调节有助于提高中重度内异症患者的 IVF 结局。直径大于 5cm 或有症状的卵巢子宫内膜异位囊肿应行腹腔镜保守手术，术中注意保护卵巢功能。卵巢的重复手术并不提倡。检查和治疗必须考虑年龄因素，实现个体化治疗。

(柏兴利)

第三篇

中医妇产科

第二十章　阴道炎

第一节　概述

　　阴道炎是指阴道黏膜及黏膜下结缔组织的炎症,是妇科常见疾病,各年龄组均可发病。正常健康妇女由于解剖及生理生化特点,阴道对病原体的侵入有自然防御功能。当阴道的自然防御功能遭到破坏,则病原体易于侵入,导致阴道炎症。外阴阴道与尿道、肛门毗邻,局部潮湿,易受污染;生育年龄妇女性活动较频繁,且外阴阴道是分娩、宫腔操作的必经之道,容易受到损伤及外界病原体的感染;绝经后妇女及婴幼儿雌激素水平低下,局部抵抗力下降,也易发生感染。

　　阴道炎临床常见的有滴虫阴道炎(trichomonal vaginitis,TV)、外阴阴道假丝酵母菌病(vulvovaginal candidiasis,VVC,亦称外阴阴道念珠菌病)、细菌性阴道病(bacterial vaginosis,BV)、老年性阴道炎(senile vaginitis)。2005年北京大学第一医院妇产科感染协作组总结全国62家医院妇科与计划生育门诊共1 853例阴道炎,其中细菌性阴道病为23.65%,外阴阴道假丝酵母菌病为39.31%,滴虫阴道炎为10.42%。

　　阴道炎属于中医学的"带下病"、"阴痒"等病范畴。

(刘　娜)

第二节　病因病机

(一)中医

1. 滴虫阴道炎的病因病机　本病主要多因湿邪为病,湿热蕴结,虫蚀阴中所致。

(1)湿热下注:湿热之邪有内外之分。如久居湿地等致湿邪外侵,郁而化热,或经期、产后,湿热邪毒乘虚而入,此为外感湿热。若素体脾气虚弱,或肝气郁结,木旺乘脾土,脾失健运,水湿内留,停注下焦,蕴而化热,则为内生湿热。湿热蕴结,任带不固,则带下增多、色黄。下焦湿热,膀胱失约则并发淋证。

（2）肾虚湿盛：湿邪浸淫日久成毒，素体不足或久病、房劳多产致肾气亏虚，气化失常，水湿内停，而致湿邪蕴积下焦，湿腐生虫，或摄生不慎，虫邪直犯阴器，虫蚀阴中则阴痒。

2. 外阴阴道假丝酵母菌病的病因病机　本病多因湿浊蕴结，感染邪毒所致。

（1）湿浊蕴结：郁怒伤肝，或忧思不解，损伤脾气，运化失常，水谷之精微聚而成湿，流注下焦；或因久居湿地，感受湿邪，湿浊蕴结，流溢下焦，则带下黏着，犯及阴部，湿腐生虫而阴痒；或摄生不慎，忽视卫生，虫体邪毒直犯阴器致阴痒。

（2）肝肾阴虚：房劳产众，久病或孕后阴血亏虚，肝肾不足，不能濡养窍道，湿邪乘虚而入，湿浊下注，湿腐生虫而致带下、阴痒之症。故临床上消渴及妊娠者易屡患此疾。

3. 细菌性阴道病的病因病机　本病的发生，中医多责之于肝、脾、肾三脏及风、寒、湿、热之邪。

（1）肝肾阴虚：外阴、阴道为经络丛集之处，宗筋聚集之所。肝藏血，主筋；肾藏精，主前后二阴。若素体肝肾不足，或房劳过度，或育产频多，精血耗伤；或七七之年，肾阴亏虚，天癸竭绝，阴精耗伤，阴血不足，不能濡养阴户，而致阴痒。张三锡《医学准神六要·前阴诸病》云："瘦人燥痒，属阴虚坎离为主。"

（2）肝经郁热：足厥阴肝经绕阴器，若内伤七情，肝郁气滞，郁久化热，热灼经络。肝郁克脾，脾虚湿盛，湿热蕴结，注于下焦，直犯阴部，而生阴痒、带下等证。《校注妇人良方·妇人阴痒方论》薛己按："妇人阴内痒痛，内热倦怠，饮食少思，此肝脾郁怒，元气亏损，湿热所致。"

（3）湿热下注：湿热为病，有内生和外感之分。内生者多与脾虚肝郁或恣食膏粱厚味有关。外感者，常因经行产后胞室空虚，湿热之邪乘虚而入。

4. 老年性阴道炎的病因病机　本病主要发病机制为肝肾阴虚，湿热下注。

（1）肾阴亏虚：年老体衰或手术切除卵巢后，精血不足，肝肾亏虚，冲任虚衰，带脉失约，津液渗漏于下则带下量多。阴虚火旺，灼伤脉络，迫血外出，则带下夹血，阴中灼热而痛。阴血不足，阴窍失养，生风化燥则阴痒。

（2）湿热下注：年老精血亏虚，阴窍失养，湿邪乘虚而入，或脾虚湿阻，与体内虚火相胶结，湿热下注而致带下、阴痒、淋证等诸病。

（二）西医

1. 阴道正常菌群与阴道微生态平衡

（1）阴道正常菌群：正常阴道内有微生物寄居形成阴道正常菌群。正常妇女阴道中可分离出20余种微生物，平均每个妇女分离出6~8种微生物，其中以细菌为主。阴道正常微生物群包括：①革兰阳性需氧菌及兼性厌氧菌：乳杆菌、棒状杆菌、非溶血性链球菌、肠球菌及表皮葡萄球菌。②革兰阴性需氧菌及兼性厌氧菌：加德纳菌、大肠埃希菌及摩根菌。③专性厌氧菌：消化球菌、消化链球菌、类杆菌、动弯杆菌、梭杆菌及普雷沃菌。④支原体及假丝酵母菌。

（2）阴道生态系统及影响阴道生态平衡的因素：虽然正常阴道内有多种微生物存在，但由于阴道与这些微生物之间形成生态平衡并不致病。在维持阴道生态平衡中，雌激素、乳杆菌及阴道 pH 起重要作用。正常阴道中以产生过氧化氢（H_2O_2）的乳杆菌占据着主导地位，它是一种有益菌，能分解糖原产生乳酸，使阴道呈酸性环境，从而抑制其他致病微生物的生长繁殖，维持阴道菌群平衡。阴道生态平衡一旦被打破或外源性病原体侵入，即可导致炎症发生。若体内雌激素下降或阴道 pH 升高，如频繁性交（性交后 pH 可上升至 7.2 维持 6~8 小时）、阴道灌洗等均可使阴道 pH 升高，不利于乳杆菌生长。此外长期应用抗生素抑制乳杆菌生长，或机体免疫力低下，均可使其他致病菌成为优势菌，改变阴道生态平衡，引起炎症。

2. 各种阴道炎病因及发病机制

（1）滴虫阴道炎：由阴道毛滴虫引起，以性传播为主，传染途径通过直接传染（性交传播）和间接传染（各种浴具、游泳池、公共厕所或污染的衣服、器械）。阴道毛滴虫只有滋养体而无包囊期。滴虫有嗜血和耐碱的特性，故当月经来潮后，阴道 pH 值升高，有利于阴道毛滴虫的繁殖，导致炎症的发作。滴虫不仅寄生于阴道，还常侵入尿道或尿道旁腺，甚至膀胱、肾盂以及男性的包皮褶、尿道或前列腺中。

（2）外阴阴道假丝酵母菌病：由假丝酵母菌引起，80%~90% 病原体为白假丝酵母菌，10%~20% 病原体为滑假丝酵母菌、近平滑假丝酵母菌、热带假丝酵母菌等。白假丝酵母菌为条件致病菌，10%~20% 非孕妇女及 30% 孕妇阴道中有此菌寄生，但菌量极少，呈酵母相，并不引起症状。只有在全身及阴道局部细胞免疫能力下降，假丝酵母菌大量繁殖，并转变为菌丝相，才出现症状。常见发病诱因有妊娠、糖尿病、大量应用免疫抑制剂及广谱抗生素。

（3）细菌性阴道病：是一种由于阴道内正常的产过氧化氢（H_2O_2）的乳杆菌被高浓度的厌氧菌（如普雷沃菌、动弯杆菌）、阴道加德纳菌、溶脲脲原体、支原体和许多难培养或无法培养的厌氧菌替代而导致的多种微生物群改变的临床综合征。由于阴道内产生过氧化氢的乳杆菌减少而其他微生物大量繁殖，其代谢产物使阴道分泌物的生化成分发生相应改变，pH 值上升，胺类物质、有机酸以及一些酶类增加。其病理特征无炎症病变和白细胞浸润。酶和有机酸可破坏宿主的防御机制，如溶解宫颈黏液，可促进微生物进入上生殖道，引起上生殖道炎症。2010 年美国疾病预防控制中心（CDC），提出本病发生与多个男性伴或女性伴、新性伴、阴道冲洗、较少使用避孕套及阴道乳酸杆菌缺乏相关，并强调非性活跃妇女也可发生细菌性阴道病。

（4）老年性阴道炎：是因绝经后的妇女卵巢功能衰退，或手术切除双侧卵巢、卵巢功能早衰、盆腔放疗后、长期闭经、长期哺乳等导致卵巢功能衰退的妇女，雌激素水平降低，阴道壁萎缩，黏膜变薄，上皮细胞内糖原含量减少，阴道内 pH 值上升，局部抵抗力下降，致病菌容易入侵繁殖引起炎症。

（刘　娜）

第三节　临床表现

（一）滴虫阴道炎

潜伏期一般为 4~28 天，25%~50% 的患者患病初期可无任何症状。

1. 症状　主要是稀薄脓性、黄绿色、泡沫状白带增多及外阴瘙痒，可伴有烧灼感、疼痛和性交痛，如伴尿道感染时，有尿频、尿急、尿痛或血尿。

2. 体征　检查可见阴道与宫颈黏膜充血水肿，常有散在的红色斑点，或草莓状突起，阴道内有大量白带，呈黄白色、灰黄色稀薄泡沫样液体或为黄绿色脓性分泌物。

3. 常见并发症　可引起继发性细菌感染，往往与其他阴道炎并存。阴道毛滴虫能吞噬精子，并能阻碍乳酸生成，影响精子在阴道内存活，因此可并发不孕症。此外，最近有报道：滴虫感染增加人乳头瘤病毒（HPV）传染及感染的危险。

（二）外阴阴道假丝酵母菌病

1. 症状　外阴瘙痒，有较多的白色豆渣样白带是该病的主要症状。可伴有外阴瘙痒、烧灼感，尿急、尿痛和性交痛。症状严重时坐卧不宁，痛苦异常。

2. 体征　检查见外阴肿胀，表皮可剥脱，可有抓痕。小阴唇内侧及阴道黏膜附有白色膜状物，擦除后可见阴道黏膜红肿或糜烂面及浅表溃疡。严重者小阴唇肿胀粘连。典型的白带为白色豆渣样，可呈凝乳状，略带臭味。

3. 临床分类　目前根据本病的流行情况、临床表现、微生物学、宿主情况分为单纯性VVC和复杂性VVC，见表20-1。

表20-1　外阴阴道假丝酵母菌病（VVC）的分类

	单纯性 VVC	复杂性 VVC
发生频率	散发或非经常发作	复发性
临床表现	轻、中度 VVC	重度
真菌种类	白假丝酵母菌	非白假丝酵母菌
宿主情况	免疫功能正常	免疫功能低下、应用免疫抑制剂、糖尿病、妊娠

（三）细菌性阴道病

1. 症状　临床10%~40%患者临床无症状，多数患者外阴和阴道黏膜无充血及红斑等炎症表现。有症状者主要表现为阴道分泌物增多，呈稀薄均质状或稀糊状，为灰白色或灰黄色，有鱼腥臭味。性交后加重，可伴有轻度外阴瘙痒或烧灼感。

2. 体征　检查见阴道黏膜无充血等炎症改变，阴道分泌物可增多，分泌物呈灰白色，均匀一致，稀薄，常黏附于阴道壁，但黏度很低，容易将分泌物从阴道壁拭去。

3. 常见并发症　常与妇科宫颈炎、盆腔炎同时发生，也常与滴虫阴道炎同时发生，有报道滴虫培养阳性妇女中有86%的妇女合并本病。此外在妊娠期细菌性阴道病常可引起围产期不良结局如绒毛膜羊膜炎、羊水感染、胎膜早破、早产及剖宫产后或阴道分娩后子宫内膜感染等。

（四）老年性阴道炎

1. 症状　主要为外阴灼热不适、瘙痒及阴道分泌物增多，稀薄，呈淡黄色，严重者呈脓血性白带，可伴有性交痛。

2. 体征　检查可见阴道黏膜呈萎缩性改变，皱襞消失，上皮菲薄并变平滑，阴道黏膜充血，有散在小出血点或点状出血斑，有时见浅表溃疡。溃疡面可与对侧粘连，严重时造成阴道狭窄甚至闭锁，炎性分泌物引流不畅形成阴道积脓或宫腔积脓。

（刘　娜）

第四节　实验室和其他辅助检查

（一）滴虫阴道炎

1. 悬滴法　检查滴虫最简便的方法是悬滴法。在玻璃片上加一滴温生理盐水，于后穹窿处取少许阴道分泌物，混于玻璃片上的盐水中，即刻在低倍显微镜下寻找滴虫。若有滴虫，可见其呈波状运动而移动位置，亦可见到周围白细胞等被推移。冬天检查必须保温，否则滴虫活动力减弱而辨认困难。对于有症状的患者，悬滴法的阳性率可达 80% ~ 90%。

2. 培养法　阳性率高。若临床症状可疑而悬滴法检查阴性时，可作培养，检出率达98% 左右。

（二）外阴阴道假丝酵母菌病

1. 悬滴法　取阴道分泌物置玻片上，加一小滴 10% 氢氧化钾溶液或 0.9% 氯化钠溶液，显微镜下找假丝酵母菌的芽孢及菌丝。由于 10% 氢氧化钾溶液可溶解其他细胞成分，检出率高于 0.9% 氯化钠溶液。

2. 涂片染色法　分泌物作涂片固定后，革兰染色，置油镜下观察，可见革兰染色阳性的孢子及菌丝。

3. 培养法　若有症状而多次涂片检查为阴性，或为顽固病例，为确诊是否为非白假丝酵母菌感染，可采用培养法，并可行药敏试验。

（三）细菌性阴道病（BV）

1. 寻找线索细胞　在湿的生理盐水涂片上见成熟的阴道上皮细胞，表面由于加德纳氏杆菌的黏附，呈点状或颗粒状细胞，边缘呈锯齿形。

2. 阴道分泌物酸碱度检查　pH 值 >4.5，多为 5 ~ 5.5。

3. 阴道分泌物细菌培养　用血 – 琼脂混合特殊培养基培养。

4. 阴道分泌物胺试验　分泌物加 10% KOH 后释放鱼腥样氨味，即为胺试验阳性。

5. 胺试纸法　取 3 支洁净试管，标明实验管、阳性、阴性对照管。实验管加入被检子宫颈分泌物生理盐水液 0.5ml，阳性管加入 0.5ml 氯化铵标准液，阴性管加 0.5ml 无氨生理盐水。然后各瓶加入 10% KOH 液一滴，摇匀，用胺试纸一片盖在管口上，以玻片压住，在 25 ~ 35℃，10 分钟后看结果，因加德纳菌产氨，使管口上胺试纸出现圆形均匀紫色为阳性，不变色为阴性。

6. 革兰染色法　棉拭子直接涂片标本，常规革兰染色，观察革兰阳性菌（乳酸杆菌）和革兰阴性菌的比例，细菌性阴道病显微镜下的特点是乳酸杆菌缺乏，而被革兰阴性杆菌所替代。

7. 脯氨酸氨肽酶测定　即用酶联免疫测定法测定脯氨酸氨肽酶的活性，如标本变为枯黄色或红色即为阳性，如保持为黄色，则为阴性。

8. 唾液酸酶法　最新研究表明，细菌性阴道病患者阴道分泌物中唾液酸酶的活性与其有一定量的关系。将取样棉拭子浸入测试管溶液中，盖上瓶盖置于 37℃ 水浴 10 分钟，然后加 1 滴显色剂至测试管溶液中并轻摇混匀，在 3 分钟内溶液或棉拭子头呈蓝色即为阳性，显示唾液酸酶活性增高。

（四）老年性阴道炎

阴道细胞学检查可见阴道涂片中缺乏成熟细胞，大多为中层及旁基底细胞，甚至底层细胞，根据涂片中不同细胞的比例，可以了解内源性雌激素缺乏的程度。因任何阴道炎都可引起白带增多与黏膜充血，故阴道分泌物中的滴虫、真菌检查都是必要的。

（刘　娜）

第五节　诊断要点

（一）滴虫阴道炎

1. 症状　外阴瘙痒，稀薄泡沫状白带增多。

2. 体征　阴道黏膜有散在红色斑点，后穹隆有大量液性泡沫状或脓性泡沫状分泌物。

3. 实验室检查　在阴道分泌物中找到滴虫，即可确诊。

（二）外阴阴道假丝酵母菌病

1. 症状　外阴瘙痒、烧灼感，白带增多，排尿烧灼感。

2. 体征　妇科检查发现阴道黏膜充血，白带增多呈豆腐渣样或凝乳样或膜样覆盖阴道黏膜。

3. 实验室检查　分泌物镜检发现真菌菌丝和孢子。

（三）细菌性阴道病

下列 4 项中有 3 项阳性即可临床诊断为本病。

（1）均质、稀薄、白色阴道分泌物，常黏附于阴道壁。

（2）线索细胞阳性。

（3）阴道分泌物 pH 值 >4.5。

（4）胺臭味试验阳性。

（四）老年性阴道炎

1. 病史　绝经后老年妇女；或手术切除双侧卵巢，或放疗治疗使卵巢失去功能，或卵巢功能早衰以及药物性闭经病史。

2. 症状　阴道分泌物增多，呈脓黄色，严重者可有血样脓性白带。外阴有瘙痒或灼热感。

3. 体征　阴道呈老年性改变，上皮萎缩，皱襞消失，上皮变平滑、菲薄，阴道黏膜充血，有小出血点，有时有表浅溃疡。

4. 实验室检查　取阴道分泌物排除滴虫性及念珠菌性阴道炎，常规宫颈刮片，排除恶性肿瘤。

（刘　娜）

第六节　鉴别诊断

（一）主要是各种阴道炎的鉴别

各种阴道炎的鉴别见表 20 - 2。

表 20 - 2　各种阴道炎鉴别

病名	白带特点	其他症状	检查
滴虫阴道炎	灰黄色泡沫状 质稀薄而有臭味	外阴瘙痒 有时伴尿频、尿痛	阴道壁有红点 镜检可查见滴虫
外阴阴道 假丝酵母菌病	乳白色 凝乳状或水样	外阴奇痒 伴尿频、尿痛及性交痛	阴道壁附一层白膜，不易擦去 镜检可见芽孢及菌丝
细菌性阴道病	灰白色白带薄而均质 黏度很低，有时有泡沫	轻度外阴瘙痒及刺激感	pH > 4.5 胺臭味试验阳性 检出线索细胞
老年性阴道炎	黄色，稀或黏 有时带中夹有血丝	阴道烧灼感	阴道黏膜薄且光滑 见小出血点及小溃疡 可查见大量白细胞

（二）与阴道癌的鉴别

阴道癌的主要临床表现有：阴道不规则出血，性交后出血及绝经后出血；白带增多，甚至阴道有水样、血性分泌物伴有恶臭；随着病情发展可出现腰、腹痛，大小便障碍（包括尿频、尿血、尿痛及便血、便秘等）。

（三）与糖尿病鉴别

糖尿对外阴皮肤有刺激，外阴皮肤慢性炎症，伴发外阴阴道假丝酵母菌病时瘙痒加重，出现潮红、浸渍、潮湿等症。检查血糖升高，尿糖阳性。

（四）与外阴湿疹鉴别

多发生在大阴唇或大阴唇与会阴部之间皱襞皮肤，常见潮红、肿胀、糜烂、流液，亦可见肥厚、浸润、抓痕。易发生感染导致女阴炎、尿道炎、膀胱炎。

（刘　娜）

第七节　治疗

阴道炎是一种常见病、多发病，随着我国对外开放的深入发展，本病发病率呈直线上升趋势。由于涉及人群广泛，近几年对本病的治疗研究也在向纵深发展。临床主要表现为白带增多及阴部瘙痒，其发病机制有很多共同之处，西药抗生素治疗是其常用手段，但其不良反应较大，使用时间长，易致细菌耐药而无效或导致二重感染，且有高复发性特点。中医临证时须结合全身症状，审因论治，做出正确的辨证论治。中医治疗着重调理肝、肾、脾的功能，并注意"治外必本诸内"的原则，根据患者不同的证候和体质，整体与局部相结合进行辨证，采用内服与外治中医特色方法进行治疗。中医治疗虽见效较慢，但疗效较稳定，复发率低，不良反应小。采用中西医结合治疗，能发挥中医、西医各自的优势，避免长期不良反应，提高疗效。

（一）中医内治法

1. 辨证治疗

（1）滴虫阴道炎：本病每与湿热蕴蒸，腐蚀生虫有关，治疗以清热祛湿杀虫为主，湿热为病，常缠绵难愈，而致虚实夹杂，此时应注意扶正祛邪，勿犯虚虚实实之戒。内服药的同时每配合中药外洗，以期取得更佳效果。

1）湿热下注

证候特点：带下量多，色黄，质稠或如泡沫状，其气腥臭，阴部灼热瘙痒，尿黄，大便溏而不爽，口腻而臭，舌质偏红，苔黄厚腻，脉滑数。

治法：清热利湿，杀虫止痒。

推荐方剂：龙胆泻肝汤加减。

基本处方：龙胆草 10g，黄芩 10g，栀子 10g，车前子 15g（布包），生地 15g，泽泻 10g，柴胡 10g，当归 5g，甘草 5g。每日 1 剂，水煎服。

加减法：痒甚者，加苦参 15g、百部 10g、苍术 10g 以燥湿杀虫；伴见尿黄、尿痛、排尿淋漓不尽者，可加萆薢、瞿麦各 15g 以利湿清淋；便结者，加大黄 10g（后下）以泄热通腑。

2）肾虚湿盛

证候特点：带下量多，色白质稀，泡沫状，外阴瘙痒，腰酸，尿频，神疲乏力，舌质淡红，苔薄腻，脉细。

治法：补肾清热利湿。

推荐方剂：肾气丸合萆薢渗湿汤加减。

基本处方：萆薢 15g，薏苡仁 15g，黄柏 10g，赤茯苓 10g，牡丹皮 10g，泽泻 15g，滑石 10g，山茱萸 15g，桂枝 5g，车前子 15g。每日 1 剂，水煎服。

加减法：腰痛如折，加杜仲 15g、覆盆子 15g 以加强补肾；小腹胀痛加延胡索 10g、香附 10g 以理气止痛。

（2）外阴阴道假丝酵母菌病：本病多因湿浊蕴结，感染邪毒所致，治宜除湿杀虫为主。本病轻症者可单用外治法即能收效，待经净后宜巩固治疗，治疗期间应注意换洗内裤，防止反复感染。怀孕期间应注意固护胎元，治病与安胎并举。

1）湿浊蕴结

证候特点：阴痒，坐卧不安，心烦失眠，带下量多，质稠如豆渣样，色白或淡黄，脘腹胀满，舌质正常，苔薄白腻，脉濡缓。

治法：利湿，杀虫止痒。

推荐方剂：萆薢分清饮加减。

基本处方：萆薢 20g，石菖蒲 10g，黄柏 6g，茯苓 15g，白术 10g，丹参 15g，车前子 15g，鹤虱 10g，白鲜皮 10g，贯众 5g。每日 1 剂，水煎服。

加减法：若兼神疲乏力，气短懒言，舌淡胖等脾虚之证者，加山药 15g、太子参 10g 以健脾。

2）肝肾阴虚

证候特点：带下量或多或少，豆渣样或水样，或夹有血丝，阴痒或灼痛，反复发作，伴五心烦热，夜寐不安，口干不欲饮，尿赤涩频数，舌红，少苔，脉细数。

治法：滋阴清热，杀虫除湿。

推荐方剂：六味地黄汤加减。

基本处方：生地黄 15g，山药 15g，山萸肉 15g，牡丹皮 10g，丹参 10g，蛇床子 10g，泽泻 10g，茯苓 15g，白花蛇舌草 15g。每日 1 剂，水煎服。

加减法：若带下色赤，可加大小蓟各 10g 以凉血止血；五心烦热者，可加淡竹叶 10g 以清心火。

（3）细菌性阴道病：临证时应"标本兼顾"，阴痒者应兼以止痒，带下多者应酌加止带。同时酌情结合熏洗、纳药等外治之法，则效果更佳。

1）肝肾阴虚

证候特点：阴道干涩灼热或疼痛，潮红，带下量少或量多，色黄或淡红或赤白相间．质稀如水或黏稠，伴心烦少寐，手足心热，咽干口燥，腰酸耳鸣，或头晕眼花，烘热汗出，小便黄少或短赤涩痛，舌红少苔而干，脉细数。

治法：滋阴清热。

推荐方剂：知柏地黄汤加减。

基本处方：生地黄 15g，山药 15g，山萸肉 15g，茯苓 10g，牡丹皮 10g，泽泻 10g，盐知母 10g，盐黄柏 10g。每日 1 剂，水煎服。

加减法：若头晕耳鸣、心烦，宜加鳖甲 20g（先煎）、龟甲胶 15g（烊化）以滋阴潜阳；若神疲、纳差、便溏，宜加党参 10g、白术 10g 以健脾益气。

2）肝经郁热

证候特点：阴部胀痛或灼热，甚者痛连少腹、乳房；带下量多、色黄、质稠或有臭气，伴烦躁易怒，胸闷太息，口苦，纳差，舌红，苔薄白腻或黄腻，脉弦滑数。

治法：疏肝清热，健脾除湿。

推荐方剂：丹栀逍遥散加减。

基本处方：牡丹皮 15g，栀子 12g，柴胡 10g，白术 10g，当归 9g，白芍 12g，薄荷 5g（后下），甘草 5g，车前子 10g，茵陈蒿 15g。每日 1 剂，水煎服。

加减法：若伴大便溏薄，可加益智仁 15g、怀山药 15g 以健脾止泻；带下黄稠味臭者，可加黄柏 10g、金银花 15g、连翘 10g 以燥湿清热解毒；胸闷纳呆者，加豆蔻 6g（后下）、砂仁 6g（后下）以醒脾化湿。

3）湿热下注

证候特点：带下量多，色黄，质黏稠，有臭气，阴道肿痛、潮红或有溃疡，尿黄或尿频、涩痛，口腻，纳呆，舌红，苔黄腻，脉滑数。

治法：清热利湿。

推荐方剂：龙胆泻肝汤加减。

基本处方：龙胆草 10g，栀子 10g，柴胡 10g，茯苓 10g，车前子 10g，泽泻 10g，生地黄 15g，当归 10g，甘草 5g。每日 1 剂，水煎服。

加减法：热盛伤阴出现口干、便结等症状者，去燥热之柴胡，加白茅根 15g、芦根 15g 以清热养阴生津；湿热蕴毒，阴道肿痛，带下腥臭者，可加金银花 15g、连翘 10g、野菊花 10g 等以清热解毒。

（4）老年性阴道炎：本病主要因肝肾不足，任带不固，外阴失养所致。亦有因湿热下注，任带失约者。但后者亦每有肝肾不足，虚中夹实者多见。治以滋养肝肾，清热止带为主。夹湿热者，佐以利湿。若湿热较盛，则急者治其标，待热清湿祛后，缓以补其肝肾。

1）肾阴亏虚

证候特点：带下色黄或赤，清稀如水或稠，量常不多，阴中灼热、疼痛、瘙痒、干涩，头晕，耳鸣，心烦易怒，腰膝酸软，咽干，舌红，少苔，脉细数。

治法：滋补肝肾，清热止带。

推荐方剂：知柏地黄汤加减。

基本处方：熟地黄 15g，山药 15g，山茱萸 15g，茯苓 10g，牡丹皮 10g，泽泻 10g，黄柏 10g，知母 10g。每日 1 剂，水煎服。

加减法：若烘热汗出形寒，为阴阳两虚，加仙茅 10g、仙灵脾 10g 以温补肾阳，阴阳并治；若心悸失眠烦躁，为心肾不交，加柏子仁 10g、五味子 10g 以宁心安神；若带下量多不止者，加煅牡蛎 30g（先煎）、芡实 15g、莲须 10g 以固涩止带。

2）湿热下注

证候特点：带下量或多或少，色黄或黄赤，有臭味，有时为脓带，阴痒灼热，口苦口干，尿黄，苔黄腻，脉细滑或细弦。

治法：清热利湿止带。

推荐方剂：止带方加减。

基本处方：猪苓 15g，车前子 10g，泽泻 15g，茵陈蒿 10g，赤芍 10g，黄柏 10g，栀子 10g，薏苡仁 15g。每日 1 剂，水煎服。

加减法：若湿毒壅盛，阴道或宫腔积脓，身热者，宜加野菊花 15g、蒲公英 15g、紫花地丁 10g、龙葵 10g、败酱草 15g 以加强清热解毒之功。

2. 中成药

（1）龙胆泻肝丸：清肝胆，利湿热。用于肝胆湿热，头晕目赤，耳鸣耳聋，胁痛口苦，尿赤，湿热带下。每次 6～9g，每日 2 次。

（2）妇科止带片：清热燥湿，收敛止带。用于湿热证。每次 5 片，每日 3 次。

（3）金刚藤胶囊：清热解毒、化湿消肿。用于湿热下注证。每次 4 片，每日 3 次。

（4）知柏地黄丸：滋阴清热，用于肝肾不足证。每次 1～2 丸，每日 2 次。

（5）白带丸：清热，除湿，止带。用于湿热下注证。每次 1 丸，每日 2 次。

（6）加味逍遥丸：疏肝清热，健脾养血。用于肝郁脾虚证。每次 6～9g，每日 2 次。

（二）中医外治法

1. 中药外治法

（1）坐浴法：苦参 30g，蛇床子 30g，白鲜皮 20g，狼牙草 20g。煎水坐浴，每日 1 次。可用于滴虫阴道炎、外阴阴道假丝酵母菌病。

（2）阴道塞药法：紫金锭片（山慈菇、红大戟、雄黄、朱砂、千金子霜、五倍子、麝香等），每次 5 片，研为细末，用窥阴器扩开阴道上药，每日 1 次，5 天为 1 个疗程，治疗滴虫阴道炎。

（3）熏洗法：黄柏、苦参、白鲜皮、川椒各 150g。将上药适量水煎煮 2 次，合并两次煎煮液过滤，药物浓缩至 1：1 备用，用时稀释。熏洗阴部，每日 2 次。主治外阴阴道假丝酵母菌病。

（4）敷脐法：醋炙白鸡冠花 3g，酒炒红花 3g，荷叶 3g，白术 3g，茯苓 3g，净黄土 30g，车前子 15g，白酒适量。先将黄土入锅内，继之将诸药研成粉末并倒入黄土同炒片刻，旋以白酒适量注入烹之，待半干时取出，做成一个药饼，取药饼烘热，湿敷患者脐窝内，外用纱布覆盖，胶布固定，每日换药1次，通常敷脐5～7天可痊愈。适用于脾虚夹实证。

2. 针灸

（1）滴虫性阴道炎

1）毫针：取气海、归来、复溜、太溪、阴陵泉等穴。阴痒重者，加风市、阳陵泉；分泌物为脓血味腥臭者，加大敦。均采取泻法。

2）耳针：取内分泌、外生殖器、肾上腺、肾、三焦、脾等耳穴。毫针中等刺激，每日1次。埋豆法，每周3次。

（2）外阴阴道念珠菌病

1）毫针：取气海、曲骨、归来、风市、太冲、阴陵泉等穴。奇痒难忍者，加神门、三阴交。毫针中等刺激，每次选4～5个穴，每日1次。

2）耳针：取神门、内分泌、肝、胆、皮质下、外生殖器、三焦等耳穴。耳穴埋针法，每次选3～4个穴，隔日1次。

3）电针：取穴①曲骨、太冲；②归来、阴陵泉；③气海、阳陵泉；每次选用一组，接电针仪，选密波，中等强度，通电20分钟，每日1次。

（3）细菌性阴道病

1）毫针：取穴：中极、曲骨、横骨、地机。身热者，加合谷、大椎；阴道分泌物为脓血性者，加大敦；小腹坠胀明显者，加气海、关元俞。均采取泻法。

2）耳针：取穴：外生殖器、肝、肾、肾上腺、三焦、耳背静脉。急性期宜用毫针中等刺激，耳背静脉放血，每日1次。慢性期者，可用埋豆法，每周2～3次。

3）穴位注射：取穴：曲骨、横骨、三阴交、地机。选用红花注射液、鱼腥草注射液等。每次取腹部及下肢各1穴，每穴注入1～2ml，隔日1次。

（4）老年性阴道炎

1）毫针：取气海、曲骨、归来、风市、太冲、阴陵泉。配穴：奇痒难忍者，加神门、三阴交，均采取平补泻法。

2）耳针：取神门、内分泌、肝胆、皮质下、外生殖器、三焦。毫针中等刺激，每次选4～5个穴，每日1次。耳穴埋针法，每次选3～4个穴，隔日1次。

3）电针：取穴：①曲骨、太冲；②归来、阴陵泉；③气海、阳陵泉；每次选用1组，接电针仪，选密波，中等强度，通电20分钟，每日1次。

（三）西医治疗

1. 滴虫阴道炎　滴虫阴道炎常伴发泌尿系统及肠道内滴虫感染，而且除阴道黏膜皱襞的寄生部位外，子宫颈腺体、前庭大腺及尿道旁腺都是滴虫藏匿的部位，单纯局部用药不易彻底消灭滴虫，应全身用药。

（1）全身用药：推荐方案为甲硝唑2g单次口服；或替硝唑2g，单次口服。替代方案为甲硝唑400mg，每日2次，共7天。患者服药前与服药期间不能饮用含乙醇的饮料。

（2）性伴侣的治疗：因本病主要由性行为传播，性伴侣应同时治疗，治疗期间禁止性交。

（3）妊娠合并滴虫阴道炎的治疗：甲硝唑2g，单次口服；或甲硝唑400mg，每日2次，共7天。甲硝唑是美国FDA认证的B级药物，需患者知情选择，孕早、中、晚期均可用。

（4）哺乳期的治疗：同上，但服用甲硝唑期间及最后一次服药后的 12～24 小时避免哺乳，服用替硝唑期间及最后一次服药后 3 天内避免哺乳，以减少药物对胎儿的影响。

2. 外阴阴道假丝酵母菌病

（1）消除诱因：若有糖尿病应给予积极治疗，及时停用广谱抗生素、雌激素及糖皮质激素。

（2）单纯性 VVC 的治疗：可局部用药，也可全身用药，主要以局部短疗程抗真菌药物治疗为主。

局部用药：可选用下列药物放于阴道内：①咪康唑栓剂，每晚 1 粒（200mg），连用 7 日；或每晚 1 粒（400mg），连用 3 日；或 1 粒（1 200mg），单次用药。②克霉唑栓剂，每晚 1 粒（150mg），连用 7 日；或每日早、晚各 1 粒（150mg），连用 3 日；或 1 粒（500mg），单次用药。③制霉菌素栓剂，每晚 1 粒（100 000U）连用 10～14 天。

全身用药：对不能耐受局部用药者、未婚妇女及不愿意采用局部用药者可选用口服药物。常用药物：氟康唑 150mg，顿服。也可选用：伊曲康唑每次 200mg，每日 1 次，连用 3～5天；或采用 1 日疗法，每日口服 400mg，分 2 次服用。

（3）复杂性 VVC 的治疗

1）复发性外阴阴道假丝酵母菌病（RVVC）的治疗：由于外阴阴道假丝酵母菌病容易在月经前复发，故治疗后应在月经前复查阴道分泌物，若患者经治疗临床症状及体征消失，真菌学检查阴性后又出现真菌学证实的症状称为复发，若一年内发作 4 次或以上称复发性外阴阴道假丝酵母菌病。抗真菌治疗分为初始治疗及维持治疗。初始治疗若为局部治疗，延长治疗时间至 7～14 天；若口服氟康唑 150mg，则 72 小时后加服 1 次。维持治疗：氟康唑 150mg，每周 1 次，共 6 个月；或克霉唑栓剂 500mg，每周 1 次，连用 6 个月；伊曲康唑 400mg，每月 1 次，连用 6 个月。在治疗前应作真菌培养确诊，治疗期间定期复查监测疗效及药物不良反应，一旦发现不良反应，立即停药。

2）严重 VVC：严重外阴阴道炎（即广泛的外阴红斑、水肿、抓痕和皲裂）对短疗程局部或口服治疗临床反应差。推荐局部唑类用药 7～14 天或氟康唑 150mg，连续给药 2 次（首次服药后 72 小时加服 1 次）。

3）妊娠合并 VVC：局部治疗为主，禁用口服唑类药物。可选用克霉唑栓剂、硝酸咪康唑栓剂、制霉菌素栓剂，以 7 日疗法效果好。

（4）性伴侣的治疗：约 15% 男性与女性患者接触后患有龟头炎，对有症状的男性应进行假丝酵母菌的检查及治疗，预防女性重复感染，无症状无需治疗。

3. 细菌性阴道病

（1）口服药物：首选药物为甲硝唑，每次口服 400mg，每日 2～3 次，共 7 日；或克林霉素每次 300mg，每日 2 次，连服 7 日。

（2）局部药物：甲硝唑阴道泡腾片 200mg，塞阴道，每晚 1 次，连用 7～10 日；或 2% 克林霉素软膏阴道涂布，每次 5g，每晚 1 次，连用 7 日。口服药物与局部用药疗效相似。

（3）妊娠期细菌性阴道病的治疗：多选择口服用药。甲硝唑是美国 FDA 认证的 B 级药物，需患者知情选择。

（4）哺乳期细菌性阴道病的治疗：选择局部药物治疗，尽量避免全身用药。

（5）性伴侣的治疗：本病虽与多个性伴侣有关，但对性伴侣的治疗并未能改善治疗效果及降低复发，因此性伴侣不需常规治疗。

4. 老年性阴道炎

（1）抑制细菌生长：阴道局部用抗生素如甲硝唑阴道泡腾片 200mg 或诺氟沙星 100mg，放于阴道深处，每晚 1 次，7～10 日为 1 个疗程。对阴道局部干涩明显者，可应用润滑剂。

（2）增加阴道抵抗力：针对病因给予雌激素制剂，可局部给药，也可全身给药。己烯雌酚 0.125～0.25mg，每晚放入阴道深处，7 日为 1 个疗程；或用 0.5% 己烯雌酚软膏；或用妊马雌酮软膏局部涂抹，每日 2 次，共 7 日。全身用药可口服尼尔雌醇，首次 4mg，以后每 2～4 周 1 次，每次 2mg，维持 2～3 个月。对同时需要性激素替代治疗的患者，可给予结合雌激素 0.625mg 和醋酸甲羟孕酮 2mg，也可选用其他雌激素制剂。乳腺癌及子宫内膜癌患者慎用雌激素制剂。

（刘　娜）

第八节　难点与对策

（一）如何治疗复发性外阴阴道假丝酵母菌病（RVVC）

据美国疾病预防控制中心资料显示：78% 的女性一生中至少患过一次 VVC，40%～45% 的妇女患过 2 次或以上 VVC，而 10%～20% 的妇女为 RVVC。RVVC 目前无成熟治疗方案，治疗效果不理想。

对策：现代医学认为 RVVC 与致病菌谱发生变迁有关，也与自身免疫力低下和局部抵抗力降低有重要关系。中西医结合在治疗本病方面有一定优势。

西医认为 RVVC 的致病菌谱，虽然白假丝酵母菌占 80%～90%，非白假丝酵母菌仍占少数，但其比例有上升趋势。在刘朝晖的研究中非白假丝酵母菌的比例在 RVVC 患者中增高，占到 25.00%。有 17.59% 的 RVVC 是由于光滑假丝酵母菌造成。非白假丝酵母菌造成的 RVVC 可能对常用药物不敏感，所以在治疗前应该做真菌培养和药物敏感试验。RVVC 患者要做强化治疗，至少要达到半年，以便给予宿主的阴道有足够的时间重建防御性免疫机制。短期不足治疗是最容易导致复发的危险因素之一，然而长期应用抗真菌药物反而会破坏阴道内环境，使机体免疫功能下降，造成恶性循环。中医辅助治疗可以增加 RVVC 的治愈率和降低复发率。

中医学认为："邪之所凑，其气必虚"。"治本"是防治 RVVC 复发的重要环节。通过辨证施治，中药调护，可以调整阴道内环境，提高机体免疫力，有助于提高远期疗效，并减少复发。临床研究显示，临床上最常见的证型是脾虚夹湿型，表现为带下量多、色白质稀，外阴瘙痒不甚但持续不止，少气懒言，神疲肢倦，舌淡，苔薄腻，脉细。治以健脾渗湿止痒，方选陈夏六君汤加地肤子、苦参、泽泻，每日 1 剂。其次是阴虚夹热型，表现为带下量少、色黄，外阴瘙痒不甚但持续不止，灼热感，手足心热，多梦，易怒，舌红，少苔，脉细数。治以养阴清热止痒，方选知柏地黄汤加丹皮、赤芍、蛇床子、蒲公英。外治法主要应用中药外洗坐浴及阴道纳药，可有效提高治疗效果。

（二）如何中西医结合内外合治老年性阴道炎

对策：老年期由于卵巢功能衰竭，雌激素低落，阴道黏膜变薄，局部抵抗力减弱，这些因素使阴道易受感染而发病。

目前西医的治疗原则是抑制细菌生长及增加阴道抵抗力。其主要用药方法为雌激素、抗生素、生物治疗及联合用药治疗。短期疗效明显，但停药后易复发，成为治疗难点。而且雌激素类药物全身用药，长期应用增加血中雌激素水平，使子宫内膜癌及乳腺癌的发生率增高，使临床应用产生一定的顾虑。中医治疗也存在起效缓慢的弱点。因此临床上比较常用的方法是中西医结合治疗。在西药治疗局部症状改善后，可改用中医中药内服，配合中药外治法继续巩固治疗，从而减少复发，避免雌激素长期应用的危险性。

中医认为，妇女绝经后，进入天癸竭，地道不通阶段，肾气虚，阴血亏愈发明显，加之很多妇女围绝经期月经紊乱，失血过多更易造成精血亏乏，继生它变，表现为肾阴亏损，冲任、阴窍失于濡养时，则导致阴部干涩，带少灼痛；正气不足，湿热之邪侵及下焦，则为带多色黄，阴痒不适。治疗视主证表现或以补肾填精为主，或先利湿清热，或攻补兼施。肾阴亏损型用六味地黄丸加二至丸，或知柏地黄丸加山茱萸、菟丝子；湿热下注型用止带方加减内服中药。外治法主要是局部用药，如用苦参、大飞扬、地肤子、地榆、大黄、荆芥、甘草、枯矾、蛇床子等煎汤外洗坐浴。如此以中药内服扶正固本并配合外治法清热利湿，祛风止痒，疗效更显，并可预防复发。

此外，临床上老年性阴道炎患者除了外阴阴道局部症状以外，全身症状亦十分明显，除了有不同程度泌尿生殖道萎缩外，还多同时出现绝经综合征以及骨质疏松、脂代谢异常等，因此治疗上除了治疗局部外阴阴道症状外，中药扶正固本，对于缓解绝经综合征全身症状，改善代谢异常等也能取得较好效果。

（刘　娜）

第九节　经验与体会

（一）个人卫生宣教是预防阴道炎的先决条件

引起阴道炎的因素有多种多样，包括有真菌性、细菌性、滴虫性、阿米巴性、病毒性、老年性等。其中大多数是由于感染性因素所致，其感染途径可通过性交直接传播，也可通过非性交传播，如各种浴具、医疗器械、澡堂、游泳池等。因此要预防该病的发生，首先要加强个人卫生的宣教，如不与他人共用浴具，提倡淋浴，内衣裤勤换洗并在太阳下曝晒；其次，应加强医疗器械的消毒杀菌工作，避免不必要的医源性感染；其三，避免不洁性交；其四，避免对阴道环境进行不必要的干扰，如滥用抗生素、不必要的阴道冲洗等。

（二）对顽固性阴道炎患者应注意阴道局部免疫状态

近年对于下生殖道感染与细胞因子的研究逐渐成为热点，特别是对于阴道局部免疫环境的变化与疾病的关系备受重视。多数研究发现在阴道感染性疾病中，局部的免疫因子变化远比全身性变化大。有研究报道 BV 是阴道局部细胞功能发生了一定程度的抑制，存在细胞免疫功能不足，不能维持阴道内正常的微生态环境所致。如何在临床中采用中西医结合治疗的方法去改善阴道局部的免疫，并完善简单有效的检查去检测阴道局部的免疫状态都有待于进一步的研究。

（三）重视中医内治法治疗复发性阴道炎

脏腑功能失常，在妇女可发生经、带、胎、产诸疾。所以外治法虽是阴道炎的重要治疗方法，但对于复发性的阴道炎，应在外治的基础上，脏腑辨治，统筹兼顾，内服中药汤剂，重视肝、肾、脾三脏的调养，内外兼治，才能使治疗更为有效，疗效更为巩固。治疗时注意妇女在不同的年龄阶段有不同的生理特点，有所谓"青年女子责之肾，中年妇女责之肝，老年妇女责之脾"，用药时注意侧重青春期填补肾精，中年调肝，老年妇女注意健脾补肾，促进水谷精微吸收，滋补肾阴肾阳，调节阴阳平衡。

（四）阴道炎的外治法用药体会

滴虫阴道炎临床上多采用内服及阴道塞药治疗为主，但临床上许多患者外阴瘙痒症状明显，用药期间不能明显改善，因此，根据滴虫嗜碱的特性，选取酸收杀虫之品组成驱滴洗剂（专家验方）熏洗坐浴。组成：百部20g，苦参30g，乌梅10g，五倍子20g。方中百部、苦参杀虫止痒，乌梅、五倍子收涩止带止痒。主治湿热下注型带下病，适用于滴虫阴道炎。用法为上药加清水3 000ml煎汤至300ml，放入阴道冲洗器中冲洗阴道，每天1~2次，止痒杀虫效果明显。现代药理研究表明百部、苦参具有抗滴虫、杀滴虫的作用，乌梅、五倍子味酸，用于外洗可改变阴道的环境，降低阴道的pH值，使阴道环境不利于滴虫的生长，从而取得治疗效果。

外阴阴道假丝酵母菌病或细菌性阴道病反复不愈，带下量多、外阴瘙痒者，拟苦柏洗剂（专家验方）外洗坐浴。组成：黄柏、苦参、野菊花、板蓝根、地肤子各30g。方中黄柏、野菊花、板蓝根清热祛湿解毒，苦参、地肤子杀虫祛风止痒。用法为上药加清水3 000ml煎汤至1 000ml放入阴道冲洗器中冲洗阴道，或外洗坐盆，每次15分钟，每天1~2次。现代药理研究表明黄柏、苦参、野菊花、板蓝根均有抗炎、增强体内吞噬细胞的吞噬功能的作用，地肤子有抑制真菌的作用，全方煎汤外洗，可增强局部抗菌能力。

老年性阴道炎患者症状反复不愈者，多因阴虚血少所致，因此，除内服药治疗外，拟冬苍洗剂（专家验方）外洗坐浴。组成：补骨脂20g，淫羊藿30g，当归20g，毛冬青30g，防风20g，苍耳子30g。方中补骨脂、淫羊藿补肾益精，当归、毛冬青活血养血，防风、苍耳子祛风消肿止痒。功效滋肾养血，祛风止痒，用于肝肾阴虚型老年性阴道炎。用法为上药煎汤，温洗坐浴，每日1次，每次15~20分钟。若兼有热象，带下色黄加黄柏、苦参。方中补骨脂、淫羊藿、当归有类雌激素作用；防风、苍耳子具有增强人体抗变态反应及抗炎的作用，毛冬青、当归有抗菌效果。上述药物煎汤外洗，可改善外阴阴道黏膜状态，增强局部抵抗力，从而达到治疗效果。

（刘　娜）

第十节　预后与转归

阴道炎是妇科常见病，大多数经规范治疗后可痊愈。但由于个体免疫、身体基础疾患、卫生、性生活等多方面的原因，有部分形成复发性阴道炎。复发性阴道炎会给患者的生活带来较大的影响，严重的可能影响生育。

（刘　娜）

第十一节 预防与调护

阴道炎的主要致病原因主要包括不注重个人卫生、接触性感染、药物和自然生理变化后病菌滋生等几方面产生，在不经意中侵袭女性的健康。为从源头上防范病菌的传播，将预防与调护作为首要措施。

（一）预防

具体的做法则可从以下几个方面展开。

（1）加强相关卫生知识的宣传教育，提高全民对此类疾病的认识，讲卫生，培养良好的社会公德。

（2）加强公共卫生设施的管理工作，对所有公共设施定期消毒，防止疾病的传播。

（3）讲究个人卫生，科学护理阴部，不使用没有经过消毒的卫生纸或卫生巾。定期进行体格检查，包括配偶的检查，及时发现疾病，及早治疗。要在医生指导下合理用药，不乱用抗生素和糖皮质激素类药物。

（4）为减少医源性和患者的交叉感染机会，医疗卫生部门应对检查和治疗按操作规程严格要求。

（5）应加强对婴幼儿和更年期妇女这两类生理易感人群的预防工作。

（6）饮食有节，不要过食辛辣、甘甜食品。

（7）加强体育锻炼，增强机体的抵抗力，生活有规律，起居有常，不熬夜，避免睡眠不足导致免疫力下降，减少病毒侵害。

（二）调护

1. 生活调护

（1）注意个人卫生，正确清洗外阴，保持外阴清洁干燥，浴巾、内裤等贴身物品使用后均应消毒后再使用，不可与他人共用各种洗浴用具。

（2）接受医护人员的指导，避免随意冲洗阴道，以防人为地破坏了阴道内相互制约关系，造成适得其反的结果。

（3）房事有节，防止不洁性交，避免病原体直接带入而致病，尤其治疗期间禁止性交，防止交叉感染。月经期间宜避免阴道用药及坐浴。反复发作者应检查伴侣身体状况，发现问题应一并治疗。

（4）忌食辛辣肥甘之物，避免因饮食不当而致病。

（5）对特定人群的调护：如孕妇、婴幼儿、绝经后妇女和糖尿病患者均属易感人群，应针对她们的个人卫生、生活起居、用药、饮食等方面悉心照顾，防止处理失当而感染疾病。

（6）要保持良好的精神状态，避免精神紧张等不好的情绪刺激，要经常锻炼身体，增加免疫能力和抵抗能力。

（7）保持好个人的生活好习惯，不要吸烟，饮酒，在饮食方面要控制好，少吃或不吃有辛辣刺激性的或容易发生过敏的食物，可适度摄取含乳酸饮料，如酸奶等，有利于维持阴道酸性环境，减少细菌感染。

2. 饮食调养 饮食是维持生命的物质基础和人体带血的能量来源。不同的饮食会产生不同的影响，均衡饮食，多进食富含维生素、营养丰富，易于吸收和消化的清淡食品。忌肥甘厚味、辛辣刺激性食物。以免助湿生浊，酿生湿热或耗伤阴血。常用食疗方如下。

（1）白果黄芪乌鸡汤：白果 30g，黄芪 50g，乌鸡 1 只，米酒 50ml。文火熬汤代茶饮。健脾补气、利湿，适用于脾虚湿困。

（2）芡实核桃粥：芡实粉 30g，核桃肉 15g，红枣 7 枚煮粥加糖食用：温补肾阳，固涩止带，适用于肾阳虚型。

（3）黄肉山药粥：黄肉 50g，山药 50g 共煮成粥。益肾滋阴，清热止带，适用于肾阴虚。

（4）银花绿豆粥：金银花 20g，绿豆 50g，粳米 100g，白糖调味煮粥共食。健脾益气，清热解毒，除湿止带，适用湿热型。

（5）木棉花粥：木棉花干品 30g，大米 50g。木棉花加水煎，去渣取汁加入大米煮成粥，日服 1 剂，连服 7 日。清热利湿，适用于湿热下注。

3. 精神调理

（1）阴道炎患者心理上恐惧不安，治疗时给予患者关心体贴，适时的基本知识宣教和说服解释工作，消除患者因疾病困扰而产生的焦虑心理，要树立信心，积极配合检查，有助于疾病的诊断和正确用药，按医嘱坚持治疗及时复查是可以治愈的。

（2）由于局部不适影响到工作，休息与性生活。家庭尤其是配偶应予以关爱，稳定其情绪，配合治疗。

（3）根据患者发病诱因采取相应措施，指导患者加强锻炼，增强体质，提高自身免疫功能。消除诱发因素，有助于治愈生殖器官各种炎症。

（4）提高人们对该病的认知度，不应歧视患者，利于患者生活在轻松的社会环境中。

（刘　娜）

第十二节　评述与展望

阴道炎是妇科的一种常见病，既往观点认为是病原体的侵袭而致，现代研究则倾向于阴道内菌群失调所致。健康的妇女由于解剖学和生物学特点，阴道对病原体的侵入有自然的防御功能。生理情况下，阴道内存在乳杆菌、假丝酵母菌以及奈氏菌等正常菌群，其中又以乳杆菌最多，可占 95%。当机体抵抗力下降或致病病原体侵入时，阴道微环境发生改变，菌群失调，就会导致阴道炎发生。绝经后的妇女由于雌激素缺乏，阴道壁萎缩，黏膜变薄，细胞内糖原含量减少，阴道 pH 值可达 7 左右，使得阴道抵抗力下降，易受到细菌的感染。目前西医治疗阴道炎的研究仍以对症处理为主，治疗滴虫阴道炎主要以甲硝唑为主，治疗老年性阴道炎则主要以激素替代疗法为主，治疗外阴阴道假丝酵母菌病的药物从克霉唑类药物发展到氟康唑类。近年来有学者提出微生态疗法，即通过恢复阴道的菌群平衡而起治疗阴道炎的作用。也有采用微波、臭氧液辅助治疗。西医的这些药物治疗一般短期疗效较好，能很好地改善症状，但远期疗效欠佳，并且西医药物有较大的不良反应，如治疗滴虫阴道炎的甲硝唑引起的胃肠反应较大，激素替代疗法治疗老年性阴道炎则可能增加患者的子宫内膜癌等病的发病率，至于治疗外阴阴道假丝酵母菌病的咪康唑类药物则对肝肾功能有一定的损害，且不能有效预防复发。并且西医对于炎症所致者治疗尚有效果，对非炎症所致者疗效甚微。

中医的辨证论治显示了独特的优势。由于人体脏腑经络之间相互影响，所以带下虽以局部症状为主，但常表现出全身的综合征。因此，中医治疗多从中医学的整体观出发，或清利湿热，或健脾化湿，或补益肝肾，或疏肝健脾，配以杀虫止痒，内服中药汤剂、中成药、外用栓剂或以中药煎水熏洗，甚至点压或刺激穴位治疗，内外结合，临床疗效良好，无明显不良反应，远期疗效明显优于西医治疗。但目前临床用药较为庞杂，自成一家，尤其是外治药物，其应用的剂型有熏洗剂、散剂、栓剂、丸剂、糊剂、膜剂、膏剂等，无统一的用药规范，今后应加强药理学、毒理学方面的研究，立足于"轻、清、精、灵"，筛选出高效、速效、无毒的最佳药物，改进中药外用剂型。

阴道炎有慢性、难愈、易复发等特点。由于反复感染，长期使用西药造成阴道生态平衡破坏，阴道乳酸菌生长受抑制，阴道自净作用减弱，是外阴阴道炎症复发率居高不下的原因之一。因此针对外阴阴道炎症的症状、体征、病原体治疗的同时要注重阴道生态环境的平衡。中医注重整体观，讲求人与自然环境、社会环境之间的和谐统一，对于阴道炎的防治除了考虑阴道分泌物本身量、色、质、味及全身症状外，还要注意疾病的发生、演变规律与时间和外界因素之间的关系。如何利用中医学之精髓，结合现代医学先进的诊疗手法，以实现带下病研究质的飞跃成为当前的主要课题之一。

（刘　娜）

第二十一章 子宫肌瘤

第一节 概述

子宫肌瘤是女性生殖器官中最常见的良性肿瘤，由子宫平滑肌细胞增生而成，其中含少量的纤维结缔组织。肌瘤可以生长在子宫任何部位，根据肌瘤生长部位，可分为子宫体肌瘤、子宫颈肌瘤和生长于子宫侧壁的阔韧带肌瘤。子宫体肌瘤根据肌瘤与子宫肌壁的关系，又分肌壁间肌瘤、浆膜下肌瘤和黏膜下肌瘤。子宫肌瘤常见于 30~50 岁妇女，在年龄大于 35 岁的妇女中，40%~50% 存在子宫肌瘤，这些肌瘤患者常常是无症状的。子宫肌瘤可以是单发的，但多发的更常见。肌瘤短期内迅速增大或绝经后肌瘤不萎缩，反而增大，一般表示有变性，或应警惕肉瘤变性的可能，恶变率约 0.5%。

中医学无"子宫肌瘤"的病名，根据其症状表现，可归属于中医学"癥瘕"、"石瘕"、"血瘕"、"月经过多"等范围。《灵枢·水胀》云："石瘕生于胞中，寒气客于子门，子门闭塞，气不得通，恶血当泄不泄，衃以留止，日以益大，状如怀子，月事不以时下，皆生于女子"。其症状描述与子宫肌瘤的表现颇为相似。

（刘　娜）

第二节 病因病机

（一）中医

中医学认为子宫肌瘤的病因病机主要为内伤七情或素体禀赋不足气血虚弱，经产后感受外邪，致使瘀血内蓄胞宫，日久形成癥瘕。古代多数医家也认为"瘀血内停"是本病的主要病机。《景岳全书·妇人规》云："瘀血留滞作癥，惟妇人有之……总由血动之时，余血未净，而一有所逆则留滞日积，而渐以成癥矣"。主要病因病机如下。

1. 气滞血瘀　内伤七情，肝气郁结，气血运行受阻，气滞则血瘀；或因经期、产后，血室正开，外邪乘虚侵入，凝滞气血；或因余血未净之际，房事不节，与凝血相搏成瘀。瘀久渐成癥瘕。此外亦可因忧思郁怒气机不畅，脏腑气血失调，气滞血瘀渐以成癥。清《妇科玉尺·卷六》云："妇人积聚之病皆血之所为，盖妇人多郁怒，郁怒则肝伤，而肝藏血者也，妇人多忧思，忧思则心伤，而心主血者也，心肝既伤，其血无所主则妄溢，不能藏则横行"，强调情志失调与癥瘕发病的关系。

2. 痰湿瘀阻　脾阳不振，饮食内伤，脾失健运，脾虚水湿不化，聚而成痰，痰湿下注，阻滞冲任胞宫，痰凝气血，渐成痰瘀，积聚不散，日久成癥。故《丹溪心法·卷二》云："痰夹瘀血，遂成巢囊"。武叔卿在《济阴纲目·痞闷》中亦云："盖痞气之中未尝无饮，而血瘕、食瘕之内未尝无痰"，说明痰瘀互结亦能成癥。

3. 湿热瘀结　经行产后，余血未净，血室开放，脉络空虚，或不禁房事，或感染湿热邪毒，与血搏结，瘀阻冲任胞宫，渐成癥积。正如《三因极－病证方论·妇人女子众病论证治法》云："多因经脉失于将理，产褥不善调护，内伤七情，外感六淫，阴阳劳逸，饮食生冷，遂致荣卫不输，新陈干忤，随经败浊，淋露凝滞，为癥为瘕。"

4. 气虚血瘀　素体气虚，过劳或忧思伤脾，脾气虚弱；或久病大病正气受损，或失血过多，气随血泄，气虚血行迟缓，蓄而成瘀，日久渐积，成癥成瘕。

5. 肾虚血瘀　素体肾气不足，久病房劳伤肾或感受外邪，肾气亏损，阳气不足，推动无力，血行迟缓；或肾阳虚衰，虚寒内生，血得寒则凝；肾阴亏虚，阴虚内热，血为热灼，血行迟滞，蓄而成瘀，积而成癥瘕。

（二）西医

子宫肌瘤确切的病因尚不明了。目前普遍认为肌瘤是雌激素（estrogen）、孕激素（progestin）依赖性肿瘤。子宫肌瘤与内分泌的相关性研究实验已经证实，肌瘤组织内具有雌激素受体（estrogen receptor，ER）与孕激素受体（progestin receptor，PR），其密度超过周围正常肌组织，ER、PR 随月经周期而变化。目前在细胞遗传学及分子生物学等其他方面研究亦有新的进展。

1. 雌激素　子宫肌瘤是一种雌激素依赖性肿瘤。它多发生于生育年龄的妇女，妊娠期肌瘤的增长加快，绝经后肌瘤停止生长，甚至萎缩消失。肌瘤患者又常伴卵巢充血、增大，子宫内膜增生过长等其他雌激素依赖性疾病，均提示本病的发生与雌激素过高有关。有报道应用外源性激素及枸橼酸氯米芬后肌瘤增大，抑制或降低性激素水平可防止肌瘤生长，缩小肌瘤及改善临床症状，均提示肌瘤是性激素依赖性肿瘤，应用拮抗性激素药物可治疗肌瘤。

2. 孕激素　孕激素对肌瘤发生发展起重要作用的认识越来越受到重视。以往认为孕激素是肌瘤的抑制因素，而以孕激素治疗肌瘤却引起了肌瘤的增大。此外，临床观察发现肌瘤随月经周期的不同而变化，黄体期肌瘤有丝分裂明显增加，肌瘤变性组织中的 ER 破坏严重，而 PR 变化不大，但变性的肌瘤组织仍能生长。用孕激素拮抗剂米非司酮治疗子宫肌瘤可使肌瘤体积明显缩小，妊娠期肌瘤迅速增大，均说明孕激素在肌瘤发生发展过程中起重要作用。

3. 细胞遗传学　25%～50%子宫肌瘤存在细胞遗传学的异常，包括 12 号和 17 号染色体长臂片段相互换位、12 号染色体长臂重排、7 号染色体长臂部分缺失等。

4. 生长因子　目前认为雌、孕激素的促有丝分裂作用是由生长因子所介导的。肌瘤中存在胰岛素样生长因子 I 和 II 型、表皮生长因子、转化生长因子及其相应的受体，雌、孕激素和生长因子在细胞信号传导中调控失常，促使子宫肌细胞异常增殖而发生子宫肌瘤。

5. 其他方面　免疫学研究发现，肌瘤患者的自然杀伤细胞活性明显低于正常，且与雌激素的水平呈负相关，提示体内高雌激素环境降低了自然杀伤细胞活性，致使自然杀伤细胞清除变异细胞的功能下降。而微量元素方面的研究发现肌瘤患者肌瘤组织中的微量元素含量不平衡，锌、铁、锰的含量低于正常肌层，而铜的含量明显增高。另有报道显示肌瘤患者对铁的吸收利用存在障碍，提示肌瘤的发生与微量元素的失衡有关。

（刘　娜）

第三节　临床表现

（一）症状

子宫肌瘤的不少患者无明显症状，仅于体检时偶被发现。症状与肌瘤的生长部位、大小、有无变性相关。

1. 阴道流血　此为最常见症状。大的肌壁间肌瘤使宫腔及内膜面积增大，子宫收缩不良等致月经、经量增多、经期延长、不规则阴道流血等。黏膜下肌瘤常为月经过多，有时很小的肌瘤也会造成月经过多。一旦肌瘤发生坏死、溃疡、感染时，则有持续性或不规则阴道流血或脓血性排液等。浆膜下肌瘤及肌壁间小肌瘤常无明显月经改变。

2. 腹部包块　肌瘤较小时在腹部摸不到肿块，肌瘤生长超出骨盆腔后患者可从腹部扪及。当清晨膀胱充盈将子宫推向上方时更易扪及，质地坚硬，多可活动、无压痛。巨大的黏膜下肌瘤脱出阴道外时，可在外阴触及。

3. 腹痛、腰酸、下腹坠胀　肌瘤一般不引起腹痛，当浆膜下肌瘤蒂扭转、肌瘤发生红色变性时，患者出现腹痛，常伴有局部压痛，红色变性时还常伴发热。较大的肌瘤压迫牵拉盆腔结缔组织、神经、血管时，可产生下腹部坠胀及腰骶部酸痛等；或有蒂的黏膜下肌瘤刺激子宫收缩，由宫腔内向外排出而致宫颈管扩张而疼痛；或肌瘤坏死感染引起盆腔炎、粘连牵拉等所致。

4. 阴道分泌物增多　肌壁间肌瘤使宫腔面积增大，子宫内膜腺体分泌增多，均可致白带增多。黏膜下肌瘤发生溃烂感染、出血坏死时，则产生大量血性或脓臭性白带，或有腐肉样组织排出。

5. 压迫症状　子宫体下段及宫颈部肌瘤多有压迫症状，常可压迫周围脏器产生各种症状，子宫峡部前壁肌瘤或宫颈前唇肌瘤可压迫膀胱引起尿频尿急或排尿困难、尿潴留等。生长在子宫后壁的肌瘤可压迫直肠发生排便困难。盆腔静脉受压可出现双下肢水肿。

6. 其他　长期失血而未及时治疗者可致继发性贫血。子宫角部肌瘤压迫输卵管入口或使子宫变形妨碍受精卵着床可导致不孕。肌瘤患者自然流产率高于正常人群。

（二）体征

1. 腹部检查　肌瘤较大超出盆腔时，在腹部检查可扪及肿块，若腹壁薄者可清楚摸出肿瘤的轮廓，质硬，表面不规则。

2. 盆腔检查　双合诊或三合诊检查扪清子宫大小、轮廓、形态，肌瘤大小、坚硬度及与子宫的关系，并除外其他盆腔疾病。肌瘤的体征根据其不同类型而异。

（1）浆膜下子宫肌瘤：子宫不规则增大，检查时在子宫表面可触及单个或多个不规则硬球形结节，有蒂的浆膜下肌瘤活动自如。阔韧带肌瘤突出在子宫一侧，且常将子宫推向对侧。

（2）肌壁间子宫肌瘤：均匀性增大，如肌瘤较大时腹部可扪及宫体凹凸不平，有突出的结节，质坚硬。肌瘤居子宫前壁或后壁时则前壁或后壁较突出。

（3）黏膜下肌瘤：若肌瘤尚在宫腔内未脱出宫颈口者，只能扪及子宫呈均匀性增大且较硬，而不能扪及瘤体。若宫颈口松弛，肌瘤下降至宫颈口处，伸入手指，往往可触及光滑球形的瘤体，如肌瘤已露出子宫颈口或悬吊于阴道内者则可见到肿瘤表面黯红色、质硬。但如继发感染、溃烂、坏死则易与宫颈恶性肿瘤混淆。

妊娠期由于激素的影响使肌瘤水肿，肌瘤生长较快可发生红色性变。产后由于血运突然减少，则易发生退行性变。

（三）常见并发症

1. 感染及粘连　黏膜下肌瘤最易发生感染，常与流产后或产褥期急性子宫内膜炎并存，或由刮宫术或产科手术损伤所引起。浆膜下肌瘤蒂扭转后发生肠粘连，可受肠道细菌感染，感染肌瘤与子宫附件粘连，引起化脓性炎症。

2. 扭转　浆膜下肌瘤可在蒂部发生扭转引起急性腹痛。扭转的肌瘤亦可带动整个子宫引起子宫轴性扭转。

3. 肌瘤合并子宫体癌　更年期肌瘤患者出现持续性子宫出血，应警惕子宫内膜癌存在的可能。应做诊断性刮宫以确诊。

4. 继发性贫血　长期失血而未及时治疗者可致继发性贫血。

5. 不孕　黏膜下肌瘤引起宫腔占位、宫腔变形而致不孕。

（刘　娜）

第四节　实验室和其他辅助检查

（一）实验室检查

血常规检查：子宫肌瘤出现月经异常者，血常规检查可出现不同程度的贫血。其他常规检查多无异常。

（二）影像学检查

1. B 超检查　为目前国内常用的辅助诊断方法。B 超可显示子宫增大，形状是否规则，肌瘤的数目、部位，肌瘤内是否均匀或液化、囊变等，以及周围有无脏器受压等表现。彩色多普勒还可测肌瘤周围的血流信号，是鉴别肌瘤是否变性或恶变的重要依据。

2. MRI 检查　能准确地将肌瘤的大小、位置及与周围的关系显示清楚，并能对病灶内部发生的病理改变作出一定的判断，对指导临床制定治疗方案，随访观察肌瘤的变化具有重要的价值。

（三）内镜检查

1. 宫腔镜检查　应用宫腔镜在直视下观察宫腔形态有助于对黏膜下肌瘤的诊断。

2. 腹腔镜检查　在腹腔镜直视下观察子宫大小、形态及肌瘤生长部位与形态，与卵巢肿瘤或其他盆腔肿块进行鉴别。

（刘　娜）

第五节　诊断要点

（一）病史

可有月经失调病史、痛经史、不孕及流产史，或有家族史。

（二）临床表现

1. 症状　多数肌瘤患者无明显症状，部分患者有月经量多、经期延长或周期缩短等子宫异常出血现象，或伴腰腹疼痛下坠、白带增多、压迫症状（如尿频尿急、大便改变）、不孕等。浆膜下肌瘤蒂扭转、肌瘤发生红色变性时有剧烈的腹痛，或伴有发热。

2. 体征　肌瘤较大，子宫增大超出盆腔者，在腹部检查可扪及肿块。妇科双合诊检查：子宫增大变硬，肌瘤多发时子宫呈不规则增大，表面凹凸不平，黏膜下肌瘤如已脱出颈口或阴道时，可见暗红色光滑肿块，质硬，蒂的基底部常在宫腔内而无法触及。

（三）辅助检查

1. 影像学检查　B型超声、CT、MR可检测肌瘤的数目、形态、大小、部位。

2. 宫、腹腔镜检查　宫腔镜检查可直接观察子宫黏膜下肌瘤的情况，腹腔镜下可观察子宫浆膜下和肌壁间肌瘤状况。

（刘　娜）

第六节　鉴别诊断

（一）卵巢肿瘤

卵巢肿瘤为实性或囊实性或与子宫粘连时，易被误诊为浆膜下子宫肌瘤。若浆膜下肌瘤发生变性或蒂过长时也易被误诊为卵巢肿瘤。多数情况下均可通过B超或MR显像来鉴别。

（二）妊娠子宫

妊娠前3月，个别孕妇仍按月有少量阴道出血，如误认为月经正常而子宫又增大易被误诊为子宫肌瘤。妊娠有停经史及早孕反应，子宫增大均匀而质软，且随孕月而增大；肌瘤多不伴停经史及早孕反应，可见月经改变，子宫增大不规则，质硬。可借助B超、尿hCG以进一步鉴别诊断。

（三）子宫腺肌病或腺肌瘤

两者都可见子宫增大，腺肌病患者有继发性、渐进性加重的痛经，程度比较严重。如伴有子宫以外子宫内膜异位症，妇科检查有时可在后穹隆触及痛性结节。子宫肌瘤合并子宫腺肌病也不少见，约占肌瘤的10%，借助B超或MR显像可帮助鉴别，但往往需凭借手术切除标本的病理学检查结果得到明确诊断。

（四）子宫恶性肿瘤

1. 子宫肉瘤　子宫肉瘤生长迅速，扪之质较子宫肌瘤软。彩色多普勒对瘤内及瘤周血流的测定有助于鉴别，但最终需肿瘤的活组织病理检查而确诊。

2. 子宫内膜癌　黏膜下肌瘤应与子宫内膜癌相鉴别。子宫内膜癌好发于老年妇女，以绝经后阴道流血为主要症状。应注意更年期妇女合并子宫内膜癌。宫腔镜和诊断性刮宫有助于鉴别。

3. 子宫颈癌　黏膜下肌瘤突出宫颈口时应与外生型宫颈癌鉴别。黏膜下肌瘤表面较光滑，质偏硬，检查时手指应轻轻绕过肿物向内触到扩张的子宫颈口及瘤蒂；而宫颈癌如菜花状，质脆，易坏死脱落，并有触血，最后需根据病理检查确诊。

（五）子宫畸形

双子宫或残角子宫不伴有阴道或宫颈畸形者易被误诊为子宫肌瘤。畸形子宫一般无月经过多的改变。B超检查、腹腔镜检查、子宫输卵管造影可协助鉴别。

（刘　娜）

第七节　治疗

子宫肌瘤的治疗应根据患者年龄，生育要求，症状及肌瘤的部位、大小、数目全面考虑。对于子宫肌瘤小或无明显症状的妇女，只需进行定期随访而不必治疗。

子宫肌瘤就其临床表现属中医"癥瘕"范畴，瘀血内停是本病的病机关键，故治法多遵《素问·至真要大论》提出的"坚者削之，客者除之，结者散之，留者攻之"，"可使破积，可使溃坚"之法，采用活血化瘀，破积消癥为治疗大法。结合妇女特殊的生理特点，临床多按经期、平时分别论治。经期重在化瘀止血，平时着重活血消癥。用药中应遵循《素问·六正纪元大论篇》"大积大聚，衰其大半而止"的原则，恐过于攻伐伤其气血。由于本病多久积成癥，系顽固之疾，应徐图缓攻，待以时日，古人训示"当以岁月求之"。

（一）中医内治法

1. 辨证治疗

（1）气滞血瘀

证候特点：小腹部有包块，积块坚硬，固定不移，月经正常，或月经量多、经期延长，或淋漓不净，经色紫黯，有块，面色晦黯，肌肤乏润，口干不欲饮。舌紫黯或边有瘀点，脉沉涩。

治法：行气活血，破瘀消癥。

推荐方剂：膈下逐瘀汤去红花、川芎，加三棱、莪术、鳖甲。

基本处方：当归10g，赤芍15g，牡丹皮12g，五灵脂10g（包煎），枳壳10g，乌药10g，香附10g，延胡索10g，鳖甲30g（先煎），三棱10g，莪术10g。水煎服，日1剂。

加减法：若经量多、经期延长者，经期宜去当归、桃仁、赤芍，加蒲黄10g（包煎）、田七6g、大蓟10g祛瘀止血。

（2）痰瘀互结

证候特点：下腹包块胀满时或作痛，触之或硬或略软，月经量少或停闭，或见月经量多，带下量多色白质黏，部分患者经净后阴道排液或血水交融，胸脘痞闷，或见呕恶痰多，或见头眩或见浮肿，或困倦，腰酸腿沉，形体多肥胖，舌苔白腻或薄白腻，脉沉滑或弦滑。

治法：化痰理气，活血化瘀消癥。

推荐方剂：开郁二陈汤、消瘰丸。

基本处方：茯苓12g，陈皮10g，半夏10g，苍术10g，香附10g，当归10g，川芎10g，莪术10g，槟榔10g，木香10g（后下），浙贝母12g，牡蛎24g（先煎）。水煎服，日1剂。

加减法：为加强化痰软坚散结之效，可加鳖甲15g（先煎）、夏枯草15g，《神农本草经》云：夏枯草主寒热瘰疬、鼠瘘、头疮，破癥散瘿结气。祛痰利湿可加薏苡仁15g，有健脾渗湿之功，以杜生痰之源，且药性平和，使诸药攻不伤正。亦可加山楂15g，既可活血消癥，又能开胃消食。

（3）湿热瘀阻

证候特点：下腹部包块疼痛拒按，带下量多色黄，月经量多，经期延长，有血块，质黏稠，月经排出时有灼热感，头晕目赤，发热咽干，烦躁易怒，便秘，尿少色黄，肌肤甲错，夜寐不安，舌质黯红，舌边有瘀点、瘀斑，苔黄腻，脉弦滑数。

治法：清热利湿，化瘀消癥。

推荐方剂：大黄牡丹汤。

基本处方：大黄10g，芒硝9g（冲服），牡丹皮12g，桃仁10g，冬瓜子12g。水煎服，日1剂。

加减法：若下腹疼痛较重，加制乳香15g、没药15g以活血止痛；带下量多，加贯众15g、土茯苓15g以清热利湿；发热不退，加蒲公英15g、紫花地丁15g、马齿苋15g以清热解毒；经量过多时去莪术、三棱、桃仁、赤芍，加贯众炭15g、地榆15g、槐花15g、侧柏叶15g、马齿苋15g以清热凉血止血。

（4）气虚血瘀

证候特点：小腹部有包块，积块坚硬，固定不移，月经正常，或月经量多、经期延长，或淋漓不净，或经间期出血，经色淡，质稀夹血块，面色苍白，疲倦乏力。舌淡黯或边有瘀点，脉沉细涩。

治法：益气活血，化瘀消癥。

推荐方剂：补阳还五汤加党参、莪术。

基本处方：黄芪30g，当归尾10g，赤芍15g，地龙12g，川芎10g，红花10g，桃仁10g，党参20g，莪术10g。水煎服，日1剂。

加减法：若经量多、经期宜改服安冲汤（白术15g，黄芪20g，生龙骨15g，生牡蛎15g，生地黄15g，白芍10g，海螵蛸10g，茜根10g，续断15g）以益气止血。

（5）肾虚血瘀

证候特点：小腹部有包块，积块坚硬，固定不移，月经正常，或月经量多，经期延长，或淋漓不净，或经间期出血，经色淡黯，质稀，腰酸膝软，头晕耳鸣，眼眶黧黑，婚久不孕。舌紫黯或边有瘀点，脉沉细涩。

治法：补肾活血，化瘀消癥。

推荐方剂：归肾丸合桂枝茯苓丸。

基本处方：熟地20g，山药15g，枸杞子10g，山茱萸10g，茯苓20g，当归10g，杜仲10g，菟丝子15g，桂枝5g，赤芍15g，牡丹皮12g，桃仁10g。水煎服，日1剂。

加减法：若经量多，经期宜去桂枝、当归、赤芍，加蒲黄15g（包煎）、田七6g以化瘀止血。

2. 中成药

（1）宫瘤清胶囊：功效活血逐瘀、消癥破积。用于瘀血内停所致的小腹胀痛，经色紫黯有块，以及子宫壁间肌瘤及浆膜下肌瘤见上述症状者。口服，一次3粒，一日3次。经期停服。

（2）桂枝茯苓胶囊：功效活血、化瘀。用于妇人瘀血阻络所致闭经，痛经，产后恶露不尽，子宫肌瘤，慢性盆腔炎包块，痛经，子宫内膜异位症，卵巢囊肿见上述症状者。一次

3 粒，一日 3 次，饭后服。经期停服。

（3）宫瘤宁片：功效软坚散结，活血化瘀，扶正固本。用于子宫肌瘤（肌壁间、浆膜下）气滞血瘀证，证见经期延长，经量过多，经色紫黯有块，小腹或乳房胀痛等。每日 3 次，每次 6 片，经期停服，3 个月为 1 个疗程。不良反应：偶见服药初期胃脘不适。

（4）大黄䗪虫丸：活血破瘀，通经消癥。用于瘀血内停所致的癥瘕、闭经，症见腹部肿块、肌肤甲错、面色黯黑、潮热羸瘦、经闭不行。每次 3g，一日 1~2 次。

（二）中医外治法

1. 针灸

（1）体针

取穴：期门、归来、关元、会阴、足三里、三阴交、太溪、太冲、阳陵泉。

针刺法：每个疗程可根据当时的症状选用不同的穴位组合。第 1 疗程，每周 2 次，共 10 次。第 2 疗程每周 1 次，共 20 次，选用 32 号 40mm 针，留针 30 分钟。

（2）温针灸

主穴：关元、中极、归来、血海、地机、子宫。

配穴：八髎、秩边、三阴交、阴挺、足三里。

每次选穴 5~6 个为一组，每组可选主穴 3~4 个，配穴 2~3 个，各组穴位轮流选取。

针刺方法：针刺前膀胱排空，针刺时施以苍龟探穴法，施术后留针 20~30 分钟，配合温灸，每日 1 次，10 次为 1 个疗程，休息 1~2 日，继续下 1 个疗程，经期暂停针灸。

（3）电针

取穴：双侧子宫穴。

针刺方法：针刺前排空膀胱，直刺 0.8~1.5 寸，斜刺 1.5~2.5 寸，待得气感向会阴部放射，然后针柄接 G6 805 脉冲电针机，疏密波，通电 20 分钟，经期停电刺激。电针前先用毫针对症作不留针针刺，结合辨证配穴，每日 1 次，10 次为 1 个疗程，一般治疗 2~3 个月。

（4）耳压配合温针灸

取穴：内生殖器（子宫）、肾、耳中、内分泌、皮质下、肾上腺。

体穴：曲骨、中极、子宫、天枢、足三里、三阴交、太冲、肾俞、次髎、三阴交。方法：耳穴以王不留行籽作为贴压物，每周 2 次或隔日 1 次，两耳轮换，并嘱患者每日自行按压 4 次。月经量多可加脾、缘中；合并痛经加神门；合并乳腺增生加颈（乳腺）等。3 个月为 1 个疗程，1 个疗程结束后，做 B 超及妇科检查。体针两组穴位交替，腹部及腰骶部穴位进针得气后加温针灸，下肢穴位得气后留针，与温针一起出针，每日或隔日 1 次，3 个月为 1 个疗程。

（5）火针疗法

主穴：中极、关元、水道、归来、痞根。

配穴：辨证选穴，如肾俞等。

方法：主穴及配穴肾俞用火针法，余用毫针法。主穴每次均取，配穴酌加。火针针刺深度：腹部穴为 3cm，痞根、肾俞为 1.5cm。照海、足三里穴行提插捻转补法，余泻法，留针 15~20 分钟。腹部穴位处施用艾盒灸 15 分钟。每周 3 次，12 次为 1 个疗程，一般需 3 个疗程。

2. 穴位敷贴

（1）以炒穿山甲、炒桃仁、夏枯草、海藻、莪术、三棱、王不留行、香附、木通、半枝莲、马齿苋研细末，临用时取 10g 温水调后涂于神阙穴。

（2）水蛭蒲黄贴：水蛭、丹参、蒲黄、赤芍、红花、川芎、姜黄各等分，研为细末备用。用法：取上药末 20g 加入 60° 的白酒适量，做成饼状，固定于脐部，2 天换药一次，15 次为 1 个疗程。

（3）癥消宫春丹：炒穿山甲 30g，炒桃仁 30g，夏枯草 30g，海藻 30g，莪术 30g，三棱 30g，王不留行 30g，香附 30g，半枝莲 25g，马齿苋 30g。上药共为细末，瓶装备用。用时取药末 10g，以温水调和成团，涂于神阙穴，外盖纱布，胶布固定，3 天换药一次，经期必用药（有因势利导之妙）。治疗 6~8 个月。

（三）手术治疗与围术期处理

1. 手术治疗的适应证

（1）子宫大于 10 周妊娠大小。

（2）月经过多致继发性贫血，药物治疗无效。

（3）子宫肌瘤生长较快，或怀疑有恶变。

（4）有膀胱、直肠压迫症状。

（5）不孕或反复流产排除其他原因。

2. 手术的方式　手术方式选择的原则应根据肌瘤的大小、部位，年龄及有无生育要求等因素而定。手术不仅要消除当前疾病，还要注意手术对患者今后健康及生活质量的影响，以及社会、家庭等有关问题。目前术式选择的趋势宜简单，创伤小，术后恢复快，不易产生并发症或后遗症，并力求达到最佳效果。手术途径可经腹，经阴道或宫腔镜及腹腔镜下手术。常用的手术方式如下。

（1）子宫肌瘤剔除术：适用于 40 岁以下希望保留生育功能的患者。多剖腹或腹腔镜下切除；黏膜下肌瘤部分可经阴道或宫腔镜摘除。

（2）子宫切除术：肌瘤大，个数多，症状明显，不要求保留生育功能，或疑有恶变者，可行全子宫（或次全子宫）切除。手术途径可经腹，经阴道或腹腔镜下进行，具体可根据患者的病情，手术者的技术水平，医疗设备情况等作出选择。术前应常规行宫颈细胞学检查以排除宫颈恶性病变。

3. 围术期治疗

（1）术前治疗

1）对于肌瘤较大而拟行肌瘤剔除术的患者，术前可用促性腺激素释放激素激动剂（GnRH-a）或米非司酮治疗以预处理，使肌瘤的体积迅速缩小，可缩小手术范围，减少术中出血。

2）对于需手术治疗而合并内科情况的患者，应积极治疗相关疾病。

3）注重中药辨证治疗，扶正培本，益气养血，调整脏腑功能，增强体质，有利于手术的顺利进行和预防术后并发症的发生。

（2）术后治疗：术后除西医的支持疗法外，应注意预防感染。全子宫切除术后的患者，手术康复后应加强盆底肌肉的锻炼，增强盆底的托力，防止内脏下垂。

术后中医药分阶段治疗如下。

1）第一阶段，术后未排便（约术后1~3天），治疗以理气通腑，促进胃肠功能恢复为目的。体虚患者以益气通腑为法，以四磨汤加减用药。正气未亏者以行气通腑为法，以小承气汤加减用药。此阶段还可配合中医外治法，如吴茱萸盐炒热敷下腹部及电针足三里等方法，促进胃肠功能恢复。

2）第二阶段，术后已排便（约术后3天），胃肠功能已恢复。中医药治疗扶正培本，改善体质，提高生活质量为目的。对于子宫肌瘤剔除术后的患者，更应注重中医药辨证治疗，扶正祛邪，活血化瘀以防肌瘤复发。

（四）西医治疗

1. 期待疗法　肌瘤较小，无症状，无变性及无并发症，围绝经期（45岁左右）患者无临床症状或已绝经的患者，均可采取期待疗法，即在临床及影像学方面实行定期随访观察，3~6个月一次，根据复查情况再决定其处理。

2. 药物治疗

（1）米非司酮：是目前较常用的治疗子宫肌瘤的一种药物，是人工合成的类似孕激素和肾上腺糖皮质激素的化合物，是孕激素拮抗剂，它是炔诺酮的衍生物，比炔诺酮有更强的与孕激素受体相结合的能力，也能与肾上腺糖皮质激素受体结合。本药能抑制排卵，可诱发黄体溶解，并可使肌瘤细胞PR减少，降低血清雌激素。常用量为每日12.5mg口服，从月经第1~3天开始服用，连续服用3个月，一般在用药后第1个月或第2个月即发生闭经。本药可用于肌瘤较大或手术困难的患者作为术前预处理，亦可用于提前绝经的治疗。对于年龄较大或近绝经期患者，可采用小剂量（每日6.25mg），即可达到治疗目的。米非司酮不宜长期使用，以防其拮抗糖皮质激素的副作用，及肝功能受损等。

（2）GnRH-a（促性腺激素释放激素激动剂）：近年来用于治疗子宫肌瘤获得较好效果。采用大剂量连续或长期非脉冲式给药可产生抑制FSH、LH分泌的作用，降低卵巢产生雌、孕激素的能力，以抑制肌瘤生长使其萎缩。一般应用长效制剂，每月皮下注射1次。常用药物有亮丙瑞林，每次3.75mg，或戈舍瑞林，每次3.6mg。此类药物用药6个月以上可产生绝经综合征、骨质疏松等不良反应，故长期用药受限。GnRH-a的作用是短暂而可逆的，停药后随体内激素水平的恢复，肌瘤又可回复至用药前大小。目前临床多用于两种情况：子宫肌瘤剔除术前辅助治疗3~6个月，使肌瘤缩小，并借此时机，控制症状，纠正贫血，有利于手术；对近绝经期患者有提前过渡到自然绝经的作用。

（3）雄激素：可对抗雌激素，作用于子宫抑制肌瘤继续生长，减少盆腔充血，使子宫内膜萎缩，使肌层及血管的平滑肌收缩，减少出血，延长月经周期，并使近绝经期妇女提早绝经。常用药物：丙酸睾酮25mg，肌肉注射，每5日1次，月经来潮时25mg肌内注射，每日1次共3次，每月总量不超过300mg，以免引起男性化。一般可用3个月。因雄激素会使水钠潴留，故对心功能不全、肝硬化、慢性肾炎、浮肿等患者应慎用或忌用。值得注意的是，有研究认为肌瘤的发生还可能与雄激素有关，故有学者倾向不用雄激素。

3. 其他治疗

（1）子宫动脉栓塞疗法：动脉栓塞疗法已较广泛用于肿瘤治疗中，经皮行股动脉穿刺，可直接将动脉导管插至子宫动脉并注入一种永久性的栓塞微粒，阻断子宫肌瘤的血供，使之发生缺血性改变而逐渐萎缩，甚至完全消失，从而达到治疗目的。该方法治疗子宫肌瘤创伤小，能在短期内控制子宫异常出血症状及改善贫血症状。但亦发生了不少不良反应，如腹痛、恶心、低热等一过性反应，以及引起子宫内膜炎、肿瘤梗死、子宫不可逆坏死等栓塞后综合征、局部血肿、动脉内膜损伤、形成深动脉瘤等并发症。该方法对生育能力及月经周期的影响尚在讨论中，对卵巢功能的长期影响尚不清楚。

（2）凝固刀：又称妇科多功能射频治疗仪。其原理是利用自凝刀微创技术在 B 超观察引导下将射频治疗源通过自凝刀经阴道、宫颈等自然腔道准确定点地介入到瘤变部位，自动精确地控制其治疗功率、时间和治疗范围。在不损坏正常组织的情况下，使局部病变组织产生生物高热效应，使子宫肌瘤组织发生凝固、变性、坏死，使子宫内膜的病变组织得以消融，最后被正常组织吸收或自动排出。适用于肌壁间肌瘤瘤体不超过 5cm 者及黏膜下肌瘤。

（刘　娜）

第八节　难点与对策

（一）子宫肌瘤瘤体消散困难，耗时长，易复发

子宫肌瘤中医称为"癥瘕"，发病由渐而甚，日积月聚，结而成癥，癥块坚硬，消散不易，故治疗本病也非一日能成，同时即使奏效，大多也是缩小瘤体，要想消除瘤体，实非易事。另一方面，治疗后瘤体缩小或者手术剔除肌瘤后，在一定时间后，仍会再长大或者再生。因此，消瘤是一个复杂、艰巨、漫长的过程。有的患者常常坚持不住而放弃治疗。

对策：子宫肌瘤的治疗，正如明代王宇泰之言："夫瘕者，坚也，坚则难破，非一之功，若期速效，投以峻剂，反致有误。"诊治的过程中，应注意病情的转归，准确辨证，并把握相关治疗的适应证，中西医相结合，以求提高疗效。

（1）做好宣教工作，鼓励患者坚持用药，将消瘤治病与健体养生有机结合，加强患者的依从性。

（2）治疗上，准确辨证，以活血化瘀消癥为主要治疗大法，兼理气行滞。临床上，患者可能夹杂各种兼证：兼寒者，温经散寒，活血祛瘀；夹热者，治宜养阴清热，活血行瘀；痰瘀为患当导痰消积，软坚散结，活血化瘀。同时应考虑到长期的破血消癥，易动血耗气，对于子宫肌瘤伴子宫异常出血者，常因出血过多导致失血伤阴耗气，故在化瘀消癥的同时，辅以益气养阴、顾护正气，多采用攻补兼施之法。

（3）采用中西医结合的方法，掌握手术指征，对于药物治疗效果欠佳者；黏膜下肌瘤导致月经过多甚则血崩者；肌瘤过多过大且体质不盛、不堪攻伐，消癥困难者，应适时建议手术治疗。手术治疗可迅速的切除肌瘤，以免贻误病情。

（4）对于子宫肌瘤剔除术后患者，应注重通过脏腑功能的调整，促进整体功能的改善，调动体内防御机制，达到防止复发的目的。

（5）积极寻求中医药特色疗法，目前研究证明针灸对于子宫肌瘤的治疗有一定的疗效，不能坚持服药者可考虑针灸治疗。

（二）"活血"与"止血"尺度的把握和时机的选择

子宫肌瘤的主要症状是腹部包块和子宫出血，中医认为腹部包块即是癥瘕积块，其阻于胞宫，血不得归经，故子宫异常出血，可见月经过多或月经淋漓或时崩时漏。出血日久，耗

气伤阴，气虚运血无力，阴虚内热灼血又复致瘀，既可加重出血，也可使瘀结日甚。因此，癥瘕与出血是互为因果的，日久则成恶性循环。治疗上，消癥常常采用活血化瘀，软坚散结之法，但活血破血之品，常有动血耗血之虞；而出血之时，常用收敛止血之品，又有收涩留瘀之嫌。如何把握消瘤与止血的尺度与时机也是治疗的一个难点。

对策：顺应月经周期，把握活血与止血之间的平衡是治疗的关键。

（1）根据经期与非经期的不同生理阶段，合理用药：非经期重在活血化瘀，消癥散结为主，可选用桃仁、三棱、莪术、贯众、海藻、半枝莲、夏枯草，但不可攻伐太过，以免活血动血引起月经过多或不规则子宫出血。伴有不规则子宫出血者消瘤兼顾止血，用药宜选用化瘀止血类药物，如三七、益母草、茜根、蒲黄、牡丹皮等；经期若月经正常者，可暂停用药，若月经过多或经期延长者则以化瘀止血为主，止血不忘消瘤，可选用蒲黄、茜草、三七等止血又化瘀之品，不宜过早使用固涩止血或炭类止血药。

（2）活血消癥之时，应遵循"大积大聚，衰其大半而止"的原则，万不可过于攻伐伤其气血，使正气受损，气不摄血而致经期血崩。治疗时应注意消补结合，辅以益气之品，尤其对于体质虚弱者，气盈则可运血，可加速活血之效，同时，气盈可摄血，有助于经期止血且不留瘀。

（刘　娜）

第九节　经验与体会

（一）以"活血化瘀、软坚散结"为主要治法，并应针对"瘀"之成因而论治

子宫肌瘤属中医"癥瘕"范畴，瘀血内停是其主要病机，活血化瘀、软坚散结是其主要治法。因此，如何灵活运用活血化瘀药物是治疗的关键。通常把活血化瘀药分成养血和血、活血化瘀、破血逐瘀、化瘀止血四大类。

1. 养血和血类　活血作用较缓和并兼有养血补血作用，如当归、川芎、赤芍、丹参、鸡血藤、三七等。

2. 活血化瘀类　活血作用较和血类强，如：桃仁、红花、泽兰、蒲黄、五灵脂、花蕊石、血竭、苏木、干漆、刘寄奴、益母草、川牛膝、山楂等。

3. 破血逐瘀类　活血作用峻猛，破瘀力强，如：三棱、莪术、水蛭、地鳖虫、虻虫、穿山甲、大黄等。

4. 化瘀止血类　活血作用较缓且有止血之效，如：三七、益母草、茜根、牡丹皮、蒲黄等。

临床上应根据病情之缓急，病势之轻重，合理选药。活血化瘀的同时，需顾护正气，所谓："善治癥瘕者，调其气而破其血，消其食而豁其痰，衰其大半而止，不可猛攻峻施，以伤元气。宁扶脾胃正气，待其自化。"

另一方面，瘀血内停既是癥瘕形成的主要病机，又是各种病因所产生的病理产物。如：肝气郁结，气滞成瘀；湿热下注，热结血瘀；寒湿内侵，寒凝血瘀；气血亏虚，气不行血成瘀；经血大崩，血随气脱，血亏冲任不盈，瘀血留滞成瘀；阴血虚少，虚火内炎，灼伤血络而留瘀。因此，在活血化瘀的过程中，应照顾兼证，固护元气。消散肌瘤的治疗通常根据病因、患者体质、虚实寒热等采用不同的方法，常用的有：温经散寒，活血化瘀，常用方：桂

枝茯苓丸、温经汤、少腹逐瘀汤等；疏肝行滞，活血化瘀，常用方：逍遥散合失笑散、血府逐瘀汤；祛痰燥湿，活血化瘀，常用方：开郁二陈汤、加味导痰汤等；养阴清热，活血化瘀，常用方：犀角地黄汤，大黄牡丹皮汤等；健脾益气，活血化瘀，常用方：补中益气汤加味。临床上，需理清气、血、痰、湿、瘀之关系，明辨寒、热、虚、实，合理配伍，收效更佳。

（二）顺应月经周期，把握"活血"与"止血"的尺度

子宫肌瘤的主要症状是子宫增大，月经过多。癥积胞宫，瘀血离经，故月经量多。罗元恺教授认为，从子宫肌瘤病的本质来说，由于子宫体内长有肿瘤，是癥瘕的一种，乃属实证，治应消散，但因每次月经出血过多，阴血耗损，往往变成贫血，则属虚象。故子宫肌瘤乃实中有虚之证。从标本来说，癥瘕为病之本，出血过多是病之标。治法上应先控制其月经过多之标证，以减少耗损而巩固体质；进而消散其癥瘕以缓图其本病，惟癥瘕之消散，不能骤攻，只可缓图，治则必须攻补兼施，并宜按月经周期有规律地进行。

月经期，由于出血多、时间长，应以止血为主。其中化瘀止血药，如：三七、益母草、茜根、蒲黄、牡丹皮等，此类药物性味虽各异，但却均能消散瘀血而止血，有止血不留瘀之长，是治疗子宫肌瘤所致出血的首选药物。而收敛止血药，如：仙鹤草、血余炭、棕榈炭等，此类药味多涩，或质黏，或为炭类，性多平，或凉而不甚寒，虽善收涩止血，但有留瘀恋邪之弊，对于子宫肌瘤患者，瘀血宿积，选用时应谨慎。另外，兼血热者，可酌情选用凉血止血药，如：贯众、旱莲草、地榆、槐花、大小蓟、侧柏叶等，此类药味或苦或甘而性均寒凉，能清血分之热而止血。但寒凉之品，过量则有凝血成瘀之害。对于素体阳虚，血寒者宜用温经止血药，如炮姜炭、炒艾叶、炒川断、灶心土等，此类性温热，能温脾阳、固冲脉而统摄止血。而出血过多，血崩之时，气随血脱，应大补元气，故常用黄芪、党参、升麻、白术之类，以固气升提，统血止血。失血过多，精血亏虚，可用养血补血药，如：阿胶、鹿角胶、岗稔根、龟甲胶等，此类药物多为血肉有情之品，能滋补精血，但多黏滞厚重，故使用时需酌加益气行气之品，以防黏滞留瘀。

月经后，此时出血已止，应以消散积聚为主，以行气血而软坚之法消之。但应注意顾护体质，辨清虚实，用药不宜攻伐太过，以防伤及正气。

月经前，应考虑到子宫肌瘤患者经期出血量多的可能，宜早予防治，正如阎润茗教授所言：行气活血破血之品不宜，当以健脾益气为主，兼以理气软坚调经之品。如黄芪、党参、白术、茯苓、白芍、夏枯草、昆布、生牡蛎等。既能消积散结，又有益气调经、防止经血过多的作用，是标本同治之法。

（三）中西医结合，优势互补，提高诊疗效果

不少肌瘤患者临床上无明显症状而被忽视，得不到及时诊治而贻误病情，故为了早期发现患者，诊断上，除了中医的"望、闻、问、切"，还应采用西医的检查方法如：超声、宫腔镜、碘油造影、腹腔镜等明确诊断。

治疗方面应严格把握适应证，原则上子宫大于10周妊娠大小或有明显压迫症状；肌瘤导致月经过多继发贫血者，应建议患者手术治疗，视具体情况，剔除肌瘤或行子宫切除。

子宫肌瘤较大的患者，婚久不孕或反复流产的，在排除其他原因后应采用西药促使肌瘤缩小，帮助受孕。在治疗过程中可能出现子宫异常出血或潮热、汗出、阴道干涩等低雌激素

现象，应配合中药辨证治疗，发挥中医优势，补肾活血调经以减缓症状，并养精助孕。若保守治疗失败应建议其行子宫肌瘤剔除术，术后应注重中医辨证调护以助孕。

对于肌瘤不大，症状轻微，或近绝经期妇女，可中西医结合治疗，控制肌瘤的生长，促使肌瘤萎缩，从而使患者免于手术。中药组方以辨证论治为主导，活血消癥为主要治法，可参考现代药理研究的结论，配加对抗雌激素的药物，如：莪术、紫草等。而另一类药物，如水蛭、全蝎、山慈菇、蜂房等，现代药理研究确认其有较好的抑瘤消瘤作用，组方中可酌情选加。

（四）围术期充分发挥中医药优势

1. 手术前辨证施治，治疗合并症，以确保手术的顺利进行　大多数子宫肌瘤需手术的患者，都有月经过多，从而继发不同程度的贫血。此时，应中西医结合治疗，并充分发挥中医药的优势，辨证施治，补益气血，尽快纠正贫血。对于肌瘤合并其他病症者，如：糖尿病、高血压等，亦应中西医结合治疗，辨证施治，肾虚者补肾，肝旺者柔肝，痰凝者化痰，整体调理，以确保手术的顺利进行。

2. 手术后促进胃肠功能恢复　子宫肌瘤剔除或全子宫切除术后，胃肠功能恢复是术后康复的第一步，与患者术后恢复情况紧密相关，严重时可能引起术后并发症，如肠粘连、肠梗阻等。患者胃肠功能早期恢复，尽早进食，对于改善机体营养，增加机体抵抗力，促进切口愈合，减少术后并发症非常有利。

术后中医药及早切入，有助于胃肠功能恢复。中医学认为，手术及麻醉刺激可使气血瘀滞，胃肠道通降功能失常而导致腹胀。"六腑以通为用"，胃肠功能以通降下行为顺，故手术后应行气通腑。另一方面，手术伤及正气，且部份患者素体亏虚，或术前月经过多，耗伤元气、损失精血，故可出现气虚血亏的证候，更加重了术后肠麻痹的程度。故术后中医药促进胃肠功能的治疗，应分实证与虚证二类。体虚患者以益气通腑为法，以四磨汤加减用药。正气未亏者以行气通腑为法，以小承气汤加减用药。并可配合中医外治法，如：吴茱萸盐炒热敷下腹部或电针足三里等方法，促进胃肠功能恢复。吴茱萸炒盐热敷下腹部可疏通脏腑经脉，暖肾温脾，下气降逆，活血化瘀，疏导肠腑气机，刺激肠壁收缩，增强胃肠动力、促进肠蠕动，有利于胃肠道积气排出。足三里乃足阳明胃经之要穴，为全身强壮要穴，具有健脾和胃、理气降逆的作用。通过动物实验证明：针刺足三里能使实验动物的肠管运动增强，波幅增大，并使空肠顺向和逆向套叠的还纳时间缩短。电刺激和一般针刺相比，刺激强度规范，长时间稳定持续产生作用，故电刺激足三里穴能调整足阳明胃经和胃腑功能，疏通经络，调畅气机，和胃降逆，促进胃肠功能恢复，使肛门尽早排气。

3. 辨证用药，整体调理，防止剔瘤术后的肌瘤复发　保留子宫的肌瘤剔除术后复发是困扰众多患者和医务人员的难题之一。国内报道子宫肌瘤切除术后 5 年复发率为 3.8% ~ 38.9%，复发后 1.28% ~ 1.54% 需再行手术治疗。国外报道子宫肌瘤切除术后复发率约为 15% ~ 30%，其中约有 10% 的患者需再次手术治疗。再次手术，对患者来言是莫大的痛苦。中医学认为，子宫肌瘤剔除术后，伤络留瘀，且术后伤正。《医宗必读·积聚》谓之曰："积之成也，正气不足，而后邪居之。"剔瘤手术后中医药切入治疗，其目的即是匡扶正气，促进早日康复。益气扶正，提高机体的抗病能力，活血化瘀，改善血瘀体质，从而延缓或防止积聚癥瘕的再次形成，是中医药的优势所在。另一方面，部分患者剔瘤术后有生育要求，治疗上应益气活血，调理冲任气血，充分发挥中医药调经助孕的优势，造福患者。

4. 以补肾法维护全子宫切除术后患者的卵巢功能　有研究发现，子宫切除的妇女比未行子宫切除的妇女平均绝经年龄要早，且手术年龄与绝经年龄呈正相关。绝经前子宫切除术后的妇女其卵巢衰竭的年龄将比自然绝经者早 4 年，34% 的妇女在术后 2 年内出现卵巢衰竭和更年期症状，且重度更年期症状的发生率明显高于正常人群。因此，全宫切除术后，维护患者的卵巢功能，是子宫肌瘤全宫切除术后患者远期康复的重要一环。中医学认为，行子宫切除术使得冲任二脉气血亏耗，肾精亏虚，导致肾气突然衰竭，肾之阴阳平衡失调，引起心、肝、脾三脏功能紊乱而出现一系列症状。心力交瘁，暗耗心血，心失所养，故见烘热汗出，心神不宁；肾水不能上济于心，心肾不交，故见失眠多梦，心悸怔忡；又因肾气虚，天癸竭，阴阳失调，虚火上扰，故见头痛头晕。出现潮热、盗汗、焦虑、烦躁、失眠等肾阴亏虚的临床表现。故中医药切入点以补肾法为辨证治疗的基本法则，补肾固本，重在调补肾阴、肾阳，使之恢复相对平衡。肾阴虚者治宜滋养肾阴，肾阳虚者治宜温肾扶阳，并强调阴阳互补，整体调节脏腑功能，提高患者的生活质量。

（刘　娜）

第十节　预后与转归

子宫肌瘤系女性生殖系统中常见的良性肿瘤，通常病情稳定，发展缓慢，恶变率低，预后尚好。子宫肌瘤患者应定期检查，一般 2~3 个月一次，包括妇科检查和 B 超检查，如发现肌瘤迅速增大，阴道排液增多或不规则阴道出血，腹痛腹胀应警惕肌瘤恶变，若变为肉瘤则预后差，特别是绝经后的患者肌瘤不随子宫萎缩变小反而增大，更应注意，必要时及时手术。

肌瘤有以下几种转归。

（1）肌瘤稳定，至绝经后子宫萎缩，肌瘤随之缩小乃至消失。

（2）肌瘤变性

1）良性变性：玻璃样变性，囊性变性，红色性变，脂肪性变，钙化。

2）恶性变：肉瘤样变，较少见，仅为 0.4%~0.8%。

（3）黏膜下肌瘤容易发生坏死感染。

（4）有蒂的浆膜下子宫肌瘤有时发生扭转。

（5）肌瘤引起出血过多而致继发性贫血，重者会引起贫血性心脏病。

（刘　娜）

第十一节　预防与调护

（一）预防

1. 合理使用激素类药物　避免雌、孕激素的长期和过度刺激，对患有子宫内膜增生过长等雌激素依赖性疾病应积极治疗，改变高雌激素环境可减少肌瘤发生。

2. 保持健康稳定乐观的心态　有利于性激素（雌、孕、雄激素）的分泌维持平衡。

3. 避孕节育　妊娠可使肌瘤发展加快，故应避孕，减少妊娠次数，肌瘤患者不宜使用口服避孕药，因内源性或外源性雌、孕激素的刺激均可使肌瘤发展，也不宜安放宫内节育器，易造成子宫出血加多，可采用其他避孕方法。

4. 加强锻炼　提高身体素质，增强免疫功能及抗病能力。

5. 均衡营养　合理进食，避免因微量元素的摄取不足和利用障碍而导致肌瘤的发生。

6. 定期检查　争取早发现早治疗，肌瘤患者应定期 B 超检查，注意肌瘤增长的速率及其血运情况，谨防恶变。

（二）调护

1. 生活调理

（1）经期及产褥期注意保暖，避免受寒，以防寒凝血瘀。

（2）起居有节，劳逸适度，保持元气充沛。

（3）坚持体育锻炼，强身健体，增强抗病能力。

2. 饮食调养　经期前后忌食生冷冰凉肥腻食品，以免寒凝而致血瘀加重；经期月经量多时应少食辛辣香燥之品，以防出血增多；平时忌暴饮暴食伤脾败胃，致使脾失健运，痰湿内生；饮食宜清淡，富于营养，不宜过食肥甘厚味，以免生痰助湿，阻遏气机宣达。多食软坚散结之海带、慈菇等。根据不同病情可选以下食疗方服之。

（1）三七蒸蛋：三七末 3g，藕汁一小杯，鸡蛋一枚，陈酒半小杯和匀，隔水炖熟食，每日 1～2 次，经常服之。有止血化瘀、补益气血之功。

（2）桃仁粥：桃仁 10g，粳米 30g。将桃仁捣烂如泥去渣取汁，以汁煮粳米为稀粥，每日 2 次，空腹食。适用于瘀血停积而成瘤疾，本方消瘀散结效果好。

（3）化瘕蛇羹：白蛇肉 250g，青鱼 250g。上二味洗净加水 1 000ml，加调料共煮，食肉喝汤，每日 1 次。具有益气活血破瘀的功效。用于腹内有瘕聚，经行量多，腹胀疲乏，食少便溏等气虚血瘀型。

（4）鲜藕饮：鲜藕切片 20g，鲜茅根切碎 120g，用水煮汁，以代茶饮，不拘时，频频饮之。具有滋阴凉血、祛瘀止血的功效。用于血热瘀阻，迫血妄行之证。

3. 精神调理　肌瘤的发生与情绪不畅关系密切，保持心情愉快，防止七情过极，畅达气机，宣通血脉十分必要。对肌瘤患者主张治病与养生相结合，鼓励其坚持用药，增强治疗信心；并鼓励其积极参加社会活动，在与人交流中寻找自我，确认自己的价值。

（刘　娜）

第十二节　评述与展望

子宫肌瘤是女性生殖器官中最常见的良性肿瘤，好发于 30～50 岁生育年龄妇女，肌瘤可造成子宫异常出血、腹痛、不孕、失血性贫血，严重影响患者的身心健康，给患者带来很大痛苦，积极治疗本病非常必要。

子宫肌瘤确切的病因尚不明了，大多数学者认为长期持续高雌激素刺激是发生肌瘤的主要原因，近年来的研究发现孕激素在肌瘤的发病中也起作用。另外，在细胞遗传学、分子生物学、免疫及微量元素等其他方面的研究亦有新的进展。

迄今为止，手术仍是子宫肌瘤的主要治疗方法，可根据患者年龄、肌瘤的大小、部位、症状、有无生育要求等选择不同术式，如肌瘤剔除术和子宫切除术。手术的途径随着医疗技术和医疗设备的进步，逐渐向微创发展。但手术治疗毕竟是一种终极手段，使患者在生理、心理上承受巨大压力。药物治疗 GnRH - a 可抑制垂体卵巢功能,有效地降低雌激素水平,用于治疗子宫肌瘤可使肌瘤缩小 40% ~ 80%,症状缓解,贫血纠正,其不良反应是低雌激素反应,药物不可长久使用,停药后不久肌瘤又重新长大,目前多用于巨大的子宫肌瘤术前预处理,使肌瘤缩小,以便手术治疗。米非司酮是人工合成的类孕激素和肾上腺糖皮质激素的化合物,是孕激素拮抗剂,有较强的与孕激素受体结合的能力,用药 3 个月后肌瘤可缩小 41.4%,是目前最常用的治疗子宫肌瘤的内服药物。但其一般用药时间不可超过 3 个月,有一定的肝肾损害,亦有低雌激素反应出现,但比 GnRH - a 引起的低雌激素反应轻。

中医药治疗子宫肌瘤在改善症状、减少子宫出血、纠正贫血、恢复体力,用药安全等方面有较大的优势,远期疗效稳定,对较小的壁间肌瘤显示了较好的疗效。近十余年来,中医药对子宫肌瘤的治疗方面的研究报道颇多,中药内服、灌肠、外敷、贴脐、针灸等各种途径均有报道,但仍以中药治疗为主,"活血化瘀、软坚散结"治疗子宫肌瘤得到了公认和共识。但中医药治疗具有严格的适应证,并非万能。中小型子宫肌瘤采用中药治疗尚可,遇有大型肌瘤或出血量多势急、症状重的肌瘤,宜手术治疗以免延误病情。目前中药治疗的辨证分型及疗效标准不太统一,用药类别相差较大,且不够客观严密,这大大影响了其科学性和可靠性,进而影响其推广和使用。另外,由于中药治疗子宫肌瘤需时较长,有时达半年之久,而每天煎药会给患者带来诸多不便,有时甚至间断服药,影响疗效。因此如何提高疗效、缩短疗程以及研发新剂型是中医药工作者今后需要探索的重要课题。

展望未来,子宫肌瘤的治疗趋势必定是微创,甚至患者希望是"无创"。所谓"无创",一是要从根本上防治子宫肌瘤;二是要无创消瘤。子宫肌瘤的诊治研究,现已涉及内分泌系统、免疫系统、神经系统等,并更重视外界因素、情志变化等对机体的影响,日后将从多方面、多层次对子宫肌瘤进行防治,而这与中医"治未病"的观念是吻合的。中医认为人是统一的整体,局部器官发生肌瘤与全身气血失调、脏腑功能失常有关,因此采用辨证论治的方法,如疏肝、补肾、健脾、益气、活血、养血等,有助于控制和减少肌瘤的发生。深入中药的研究,研发安全有效的消瘤药物,将是中药工作者不懈努力的方向。而中西医结合,运用现代化的手段,对子宫肌瘤的诊治进行更加客观、准确、可信的研究评价,是今后临床科研工作的发展趋势。

(刘　娜)

第二十二章　功能失调性子宫出血

第一节　概述

功能失调性子宫出血（简称功血），是指由于神经内分泌机制失常引起的异常子宫出血，需排除全身及内外生殖器官器质性病变存在，或指下丘脑－垂体－卵巢轴调节功能失常导致异常子宫出血，而非直接由全身及内外生殖器器质性病变引起的异常子宫出血。功血是妇科常见病，可发生于月经初潮至绝经间的任何年龄。临床主要表现为月经周期、经期、经量的异常，如月经周期长短不一、经期延长、经量过多或不规则阴道流血。临床分为无排卵性功血和排卵性功血两类，无排卵性功血约占80%，其中90%见于青春期和绝经前期，即生殖功能开始发育和衰退过程中生殖内分泌功能波动大的两个阶段，少数发生于生育期，如流产后、产后需要重新恢复排卵功能的阶段。无排卵性功血的特点为月经周期和月经量的异常，表现为月经周期紊乱、经期延长、经量多或淋漓不净。排卵性功血多见于育龄期妇女，常需与器质性病变相鉴别。其月经周期相对有规律，主要表现为月经周期缩短、经量异常增多、经期延长、经间期出血等。

功血属中医"崩漏"、"月经先期"、"月经过多"、"经期延长"、"经间期出血"范畴，排卵性功血和无排卵性功血均可伴见"不孕"。

（鲜晓明）

第二节　病因病机

（一）中医

该病病因较为复杂，但可概括为虚、热、瘀三个方面；其主要发病机制是劳伤血气，脏腑损伤，血海蓄溢失常，冲任二脉不能约制经血，以致经血非时而下。常见有血热、肾虚、脾虚、血瘀等。

1. 血热　包括阴虚血热、阳盛实热、肝经郁热、湿热等。素体阴虚，或久病失血伤阴，阴虚内热，虚火内炽，扰动血海，加之阴虚失守，冲任失约，故经血非时妄行；失血则阴愈亏，冲任更伤，以致病情反复难愈。素体阳盛，感受热邪，或过服辛温香燥助阳之品，或素性抑郁，肝气郁久化火，或热伏冲任，扰动血海，迫血妄行。久居湿地，素体阳热，湿而化热，或过食湿热之品，湿热阻滞冲任，扰动血海而无以制约经血。

2. 肾虚　包括肾气虚、肾阴虚、肾阳虚等。少女禀赋不足，天癸初至，肾气稚弱，冲任未盛；育龄期因房劳多产伤肾，损伤冲任胞脉；绝经期天癸渐竭，肾气渐虚，封藏失司，冲任不固，不能调摄和约制经血。若房劳多产，经、乳数脱于血，肾阴亏损，则阴虚失守，虚火内生，扰动冲脉血海，迫血妄行。若体质虚寒，久病不愈，或过食寒凉耗阳之品，或房劳多产，伤及肾阳，阳虚火衰，胞宫失煦，不能制约经血。

3. 脾虚　素体禀赋弱，忧思过度，或饮食劳倦损伤脾气，脾气亏虚，统摄无权，冲任失固，不能约制经血而成崩漏。如《妇科玉尺·崩漏》云："思虑伤脾，不能摄血，致令妄行"。

4. 血瘀　情志所伤，肝气郁结，气滞血瘀；或经期、产后余血未尽又感受寒、热邪气，寒凝热灼而致血瘀，瘀阻冲任，旧血不去，新血难安。也有因元气虚弱，无力行血，血运迟缓，因虚而瘀或久漏成瘀者。

该病病因可概括为：热、虚、瘀，三者或单独成因，或复合成因，或互为因果，最终导致冲任损伤，不能制约经血。

（二）西医

正常月经周期的建立，有赖于下丘脑－垂体－卵巢－子宫之间的功能协调。正常月经的发生是基于排卵后黄体生命结束，雌激素和孕激素撤退，使子宫内膜功能层皱缩坏死而脱落出血。正常月经的周期、持续时间和血量，表现为明显的规律性和自限性。功血的发生是由于体内外多种因素如过度紧张、恐惧、忧伤、环境和气候骤变以及全身性疾病、营养不良、贫血及代谢紊乱等影响了下丘脑－垂体－卵巢轴的功能，而致异常子宫出血，分为无排卵性功血和有排卵性功血。

1. 无排卵性功血　无排卵性功血主要发生于青春期和绝经过渡期，两者发病机制不完全相同。青春期功血患者，下丘脑－垂体－卵巢轴的调节功能尚未成熟，大脑中枢对雌激素的正反馈作用存在缺陷，此时垂体分泌促卵泡激素（FSH）呈持续低水平，促黄体素（LH）无高峰形成，导致卵巢不能排卵。绝经过渡期患者，由于卵巢功能衰退，对促性腺激素的反应下降，致使卵泡在发育过程中退化，因而不能发生排卵。各种原因引起的无排卵均可导致子宫内膜受单一雌激素刺激且无孕激素对抗而发生雌激素突破性出血或雌激素撤退性出血。雌激素突破出血有两种类型，低水平雌激素维持在阈值水平，可发生间断少量出血，内膜修复慢使出血时间延长；高水平雌激素且持续维持在有效浓度，则引起长时间闭经，因无孕激素参与，内膜无限制地增厚，却无致密坚固的间质支持，致使突破性出血，出血量多。雌激素撤退性出血表现在子宫内膜受雌激素作用持续增生，当雌激素短期内大幅度下降，子宫内膜缺少足量的雌激素作用，出现脱落、出血。

此外无排卵功血的出血还与子宫内膜剥脱出血的自限性机制缺陷有关，包括：①子宫内膜组织脆性增加；②子宫内膜剥脱不完整；③内膜血管结构与功能异常，小动脉螺旋化缺乏；④纤溶亢进和凝血功能异常；⑤子宫肌层合成前列环素增多，使血管扩张和抑制血小板凝集。

2. 排卵性功血　排卵性功血多发生在育龄期，主要由于卵泡发育不良或下丘脑垂体功能不足，引起排卵后黄体功能不足，或黄体期缩短，或黄体萎缩不全，导致子宫内膜不规则出血。目前认为黄体功能不足的原因有：①卵泡期 FSH 缺乏，卵泡发育缓慢，雌激素分泌减少；②LH 不足，排卵后黄体发育不全，孕激素分泌减少；③LH/FSH 比率异常，使卵泡发育不良，排卵后黄体发育不全；④部分患者同时有血催乳素（PRL）水平升高；⑤生理因素如初潮、分娩及绝经前，性腺轴功能紊乱。⑥下丘脑－垂体－卵巢功能失调，或溶黄体机制失常，引起黄体萎缩不全。

（鲜晓明）

第三节　临床表现

（一）症状

无排卵性功血最常见的症状是子宫不规则出血，其特点是月经周期紊乱，经期长短不一，经量时多时少，甚至大量出血。有时停经数周或数月后阴道流血，往往出血较多；有时开始即阴道不规则流血，量少淋漓不净。出血量多或时间长者可继发贫血，短期大量出血可导致休克。

排卵性功血月经症状：①黄体功能不足主要表现为月经周期明显缩短，月经频发。有的月经周期虽然在正常范围内，但卵泡期延长、黄体期缩短，可导致患者不易受孕或孕早期流产。或由于黄体过早衰退，不能支持子宫内膜，或子宫内膜反应不良，以至于经前数日即有少量出血，然后才有正常的月经来潮。②子宫内膜不规则脱落多见于育龄期妇女，表现为月经周期正常，但经期延长，可长达 9～10 天，且出血量多。症状以经期延长为主，可伴出血量多。

以上两种功血，若病程日久，或出血量多时可出现头晕、乏力、易疲倦、心慌、气短、浮肿、食欲下降、失眠等虚弱症状。

（二）体征

妇科检查：子宫大小多属正常。

（三）常见并发症

1. 贫血　病程久、出血量多时出现贫血，表现为头晕、乏力、易疲倦、心慌、气短、浮肿、食欲下降、失眠等。

2. 失血性休克　失血性休克可见于大出血的无排卵性功血患者，表现为意识障碍，面色苍白，四肢冷，皮肤湿冷，口唇青紫，脉搏细数，血压低。

3. 不孕　无排卵性功血患者小卵泡发育，但无卵泡成熟及排卵；排卵性功血患者黄体期孕激素分泌不足或黄体过早衰退，以致患者不易受孕。

4. 盆腔炎　功血患者出血时间过长，容易并发盆腔感染，而致盆腔炎。

（鲜晓明）

第四节　实验室和其他辅助检查

（一）妊娠试验

有性生活者应行妊娠试验，排除妊娠及妊娠相关疾病。

（二）血液学检查

包括血常规、凝血功能、血清铁蛋白检查，必要时需行骨髓穿刺检查，排除血液系统疾病。轻度贫血者，血红蛋白 91～110g/L；中度贫血者，血红蛋白 61～90g/L；重度贫血者，血红蛋白 <60g/L。感染者，白细胞 >10.0×10^9/L。

（三）激素测定

青春期无排卵性功血患者血中 FSH、LH 水平可稍低，血雌二醇（E_2）水平偏低或正常。绝经期无排卵性功血患者血 FSH、LH 可正常或稍高，血 E_2 水平可正常或稍高，血睾酮（T）水平可正常或略高。排卵性功血在 BBT 上升后第 7 天血中孕酮（P）水平偏低。测定血清催乳素水平及甲状腺功能排除其他内分泌疾病。

（四）B 型超声波

无排卵功血可见小卵泡发育，但无卵泡成熟及排卵；有排卵功血有卵泡发育，卵泡或成熟或不成熟，均有排卵。

（五）基础体温测定

无排卵性功血患者基础体温呈单相型曲线，提示无排卵；黄体功能不足的排卵性功血患者基础体温呈双相型者提示有排卵，但高温相持续小于 11 日；子宫内膜不规则脱落的排卵性功血患者基础体温高温相下降缓慢。

（六）阴道细胞学检查

无排卵功血表现为中、高度雌激素影响。

（七）宫颈黏液结晶检查

无排卵功血仅有羊齿植物状结晶，尤其是经前出现羊齿植物状结晶。有排卵功血经后为羊齿植物状结晶，排卵后及经前可见椭圆形结晶。

（八）诊断性刮宫

可了解子宫内膜有无病变，同时也可起到止血作用。年龄 > 35 岁，药物治疗无效或存在子宫内膜癌高危因素的异常子宫出血患者，应行诊断性刮宫，明确子宫内膜病变。不规则阴道流血或大量阴道出血时可随时行诊断性刮宫，诊断性刮宫时必须搔刮整个宫腔，尤其是两个宫角，并注意宫腔形态、大小，宫壁是否平滑，刮出物性质和数量。疑有子宫内膜癌时行分段诊断性刮宫。

（九）子宫内膜活检

为了解卵巢排卵情况及黄体功能，应在经前期或月经来潮 6 小时内刮宫；若怀疑子宫内膜脱落不全，则应在月经来潮第 5 日刮宫。

无排卵功血子宫内膜的病理改变如下。

1. 增殖期子宫内膜　见于月经周期后半期甚至月经来潮后，提示未排卵。

2. 子宫内膜增生症

（1）单纯性增生（旧称腺囊型增生）。

（2）复杂性增生（旧称腺瘤型增生）。

（3）不典型增生：为癌前期病变。癌变率为 10% ~ 15%，已不属于功血范畴。

3. 萎缩型子宫内膜　见于绝经期。

有排卵功血子宫内膜的病理改变：有排卵而黄体不健者分泌期子宫内膜落后于正常内膜 2 天以上，有排卵而黄体萎缩不全者月经来潮第 5 天子宫内膜仍有分泌相。

（十）宫腔镜检查

宫腔镜检查可提高宫腔病变如子宫内膜息肉、子宫黏膜下肌瘤、子宫内膜癌的诊断率。

（十一）腹腔镜检查

用以排除盆腔内器质性病变。

（鲜晓明）

第五节　诊断要点

功血的诊断应采用排除法。主要依据病史、体格检查及辅助检查做出诊断。

（一）病史

详细询问患者的年龄、月经史、婚育史、避孕措施、激素类药物使用史，是否受环境和气候变化、精神紧张、劳累过度等因素的影响，或存在营养不良、代谢紊乱等因素。了解子宫出血的经过，如发病的时间，目前出血情况，出血前有无停经史及以往治疗经过（尤应注意以往内分泌治疗的情况），特别注意过去有无月经过多、月经频发、子宫不规则出血等病史。

（二）症状

1. 无排卵性功血月经表现

（1）月经过多：周期规则，但经量过多（＞80ml）或经期延长（＞7 天）。

（2）月经过频：周期规则，但短于 21 天。

（3）子宫不规则过多出血：周期不规则，经期延长，经量过多。

（4）子宫不规则出血：周期不规则，经期延长而经量正常。

2. 排卵性功血的月经异常表现　主要为月经周期缩短，有时月经周期虽在正常范围内，但卵泡期延长，黄体期缩短，以致患者不易受孕或在孕早期流产。或表现为月经周期正常，但经期延长，长达 9 ~ 10 天，且出血量多。

（三）体格检查

1. 一般情况　应注意患者的精神、营养、发育状况，有无贫血及其程度，第二性征、乳房的发育及毛发分布，有无泌乳等。

2. 妇科检查　子宫大小多属正常。

（四）辅助检查

1. 诊断性刮宫　结果显示分泌反应至少落后 2 天者，提示有黄体功能不足可能；在月经周期的第 5 ~ 6 天诊断性刮宫，显示子宫内膜仍呈分泌期反应，且与出血期及增生期内膜并存，提示有子宫内膜不规则脱落可能。

2. B 超　了解子宫大小、形状、子宫内膜厚度，宫腔内有无赘生物及血块等，有助于排除其他疾病；动态观察卵泡发育、优势卵泡大小及排卵情况。

3. 宫腔镜检查　可在宫腔镜直视下选择病变区进行活检，有助于诊断子宫内膜息肉、子宫黏膜下肌瘤及子宫内膜癌等宫腔内病变。

4. 凝血功能测定　通过血小板计数，出、凝血时间，凝血酶原时间等了解凝血功能。

5. 血红细胞计数及血红蛋白　了解贫血情况。

6. BBT 测定　无排卵性功能失调性子宫出血 BBT 呈单相型，黄体功能不足者 BBT 呈双

· 555 ·

相型,但黄体期不足 11 天;子宫内膜不规则脱落者 BBT 呈双相改变,但下降缓慢。

7. 宫颈黏液检查　经前宫颈黏液见羊齿植物状结晶,提示有雌激素作用但无排卵,见成排出现的椭圆体,提示有排卵。

8. 阴道脱落细胞涂片检查　一般表现为中、高度雌激素影响。

9. 女性生殖内分泌激素测定　血清孕酮为卵泡期低水平则提示无排卵;雌二醇可反映体内雌激素水平;催乳素及甲状腺激素有助排除其他内分泌疾病;高雄激素应考虑多囊卵巢综合征。

(鲜晓明)

第六节　鉴别诊断

必须排除由生殖器官病变或全身性疾病所引起的子宫出血,应注意与下列疾病相鉴别。

(一) 病理妊娠或妊娠并发症

如流产、异位妊娠、滋养细胞疾病、产后子宫复旧不全、胎盘残留等,可通过 hCG 测定、B 型超声检查或诊断性刮宫等协助鉴别。

(二) 生殖道感染

如急性或慢性子宫内膜炎、子宫肌炎等,妇科检查可有带下增多,或子宫附件压痛。

(三) 生殖道肿瘤

如子宫内膜癌、子宫肌瘤、卵巢肿瘤等,通过 B 超或诊断性刮宫可鉴别。宫颈病变可通过妇科检查结合宫颈细胞学检查、宫颈活检等有助鉴别。

(四) 全身性疾病

血液病通过血液及骨髓检查可诊断;肝功能损害通过 B 超及肝功能检查有助于鉴别。甲状腺功能亢进或低下通过检测甲状腺功能有助于鉴别。

(五) 性激素类药物使用不规范

含孕激素的避孕器,如节育器、阴道环、皮下埋置剂,由于持续释放低剂量孕激素,可使子宫内膜不规则脱落,表现为阴道不规则出血。

(六) 生殖道损伤

妇科检查可诊断。

(鲜晓明)

第七节　治疗

功血的治疗应根据出血的缓急之势、出血时间的久暂、患者的年龄及体质情况等决定治疗方案。功血的一线治疗是药物治疗。出血期首先是止血,出血时间长者注意预防感染。根据青春期、育龄期、绝经期等不同阶段的特点,治疗目的之差异,进行个体化治疗。青春期及生育年龄无排卵性功血以止血、调整周期、促排卵为主;绝经过渡期功血以止血、调整周期、减少经量,防止子宫内膜病变为治疗原则。

出血期的治疗原则是急则治其标，缓则治其本，急缓指出血之势而言，对于异常出血，首当止血；非出血期的治疗，或调整月经周期至正常，或止血固冲。应结合病史，根据阴道出血期、量、色、质的变化及其全身证候辨明寒、热、虚、实；同时结合兼证及体质状况、舌脉特点，辨其病在何经何脏，或在气在血；患者的不同年龄阶段亦是功血辨证施治时的重要参考。血止后固本善后，即恢复正常的月经周期是治疗的关键，月经的调节是肾气－天癸－冲任－胞宫协调作用的结果。根据中医的基本理论辨证调经，采用中医药周期疗法，以恢复正常的月经周期。

（一）中医内治法

1. 辨证治疗

（1）治崩三法：根据病情三法可单独使用，也可相兼使用。

1）塞流：即是止血。暴崩之际，急当止血防脱，首选补气摄血法。或大补元气，摄血固脱，或回阳救逆，固脱止血。血势不减者，宜输血救急。血势渐缓应按不同证型塞流与澄源齐头并进，采用健脾益气止血，或养阴清热止血，或养血化瘀止血治法。出血暂停或已止，则谨守病机，行澄源结合复旧之法。

2）澄源：即正本清源，根据不同证型辨证论治。切忌不问原由，概投寒凉或温补之剂，专事止涩，致犯"虚虚实实"之戒。

3）复旧：即固本善后，调理恢复。但复旧并非全在补血，而应及时地调补肝肾、补益心脾以资血之源，安血之室，调经固本。视其病势，于善后方中寓治本之法。调经治本，其本在肾，故总宜填补肾精，补益肾气，固冲调经，使本固血充，则周期可望恢复正常。

（2）分型论治

1）无排卵性功血

A. 肾阳虚

证候特点：经血非时而下，淋漓不断，色淡质稀；面色晦黯，腰膝无力，畏寒肢冷，小便清长，浮肿，眼眶黯，五更泄泻，精神萎靡，性欲减退；舌淡黯，苔白滑，脉沉迟无力或弱。

治法：温肾固冲，止血调经。

推荐方剂：右归丸（《景岳全书》），止血加赤石脂，补骨脂，炮姜，艾叶。

基本处方：鹿角胶15g（烊化），熟制附子9g，肉桂6g（冲服），杜仲15g，枸杞子10g，菟丝子15g，熟地黄15g，山茱萸12g，山药10g，当归10g，赤石脂10g，补骨脂10g，炮姜9g，艾叶10g。水煎服，每日1剂。

加减法：出血量多、色淡、无块者，加党参20g、黄芪20g、菟丝子15g以温肾止血。

B. 肾阴虚

证候特点：经血非时而下，量少淋漓或量多，色鲜红，质稍稠；头晕耳鸣，腰膝酸软，口干舌燥，尿黄便干，五心烦热，失眠健忘；舌质红，少苔，脉细数。

治法：滋肾益阴，固冲止血。

推荐方剂：左归丸（《景岳全书》）合二至丸（《医方集解》）。

基本处方：熟地黄15g，鹿角胶10g（烊化），龟甲胶10g（烊化），枸杞子10g，山茱萸10g，菟丝子12g，怀山药10g，牛膝10g，女贞子10g，墨旱莲10g。水煎服，每日1剂。

加减法：出血量多加仙鹤草15g、乌贼骨15g以固涩止血；出血淋漓不断加生蒲黄15g

（包煎）、生三七粉 3g（冲服）以化瘀止血。

C. 脾虚

证候特点：经血非时而下，量多，色淡，质清稀，暴崩之后，经血淋漓；面色苍白，精神萎靡，气短乏力，语音低微，小腹空坠，食欲不振；面浮肢肿，手足不温，便溏；舌淡体胖，边有齿痕，苔薄白，脉缓弱。

治法：补气健脾，摄血固冲。

推荐方剂：固本止崩汤（《傅青主女科》）去当归，加五倍子，海螵蛸，煅龙骨，煅牡蛎。

基本处方：党参 15g，白术 15g，黄芪 15g，熟地黄 10g，炮姜 6g，五倍子 10g，海螵蛸 10g，煅龙骨 15g（先煎），煅牡蛎 15g（先煎）。水煎服，每日 1 剂。

加减法：兼血虚者，加制首乌 20g、白芍 15g 以养血止血；心悸失眠，加酸枣仁 15g、五味子 10g 以宁心安神。

D. 虚热

证候特点：经血非时而下，量少淋漓，或量多势急，色鲜红而质稠；伴见心烦失眠，面颊潮红，咽干口燥，潮热汗出，小便黄少，大便燥结；舌红，少苔，脉细数。

治法：养阴清热，固冲止血。

推荐方剂：保阴煎（《景岳全书》）加阿胶，海螵蛸，仙鹤草，藕节。

基本处方：生地黄 12g，熟地黄 12g，白芍 10g，山药 10g，续断 10g，黄柏 9g，黄芩 9g，甘草 5g，阿胶 10g（烊化），海螵蛸 10g，仙鹤草 15g，藕节 10g。水煎服，每日 1 剂。

加减法：心烦、失眠少寐，加柏子仁 15g、酸枣仁 15g、夜交藤 20g 以养心安神，或加龟甲 20g（先煎）、生牡蛎 20g（先煎）、生龙骨 20g（先煎）以重镇安神。

E. 实热

证候特点：经血非时而下，量多如崩，或淋漓不断，色深红，质稠，有血块；口渴烦热，小腹或少腹疼痛，腹部拒按，面红目赤，渴喜冷饮，口苦咽干，小便黄或大便干结；舌红，苔黄，脉滑数。

治法：清热凉血，固冲止血。

推荐方剂：清热固经汤（《简明中医妇科学》）。

基本处方：黄芩 10g，栀子 10g，生地黄 15g，地骨皮 12g，地榆 10g，藕节 10g，阿胶 10g（烊化），龟甲 15g（先煎），生牡蛎 15g（先煎），棕榈炭 10g。水煎服，每日 1 剂。

加减法：热瘀互结，见腹痛有块，去棕榈炭、牡蛎，加益母草 20g、枳壳 10g、生三七粉 3g（冲服）以加强活血化瘀，加夏枯草 10g 以清热。

F. 血瘀

证候特点：经乱无期，量时多时少，时出时止，经行不畅，色紫黯有块，质稠，小腹疼痛拒按，或痛经；舌质紫黯，有瘀点瘀斑，苔薄白，脉涩。

治法：活血化瘀，固冲止血。

推荐方剂：逐瘀止血汤（《傅青主女科》）。

基本处方：大黄 10g，生地黄 10g，当归 10g，赤芍 15g，牡丹皮 12g，枳壳 12g，龟甲 15g（先煎），桃仁 12g。水煎服，每日 1 剂。

2）排卵性功血

A. 肾气虚

证候特点：月经先期，经期延长，量少，色淡黯，质稀；伴面色晦黯，腰膝酸软，性欲减退，夜尿频数；舌淡黯，苔薄白，脉沉细无力。

治法：补肾益气，固冲止血。

推荐方剂：归肾丸（《景岳全书》）。

基本处方：熟地黄 15g，山药 12g，山茱萸 12g，枸杞子 12g，当归 10g，茯苓 10g，菟丝子 15g，杜仲 15g。水煎服，每日 1 剂。

加减法：出血量多加党参 20g、北芪 20g、白术 15g 以补后天以益先天，补益肾气。

B. 脾虚

证候特点：月经先期，经期延长，淋漓不断，量多，色淡，质稀；面色苍白，精神萎靡，神疲肢倦，气短懒言，小腹空坠，食少纳呆，便溏；舌淡胖，边有齿痕，苔薄白，脉细弱或缓弱。

治法：补气健脾，摄血固冲。

推荐方剂：固本止崩汤（《傅青主女科》）去当归，加五倍子，海螵蛸，龙骨，牡蛎。

基本处方：党参 15g，白术 15g，黄芪 15g，熟地黄 10g，炮姜 6g，五倍子 10g，海螵蛸 10g，煅龙骨 15g（先煎），煅牡蛎 15g（先煎）。水煎服，每日 1 剂。

加减法：出血量多、色淡、无块，加补骨脂 15g、赤石脂 15g、仙鹤草 15g 以固涩止血。

C. 阴虚血热

证候特点：月经先期，经期延长，量少，色鲜红，质稠；面颊潮红，五心烦热，潮热盗汗，心烦失眠，咽干口燥，小便黄少，大便燥结；舌红有裂纹，少苔，脉细数。

治法：养阴清热，固冲止血。

推荐方剂：两地汤（《傅青主女科》）合二至丸（《医方集解》）。

基本处方：生地黄 15g，地骨皮 12g，玄参 12g，麦冬 10g，阿胶 10g（烊化），白芍 10g，女贞子 10g，墨旱莲 10g。水煎服，每日 1 剂。

加减法：兼有瘀血，症见小腹疼痛，经行不畅，色黯有块等，加炒蒲黄 15g（包煎）、炒灵脂 10g、丹参 10g、赤芍 10g 以活血化瘀止血。

D. 阳盛血热

证候特点：月经先期，经期延长，量多，色深红，质黏稠；面红颧赤，口渴欲饮，小便短赤，大便干结；舌红，苔黄，脉滑数。

治法：清热凉血，固冲止血。

推荐方剂：清热固经汤（《简明中医妇科学》）。

基本处方：黄芩 10g，栀子 10g，生地黄 15g，地骨皮 12g，地榆 10g，藕节 10g，阿胶 10g（烊化），龟甲 15g（先煎），生牡蛎 15g（先煎），棕榈炭 10g。水煎服，每日 1 剂。

加减法：血热伤阴者加旱莲草 15g、玄参 10g 以清热养阴；郁热互结加牡丹皮 15g、赤芍 15g 以凉血化瘀。

E. 肝郁血热

证候特点：月经先期，经期延长，量或多或少，经行不畅，经色深红，质稠有块；烦躁易怒，小腹胀痛，口苦咽干，胁肋胀痛，小便黄，大便干结；舌红，苔薄黄，脉弦数。

治法：疏肝清热，凉血固冲。

推荐方剂：丹栀逍遥散（《女科撮要》）。

基本处方：当归 10g，白芍 10g，柴胡 10g，薄荷 6g，白术 10g，茯苓 15g，炮姜 6g，炙甘草 5g，牡丹皮 15g，焦栀子 10g。水煎服，每日 1 剂。

加减法：出血量多者，加地榆 15g、贯众 15g 以清热凉血止血。

F. 血瘀

证候特点：经血非时而下，量或多或少，时下时止，或淋漓不净，血色紫黯有块；质稠，小腹疼痛拒按，或痛经；舌质紫黯，舌有瘀点瘀斑，苔薄白，脉涩。

治法：活血化瘀，固冲止血。

推荐方剂：逐瘀止血汤（《傅青主女科》）。

基本处方：大黄 10g，生地黄 10g，当归 10g，赤芍 15g，牡丹皮 12g，枳壳 12g，龟甲 15g（先煎），桃仁 12g。水煎服，每日 1 剂。

加减法：瘀久化热，口干苦，血色红，量多，加黄芩 10g、地榆 15g、夏枯草 10g 以清热凉血止血。

G. 湿热

证候特点：经期延长或淋漓不断，或经间期出血，质黏稠；小腹疼痛，胸脘满闷，白带色黄秽臭，质黏稠；舌红，苔黄腻，脉滑。

治法：清热利湿，凉血止血。

推荐方剂：清肝止淋汤（《傅青主女科》）加减。

基本处方：牡丹皮 12g，黄柏 10g，当归 10g，白芍 10g，地黄 10g，黑豆 10g，香附 9g，牛膝 12g，阿胶 10g（烊化），大枣 6g。水煎服，每日 1 剂。

加减法：湿重，加薏苡仁 20g、泽泻 10g 以利湿化浊；热重，加黄芩 10g、大小蓟各 15g、椿根皮 10g 清湿热、凉血止血。

2. 中成药

（1）出血期用药

1）益宫宁血口服液：补气养阴，固肾止血。用于功血气阴两虚证。每次 20ml，每日 3 次。

2）益母草流浸膏：活血调经，用治血瘀之崩漏，经血淋漓不尽等。每次 5～10ml，每日 3 次。

3）云南白药：有止血、抗炎、兴奋子宫等作用。用于治疗功血证属血热实证或气血瘀滞者。散剂，口服每次 0.2～0.3g，每次不超过 0.5g，4 小时服 1 次，可视出血情况连服多次。胶囊剂，口服每次 0.25～0.5g，每日 4 次。

4）紫地宁血散：清热凉血，收敛止血。用于功血血热证。每次 8g，每日 3～4 次，凉开水或温水调服。

5）宫宁颗粒：化瘀清热，止血固经。用于瘀热证所致的月经过多、经期延长；宫内节育器引起出血不良反应见上述证候者。温开水冲服。每次 1 袋，每日 3 次，饭后服用。用于经期过长、月经过多，于月经来潮前 1～3 天开始服用，服用 5～7 天有效者服用 3 个月经周期可防止复发。

6）归芪益气养血口服液：益气养血，调补肝肾。用于气血虚弱，肝肾不足所致的月经量多，经期延长，经行小腹隐痛。口服，每次 10～20ml，每日 2 次。糖尿病患者慎用，孕妇禁用。

7）妇康宁片：调经养血，理气止痛。用治气滞血瘀崩漏等。每次 4 片，每日 2~3 次。

（2）非出血期用药

1）紫河车胶囊：温肾补精，益气养血。用于功血肾精不足，或虚劳消瘦，骨蒸盗汗，咳嗽气喘，食少气短。温黄酒或温开水送服，每次 15 粒，每日 2 次。

2）鹿胎膏：补气养血，调经散寒。用于气血不足，虚弱消瘦，月经不调，行经腹痛，寒湿带下。口服，每次 10g，每日 2 次，温黄酒或温开水送下。孕妇忌服。

3）复方阿胶浆：补气养血。用于功血气血两虚，头晕目眩，心悸失眠，食欲不振及白细胞减少症和贫血。每次 20ml，每日 3 次。

4）定坤丹：滋补气血，调经舒郁。用于功血气血两虚兼有郁滞者。大蜜丸 9g，每次半丸至 1 丸，每日 2 次。

5）四物合剂：养血调经。用于血虚所致的面色萎黄、头晕眼花、心悸气短及月经不调。口服，每次 10~15ml，每日 3 次。

6）乌鸡白凤口服液：补气养血，调经止带。用于功血气血两虚型。每次 10ml，每日 2 次。

7）生脉饮：益气复脉，养阴生津。用于功血气阴两伤型。实证、实热之邪未尽及表证未解者禁用。每次 10ml，每日 3 次。

8）归脾丸：益气健脾，养血安神。用于心脾气虚型功血出血期，或用于止血后调理。水蜜丸，每次 6g，每日 3 次。大蜜丸 9g，每次 1 丸，每日 3 次。

（二）中医外治法

1. 针灸

（1）体针：取穴：关元，隐白，足三里，三阴交。操作方法：用毫针针刺上述穴位，针用平补平泻手法，留针 30 分钟；隐白穴用温针灸，灸 2 壮。每日 1 次，10 次为 1 个疗程，疗程间休息 3 天。

（2）腹针：针刺冲脉配关元，取关元、气海旁开 5 分，左右各取一点。常规消毒后，取 0.4mm×75mm 毫针，垂直快速刺入皮肤后，缓缓进针，根据患者胖瘦不同进针 1.5~2.5 寸，当患者出现强烈针感后停止进针，不提插，禁乱捣，可轻微小幅度捻转或弹针以加强刺激。要求针感下传至整个下腹部，有时向会阴部放散，甚至双侧腰骶部出现酸麻胀痛感。强烈时感觉整个下腹部、双侧腰部、骶和会阴部有明显抽搐感。出现此种现象后立即停止进针，留针 30~40 分钟，可获最佳效果。每日 1 次，7 次为 1 个疗程。

（3）经外奇穴：针刺"断红"穴，"断红"穴是经外奇穴，位于手指第 2、3 掌指关节间前 1 寸，相当于八邪穴之上都穴。患者取仰卧位或坐位，两手掌面向下，自然半屈状态，常规消毒后，取 3.5 寸毫针，沿掌骨水平方向刺入皮肤后，缓慢进针 1.5~2 寸，平补平泻法，使针感向上传导，上升至肩部为好，出现强烈针感后，停止进针，留针 20~25 分钟。每日针刺 2 次。

（4）耳针：取穴：子宫、卵巢、内分泌、肝、肾、神门。操作：每次选用 3~4 个穴，每日或隔日 1 次，中等刺激，留针 30~60 分钟，也可耳穴埋针。

（5）艾灸

1）艾灸隐白穴：把艾条做成米粒大小圆锥形 6 炷，分别置于两足隐白，点燃，待快燃尽时用拇指按压艾炷，每日灸 3 ~ 4 次。待出血停止后可再继续灸 1 ~ 2 天。

2）艾灸百会、隐白、关元、八髎：崩者在针刺完毕后用艾条悬灸百会、隐白、关元各 30 分钟；对于漏者必用重灸法，在灸百会、隐白、关元的基础上重灸八髎，即用 5 根艾条捆在一起重灸八髎，以局部皮肤充血起红晕、小腹有温热感为度。每日艾灸 1 次，至血止。

2. 穴位注射

（1）断红穴：患者取坐位或平卧位，双手半握拳，取断红穴注射。断红穴位于 2、3 掌骨间，指端下 1 寸。先针后灸，有减少血量的作用。取 0.5 ~ 2ml 酚磺乙胺 1 支，用 5ml 6 号针注射器抽取酚磺乙胺 1ml，常规消毒后刺入穴位，待针下有酸、麻、胀等得气感后，回抽无血后将药液注入，每穴 0.5ml。一般在注射后 2 小时后流血量明显减少或停止，个别患者至次日方见效。一般 1 次即可，流血量较多、注射 1 次后血不止者，次日再注射 1 次。

（2）常规穴位：子宫穴（耳穴）、内分泌（耳穴）、关元、肾俞（双侧）、三阴交。随症加减：实热加血海、水泉；阴虚加内关、太溪；气虚加脾俞、足三里；虚脱加百会、气海。药物：酚磺乙胺注射液、参麦注射液。方法：用 10ml 注射器，5 号半注射针头，抽取酚磺乙胺注射液 4ml，参麦注射液 4ml，共得复合注射液 8ml。在常规穴位局部消毒后，子宫（双侧）各注射 0.1ml，内分泌（双侧）各注射 0.1ml，三阴交穴各注射 0.3ml，关元穴注射 1ml，肾俞（双侧）各注射 3ml，每日 1 次，15 次为 1 个疗程。共 4 个疗程。

3. 耳穴压豆 主穴：子宫、卵巢、脑点、肝、脾、肾。配穴：内分泌，膈穴。方法：选光滑饱满的王不留行籽贴在 0.5cm × 0.5cm 的胶布中心，用血管钳送至耳穴，贴紧后加压力，患者感到酸、麻、胀痛或发热或躯体有经络传感为度。两耳轮隔日交换治疗 1 次。嘱患者每日饭后、睡前、起床后自行按压所贴穴位 1 次，按压约 15 分钟左右，10 次为 1 个疗程。

4. 穴位敷贴 取穴：耳穴子宫、卵巢、输卵管、盆腔、皮质下、内分泌、肾上腺、神门、脑干、肝、脾、胃、肾。将王不留行籽用胶布贴压于上述耳穴，每次按压 3 ~ 5 分钟，每日 3 ~ 4 次，出血重者，隔日换药，换药 3 ~ 5 次后改为每周 1 次。双耳交替。连续 1 ~ 4 周有效。

（三）西医治疗

治疗原则为减少经量或控制异常出血，调整月经周期。青春期少女以调整月经周期为主，预防复发及远期并发症；围绝经期妇女止血后以调整周期、减少经量为原则。治疗方法包括药物治疗和非药物治疗，需根据患者年龄、对生育的要求、内膜情况、B 超等辅助检查结果选用合适的方法。一般先用药物治疗，已婚患者可行刮宫术，久治不愈已无生育要求者可采用子宫内膜去除、子宫切除等外科治疗。治疗分为止血和止血后调整周期两部分，出血阶段应迅速有效地止血及纠正贫血，血止后应尽可能明确病因，并根据病因进行治疗。对于育龄期妇女排卵性功血应首先排除妊娠，然后止血及调整周期，若有生育要求则行促排卵治疗，增加妊娠率。若药物难以控制出血之势时，可采取手术止血。

1. 无排卵性功血的治疗

（1）止血治疗

1）激素类药物治疗：应根据患者出血量、出血时间、贫血程度选择激素的种类和剂量。对大量出血患者，要求在性激素治疗 6 ~ 8 小时内明显见效，24 ~ 48 小时内血止，若 96 小时以上仍不止血，应考虑有无器质性病变存在。

A. 孕激素内膜脱落止血法：孕激素是治疗无排卵性功血的主要药物。无排卵性功血的病理基础是缺乏孕激素，因此用孕激素使子宫内膜转为分泌期，停药后发生撤退性出血。常用黄体酮20mg肌肉注射，每日1次，连用3~5天；或地屈孕酮10mg/次，每日2次，连用10天；或口服微粒化孕酮每日200~300mg，连用5~7天。对更年期患者，为预防撤退性出血过多，在用黄体酮的同时，可合用丙酸睾酮每次25~50mg肌注。

B. 雌激素内膜生长止血法：该止血方法的原理是用雌激素使子宫内膜生长，修复创面止血。常用药物是苯甲酸雌二醇，首次剂量2mg肌肉注射，根据出血情况每6~8小时重复一次，直至血止，每日最大量一般不超过12mg，血止后2~3天可逐步减量，直至每次1mg维持至用药20日左右。也可用相应剂量的其他雌激素制剂，有报道用大剂量结合雌激素（conjugated equine estrogen，CEE，倍力美，premarin）治疗功血。使用结合雌激素每天0.6mg/kg体重，大部分患者在用药后6小时内出血明显减少，最佳作用见于用药第5~7天，效用持续10~14天，最大剂量可达60mg/d。

C. 内膜萎缩法：此法的止血原理为大剂量的合成孕激素或雌、孕激素制剂通过抑制垂体分泌促性腺激素进而抑制卵巢分泌雌激素，内源雌激素的降低使子宫内膜萎缩，达到出血迅速减少或停止的效果。

D. 合成孕激素制剂：常用的药物有左旋-18-炔诺孕酮、炔诺酮（妇康片）、醋酸甲地孕酮、甲羟孕酮。炔诺酮同时具有孕、雄、雌激素样作用，对内膜作用效价高，可作为首选止血药，常用5~7.5mg口服，每6小时一次，一般用药4次止血或明显减少。然后每3次递减1/3量，直至维持量每日5mg，连续用21天左右，在此期间积极纠正贫血，待血红蛋白回升接近正常后，可停药撤退性出血。

在孕激素基础上配伍使用雌、雄激素也有较好效果，具体可用三合激素（黄体酮12.5mg，苯甲酸雌二醇1.25mg，睾酮25mg）肌注，每12小时一次，血止后递减至每3日一次，共20日停药。

2）其他药物治疗

A. 非甾体类抗炎药物：前列腺素是子宫内膜血管出血和止血功能的重要调节因子。口服氟芬那酸（氟灭酸）0.2g，每天3次；甲芬那酸0.5g，每天3次，可减少月经量25%~35%，同时应注意胃肠道不良反应。

B. 抗纤溶药物：酚磺乙胺能增强血小板功能及毛细血管抗力，每次0.25~0.5g肌注，每日0.5~1.5g；或静脉滴注每日5~10g。氨甲苯酸（止血芳酸）或氨甲环酸（止血环酸，妥塞敏）300mg静脉滴注，每日2~3次。

C. 甲状腺素治疗：青春期出血伴有肥胖、基础代谢率低、甲状腺功能低下者，用甲状腺素治疗，除能调整内分泌失调、提高垂体及卵巢的活性外，并能促进雌激素的分解和排泄，可使雌激素过剩的水平降低。一般用小剂量甲状腺制剂0.03mg，每日1~2次。

D. 米非司酮：米非司酮是一种强效孕激素拮抗剂，还伴有一定的抗糖皮质激素作用，可直接和间接作用于丘脑-垂体系统，导致促性腺激素分泌减少。米非司酮还可抑制卵巢功能，表现为抑制卵泡期卵泡的发育及排卵延迟，还可诱导黄体溶解，直接作用于卵巢颗粒细胞促使其凋亡，增加闭锁卵泡数，从而加速残存卵泡的萎缩，导致绝经，对于围绝经期功血治疗有一定疗效。可每次口服12.5mg，每天1次，90天为一个疗程。目前该药物治疗功血研究较多，临床上应用有一定疗效，但其功用还未列入《药典》。

E. 左炔诺孕酮宫内节育系统（levonorgestrel intra-uterine system，LNG-IUS），商品名曼月乐（Mirena）：可局部释放左旋-18-炔诺孕酮（每日20μg），使子宫内膜萎缩从而减少出血或出现闭经，达到避孕和减少出血的双重目的。

F. 其他止血药：子宫收缩剂治疗，如与凝血、止血药物合用，可进一步减少出血量。常用催产素和麦角新碱，急性出血可静注，一般可肌注。有血管硬化与冠心病者忌用。凝血、止血药物中，卡巴克络和酚磺乙胺可减低微血管通透性，6 - 氨基己酸、对羧基苄氨、氨甲环酸等可抑制纤维蛋白溶酶，有减少出血量的辅助作用，但不能赖以止血。有血栓性血管病史者慎用。氨基己酸 4 ~ 6g，以 5% 葡萄糖注射液或生理盐水 100ml 稀释后静脉滴注，15 ~ 20 分钟滴完。氨甲环酸每日 200 ~ 400mg，溶于 25% ~ 50% 葡萄糖注射液 20 ~ 40ml 内，缓慢静注。

3）刮宫术：为快速有效的止血方法，尤其适用于病程较长的已婚育龄期或围绝经期患者，但半年内曾用此法治疗者不宜再次使用。出血超过 14 天或不规则流血者可随时刮宫；围绝经期首选分段刮宫术，以排除宫颈管和宫腔内器质性病变；青春期患者一般以药物治疗为主。

（2）调整月经周期：对于青春期、育龄期无排卵性功血患者，止血后当继续用药以建立或恢复月经周期，使用性激素人为地控制流血量并形成周期治疗的目的，一方面暂时抑制患者本身的下丘脑 - 垂体 - 卵巢轴，使能恢复正常月经的内分泌调节，另一方面直接作用于生殖器官，使子宫内膜发生周期性变化，并按预期时间脱落，所伴出血量不致太多。一般连续用药 3 个周期。在此过程中当积极纠正贫血，加强营养，以改善体质。常用的调整月经周期的方法有：

1）雌、孕激素序贯法：适用于青春期功血患者。本方法亦称人工周期，为模拟自然月经周期中卵巢的内分泌变化，序贯应用雌、孕激素，使子宫内膜发生相应变化，引起周期性脱落。用法：己烯雌酚 1 ~ 2mg（或戊酸雌二醇 1 ~ 2mg 或炔雌醇 0.02 ~ 0.05mg），于出血第 5 日起，每晚 1 次，连服 20 日，至服药第 11 日，每日加用黄体酮 10mg 肌注（或安宫黄体酮 6 ~ 10mg 口服），两药同时用完，停药后 3 ~ 7 日出血。于出血第 5 日重复用药，一般连续使用 3 个周期。用药 2 ~ 3 个周期后，患者常能自发排卵。

2）雌、孕激素合并应用：适用于育龄期（有避孕要求）和围绝经期功血患者。雌激素使子宫内膜再生修复，孕激素用以限制雌激素引起的内膜增生程度。

A. 单独雌、孕激素合并应用：己烯雌酚 1mg（或戊酸雌二醇 1mg）及安宫黄体酮 4mg，于出血第 5 日起两药并用，每晚 1 次，连服 20 ~ 22 日，停药后出现出血，血量较少。

B. 复方雌、孕激素合并应用：复方避孕药限制子宫内膜生长，使过度增生的内膜逐渐退化，至少可减少 60% 的正常月经量。在出血第 5 日开始，每晚口服 1 丸，21 日为一周期，连用 3 个周期。我国研制的避孕药 I 号、II 号及三相片均能有效地调控月经周期，尤其在三相片服用中发生突破出血、点滴出血的较单相制剂显著为少。

3）左炔诺孕酮宫内缓释系统：可有效治疗功血，原理为在宫腔内局部释放左炔诺孕酮，抑制子宫内膜生长。

（3）促进排卵：适用于青春期和育龄期无排卵性功血患者。

1）氯米芬：适用于体内有一定雌激素水平的功血患者。该药为非甾体化学物，有微弱雌激素作用，在下丘脑竞争性地结合雌激素受体产生抗雌激素作用。通过抑制内源性雌激素对下丘脑的负反馈，诱导促性腺激素的释放而诱发排卵。于出血第 5 日起，每晚服 50mg，连续 5 日。若排卵失败，可重复用药，剂量逐步增至每日 100 ~ 150mg。不宜长期应用，以免发生卵巢过度刺激综合征或引起多胎妊娠。排卵率为 80%，妊娠率仅其半数。

2）人绒毛膜促性腺激素（hCG）：适用于体内 FSH 有一定水平、雌激素中等水平者。hCG 具有类似 LH 作用而诱发排卵。监测卵泡发育接近成熟时，连续 3 日肌注 hCG，剂量依次为 1000U、2 000U 及 5 000U。

3）人绝经期促性腺激素（HMG）：其制剂分 75U（每支含 FSH 及 LH 各 75U）和 150U（每支含 FSH 及 LH 各 150U）两种。FSH 促使卵泡生长发育和颗粒细胞成熟，分泌雌激素。LH 促使卵泡的泡膜细胞合成雌激素前体——雄烯二酮和睾酮。在两者作用下卵泡发育成熟。在月经来潮第 3 ~ 5 天开始用药，连用 7 ~ 12 天，应用 5 ~ 7 天后监测卵泡发育情况，根据卵泡发育情况增减剂量，若卵泡发育成熟，停用 HMG，加用 hCG5 000 ~ 10 000U，每日肌注 1 次，共 2 ~ 3 日，以提高排卵率。注意使用 HMG 时易并发卵巢过度刺激综合征。

4）促性腺激素释放激素（GnRH）：过去应用 GnRH 脉冲式给药诱发排卵，现多主张用 GnRH 作预治疗，约需 8 周时间达到垂体去敏感状态，导致促性腺激素呈低水平，继之性腺功能低下，此时再给予 GnRH 脉冲治疗或应用 HMG 及 hCG，可达到 90% 的排卵率。

（4）手术治疗

1）子宫切除术：现很少用以治疗功血。适用于患者年龄超过 40 岁，病理诊断为子宫内膜腺瘤型增生过长或子宫内膜不典型增生，或年龄较大，反复出血，久治不愈造成严重贫血者。

2）子宫内膜部分或完全切除术：子宫内膜切除术是去除子宫内膜后引起纤维反应，从而达到减少月经量、减轻痛经及人为闭经的有效方法。对于顽固性功血而无生育要求者，尤其对施行子宫切除术有禁忌证者，可施行宫腔镜内膜切除术和热球法子宫内膜切除术，即在宫腔镜下，通过电切割、激光行子宫内膜去除术以达到减少出血的治疗效果。有研究报道子宫内膜切除术后月经改善的成功率为 95% 左右。热球法治疗原理是通过球内被加热液体的热能使子宫内膜凝固、坏死、剥离脱落，以减少子宫腔内膜面积，达到治疗目的。热球法子宫内膜切除与宫腔镜电切割、激光切割技术相比，有同等的治疗效果，且因为不用危险的能源，安全性高。其远期效果需进一步观察。子宫内膜切除术需注意防止并发症如子宫穿孔、低钠血症、术后晚期腹痛及痛经的出现。

2. 有排卵性功血的治疗

（1）月经量多：有排卵性出血周期规律，其导致的月经量多通常雌激素含量较高，一般治疗选用以下药物。

1）对抗雌激素药物：丙酸睾酮 25mg/d，肌肉注射，连用 3 天；或达那唑每天 200mg。

2）抗前列腺素合成药：如氟芬那酸 200mg，每日 3 次，可减少经量 25% ~ 30%。

3）抗纤溶药：如氨甲环酸、氨基己酸等，治疗方法同无排卵性功血。

（2）经间期出血或经期延长

1）围排卵期出血：多数因子宫内膜对雌激素波动过度敏感或血内雌激素水平下降过多，一般无需过多处理，仅予对症止血治疗。

2）经前出血：考虑黄体功能不足引起，治疗如下。

A. 促进卵泡发育：卵泡发育不良是黄体功能不足的主要原因，因此促进卵泡发育和正常排卵有利于正常黄体的形成。可选用氯米芬诱发卵泡生长发育，必要时可选用人绝经期促性腺激素（HMG），使用方法同无排卵性功血。

B. 黄体功能替代疗法：可予基础体温上升后第 2 ~ 3 天开始口服甲羟孕酮，每次 4mg，每天 2 次，共 10 天；或肌注黄体酮注射液，每天 20mg，共 10 天；于于排卵后第 4、6、8、10 天分别注射 hCG 2 000U，辅助黄体功能。

3）经期延长：可能为新发育的卵泡分泌雌激素不足或黄体萎缩不全引起，治疗如下。

A. 小剂量雌激素补充疗法：可于月经第 5 天开始给予口服己烯雌酚 1 ~ 2mg，每天 1 次，或口服戊酸雌二醇 1 ~ 2mg，每天 1 次，持续 5 ~ 7 天，促进子宫内膜修复。

B. 孕激素疗法：可于月经周期第 20 ~ 22 天开始口服甲羟孕酮，每次 4mg，每天 2 次，共 5 天；或肌注黄体酮注射液，每天 20mg，共 5 天，促使子宫内膜规则脱落。

（鲜晓明）

第八节　难点与对策

功能失调性子宫出血是妇科常见病，可发生于任何年龄；因其出血量多势猛而有时被视为急症；同时因其止血困难以及月经周期的恢复困难，为难治病。针对上述情况提出以下难点与对策。

（一）有效的止血

对策如下。

1. 因病、因证、因人而宜　功血临床表现不一，有血崩，有漏下，有时甚至常年累月出血不止。目前功血的病因认识仍以虚、热、瘀三说为主，难以快速奏效的原因在于三者可单一致病，也可多重病因复合致病，又可互为因果致病，故本病反复难愈。如何快速有效的止血，必须考虑病因，病症以及患者的年龄，体质状况。

对于全身症状不明显的功血患者，可根据功血虚、热、瘀的基本病因病机进行治疗。对出血量多势急，且患者整体状况不佳，甚至虚脱者治疗重在固气固摄、升提止血；对出血淋漓日久者治疗重在养血止血、化瘀止血。在整个治疗过程中，注意"塞流、澄源、复旧"止血三法灵活应用。或紧急塞流止血，或塞流澄源止血，或澄源复旧止血。

对于青春期功血患者，主要是肾气不充，因此当补肾益气为主。更年期功血，肾气亏虚兼夹血瘀多见，应补肾化瘀止血为主。体质壮实者，可去瘀生新以止血；体质虚弱者，应调补冲任，补气养血以止血。

2. 多种手段联合应用

（1）充分利用阴道 B 超：可排除生殖器官的器质性病变引起的出血，同时了解子宫内膜的消长变化，结合内膜变化情况，灵活选用不同止血方法。如果内膜较厚，大于 12mm，单纯止血药物难以完全奏效，可酌加活血药物，促进内膜脱落，去瘀生新，活血以止血；如果内膜较薄，可结合病因病机，或益气止血，或凉血止血，或收摄止血。

（2）适当介入宫腔镜检查和诊断性刮宫术：对原因不明的反复出血，如果子宫内膜不均质，且较厚时，应尽早行诊断性刮宫术，可使子宫内膜在短时间内全部脱落，减少了出血量并缩短了出血时间，同时明确出血原因，以制定下一步治疗方案。必要时合理选用激素治疗。

（二）调周与促排

针对育龄期无排卵功血患者应积极调整周期，有生育要求患者应积极采用促排卵治疗。

对策如下。

1. 发挥中药调周优势 针对经后期、经间期、经前期、月经期四个不同的时期，肾阴阳和气血的变化，结合西医学的性腺轴中卵泡发育的不同阶段，以补肾为根本，采用益肾补血－补肾活血－益肾固冲任－活血调经的方法调整脏腑气血阴阳的动态平衡，以期恢复肾气－天癸－冲任－胞宫生殖轴的功能。

（1）经后期（卵泡期）：是新月经周期的开始，此期经水适静，血海空虚，奠定阴精基础是经后期的重点。治宜滋肾养血，调理冲任，促进卵泡发育。

（2）经间期（排卵期）：此期血海由虚复盛，阴升阳动，是重阴必阳的转换时期，因而促进阴阳转化为经间期的治疗重点。治宜理气活血兼滋肾助阳，以促排卵。

（3）经前期（黄体期）：随时间推移冲任气血已由经后期溢而暂虚，过渡到阴血渐充，阳气内动，阴升阳长。至此期阳长阴消，冲任气血盛，应为阳气活动的旺盛时期。其中阳长是主要的，阴消是次要的，阳气旺盛与否关系到月经周期的进一步演变。阳长不及或阳气不足，测量基础体温可见缓慢上升，或高相偏低、偏短、不稳定等情形，此时治疗目的要延长高温期，故以补阳为主，阴中求阳助冲任气血旺盛为治疗重点。治宜温补肾阳，引血下行。

（4）行经期（月经期）：月经来潮标志着本次月经的结束，新的周期的开始，此期的经水排泄实际上是阳气下泄让位于阴，故因势利导以通为主是行经期的治疗特点。治宜活血调经，使胞宫排血通畅，冲任经脉气血顺和，除旧布新，为新月经周期奠定基础。

调周法临床使用时，应测量基础体温（BBT），B超监测排卵等，通过西医检查优势，掌握微观的深层次资料，有助于了解月经周期中不同时期的变化特点，中西医各取所长，宏观与微观的结合，才能不断提高调周法疗效。单纯中药促排卵效果不理想时，可适当使用西药促排卵治疗。

2. 促排卵的治疗方法 无排卵功血止血后，对于有生育要求患者，可进行促排卵治疗。中医促排卵需辨证，根据肾藏精，主生殖等理论，多数医家认为主要应该从肾论治促排卵。如罗元恺教授主张温肾为主而兼滋阴以促排卵，认为无排卵者，多属肾阳虚为主而兼肾阴不足，治以温肾为主而兼滋阴，于经净后服促排卵汤以促其排卵。促排卵汤基本组方为：菟丝子20g，枸杞子20g，淫羊藿10g，制巴戟15g，党参20g，熟地黄15g，当归10g，熟附子6g（先煎），炙甘草6g。于月经来潮第5天始连续服14剂左右，每日1剂，每天2次，一个月经周期为1个疗程，共服用3个疗程。

夏桂成教授认为，经间排卵期，除了活血通络、补肾燮理阴阳以促排卵，以及处理常见的五大干扰因素（五大兼证）即痰、湿、气、血、寒五者之外，重要的是处理经间排卵期的三大矛盾，即动与静、升与降、泻与藏之间的矛盾。其主张在偏重补阴的基础上适量加用补阳之品，补肾助阳，佐调气血，主要以补肾促排卵汤为基础加减来治疗。补肾促排卵汤药用：怀山药、山茱萸、熟地黄、炒牡丹皮、茯苓、赤白芍、丹参、川续断、菟丝子、鹿角片（先煎）各10g，五灵脂12g（包煎），红花6g，或加川芎6g，荆芥5g。经间排卵期服，每日1剂，3数律者连服3天，5数律者连服5天，7数律者连服7天。鉴于排卵在入夜时间，因此要求夜间服药，一般于晚饭后30分钟以及临睡时服药为佳。

西药促排卵需严格掌握禁忌证，规范使用促排卵药物。

（三）怎样改善有排卵性功血的黄体功能

对策：中医认为肾虚为黄体不健的根本原因，但对是偏肾阳虚还是肾阴虚，仍有争议，夏桂成等教授研究认为黄体不健的中医辨证主要为肾阳虚肝郁证,张玉珍教授继承罗元恺教授的学术思想,在多年的临床实践中注意到黄体不健患者常有五心烦热、咽燥口干、舌红少苔、脉细数等阴虚见证,因此,主张本病的中医辨证主要为肾阴虚肝郁证,予罗氏调经种子丸(由酒洗菟丝子、酒洗当归、酒炒白芍、北柴胡等药物组成)治疗。于卵泡期开始服药,针对黄体不健的病因病机,调整患者已紊乱的"肾气 – 天癸 – 冲任 – 胞宫"轴,以恢复女性机体中阴阳的动态平衡。

西医认为有排卵功血主要表现以下三点:①FSH 缺乏,卵泡发育差,雌激素分泌不足,黄体功能不足。②LH 峰值不高,黄体发育不良。③下丘脑 – 垂体 – 卵巢轴功能紊乱,引起黄体萎缩不全,内膜持续不断有孕激素影响,不能完全脱落。

针对以上情况,可考虑:①枸橼酸氯米芬促排卵:应用枸橼酸氯米芬使 FSH 增高,黄体功能好转,孕激素分泌充足而不再点滴出血。②月经后半期加用黄体酮,共用 7 ~ 10 天,使子宫内膜分泌期发育良好而减少出血。③黄体萎缩不全者于黄体期加用黄体酮,抑制 LH 持续分泌并使子宫内膜发育良好,完全脱落,月经期不致延长。

(鲜晓明)

第九节　经验与体会

(一) 无排卵性功血的治疗体会

无排卵功血的群体以青春期、围绝经期为多。青春期的 H – P – O 轴功能发育尚不完善,围绝经期的卵巢功能逐渐衰竭,尽管二者均为无排卵,但二者卵巢功能的结局不同,因此治疗法则也不尽相同。

(1) 对于青春期无排卵功血的总体治疗为对症止血以及调整 H – P – O 轴功能为主,以恢复月经周期为治愈标志,中医治疗原则补肾是贯穿始终的治疗大法。

关于青春期功血的调周问题,目前有两种治疗认识,一是控制异常出血后,当积极调周,并且以建立排卵功能为治愈标准;二是认为治疗仅达到对症止血或建立月经周期,不强调有排卵,让患者生殖轴随着青春发育的进一步成熟,自行建立有排卵月经周期。第一种观点的目的是彻底治愈,防止复发,并为今后育龄期的生殖功能正常打下基础。第二种观点的目的是顺其自然,让有限的卵泡在育龄期生殖需要时排放,以免卵泡耗竭。卵巢的生殖功能持续时间有一定年限,青春期非生殖最佳年龄,从保全卵巢功能于生殖最佳年龄时处于活跃状态着想,让机体在自然状态下,而不是药物状态下恢复正常排卵功能有一定科学意义,相当于在最佳生育年龄前不动用储备始基卵,让卵巢处于半苏醒状态,但需要长期观察,如接近 18 周岁仍然为无排卵周期,则应积极唤醒卵巢功能。

卵巢功能与中医先天禀赋相关,先天肾气充足,则卵巢功能持续时间较长,排卵的年限相应也较长久,故多为自身便能先建立正常月经有排卵周期,反之,机体如在自身建立正常排卵周期时有障碍,属于先天禀赋不足,卵巢自排卵功能的年限相对较短,治疗时当根据患者的需要制定卵巢功能状态调节的长远计划。对于 18 岁以下,尤其是 11 ~ 13 岁月经刚初潮少女,在必要时只可调节为有正常周期月经,即让卵巢处于半休眠状态,而不强求一定恢复为有排卵月经。因此,对于青春期功血的治疗,需根据患者的禀赋情况进行判定,对于采取第二种治疗方法者,有必要进行临床远期随访。

（2）围绝经期无排卵功血的治疗主要为对症止血，控制围绝经期伴随症状，帮助其平稳过渡至绝经期，无需维持正常月经周期，中医方面健脾益气养血是主要的治疗方法。

（二）功能失调性子宫出血出血期的治疗应当顺势治疗

无论是排卵性功血还是无排卵性功血，对于出血期的治疗，应根据具体情况，止血治疗有三种体现方式：一是直接减少血量或止血；二是出血量先多，然后减少停止；三是逐渐延长不出血时间至正常周期，当视患者的具体情况而定。我们称之为顺势治疗。

1. 顺应月经周期　对于功血出血期的治疗，首先应准确判断当以止塞为主或当以通下为主，对于病程短者，在接近既往正常月经周期时，当顺势以通下为主，目的是尽量不扰乱自身生殖轴内分泌功能，为日后调周打下基础，其余时间的出血则以塞流为主；对于病程长，反复阴道不规则流血者，注意寻找是否有每月一次出血明显增多的周期性变化，如有此变化，则尝试以出血量多时为月经周期，或通下或顺其自然，3~5天后则以塞为主治疗。顺应月经周期治疗，是止血与调周的有序治疗。

2. 顺应胞宫生理藏泻　胞宫生理是亦藏亦泻，藏泻有时。其泻表现为行经、分娩，其藏表现为蓄经，育胎。功血患者的胞宫功能则处于藏泻失调，在治疗中当分辨胞宫处于或藏、或泻、或正由泻向藏的功能转化、或正由藏向泻的功能转化。顺应胞宫的生理功能，即在胞宫当藏时运用补法，以固冲任；在胞宫当泻时运用泻法，以去瘀滞；在胞宫功能处于转化时，则注意补泻药物的配伍比例，当胞宫生理功能出现藏泻有度，则为痊愈。B超检查结果，可帮助医者正确判定无排卵功血患者出血期间胞宫所处的生理功能状态，合理使用止血方法，以获得较好的治疗效果。胞宫的生理功能当藏时，冲任气血处于相对不足状态，子宫内膜多呈线型、薄或不能测定出厚度，一般当功血患者子宫内膜厚度为 0.2~0.5cm（双层），可以补法为主治疗；胞宫的生理功能当泻时，冲任气血处于相对壅滞状态，子宫内膜较厚，一般当功血患者子宫内膜双层厚度达 0.6~1.3cm 时，可以泻法为主治疗。单纯塞流或塞流澄源复旧三法同用多适合于内膜较薄者。有时对崩漏的治疗首先以单纯止血塞流，如为暴流如注，当塞流止血顾本；有时又当分出血的久暂、出血势头的急缓和量的多少、全身兼证舌脉等，塞流、澄源同用，如出血时间较长，出血势缓，色黯有块，当以先化瘀止血为主，可配合 B 超检查以了解内膜厚度，内膜较厚者，即使无血块及全身瘀滞症状，仍属胞宫冲任气血瘀滞，可以化瘀行气之法助内膜剥脱止血；内膜较薄者，可补肾健脾助内膜增生修复以止血。在据胞宫藏泻功能状态进行治疗的同时，仍当辨证加减用药。

（鲜晓明）

第十节　预后与转归

青春期以无排卵性功血多见，患者多数随年龄增长，性腺轴功能将会逐渐发育成熟，其间经过适当的治疗，最终可建立正常排卵的月经周期，少数患者病程长，药物治疗反应差则难以治愈，或易由某些诱因而复发。

育龄期无排卵性功血患者主要为对症止血、恢复或建立正常排卵周期，有生育要求者，必要时促排卵治疗，一般多能见效；严重的无排卵性功血，应注意饮食和激素的使用。过多食用饱和脂肪酸食物会刺激雌激素的过度分泌，同时晚婚、晚育、无正常婚育、哺乳期短、环境污染等多种因素，都往往使女性长期受到雌激素的影响。子宫内膜受到长期的雌激素刺激，有可能导致子宫内膜增生和子宫内膜癌的发病增多或年龄提前。育龄期有排卵性功血多表现为经期延长或经间期出血，排除身体器质性病变后，多有自愈趋势，预后较好。

围绝经期功血病程相对较短，以止血及对症治疗，促进顺利绝经为主，疗效一般尚可，但该时期也是恶性病变的高发阶段，应加强监测，否则预后一般。

（鲜晓明）

第十一节　预防与调护

（一）预防

重视经期卫生，尽量避免或减少宫腔手术，及早治疗月经过多、经期延长、月经先期等出血倾向的月经病，防止发展为功血。

（二）调护

1. 生活调护

（1）阴道出血量多时，应卧床休息，不宜进行剧烈运动和重体力劳动。注意观察阴道出血量、色、质及伴随症状的变化，观察血压、脉搏等情况，防止亡血伤阴，出现虚脱危候。

（2）出血期间禁止性生活或游泳，注意阴部清洁，防止下生殖道感染。

（3）注意保暖，避免淋雨或感寒，注意劳逸结合，保证充足睡眠时间，不熬夜。

（4）平时应采取有效的避孕措施，避免或减少宫腔手术次数。

2. 饮食调养　宜高蛋白富于营养食品，忌辛辣燥热和寒凉之品，宜进食补气养血之品。以下食疗可供参考。

（1）鲜河蚌肉白果仁汤：鲜河蚌肉 60g，白果仁 15g，黄芪 15g，党参 12g，血余炭 10g（布包），红糖适量，炖汤服。每天 1 剂，共服 7 ~ 8 剂。用于功血气不摄血证。

（2）乌鸡桂圆肉汤：乌鸡 1 只，去毛和内脏后洗净。当归、熟地、桂圆肉、白芍各 5g，炙甘草 10g，洗净后塞入鸡腔内，一起放入沙锅中用文火蒸煮 1.5 个小时。食肉，喝汤。用于功血表现为月经周期缩短，月经量多、色淡、清稀，倦怠，惊悸，小腹下坠感者。

（3）老丝瓜茶：白茅根 15g，老丝瓜 9g，旱莲草 9g，煎水代茶饮。每天 1 剂，连服 4 ~ 5 天。用于功血血热妄行证。

（4）炒鲜芹菜莲根：鲜芹菜 120g，鲜藕 120g，洗净后切成小块，锅中加入生油 15g 后加热，放入芹菜和藕，加适量盐，炒 5 分钟，再加味精适量即成。用于功血周期缩短，月经量多、色紫、质黏稠者。

（5）黑木耳糖水：黑木耳 30g，用微火炒制出木耳香气后，加入 500ml 水，煮好后同砂糖 15g 调和，喝汤食木耳。用于功血月经量多，过时不止，色黯或紫，黏稠，偶有血块。腰腹胀痛，烦躁，口渴，尿黄者。

（6）益母草鸡蛋汤：益母草 50 ~ 60g，香附 15g，鸡蛋 2 个，加水适量同煮，熟后剥去蛋壳取蛋再煮片刻，去药渣，吃蛋饮汤。每天 1 剂，连服 4 ~ 5 天。用于功血气滞血瘀证。

（7）木耳藕节猪肉炖冰糖：木耳 15g，藕节 30g，冰糖 15g，猪肉 100g，同放入沙锅中，加水炖熟。每天 1 剂，分 2 次服用，连服 5 ~ 7 剂。用于功血肝肾阴虚证。

（8）醋豆腐：醋100ml和豆腐150g同煮。饭前一次吃完。每日1次，连服7～10天。忌辛辣刺激性食物。

3. 精神调理　避免精神刺激，保持心情舒畅，积极乐观向上。

（鲜晓明）

第十二节　评述与展望

近数十年来几代医家积累了大量临床资料并运用现代实验手段加以研究的基础上，结合西医妇产科学知识，在诊断、治疗两方面取得了较为明显的突破。

（一）诊断方面

1. 无排卵功血与崩漏的对应关系　根据古代医籍的传统认识，凡妇女阴道的异常出血均为崩漏，包括了全身及生殖器的器质性病变在内，易于造成临床的诊断、治疗标准的不一致，且与西医病种的对应性不强，不便于中西医医疗及学术交流。因此，20世纪80年代规范了崩漏的概念，将无排卵功血归属于崩漏，明确了全身及生殖器器质性病变所致异常阴道出血不属崩漏，方便了医家对无排卵功血的医学交流。崩漏既往属中医疑难重症，随着崩漏概念的规范，对崩漏的认识、诊断、治疗水平日益提高，崩漏的疑难性下降。

2. 有排卵功血与流产、不孕的关系　肾主生殖，肾为月经之本，不孕症与肾关系密切，功血均可表现为不孕，传统中医虽已认识到不孕症多伴有月经不调，但并不重视月经不调类型与不孕症治疗及预后的异同。有排卵功血的不孕主要由于不易受孕和易于流产，治疗方案及预后与无排卵功血有所不同，明确这一关系对于临床疗效的提高有指导意义。目前，对有排卵功血中黄体不健所致不孕的中医药研究报道较多，待资料积累到一定程度，将进一步丰富发展中医的调经种子理论。

（二）注重个体化治疗方案的制定

治疗目标因人而异，功血的治疗目标因人因年龄而不同，大体表现为三个方面。其一是初潮不久的青春期少女和近绝经的妇女，治疗目标主要为消除或减轻全身症状，尤其是失血所致贫血，保障健康；其二是近育龄期的青春期和围绝经期妇女，治疗目标主要是建立或恢复有规律的月经周期现象，缓解心理压力；其三是育龄期妇女，治疗目标主要是建立或恢复生殖功能，保证子嗣健康。因此，由于以上治疗目标具有非唯一性和多重性的特点，要求制定个体化治疗方案。

（三）治疗方面，取长补短，发挥中西医各自的优势

功血的治疗目的主要是止血和改善或消除全身症状。对于无排卵性功血患者，恢复排卵，建立正常的月经周期是非常必要的，而对于有排卵性功血则帮助恢复正常月经，改善症状。当然在临床实际中，需根据患者不同的年龄阶段以及对生育的要求，采取个体化的治疗方案。正确诊治功血患者的前提是，了解女性生殖内分泌的基础理论，从患者的利益出发，认真、仔细地了解病史，在治疗过程中不断调整治疗方案，以达到最好的治疗效果。例如止血在功血治疗中首当其冲，止血的思路是：①对于青春期女性子宫内膜较薄，雌激素不足引起的出血，应给予雌激素使子宫内膜增生以止血；②而对于子宫内膜较厚者，因孕激素不足，内膜剥脱不全，则需用活血法使内膜完全剥脱去瘀生新以止血；③对于围绝经期严重功

· 571 ·

血，已无生育要求，可采用诊断性刮宫术或内膜去除法以止血；④而对于宫缩不佳出血，可促进子宫收缩减少出血；⑤对凝血功能较差者也可促进血管闭合减少出血；⑥更严重的功血，在有内膜病变的危险时，可考虑手术切除子宫以彻底治疗出血等。以上不同的止血方案要结合患者具体的情况来选择。

中医治疗功血的优势表现在通过复方配伍，可从多环节、多层次、多靶点激活机体的生殖内分泌潜能，疗效持续稳定，可长期用药，无卵巢抑制的副作用，除改善生殖内分泌状态外，尚具有改善全身其他系统功能的作用，但对于顽固的功血，中医尚不能彻底控制。西医治疗功血的优势主要表现在药物疗效机制明晰，通过激素的治疗可快速建立有规律的月经周期，针对出血量多势急者，西医具有手术治疗的应急优势。促排卵药物可快速恢复生殖功能。考虑到激素的副作用及手术的损害及并发症，西医治疗有一定的局限，因此目前针对病情特点，提倡中西医结合，以相互补充。

中医药在功血治疗的应用在临床上得到了充分的肯定，中医药及中西医结合治疗功血的疗效也已经得到较多的认同。但在目前的临床研究中，尚存在一定的不足和难点，功血与中医药理论的相关基础研究如病因病机研究较为薄弱，目前对功血的研究较多的是临床观察报道，虽有部分疗效机制研究，也主要局限于器官、细胞水平，尚处于较低水平，缺乏前瞻性的研究，且过程中有很大的主观性，缺乏量化的指标，对于功血重症，中医药急症治疗的手段比较单一，因此需要进一步系统研究相关中医理论，使功血的中医药治疗发挥更大的作用。

（鲜晓明）

第二十三章　绝经综合征

第一节　概述

绝经是每个妇女生命进程中必经的生理过程。绝经（menopause）是指妇女一生中最后一次月经，只能回顾性地确定。由于卵巢功能真正衰竭，以致月经最终停止达到 12 个月，方可判定绝经。绝经可分为自然绝经（natural menopause）和人工绝经（induced menopause）两种。前者指卵巢内卵泡用尽，或剩余的卵泡对促性腺激素丧失了反应，卵泡不再发育和分泌雌激素，不能刺激子宫内膜生长，导致绝经。我国城市妇女平均绝经年龄 49.5 岁，农村妇女 47.5 岁。后者是指手术切除双侧卵巢或用其他方法停止卵巢功能，如放射治疗和化疗等。单独切除子宫而保留一侧或双侧卵巢者，不作为人工绝经。判定绝经，主要根据临床表现和激素的测定。围绝经期（perimenopausal period）是妇女自生殖年龄过渡到无生殖能力年龄的生命阶段，包括从出现与绝经有关的内分泌、生物学和临床特征起至最后一次月经后一年。

绝经综合征（menopausal syndrome，MPS）指妇女绝经前后出现性激素波动或减少所致的一系列躯体及心理症状。人工绝经者更易发生绝经综合征。绝经综合征临床表现为月经紊乱、血管舒缩症状、自主神经失调症状、精神神经症状、泌尿生殖道症状、骨质疏松、阿尔茨海默病（Alzheimer's disease）以及心血管病变等。主要由于绝经前后卵巢功能衰退，随后下丘脑－垂体功能退化引起的。

绝经综合征是妇科常见病，其发生率高达 82.73%。约 70% 患者有潮热汗出等血管舒缩症状，70%~80% 妇女有月经改变，并伴有不同程度自主神经系统功能紊乱为主的症状，但症状较轻，一般不影响日常生活和工作。只有 10%~20% 患者可出现严重症状，不能坚持正常的工作和生活，生活质量明显降低，需要积极治疗。部分患者症状持续时间较短，可以自我控制，有些则反复出现症状长达 5~10 余年。

本病属于中医学"经断前后诸证"的范畴，又称"绝经前后诸证"。既往历代医籍未见本病相关专题论述，也无此病名，但有关本病的病因病机、临床表现及治疗论述较多，散见于"老年血崩"、"百合病"、"脏躁"、"郁证"、"老年经断复来"等病证中。

（鲜晓明）

第二节　病因病机

绝经综合征症状复杂化、多样化，我们应当首先从绝经前后妇女特殊的生理状态中探求本病的病因病机。

（一）中医

中医学认为，肾在女性月经和胎孕的生理功能中起主导和决定作用。早在《素问·上古天真论》中的记载："女子七岁，肾气盛，齿更发长，二七而天癸至，任脉通，太冲脉盛，月事以时下，故有子……七七任脉虚，太冲脉衰少，天癸竭，地道不通，故形坏而无子也。"指出妇女的发育与衰老，月经的来潮与终止及生殖能力的盛衰均与肾有关。肾藏精，《素问·六节藏象论》"肾者主蛰，封藏之本，精之处也"，又《医贯·内经十二官论》"肾有二，精所舍也"，肾精包括禀受于父母的先天之精，即生殖之精，如《灵枢·本神》"生之来，谓之精"；又包括脾胃所化生的水谷之精，即脏腑之精，后天之精，如《素问·上古天真论》"肾者主水，受五脏六腑之精而藏之"。天癸是肾中精气充盛到一定阶段的产物。肾精所化之气为肾气，肾气的盛衰主宰着天癸的至与竭。冲脉为血海，任脉为阴脉之海，冲任二脉相滋，血溢胞宫，月经来潮。《临证指南医案》也指出："经水根于肾，旺于冲任"。妇女进入绝经前后，肾精亏虚，冲任二脉逐渐亏少，天癸将竭，精气、精血不足，月经渐少以至停止，生殖能力降低以至消失，这是妇女正常生理的衰退过程。在这种特殊的生理状态下，引起绝经综合征的发病机制常与下列因素有关。

1. 肾虚为致病之本　肾为先天之本，藏元阴而寓元阳，静顺润下，为"五脏六腑之本、十二经脉之根"。《景岳全书》指出："五脏之阴气非此不能滋，五脏之阳气非此不能发。"说明肾气对人体各脏腑、组织、经络的濡养和温煦作用是十分重要的。妇女在绝经前后，肾气渐衰，天癸将竭，冲任二脉逐渐亏虚，精血日趋不足，肾的阴阳易于失调，进而导致脏腑功能失调。多数妇女通过脏腑之间的调节能顺利度过这段时期。部分妇女由于体质较弱，以及产育、疾病、营养、劳逸、手术创伤、社会环境、精神因素等方面的差异，不能适应和调节这一生理变化，引起肾气衰退过早、过快、过甚，出现一系列脏腑功能紊乱、阴阳平衡失调的证候。如肾阴不足，阴虚火旺，则出现潮热面红、烘热汗出、五心烦热、失眠多梦等症；肾阴虚精亏则出现头晕耳鸣、腰膝酸软、脚跟作痛；阴虚血燥则肌肤失润，阴部干涩失荣，血燥生风则皮肤感觉异常，或麻木、或瘙痒、或如虫爬；肾气不足，冲任失固则月经紊乱，或提前量多，或崩中漏下。亦可由肾阴损及肾阳，出现阴阳俱虚之证，症见畏风怕冷，时而潮热汗出，腰酸膝软，头晕耳鸣，健忘，夜尿频数等。综上所述，本病的病因病机主要责之于肾，肾虚为致病之本。

2. 肾虚导致肝、心受累　肾是他脏阴阳之本，肾脏的阴阳失调必然累及到肝、心多脏，从而使本病出现本虚标实、虚实夹杂的复杂证候。

（1）肾虚肝郁：肾藏精，肝藏血，精血同源，故肝肾同源。肾在五行属水，肝在五行属木，水生木，肾水虚，水不涵木，肝失肾水滋养而易疏泄功能失调。肝失疏泄，出现肝气郁结、甚而化火的证候。

（2）心肾不交：肾藏精主水，心属火主血脉，心血畅旺，肾精充沛，心肾相交，水火互济，阴阳平衡，则身体健康，情绪调节功能正常。如果出现肾阴精亏虚，肾水虚不能上济心火，心火独亢，出现心火亢甚的证候。

绝经综合征主要病因病机以肾虚为本，阴虚为主，可阴损及阳而致阴阳俱虚；或是肝、心受累，虚实夹杂，本虚标实。但因妇女一生经、孕、产、乳，数脱于血，往往是"有余于气，不足于血"，所以临床上以肾阴虚证居多。

（二）西医

（1）卵巢功能衰退，随后下丘脑－垂体功能退化是本病发生的主要病因。

1）雌激素：卵巢功能衰退的最早征象是卵泡对 FSH 敏感性降低，FSH 水平升高。绝经过渡早期的雌激素水平波动很大，甚至高于正常卵泡期水平。是因 FSH 升高对卵泡过度刺激引起雌二醇过多分泌所致。整个绝经过渡期雌激素不呈逐渐下降趋势，而是在卵泡发育停止时，雌激素水平才下降。绝经后卵巢不再分泌雌激素，妇女循环中仍有低水平雌激素，主要来自肾上腺皮质和来自卵巢的雄烯二酮转化为雌酮（E_1）。绝经期妇女循环中雌酮（E_1）高于雌二醇（E_2）。

2）孕酮：绝经过渡期卵巢尚有排卵功能，仍有孕酮分泌。但因卵泡期延长，黄体功能不良，导致孕酮分泌减少。绝经后无孕酮分泌。

3）雄激素：绝经后雄激素来源于卵巢间质细胞及肾上腺，总体雄激素水平下降。其中雄烯二酮主要来源于肾上腺，量约为绝经前的一半。卵巢主要产生睾酮，由于升高的 LH 对卵巢间质细胞的刺激增加，使睾酮水平较绝经前增高。

4）促性腺激素：绝经过渡期 FSH 水平升高，呈波动型，LH 仍在正常范围，FSH/LH 仍 <1。绝经后雌激素水平降低，诱导下丘脑释放促性腺激素释放激素增加，刺激垂体释放抑制素水平降低以及 FSH 水平升高，是绝经的主要信号。

5）促性腺激素释放激素：绝经后 GnRH 分泌增加，并与 LH 相平衡。

6）抑制素：绝经后妇女血抑制素水平下降，较雌二醇下降早且明显，可能成为反映卵巢功能衰退更敏感的指标。

（2）此外还与社会、文化因素及妇女本身性格等因素有关：随着医学模式的转变，人们已越来越意识到绝经综合征不仅是自主神经功能紊乱和内分泌功能障碍，同时还是一个心理紊乱过程，心理社会因素在其发生、发展、转归中起着重要作用。绝经期是妇女生活中的一个重要转折时期，由于工作和生活的不同境遇，以及来自外界的种种环境刺激的影响，绝经期妇女精神心理不能适应应激变化，而发生绝经综合征。可见绝经综合征是内分泌因素（卵巢功能衰退，雌激素水平降低）、社会文化因素及精神因素（性格与心理状态）三种因素互相作用的结果。

（鲜晓明）

第三节　临床表现

（一）症状

绝经综合征的症状分近期和远期症状。

1. 近期症状

（1）月经的改变：月经紊乱，如月经先期，量多或少，经期延长，崩漏，或月经后期，闭经。

（2）血管舒缩症状：潮热、汗出。约 3/4 的自然绝经或人工绝经妇女可以出现。潮热起自前胸，涌向头颈部，然后波及全身，少数妇女仅局限在头、颈和乳房。在潮红的区域患者感到灼热，皮肤发红，紧接着爆发性出汗。持续数秒至数分钟不等，夜间或应激状态易促发。此种血管功能不稳定可历时 1 年，有时长达 5 年或更长。

（3）自主神经失调症状：常出现如心悸、眩晕、头痛、失眠、耳鸣等自主神经失调症状。

（4）精神神经症状：围绝经期（perimenopausal period）妇女往往感觉注意力不集中，并且情绪波动大。表现为激动易怒、焦虑不安或情绪低落、抑郁、不能自我控制情绪等情绪症状。记忆力减退也较常见。

2. 远期症状

（1）泌尿生殖系统症状：绝经后才出现，如阴道干涩、烧灼感，性交疼痛，性欲改变，尿频尿急，或压力性尿失禁，反复泌尿道感染。

（2）骨质疏松：绝经后期可出现肌肉、关节疼痛，腰背、足跟酸痛，易骨折等。

（3）阿尔茨海默病：是老年性痴呆的主要类型。绝经后期妇女比老年男性罹患率高，可能与雌激素水平降低有关。

（4）心血管病变：绝经后妇女动脉硬化、冠心病较绝经前明显增加，可能与雌激素低下和雄激素活性增强有关。

（5）皮肤、乳房的变化：皮肤干燥、瘙痒、弹性减退；皮肤感觉异常，如麻木、针刺感、蚁走感、虫爬感；色素沉着亢进，出现老年色素斑；口鼻腔黏膜干燥及眼结膜干涩。乳腺萎缩、松懈等。

（二）体征

本病无特异性体征。妇科检查绝经后期可见外阴及阴道萎缩，阴道分泌物减少，阴道皱襞消失，宫颈、子宫可有萎缩。乳腺萎缩，皮肤出现老年色素斑。

（三）常见并发症

1. 骨质疏松性骨折　50 岁以上妇女多在绝经后 5～10 年内会发生骨质疏松性骨折，最常发生在椎体，其他如桡骨远端、胫骨颈等都易发生骨折。

2. 抑郁症　绝经综合征患者情志障碍加重可发展为抑郁症，主要表现为情绪障碍、思维缓慢及自我评价降低、精神运动迟缓、食欲及性欲减退。重者对生活失去信心和兴趣，甚至产生轻生念头。

3. 焦虑症　出现以焦虑、烦躁为主要特征的神经症状。同时伴有明显的躯体症状如出汗、心悸、呼吸急促、尿频、运动不安等。

（鲜晓明）

第四节　实验室和其他辅助检查

（一）妇科特殊专科检查

1. 妇科检查　外阴、阴道、子宫不同程度的萎缩，阴道分泌物减少。

2. 妇科 B 超检查　有阴道不规则出血的围绝经期妇女，应进行 B 超检查，以排除生殖系统器质性病变。

3. 阴道细胞学涂片　了解体内雌激素水平。绝经期妇女阴道脱落细胞以底、中层细胞为主。

4. 宫颈细胞学检查　常规行宫颈细胞学检查，以早期筛查宫颈病变。

5. 分段诊断性刮宫及子宫内膜病理检查　除外子宫内膜肿瘤。

6. 宫腔镜检查　排除子宫内膜炎、子宫黏膜下肌瘤、子宫内膜息肉及子宫内膜癌等。

（二）实验室和其他辅助检查

1. 生殖内分泌激素测定　大多数患者血中 E_2 水平 < 20pg/ml（或 < 150pmol/L），E_2 水平周期性变化消失，FSH、LH 升高。绝经过渡期血清 FSH > 10U/L 提示卵巢储备功能下降。闭经、FSH > 40U/L 且 E_2 < 10 ~ 20pg/ml，提示卵巢功能衰竭。

2. 心电图及血脂检查　绝经期前后的妇女动脉粥样硬化的进程比男性明显加快，血胆固醇增高，主要是 β - 脂蛋白，前 β - 脂蛋白比例更大，但 α - 脂蛋白无明显改变，血压升高；心电图有类似缺血表现，常见 S - T 段下降，或/和 T 波低平或倒置；可出现二联率、三联率。

3. 骨密度检查　对伴有腰痛、骨骼酸痛、骨折的更年期妇女应作骨密度检测，包括：双能 X 线骨密度检测（DEXA）、定量超声骨密度检测（BUA）、单光子骨密度检测（SPA）等，以骨密度仪所检测的骨密度值为主要依据。

（鲜晓明）

第五节　诊断要点

（一）病史

在 40 岁以上妇女，月经紊乱或绝经史，或有手术切除双侧卵巢及其他因素损伤双侧卵巢功能病史。

（二）临床表现

1. 典型症状　为血管舒缩功能不稳定症状：潮热、汗出。

2. 精神神经症状　如抑郁、焦虑、烦躁、易激动、记忆力减退等。

3. 自主神经失调症状　如心悸、眩晕、头痛、失眠、耳鸣等。

4. 泌尿生殖道萎缩症状　如阴道干涩有烧灼感、性交痛、尿频尿急、反复泌尿道感染等。

5. 骨、关节肌肉症状　如肌肉、关节疼痛，腰背、足跟酸痛等。

6. 皮肤感觉异常　如麻木、针刺感、蚁走感、虫爬感等。

（三）实验室检查

生殖内分泌激素检查：血 FSH 升高或正常，E_2 水平可升高、降低或正常。绝经过渡期 FSH > 10U/L，提示卵巢储备功能下降，FSH > 40U/L 提示卵巢功能衰竭。

（鲜晓明）

第六节　鉴别诊断

（一）妇科肿瘤

妇科肿瘤如子宫内膜癌、卵巢癌可伴有不规则阴道出血，与围绝经期月经紊乱类似。妇科肿瘤为实质性病变，阴道镜检、诊断性刮宫、宫腔镜等检查、CA125 等肿瘤标记物检查以及 B 超、CT 等影像学检查可鉴别。

（二）高血压病

高血压病舒张压及收缩压持续升高（≥140/90mmHg），常合并有心、脑、肾等器官病变，绝经综合征患者血压不稳定，呈波动状态。

（三）冠心病

冠心病心电图异常，胸前区疼痛，服用硝酸甘油症状可缓解，而绝经综合征患者胸闷、胸痛服用硝酸甘油无效。

（四）甲状腺功能亢进症

甲状腺功能亢进症患者血清 TSH 减低、FT_4 升高，而绝经综合征患者甲状腺功能正常。

（五）神经衰弱

神经衰弱是一种以烦恼衰弱感为主要症状的神经症。在神经系统功能性过度紧张、存在负性情绪体验、工作和生活规律难以适应等条件下神经衰弱较易发生，多见于青年人。绝经综合征精神神经症状情绪改变多样，表现为激动易怒、焦虑不安或情绪低落、抑郁、不能自我控制情绪等情绪症状，发生群体为围绝经期妇女。

（鲜晓明）

第七节　治疗

绝经综合征症状群复杂、多样，症状轻重程度不一。患者个体生理和心理素质存在差异，以及发病前后人体内外环境因素影响的不同，所以应对患者的治疗方法进行个体化选择。绝经综合征中医证候往往寒热错杂、虚实并存，涉及多个脏腑，在治疗时一般要同时兼顾，把握脏腑、气血二者的关系，重在调补肾阴肾阳。轻、中度绝经综合征可以单纯中医药进行治疗，重度绝经综合征应予中西医结合治疗，待病情缓解之后再用中医药进行调理以巩固疗效。

绝经期妇女处于特殊的年龄阶段，心身失调是绝经综合征的突出特点之一。在治疗绝经综合征过程中，药物治疗可改善躯体症状，并不能完全解决患者的心理失调，因此心理治疗或中医情志治疗是必不可少的。通过心理治疗或中医情志治疗，可有效缓解患者抑郁、焦虑、恐惧等心理障碍，建立良好的心理状态，从而达到减轻或缓解绝经综合征诸多精神神经症状的目的。

（一）中医内治法

1. 辨证治疗

（1）肾虚肝郁

证候特点：绝经前后烘热汗出，伴情志异常（烦躁易怒，或易于激动，或精神紧张，抑郁寡欢）；腰酸膝软，头晕失眠，乳房胀痛，或胁肋疼痛，口苦咽干，或月经紊乱，量少或多，经色红；舌淡红，苔薄白，脉弦细。

治法：滋肾养阴，疏肝解郁。

推荐方剂：一贯煎《续名医类案》。

基本处方：生地黄 15g，北沙参 10g，麦冬 15g，当归 10g，枸杞子 10g，川楝子 5g。水煎服，每日 1 剂。

加减法：潮热盗汗加浮小麦 15g 以止汗、益气、除热；心悸明显加代赭石 10g 重镇降逆；失眠多梦加夜交藤 15g、百合 20g 养心安神；胸胁胀满烦躁者加郁金 15g 行气解郁；腰痛甚者加川续断 15g、杜仲 15g 以补肝肾，强筋骨；月经量少加桑寄生 15g、熟地 15g、白芍 15g 补肾养血填精。

（2）心肾不交

证候特点：绝经前后烘热汗出，心悸怔忡，腰膝酸软，头晕耳鸣，心烦不宁，失眠多梦，或情志异常，或月经紊乱，量少，色红；舌红，苔薄白，脉细数。

治法：滋阴降火，补肾宁心。

推荐方剂：六味地黄汤《小儿药证直诀》合黄连阿胶汤《伤寒论》。

基本处方：熟地黄 15g，山茱萸 12g，怀山药 12g，茯苓 10g，牡丹皮 10g，枸杞子 12g，白芍 12g，莲子心 9g，炒枣仁 10g，黄连 10g，合欢皮 15g。水煎服，每日 1 剂。

加减法：若潮热盗汗，情志异常，悲伤欲哭，加大枣 6 枚、浮小麦 15g、甘草 15g 以养阴安神；若严重失眠，坐卧不宁者，加龙骨 15g、五味子 15g 以安神定志；若心火过亢而见口舌糜烂，心烦不寐，加竹叶心 15g、生地黄 15g（先煎）、黄连 15g 以清降心火。

（3）阴虚火旺

证候特点：绝经前后烘热汗出，心烦易怒；手足心热，面部潮红，口干便秘，懊侬不安，坐卧不宁，夜卧多梦善惊，月经先期、量少，色红质稠；舌红，少苔，脉细数。

治法：滋阴降火宁神。

推荐方剂：知柏地黄汤《景岳全书》加减。

基本处方：盐知母 9g，盐黄柏 9g，生地黄 12g，山萸肉 15g，淮山药 12g，泽泻 10g，牡丹皮 10g，茯苓 10g，炙甘草 5g，地骨皮 10g。水煎服，每日 1 剂。

加减法：如热甚心烦，加山栀子 15g 或黄连 15g 以清心除烦；如见大便燥结数日不解者，加玄参 15g、麦冬 15g 以养阴通便泄热。

（4）肾阴虚

证候特点：绝经前后烘热汗出，腰膝酸软；头晕耳鸣，口燥咽干，失眠多梦，或皮肤瘙痒，尿少便干，月经周期紊乱，先期量少或量多，或崩漏；舌红，少苔，脉细数。

治法：滋肾养阴。

推荐方剂：左归丸《景岳全书》加减。

基本处方：熟地黄 15g，怀山药 15g，山茱萸 15g，茯苓 10g，枸杞子 12g，白芍 12g，炙甘草 5g。水煎服，每日 1 剂。

加减法：若兼口苦咽干，郁火较甚者，加黄连 15g、天花粉 15g 以清热；有虚热或汗多，加地骨皮 15g 以退虚热而止汗；若阴亏过甚，大便秘结，舌红而干，加石斛 15g、生地黄 20g 以养阴增液通便。

（5）肾阴阳俱虚

证候特点：绝经前后时而畏风怕冷，时而潮热汗出；腰酸膝软，头晕耳鸣，健忘，夜尿频数，月经紊乱，量少或多；舌淡红或偏红，苔薄白或薄黄，脉沉细。

治法：阴阳双补。

推荐方剂：二仙汤《妇产科学》加减。

基本处方：仙茅9g，淫羊藿9g，巴戟天9g，当归6g，知母6g，黄柏6g。水煎服，每日1剂。

加减法：如肾阴偏虚而见腰酸，耳鸣，潮热者，加山茱萸20g、熟地黄15g、枸杞子15g以滋补肾阴；如肾阳偏虚而见畏寒肢冷，带下清稀者，加杜仲15g、鹿角霜15g以温补肾阳；如阳气偏亢而见头痛剧烈，夜睡不寐，加石决明15g（先煎）、龟甲20g（先煎）以平肝潜阳。

2. 中成药

（1）六味地黄丸：滋阴补肾。适用于肾阴虚证。对改善绝经综合征患者因自主神经紊乱而出现的潮热、失眠、焦躁、情绪不稳、性欲减退、头痛、头晕、乏力、耳鸣等症状有显著疗效。小蜜丸，每次9g，每日2次，早晚分服。

（2）杞菊地黄丸：滋肾养肝。适用于肝肾阴虚证。治疗肝肾阴亏，眩晕耳鸣，羞明畏光，迎风流泪，视物昏花等症。大蜜丸，每次1丸；水蜜丸，每次6克；小蜜丸，每次9克，均每日2次。

（3）更年安片：滋阴清热，除烦安神。适用于肝肾阴虚证。治疗潮热汗出，眩晕，耳鸣，失眠，烦躁不安，血压不稳等症。片剂，每次6片，每日3次。

（4）坤宝丸：滋补肝肾，镇静安神，养血通络。适用于阴虚火旺证。治疗月经紊乱，潮热多汗，失眠健忘，心烦易怒，头晕耳鸣，咽干口渴，手足心热，四肢酸软，关节疼痛及血压波动等绝经综合征症状。丸剂，每次50粒，每日2次。连服用2个月或遵医嘱。

（5）坤泰胶囊：滋阴清热，安神除烦。适用于心肾不交证。能滋阴清热，安神除烦，益气养阴，疏肝解郁，显著改善自主神经功能失调症状，使绝大部分围绝经期症状得到缓解。胶囊，每次4粒，每日3次，连续服用1个月。

（6）女珍颗粒：滋肾宁心。适用于肝肾阴虚、心肝火旺证。能滋肾，宁心，可有效改善烘热汗出，五心烦热，心悸，失眠等绝经综合征症状。颗粒剂，冲服每次6g，每日3次，连续服用1个月。

（二）中医外治法

1. 中医情志治疗　在辨证服用中药及中成药的基础上配合中医情志治疗，情志治疗操作规范如下。

（1）诱导尽吐其情，了解病结所在。就诊第1周医生与患者"一对一"进行交流15～20分钟，通过心灵交流，找出病结所在。

（2）悲胜怒，引导宣泄：对患者"数问其情"后，引导患者通过述说或哭的方式宣泄不良情绪（必要时可组织观看悲剧片15～20分钟）。在就诊的第一周完成"悲胜怒"治疗。治疗过程中医生或护士注意适当控制患者的情绪变化。

（3）喜胜悲忧，发挥情志正性效应：在"悲胜怒"治疗的第2周开始，通过组织患者观看喜剧片，诱导患者开怀而笑，喜胜悲忧，平衡不良情绪。每次15～20分钟，每2周1次，连续治疗2次。治疗过程中医生或护士也要注意适当控制患者的情绪变化。

2. 中医五音体感治疗　中医音乐疗法源于阴阳五行学说，中医"五音疗疾"中的五音——角、徵、宫、商、羽，对应五行——木、火、土、金、水，内应人体五脏——肝、心、脾、肺、肾，体现人的五志——怒、喜、思、忧、恐。五音与五脏的联系密切，按照中医辨证论治思想对情志病中的怒伤肝证选角音，喜伤心证首选徵音，思伤脾证首选宫音，忧伤肺证首选商音，恐伤肾证首选羽音。上述病证亦可根据五行生克乘侮规律施乐，如"怒伤肝，悲胜怒"选商调，"喜伤心，恐胜喜"选羽调，"思伤脾，怒胜思"选角调，"忧伤肺，喜胜忧"选徵调，"恐伤肾，思胜恐"选宫调。五音与五脏的关系进行配乐，通过"相生、相克"，借助同样情调的音乐使机体达到情感的宣泄和调节。

体感音波疗法充分借鉴我国中医学经典理论和西方现代音疗理论，利用高科技设备，将音乐中16~150Hz的低频信号，经增幅放大和物理换能后，通过骨骼和神经传导，产生人类感受最为深刻和舒畅的生物学共振频率，使音乐的"外源性振动"与人体的"内源性振动"产生同频共振，通过心理和生理的双重刺激，激活大脑中枢，从而对人产生快速深度的放松和理疗作用。通过不同的音乐处方及产品搭配，能有效改善失眠、焦虑、抑郁等心理疾病及各种躯体化症状。

五音体感音波疗法操作步骤：①场所：音乐治疗室。②设备：体感音波治疗系统。③操作：受试患者采取仰卧位，以最放松的姿势平躺于体感音乐按摩床，头部枕在配备的枕式音响中央，并确认患者背部及四肢与体感音乐床垫直接接触。使用治疗系统配备的播放器播放五行音乐，调整患者感觉最舒服的振动量及音量，治疗时间为30分钟，每周2~3次。④五音辨证施乐：来自《中国传统五行音乐CD（正调式）角徵宫商羽》，由中华医学电子音像出版社出版。

3. 针灸

（1）体针：选取太溪、太冲、关元、神门、三阴交、心俞、肾俞、肝俞。方法：平补平泻。留针20~30分钟，中间用小幅度捻转手法行针2次，每天针刺1次，连续6天，中间休息1天，连续4周为1个疗程。加减：腰痛甚者配委中以止腰背疼痛；烦躁易怒、失眠不寐配内关、神门以镇静安神；外阴干涩、瘙痒配会阴以养阴止痒；体倦乏力、食少纳呆，食后腹胀配脾俞、关元以补脾益气。

（2）腹针：中脘、下脘、气海、关元，中极、气穴（双）。患者平卧位，暴露腹部，先在腹部从上至下触诊确无阳性体征，取穴并做好标记，对穴位的皮肤进行常规消毒，采用一次性管针，避开毛孔及血管把管针弹入穴位，针尖抵达预计的深度后，留针20分钟，无需行针。开始每天治疗1次，连续3天，以后隔3天治疗1次，共治疗4周。

（3）灸法：直接灸：月经过多者灸断红穴（经外奇穴，在手背第二、三掌骨间，即八邪穴之上都穴取穴），一次3~5壮，每天1次。隔药灸：选用葫芦壳、茯苓皮、泽泻、黑白丑、首乌、三棱、莪术、槟榔、茵陈、山楂、决明子、莱菔子、生大黄，按等量配比，碾极细末，以黄酒调和成直径为20mm，厚6mm的药饼。穴位选取神阙、大赫、足三里。操作：患者仰卧，药饼置于穴位上，药饼上置1.5cm艾条，从底部点燃。如患者感觉温度过高，医生将药饼来回轻移至艾条燃尽。每穴2壮，每日1次，每周治疗5次，4周为1个疗程。

（4）梅花针叩击治疗：足部常规消毒后，用梅花针叩击双足底反射区，肾上腺、肾、脑垂体、甲状腺、生殖腺反射区各1分钟，心、肝反射区各2分钟。以皮肤轻度潮红而不出血，无明显疼痛为度。每日1次，1周为1个疗程，中间间隔1天，继续下1个疗程。

（5）耳针：取子宫、内分泌、交感、神门、肝、皮质下等穴进行耳针。可达到补肝肾，镇静安神的目的。方法：患者端坐，选准穴位，耳郭常规消毒，用0.6cm×0.6cm的粘有王不留行籽的医用胶布固定于耳穴上，3 天换 1 次，两耳交替。治疗期间每天按压 3~4 次，按压至耳郭发热或者烧灼感为止。10 次为 1 个疗程，连续 3~6 个疗程。

4. 穴位贴敷 选好以下 5 组穴位：①关元、肾俞；②肝俞、太冲；③心俞、气海；④中极、太溪；⑤三阴交、足三里。方法：将普通胶布剪成 2cm 大小，穴位局部皮肤用 75% 乙醇消毒，待皮肤干燥后，将白芥子泥丸置于穴位上，外用胶布贴上固定，敷贴后 2~4 个小时局部出现灼热瘙痒感时即除去药丸及胶布，此时局部充血但无溃破，每次选 1 组穴，依次轮换选用，隔日 1 次，10 次为 1 个疗程。

5. 推拿按摩 点按百会穴、天柱穴和肩井穴疏导经脉，使气血运行顺畅。点按气之会穴膻中，再从手腕至肘部推拿按摩肺经、心包经和心经 3~5 遍。接着从足内踝开始往上至膝部的推拿按摩，顺经脉推拿足太阴脾经，足厥阴肝经和足少阴肾经 3~5 遍，三阴交穴、血海穴和膻中内关穴点按 3~5 遍。治疗结束。

6. 拔罐 背部操作：患者俯卧位，医者立于一侧，先用双手掌循经推按督脉及背部膀胱经 3~5 遍，再用拇指点按背俞穴 2~3 遍，以酸胀感为度。然后双手掌直擦摩督脉、膀胱经，横擦摩肾俞、命门、八髎，以透热为度。然后在按摩部位涂抹适量万花油或按摩乳等按摩介质，用闪火法将中号玻璃罐吸附在风门穴上，一手绷紧皮肤，一手扶住罐底，由内向外，由上而下，慢慢来回推移，至腰骶部。反复操作 4~6 次，至皮肤潮红或轻度瘀血，然后在八髎、肾俞、肝俞、心俞、脾俞等处留罐 5~10 分钟。腹部及下肢操作：患者仰卧，医生站在患者右侧，先在中脘、气海、关元、中极、大横、归来、气冲等穴位，以一指禅揉按和点穴法按压，并顺时针摩腹 3 分钟左右。双手拿大腿内侧，拇指按压血海、足三里、三阴交。然后在腹部涂抹上万花油或按摩油，用较小的吸附力把火罐吸附在腹部，顺时针走罐 3 分钟，以热量深透腹部为度。

7. 穴位埋线 选取肾俞（双）、关元、三阴交（双）。肝肾阴虚型配肝俞（双），脾肾阳虚型配足三里（双）、脾俞（双）。每次治疗除关元穴必选外，其余穴位皆左右交替使用。操作：先将 3 - 0 号外科医用羊肠线剪成 1.0cm 装入消毒液中浸泡备用。施治时，在穴位处皮肤常规消毒，选用 8 号注射针头，28 号毫针（1.5 寸长）作针芯。先将针芯向外拔出约 2cm，镊取一段约 1.0cm 已消毒的羊肠线从针头斜口植入，左手拇指、食指绷紧或捏起进针部位皮肤，右手持针快速刺入穴内，并上下提插，得气后，向内推针芯，同时缓慢将注射针头退出，将羊肠线植入穴位深处，检查羊肠线断端无外露，无出血，按压针孔片刻，敷上创可贴。埋线区当天不得触水，以防感染，指导患者埋线 2 日后，每日睡前自行按压穴位10~20 分钟。穴位埋线，左右交替，每周施治 1 次，连续 4 次。

（三）西医治疗

西医目前治疗主要采用激素替代疗法（hormone replacement treatment，HRT）。

1. 激素补充治疗的适应证和基本原则

（1）适应证

1）HRT 是缓解绝经相关症状（如血管舒缩症状及与其相关的睡眠障碍等）的首选和最重要的治疗方法：①尤其是血管舒缩障碍：潮热、汗出，睡眠障碍。②改善下列症状主诉：疲倦；情绪障碍如易激动、烦躁、焦虑、紧张或心境低落等。

2）泌尿生殖道萎缩相关的问题：阴道干涩、疼痛、排尿困难、性交痛、反复发作的阴道炎、反复泌尿系统感染、夜尿、尿频和尿急。

3）HRT 是预防绝经后期骨质疏松的有效方法之一，包括有骨质疏松症的危险因素（如低骨量）及绝经后期骨质疏松症。

（2）禁忌证：已知或怀疑妊娠；原因不明的阴道流血；已知或怀疑患有乳腺癌；已知或怀疑患有性激素依赖性恶性肿瘤；患有活动性静脉或动脉血栓栓塞性疾病（最近 6 个月内）；严重肝肾功能障碍；血卟啉症、耳硬化症；脑膜瘤（禁用孕激素）。

（3）慎用情况：慎用情况并非禁忌证，是可以应用 HRT 的。但是在应用之前和应用过程中，应该咨询相关专业的医生，共同确定应用 HRT 的时机和方式，同时采取比常规随诊更为严密的措施监测病情的进展。包括：子宫肌瘤，子宫内膜异位症，子宫内膜增生史，尚未控制的糖尿病及严重高血压，有血栓形成倾向，胆囊疾病、癫痫、偏头痛、哮喘、高催乳素血症，系统性红斑狼疮，乳腺良性疾病，乳腺癌家族史。

在遵循上述适应证和禁忌证的前提下，绝经后女性还应注重调整生活方式、每年常规体检。建议在"窗口期"开始使用，不限定使用期限，有子宫者需加用孕激素。

2. 药物治疗方案

（1）药物的选择：天然孕酮和某些孕激素有特殊的作用，这些可以解释它们除了对子宫内膜的预期保护作用之外的其他益处。特种孕激素可以降低口服雌激素的抗凝血因子的作用。与合成的孕激素相比，使用微粒化孕酮等制剂口服或经皮雌激素联用可能不增加或降低乳腺癌风险，治疗时间至少 4 年，甚至可达 8 年。新的孕激素制剂可通过抗雄激素和抗盐皮质激素的作用使孕激素的副反应降到最低，如屈螺酮。

（2）给药途径的选择：口服雌激素能减少纤维蛋白溶解。非口服的雌激素和孕激素避开了肝脏的首过效应，对肝脏刺激较小，对代谢的影响小，因此在降低心血管疾病和静脉血栓发生风险方面较为有利。如果仅存在阴道干燥等症状而无全身症状，或存在全身用药的禁忌时可使用雌激素局部用药。阴道局部给药全身雌激素的水平升高不明显，全身作用少，某些药物如普罗雌烯，几乎不被吸收，无全身作用。为缓解泌尿生殖道萎缩症状而短期（半年内）使用低剂量阴道用雌激素时，无需合用孕激素。

（3）剂量的选择：需使用最低有效剂量。对大多数妇女来说，使用低于标准剂量的制剂也可以对骨产生积极的影响。低/极低剂量的雌、孕激素补充治疗方案对子宫内膜刺激更小，出血也更少；同样可以改善绝经症状，提供适当的子宫内膜保护作用，对脂质、脂蛋白、凝血因子、糖代谢的改善有良好的作用。循环中较低水平的孕激素如果对乳腺癌发生风险有任何不利影响的话，也被认为较少。

（4）方案的选择

1）绝经过渡期初期：偶有不规则流血，通常无需激素补充治疗，可给予钙剂和维生素 D 的补充。考虑到中国人群的每日平均钙摄入量，钙剂以每日 600mg 为宜。

2）月经紊乱但无更年期症状：月经过多者可加用氨甲环酸等止血药。如果有避孕需求者也可采用低剂量复方短效口服避孕药。

3）月经尚规律但更年期症状突出：可选择的治疗包括现代植物药和选择性 5 - 羟色胺摄取抑制剂（SSRIs）等。已有证据表明黑升麻异丙醇萃取物对于绝经相关症状的缓解安全有效。

4）月经紊乱严重且伴有更年期症状：可选择雌孕激素周期序贯法。已有文献报道，临床应用复方醋酸环丙孕酮可有效地控制周期、快速消除绝经过渡期症状、预防泌尿生殖道萎缩、预防骨质疏松。如需要避孕，低剂量口服避孕药似乎是治疗绝经过渡期症状的理想选择。

5）绝经过渡期女性急迫性尿失禁和/或膀胱过度活动症：可采用抗胆碱类药物治疗，合并局部应用。

（鲜晓明）

第八节　难点与对策

（一）绝经相关情绪障碍的治疗

绝经综合征由于精神神经系统的改变，往往会出现抑郁、焦虑症状，临床主要表现为激动易怒、焦虑不安或情绪低落、郁郁寡欢、不能自我控制等情绪症状，常因不良精神刺激诱发或加重，有些患者常兼具以上两种表现类型，难以区分。据统计，绝经妇女中神经精神症状发生率在58%左右，最近一项更有说服力的研究发现绝经期妇女发生抑郁症状是绝经前妇女（>30岁）的14倍，提示绝经期抑郁症状的发生率显著升高。精神神经功能失调所致的情绪障碍给患者带来了极大的痛苦，严重者影响人际交往而影响其工作、生活。但临床就诊时，部分患者出于隐私或自尊等忽略提及或少提及，治疗时往往被忽略，且单纯用中药效果局限。

对策如下。

1. 中医情志疗法　古代中医就有"五志相胜"的理论，中医情志疗法早在古代就有关于此疗法的记载。对于绝经综合征精神神经症状明显者，可采用中医情志疗法。若为躯体症状与精神神经症状并重即"心身同病"者，可采用"心身同治"法进行治疗，即在中药辨证治疗基础上，加用中医情志疗法，发挥中医心身兼调的优势和效果。根据国家科技部"十五"攻关课题采用国际、国内公认的疗效评价指标验证，证明中医情志疗法是治疗绝经综合征的有效手段之一，对绝经综合征精神神经症状为主患者尤为适宜。广东省名中医王小云教授在大量临床实践的基础上，总结出绝经综合征女性的情志特点以"怒"或"悲"为主，针对这两种不同情况，分别采用"悲胜怒"、"喜胜忧"的方法，制定了中医"以情胜情"疗法的操作规范，临床方便可行，疗效确切。

绝经综合征患者往往对自己出现的精神神经症状不能理解，大多数往往会在其他专科（如神经科、心理科等）就诊后转而妇科就诊，甚至有部分因治疗不如意而加重焦虑等不良情绪。我们可根据绝经综合征患者的不同特点，做好安慰、劝导工作，向其解释围绝经期妇女的心理特点和生理特点，让其了解这是一个妇女必经的生理过程，同时鼓励患者培养各自的兴趣爱好，怡情易性。如元朝《寿亲养老新书》说"养老之法，凡人平生为性，各有好嗜之事，见即喜之。"通过这些方法，寻求自己的快乐，培养开朗的性格，对妇女顺利渡过围绝经期是非常有益的。对于症状严重的患者，可调动家属及子女配合治疗，丈夫的爱心，子女的孝心，长辈的关心都是对患者治疗有效的"偏方"。

2. 中医五音治疗　音乐对于情绪的调节作用，已被广泛公认，选择适当的乐曲对病人进行治疗，可改善其不良的情绪状态。如五音体感音乐治疗，即中医五音五行音律与现代声学治疗技术相结合的一种治疗方法，对于改善绝经综合征的精神神经症状有较好的疗效。此外还有音乐电针，集音乐疗法、电刺激疗法和传统的针刺疗法于一体，有抑制交感神经、扩张血管、活血化瘀和降低血压等作用。由于这种电流强度随着音乐的波形、幅度和频率而变化，故能形成一种连续的穴位刺激，有疏通经络调节人体脏腑气血之功能，与传统的药物治疗相比有疗程短、效果好及无任何副作用的特点，更容易为病人所接受。

（二）绝经相关心血管疾病的预防

在绝经后 5～10 年内，绝经后心血管病变（cardiovascular disease，CVD）发生率明显增加，在 50 岁以上的妇女中，CVD 的发病率超过 50%，是 65 岁以上妇女死亡的第一大疾病。CVD 严重降低患者的生活质量，耗费巨额医疗费用，增加患者死亡率，给社会和家庭带来沉重的负担，因此对 CVD 的防治已成为全球医药事业的重要组成部分。

对策如下。

1. 广泛开展围绝经期健康宣教　动脉粥样硬化是心血管疾病的主要病理变化，而血管内皮功能失调是动脉粥样硬化的首要步骤，绝经与血管内皮功能失调有着密切的关系。绝经期出现的脂肪分布变化、血脂异常、血压升高、交感神经兴奋增加和内皮功能失调等，都对心血管疾病的危险因子有负性作用。故需要对围绝经期妇女进行健康教育，主要是促其形成健康的生活方式，如每周进行有氧运动；低盐、低油、低糖饮食；控制危险因素，积极治疗糖尿病、高血压、戒烟、减肥；适当减负、减压，合理安排工作和生活，保持心情的愉快。

2. 积极治疗卵巢功能减退者，预防卵巢早衰和过早绝经　鉴于绝经与心血管疾病的相关性，对于卵巢功能减退者，应积极治疗，以延长月经至适当绝经年龄。

3. 重视防治绝经后心血管病变的"时间窗"　绝经过渡期和绝经后早期是防治 CVD 的"时间窗"，绝经是 CVD 的危险因素。绝经后脂肪的重新分布致使中心性肥胖的比例增加，增加了脂代谢、糖代谢等异常变化，促进 CVD 的发生。随着绝经后时间的延长，CVD 的发生机会增加，故绝经早期有效防治代谢综合征，可以延缓或避免发生绝经后 CVD，绝经过渡期和绝经后早期是防治 CVD 的"时间窗"。前瞻性的研究表明在绝经早期的、年轻的、有症状的妇女中使用激素治疗（Hormone Therapy，HT），可对心血管疾病起保护性的作用，不过在 60 岁以后开始 HT 的妇女身上没有发现这种保护心脏的效果。现代医学目前仍缺乏 CVD 的有效治疗证据。《亚太绝经联盟关于绝经期管理的共识》（2008 年）指出：激素治疗不推荐为 CVD 的一级和二级预防。《2012 北美绝经学会激素治疗立场声明》指出：观察性研究支持激素治疗降低 CVD 风险的潜在益处，但大部分随机对照研究则予否定。

绝经症状与 CVD 发生有关，持续潮热多年是 CVD 一个标志性的潜在危险因素。我们十几年的研究显示中药可以有效治疗绝经相关症状，提示中药可能有降低 CVD 发生的潜在作用。绝经后代谢综合征的增加是 CVD 的危险因素，中药尤其是针灸在中心性肥胖的治疗中显示出独特的优势，故针药并施防治代谢综合征的有效研究可为防治 CVD 提供有意义的研究基础。

（鲜晓明）

第九节　经验与体会

绝经综合征，中医称之为"经断前后诸证"、"绝经前后诸证"。妇女经断前后，"七七任脉虚，太冲脉衰少，天癸竭"的生理状态，以肾精亏虚，天癸衰竭，精血不足，冲任不通为根本原因。肝肾不足、肾虚肝郁、心肾不交是本病的基本病因病机。故本病之本虽在肾，而其标在肝、心。以肾精亏损为本，以心肝火旺为标。治疗可从肾论治，或从肝肾论治，或从心肾论治，临床根据不同证型，辨证论治。滋阴补肾、壮骨填髓是治本之法，疏肝解郁、养心安神为对证之策。通过调整肾之阴阳平衡，改善五脏六腑的生理功能，使其达到一个新的动态平衡状态。

（一）遣方用药需独具匠心

1. 治本　肾虚为绝经综合征的致病之本，故补肾法当为治疗绝经综合征的第一大法。如何补肾，调整肾阴肾阳，使之恢复平衡是关系到治疗效果的关键，故遣方用药需独具匠心。绝经综合征肾阴虚者可见潮热汗出，夜间尤甚，伴头晕目眩，口咽干燥，腰膝酸软，齿松发落、经量少，色鲜红，舌质偏红，少苔或无苔，脉细数。治宜滋养肾阴，滋补肾阴或滋养肝肾，方剂有六味地黄汤、知柏地黄汤、杞菊地黄汤、左归丸、大补阴丸、二至丸等。六味地黄汤以补肾阴为主，补中有泻，适合于治疗轻中度肾阴虚症状而兼内热之证。知柏地黄汤在六味地黄汤基础上加知母、黄柏清相火，加强清热之功效，具有滋阴清热降火的作用，用于治疗阴虚火旺所致的潮热汗出，失眠多梦，心烦易怒，口干咽燥等症。杞菊地黄汤在六味地黄汤基础上加枸杞子、菊花，加强滋肝疏肝之功，具有滋肾养肝明目的作用，用于肝肾阴亏所致眩晕耳鸣，羞明畏光，眼睛干涩、迎风流泪，视物昏花。左归丸补而无泻，阳中求阴，补力较峻，有龟甲胶、鹿角胶等滋补力量更强的补肾药物，适用于"真阴不足，精髓亏虚"的症状，具有滋补肾阴，益髓填精的作用。大补阴丸主治阴虚火旺证，用于治疗肝肾亏虚，真阴不足，虚火上炎，其滋阴与降火之力均较强。二至丸可补益肝肾，滋阴止血，用于肝肾阴虚，眩晕耳鸣，咽干鼻燥，腰膝酸痛，月经量多。补肾中药滋补肾阴可用女贞子、旱莲草、干地黄、熟地黄、天门冬、山萸肉、何首乌、桑葚子、紫河车、胡麻仁、枸杞子、冬虫夏草等。若肾精亏虚，阴不济阳，阳失潜藏，出现阴虚阳亢诸证，要注意阴虚是本，阳亢是标，治宜补水以制火，滋阴以潜阳，可在上方中加用生牡蛎、生龙骨、珍珠母等。肾阳虚者治宜温肾扶阳，补命门之火，常用的药物有熟附子、补骨脂、巴戟天、淫羊藿、仙茅、菟丝子、肉桂、鹿角霜、续断等。运用补肾壮阳法治病，要注意阴阳互补的原则，单纯补阳药物辛热而温燥，易伤阴化燥，加重阴阳失调。张景岳提出"善补阳者必于阴中求阳，阳得阴助，则生化无穷"。提示助阳的同时，要兼顾滋阴，使阳得阴助，火旺水足，气化正常，则疾病可除。

2. 治标　肾是其他脏阴阳之本，肾脏的阴阳失调必然累及到肝、心多脏，从而使本病出现本虚标实、虚实夹杂的复杂证候。围绝经期妇女天癸将绝未绝，仍与厥阴肝密切相关，肝藏血，主疏泄而司血海，妇女经、孕、产、乳，阴血亏耗，血海不足，肝失所养，疏泄之力不及，肝气易郁而不畅；在形态结构上，随着衰老，脏腑组织萎缩，阴液渐亏，尤以肾精亏乏突出，水不涵木，肝体失养，疏泄失常，加之机体日趋衰老，力不从心，所愿不遂，情志不畅，郁闷于内，易致肝气郁结。在治疗中对于肝气素旺、阴虚阳亢的绝经综合征患者应在滋养肝肾的基础上，兼顾疏肝解郁、平肝泻火。常用的方剂有滋水清肝饮、左归丸合用逍遥丸等。滋水清肝饮具有滋阴养血，清热疏肝的功效，主治阴虚肝郁，胁肋胀痛，咽干口燥，舌红少苔，脉虚弦或细软。滋养肝肾，疏肝解郁的常用药物有：白芍、山萸肉、女贞子、郁金、柴胡、香附、素馨花、木香、青皮等；滋阴潜阳，平肝泻火的常用药物有：鳖甲、龟甲、旱莲草、代赭石、石决明、钩藤、合欢花、磁石、龙骨、牡蛎等。

绝经综合征的病因病机与心肾同样密切相关。心主神明，肾主骨生髓，上通于脑。若肾阴不足，肾水不能上济于心，使心阳独亢，会出现心肾不交的证候，而见心悸心烦，失眠多梦，记忆力减退，头晕耳鸣，腰脊酸软，小便短赤等表现。治疗宜交通心肾，代表方剂有黄连阿胶汤，具有育阴清热、滋阴降火之功，为治少阴阴虚火旺证常用方。如严重失眠，伴心悸心慌者，应在滋养肾水的基础上重用养心镇潜安神之品，加珍珠母、浮小麦、酸枣仁、远志、麦冬、柏子仁、马尾松叶、含羞草、龙骨、牡蛎等；若心烦多梦，口舌生疮，小便短赤，治宜滋水降火。可加木通、淡竹叶、莲子心、知母、黄连等。

（二）未病先防，综合治疗

绝经综合征患者往往有生活缺乏规律，长期过度疲劳等病史，人体的生物钟应与自然界生物钟保持一致，进入更年期更应如此，遵循自然界四时变化，日夜更替的规律，日出而起，日落而息，夏至养阳，冬至养阴等，要求始终如一地把体内圆运动生物钟阴阳运动规律与自然界圆运动生物钟阴阳运动规律相一致，即当前所倡导的体内外阴阳平衡学说，这对本病的预防和治疗有着相辅相成的作用。此外针灸、理疗、推拿、按摩等疗法，可改善血液循环、调节自主神经功能。食疗处方可先请中医辨证后，根据不同证型选用，起到滋阴肝肾、益气养血、活血调经、健脾去湿的作用，对更年期的女性极为有益。另外，更年期的女性应加强体育锻炼，锻炼对中枢神经系统和内分泌系统都有良好的刺激，能改善体内代谢。养生锻炼的项目，如气功、太极拳、八段锦、五禽戏、慢跑、体操、散步等活动，都可选用。实践证明，这些不仅是有效的治疗手段，而且还具有健身、延年的作用。

（鲜晓明）

第十节　预后与转归

妇女绝经前后最明显变化是卵巢功能衰退，随后便出现下丘脑－垂体功能退化。此期是妇女必经的生理阶段，约有1/3的妇女能通过神经内分泌的自我调节达到新的平衡而无自觉症状；而2/3妇女则可表现为该病的相关症状，持续时间一般约五六年。对轻型患者，一般保健措施已足够达到治疗效果，如饮食有节，合理调配，适当锻炼，避免过胖等。症状明显者通过积极治疗，控制症状，延缓身体各器官的退行性改变，同时通过心理疏导、生活调摄可提高患者的生存质量，预后尚好。若长期失治或误治，可引起高血压、冠心病、骨质疏松、肥胖、免疫力降低、情志异常、老年性痴呆等疾病，不仅严重影响妇女老年期的生活质量，而且多数疾病预后不良。

1. 高血压病、冠心病　绝经期妇女由于雌激素减退及垂体分泌促性腺激素增多，若不注意饮食结构，到老年期后就可导致冠状动脉粥样硬化及心肌梗死、高血压病的发病率增高，西方有文献报道：绝经后妇女冠心病和心肌梗死率明显增加，是老年妇女死亡的主要原因之一。

2. 骨质疏松症　骨质疏松症是指单位体积内骨量减少，致使皮质骨变薄，骨小梁变稀疏，空隙增大，造成严重的骨质疏松，从而产生腰背酸痛，脊柱变形。骨脆性增加，骨折危险性增加，可持续到70岁，其以腕骨、脊椎体、股骨颈骨折等较常见。

3. 抑郁症　绝经期患者容易出现情绪低落、兴趣丧失、忧郁、焦虑不安、恐惧紧张等情绪，若不及时进行心理疏导容易导致抑郁症，对患者的身体及精神带来较大的痛苦。

4. 感染　人体衰老后抵抗力变弱，易致感染。如泌尿道感染，肺炎、肾盂肾炎、老年性阴道炎、细菌性阴道炎等；且围绝经期后妇女患盆腔脓肿亦较多。

5. 肥胖症 围绝经期脂肪积聚重新分布，以臀部为常见。

（鲜晓明）

第十一节 预防与调护

（一）预防

1. 正确地认识和对待更年期 更年期是一种生理现象，出现如精神心理、神经内分泌、生物节律、生理代谢、性功能、认知、思维、感觉、运动、应激和智能等方面某些变化；另一方面，更年期也出现以雌激素缺乏和衰老为特征的某些病理性变化，如心理障碍、糖尿病、肥胖、高血压、心血管疾病、肿瘤、骨质疏松症、老年性痴呆等。然而，更年期妇女如能够按照世界卫生组织（WHO）和我们国家提出的妇女保健原则，采用多层次和综合性防治保健措施，维持自身生殖生理和生殖内分泌功能，预防绝经相关的疾病，仍可从容而健康地度过更年期。更重要的是全社会和每个家庭成员，均应关心和爱护更年期妇女，并帮助她们顺利地度过更年期。

2. 定期做健康检查 更年期妇女定期和全面体检的目的是防治雌激素缺乏和衰老性疾病，而重点是更年期综合征、心血管疾病、骨质疏松症、肿瘤和老年性痴呆。在全面体检的基础上，遵照个体化原则制定恰当的治疗方案以保证治疗的全面性。除一般体检外，妇科相关疾病筛查应包括：外阴、阴道和子宫颈炎症和肿瘤、子宫和卵巢肿瘤、盆腔炎症、乳腺良性疾病和肿瘤等。

3. 制定科学的个体化保健计划 更年期科学的个体化保健计划应在医生指导下制定，其内容包括：良好的生活方式和饮食习惯、健康的精神心理、正确的激素替代、科学的营养补充、恰当的运动量、避免环境激素和有害物质的摄入、坚持定期体检和抗衰老的康复性治疗等。

根据个人生物钟，依季节和气候建立规律的生活节律，保证足够的睡眠，维持精神心理平衡。从衣着、生活用品、待人接物和处理人际关系等方面养成良好而优雅的生活作风。忌酒，戒烟，控制咖啡量，多饮水，保证大小便通畅。多食用谷物、蔬菜和水果，严格控制动物蛋白和脂肪的摄入，每天饮用新鲜牛奶，定量补充维生素（A、B、C、D、E、叶酸等）和矿物质（钙、镁、磷、铁、锌、钠、钾和碘）。避免食用含有有害于健康的食物添加剂、类激素、农药和有毒物质的农产品和保健品。

运动方式和运动量依个人体力和器官功能制定，即采用安全的力量性和柔软性相结合的方式进行锻炼。如短距离慢跑，老年操和健美操。运动的目的是改善器官功能，维持正常的肌肉－关节－骨骼功能，增强肌力，促进代谢，控制体重，避免肥胖，改善应激功能和提高思维能力。

定期查体和及时诊治疾病非常重要。健康查体应每年进行 1 次，内容包括：妇科、内科、外科、内分泌科。特别注意子宫、卵巢、乳腺和内分泌疾病的防治。所有药物治疗均应在医生的指导下进行。

（二）调护

1. 生活调护

（1）加强卫生宣教，使妇女了解围绝经期正常的生理过程，消除其顾虑和精神负担，保持心情舒畅。

（2）积极参加适当的体育锻炼，增强体质，增强抵抗力，防止早衰。

（3）注意劳逸结合，睡眠充足，生活规律，防止过度疲劳和紧张，适当限制脂类和糖类物质的摄入，参加体育锻炼，增强体质。

（4）维持适度的性生活，有利于心理与生理健康，以防早衰。

（5）居室床的高度要适当，以方便上下床，避免摔倒。楼梯、地板勿太滑，最好有防滑地毯，或楼梯有坚固扶手。楼梯的照明要好，楼梯或通道上不要放置妨碍行动的物品。春天或冬天外出时要特别小心，鞋底不要太陈旧或太光滑，应有防滑的条纹。浴室内放置防滑垫子。冲洗外阴及洗脚设备要考虑适合性。

（6）夜间外出应携带可发出荧光的物品或照明灯，过街要注意红绿灯。

（7）养成规律排便的习惯。

（8）应定期进行体格检查，尤其要进行妇科检查，包括防癌检查，必要时做内分泌检查。

（9）医务人员做手术时，应尽量保留无病变的卵巢组织，防止过早出现绝经综合征。

2. 饮食调养　绝经女性对糖类代谢的能力较差，降低血脂的能力减弱，而对各种氨基酸的需要量比年轻人高，因此更年期妇女的食谱要低脂肪、低糖、高蛋白。在食物搭配时，蛋白质、脂肪、碳水化合物三种主要产生热量的营养素要比例恰当，世界卫生组织推荐该三种主要产生热量的营养素的比例为（1~1.2）：（2~2.2）：（3.3~6.9），即营养素的构成中以碳水化合物为主，但总的摄入量应较青年人减少5%~10%。摄入脂肪应以植物脂肪为主，蛋白质以鱼类、蛋类、牛奶、豆制品和瘦肉等优质蛋白质为宜。注意补充含钙质丰富的食物。常用食疗方如下。

（1）莲子百合粥：莲子、百合、粳米各30g同煮粥，每日早晚各服1次。适用于绝经前后伴有心悸不寐、怔忡健忘、肢体乏力，皮肤粗糙者。

（2）甘麦饮：小麦30g，红枣10枚，甘草10g，水煎。每日早晚各服1次。适用于绝经前后伴易怒、面色无华者。

（3）枸杞肉丝冬笋：枸杞、冬笋各30g，瘦猪肉100g，猪油、食盐、味精、酱油、淀粉各适量。炒锅放入猪油烧热，投入肉丝和笋丝炒至熟，放入其他佐料即成。每日1次。适用于更年期患者头目昏眩、心烦易怒、经血量多、面色晦黯、手足心热等。

（4）枣仁粥：酸枣仁30g，粳米60g。洗净酸枣仁，水煎取汁，与粳米共煮成粥，每日1剂，连服10日为1个疗程。适用于更年期精神失常，喜怒无度，面色无华，食欲欠佳等症。

（5）冬虫草炖鸡：冬虫夏草10g，母鸡1只（约1 350g）。将鸡去毛、内脏，入锅中，加水烧沸后去浮沫，放入冬虫夏草，用文火炖至鸡肉烂熟。吃肉喝汤，每日1次，可用3~4日。益气温阳，补肾填精。

（6）二仙烧羊肉：仙茅15g，淫羊藿15g，生姜15g，羊肉250g。前三味用纱布包好，羊肉切片，共入锅内，加水适量，文火烧至羊肉熟烂，除去药包，加食盐、味精调味。食肉饮汤，每日 1 剂。温肾助阳。

（7）清蒸杞甲鱼：甲鱼 1 只，枸杞子 15g。甲鱼去内脏，用开水烫 2~3 分钟，去黑衣，洗净，再将枸杞子放入甲鱼腹内，加葱、姜、蒜、盐、糖等调料少许，放锅上清蒸。滋补肝肾。

（8）枸杞肉丝：枸杞子 10g，瘦猪肉 100g，熟冬笋 30g。将猪肉、冬笋切丝。锅内放猪油烧热，投入肉丝、笋丝、枸杞爆炒至熟，加食盐、酱油、味精调味。滋补肝肾。

3. 精神调理　帮助患者了解绝经是正常生理过程，以乐观积极的态度对待疾病，清除无谓的恐惧忧虑，同时使其家属协助配合，给予同情、安慰和鼓励，医务人员应耐心解答患者提出的问题，并给予指导解决。这种从心理进行的治疗大致可分以下三方面进行。

（1）心理疏导：包括情志相胜法、移情疗法、情志导引法、采用个性行为矫正法，如善于客观的评价自我、工作学习要有规律等。

（2）家庭调节：如通过夫妻、子女、婆媳三种较复杂关系提高心理耐受阈值、丈夫负担一些家务、陪妻子慢跑、长距离散步等。

（3）社会调节：通过参加一些社会活动如公益活动或公共娱乐活动等体现自身的社会价值，提升患者自我认可度。

（鲜晓明）

第十二节　评述与展望

绝经期是妇女重要的生理阶段，是每个妇女的必经阶段。由于卵巢功能的衰退，引发了许多与雌激素水平缺乏相关的症状，影响该阶段妇女的生活质量。有研究调查显示绝经期妇女中约有 84% 的妇女至少经历一种典型的绝经综合征症状。目前对本病的治疗，西医主要采用激素疗法（HT）。鉴于激素疗法的利弊之争，越来越多的人倾向另类疗法，包括传统的中医药治疗。中医药对本病的治疗具有丰富的临床经验，大量的临床研究表明在补肾（滋补肾阴或温补肾阳）的基础上，再从肝、脾、心论治，并结合兼夹因素（郁热、瘀滞、痰浊、湿热），疗效确切。在整体观理论指导下的辨证论治是中医对疾病个体化诊治的优势和特色，也符合现代医学诊治疾病的趋势，在临床上有广泛的应用前景。由于绝经综合征是涉及多系统的疾病，病程长，受社会、心理等因素影响，存在明显的个体差异，在绝经前后不同的时期，不同人群的临床表现各有侧重。中医对绝经综合征的治疗有一定优势，立足于肾虚之本，通过辨证论治，能达到较好的疗效。在文献报道中，根据具体病机选方用药，补肾最常用和最为关键，调理其他脏腑的目的都是为了达到肾阴肾阳相对平衡。其他治疗方法，比如针刺等，也都是通过调整脏腑的阴阳，激发肾的功能使肾气充盈，精血充足，气化正常，机体功能相对恢复而达到治疗目的。

现代医学从神经、内分泌、免疫、血脂、自由基、骨代谢等角度，进一步揭示绝经综合征的实质，从分子生物学角度探讨本病发生机制，并加强治疗机制的研究。绝经综合征的发生是综合因素的结果，现代医学治疗的只是其病变环节明显的一环，但现代医学的辨"病"有利于掌握绝经综合征的病因和发展变化。中医的辨"证"有利于分析同中有异、异中有同的规律，确定治疗思路，将现代医学辨病与中医辨证结合起来，对证治疗与整体调理相结合，取长补短。在西药对某一证候改善的同时，可考虑适当加用对证的中药，以发挥协同疗效；也可考虑加用相应中药来拮抗西药的不良反应，以发挥出最佳治疗效果。因绝经综合征症状繁多，临床中根据不同侧重情况采用不同治疗方法。单纯采用中药治疗可以解决问题的则不用加西药，例如以血管舒缩功能失调（烘热汗出）为主的绝经综合征。在必要时也不能排斥西药，例如重度精神神经症状的绝经综合征患者，绝经期的骨质疏松症患者等，都要以西医治疗为主，中医治疗为辅，中西医治疗相结合。

随着医学模式的转变，绝经综合征作为心身疾病愈发受到人们的重视，在治疗过程中，也更强调心理调养对于提高临床疗效、提高患者生存质量的作用。"心身合一"理论是中医理论体系的基本学术思想之一，是中医心身医学的理论基础。该理论认为，人的脏腑生理和心理状态两者密切相关。情志产生于特定的脏腑，脏腑之气是七情（喜、怒、悲、思、忧、恐、惊）的物质基础，当人的五脏发生虚实盛衰变化时，会直接影响人的情志活动；相反的，过度的情绪改变亦可使机体发生相应的病理变化，影响健康。因而，在治疗上主张心身同治，这一治疗原则不主张只求针药治疗的躯体效果，也不主张追求单纯心理疗法的心理疗效，而是立足于临床实践，从具体需要出发，将两者有机结合，以达到心身并谐。而目前中医药的大多数研究都是基于单纯中药辨证论治的研究，缺乏中医的情志治疗，从一定程度上影响了中医药的整体疗效。如何更好发挥中医优势，在绝经综合征的治疗中体现个体辨证和心身整体调节，进一步研究完善优化治疗方案是我们的研究方向之一。

中医药及中西医结合治疗更年期绝经综合征的疗效已经得到较多的认同。但在目前的临床研究中，尚存在一定的不足和难点，缺乏规范化研究的数据，表现在：目前研究未细化体现中医药真正的优势点；大部分研究缺乏科学的疗效评价方法，致使结论难以完全信服；对于中医药防治绝经相关疾病的远期疗效尚无大型研究。因此有必要对相关难点深入研究。

（鲜晓明）

第二十四章　自然流产

第一节　概述

流产是指妊娠不足 28 周、胎儿体重不足 1 000g 而终止者。根据流产发生的时间，又分为早期流产与晚期流产，发生在 12 周以前者称为早期流产，12 周以后者称晚期流产。自然流产占妊娠总数的 10% ~ 15%，其中早期流产占 80% 以上。

根据流产的过程中所表现的主要症状及其所处的不同阶段，分为先兆流产、难免流产、不全流产、完全流产、稽留流产及习惯性流产。先兆流产是指妊娠 28 周前，出现少量阴道流血或（和）下腹痛，宫颈口未开，胎膜未破，妊娠产物尚未排出，子宫大小与停经周数相符，妊娠尚有希望继续者。难免流产是指流产已不可避免，一般由先兆流产发展而来，此时阴道流血量增多，阵发性下腹痛加重或出现阴道流液（胎膜破裂）。妇科检查宫颈口已扩张，有时可见胚胎组织或胎囊堵塞于宫颈口内，子宫大小与停经周数相符或略小。不全流产是指妊娠产物已部分排出体外，尚有部分残留于宫腔内，均由难免流产发展而来。妇科检查或见宫颈口已扩张，宫颈口有妊娠物堵塞及持续性出血，子宫小于停经周数。完全流产是指妊娠产物已全部排出，阴道流血逐渐停止，腹痛亦随之消失。妇科检查宫颈口已关闭，子宫接近正常大小。稽留流产是指胚胎或胎儿在宫内已死亡尚未自然排出者。习惯性流产是指自然流产连续发生 2 次或 2 次以上者，近年来常用复发性流产取代。分别属于中医学的"胎漏"、"胎动不安"、"妊娠腹痛"、"滑胎"、"堕胎"、"小产"、"暗产"、"胎堕难留"、"胎死不下"等范畴。

（鲜晓明）

第二节　病因病机

（一）中医

中医学认为引起流产发生的病因病机有胎元及母体两个方面的因素。

1. 胎元方面　因胎病而使胎不牢固，多因父母先天之精气不足，两精虽能结合，但胎元不固；或因胎元有缺陷而胎不成实，所以引起胎漏、胎动不安。但终因胎元本身有缺陷，故药物治疗往往失效，最终多不可避免地导致堕胎、小产。

2. 母体方面　母体方面引起本病的主要发病机制是冲任不固，不能摄气血以载胎养胎，以致胎元不固而发病。冲为血海，任主胞胎，冲任之气血充足，则胎元能得气载摄，得血滋养，胎儿才能正常生长发育。若冲任不固，则不能摄血以养胎，摄气以系胎、载胎，胎元不固，就会发生胎漏、胎动不安，甚至堕胎、小产。

引起冲任不固的原因有肾虚、气血虚弱、血热、血瘀、外伤等，这些均可损伤冲任，导致胎元不固而流产。

（1）肾虚：先天禀赋不足，素体肾虚；或早婚、多产房劳、孕后房事不节，耗伤肾气，肾虚则冲任不固，胎失所系，故发生胎漏、胎动不安、堕胎、小产、滑胎。

（2）气血虚弱：胎儿的生长发育需靠母体气载血养。若素体气血虚弱；或因脾胃虚弱，孕后饮食不节，妊娠恶阻日久伤及脾胃，以致生化之源不足，气血亏少；或大病久病之后，正气不足，又失于调养，以致气虚血少。气虚则载胎无力，血少则胎失滋养，则发生胎漏、胎动不安、堕胎、小产、滑胎，或因气血虚弱无力排出死胎而导致胎死不下。

（3）血热：若平素阳气偏盛；或外感热邪；或孕后过食辛辣助火之物；或七情内伤郁久化火；或阴虚生内热，热扰冲任，冲任失固，或外感热毒，损伤胎元，导致胎漏、胎动不安、堕胎、小产。

（4）肝郁：素体肝郁，或因孕后情志不舒，肝气郁结，气机不畅；或因胎体长大，阻碍气机升降，使胎气受阻，发生妊娠腹痛或胎动不安。

（5）血瘀：因肝郁气滞，气滞血瘀；或素有癥瘕，瘀血内阻，因瘀血阻滞，气血运行不畅，以致冲任血少，胎儿营养有碍，以致胎元不固，可发生妊娠腹痛、胎动不安、堕胎、小产、滑胎，或因瘀血内阻，碍胎排出，导致胎死不下。

（6）外伤：孕后因生活不慎，跌仆闪挫或负重过度，以致气血失和，气乱不能载胎，血乱则不能养胎。或因外伤直接损伤冲任，扰动胎气，伤及胎元，可发生胎漏、胎动不安、堕胎。

（二）西医

病因包括胚胎因素、母体因素、免疫功能异常和环境因素。

1. 胚胎因素　染色体异常是早期流产最常见的原因。半数以上与胚胎染色体异常有关。染色体异常包括数目异常和结构异常。数目异常以三体居首位，其次为X单体，三倍体及四倍体少见。结构异常主要是染色体易位、嵌合体等，染色体倒置、缺失和重叠也有报道。除遗传因素外，感染、药物等因素也可引起胚胎染色体异常。若发生流产，多为空孕囊或已退化的胚胎。少数至妊娠足月可能娩出畸形儿，或有代谢及功能缺陷。

2. 母体因素

（1）全身性疾病：孕妇患全身性疾病（如严重感染，高热疾病等）刺激子宫强烈收缩导致流产；引发胎儿缺氧（如严重贫血或心力衰竭）、胎儿死亡（如细菌毒素和某些病毒如巨细胞病毒、单纯疱疹病毒经胎盘进入胎儿血循环）或胎盘梗死（如孕妇患慢性肾炎或高血压）均可导致流产。

（2）生殖器官异常：子宫畸形（如子宫发育不良、双子宫、子宫纵隔等）、子宫肿瘤（如黏膜下肌瘤等），均可影响胚胎着床发育而导致流产。宫颈重度裂伤、宫颈内口松弛引发胎膜早破而发生晚期自然流产。

（3）内分泌异常：黄体功能不足、甲状腺功能减退、严重糖尿病血糖未能控制等，均可导致流产。

（4）强烈应激与不良习惯：妊娠期无论严重的躯体（如手术、直接撞击腹部、性交过频）或心理（过度紧张、焦虑、恐惧、忧伤等精神创伤）的不良刺激均可导致流产。孕妇过量吸烟、酗酒，过量饮咖啡、二醋吗啡（海洛因）等毒品，均有导致流产的报道。

3. 免疫功能异常　胚胎及胎儿属于同种异体移植物。母体对胚胎及胎儿的免疫耐受是胎儿在母体内得以生存的基础。若孕妇于妊娠期间对胎儿免疫耐受降低可致流产，如父方的人白细胞抗原（human leukocyte antigen，HLA）、胎儿抗原、母胎血型抗原不合、母体抗磷脂抗体过多、抗精子抗体存在、封闭抗体不足等，均是引发流产的危险因素。已知调节性T细胞（regulatory T cells，Tr）与效应性T细胞（effective T cells，Te）的平衡是维系免疫反应的关键所在。某些特发性流产与调节性T细胞功能相对或绝对低下存在明显相关性，可能是导致孕妇对胎儿免疫耐受降低的主要原因。

4. 环境因素　过多接触放射线和砷、铅、甲醛、苯、氯丁二烯、氧化乙烯等化学物质，均可能引起流产。

（鲜晓明）

第三节　临床表现

（一）先兆流产

1. 症状　妊娠28周前，出现少量阴道出血或（和）下腹痛。

2. 体征　宫颈口未开，胎膜未破，妊娠产物尚未排出，子宫增大与孕月相符。

（二）难免流产

1. 症状　阴道流血增多，阵发性腹痛加重或出现阴道流水（胎膜破裂）。

2. 体征　宫颈口已扩张，有时尚可见胚胎组织或胎囊堵塞于宫颈口内，子宫大小与停经月份相符或略小。

3. 常见并发症　阴道出血过多引起出血性休克、继发性贫血，患者出现大量阴道出血，面色苍白，血压下降，心率加快。

（三）不全流产

1. 症状　妊娠产物已部分排出体外，尚有部分残留于宫腔内，阴道流血持续不止，甚至因流血过多而发生休克。

2. 体征　宫颈口已扩张，不断有血液自宫颈口流出，有时可见胎盘组织堵塞于宫颈口或部分妊娠产物已排出于阴道内，而部分仍尚在宫腔内。子宫小于停经月份。

3. 常见并发症　阴道出血时间长继发盆腔感染，出现发热、下腹痛等盆腔炎症状。

（四）完全流产

1. 症状　妊娠产物已全部排出，阴道流血逐渐停止，腹痛亦随之消失。

2. 体征　宫颈口关闭，子宫接近正常大小。

（五）稽留流产

1. 症状　早期妊娠可见早孕反应消失，或有阴道出血；中期妊娠，孕妇不感腹部增大，胎动消失。

2. 体征　子宫颈口未开，子宫较停经月份小，质地不软，未闻及胎心。

（六）习惯性流产

习惯性流产是指自然流产连续发生2次或2次以上者，流产过程中可出现以上流产的症状和体征。

（鲜晓明）

第四节　实验室和其他辅助检查

（一）绒毛膜促性腺激素（hCG）测定

妊娠后，母血和尿中 hCG（绒毛膜促性腺激素）上升，在不同妊娠期 hCG 值不同，正常妊娠 6~8 周时，其值每日应以 66% 的速度增长，若 48 小时增长速度 <66%，提示妊娠预后不良，要考虑流产的发生；在早孕期若 P 值低于正常妊娠同期值时，考虑流产可能发生。

（二）孕酮（P）测定

在早孕期若 P 值低于正常妊娠同期值时，考虑流产可能发生。

（三）B 型超声检查

B 型超声检查对确诊各种流产均有意义。当临床怀疑有流产情况时，经 B 型超声检查，宫内见胚胎反射、有胎心搏动，确定胎儿仍存活，则考虑为先兆流产。若经 B 型超声检查已无胎心，探及妊娠物已下移至宫口，则应考虑为难免流产。不全流产时 B 型超声检查见宫腔内组织物残留。完全流产时宫腔内未见异常反射。若经 B 型超声检查未见胎心或胚囊小于孕月，则为稽留流产。

（鲜晓明）

第五节　诊断要点

（一）流产的临床诊断依据

根据病史、停经史、月经史、基础体温测定，有无腹痛及阴道出血，有无典型的体征及体格检查，尤其是盆腔检查，综合分析做出诊断。

（二）实验室与辅助检查的诊断依据

对临床症状不典型者或流产不确定者，应做 hCG 测定、P 测定、阴道排出物病理学检查，以及盆腔 B 超等辅助检查，以利确诊。各种流产的鉴别见表 24-1。

表 24-1　各种流产类型的鉴别

流产类型	病史			妇科检查		B 超
	出血量	下腹痛	组织排出	宫颈口	子宫大小	
先兆流产	少	无或轻	无	闭	与妊娠周数相符	可见宫内妊娠征
难免流产	中→多	加剧	无	扩张	与妊娠周数相符或略小	孕囊位于宫颈管
不全流产	少→多	减轻	有	扩张或有物堵塞或闭	小于妊娠周数	宫腔内组织残留
完全流产	少→无	无	全排出	闭	正常或略大	不见妊娠征
稽留流产	有或无	多无	无	闭	正常或小于孕周	无胎心搏动

（鲜晓明）

第六节　鉴别诊断

（一）功能失调性子宫出血

两者都可出现阴道出血，但功血一般无停经史，无早孕反应，借助血、尿 hCG 检查和 B 超检查可鉴别。

（二）异位妊娠

有时较难区别，尤其是没有附件包块及未破损时（无内出血），常需借助 B 超检查或腹腔镜与宫内先兆流产鉴别。

（三）葡萄胎

此时早孕反应剧烈，子宫增大较相应宫内妊娠明显，血、尿 hCG 检查明显升高（而流产时 hCG 上升不明显），B 超检查见子宫腔内充满弥漫分布的光点和小囊样无回声区，未见孕囊及胎儿结构，便可与流产鉴别，尤其葡萄胎有咳血（肺转移）或阴道转移时，易与流产鉴别。

（四）子宫肌瘤

此时子宫增大可不均匀，且子宫硬，而流产时因有妊娠情况而子宫软，子宫肌瘤患者无停经史、无早孕反应，借助血、尿 hCG 检查和 B 超检查即可鉴别。

（鲜晓明）

第七节　治疗

由于流产包含的情况较多，治疗各有不同。先兆流产、习惯性流产治疗以安胎为主，而难免流产、稽留流产、不全流产则宜尽快下胎以益母，完全性流产宜定期观察并与不全流产鉴别，若确定为完全流产，则应着重流产后调养。

（一）中医内治法

1. 辨证治疗

（1）先兆流产：安胎、保胎是治疗先兆流产的主要原则。安胎之法应以补肾、益气养血为主。肾气盛，胎有所系；气旺则胎有所载；血充则胎有所养，其胎自安。同时，临证应本着"治病求本"的原则，分辨病之寒热虚实，根据不同病因分别采用补肾、健脾、益气、养血、清热、理气、活血、解毒安胎等法，以达到安胎目的。

遣方用药应注意，温补不宜过于辛热，调气不宜过于辛燥，清热不要过于苦寒，理气不得过于耗散。而化瘀、通利之品应当审慎，若确因病情需要，应宗"衰其大半而止"的原则，中病即止。

1）肾虚

证候特点：妊娠早、中期，阴道少量出血，色淡红或黯红，质稀。小腹隐痛，腰骶酸楚，头晕耳鸣，或畏寒肢冷，小便频数而清长，或曾有堕胎、小产史。舌质淡，苔薄白，脉沉滑无力。

治法：补肾安胎，益气养血。

推荐方剂：加味寿胎丸。

基本处方：桑寄生 30g，续断 20g，菟丝子 30g，阿胶 10g（烊化），党参 15g，白术 10g，焦艾叶 6g，炙甘草 6g。每日 1 剂，水煎服。

加减法：若见畏寒肢冷，腰腹冷痛者，加巴戟天 10g 以温肾扶阳；若腹痛重加白芍 15g，配甘草以缓急止痛；若小腹下坠甚者，加黄芪 15g 以升阳举胎；若肾阴虚者，见口干口苦，舌红少苔，脉细数，去艾叶、党参，加旱莲草 15g、女贞子 15g 以滋养肾阴；热象明显加黄芩 12g、沙参 15g、麦冬 15g 以清热养阴；大便干结加火麻仁 20g、玄参 9g 以润肠通便。若兼血瘀者可酌加当归 10g、蒲黄 10g、五灵脂 10g 以化瘀安胎。

2）气血虚弱

证候特点：妊娠早、中期，阴道时有少量出血，色淡红，质稀，小腹下坠隐痛。面色白或萎黄，神疲倦怠，心悸气短，舌质淡，苔薄白，脉细滑无力。

治法：益气养血，补肾安胎。

推荐方剂：胎元饮加减。

基本处方：党参 20g，黄芪 15g，白术 10g，当归 6g，白芍 15g，熟地黄 12g，阿胶 10g（烊化），杜仲 10g，陈皮 6g，炙甘草 6g。每日 1 剂，水煎服。

加减法：若阴道出血多，去当归，加焦艾叶 10g 以止血安胎；若有堕胎、小产史者，加菟丝子 20g 以加强补肾固胎作用；恶心呕吐，不思饮食，加砂仁 6g（后下）、苏梗 12g 以和胃安胎。

3）血热

A. 实热

证候特点：妊娠早、中期，阴道少量出血，色鲜红，质稠，小腹作痛，面赤唇红，口干口渴，舌质红，苔黄，脉滑数。

治法：清热凉血，止血安胎。

推荐方剂：清热安胎饮加减。

基本处方：黄芩 10g，黄连 6g，侧柏炭 10g，椿根皮 10g，阿胶 10g（烊化），怀山药 15g。每日 1 剂，水煎服。

加减法：若伴胸胁胀满，口苦咽干者，加白芍 15g、醋柴胡 10g 以养血疏肝；若大便干结者，加玄参 12g、麦冬 15g 以养阴滋液，润燥通便。

B. 虚热

证候特点：妊娠后，阴道少量出血，色深红，质稠，腰酸小腹坠痛，五心烦热，口干咽燥，潮热盗汗，舌质红嫩，少苔或无苔，脉细滑数。

治法：滋阴清热，养血安胎。

推荐方剂：保阴煎加减。

基本处方：黄芩 10g，黄柏 10g，生地黄 15g，白芍 15g，怀山药 15g，续断 10g，桑寄生 30g，甘草 6g，苎麻根 10g，女贞子 15g，旱莲草 15g。每日 1 剂，水煎服。

加减法：若口干咽燥者，加沙参 15g、石斛 10g 以养阴生津止渴。

4）肝郁

证候特点：孕后小腹疼痛，或阴道少量出血，精神抑郁，善太息、胸胁胀痛，或嗳气食少，呕吐时作，或呕吐酸水、苦水，舌质正常，脉弦滑。

治法：疏肝解郁，理气安胎。

推荐方剂：紫苏饮加减。

基本处方：苏梗10g，陈皮10g，大腹皮10g，当归6g，白芍10g，党参15g，甘草6g，醋柴胡10g，桑寄生15g，菟丝子15g。每日1剂，水煎服。

加减法：若呕吐酸水、苦水者，加黄芩10g、淡竹茹10g、苏梗12g以清热、降逆止呕。

5）外伤

证候特点：妊娠期间外伤后小腹疼痛，腰酸，阴道出血，量少，色红，舌质正常，脉滑或滑而无力。

治法：益气和血，补肾安胎。

推荐方剂：圣愈汤合寿胎丸加减。

基本处方：党参15g，黄芪15g，当归6g，川芎3g，白芍15g，熟地黄10g，桑寄生30g，续断10g，菟丝子15g，阿胶10g（烊化）。每日1剂，水煎服。

加减法：若阴道出血稍多者，去当归、川芎，加苎麻根10g、炙甘草10g以止血安胎；若小腹刺痛，因伤而有瘀血者，加三七粉2g冲服，以化瘀止血、止痛。

（2）难免流产、不全流产：这两种流产的中医治疗应以"下胎益母"为原则。根据其临床表现可分为瘀血阻滞及血虚气脱两型。

1）瘀血阻滞

证候特点：早期妊娠者，小腹坠胀疼痛加重，阴道流血较多，色黯红，有血块，或已排出部分胎块。中期妊娠者，小腹阵痛加剧，腰酸下坠，会阴胀坠，或有羊水流出，或有阴道出血，或胎儿已娩出，但胎盘、胎膜仍滞留于胞宫，舌质正常，脉滑或细滑。

治法：活血化瘀，下胎止血。

推荐方剂：脱花煎加减。

基本处方：当归20g，川芎15g，红花10g，生牛膝15g，车前子10g（布包），枳壳15g，益母草30g，桃仁12g。每日1剂，水煎服。

加减法：若胎块部分排出，但未排尽者，或有部分胎盘、胎膜残留，出血较多者，加炒蒲黄10g、五灵脂10g、三七粉3g以化瘀止血；若见神疲气短者，加党参15g、黄芪15g以益气下胎。

2）血虚气脱

证候特点：在堕胎、小产过程中，阴道突然大量出血，甚至暴下不止，面色苍白，大汗淋漓，甚至神志不清，呼吸短促，唇舌淡白，脉微欲绝。

治法：益气固脱，回阳救逆。

推荐方剂：参附汤。

基本处方：人参30g，熟附子10g（先煎）。每日1剂，炖服。

在难免流产及不全流产中，可因大出血不止造成气随血脱，阴血暴亡，阳无所附的阴阳离决之危象，不仅影响母体健康，还会危及生命。因此多采取中西医结合治疗。应及时清除宫腔内残留物，并配合输血、输液等治疗。对有少量残留，出血不多者，可采用活血化瘀，缩宫下胎方法。但应严密观察，如有大出血，仍以清宫处理为宜，以免带来严重后果。

（3）完全流产：若胎块或胎儿已完全排出，阴道出血不多，可按正常产后处理。但因

"小产重于大产"，故更应注意产后调养。

证候特点：若因堕胎、小产过程中出血多，失血伤气，引起气血不足，证见面色萎黄，神疲肢软，腰膝酸软，心悸气短，恶露量较多，色淡，质稀，舌质淡，脉细弱。

治法：益气养血，佐以缩宫止血。

推荐方剂：人参生化汤加减。人参 10g（另炖），当归 10g，炮姜 6g，川芎 6g，益母草 30g，炙甘草 6g，大枣 6 枚，黄芪 15g，枳壳 15g。每日 1 剂，水煎服。

（4）稽留流产：胎已死腹中，不能自行排出，不外虚实两方面：虚为气血虚弱，无力运胎外出；实者瘀血阻滞，碍胎排出。治疗以下胎为主，但须根据母体的强弱、证之虚实，不宜妄行峻攻猛伐。

1）气血虚弱

证候特点：胎死腹中，历久不下，小腹疼痛，或阴道有淡红色血水或赤豆汁样物流出，面色苍白，精神疲倦，气短懒言，食欲不振，口臭，舌淡黯，苔白腻，脉虚大而涩。

治法：益气养血，活血下胎。

推荐方剂：救母丹加味。

基本处方：党参 20g，当归 15g，川芎 10g，益母草 30g，赤石脂 30g，炒芥穗 10g，川牛膝 10g。每日 1 剂，水煎服。

加减法：若见小腹冷痛，肢冷畏寒者，加肉桂 6g、乌药 10g 以暖宫散寒止血。

2）血瘀

证候特点：胎死腹中，小腹疼痛，阴道出血，色紫黯，或有瘀块，面色青黯，口唇色青，口臭，舌质紫黯，或有瘀点，脉沉涩。

治法：活血行滞，祛瘀下胎。

推荐方剂：脱花煎加味。

基本处方：当归 15g，川芎 10g，肉桂 6g（焗服），车前子 10g（布包），川牛膝 15g，红花 10g，莪术 10g，芒硝 3g（冲服），益母草 30g。每日 1 剂，水煎服。

加减法：若出血多者加炒蒲黄 10g（包煎）、三七粉 3g 以化瘀止血；若见胸腹胀满者加枳壳 15g、川楝子 10g 以理气行滞。

稽留流产，胎死时间过长，易发生大出血，或继发感染，因此在下胎过程中，应密切观察阴道出血及腹痛，并仔细检查胎块、胎盘、胎膜排出是否完整，如出现大出血或变生他证，应采取中西医结合方法，及时处理。

（5）习惯性流产：屡孕屡堕必伤冲任，故虚证多见。"虚则补之"是滑胎病证的主要施治原则。并应掌握"预防为主，防治结合"的措施，在未孕前应补肾健脾，益气养血，调固冲任为主。妊娠之后即应保胎治疗。

1）肾气不足

证候特点：屡孕屡堕连续 2 次以上，精神萎靡，头晕耳鸣，腰膝酸软，夜尿频数，眼眶黯黑或面有黯斑，舌质淡，脉沉细。

治法：补肾安胎。

推荐方剂：补肾固冲丸加减。

基本处方：菟丝子 30g，续断 15g，巴戟天 15g，杜仲 15g，熟地黄 20g，鹿角霜 12g，枸杞子 12g，阿胶 12g（烊化），党参 15g，白术 12g，黄芪 15g，砂仁 6g（后下）。每日 1 剂，水煎服。

2）气血虚弱

证候特点：屡孕屡堕连续 2 次以上，身体虚弱，面色苍白或萎黄，神疲乏力，头晕心悸，舌质淡，苔薄白，脉细弱无力。

治法：益气补血安胎。

推荐方剂：泰山磐石饮加减。

基本处方：党参 15g，黄芪 15g，白术 10g，熟地黄 20g，白芍 15g，杜仲 15g，砂仁 3g（后下），炙甘草 6g，菟丝子 20g，续断 15g，桑寄生 15g。每日 1 剂，水煎服。

加减法：若见小腹冷痛，形寒肢冷者，加巴戟天 10g、乌药 10g 以温阳散寒止痛；若小腹空坠不适，加升麻 5g 以升阳举陷。

3）阴虚血热

证候特点：屡孕屡堕连续 2 次以上，两颧潮红，口干咽燥，手足心发热，失眠多梦，烦躁不宁，或形体消瘦，舌质红，苔少或无苔，脉细数。

治法：滋阴清热，凉血安胎。

推荐方剂：加减一阴煎加减。

基本处方：生地黄 15g，熟地黄 15g，白芍 15g，麦冬 10g，知母 10g，地骨皮 10g，炙甘草 6g，山茱萸 15g，女贞子 15g，旱莲草 15g，桑寄生 15g。每日 1 剂，水煎服。

加减法：若心烦，失眠多梦者，加酸枣仁 10g、柏子仁 10g 以宁心安神；若口干咽燥，津少者，加石斛 10g、玄参 10g 以生津止渴。

4）瘀血内阻

证候特点：屡孕屡堕连续 2 次以上，或有小腹疼痛，皮肤粗糙，或小腹有包块，舌质黯，舌有瘀点或瘀斑，脉弦或沉涩。

治法：活血化瘀，养血安胎。

推荐方剂：桂枝茯苓丸合寿胎丸加减。

基本处方：桂枝 10g，牡丹皮 10g，赤芍 10g，茯苓 15g，当归 12g，白芍 15g，菟丝子 15g，续断 15g。每日 1 剂，水煎服。

加减法：若阴道出血者加阿胶 12g（烊服）、旱莲草 15g 以养血安胎止血。

2. 中成药

（1）滋肾育胎丸：功能补肾健脾，益气培元，养血安胎，强壮身体。用于先兆流产、习惯性流产各证。每次 6g，每日 2~3 次。

（2）孕康口服液：功能健脾固肾，养血安胎。用于先兆流产、习惯性流产各证。每次 1~2 支，每日 3 次。

（3）生化汤丸：功能养血化瘀，祛瘀生新。用于不全流产或完全流产血虚血瘀型。每次 1 丸，每日 3 次。

（4）八珍丸：功能调气补血，用于完全流产后气血虚弱者。每次 3 丸，每日 3 次。

（5）益母草膏：功能养血活血，化瘀。用于不全流产或完全流产血虚血瘀型。每次 5~10ml，每日 3 次。

（二）中医外治法

针灸如下。

（1）针刺合谷用泻法，针刺三阴交用补法，使血旺气弱，血气聚而有固元安胎的作用。用治先兆流产。

（2）温针百会，再选配足三里、外关、行间、三阴交、血海、关元温针，每日 1 次，10 次为 1 个疗程，以补肾安胎。用治先兆流产。

（三）手术治疗与围术期处理

难免流产、不全流产、稽留流产一旦确诊，应尽早使胚胎及胎盘组织完全排出，当以清宫术为主，难免流产及时行刮宫术，对妊娠物应仔细检查，晚期流产时，子宫较大，出血较多，可用缩宫素 10～20U 加于 5％葡萄糖注射液 500ml 中静脉滴注，促进子宫收缩；不全流产，应尽快行刮宫术或钳刮术，清除宫腔内残留组织，阴道大量出血伴休克者，应同时输血输液。稽留流产，若稽留流产时间过长可致胎盘组织机化，与子宫壁紧密粘连，致使刮宫困难，甚至可能发生凝血功能障碍，导致弥散性血管内凝血，手术应特别小心，避免子宫穿孔，一次不能刮净，于 5～7 日后再次刮宫。围术期可按照各种流产参照以上中医辨证，治疗，促进子宫收缩及身体康复，主要辨证重在化瘀、调补气血为主。

（四）西医治疗

流产为妇产科常见病，一旦出现流产症状应根据流产的不同类型，及时给予恰当的处理。对于已确定有遗传基因缺陷，胎儿出生后会发生某些功能异常或合并畸形的孕妇，应劝说其终止妊娠。在稽留流产、难免流产的急、重的情况下，应首先采用西医治疗。对于一般的先兆流产、习惯性流产应用中药的效果理想，不一定要用西医治疗；对于阴道出血量多，腹痛明显的患者，可中西医结合治疗。

1. 先兆流产　卧床休息，禁性生活，必要时给予对胎儿危害小的镇静剂。黄体功能不足者可肌注黄体酮注射液 10～20mg，每日或隔日一次，也可口服维生素 E 保胎治疗；甲状腺功能减退者可口服小剂量甲状腺片。经治疗 2 周，若阴道流血停止，B 型超声提示胚胎存活，可继续妊娠。若临床症状加重，B 型超声发现胚胎发育不良，β－hCG 持续不升或下降，表明流产不可避免，应终止妊娠。此外，应重视心理治疗，使其情绪安定，增强信心。

2. 难免流产　一旦确诊，应尽早使胚胎及胎盘组织完全排出。早期流产应及时行刮宫术，对妊娠物应仔细检查，并送病理检查。晚期流产时，子宫较大，出血较多，可用缩宫素 10～20U 加于 5％葡萄糖注射液 500ml 中静脉滴注，促进子宫收缩。当胎儿及胎盘排出后检查是否完全，必要时刮宫以清除宫腔内残留的妊娠物，应给予抗生素预防感染。

3. 不全流产　一经确诊，应尽快行刮宫术或钳刮术，清除宫腔内残留组织。阴道大量出血伴休克者，应同时输血输液，并给予抗生素预防感染。

4. 完全流产　流产症状消失，B 型超声检查证实宫腔内无残留物，若无感染征象，不需特殊处理。

5. 稽留流产　若稽留流产时间过长可致胎盘组织机化，与子宫壁紧密粘连，致使刮宫困难，甚至可能发生凝血功能障碍，导致弥散性血管内凝血（disseminated intravascular coagulation，DIC），造成严重出血。处理前应查血常规、凝血时间、血小板计数、血纤维蛋白原、凝血酶原时间、凝血块收缩试验及血浆鱼精蛋白副凝试验（3P 试验）等，并做好输血准备。若凝血功能正常，先口服炔雌醇 1mg，每日 2 次，连用 5 日，或苯甲酸雌二醇 2mg 肌肉注射，每日 2 次，连用 3 日，可提高子宫肌对缩宫素的敏感性。子宫 < 12 孕周者，可行刮宫术，术中肌注缩宫素，手术应特别小心，避免子宫穿孔，一次不能刮净，于 5～7 日后再次刮宫。子宫 > 12 孕周者，应静脉滴注缩宫素，促使胎儿、胎盘排出。若出现凝血功能障碍，应尽早使用肝素、纤维蛋白原及输新鲜血、新鲜冰冻血浆等，待凝血功能好转后，再行刮宫。

6. 习惯性流产　染色体异常夫妇应于孕前进行遗传咨询，确定是否可以妊娠；女方通过妇科检查、子宫输卵管造影及宫腔镜检查明确子宫有无畸形与病变，有无宫颈内口松弛等。宫颈内口松弛者应在妊娠前行宫颈内口修补术，或于孕 12～18 周行宫颈内口环扎术，术后定期随诊，提前住院，待分娩发动前拆除缝线。若环扎术后有流产征象，治疗失败，应及时拆除缝线，以免造成宫颈撕裂。当原因不明的习惯性流产妇女出现妊娠征兆时，应及时补充维生素 E、肌注黄体酮注射液 10～20mg，每日 1 次，或肌注绒毛膜促性腺激素（hCG）3 000U，隔日 1 次，用药直至妊娠 10 周或超过以往发生流产的周数，应安定患者情绪并嘱卧床休息，禁性生活。有学者对不明原因的复发流产患者行主动免疫治疗，将丈夫的淋巴细胞在女方前臂内侧或臀部作多点皮内注射，妊娠前注射 2～4 次，妊娠早期加强免疫 1～3 次，妊娠成功率达 86% 以上。

7. 流产合并感染　治疗原则为控制感染的同时尽快清除宫内残留物。若阴道流血不多，先选用广谱抗生素 2～3 日，待感染控制后再行刮宫。若阴道流血量多，静脉滴注抗生素及输血的同时，先用卵圆钳将宫腔内残留大块组织夹出，使出血减少，切不可用刮匙全面搔刮宫腔，以免造成感染扩散。术后应继续用广谱抗生素，待感染控制后再行彻底刮宫。若已合并感染性休克者，应积极进行抗休克治疗，病情稳定后再行彻底刮宫。若感染严重或盆腔脓肿形成，应行手术引流，必要时切除子宫。

（鲜晓明）

第八节　难点与对策

先兆流产特别是习惯性流产是一个难治的疾病，它虽然很早被人们所认识，并积累了丰富的治疗经验，但是由于流产多次发生，且多数习惯性流产原因尚不明确，给治疗带来了一定的困难，同时，多次流产给患者及家庭带来极大的痛苦。所以有关预防及如何进行中西医结合治疗等一系列问题成为我们治疗上的难点。

（一）如何查找流产的原因

流产的病因复杂，可以受母体及胎儿两方面的影响母体方面可受外伤、其他病史、服药史等影响，所以要从去除病因着手。

对策如下。

（1）流产的原因较为复杂，有母体因素及胎儿因素，特别是习惯性流产的患者，心理压力较大，往往多次流产后，流产的原因是患者及医生需要关注的问题。故对于习惯性流产的妇女应在怀孕前进行必要检查，包括卵巢功能检查、夫妇双方染色体检查与血型鉴定、丈夫的精液检查、夫妇双方地中海贫血检测。女方尚需进行生殖道的详细检查，包括有无特殊病原体如衣原体、支原体的感染，B 超检查确定有无子宫肌瘤，宫腔粘连以及检查有无宫颈内口松弛等；女方黄体功能，甲状腺功能，免疫功能异常等全面检查。

（2）针对病因进行治疗，首先进行感染方面的治疗，针对生殖道的感染进行规范治疗，去除病原体。生殖器官的畸形可能影响流产的因素尽量去除，如纵隔子宫、宫腔粘连等。子宫肌瘤较大，特别是黏膜下肌瘤如果出现流产病史，孕前也考虑手术治疗。对于免疫因素如封闭抗体阴性，如曾出现流产史，也可孕前治疗。

（3）孕前中医调治，中医认为维系胎元之机制，主要在于冲任二脉所固摄，冲为血海，任主胞脉，而冲任之本在肾。故维持肾气的壮旺，保障气血的充沛，是保证胎儿正常发育和防治流产的要点，孕前中药调治，多用补肾法，且根据患者自身情况选用补肾阴或补肾阳或补肾气治疗。并按周期用药，排卵前期适当加用行气活血之郁金、丹参从而协助排卵，排卵后期可用淫羊藿、怀山药、鹿角霜等维持黄体功能。而肾气的充养，并非一朝一夕可以收效，故习惯性流产者，则应在再次妊娠之前，预先调治一段时间，以保证顺利妊娠。

（二）妊娠后如何安胎

流产经过调治后，能顺利妊娠对患者是很大的鼓励，能让妊娠顺利，是患者、家属、医务人员共同关心的问题。

对策如下。

1. 孕即安胎　经过流产后的妇女在决定再次妊娠前宜作基础体温测定，若持续高温相超过 18 天即妊娠的可能性极大，尽早诊断，尽早干预。此时嘱患者多卧床休息，禁房事，慎起居。饮食上忌服峻下滑利之品以免滑胎，同时定期作晨尿 hCG 定量测定及 B 超以了解胎儿发育情况。

2. 流产先兆积极治疗　妊娠后出现阴道流血、腹痛、腰痛等症状时即为先兆流产，此时必须积极治疗，有条件的孕妇最好住院安胎治疗。按中医辨证治疗以补肾为主，重用菟丝子、桑寄生、续断、阿胶，偏阳虚者加艾叶、鹿角霜、党参、白术；偏热者加旱莲草、女贞子、黄芩。必要时同时肌注 hCG 2 000U，隔日 1 次，及黄体酮 20mg 每日 1 次，或口服地屈孕酮 10mg 每天 2 次，或用黄体酮阴道凝胶等补充黄体，若出现明显阵发性宫缩，可予硫酸沙丁胺醇 2～4mg，8 小时口服一次，缓解子宫收缩。同时应予心理疏导，消除焦虑情绪，使之安心静养。亦应定期检查 hCG 定量、B 超检查，了解胚胎发育情况。用药建议超过以往流产月份。

（三）如何判断妊娠结局

对策如下。

1. 早期判断　妊娠后早期通过检测，母血和尿中 hCG（绒毛膜促性腺激素）上升情况判断妊娠的结局，在不同妊期 hCG 值不同，正常妊娠 6～8 周时，其值每日应以 66% 的速度增长，若 48 小时增长速度 <66%，提示妊娠预后不良，要考虑流产的发生；在早孕期若 P 值低于正常妊娠同期值时，考虑流产可能发生。同时行 B 超进一步确诊，但以上的判读需排除后期排卵，若患者不能提供具体排卵的情况，则须谨慎，可以定期 B 超观察，对比孕囊生长的情况作出判断。

2. 胎死则堕　若已确定为死胎，或阴道流血增多，伴见块状物排出，即行清宫术，死胎多与宫壁粘连，手术时务必小心操作，并尽量清宫彻底。术后中医辨证多为瘀阻胞宫，治以活血化瘀生新之剂，主要以生化汤加减治疗。若热象明显，则去炮姜、川芎，免其过于温燥。实验研究认为益母草、枳壳有收缩子宫的作用，故可较大剂量应用，以化瘀生新。同时围术期应用中医综合治疗，帮助身体康复，为下次妊娠准备。

（鲜晓明）

第九节　经验与体会

流产分为先兆流产、习惯性流产、难免流产、不全流产、完全性流产、稽留流产，对前两种尚可安胎，治疗以积极安胎，后四种为不可安之胎。流产中有一部分属自然筛选现象，减少了先天畸形儿的发病率，但亦有不少为正常胚胎，通过安胎治疗可获成功。故对于可安之胎需积极安胎治疗，对于不可安之胎应尽快终止妊娠。

（一）先兆流产，习惯性流产证型以肾虚为多

虽然古代医家乃至现代中医临床安胎多主张分型治疗，明·张介宾《景岳全书》中提出："凡妊娠胎气不安者，证本非一，治亦不同。盖胎气不安，必有所同，或虚或实，或寒或热，皆能为胎气之病，去其所病，便是安胎之法。"近代罗元恺教授就曾指出："导致先兆流产的病机，不外关系肾脾、气血、冲任二脉之耗损，而以肾气亏损为主要原因。"肾为先天之本，肾藏精，主生殖，胞络系于肾。肾气盛，天癸至，任冲通盛，月经才能按时而至，方有子。肾气盛胎有所系，气旺则胎有所载，血充则胎有所养，其胎自安。若素体禀赋不足，肾气虚衰，冲任不固，则易发胎动不安。且现代妇女多因事业而晚婚晚育，工作劳心耗气者多；同时孕前有人工流产史的病例不少，屡孕屡堕，耗损精血，损伤肾气。

（二）补肾法分型是治疗先兆流产、习惯性流产的主要方法

肾虚是流产的主要原因，故补肾法乃安胎之大法，罗元恺教授亦指出："补肾以安胎，乃为治法之要着。"对临床上多分为肾阴虚、肾阳虚、肾虚三证。若停经后出现腰酸腹痛或伴阴道少量出血，口淡，面色苍白，大便烂，舌淡苔薄白，脉滑细，则辨为肾阳虚，选用菟丝子、续断、桑寄生、阿胶、党参、白术、杜仲、熟地黄、白芍、苏梗、甘草以补先天之肾，健后天之脾。妊娠反应明显加砂仁、半夏。若患者口干，大便干结，面赤唇红，舌红苔薄黄，脉滑略数，则辨为肾阴虚，选用菟丝子、续断、桑寄生、阿胶、旱莲草、女贞子、黄芩、竹茹、太子参、白芍、甘草以滋养肝肾，大便干结加肉苁蓉、火麻仁。若患者口干口淡不明显，大便正常，舌淡红，苔薄白，脉滑，则辨为肾虚，选用菟丝子、续断、桑寄生、阿胶、旱莲草、党参、白术、生地黄、白芍、甘草，以阴阳兼补。对于黄体功能不足的患者可积极补充孕激素。

（三）不可安之胎分类处理

（1）若先兆流产发展为难免流产时，应尽快下胎，但下胎的方法要视孕月大小或病情而定，早期妊娠，即行清宫术。中期妊娠，可用药物引产。

（2）不全流产：由于部分胎盘残留在宫腔，阴道大出血，甚至休克时，应积极抗休克治疗，尽快行清宫术，术中、术后应用加强宫缩药物以减少出血。术后中药予活血化瘀生新之生化汤口服，加用益母草、枳壳、丹参、赤芍，并注意预防感染。

（3）稽留性流产以清除宫内妊娠物为治疗原则，并根据孕月的大小以及有关检查决定排胎方法。

感染可能继发于以上各类流产的过程之中或之后，故若发生于之前应积极控制感染．术前评估阴道感染的可能，常规行阴道分泌物检查，必要时行宫颈管分泌物培养以明确病原体，根据病原体选用抗生素。

（鲜晓明）

第十节　预后与转归

一般的先兆流产经及时的治疗，症状会慢慢消失，妊娠可继续。但若胎元自身发育不良或母体存在不可逆转的因素，均可发展成为难免流产或稽留流产，一旦确定，必须立即终止妊娠。自然流产反复发生而成为习惯性流产，治疗上应予足够的重视。注意孕前及整个孕期的治疗，及时对母体及胎儿进行监测，以保住胎儿。怀有遗传基因缺陷胎儿或畸形胎儿的孕妇，宜终止妊娠。

（鲜晓明）

第十一节　预防与调护

（一）预防

流产的原因较多，在治疗保胎的同时，要注意锻炼身体，增强体质，消除紧张情绪，并可从膳食着手，祛病强身安胎。

（二）调护

1. 生活调护

（1）孕期应避免疲劳，如有出血应绝对卧床静心休养。

（2）严禁房事，勿持重涉远，登高攀岩，避免跌仆闪挫。

（3）保持外阴清洁卫生。

（4）慎起居，避风寒，预防感冒，避免接触有毒物品。

（5）勿食有损于胎儿发育的药物。

（6）大便应保持通畅，大便时不要过于用力，以防止因腹压升高而引起阴道出血。

（7）平时应加强锻炼，增强体质。

2. 饮食调养　饮食宜清淡，易于消化，但富有营养的食物，忌食辛辣动火之品，宜多吃蔬菜和水果，临床上药膳疗法一般以补益为主，尤以补脾肾为重，但对于稽留流产及难免流产亦可服用化瘀去新之药膳，以助祛胎外出，不宜服用固涩之品，以免引起邪瘤难出。

一般补益脾肾的食用药食有：黄芪、糯米、党参、艾叶、鸡蛋、鲈鱼、苎麻根、杜仲、猪肾、阿胶、芍药、当归、甘草、田鸡、续断、怀山药等。治疗稽留流产的食用药食有：益母草、川芎、当归、白酒、野棉花、莲房、牛膝、红花等。

（1）治疗先兆流产

1）糯米黄芪饮：糯米 30g，黄芪 15g，川芎 5g，加水 1 000ml，煎至 500ml，去渣即成，每日 2 次，温热服。用于气血虚弱型，具有安胎作用。

2）杜仲煨猪肾：杜仲，猪肾，食盐少许。将猪肾对半剖开，去筋膜，用椒盐水淹浸去腥味，然后与杜仲同置沙锅中，加水煨熟即可，食肾饮汤，日服 2 次，7 天为 1 个疗程。适用于肾虚型，具有补虚益肾安胎作用。

3）胶艾酒：阿胶 30g，艾叶 20g，川芎 20g，芍药 20g，甘草 20g，当归 30g，生地黄 30g，同黄酒、水煮取，分 3 份，每日早、中、晚各饮一份。适用于跌仆伤胎型，具有养血安胎作用。

4）桑寄生鸡蛋茶：桑寄生 15g，鸡蛋 1 个。将桑寄生及鸡蛋放入适量水中同煲，待鸡蛋熟后敲裂蛋壳，继续同煲 30 分钟，饮汤食蛋。适用于各型先兆流产患者。

5）苎麻根煲鸡：雌鸡 1 只（约 500g），干苎麻根 30g（鲜品 60～90g）。鸡去毛、肠脏、头爪，苎麻根放入鸡腹内，加水适量煲汤，调味后饮汤吃鸡。适用于阴虚内热型先兆流产患者。

（2）治疗难免流产、不全流产和稽留流产

1）莲房煮酒：莲房 1 个，甜酒适量。将莲房碎细，加甜酒煎取药汁，去渣服。适用于气虚型，具有益气养血作用。

2）红花煮酒：红花 6g，白酒适量。将红花放入沙锅内，倒入白酒，用文火煮减至半，去渣，饮 2～3 小杯。适用于血瘀型，具有活血化瘀作用。

（3）治疗习惯性流产

1）怀山药固胎粥：生怀山药 90g，川续断 15g，杜仲 15g，苎麻根 15g，糯米 250g。先将续断、杜仲、苎麻根洗净后用干净纱布包扎，与怀山药、糯米同煮粥，煮至粥烂后，去药包，加油盐少许调味，分 2 次温服。可用于肝肾阴虚型，具有补肝肾、健脾肾、安胎作用。

2）母鸡糯米粥：母鸡 1 只，宰后洗净，去内脏，与乌贼鱼 1 条同放锅内，加水煮烂，取浓汁，加糯米煮至米熟为度，加盐适量调味，服食。可用于气血虚型，具有益气养血固胎作用。

3. 精神调理　患者若平时精神焦虑，导致气滞血瘀，受孕后气血不能运至胞宫，胎元无以濡养可致流产，故平素要注意畅达情志。若已发生流产，则应避免精神紧张和过度劳累，先兆流产需卧床休息，怡心养性，并可进行胎教。

（鲜晓明）

第十二节　评述与展望

自然流产的病因复杂，部分病因能检查清楚，但有相当多的因素尚未清楚，同时各地区的检查水平的差异，导致诊断较难。同时因为病情容易反复，整个妊娠期均可能出现流产，如患者曾经有一次甚至多次流产，患者及家属心理压力很大，也不利于病情的稳定，故病因的研究就有必要更加具体。目前中医多认为肾虚是基本病因，中医治疗对功能性或应激性引起的流产效果最佳，大多数医家也从补肾着手进行治疗研究，治疗效果显著。但也有一部分病例单纯补肾治疗无效，也有医家从化瘀方面进行研究。从西医角度一些明确的原因，如生殖器官的畸形、生殖道感染等明确的因素可以在孕前治疗，黄体功能不全，也可以通过补充孕激素，降低流产发生率。对未明原因的流产，孕后常常通过常规的休息、补充孕酮等治疗，安胎效果未尽人意。针对病因如免疫因素及染色体异常的研究，可能为今后的治疗提出具体方案。同时借助辅助生育技术的研究对流产的病因及治疗均有帮助。

（鲜晓明）

第二十五章 不孕症

育龄妇女婚后未避孕，有正常性生活，男方生殖功能正常，同居 2 年而未受孕者，称不孕症。其中从未妊娠者，称原发性不孕，古称全不产；曾妊娠而后又 2 年以上不孕者，称继发性不孕，古称断绪。

不孕症病名最早见于《素问·骨空论》，"督脉者……此生病……其女子不孕"。《山海经》称"无子"；《千金方》称"全不产"、"断绪"。历代医家对不孕症的论述，散见于"求嗣"、"种子"、"嗣育"等篇章中。

不孕症有绝对不孕和相对不孕之分，绝对不孕是指经过各种治疗措施仍不能怀孕者，见于夫妇一方或双方先天性或后天性解剖上的缺陷，无法矫治者，如生殖器缺如或畸形等，即明代万全《广嗣纪要》所载的 5 种不宜："一曰螺，阴户外纹如螺蛳样，旋入内；二曰纹，阴户小如著头大，只可通溺，难交合，名曰石女；三曰鼓，花头绷急似无孔；四曰角，花头尖削似角；五曰脉，或经脉未及十四而先来，或十五十六而始至，或不调或全无。此五种无花之器，不能配合太阳，焉能结仙胎也哉。"螺、纹、鼓、角等 4 种属于生殖器畸形所致的不孕。相对性不孕是指经过治疗可获得妊娠，这类不孕症是本章主要论述的内容。

一、病因病机

不孕症的原因十分复杂，与男女双方均有关，导致女性不孕的原因有肾虚、肝郁、痰湿、血瘀等。肾主生殖，"胞络系于肾"，"肾者主蛰，封藏之本，精之处也"，故肾虚是不孕症的重要原因。由于脏腑、经络之间的生克制化，寒、湿、痰、热之邪的相互影响及转化，临床上有多种病因，产生不同的证候，这些病因导致肾和冲任的病变，不能摄精受孕而致病。陈士铎《石室秘录》认为女子不孕症有十病，为胞宫寒、脾胃寒、带脉急、肝气郁、痰气盛、相火旺、肾水衰、任督病、膀胱气化不利、气血虚。又云："任督之间有疝瘕之症，则外多障碍，胞胎缩入于疝瘕之内，往往精不能施。"前者以功能性多见，如失调、排卵功能障碍等；后者以器质性疾病多见，如子宫内膜异位症、子宫肌瘤等。陈士铎同时认为："男子不能生子有六病，为精寒、气衰、痰多、相火盛、精少、气郁"。

西医学认为受孕是一个复杂的生理过程，包括正常精子、卵子的发育、成熟、运行，精卵结合、孕卵的着床、生长等，其中任何一个环节发生障碍都可导致不孕。据调查统计，不孕的总发生率10% ~15%，其中男方因素占25% ~40%，女方因素占40% ~55%，男女双方因素约20%，不明原因约10%。

（一）女方因素

主要概括为排卵障碍性不孕、输卵管阻塞性不孕、免疫性不孕和心因性不孕。

1. 排卵障碍　排卵是生育的必要条件，下丘脑－垂体－卵巢性腺轴上任何一个环节的功能性或器质性异常都可影响排卵，其主要表现为无排卵或黄体不健两类。

（1）无排卵：导致不孕症约占29%，如先天性卵巢发育不良、卵巢早衰、希恩综合征、多囊卵巢综合征、闭经－溢乳综合征、高催乳素血症、未破裂滤泡黄素化综合征，还有甲状腺、肾上腺皮质功能失调导致的不排卵等。

（2）黄体不健：是由于黄体生成激素分泌受到干扰，影响黄体的合成和孕酮的分泌，导致黄体分泌孕酮不足或黄体过早萎缩，子宫内膜分泌反应不良影响受精卵着床。多见于经前期综合征、月经失调或多囊卵巢综合征，促排卵治疗后，即使妊娠也较易流产。

2. 输卵管因素　输卵管具有拾卵、运送精子、运送受精卵到宫腔的功能，也是精卵结合的场所。任何影响输卵管功能的病变都可导致不孕，如输卵管发育不良、过长、过细或缺如；输卵管炎症、粘连或阻塞；还有子宫内膜异位症、盆腔炎症等引起输卵管的迂曲或影响其蠕动；腹腔液中前列腺素分泌量的异常、比例失调等，影响输卵管的正常功能。

3. 免疫因素　原因不明的不孕症大多为免疫因素所致，主要有精子同种免疫及卵透明带自身免疫产生抗体，影响精子活力或阻止精子穿透卵子而影响受孕。此外，针对血管内皮磷脂成分的自身抗体也可影响胚泡的着床。

4. 心理因素　生育是大多数夫妇和家庭的重要需求，由于盼子心切而引起的焦虑、紧张可影响神经－内分泌功能而影响受孕；而久不受孕，又使妇女产生心理挫折，引起抑郁、悲伤。两者互为因果，往往使不孕的原因更加复杂、治疗愈加困难。

（二）男方因素

男方因素主要是精子发生障碍和输送障碍，包括睾丸发育不良、隐睾、精索静脉曲张、睾丸炎等引起的少精症、无精症，或精子异常；输精管阻塞、创伤或先天缺如导致精子输送障碍；勃起障碍、不射精、逆行射精等性功能异常导致的排精障碍；自身免疫反应产生精子抗体引起精子凝集、影响精子活力等。

（三）男女双方因素

男女双方均存在一些影响孕育的因素，如缺乏性知识，或情绪焦虑、精神紧张等心理障碍，导致性生活不够协调；男方生殖道炎症影响精浆免疫抑制成分，从而使女方产生抗精子抗体等。

上述因素可单一存在，也常多因素复合作用而造成不孕。

二、诊断

（一）女方检查与诊断

1. 病史　询问夫妇双方的个人史及既往史，注意了解月经和婚育史、性生活情况、避孕情况、同居与否，有无生殖道炎症、腮腺炎、结核等。根据结婚或产后、流产后 2 年，男方生殖功能正常，未采取避孕措施而未怀孕，即可诊断。

2. 临床表现　常伴有月经失调、闭经、痛经、溢乳、乳房胀痛或下腹疼痛等，也可无临床症状。

3. 检查

（1）全身检查：了解营养及第二性发育情况，尤其是乳房的发育、毛发和脂肪的分布、体重指数等情况，并要排除导致不孕的其他疾病，如甲状腺、垂体、肾上腺疾病。

（2）妇科检查：了解生殖道包括外阴、处女膜、阴道、宫颈、子宫及盆腔有无畸形、炎症、肿瘤等。尤其是盆腔炎常可导致输卵管不通畅，甚至梗阻、积水而不孕。

（3）卵巢功能检查：主要了解排卵功能、黄体功能和卵巢储备能力。通过基础体温、宫颈黏液评分、内分泌激素测定、B超监测卵泡发育与排卵、子宫内膜活检等方法了解排卵功能。

（4）输卵管通畅试验：通常做输卵管通液作为初步的筛查。对有盆腔炎病史或流产后不孕者，可做子宫输卵管造影以了解输卵管通畅程度和盆腔粘连状况。或在腹腔镜下做美蓝液输卵管通液。

（5）影像学检查：超声检查可发现子宫、卵巢、输卵管的器质性病变，观察卵泡的数目、发育情况、排卵以及子宫内膜厚度等。超声多普勒（彩色B超）可观察卵巢与子宫的血流情况。MRI有助于子宫肌瘤和子宫腺肌病的鉴别。

（6）免疫学检查：检测血清、宫颈黏液的抗精子抗体、抗心磷脂抗体、抗透明带抗体等可发现影响怀孕的免疫学因素。还可以通过性交后试验、精液与宫颈黏液相合试验、精子穿透性试验等判断免疫因素对精子的影响。

（7）腹腔镜与宫腔镜检查

1）腹腔镜：主要针对输卵管因素、腹腔因素。在腹腔镜下直视盆腔、子宫、输卵管、卵巢状况，藉以了解内生殖器有无器质性疾病及输卵管通畅情况与盆腔粘连、内异症、积水等，并同时做相应手术。

2）宫腔镜：直视下检查宫腔内情况，对内膜息肉、增生、黏膜下子宫肌瘤、宫腔粘连、子宫纵隔等进行诊断，并可做相应手术，常与腹腔镜同时进行。

（8）其他检查

1）阴道分泌物镜检或培养，可诊断滴虫、假丝酵母菌、支原体、衣原体感染等。

2）宫颈细胞涂片、阴道镜检查可排除宫颈疾患。

3）染色体检查对于原发性闭经或卵巢早衰患者的诊断有一定的帮助。

（二）男方检查与诊断

1. 全身检查　了解营养、第二性征及影响生育的慢性疾病如结核等情况。

2. 外生殖器检查　了解发育及功能状况。

3. 精液检查　了解其生精功能，评价精子数量及活动能力。WHO在1999年建议的精液参考标准是：射精量 $\geqslant 2.0ml$，精子密度 $\geqslant 20 \times 10^6/ml$，总精子数 $\geqslant 40 \times 10^6$，活精 $\geqslant 50\%$，其中（a+b级）$\geqslant 50\%$，严格形态学分析标准的正常形态精子 $\geqslant 15\%$，白细胞 $< 1 \times 10^6/ml$。如精子数量 $< 20 \times 10^6/ml$ 则为少精症；（a+b级）$< 50\%$ 或a级 $< 25\%$ 则为弱精症；正常形态精子 $< 15\%$ 为畸形精症；精液常规检查无精子为无精症。

不孕症往往是男女双方综合因素影响的结果，必须有计划有步骤地做检查，通过对男女双方全面的检查了解，找出原因，有的放矢地治疗是诊治不孕症的关键。临床上应首先排除男方因素，同时了解女方排卵功能及输卵管通畅情况，检查双方免疫因素，根据先简后繁的原则逐步检查，明确诊断不孕的原因。

年龄在30岁以上的妇女，倘未避孕1年而未怀孕，应对夫妇双方做系统检查。如婚龄 $\geqslant 35$ 岁的妇女，半年未能怀孕并有迫切的生育要求，也应做检查和诊治。

第一节　排卵障碍性不孕

排卵障碍是不孕症较常见的因素，多伴月经不调或闭经、崩漏，往往是生殖内分泌疾病的综合表现。

一、诊断

（一）无排卵

1. 病史　注意月经初潮年龄以及周期、经期和经量的情况，多数有月经稀发、周期紊乱、经量减少，甚或闭经、阴道不规则流血等病史。如属于继发性不孕，应注意有无产后出血、哺乳期过长等情况。如曾经避孕，要了解避孕方法，尤其是有无长期使用避孕药。如有子宫内膜异位症、子宫肌瘤等病史，要询问既往的治疗方法，如药物抑制排卵、介入治疗、手术治疗等都可能影响卵巢功能。

2. 临床表现　多数有月经的异常，包括月经后期、先期、先后无定期、月经过少、过多、闭经、崩漏等，也可以表现为月经基本正常但无排卵。

3. 检查

（1）基础体温：多数为单相型。滤泡黄素化未破裂综合征可表现为不典型双相。

（2）宫颈黏液：少或黏稠，不出现蛋清样的黏液，涂片未出现羊齿叶状结晶。

（3）生殖内分泌激素：月经周期 2~5 日测定早卵泡期基础值，如 FSH 升高表明卵巢储备能力下降；如 FSH≥40IU/ml，伴 E_2 低水平，表明卵巢功能衰退；如基础 LH/FSH≥2，T 升高，考虑为多囊卵巢综合征；PRL 升高则属于高催乳素血症，应进一步检查是否垂体疾病。

（4）排卵监测：B 超连续监测卵泡发育、成熟和排卵。优势卵泡直径应达到 18mm 以上，并有排卵的声像表现。如 LH 高峰后 2 日卵泡仍持续生长，而后逐渐缩小，应考虑为卵泡黄素化不破裂；如两侧卵巢均有超过 10 个直径在 10mm 以下的小卵泡，应考虑为多囊卵巢综合征。

（二）黄体不健

1. 病史　多数有月经频发、经期延长等病史，或有复发性流产史。

2. 临床表现　可有月经先期、月经过少或过多、经期延长，也可表现为月经后期，或周期、经期正常。

3. 检查

（1）基础体温：高温相持续时间 <12 日，或体温上升幅度 <0.3℃，或在高温相体温波动。黄体中期孕酮 <31.8mmol/L。

（2）激素测定：黄体中期血清 E_2、P 水平偏低。

（3）子宫内膜组织学检查：黄体中期子宫内膜呈分泌期腺体分泌不足，或较正常落后 2 日以上。

二、辩证分析

排卵障碍的病机主要是冲任损伤。多由肾虚、痰湿内阻、肝经郁火（或湿热）、肝气郁结（或肝郁肾虚）导致冲任损伤，胞宫功能失常，不能摄精成孕。治疗以调理冲任为大法，具体治法应根据辨证施以补肾益精，养血调经；或燥湿涤痰，活血调经；或清肝泄火，涤痰软坚；或疏肝解郁，养血调经；或补肾疏肝。通过调理冲任，调养胞宫以促排卵健黄体。

（一）肾虚证

肾为先天之本，元气之根，肾藏精主生殖；任主胞胎，任脉系于肾。禀赋不足，肾气亏损，或房事不节，久病伤肾，肾气暗耗，冲任虚衰，胞脉失养，不能摄精成孕；肾阳不足，命门火衰，冲任失于温煦，宫寒不孕；肾阴不足，精血亏损，胞失滋润，甚或阴虚火旺，血海蕴热，冲任失调而致不孕。

1. 临床证候　婚久不孕，月经初潮推迟，或经行紊乱或先后不定，量少色淡，或月经稀发，或闭经，腰脊酸痛，头晕目眩，神疲乏力，耳鸣，眼眶暗黑，舌淡红，苔薄白，脉细软。偏于阳虚则形寒肢冷，四肢欠温，少腹寒冷，或小便频，大便溏，舌淡胖，苔薄白，脉细软；偏于阴虚则兼咽干口燥，五心烦热，大便干结，舌红，苔薄或少苔，脉细数。基础体温呈单相，或虽双相但黄体不健，多见于子宫发育不良、排卵功能障碍的多囊卵巢综合征、卵巢发育不全、卵巢早衰、月经失调、月经稀发、闭经等病证。

2. 辨证依据

（1）先天肾气不足，冲任亏损病史。

（2）婚久不孕，月经失调，月经稀发，闭经，腰脊酸痛，头晕目眩，耳鸣乏力，眼眶暗黑。

（3）舌淡红，苔薄白，脉细软。

3. 治疗原则　补肾益精，养血调经。

方药如下。

（1）归肾丸（方见月经先期）合五子衍宗丸（《摄生众妙方》）。

菟丝子　覆盆子　五味子　枸杞子　车前子。

偏于阳虚者，合右归丸（方见崩漏）；偏于阴虚者，合左归丸（方见崩漏）；子宫发育不良者，加紫河车、海马、龟甲等血肉有情之品，合当归、茺蔚子补肾活血以促排卵和助子宫发育。

（2）毓麟珠（《景岳全书》）去川椒，加仙灵脾。

人参　白术　茯苓　白芍　川芎　炙甘草　当归　熟地　菟丝子　杜仲　鹿角霜　川椒。

（二）痰湿内阻证

寒湿外侵，困扰脾胃，劳倦内伤，或脾虚气弱，水湿内聚，蕴而化痰，或肾虚气化失司，痰湿内生，流注下焦，滞于冲任，壅阻胞宫，不能摄精成孕。

1. 临床证候　不孕，月经失调，稀发或稀少，甚则闭经，形体渐胖，肢体多毛，面色㿠白，胸闷纳减，喉中多痰，嗜睡乏力，头晕目眩，白带增多，大便不实，脉濡滑，舌淡略胖，苔白腻。多见于多囊卵巢综合征。

2. 辨证依据

（1）体胖痰多。

（2）不孕，月经稀发或稀少，甚则闭经，肢体多毛，嗜睡乏力。

（3）舌淡胖，苔白腻，脉濡滑。

3. 治疗原则　燥湿涤痰，活血调经。

方药：苍附导痰丸（方见闭经）加当归、川芎或黄芪、仙灵脾。

肾虚腰酸者，加熟地、山茱萸、川断、菟丝子、仙茅、巴戟天；多毛者，加玉竹、黄精、首乌；卵巢增大者，加皂角刺、浙贝母；嗜睡乏力者，加礞石、石菖蒲；形寒怕冷者，加熟附片、肉桂。

（三）肝经郁火（或湿热）证

素体肝火偏旺，或过食辛辣燥热助阳之品，或情志不遂，肝郁化火，火灼阴伤，冲任失调不能摄精成孕。

1. 临床证候　月经稀发或稀少，或闭经，或经行频发，经来难净，毛发浓密，面赤唇红，面部痤疮，性急易烦易怒，口干喜饮，大便干结，小便黄，舌尖边红，苔黄，脉弦数。

2. 辨证依据

（1）素体肝旺，或情志内伤史。

（2）月经稀发或稀少，或闭经，或经行频发。

（3）毛发浓密，面赤唇红，面部痤疮，性急易烦易怒，口干喜饮，大便干结，小便黄。

（4）舌尖边红，苔黄，脉弦数。

3. 治疗原则　清肝泻火，涤痰软坚。

方药如下。

（1）丹栀逍遥散（方见月经先期）选加浙贝母、皂角刺、夏枯草、郁金。

（2）龙胆泻肝汤（方见带下过多）。

（四）肝郁证

女子以血为本，肝主藏血，喜疏泄条达，冲脉隶属于肝，司血海，为机体调节气血的枢纽。肝血不足，冲任失养，或七情所伤，情志抑郁，暴怒伤肝，疏泄失常，气血不和，冲任不能相资而不孕。

1. 临床证候　婚久不孕，月经失调，先后不定，经量不多，或经行不畅，经前乳房胀痛，胸胁胀痛，或有溢乳，少腹胀痛，情志抑郁，多思善太息，舌暗红，苔薄白或微黄，脉弦。多见于经前期综合征、溢乳-闭经综合征、高催乳素血症、黄体不健等病证。

2. 辨证依据

（1）平素精神抑郁，或有情志创伤史。

（2）不孕，经前乳房胀痛，或胁肋少腹胀痛，月经不调，闭经，或溢乳。

（3）舌暗红，苔薄或薄微黄，脉弦。

3. 治疗原则　疏肝解郁，养血调经。

方药：开郁种玉汤（《傅青主女科》）加合欢皮、柴胡。

白芍　香附　当归　白术　丹皮　茯苓　天花粉。

肝郁及肾，子病及母，发展为肝郁肾虚，可致开合失司，排卵功能障碍，尤多见黄体不健，治宜补肾疏肝调经，方选定经汤（《傅青主女科》）。

菟丝子　白芍　当归　熟地　山药　白茯苓炒芥穗　柴胡。

三、其他疗法

（1）促排卵汤（《罗元恺论医集》）：菟丝子 巴戟天 仙灵脾 当归 党参 炙甘草 枸杞子熟附子 熟地。

罗元恺认为"检查如属无排卵者，多属以肾阳虚为主，而兼肾阴不足，治以温肾为主而兼滋阴，可于经净后服促排卵汤约12剂，以促进其排卵"。

（2）以调补肝肾为主的中药周期疗法，用于肝肾两虚之闭经。

第1阶段：滋补肝肾，养血调经方：菟丝子、党参、枸杞子、黄精、山茱萸、桑寄生、当归、白芍、川芎。从假设的月经第1日开始服，共7日。

第2阶段：补肾助阳方：上方加仙灵脾、锁阳、巴戟天、阳起石、肉苁蓉。月经第8日开始服，共7日。

第3阶段：补肾疏肝理气方：上方加柴胡、香附、郁金、佛手。月经第15日开始服，共7日。

第4阶段：通经活血方：当归、赤芍、川芎、丹参、鸡血藤、益母草、泽兰、牛膝。月经第22日开始服，共服7日。

（3）以"补肾－活血化瘀－补肾－活血调经"立法的中药周期疗法，用于肾虚夹瘀证。

1）肾阳衰惫，冲任虚损型

A. 促卵泡汤：仙茅、仙灵脾、当归、山药、菟丝子、巴戟天、肉苁蓉、熟地。

B. 促排卵汤：当归、丹参、茺蔚子、桃仁、红花、鸡血藤、续断、香附、桂枝。

C. 促黄体汤：阿胶、龟板、当归、熟地、首乌、菟丝子、续断、山药。

D. 活血调经汤：当归、熟地、丹参、赤芍、泽兰、川芎、香附、茺蔚子。

2）肾阴不足，冲任郁热型

A. 促卵泡汤：女贞子、旱莲草、丹参、山药、菟丝子、熟地、肉苁蓉、首乌。

B. 促排卵汤：丹参、赤芍、泽兰、熟地、枸杞子、桃仁、红花、薏苡仁、香附。

C. 促黄体汤：丹参、赤芍、泽兰、熟地、枸杞子、熟地、首乌、肉苁蓉、菟丝子。

D. 活血通经汤：丹参、赤芍、泽兰、熟地、茯苓、茺蔚子、当归、香附。

子宫发育不良者，加小剂量雌激素周期治疗。

用于排卵功能障碍、黄体功能不佳患者。

四、文献资料

（一）补肾药作用机制探讨

李超荆等通过对排卵障碍性不孕症的研究，认为排卵障碍离不开调整肾的阴阳，中医"肾主生殖"的理论与排卵机制之间有着内在的联系，并运用中西医结合的理论和观点，采用中药调整肾的阴阳、补肾化痰、清肝滋肾三法来诱发排卵，排卵率达80%。实验证实补肾中药能增强下丘脑－垂体－卵巢性腺轴的功能，巴戟天、菟丝子、肉苁蓉等补肾中药能增加垂体、卵巢、子宫的重量，提高垂体对下丘脑黄体生成激素释放激素（LH－RH）的反应，分泌更多的黄体生成激素（LH），又能提高卵巢HCG/LH受体功能，从而改善了内在的神经－内分泌调节功能。川断、菟丝子具有雌激素样活性，可使去卵巢的小鼠阴道上皮角化，子宫重量增加，证实补肾是诱发排卵的基础。桃仁、红花合用能明显增加大鼠卵巢－子宫静脉血中前列腺素（PGF$_{2\alpha}$）含量能诱发发育成熟的卵泡排卵，这是在中药补肾使卵泡成熟的基础上，再施以活血化瘀药物激发排卵的原理。符式硅的实验研究补肾阴药对去势鼠具有雌激素样反应，用壮肾阳药能使兔卵泡活跃，用补气养血、健脾益胃药能使黄体期基础体温上升，孕二醇升高，证实中药对卵泡发育和排卵调节是有作用的。华启夫等报道实验研究证实肾阳虚者生长卵泡数比对照组明显减少，用右归丸后的生长卵泡数与对照组无显著差异，说明肾阳虚可抑制生长卵泡发育，使用右归丸有促使初级卵泡生长发育的作用，故右归丸有促排卵作用，为治疗不孕症提供依据。

（二）针刺促排卵的作用机制研究

俞瑾等经临床研究针刺促排卵的作用，发现经过针刺后阴道脱落上皮细胞的伊红指数有双向变化，伊红指数中等水平者或虽低水平但经针刺后上升者排卵率较高，证明垂体-卵巢有一定功能者针刺后排卵效果好。动物实验也证明针刺家兔可诱发卵巢滤泡发育成熟，甚至排卵。针刺后皮肤温度上升者和血β-内啡肽类物质高而针刺后可下降者并存者，排卵率显著增高，据此认为针刺作用可能是针刺穴位的刺激向中枢传递，通过对边缘系统脑内诸核团的影响，改变了一些不正常量的神经递质，内阿片肽类物质状态，并影响了下丘脑-垂体功能而使垂体前叶对促性腺激素的分泌趋于正常，也就调节了下丘脑-垂体-卵巢性腺轴功能而发生排卵。余运初通过实验发现针刺后血中黄体生成激素及孕酮（P）含量升高，针刺2~6小时后出现LH高峰，证实针刺可以激发排卵，其机制是通过下丘脑、垂体神经内分泌调节系统，引起LH高峰，导致排卵。

（三）中药成方对性腺轴的影响

李炳如、徐晋勋等对单味中药及中药成方的药理作用进行研究，发现单味菟丝子、肉苁蓉、巴戟天、仙茅、仙灵脾能使子宫、卵巢、垂体增重，使卵巢HCG/LH受体数目增加，提高垂体的兴奋性和反应性。党参、黄芪、当归、丹参、川芎、菟丝子、仙茅、仙灵脾、紫河车、蛇床子等单味中药含有较高的微量元素锌，有改善性腺功能的作用，应用含锌量较高的补肾药能提高LH与P的分泌，有健全黄体的功能，故对黄体不健、习惯性流产有防治作用。

促黄体汤（肉苁蓉、菟丝子、杜仲、山药、莲子、益智仁、紫石英）能诱发排卵后的家兔黄体对HCG的刺激反应迅速而强烈，使P分泌量增加，分泌高峰提前，使垂体前叶重量增加，实验证实本方能促进LH合成分泌增加，促进P分泌，提高和延长P分泌高峰。

（鲜晓明）

第二节　输卵管性不孕

输卵管性不孕多因管腔粘连而导致机械性阻塞，或因盆腔粘连导致迂曲，或影响输卵管的蠕动功能和伞端的拾卵功能，使卵子无法与精子会合所致。输卵管因素引起的不孕症占女性不孕的1/3。临床多见于慢性输卵管炎导致输卵管阻塞、输卵管结核、子宫内膜异位症或盆腔手术后输卵管粘连，以及输卵管发育不全等。

一、诊断

(一) 病史

可有盆腔炎、结核病史，或有人工流产术、清宫术等宫腔操作史，或有痛经。

(二) 临床表现

可有下腹疼痛，或腰骶疼痛，或肛门坠胀痛，在经行前后、劳累或性交后加重。或有带下异常、月经不调、痛经等。也有少数患者除不孕外，并无任何自觉症状。

(三) 检查

1. 妇科检查　部分患者有子宫抬举痛、摇摆痛；子宫固定，或有压痛；附件可增粗、增厚，或有包块，并有压痛；或子宫直肠陷窝及宫骶韧带触及痛性结节。

2. 输卵管通畅试验　子宫输卵管造影或输卵管通液，或腹腔镜下输卵管通液检查，显示输卵管阻塞，或通而不畅，或迂曲、积液等。

二、辨证分析

输卵管阻塞的形成主要是瘀血阻滞，脉络闭阻不通，使两精不能相搏而致不孕。血瘀的形成，可因经期产后摄生不慎，感受寒邪，血遇寒凝而成瘀；或感受热邪，血受热灼而成瘀；或情志抑郁，肝气郁结，气滞血瘀；或先天禀赋不足，房劳多产伤肾气，气虚运血无力而成瘀；或因手术创伤，直接损伤胞宫、胞脉，使气血失和，聚而成瘀。由于病程较长，往往虚实夹杂。需根据月经、带下的情况，结合全身症状与舌脉辨证。

治疗大法以活血通络为主，可辅以外治，必要时配合手术治疗。

(一) 气滞血瘀证

精神抑郁，肝郁气结，疏泄失常，胞络不通，血行不畅，冲任不能相资，以致不孕。

1. 临床证候　继发不孕，或婚久不孕，平时少腹胀痛或刺痛，月经先后不定期，经行不畅，经色紫暗夹血块，经前乳房胀痛，心烦易怒，精神抑郁，舌紫暗或有瘀斑瘀点，苔薄白，脉弦细。

2. 辨证依据

(1) 素性抑郁。

(2) 继发不孕或婚久不孕，月经先后不定期，少腹、乳房胀痛。

(3) 心烦易怒，精神抑郁，舌紫暗或有瘀斑瘀点，苔薄白，脉弦细。

3. 治疗原则　理气疏肝，化瘀通络。

方药：膈下逐瘀汤（方见痛经）加路路通。

心烦易怒者，加郁金、合欢皮。

(二) 寒凝瘀滞证

经期产后或流产后摄生不慎，感受寒邪，血遇寒凝而成瘀，瘀血阻滞冲任，精血不能相汇，以致不孕。

1. 临床证候　继发不孕或婚久不孕，月经后期量少，色暗，有血块，带下量多质稀，少腹冷痛，得温则舒，大便溏薄，小便清长，舌淡，苔薄白，脉沉细或沉滑。

2. 辨证依据

（1）经行产后摄生不慎，感受寒邪。

（2）继发不孕或婚久不孕，月经后期量少，色暗，有血块，少腹冷痛。

（3）带下量多质稀，大便溏薄，小便清长，舌淡，苔薄白，脉沉细或沉滑。

3. 治疗原则　温经散寒，祛瘀通络。

方药：少腹逐瘀汤（方见痛经）加鸡血藤、地鳖虫。

下腹冷痛者，加紫石英、乌药；带下量多者，加芡实、补骨脂。

（三）湿热瘀阻证

经行产后，摄生不慎，感受湿热邪气，湿热蕴结，或血受热灼而成瘀，瘀血阻滞，冲任不能相资，以致不孕。

1. 临床证候　婚久不孕，月经先期，或经期延长，量多质稠，色鲜红或紫红，夹有血块，带下量多色黄，少腹疼痛，经行尤甚，面红身热，口苦咽干，大便干结，小便短赤，舌红，苔薄黄或黄腻，脉弦数或滑数。

2. 辨证依据

（1）经行产后摄生不慎，房劳不洁。

（2）继发不孕或婚久不孕，月经先期，或经期延长，量多质稠，有血块，少腹疼痛。

（3）带下量多色黄，口苦咽干，大便干结，小便短赤，舌红，苔薄黄或黄腻，脉弦数或滑数。

3. 治疗原则　清热祛湿，活血调经。

方药：解毒活血汤（方见葡萄胎）加败酱草、薏苡仁、泽泻、皂角刺。

腹痛明显者，加川楝子、延胡索；大便干结者，加枳实、大黄。

（四）肾虚血瘀证

先天禀赋不足，或堕胎小产、房劳不节损伤肾气，气虚运血无力而成瘀，瘀血阻滞，精血不能相汇，以致不孕。

1. 临床证候　继发不孕，或婚久不孕，月经量多或淋漓不净，色淡暗，有血块，神疲乏力，腰膝酸软，面色晦暗，头晕目眩，时有少腹隐痛，舌淡，苔薄白，脉沉细。

2. 辨证依据

（1）先天禀赋不足，或多次堕胎小产，房劳不节。

（2）继发不孕或婚久不孕，月经量多或淋漓不净，色淡暗，有血块，时有少腹隐痛。

（3）腰膝酸软，面色晦暗，头晕目眩，舌淡，苔薄白，脉沉细。

3. 治疗原则　补肾益气，活血祛瘀。

方药：宽带汤（《傅青主女科》）加炮山甲、鸡血藤。

巴戟天　补骨脂　白术　人参　麦冬　熟地杜仲　肉苁蓉　白芍　当归　五味子　莲子。

月经量多或淋漓不净者，加川断、鹿角霜；头晕目眩者，加制首乌、枸杞子。

三、其他疗法

（一）中成药

（1）桂枝茯苓胶囊，每次3粒，每日3次，经期停服。用于瘀血阻滞、寒湿凝滞者。

（2）大黄蟅虫胶囊，每次 4 粒，每日 3 次。经期停服。用于瘀血阻滞者。

（3）经带宁胶囊，每次 3 片，每日 3 次。用于湿热瘀阻者。

（二）外治

可采用中药保留灌肠、中药外敷、中药离子导入等方法。

（1）复方丹参注射液 20ml，加入 5% 葡萄糖注射液 500ml，静滴，7～10 日为 1 个疗程。

（2）清开灵注射液 30ml，加入 5% 葡萄糖注射液 500ml，静滴，每日 1 次，7～10 日为 1 个疗程。

（三）西医治疗

（1）物理治疗：超短波、透热、离子透入等物理疗法，以促进局部血液循环，消除水肿，缓解组织粘连。

（2）输卵管内注药：用透明质酸酶 1 500U、庆大霉素 8 万 U、地塞米松 5mg，加入生理盐水 20ml，在 150mmHg 压力下，以每分钟 1ml 的速度经输卵管通液器缓慢注入。能减轻局部充血、水肿，抑制纤维组织形成，溶解或软化粘连，达到闭塞部位通畅的目的。于月经干净后 2～3 日开始，每周 2 次，连用 2～3 个周期。

（3）放射介入：在 X 线荧光屏下，将导管或微导丝经宫颈插入至输卵管阻塞部位做扩通。用于输卵管近端阻塞。

（4）腹腔镜手术：腹腔镜下做盆腔粘连松解，输卵管伞端造口；对散在的内膜异位灶做电凝。

（5）宫腹腔镜联合手术：对输卵管近端阻塞，在宫腹腔镜直视下做介入术及盆腔粘连松解术。

（6）显微外科手术：针对输卵管不同部位的阻塞，做输卵管伞端周围粘连分离术及造口术、输卵管端端吻合术、输卵管子宫植入术等。

（7）宫腔配子移植：将成熟卵子与经获能处理的精液及适量培养液用导管送入宫腔深部，即直接将配子移植在宫腔内受精、着床。

（8）体外受精与胚胎移植（IVF－ET）：即试管婴儿。将卵子和精子取出体外，在体外培养系统中受精，发育成胚胎后，将优质胚胎移植入宫腔内，让其种植、着床。

四、预防与调护

（1）注意经期卫生，严禁经期性生活，以防盆腔感染。

（2）应重视婚前教育，避免婚前妊娠，做好新婚夫妇的避孕指导及计划生育宣传工作，减少人工流产率。

（3）积极预防和早期治疗人工流产及分娩所致的生殖道感染。人工流产术前应严格检查生殖道分泌物的清洁度，术中应严格执行无菌操作，术后常规预防性应用抗生素。如有盆腔感染，则应及时彻底治疗，以降低输卵管阻塞继发不孕症的发生。

五、文献资料

（一）输卵管炎症是输卵管性不孕的主要原因

输卵管性不孕占不孕因素的 30%～40%，已成为不孕原因的首位。除先天性因素外，输卵管阻塞都是由炎症和盆腔粘连引起，常见于经期性生活、分娩、流产、宫腔内手术及异物残留后，细菌经子宫颈或子宫内膜创面侵入机体，导致输卵管间质部炎症，进而发展为输卵管积水或结节性峡部输卵管炎而致不孕。

过去认为与不孕有关的感染其病原体主要是淋球菌和结核菌，近年来沙眼衣原体（CT）和支原体（主要是解脲支原体，UU）感染呈上升趋势。因其临床症状隐匿，易造成蔓延，形成盆腔炎。盆腔炎是输卵管病变的一个主要原因，而输卵管病变是不孕症的一个主要原因，因而 CT 和 UU 感染已成为输卵管阻塞的主要致病因素。CT 感染对女性生殖能力的影响已得到一致认同。CT 感染损伤颈管上皮，引起颈管黏液的屏障作用丧失，上行引起子宫内膜炎和输卵管炎。此外，CT 热休克蛋白（CHSP60）是一种免疫靶，可引起迟发性变态反应和自身免疫反应而致输卵管慢性炎症而不孕。UU 主要侵犯人体黏膜细胞，引起泌尿生殖道感染，由于其感染病程隐匿，临床表现轻或无症状，以致感染反复迁延呈进行性或不可逆的病理变化而致慢性生殖系统炎症病变。有关 CT 感染导致输卵管性不孕的机制报道较多，随着生殖免疫学的发展，感染与抗生殖抗体的相关性研究已成热点。梁占光等报道 CT 引起输卵管损伤涉及体液免疫、细胞免疫及其他因素。李海燕的研究发现无症状输卵管 CT 感染可使输卵管液中 TNF - α 和 IL - 6 升高，其中 TNF - α 与输卵管损伤程度有关，TNF - α 越高，损伤越重。

（二）输卵管性不孕的危险因素

程玲等认为生殖器结核、阑尾炎、宫内节育器（IUD）避孕及人流是盆腔炎的诱因。人工流产不仅与输卵管阻塞的发生有关，而且流产次数与输卵管阻塞的发生成正比，人工流产致输卵管阻塞的原因主要是人流手术致人体抵抗力下降，宫颈黏液栓消失，多次人工流产增加了生殖道局部的感染与损伤，从而增加了病原微生物上行感染致输卵管粘连、阻塞的机会。阑尾手术史是输卵管性不孕的病因之一，特别是有阑尾穿孔引起盆腔腹膜炎者，对生育的影响更为不利。宫内节育器与发生盆腔炎之间的关系尚未有定论，但有较多的流行病学研究指出使用 IUD 较不使用者盆腔炎的相关危险性提高 2.5 ~ 7.3 倍。盆腔结核绝大多数首先感染输卵管，在我国绝大多数盆腔结核患者是因为不孕就诊而被发现，特别是原发性不孕。彭丽珊等指出相较其他类型输卵管炎症，结核性输卵管炎对输卵管的损害最严重，且多为两侧性、不可逆的改变，引起输卵管完全阻塞率高达 84.78%。

（三）输卵管阻塞性不孕的病因病机及治疗

近年来输卵管阻塞性不孕的临床研究报道较多，大多数认为输卵管阻塞性不孕的根本因素在于"瘀"，以活血化瘀为治疗大法。来冬青认为输卵管阻塞主要由炎症引起，属少腹血瘀，治拟活血行滞、化瘀通络，自拟甲虫散（穿山甲、蜈蚣、水蛭、延胡索、皂角刺），研细末装入胶囊内服治疗，取得满意疗效。胡元明等以活血化瘀、清热利湿法组方，内服方选用蒲公英、败酱草、大红藤、皂角刺、穿山甲、桃仁、红花、路路通、甘草；外敷方为白花蛇舌草、皂角刺、乳香、没药、透骨消、羌活、红花、独活，用纱布包扎，放入蒸锅内蒸30 分钟后敷下腹两侧。王淑英等采用自拟通络助孕汤（桃仁、红花、当归、川芎、赤芍、黄芪、党参、香附、皂角刺、炮山甲）加减内服，同时配合康妇消炎栓（苦参、紫花地丁、蒲公英、紫草、芦荟等）肛塞，内外合治，疗效满意。

中西医结合治疗输卵管阻塞性不孕是比较理想的方案。管淑彩等使用自制化瘀促孕胶囊

（桃仁、红花、鸡血藤、当归等 15 味）内服，联合西药宫腔输卵管注药法。徐艳兰采用平时内服由少腹逐瘀汤合二陈汤组成的中药，月经第 1～7 日静滴或肌注抗生素，月经干净3～7 日宫腔注药相结合的方法治疗。高锦清对西药组单用输卵管内注射药液；中西医组以化瘀消积为主、攻补兼施中药内服，以清热解毒、理气活血、散结止痛中药外敷，配合输卵管内注射药液。魏芸以西药组静滴氧氟沙星－甲硝唑，配合宫腔输卵管注药；中西药组宫腔输卵管注药（同西药组），配合中药外敷（大黄、丹皮、桃仁、冬瓜仁、侧柏叶、黄柏、泽兰、薄荷、芒硝）及中药灌肠（丹参、赤芍、三棱、莪术、乳香、没药、王不留行、败酱草、红藤、炮山甲）治疗。结果表明中西医结合治疗效果明显优于单纯西医或单纯中医治疗，可能与以活血化瘀为主的中药可改善盆腔血液循环，增加局部血供，起到抗组织增生、抗纤维化、抗炎等作用，并用宫腔输卵管加压通液，可冲化输卵管腔黏液栓，分离、松解粘连组织，药物直达病所，达到消除局部炎症，增强、巩固疗效的作用有关。

　　夏桂成认为慢性输卵管炎的治疗须注意扶正，补肾调周法是常用之法，应按照月经周期中四期特点论治。在长期的扶正治疗中，又须"扶正祛邪，改邪归正"。慢性炎症之邪是指正气的部分是长期与邪抗争中转化之邪。由于病证时间长，病情顽固，邪气入侵后，长期在盆腔稽留，与正气相对抗、相影响，逐渐使正气改变，转化为邪。即细胞变态、变质成为有害细胞，组织变形，纤维结缔组织增生明显，甚至出现硬化。通过扶正，让变形细胞重新改变过来，让变形的组织重新恢复起来，使纤维结缔组织增生减轻，硬化变形的组织软化，即所谓"改邪归正"，具体有滋阴养血、温中助阳、活血化瘀三法。

（鲜晓明）

第三节　免疫性不孕

　　女性卵巢功能正常、输卵管通畅，配偶精液正常而未受孕者，以往归于原因不明性不孕症。近 20 年来，对生殖免疫调节的研究发现与不孕相关的免疫学因素主要为抗精子抗体（ASAb）、抗透明带抗体（抗卵巢抗体）等。在原因不明性不孕症中相当大的部分属于免疫性不孕。

一、诊断

　　根据中国中西医结合学会妇产科专业委员会 1991 年制定的女性不孕症诊疗标准，凡符合不孕症的诊断，临床及各项检查除外排卵功能障碍、子宫内膜异位症、输卵管炎、子宫腺肌病、宫腔粘连等引起的不孕，血清或宫颈黏液 ASAb 阳性，或抗透明带抗体阳性，则可确诊为免疫性不孕。此外，性交后试验每高倍视野下宫颈黏液中有力前进的精子 <5 个；精子－宫颈黏液接触试验见与宫颈黏液接触面的精子不活动或活动迟缓，可作为参考指标。

（一）病史

应详细询问，了解有无经期性交、盆腔炎、宫颈炎病史，或配偶有生殖道炎症病史。

（二）临床表现

可有月经异常，带下异常，腰骶疼痛，或性交后出血。部分患者除不孕外，并无症状。

（三）检查

1. 妇科检查 部分患者有宫颈糜烂、息肉，接触性出血；子宫固定，抬举痛；两侧附件增厚或输卵管增粗、压痛等。

2. 实验室检查 凡是符合不孕症诊断的患者，在常规检查后未发现异常，已排除排卵障碍、输卵管阻塞、男性精液异常等情况，应做免疫学检查以了解有无免疫学因素存在。

（1）ASAb 测定：可采用酶联免疫法（ELISA）、免疫珠试验（IBT）、混合抗球蛋白试验（Mar test）、精子制动试验（SIT）等方法检测血清、宫颈黏液或男性精浆的 ASAb。目前多数医院采用 ELISA 法，并可以测定 Ig 类型，血清中主要是 IgG 和 IgM，宫颈黏液或男性精浆中主要是 IgG 和 IgA。

（2）抗卵巢抗体（AOAb）测定：采用 ELISA 法检测。但敏感度不高，未能定量，仅可作临床诊断的参考。

（3）性交后试验：排卵期性交后 2~8 小时取宫颈黏液涂片，每高倍视野下有 20 个活动精子属于正常。如活动精子 <5 个，则提示局部有免疫异常。

（4）精子－宫颈黏液接触试验：排卵期取宫颈黏液和配偶精液，分别置一滴于玻片，镜下观察，如在宫颈黏液接触面的精子不活动或活动迟缓，提示有免疫异常。

如宫颈有炎症，或黏液黏稠，或白带常规检查有白细胞等均不宜进行性交后试验或精子－宫颈黏液接触试验。

二、辨证分析

抗精子抗体是引起免疫性不孕的最常见的原因。女性 ASAb 的产生主要与免疫反应的个体差异、配偶精液中缺乏免疫抑制因子、生殖道感染及在生殖道黏膜损伤的情况下性交有关。ASAb 可引起精子凝集，降低精子的活动能力。IgA 类 ASAb 能使精子呈现"震颤现象"，从而抑制精子穿透宫颈黏液，并可能干扰精子获能，影响顶体酶的释放，阻碍顶体反应的发生。

抗卵巢/透明带抗体干扰生育的机制可能是封闭透明带上的精子受体，干扰精子与透明带的结合，影响精子穿透透明带；并使透明带变硬而影响着床。

免疫性不孕的辨证主要根据症状与舌脉，对没有明显症状的患者可根据月经、带下的表现进行辨证。

（一）邪瘀内结证

经期、产后血室正开，如不节房事，引致邪毒内侵，损伤血络，瘀毒内阻，冲任不畅，精不循常道，变为精邪，与血搏结，凝聚成瘀，阻滞冲任；或素有带下病，湿热蕴结，流注于肝经、冲任，使冲任不得相资，胎孕难成。

1. 临床证候 婚后不孕，或下腹胀坠，或腰骶酸痛，或带下量多，色黄质稠，或交接出血，口干，大便不爽或便秘，舌红，苔黄或腻，脉弦数。

2. 辨证依据

（1）有经期、产后不节房事，或宫颈炎、盆腔感染史。

（2）下腹胀坠，或腰骶酸痛，或带下量多，色黄质稠，或交接出血，口干，大便不爽或便秘。

（3）舌红，苔黄或腻，脉弦数。

3. 治疗原则　清热活血。

方药：龙胆泻肝汤（方见带下过多）加丹皮、地骨皮。

日久伤阴，肝阴不足，虚火亢盛，心烦失眠，渴不欲饮者，去当归，加沙参、旱莲草、白芍、郁金。

（二）阴虚夹瘀证

素体虚弱，或情志抑郁，五志化火，肾精耗损，冲任不充，胞脉失养，阴虚内热，灼伤精血，瘀热内结，使精不循常道，与瘀热相搏结，冲任不能相资，难以孕育。

1. 临床证候　月经先期，或经期延长，量少，色鲜红或紫暗，有小血块，口干咽燥，心烦失眠，舌边尖红，苔少，脉细数。

2. 辨证依据

（1）素体阴虚，或情志抑郁。

（2）月经先期，或经期延长，量少，色鲜红或紫暗，有小血块，口干咽燥，心烦失眠。

（3）舌边尖红，苔少，脉细数。

3. 治疗原则　滋阴降火，佐以活血。

方药：知柏地黄丸（方见月经后期）加丹参、郁金、甘草。

月经量少，经行不畅者，加益母草、桃仁；大便秘结者，加玄参、生地、桃仁。

肝肾阴虚，而瘀热不甚，治宜滋养肝肾，用五子衍宗丸（《证治准绳》）。

菟丝子　覆盆子　五味子　枸杞子　车前子。

（三）脾虚夹湿证

素体脾虚，或脾肾气虚，水湿内蕴；或房事不节，湿邪乘虚而入，邪与血相搏结，形成湿浊、痰瘀，阻于冲任，不能摄精成孕。

1. 临床证候　月经量多，色淡暗，或经期延长，或腹痛隐隐，带下增多，色白黏稠，大便溏薄，神疲乏力，舌淡暗，苔薄白，脉细缓。

2. 辨证依据

（1）素体虚弱。

（2）月经量多，色淡暗，或经期延长，或腹痛隐隐，带下增多，色白黏稠，大便溏薄，神疲乏力。

（3）舌淡暗，苔薄白，脉细缓。

3. 治疗原则　升阳化湿，佐以活血。

方药：助阳抑抗汤（经验方）。

黄芪　党参　鹿角片　丹参　赤芍　白芍茯苓川芎　山楂。

三、其他疗法

（一）外治

（1）复方黄柏液：将浸透药液的带线棉球置于宫颈处，保留 6～8 小时后自行拉出，每日 1 次，连续 10 日为 1 个疗程，经期停用。用于邪瘀内结证，合并宫颈炎者。

（2）博性康药膜：每次 1 片，纳入阴道，连续 10 日为 1 个疗程，经期停用。用于邪瘀内结证，合并宫颈炎者。

（二）隔绝疗法

性交时使用避孕套，避免精子抗原再次进入其免疫系统，使抗体效价逐渐下降。6 个月为 1 个疗程。用于 ASAb 阳性者。

（三）西医治疗

1. 西药　主要是免疫抑制剂治疗。常用皮质激素类，有中剂量、小剂量疗法以及局部用药法。

（1）中剂量疗法：脱氢可的松每日 40 ～ 60mg，内服，每 3 ～ 4 日减少 10mg，减至每日 5mg，再维持 3 ～ 5 日后停药。

（2）小剂量疗法：地塞米松每日 2 ～ 3mg，内服 9 ～ 13 周，再经过 7 周的逐渐减量后停药。或用强的松 5mg，每日 3 次，于排卵前内服 14 日。

（3）局部用药：泼尼松每日 10mg，阴道用药 3 ～ 6 个月，经期停用。用于宫颈黏液 ASAb 阳性者。

2. 辅助生育技术　可采取宫腔内人工授精（IUI）或体外受精 - 胚胎移植（IVF - ET）。

四 、 预防与调护

（1）避免经期、产后、宫腔手术后性生活。
（2）积极治疗宫颈炎、盆腔炎等生殖道感染，尤其是沙眼衣原体、支原体引起的感染。
（3）男性生殖道感染时应避免性交或使用避孕套。

五 、 文献资料

（一）抗精子免疫性不孕

精子具有抗原性。在人精液中可测出 30 多种抗原成分，包括精子膜抗原、顶体抗原、精子核抗原等。精子对于男性而言属于自身抗原。男性的血睾屏障和曲细精管基底层的屏障作用使精子在发育过程中与免疫系统完全隔绝；精浆中存在有一些免疫抑制因子和酶，使女性的免疫系统对精子无法产生免疫应答。女性的阴道具有黏膜免疫系统，精子进入阴道后，仅有少于 5% 的精子能够进入宫腔，其余的在阴道黏膜表面被清除，使精子无法接触女性的免疫系统。因此虽然性交可被视为一个反复注入抗原的过程，但在正常情况下，女性生殖系统的免疫防御机制使其不会产生 ASAb。

当男性的血睾屏障遭到破坏（如手术、外伤等），精子暴露于自身免疫系统，巨噬细胞在生殖道吞噬消化精子细胞，其携带的精子抗原启动免疫系统就会产生 ASAb。输精管结扎后，50% ～ 60% 的受术者可产生高浓度的 ASAb，并持续数年。

女性的阴道和子宫颈在炎症、损伤等情况下，局部非特异性免疫反应增强，巨噬细胞进入生殖道吞噬消化精子细胞，其携带的精子抗原启动淋巴细胞，同时生殖道黏膜渗透性改变，增强精子抗原的吸收，且感染因子可能增强了机体对精子抗原的免疫反应，致生殖道局部及血清中出现 ASAb。子宫颈黏液内含有高浓度的 ASAb（以 IgA 为主），影响精子在女性生殖道的运行。

吴爱武等报道精液培养 UU 阳性的不育患者中血清 ASAb 阳性占 26.32%，而阴道分泌物 UU 培养阳性者血清 ASAb 阳性占 40.91%，两者与正常对照组比较有显著差异，说明生殖道感染是造成自身免疫和同种免疫的重要原因之一。秦进喜等指出人在有子宫内膜炎或生殖道异常情况下性交，一旦被精液抗原致敏后，即使以后在女性生殖道恢复正常时性交，也可引起所谓"二次免疫反应"，使女性体内不断地产生 ASAb。ASAb 既可同时存在于血清和生殖道分泌物之中，又可单独存在于血清或生殖道分泌物之中。姚亦德在检测 150 例不孕妇女宫颈黏液和血清的 ASAb 时发现，宫颈黏液 ASAb 阳性者 58 例，血清 ASAb 阳性 30 例，其中两者均阳性 20 例，总阳性率为 38.7%。从阴道到输卵管的黏膜均有浆细胞存在，并能产生 IgA；而血中的 ASAb 又可进一步提高生殖道局部的抗体效价，最终由于生殖道局部的 ASAb 而影响受孕。

在生殖道黏膜损伤时（经期、子宫出血、子宫内膜炎）性交，则增加精子及其抗原进入血液并与免疫活细胞接触的机会，产生 ASAb。此外，如果精子进入口腔或直肠（口交或肛交），由于口腔、直肠黏膜较薄而易受损伤，黏膜下的郎罕细胞有巨噬细胞的功能，能将精子抗原传入体内而产生免疫反应，也是女性产生 ASAb 的原因之一。此外，某些助孕技术如直接腹腔内人工授精可导致大量精子进入腹腔，被腹腔中的巨噬细胞吞噬后将精子抗原传递至盆腔淋巴内的辅助性 T 淋巴细胞，从而引发抗精子的免疫反应，使血清中出现暂时性的 ASAb 升高。

（二）抗卵巢/透明带免疫性不孕

人类卵巢中卵泡的发育始于胚胎时期。不同于男性生殖腺到青春期才开始有生精作用，女性新生儿出生时卵巢已有 15 万~50 万个卵泡。但原始卵泡（又称始基卵泡）中的卵母细胞也是从青春期才能逐渐发育为成熟卵泡，正常女性生育期的每个周期中仅有数个卵泡发育成熟，其中只有 1 个卵泡发生排卵。包裹在卵细胞表面的凝胶层为卵透明带，是卵子的保护层，具有特异性的抗原成分。由于透明带在胚胎期尚未形成，免疫系统未能对其建立起免疫耐受。青春期后，女性排卵后的卵细胞透明带或卵巢内闭锁卵泡的微量透明带物质，可成为自身抗原。

生殖道的炎症、手术损伤等可使透明带暴露于自身免疫系统，引起自身免疫反应。透明带抗体可能是导致不孕或卵巢早衰的免疫性因素。此外，卵巢颗粒细胞和卵泡膜细胞也有特异性抗原存在，一些自身免疫病患者可产生针对卵巢的特异性抗体，导致自身免疫性卵巢炎，轻者引起不孕，甚者可导致卵巢早衰。

（三）中医治疗研究进展

中医中药的治疗通过整体性的调节作用，既可提高被减弱的免疫稳定功能，又可消除有害的自身或同种免疫反应。

大量的临床观察和实验研究表明活血化瘀中药对体液免疫和细胞免疫有一定抑制作用，并对免疫性疾病有较好的疗效，如鸡血藤、丹参、红花等对已沉积的抗原抗体复合物有促进吸收的作用；益母草、穿山甲、水蛭、虻虫可抑制抗原抗体反应所致的病理损害；丹参、田七、郁金能消除血液中过剩的抗原，防止免疫复合物的产生；红花、川芎、丹皮、王不留行、芍药、桑枝等可提高人体淋巴细胞的转化率，增强细胞免疫功能；活血化瘀法的去瘀生新作用与免疫系统的自身稳定作用有相似之处，对自身免疫性疾病有普遍的治疗意义。

清热解毒药，如大黄、黄芩、白花蛇舌草、龙胆草等具有抑制免疫反应的作用。防风、防己、秦艽、威灵仙等有抗过敏、消炎、抑制过敏介质的释放和调节血管通透性的作用。甘草、田七、徐长卿等有激素样作用，能刺激垂体－肾上腺皮质系统并增强其作用，因而可抑制免疫反应。

滋阴凉血药，如生地、丹皮、女贞子、旱莲草、麦冬、玄参等可抑制免疫功能亢进，对抗变态反应性病变。熟地、首乌、山茱萸、枸杞子、丹参、牛膝、桃仁、炙鳖甲、丹皮、仙茅、仙灵脾、鹿角霜、紫河车、巴戟天、女贞子等通过调节下丘脑－垂体－性腺轴的功能而增强睾丸的生精功能，并通过促进微循环来消除覆盖在精子膜上的抗体，从而达到治疗免疫性不育的目的。

根据不同证候，免疫性不孕的治疗也不拘一法，在遣方用药时可参照中药的免疫药理，适当选用具有抑制抗体生成的药物。

李大金等用知柏地黄丸治疗 ASAb 和（或）透明带抗体阳性的免疫性不孕妇女 32 例，结果有 26 例抗体转为阴性，8 例获得妊娠，其妊娠均发生在抗体转阴后 1~9 个月。

姚石安等治疗免疫性不孕合并子宫内膜炎、输卵管炎或有人工流产史者，用知柏地黄汤加味（知母、黄柏、生地、玄参、田七、丹参、丹皮、泽泻、山药等）；肾虚瘀阻者用还精煎加减（菟丝子、首乌、当归、熟地、锁阳、丹参、熟地、丹皮、红花、石楠叶等）治疗。

罗颂平等以滋肾活血的助孕 1 号丸（菟丝子、女贞子、甘草、桃仁、当归等）治疗肾阴虚型免疫性不孕，经临床观察和动物实验对于消除 ASAb 和抑制抗体生成有确切的疗效。

夏桂成用滋阴抑抗汤（炒当归、赤芍、白芍、山药、山茱萸、甘草、钩藤、丹皮、地黄）与助阳抑抗汤（黄芪、党参、鹿角片、丹参、赤白芍、茯苓、川芎、山楂）交替使用，辨证加减。炎症者多兼有湿热血瘀，加败酱草、薏苡仁、五灵脂等。治疗免疫性不孕 50 例，服药 3 个月经周期为 1 个疗程。结果 ASAb 转阴 19 例，占 38%；妊娠 17 例，占 34%，合计有效率 72%。他认为免疫性不孕与阴阳消长的月节律有关，因而主张依据月经周期中阴生阳长及其转化的特定时期，在辨证论治的基础上，提高阴阳消长的水平，从而增强机体免疫功能的调节能力。从经后期到排卵期前，为阴长阶段，是滋阴养血的重要时期，宜用滋阴抑抗汤；经间排卵期，重阴转阳，精化气，宜在滋阴养血药中加助阳药及行气调血之品，促进排卵及受孕；排卵后，基础体温上升，阳长开始，渐至重阳，宜用助阳抑抗汤。

对合并生殖道炎症如宫颈糜烂、息肉、子宫内膜炎、输卵管炎的患者，应积极治疗炎症。应做衣原体、支原体和其他病原体检测，采取有针对性的治疗。

（鲜晓明）

第四节　心因性不孕

在不孕夫妇中，有 10%~15% 经各种临床及病理检查不能确定病因，社会心理因素在其发病及病程演变中起着重要的作用，则属于心因性不孕，具有可缓解和复发倾向。不孕患者存在着复杂的心理威胁和情绪紧张。不孕可导致精神情绪变化，反过来精神情绪的变化又影响受孕，如得不到心理治疗，不能控制自身感受和情感，则将进一步影响治疗的效果。

中医学认为女子的情绪状态与生育有很大的关系，《大生要旨》云："种子求嗣"，必须"毋伤于思虑，毋耗其心神，毋意弛于外而内虚，毋志伤于内而外驰……"《景岳全书·妇人规》也云："产育由于血气，血气由于情怀，情怀不畅则冲任不充，冲任不充则胎孕不受。"《济阴纲目·求子门》云："凡妇人无子，多因七情内伤，致使血衰气盛，经水不调……不能受孕。"陈修园在《女科要旨》云："妇人无子，皆由经水不调者，皆由内有七情之伤……"指出心理失调，肝气郁结，情志不达，冲任失和，则不能摄精成孕。《傅青主女科》云，"盖子母相依，郁必不喜，喜必不郁也。其郁而不能成胎者，以肝木不舒，必下克脾土而致塞……则胞胎之门必闭，精即到门，亦不得其门而入矣。"说明情绪不佳可致生殖功能紊乱，影响受精而致不孕。

一、诊断

（一）病史

详细询问病史，尤其注意社会生活因素、家庭、婚姻、性生活、有无精神刺激、环境变迁及其他原因。精神情绪稳定性以及涉及自主神经系统功能失调的某些陈诉，如肩酸、便秘、头重、潮红、蚁行感和皮肤症状等。

（二）临床表现

婚后多年不孕夫妇，常无明显症状，经系统检查，双方未发现器质性病变及生殖功能异常的，应详细询问，并用心理量表做生活事件的调查，可有下面临床心理特征。

1. 焦虑心理　不孕早期常紧张不安，消极焦虑。

2. 耻辱心理　因不能生子女感到自卑无能，被歧视耻笑，心情烦闷、抑郁、悲伤，羞于见人。

3. 绝望心理　对不孕的检查而未得出异常的诊断结果时，患者常有挫折感、失落感，或有绝望之念。

4. 性功能障碍　由于不孕，患者往往自认为在社交和性方面都是缺乏吸引力的、孤立无援的，所以常出现性欲下降、性反应能力和性快感降低等性功能障碍。

5. 假孕体验　主要在暗示性强或病症性格者中多见。可有妊娠反应、停经、腹部隆起，甚至自感胎动等，临床检查均正常。

（三）检查

1. 不孕症专科检查　生殖器官、排卵功能、输卵管、免疫功能等无异常。

2. 心理学试验　包括精神分析及脑电图、皮肤电阻反应以及指尖容积波形测定等其他检查。

3. 自主神经系统功能检查　包括眼球压迫试验、颈动脉压迫试验、自主神经张力测定以及肾上腺素、Mecholyl（乙酸胆碱前体，拟副交感神经剂及血管舒张剂）等药物试验。

二、辨证分析

心因性不孕的发病因素十分复杂，社会因素、心理因素与生物学因素往往交织在一起，共同起作用。社会压力、工作挫折、家庭关系紧张等生活事件对心身疾病起激发作用；人格特征、情绪状态和童年精神创伤等内在因素可影响患者对外部不良刺激的反应，从而导致心身障碍。

中医学认为情志与脏腑关系密切，情感活动是以五脏精气作为物质基础的。肝主疏泄，脾为气血生化之源，肾主生殖。抑郁忿怒，肝气郁结，疏泄失常，气血不和，冲任不能相资，以致不孕。反过来，婚久不孕的过度忧郁又往往是导致肝的疏泄功能失常，而加重不孕。忧思不解，损伤脾气，脾虚血少，血海不充，可致月经不调，乃至不孕。惊恐过度，肾气虚损，冲任失养，不成摄精成孕，而导致不孕。此外，肝郁日久，血行不畅，瘀血阻滞，两精不能结合，以致不孕。

（一）肝气郁结证

抑郁忿怒，肝郁气结，疏泄失常，气血不和，冲任不能相资，以致不孕。

1. 临床证候　经期先后不定，经来少腹胀痛，经行不畅，量少色暗，有小血块，经前乳房胀痛，胸胁不舒，精神抑郁，或烦躁易怒，舌质正常或暗红，苔薄白，脉弦。

2. 辨证依据

（1）素性抑郁。

（2）经期先后不定，经来少腹、乳房胀痛。

（3）精神抑郁，或烦躁易怒，舌质正常或暗红，苔薄白，脉弦。

3. 治疗原则　舒肝解郁，调经助孕。

方药：开郁种玉汤（方见排卵障碍性不孕）。

（二）脾虚血少证

忧思不解，损伤脾气，气血生化乏源，血海不充，可致闭经、崩漏、月经不调等，乃至不孕。

1. 临床证候　神疲乏力，食欲不佳，食后腹胀，月经不调，量或多或少，色淡质薄，带下量多，少腹下坠，头晕心悸，面色萎黄，四肢不温，大便溏薄，面目浮肿，下肢水肿，舌淡边有齿痕，苔薄白，脉虚弱。

2. 辨证依据

（1）忧思不解病史，或有闭经、崩漏、月经不调等病史。

（2）月经不调，量或多或少，色淡质薄，带下量多。

（3）纳呆神疲，面色萎黄，舌淡边有齿痕，苔薄白，脉虚弱。

3. 治疗原则　益气补血，健脾助孕。

方药：归脾汤（方见月经先期）。

（三）肾气不足证

悲伤、惊恐过度，肾气虚损，冲任失养，不成摄精成孕，而导致不孕。

1. 临床证候　月经后期，量少色淡，质稀，或月经稀发、闭经，面色晦暗，腰酸腿软，性欲淡漠，头晕耳鸣，精神疲倦，小便清长，大便不实，舌淡，苔白，脉沉细或沉迟。

2. 辨证依据

（1）惊恐过度病史，或有崩漏、闭经病史。

（2）月经后期，量少色淡，质稀，或月经稀发、闭经。

（3）面色晦暗，腰酸腿软，性欲淡漠，头晕耳鸣，精神疲倦，舌淡，苔白，脉沉细或沉迟。

3. 治疗原则　补肾益气，调经助孕。

方药：毓鳞珠（方见排卵障碍性不孕）加紫河车、丹参、香附。

（四）瘀血阻滞证

肝郁日久，血行不畅，瘀血阻滞胞脉，两精不能结合，以致不孕。

1. 临床证候　月经后期，量少或多，色紫黑，有血块，经行不畅，或少腹疼痛，经时加重拒按，舌紫暗或有瘀点，脉细弦。

2. 辨证依据

（1）素性抑郁，情怀不畅病史。

（2）月经后期，量少或多，色紫黑，有血块，经行不畅，或少腹疼痛，经时加重拒按。

（3）舌紫暗或有瘀点，脉细弦。

3. 治疗原则　活血化瘀，调经助孕。

方药：少腹逐瘀汤（方见痛经）。

三、其他疗法

（一）针灸

（1）肾虚证取关元、气海、三阴交、足三里、肾俞，隔日1次。

（2）脾虚血少证取任脉、中极、关元、冲脉、大赫、三阴交、血海、脾俞，在行经第1日即埋针。有促排卵作用。

（3）瘀血阻滞证取关元、归来、水道、曲骨、三阴交、外陵，隔日1次。

（4）耳针取屏间、卵巢、子宫、肝、肾，每次2~4穴，每日1次，10日为1个疗程。

（二）心理治疗

心因性不孕涉及了人与社会，人与人，以及疾病和患者之间的关系，从调节心理和躯体的平衡入手，从身心两方面治疗，从而达到整体治疗的目的。

（1）建立良好医患关系：不孕妇女身心蒙受着极大的痛苦，表现为心情烦躁、焦虑、心神不定等。医院的环境、人际关系及作息时间都与家里不同，需要医生细心了解患者的心理活动和病情。在治疗中应同情和关怀患者，建立和谐、融洽的医患关系，仔细倾听她们的意见，给她们讲解性知识，预测排卵期。指导她们性交次数应适度，保持愉快情绪，消除因情绪引起的性功能障碍。

（2）夫妻同治：不孕是夫妇双方的问题，应对双方进行诊治。当夫妇一同就诊时，他们的焦虑可能会少些。医生和不孕夫妇一起讨论他们的期望，讲解有关疾病的发生、发展、经过和治疗前景，指导他们学会自我消除紧张状态，自我松弛，对待人生、对待婚姻和生育要有正确的态度，使他们在精神上得到安慰和情绪上的稳定。

（3）小组治疗：医生可与多名不孕夫妇共同讨论有关不孕的知识，并回答他们的各种疑问，鼓励他们之间相互交流各自的感受和治疗过程，减轻精神压力，帮助他们逐渐打破恶性心理循环。同时还应告诉他们做好心理准备，以便完成各项检查和治疗，以及可能的治疗失败。

（4）必要时给予暗示疗法、音乐疗法、催眠疗法、气功疗法及辅助用药，以调节心态，化解困境，减轻或消除各种心理症状。如在心情烦躁、忧郁时，可以欣赏优美抒情的轻音乐或喜爱的戏曲唱段，以消除紧张的情绪。也可以看戏、跳舞，到花丛中漫步或旅游等，改善生活环境，暂时忘掉生活中的烦恼。还可以做气功、打太极拳以及按摩等活动，以放松肌肉，缓解紧张的情绪，对神经内分泌紊乱所致的不孕颇有裨益。

（三）辅助用药

对处于应激状态以及自主神经系统功能失调的妇女，给予精神安定、镇静剂及自主神经阻断剂等有一定疗效，可于排卵期前后酌情服用精神安定、镇静药。

四、预防与调护

（1）培养健全的人格，增强心理应激的承受力和抗病能力。

（2）提供精神文明，讲社会公德，培养良好的人际关系，减少和缓解心理冲突，提高应激能力，以适应社会发展的需要。

（3）提高对心身健康的认识，增强心理素质，积极锻炼身体，增强机体免疫力。以理智应付突发事件，锻炼和提高心理应激的承受能力，避免心因性不孕的发生。

（4）加强体质和健康锻炼，加强营养，积极治疗全身慢性病灶。

五、文献资料

社会心理因素通过中枢神经系统、内分泌系统及免疫系统起中介作用而导致不孕。①通过神经系统起作用：当人们由于心理紧张而产生应激状态时，产生的情绪变化以冲动的形式通过大脑皮层影响交感和副交感神经的功能。自主神经兴奋性的改变可引起输卵管痉挛，拾卵发生障碍及影响卵子在输卵管内的运输；子宫的自主神经兴奋性的变化可影响受精卵的种植率。②通过神经内分泌系统起作用：心理创伤可导致儿茶酚胺的浓度改变，使促性腺激素（GnRH）分泌紊乱，结果导致排卵障碍。精神因素影响着中枢神经系统中多巴胺的浓度，认为 LH 的浓度降低是由多巴胺活性增高所致。慢性和急性精神紧张均可使催乳素浓度增高，高催乳素抑制 GnRH 分泌；卵泡液内高催乳素抑制正常卵泡的甾体激素合成，因而引起不孕。在精神紧张状态下所分泌的糖皮质激素释放因子通过对中枢的作用而抑制 LH 的释放。③通过免疫系统起作用：实验研究证明应激还可影响到免疫功能而导致不孕。

程凤先等应用症状自评量表（SCL－90）对不育妇女进行测评，结果表明不育组 SCL－90 得分明显高于对照组，其主要症状为抑郁、焦虑、敌对等。不育妇女的心理健康状况受社会支持的影响，不育妇女中农妇心理健康状况较城市妇女差。徐苓等对夫妇进行心理咨询调查，结果显示 80.0% 以上的夫妇承受着不育所致的各种心理压力，最普遍的心情是不甘认可。男方对这种精神压力的自我调节能力明显优于女方。农民和文化水平较低的不育夫妇心理压力更大。约 30.0% 的妇女表示不育检查和治疗过程本身也带来一定的精神紧张和心理负担。不育使 12.0%～15.0% 的夫妇性生活受到影响。提出对要求治疗的不育夫妇除药物治疗外，精神上的同情理解及心理支持是不可忽视的。

宋爱琴等采用症状自评量表、Eysenck 个性问卷、社会支持评定量表和一般情况问卷对86 名不育妇女进行调查，结果显示不育妇女的心理状况与其年龄、职业、文化程度、婚龄、不育年限、性生活满意程度及对待不育的态度等因素密切相关；心理状况的部分因子与就诊次数及就诊费用相关；心理状况也与不育妇女的个性及所得到的社会支持相关。陆亚文等采用不育妇女问卷、90 项症状清单、焦虑自评量表、Hamilton 抑郁量表及 Eysenck 个性问卷，对不育妇女的精神状况及个性进行测评，结果显示不育妇女中 83.8% 感到有精神压力，她们比对照组精神症状多，焦虑频度高，抑郁程度重；并有神经质和偏于内向的个性缺陷；情绪缺陷是不孕妇女求治的心理问题，部分人有自杀念头。影响最大的心理社会因素依次为①神经质；②生育观；③不育年限。提示矫正人格缺陷，加强社会宣传，改善生育观，是心理干预的重点。

各种环境改变或精神因素可能成为闭经的原因而致不孕，此类患者的尿中17-酮类固醇和17-羟类固醇值增高，而尿中促性腺激素值减低或正常。有时促性腺激素特别是促黄体激素（LH）分泌减少，患者可表现为无排卵性月经、稀发排卵。有学者对闭经患者给予Mecholyl（一种似副交感神经剂及血管舒张剂）做试验，发现226例无排卵闭经中有异常反应者占7.5%；52例原发闭经者则与尿中促性腺激素值关系不大；而在交感神经反应性减低的患者中，尿17-酮类固醇值增高者较多。估计ACTH分泌亢进可能与此型的自主神经系统功能失调有关。由此提出对闭经妇女应做各种心理学检查，一般认为有神经症倾向者为正常对照组的2倍，情绪不稳定以及对环境不适应者为正常对照组的3倍。

张韶珍等对34名不孕妇女和10例正常育龄妇女进行问卷调查，并测定其血浆β-内啡肽（β-EP）水平，结果显示不孕妇女有明显升高的焦虑、抑郁、烦恼，其心理压力因职业不同而有差异，不孕妇女血浆β-EP水平显著高于对照组。

张建伟等综述了心因性不孕的病因与治疗，认为紧张、抑郁等不良情绪和心理因素可通过内分泌-自主神经系统-性腺激素，引起停经、输卵管挛缩、宫颈黏液分泌异常等而导致不孕。其治疗包括精神心理治疗、中西药物治疗、生育指导，其中传统中医学有着非常丰富的心身医学思想，其一贯重视整体观念，强调辨证论治，认为补肾宁心为首选治则。

高月平认为不排卵大多与心因性因素有关，情绪可以通过下丘脑-垂体-卵巢轴，影响生育，破坏体内正常的内分泌环境，使神经介质如多巴胺、去甲肾上腺素等代谢紊乱，促性腺激素等内分泌异常，使排卵受到抑制，肝主疏泄具有调畅气机的功能，在氤氲"的候"之时，阴阳消长转化之机，卵子的排出有赖于肝的疏泄。所以在经间期都需在补肾调经的前提下，加入疏肝解郁、行气活血之品以促进排卵。

罗元恺认为精神因素可影响生殖功能，故不孕患者除药物调治外，兼辅以心理上的开导及设法获得舒适的环境是非常重要的。女子除调经外，最忌精神忧郁及思想紧张，愈是念子心切，却愈难孕育，必须心情舒畅，泰然处之，情意欢乐，才易成孕。故精神心理的调摄，极为重要。

健康的心理状态与受孕是彼此相依的，健全的心理状态则有利于肝气的条达，气血的流畅，并有益于胎儿的着床。一旦情志过激和抑郁，导致心理紧张，则可影响肝气的条达，气血的流畅，日久瘀阻胞脉胞络，而致不孕。因此保持情绪稳定，减轻心理压力，避免过度心理紧张，常处于无忧无虑的自我调节的平稳状态，是防止不孕发生的重要前提。

（鲜晓明）

第四篇

护理

第二十六章　妇产科护理

女性生殖系统包括内生殖器和外生殖器。内生殖器位于小骨盆腔内，包括卵巢、输卵管、子宫和阴道。外生殖器即女阴，位于会阴区，盆膈和尿生殖膈的下方，包括阴阜、大阴唇、小阴唇、阴道前庭、前庭球、前庭大腺和阴蒂。

1. 卵巢　卵巢（ovary）为女性的生殖腺，是产生女性生殖细胞——卵子和分泌女性激素的器官。卵巢左、右呈扁卵各一，呈扁椭圆形，其大小、形态和位置随年龄、发育及是否妊娠而异。位于盆腔内，贴靠于小骨盆侧壁的卵巢窝（相当于髂内动脉、髂外动脉的夹角处），窝底有壁腹膜覆盖。卵巢分内、外侧面，前后缘和上、下端。内侧面朝向盆腔，与小肠相邻。上端与输卵管相接，称输卵管端。下端称子宫端，借韧带连于子宫。后缘游离，称独立缘。前缘有系膜附着，称卵巢系膜缘；前缘中部有血管、神经出入，称卵巢门。卵巢在盆腔内的正常位置主要靠卵巢悬韧带和卵巢固有韧带维持。卵巢的血液供应来自由腹主动脉发出的卵巢动脉和由髂内动脉发出的子宫动脉的卵巢支；静脉与动脉基本伴行，左侧汇入左肾静脉，右侧汇入下腔静脉。卵巢的淋巴管注入腰淋巴结。

2. 输卵管　输卵管（uterine tube）是输送卵子的肌性管道，输卵管位于子宫角的两端，左右各一，长 8~14cm。近端与子宫相连，开口于子宫角部位，远端游离，呈漏斗状，称为输卵管伞端，趴在卵巢表面，并开口于腹腔；经宫腔、宫颈向下与阴道相通，腹腔通过输卵管与外界相通。根据形态输卵管分为四个部分：间质部、峡部、壶腹部和漏斗部。

3. 子宫　子宫（uterus）是壁厚腔小的肌性器官，胎儿在此发育生长。成人未孕呈前、后略扁的倒置的梨形，长 7~8cm，最大横径 4~5cm，厚 2~3cm，重 40~50g。子宫分前、后两面，左、右两缘。前面与膀胱毗邻；后面与直肠相对。左、右两缘皆钝圆，朝向盆腔的侧壁。子宫分为底、体、峡、颈四部。子宫壁分三层：外层为浆膜，为腹膜的脏层；中层为强厚的肌层，由平滑肌组成；内层为黏膜，称子宫内膜。子宫内膜随着月经周期而又增生和脱落的周期性变化。子宫韧带是子宫附件的一部分，其主要功能是固定子宫，共包括四条韧带，分别是：子宫主韧带、子宫阔韧带、子宫圆韧带和骶子宫韧带。子宫的血液供应主要来自子宫动脉，并与卵巢动脉有吻合。子宫的静脉丛经子宫静脉汇流入髂内静脉。子宫的淋巴引流方向较广：子宫底和子宫体上部及子宫角的淋巴可注入腰淋巴结合腹股沟浅淋巴结；子宫体下部和子宫颈的淋巴可注入髂内淋巴结、髂外淋巴结、闭孔淋巴结和骶淋巴结。子宫的神经来自盆丛分出的子宫阴道丛，随血管分布于子宫和阴道上部。

4. 阴道 阴道（vagina）为连接子宫和外生殖器的肌性管道，是女性的交接器官，也是排出月经和娩出胎儿的管道，由黏膜、肌层和外膜组成，富伸展性。阴道有前壁、后壁和侧壁，前、后壁互相贴近。阴道的长轴后上方伸向前下方，下部较窄，下端以阴道口开口于阴道前庭。处女的阴道口周围有处女膜附着，处女膜是薄层的黏膜皱襞，可呈环形、半月形、伞状或筛状。阴道的前方有膀胱和尿道，后方邻直肠。阴道的上端宽阔，包绕子宫颈阴道部，在二者之间形成环形凹陷，称阴道穹，可分为前、后及两侧穹。阴道后穹最深，并与直肠子宫陷凹相邻，二者间仅隔以阴道壁和一层腹膜，可经阴道后穹穿刺引流腹膜腔内积液。阴道的下端较窄，以阴道口开口于阴道前庭。

第一节 产科手术护理

一、子宫下段剖宫产术

剖宫产的方式有子宫下段剖宫产、子宫体剖宫产和腹膜外剖宫产，以子宫下段剖宫产最为多见。

1. 手术适应证
（1）中央性前置胎盘。
（2）骨盆狭窄。
（3）产道梗阻、巨大胎儿。
（4）横位无法纠正等。

2. 麻醉方式 硬膜外麻醉。

3. 手术体位 仰卧位。

4. 术前准备
（1）患者准备：排空尿液，留置导尿管。
（2）物品准备：剖宫产器械包、手术衣、孔巾、1－0可吸收线、4－0可吸收线、3%～10%碘酊。

5. 手术方法及手术配合 见表26－1。

表26－1 子宫下段剖宫产术手术方法及手术配合

手术方法	手术配合
1. 手术切口	中线纵切口或横切口
2. 手术野皮肤消毒	1%活力碘消毒皮肤3次，上至剑突，下至大腿上1/3处，两侧至腋中线
3. 铺治疗巾	铺治疗巾显露手术切口
4. 于耻骨联合上方两横指剖腹，钝性打开腹膜，暴露子宫	用短有齿镊确定切口位置及长度，23号刀切开，方止血垫拭血，3－0丝线结扎。逐层分离组织剪剪开腱膜。手指钝性分离。两把中弯血管钳夹住腹膜，刀片划开一小口，组织剪再逐步扩大切口
5. 探查并保护腹腔	用长无齿镊，夹两块方止血垫保护腹壁组织，防止胎儿附属物沾染腹壁

手术方法	手术配合
6. 剪开子宫下段膀胱反折腹膜	用腹腔拉钩牵开两侧腹壁，显露视野。术者及助手各持血管钳1把，钳起子宫膀胱腹膜反折做一小切口，组织剪再向两侧弧形延长，提起反折腹膜下缘，以手指分离并下推膀胱，充分显露子宫下段
7. 全层切开子宫下段	将方钩盐水润湿后，暴露视野。用23号刀片切开子宫，组织剪弧形剪开子宫全层
8. 血管钳刺破胎膜，娩出胎儿	胎儿娩出前，应将手术野区域金属硬物、锐器撤离，避免误伤即将娩出的胎儿。胎儿娩出后，立即将2把血管钳分别用给术者和助手，再将组织剪予术者剪断脐带，并将抽吸有20U缩宫素的注射器交于术者宫体注射，并收回。巡回护士将缩宫素30U，注入100～200ml液体中静脉快滴
9. 检查胎盘，清理宫腔	胎盘娩出后，放入弯盘内，用有齿卵圆钳及长显影止血垫擦拭宫腔，待术者检查完胎盘后，再将胎盘交于台下处理。接触到宫腔的器械，止血垫分开放置
10. 缝合子宫肌层、腹膜反折，清理腹腔	用长无齿镊，1-0可吸收线连续缝合子宫肌层，腹膜反折处。用长无齿镊夹干净的盐水垫检查并清理腹腔
11. 关闭腹腔	关腔前及关腔后清点器械、敷料等数目，1-0可吸收线连续缝合腹膜，间断缝合肌层，短有齿镊，1-0可吸收线连续缝合腹膜前鞘，4-0可吸收线皮内缝合

二、手术护理

1. 护理评估

（1）评估患者的生命体征、既往史。

（2）评估患者孕龄、孕次、产次、以往产式、妊娠预产期、是否有发作（见红、破水、宫缩等）。

（3）评估胎儿发育状况、胎心音、胎动及胎位。

（4）评估剖宫产手术适应证。

（5）评估手术物品准备。

2. 常见护理诊断/问题

（1）疼痛：与子宫收缩有关。

（2）躯体移动障碍：与疼痛、孕妇身体负荷重有关。

（3）体温、心率、血压偏高：与孕妇基础代谢率高有关。

（4）有心力衰竭的危险：与术中出血、腹压突然降低，急剧加重心脏前负荷有关。

（5）有仰卧位低血压综合征的危险：与患者仰卧时，下腔静脉受压，回心血量减少有关。

（6）有胎儿宫内窘迫的危险：与患者既往病史、麻醉、胎儿发育状况有关。

（7）有坠床的危险：与患者宫缩发作疼痛有关。

3. 护理措施

（1）做好充分的术前准备：手术床处于功能状态、床单位齐全（铺仰卧位橡胶单和中单）、仪器设备正常（中心吊塔、婴儿车、负压吸引及吸痰管、中心供氧、婴儿急救全套等）、手术器械（产包、产钳、刮匙）、子宫收缩剂（缩宫素、巧特欣、佩母新等）。

（2）守护患者，患者宫缩发作时，停止治疗性操作，紧抚患者，嘱患者深呼吸放松，切不可随意乱动，防止坠床或意外损伤。

（3）严密观察胎心、胎动及患者生命体征，预防胎儿宫内窘迫，及早发现，紧急救治。

（4）预防仰卧位低血压综合征：患者仰卧位时，下腔静脉受压，回心血量急剧减少，引起血压骤降、呼吸急促、心悸、胸闷、出汗等一系列临床综合征，称仰卧位低血压综合征。为预防发生"仰卧位低血压综合征"，患者平卧时，垫软枕抬高右腰背部10cm，或将手术床左侧倾斜10°~15°，使子宫向左侧倾斜，避免下腔静脉受压。

（5）胎儿娩出后即遵医嘱准确应用子宫收缩药（静脉和子宫局部），并在患者腹部置沙袋，增加腹部压力，减轻心脏前负荷，预防心力衰竭发生。

（袁修琼）

第二节　妇科腹部手术护理

在妇科疾患治疗工作中，手术占有相当重要的地位，尤其是妇科肿瘤患者的主要治疗手段之一。手术既是治疗的过程，也是创伤的过程。充分做好术前准备和术后护理，是保证手术顺利进行，患者术后如期康复的有力保证。妇科腹部手术主要有剖腹探查术、附件切除术、次全子宫切除术、全子宫切除术、次全子宫及附件切除术、全子宫及附件切除术、子宫根治术等。

一、手术前护理

（一）护理评估

1. 健康史　采集个人的家族史、月经史、生育史、手术史、既往内科病史、药物史、药物过敏史。了解所患疾病的临床表现，现存问题。

2. 辅助检查

（1）妇科检查：阴道检查、肛查。

（2）常规检查：监测体温、脉搏、呼吸、血压、胸片、B超（肝、胆、胰、脾、盆腔）、心电图、血型、Rh因子、肝肾功能、凝血功能、血尿常规、输血9项等。

（二）术前可能的护理诊断

1. 焦虑　与害怕丧失器官、手术后疼痛及对未来的茫然有关。

2. 知识缺乏　缺乏自身疾病和手术相关的知识。

3. 体液不足　与术前和手术当日饮食控制有关。

4. 睡眠型态紊乱　与环境改变及担心手术有关。

（三）预期目标

（1）患者术前能够接受手术后所造成的身体不适。

（2）患者能自述疾病和手术相关的知识。

（3）患者不发生体液不足。

（4）患者能够自行入睡，处于最佳的心理及生理状态。

（四）护理措施

（1）心理护理：责任医生决定患者手术日期及手术方式后，护士应深入了解患者的病情及心理状况，进行有针对性的术前宣教。护士需要应用医学知识耐心解答患者的提问，使患者相信在医院现有条件下，她将得到最好的治疗和照顾、能顺利度过手术全过程。医护人员注意为患者提供发问的机会，还可以安排与接受同样手术而且完全康复的病友交谈，消除患者的顾虑、恐惧及其不安的想法。

（2）认真阅读病历，检查患者术前各项化验是否完善、正常，发现问题及时通知医师。

（3）术前 1 日为手术患者监测 3 次体温，并观察患者有无异常情况，如发热（体温 > 37.5℃）、上呼吸道感染、月经来潮等，应及时通知医生，及早采取相应措施。

（4）术前 1 日遵医嘱配血，配血 1 600ml 以上需抽两管血标本。

（5）皮肤准备：术前 1 日备皮，上至剑突下，下至大腿内侧上 1/3，两侧达腋中线，清洁脐部。

（6）肠道准备：根据病情需要遵医嘱在术前 1 日及术前 3 日进行肠道准备。妊娠期、急诊手术者不必作肠道准备。

1）一般子宫切除或肌瘤剔除术前 1 日肠道准备：口服 50% 硫酸镁 40ml。及时了解患者排便情况，嘱其术前 1 日晚 10 时禁食，12 时禁水。

2）卵巢肿瘤细胞减灭术术前 3 日开始肠道准备：术前 3 日进半流食，术前 2 日进流食，术前 1 日禁食，行清洁灌肠，并予以静脉补液。按医嘱给肠道抑菌药。

（7）阴道准备：术前 1 日用 1∶40 的络合碘溶液冲洗阴道，早晚各 1 次，行开腹子宫切除及肿瘤细胞减灭者于第 2 次冲洗阴道后在子宫颈及穹隆处涂甲紫做手术标记。并发妊娠、有阴道出血者及未婚者不做阴道冲洗。卵巢囊肿剔除术及子宫肌瘤剔除术者不需涂甲紫。

（8）药品准备：遵医嘱术前 1 日准备抗生素及止血药，青霉素类应做好皮试。

（9）术前嘱患者沐浴、剪指甲，并准备好术后所需物品，如卫生巾等。

（10）为提高对手术的耐受力，消除紧张情绪，手术前晚遵医嘱给予镇静剂，如地西泮 5mg 口服，以保证患者充分的休息与睡眠。

（11）膀胱准备：术前留置导尿管。

（12）手术当日的准备：患者应取下义齿、发卡、手表、钱及贵重物品，交给家属妥善保管。术前半小时遵医嘱给予术前用药，即基础麻醉药物如阿托品、苯巴比妥等，使患者得到充分镇静，减少紧张情绪，防止支气管痉挛等麻醉引起的副交感神经过度兴奋。

（13）手术室接患者时，应与接诊人员核对姓名、手术名称、手术带药，无误后接走患者。

（五）护理评价

患者处于接受手术的最佳心理及生理状态。

二、手术后护理

（一）护理评估

患者回到病房后，护士应评估以下内容。

（1）意识状态：当叫患者的姓名时，是否有反应。

（2）呼吸情况：呼吸的频率、深度等，是否有呼吸型态的改变。

（3）生命体征：特别是前4h内需要监测患者生命体征。

（4）皮肤情况：观察皮肤颜色，微黑、苍白、湿冷的皮肤是休克征象，特别要观察嘴唇及甲床的颜色，有无苍白或发红的现象，还需观察皮肤有无压疮。

（5）伤口敷料、引流管情况以及静脉输液是否畅通。

（二）术后可能的护理诊断及医护合作性问题

1. 疼痛　与手术伤口有关。

2. 潜在并发症　出血与手术创伤有关。

3. 排尿异常　与留置导尿管有关。

4. 潜在并发症——感染　与手术伤口及留置导尿管，引流管有关。

5. 舒适的改变　恶心、呕吐、腹胀有关。

6. 潜在并发症　静脉血栓。

（三）预期目标

（1）患者疼痛减轻，舒适感增加。

（2）护士熟知常见并发症的临床表现并能早期识别。

（3）患者能描述预防感染，促进伤口愈合的措施。

（四）护理措施

1. 病室及物品的准备　接走患者后，应铺好麻醉床及准备好物品，如血压计、听诊器、弯盘、别针、吸氧用物、引流瓶、沙袋、腹带等。术后患者宜安置于安静舒适的房间，以利于患者术后恢复及护理人员对其观察与护理。肿瘤细胞减灭术患者的病室内应备有随时可以应用的抢救物品及药品。

2. 体位　按手术及麻醉方式决定术后体位。全麻患者在尚未清醒前应有专人守护，去枕平卧，头偏向一侧，稍垫高一侧肩胸，以免呕吐物，分泌物呛入气管，引起吸入性肺炎或窒息。硬膜外麻醉者，去枕平卧6~8h。

3. 生命体征的观察　手术后24h内患者病情尚未平稳，极易出现紧急情况，护理人员要全面了解、密切观察、有的放矢地进行护理。患者返回病室后应及时监测血压，脉搏，呼吸并做好记录，由于麻醉及手术对循环系统的抑制作用术后不能马上恢复，因此，应每15~30min监测1次血压，脉搏，呼吸直至平稳，必要时给予心电监护。

4. 术后镇痛　患者在麻醉作用消失后，会感到伤口疼痛，通常24h内最为明显。疼痛可影响各器官的功能，有效地镇痛不仅可以减轻患者的痛苦，而且为各种生理功能的恢复创造了条件。按医嘱术后24h内可用哌替啶等镇痛药物或使用镇痛泵为术后患者充分镇痛，保证患者得到充分休息。镇痛药的使用在术后48h后逐渐减少，否则提示切口血肿，感染等异常情况，需报告医师及时给予处理。

5. 出血的观察　护理人员应注意观察患者有无出血的征象，如腹部伤口有无渗血，阴道出血情况，如果有引流的患者应观察引流液的量、色、性质有无异常等，如有异常要及时通知医生，同时结合患者其他情况如患者出现口唇苍白、烦躁不安、出冷汗等症状，且血压下降、脉搏快而弱，应警惕发生内出血或休克。

6. 保持静脉通路通畅，输液速度适中，严格记录出入量。

7. 饮食护理　一般手术后第1日流食，遵医嘱予以静脉补液；术后第2日半流食，术后第 3 日普食。

8. 引流管的观察与护理　留置引流管的目的为引流出腹腔及盆腔内的冲洗液及渗血、渗液，以便观察有无内出血及减少感染的发生。引流管在留置的过程中应保持通畅，勿压、勿折。密切观察其引流液的颜色、性质、量。若发生异常情况应及时通知医生处理。

9. 腹胀的观察及护理　术后腹胀多因术中肠管受到激惹使肠蠕动减弱所致。患者术后呻吟、抽泣、憋气等可吞入大量不易被肠黏膜吸收的气体，加重腹胀。术后护理人员因劝慰患者不要呻吟，抽泣及张嘴呼吸，尽量减少过多气体进入消化道；并应鼓励帮助患者术后早期活动，以促进肠蠕动的恢复，同时防止盆腹腔粘连和下肢血栓的发生；还要指导患者在尚未排气之前不要食用豆制品、奶制品、甜食及油腻等容易产气的食物，以免增加肠道内积气。

10. 排尿的观察及护理　由于解剖位置的关系，妇科手术中输尿管、膀胱受到牵拉，推压，在分离粘连时极易损伤输尿管，因此术后观察尿量及尿液的性质非常重要。术后应注意保持尿管通畅，并认真观察尿量及性质。术后患者每小时尿量至少 50ml 以上。通常于术后 24h 拔除尿管。每小时尿量少于 30ml，伴血压下降，脉搏细数，患者烦躁不安或诉说腰背疼痛或肛门处下坠感等，应考虑有腹腔内出血。拔除尿管后嘱患者适量饮水，尽早排尿，护士要观察患者膀胱功能恢复情况，有无泌尿系刺激症状，必要时重置尿管。留置尿管期间，应擦洗外阴，保持局部清洁，防止发生泌尿系感染。

11. 血栓的观察及护理　高危患者，应使用弹性绷带包扎或穿弹性袜。术后鼓励患者早期下床活动。不能下床的患者，要指导患者在床上活动腿部。护理人员要早期识别血栓性静脉炎的症状：检查腿部有无压痛感、水肿、皮温增高、足背动脉搏动减弱等。当患者发生血栓时应嘱患者绝对卧床，使用弹性绷带，遵医嘱应用抗凝剂等。必要时使用气压式血液循环驱动仪促进下肢静脉回流，防止血栓。

12. 出院指导

（1）休养环境安静舒适、温湿度适宜，注意通风，保持空气新鲜。

（2）保持良好的心情，避免紧张激动的情绪。适当参加锻炼活动。

（3）术后多食用含丰富维生素、蛋白质、高纤维的食物，如瘦肉、蛋类、鱼类，还应注意粗细搭配。

（4）伤口拆线 1 周可洗淋浴，1 周内用温水擦身。注意个人卫生，勤换内衣裤。

（5）全子宫切除术后患者及阴道手术后患者应禁性生活及盆浴 3 个月；子宫肌瘤剔除、卵巢囊肿剔除术后 1 个月禁性生活及盆浴。

（6）伤口拆线后，若伤口出现疼痛、红肿、硬结、渗血、渗液，且伴有体温升高，应及时到医院就诊。

（7）手术后 1~2 周，阴道可有少量粉红色分泌物，此为阴道残端肠线溶化所致，为正常现象。若为血性分泌物，量如月经，并伴有发热，应及时到医院就诊。

（8）从手术之日起休假 6 周。

（9）遵医嘱术后 6 周来医院复诊，遵医嘱服用出院带药。

（五）护理评价

患者的生命体征维持在正常范围内，无出血性休克的发生及感染征象。患者的各管道通畅，出入量平衡。患者能积极参与治疗及护理，身心舒适。

（袁修琼）

第三节　妇科阴式手术护理

妇科阴式手术适应于子宫肌瘤、子宫肌腺症、功能失调性子宫出血、子宫内膜癌早期、宫颈癌、子宫脱垂等患者，尤其是一些肥胖、瘢痕体质的患者更适合这种术式。

一、手术前护理

（一）护理评估

1. 健康史　采集个人的家族史、月经史、生育史、手术史、既往病史、服用药物史、药物过敏史。了解所患疾病的临床表现，现存问题。

2. 辅助检查

（1）妇科检查　阴道检查、肛查。

（2）常规检查　监测体温、脉搏、呼吸、血压、胸片、B 超（肝、胆、胰、脾、盆腔）、心电图、血型、Rh 因子、肝肾功能、凝血功能、血尿常规、输血 9 项等。

（二）术前可能的护理诊断

1. 焦虑　与害怕丧失器官、手术后疼痛及对未来的茫然有关。

2. 知识缺乏　缺乏疾病及手术相关知识。

3. 睡眠型态紊乱　与环境改变及担心手术有关。

4. 体液不足　与术前和手术当天饮食控制有关。

（三）预期目标

（1）患者能够面对现实，焦虑感减轻。

（2）患者能自述疾病和手术相关的知识。

（3）患者能够自行入睡，处于最佳的心理及生理状态。

（4）遵医嘱为患者静脉补液，摄入量保持正常水平。

（四）护理措施

（1）心理护理：手术前护理人员要主动接近患者与其交谈，了解患者的心理状况，特别是对手术有关问题的看法及手术效果、预后方面知识的了解程度；对患者讲解手术前后的注意事项、手术麻醉选择及手术方式；帮助患者消除紧张心理，树立战胜疾病的信心，以良好的心态接受手术。

（2）皮肤准备：备皮范围上至耻骨联合上 10cm，下至股内侧上 1/3，包括会阴及肛门周围，两侧达腋中线。

（3）肠道准备：由于解剖位置关系，阴道与肛门很近，术后排便易污染手术视野，肠道准备较严格。从手术前 3 日开始准备，术前 3 日半流食；术前 2 日流食；术前 1 日禁食，并口服庆大霉素 8 万 U，每日 2 次。术前 1 日予清洁灌肠。

（4）阴道准备：正常人阴道不是无菌环境，为防止术后感染，术前 3 日用 1∶40 络合碘溶液冲洗阴道，必要时用 1∶5 000 高锰酸钾溶液坐浴。

（5）膀胱准备：患者去手术室前不置尿管，嘱患者排空膀胱，将无菌导尿管带入手术室，备手术结束后使用。

（6）发生溃疡、炎症的子宫脱垂患者先予以治疗后方可手术；将脱垂的子宫还纳至阴道以内，并以丁字带兜住，嘱患者减少下地活动，以减少摩擦防止破溃，溃疡处可用雌激素软膏局部涂抹，促进溃疡愈合，减少术中出血。

（7）术前1日为手术患者监测3次体温，并观察患者有无异常情况。特别是子宫脱垂患者如有咳嗽，应及时汇报医生，待治愈后方可手术，以免术后咳嗽增加腹压，影响伤口愈合。

（8）手术当日，病房护士应与接手术的护士认真核对患者的姓名、床号、手术方式及所携带入手术室的物品和药品，共同接送患者离开病房。

（五）护理评价

患者能够面对现实，焦虑感减轻。患者能自述疾病和手术相关的知识。患者能够自行入睡，处于最佳的心理及生理状态。患者摄入量保持正常水平。

二、手术后护理

（一）护理评估

同本章第二节腹部手术患者。

（二）术后可能的护理诊断及医护合作性问题

1. 疼痛　与手术创伤有关。
2. 潜在的并发症　感染与手术伤口及留置导尿管、引流管有关。
3. 潜在并发症——出血　与手术创伤有关。
4. 自理能力缺陷　与伤口疼痛、持续尿管有关。
5. 舒适的改变　与手术及术中麻醉有关。

（三）预期目标

（1）患者主诉疼痛减轻，舒适感增加。
（2）患者无感染症状，体温、血常规正常。
（3）严密观察病情，防止发生失血性休克。
（4）患者日常生活，如下床、进食、沐浴或卫生、如厕等能自理。

（四）护理措施

（1）手术后患者应安置于安静的房间，以利于患者术后恢复及护理人员对其观察与护理。患者进手术室后，护理人员应进行手术患者床单位及护理用具的准备，如铺麻醉床、准备血压计、听诊器、吸氧装置等。

（2）详细了解术中情况：患者被送回病室后，护士要与手术室麻醉医生进行交接班。详细了解手术情况。主要包括：麻醉方式及效果、术中出血情况，是否输血、术中尿量、输液及用药以及术后有无特殊护理要求和注意事项。及时测量体温、脉搏、呼吸、血压并观察其变化。

（3）护理人员应注意观察患者有无出血的征象，询问手术医生手术中在阴道内有无放置纱卷压迫止血，要特别注意取出纱卷前后阴道出血情况。有引流的患者要注意观察引流液的量、色、性质，警惕发生内出血或休克的可能。

（4）引流管的观察与护理：阴式手术的患者常留置有阴道引流管。应注意观察是否通畅、引流液的量、颜色，并做好记录，利于术后的动态观察。阴道引流管拔除的指征为：引流量24h小于20ml且体温正常。

（5）导尿管的观察与护理：保持留置导尿管的通畅。观察尿量及颜色，以判断有无膀胱的损伤。留置尿管一般保留48～72h。留置尿管期间，应鼓励患者多饮水，以稀释尿液起到自行冲洗膀胱的作用，同时注意保持导尿管通畅，观察尿色、尿量。拔除导尿管后，嘱患者适量饮水，观察有无泌尿刺激症状及尿潴留，当日下午测残余尿量，如大于100ml应留置尿管，并行膀胱锻炼，白天2～3h开放1次，夜间常开。

（6）应注意外阴部的清洁与干燥，每天用1：40络合碘溶液冲洗外阴两次。每次排便后也用同样的方法冲洗外阴。以保持阴道伤口清洁，利于伤口愈合，同时也可观察阴道出血的情况。

（7）手术后遵医嘱给予患者少渣饮食，以控制首次大便排出的时间，给伤口愈合时间，防止感染。同时应嘱患者注意大便情况，防止大便干燥，以免腹压过高影响伤口愈合，必要时给予缓泻剂。

（8）手术后预防腹压增加时患者手术后期康复的关键。除上述所说防止因大便干燥引起腹压增加外，手术后最易引起腹压增加的因素即为咳嗽，所以护理人员要在手术后遵医嘱预防性的给予止咳治疗及镇咳药。

（9）出院指导

1）保证休养环境安静、舒适，定时通风。

2）保持良好心境，避免精神紧张。

3）选择富含蛋白质、维生素、纤维素的饮食，增强体质。

4）伤口拆线后2～3日可淋浴，平时可用温水擦洗。

5）手术后1～2周，阴道可有少量粉红色分泌物，此为阴道残端肠线溶化所致，为正常现象。若为血性分泌物，量如月经并伴有发热，应及时到医院就诊。

6）子宫脱垂患者术后半年内避免重体力劳动，并保持大便通畅，出现咳嗽时及时止咳，防止增加腹压，造成疾病复发。每日进行缩肛练习，锻炼盆底肌肉。

7）遵医嘱术后6周随诊。复诊后听从医生指导可否同房。

（五）护理评价

患者的生命体征维持在正常范围内，无出血性休克的发生及感染征象。患者能积极参与治疗及护理。患者了解疾病复发的诱因。

（袁修琼）

第四节　妇科腹腔镜手术护理

妇科腹腔镜手术是指通过腹腔镜和相关的设备进行一些原来必须开腹才进行的妇科手术。随着医学影像学的发展，妇科腹腔镜手术医师可以从电视屏幕上得到比肉眼所见更清晰、更细致得多的图像，因此使手术更精准、更彻底。腹腔镜手术占妇科良性疾病手术的80%～90%。

腹腔镜手术优点：①妇科腹腔镜手术创伤小、术中出血少、患者痛苦少，甚至能达到与传统开腹方法更好的效果；②在治疗疾病的同时，又能保留其脏器的功能；③恢复时间快、住院时间短。一般妇科腹腔镜术后当日可以离床活动，术后1周可以从事轻微的体力活动，术后2周返回工作岗位，基本恢复术前的身体水平。

一、手术前护理

（一）护理评估

1. 健康史　采集患者的家族史、月经史、生育史、手术史、既往内科病史、服用药物史、药物过敏史。了解所患疾病的临床表现，现存问题。

2. 身心状况　患者的一般情况，如饮食、睡眠、排泄等，特别是患者患病后和住院后有无异常情况。患者对自身所患疾病的了解情况，及对手术的知晓程度。

3. 辅助检查

（1）妇科检查：阴道检查、肛查。

（2）常规检查：监测体温、脉搏、呼吸、血压、胸片、B超（肝、胆、胰、脾、盆腔）、心电图、血型、Rh因子、肝肾功能、凝血功能、血尿常规、输血9项。

（二）术前可能的护理诊断

1. 焦虑　与害怕丧失器官、手术后疼痛及对未来的茫然有关。

2. 知识缺乏　缺乏对自身疾病和手术相关知识。

3. 睡眠型态紊乱　与环境改变及担心手术有关。

4. 体液不足　与术前和手术当日饮食控制有关。

（三）预期目标

（1）患者焦虑减轻并积极主动地配合治疗。

（2）患者能复述术后相关的注意事项及并发症的预防知识。

（3）患者术前能得到很好的休息。

（4）患者不发生体液不足。

（四）护理措施

（1）做好心理护理，解除患者紧张，恐惧心理。向患者讲述腹腔镜手术的优点、手术过程、时间、麻醉方式，让其知道是微创手术，消除恐惧心理，于最佳状态接受手术。

（2）认真阅读病历，检查患者术前各项化验检查是否完善、正常，如发现问题及时与医生联系。

（3）术前一日为患者监测3次体温，并观察患者有无异常情况，如发热、上呼吸道感染、月经来潮等，应及时通知医生，及早采取相应措施。

（4）皮肤准备：术前1日备皮。剃净阴毛，注意勿损伤皮肤。特别注意脐部的清洁，因手术其中一个切口在脐轮下0.5cm或脐底部。

（5）肠道准备：术前1日50%硫酸镁40ml或聚乙二醇电解质散剂口服或甘油灌肠剂110ml不保留灌肠。术前12h禁食，10h禁水。

（6）阴道准备：术前1日用1∶40络合碘溶液冲洗早晚各一次，有阴道出血者不做阴道冲洗，仅用络合碘纱布做阴道擦拭，无性生活者不做阴道检查。

（7）不能带活动义齿、首饰、手表、发夹、隐形眼镜等入手术室，衣服口袋不能有任何物品。

（8）患者要做好思想准备，调整心理状态，保证充足睡眠。必要时遵医嘱口服镇静药物。

（9）膀胱准备：术前嘱患者排空膀胱，带导尿管进手术室。

（五）护理评价

患者焦虑减轻并积极主动地配合治疗。患者能复述术后相关的注意事项及并发症的预防知识。患者术前能得到很好的休息。患者未发生体液不足。

二、手术后护理

（一）护理评估

同腹部手术患者。

（二）术后可能的护理诊断及医护合作性问题

1. 疼痛　与手术中 CO_2 抬高膈肌引起两肋下疼痛和手术体位引起肩胛骨疼痛有关；与手术创伤有关。

2. 腹胀　与 CO_2 未能从腹腔完全排出有关。

3. 潜在的并发症——出血　与手术创伤和留置尿管有关。

4. 生活自理缺陷　与手术及术后卧床输液有关。

（三）预期目标

（1）患者主诉疼痛减轻，舒适感增加。

（2）严密观察病情，防止发生失血性休克。

（3）患者无感染症状，体温，血常规正常。

（4）患者日常生活，如下床、进食、沐浴或卫生、如厕等能自理。

（四）护理措施

（1）手术后患者应安置于安静的房间，以利于患者术后恢复及护理人员对其观察与护理。患者进手术室后，护理人员应进行手术患者床单位及护理用具的准备，如铺麻醉床，准备血压计、听诊器、吸氧装置等。

（2）护士应向手术医生了解患者手术中情况，如手术范围、术中出血、意外情况等，以及术后有无特殊护理要求及注意事项。

（3）密切监测患者生命体征变化，注意有无内出血及伤口渗血，全子宫切除术后患者应注意阴道引流量及颜色。同时结合患者其他情况，如患者出现口唇苍白、烦躁不安、出冷汗等症状，且伴有血压下降，脉搏快而弱，应警惕发生内出血或休克。

（4）术后镇痛：耐心倾听患者主诉，讲解引起疼痛的原因、范围，安慰患者，给予心理支持，告之疼痛会通过吸氧及 CO_2 自身代谢逐渐缓解或消失。保持病室安静，护理操作集中，指导患者应用松弛方法分散注意力，必要时使用镇痛药。

（5）导尿管、引流管的观察与护理：手术后在保留尿管过程中要注意保持导尿管通畅，勿折、勿压。随时注意观察尿液的颜色、性质和量。如尿液为血性，应考虑是否存在输尿管及膀胱的损伤；如尿量较少，在排除导尿管阻塞后，应考虑是否存在入量不足或有内出血休克等情况发生。如出现类似情况，应及时报告医生及早处理。导尿管通常在手术当晚拔除。拔除导尿管后，护理人员应嘱患者多饮水，及时排尿，并观察有无尿急、尿频、尿痛等泌尿系刺激症状及尿潴留情况的发生。引流管在留置期间应保持通畅，勿折、勿压。随时注意观察引流液的颜色、性质和量。

（6）严格无菌操作：用 1:40 的络合碘溶液擦洗外阴 2 次/日，保持腹部穿刺孔敷料及会阴部清洁、干燥；严密观察生命体征，遵医嘱合理使用抗生素。

（7）腹胀的护理：向患者讲述腹胀原因，给氧目的，告之患者是微创手术，腹腔内 CO_2 可通过自身代谢和通过吸氧可加速 CO_2 的排出，腹胀会逐渐缓解或消失；术后常规吸氧 4h，术后 6h 可床上翻身及活动四肢，以增加肠蠕动，术后 1 日晨鼓励患者下床活动，促进肠道蠕动，尽早排气，或指导患者顺时针按摩腹部以利于气体排出。

（8）饮食护理：术后数小时可开始饮水，无异常可进半流食，术后 1 日普食，告知患者在排气前及排气不畅时，禁食产气食物。

（9）出院指导

1）保证休养环境安静、舒适，定时通风。

2）保持良好心境，避免精神紧张。

3）选择富含蛋白质、维生素、纤维素的饮食，增强体质。

4）伤口拆线后一周可淋浴，平时可用温水擦洗。

5）手术后 1~2 周，阴道可有少量粉红色分泌物，此为阴道残端肠线溶化所致，为正常现象。若为血性分泌物，量如月经，并伴有发热，应及时到医院就诊。

6）行腹腔镜全子宫切除术患者，术后 3 个月禁止性生活、盆浴、从手术之日起休假 6 周，术后 6 周来医院复查。行腹腔镜下子宫肌瘤剔除术、卵巢囊肿剔除术、单纯的卵巢及输卵管切除术的患者，术后 1 个月内禁止性生活、盆浴，从手术之日起休假 4 周，术后 4 周来医院复查，复查时须避开月经期。

（五）护理评价

患者的生命体征维持在正常范围内，无出血性休克的发生及感染征象。患者能积极参与治疗及护理，身心舒适。

（李　慧）

第五节　计划生育手术护理

一、输卵管吻合术

1. 手术适应证

（1）各种绝育术后因子女夭折、夫妻离异后再婚或其他种种原因希望再生育。

（2）育龄期妇女，最好在 40 岁以下。

（3）月经规律，卵巢功能正常。

（4）身体健康，无严重的心、肝、肾或高血压等不宜妊娠的疾病。

2. 麻醉方式　全身麻醉。

3. 手术体位　仰卧位。

4. 术前准备

（1）患者准备：术前输卵管碘油造影，月经干净3~7d，阴道擦洗。

（2）物品准备：输卵管再通器械、手术衣、孔巾、单极电刀线、6-0尼龙线、4-0可吸收线、亚甲蓝、注射器、显微器械、硬膜外导管。

5. 手术方法及手术配合　见表26-2。

表26-2　输卵管吻合术手术方法及手术配合

手术方法	手术配合
1~4步同腹式子宫切除术	同子宫下段剖宫产术
5. 探查腹腔	术者用盐水洗手，进行探查，腹腔深部拉钩，牵开术野，吸引器吸尽腹腔内液体，2块方止血垫保护切口
6. 检查输卵管阻塞部位	注射器抽吸10ml亚甲蓝，用静脉切口针头或细塑料管头，从输卵管伞部注入，确定堵塞部位，子宫峡部用手捏住
7. 分别将单侧输卵管牵引到切口外	用无损伤阑尾钳固定输卵管近远两端
8. 切除输卵管瘢痕	注射器抽吸生理盐水10ml，5号针头自瘢痕处浆膜层注入盐水，分离浆膜与管芯。用显微剪切除瘢痕，电凝止血
9. 放入支架	用蚊式血管钳将硬膜外导管置入管芯
10. 输卵管行端端吻合	用显微器械、6-0尼龙线，输卵管行端端吻合，吻合完毕检查吻合是否完整，并注入地塞米松生理盐水预防管腔粘连
11. 清理腹腔，关闭腹腔	同子宫下段剖宫产术

二、输卵管造口术

1. 手术适应证　输卵管伞端或壶腹阻塞引起不孕而近端正常。

2. 麻醉方式　全身麻醉。

3. 手术体位　仰卧位。

4. 术前准备

（1）患者准备：月经干净3~7d，术前行阴道擦洗。

（2）物品准备：输卵管再通器械、显微器械、手术衣、大孔、单极电刀线、6-0尼龙线、5-0或6-0可吸收线、4-0可吸收线、亚甲蓝、注射器。

5. 手术方法及手术配合　见表26-3。

表26-3　输卵管造口术手术方法及手术配合

手术方法	手术配合
1~6步同输卵管吻合术	同输卵管吻合术
7. 输卵管造口	
（1）输卵管伞部造口	用11号刀在输卵管伞端闭锁处切"十"字形，显微剪剪开周围，电凝止血。用注射器抽取亚甲蓝液10ml自伞端注入，观察通畅情况。将伞端黏膜瓣外翻，用6-0尼龙线间断缝合在输卵管浆膜层上
（2）输卵管壶腹部造口	用11号刀在输卵管壶腹切开，眼科剪分离远端浆膜，盲端做环切，输卵管黏膜"袖口"状外翻与浆膜用6-0尼龙线间断缝合

手术方法	手术配合
8. 冲洗切口，检查有无残余血块或出血点	用盐水冲洗切口，长无齿镊夹持湿显影纱布垫擦拭检查，电凝止血
9. 关闭腹腔	同子宫下段剖宫产术

三、腹腔镜下异位妊娠手术

1. 手术适应证
（1）流产型异位妊娠。
（2）异位妊娠破裂。
（3）陈旧性异位妊娠。
（4）诊断性应用。
2. 麻醉方式　全身麻醉。
3. 手术体位　膀胱截石头低臀高位。
4. 术前准备
（1）患者准备：留置尿管，休克患者做好备血准备。
（2）物品准备：妇科器械包、腹腔镜器械、手术衣、孔巾、超声刀、双极电凝、取物袋。
5. 手术方法及手术配合　见表 26 - 4。

表 26 - 4　腹腔镜下异位妊娠手术手术方法及手术配合

手术方法	手术配合
1 ~ 2 步同腹腔镜下子宫颈癌扩大根治术	切口：脐缘上，右侧麦式点处及两侧腹直肌后侧，手术野皮肤消毒：上至剑突，下至大腿中下 1/3，两侧至腋中线
3. 准备腹腔镜物品	连接、检查、调节腹腔镜摄像、光源、二氧化碳气腹、冲洗吸引、电切割系统，连接、测试超声刀系统
4. 建立人工气腹	
（1）气腹针呈 80° 左右插入腹腔内，注入 CO_2	用气腹针插入，连接二氧化碳气体输入管，注入 CO_2 气体。手术床调整为头低脚高位，气腹机调为高流量，压力为 1.73 ~ 1.87kPa（13 ~ 14mmHg）
（2）10mm 穿刺套管呈 80° 插入，放置腹腔镜镜头进行观察	取回气腹针，用 10mm 穿刺套管插入，取回大布巾钳，用腹腔镜镜头，连接光源进行观察
5. 在内镜监视下做第 2、3、4 个手术切口，置入穿刺套管，做相应器械操作通道	用 11 号刀切开，分别用 5mm、10mm 穿刺套管
6. 吸尽盆腔内积血，切除或修补病变输卵管	用腔镜吸头、手术器械予者探查盆腔。待术者决定手术方式后，用相应的腔镜器械：双极电凝、超声刀等。用毕的器械及时收回并擦净。切除下的标本妥善保管
7. 冲洗盆腔，排尽腹腔内 CO_2 气体，退出穿刺套管	清点手术器械和物品数目。取回腹腔镜、手术器械及穿刺套管
8. 缝合切口，覆盖切口	用 1% 活力碘棉球消毒皮肤，有齿镊、9 × 28 角针、3 - 0 丝线缝合皮肤，敷贴覆盖切口

（王艳丽）

第六节　自然流产的护理

凡妊娠不足 28 周、胎儿体重不足 1 000g 而终止者，称为流产（abortion）。妊娠 12 周前终止者称为早期流产，妊娠 12 周至不足 28 周终止者称为晚期流产。流产又分为自然流产和人工流产。自然流产占妊娠总数的 10%～15%，其中早期流产占 80% 以上。

一、病因

1. 胚胎因素　染色体异常为主要原因，尤其早期流产，其染色体异常的胚胎占 50%～60%。染色体异常包括数目异常和结构异常，数目异常多见。除遗传因素外，感染、药物等因素也可引起染色体异常。

2. 母体因素

（1）全身性疾病：严重感染、高热可引起子宫收缩而流产；细菌毒素或病毒如巨细胞病毒、单纯疱疹病毒经胎盘进入胎儿血液循环，导致胎儿死亡而流产；严重贫血或心力衰竭可引发胎儿缺氧而流产；慢性肾炎或高血压可导致胎盘梗死而流产。

（2）生殖器官异常：子宫畸形（子宫发育不良、双子宫、子宫纵隔等）、子宫肌瘤，可影响胚胎着床发育而导致流产。宫颈重度裂伤、宫颈内口松弛可引发胎膜早破而发生晚期流产。

（3）内分泌异常：黄体功能不足、甲状腺功能减退、严重糖尿病血糖未能控制等可导致流产。

（4）免疫因素：孕妇对胎儿免疫耐受降低可导致流产，如母胎血型抗原不合（Rh 或 A、B、O 血型系统等）、抗精子抗体存在、母体抗磷脂抗体过多、封闭抗体不足等。

（5）强烈应激与不良习惯：严重的躯体（腹部手术、直接撞击、性交过频、劳累过度）或心理（过度紧张、焦虑、恐惧、忧伤等）不良刺激及孕妇过量吸烟、酗酒、饮咖啡、吸毒等，均有导致流产的报道。

3. 胎盘异常　滋养细胞发育不良或功能不全是胚胎早期死亡的重要原因之一。

4. 环境因素　过多接触化学物质（如镉、铅、汞、苯、DDT 及尼古丁、乙醇等）、物理因素（如放射性物质、噪声、振动及高温等）及生物因素（致病微生物所致的宫内感染）等可引起流产。

二、病理

孕 8 周前的早期流产胚胎多先死亡，继而底蜕膜出血并与胚胎绒毛分离，刺激子宫收缩而排出。妊娠物多能完全排出，此时胎盘绒毛发育尚不成熟，与子宫蜕膜联系不牢固，胚胎绒毛易与底蜕膜分离，故出血不多。早期流产时胚胎发育异常，一类是全胚发育异常，即生长结构障碍，包括无胚胎、结节状胚、圆柱状胚和发育阻滞胚；另一类是特殊发育缺陷，以神经管畸形、肢体发育缺陷等最常见。孕 8～12 周，胎盘虽未完全形成，但胎盘绒毛发育旺盛，与底蜕膜联系较牢固，妊娠产物往往不易完整地从子宫壁剥离而排出，部分组织残留于宫腔内影响子宫收缩，出血较多。孕 12 周后，胎盘完全形成，流产过程与足月分娩相似，流产时先有腹痛，然后排出胎儿及胎盘。胎儿在宫腔内死亡过久，被血块包围可形成血样胎块引起出血不止，也可因血样胎块的血红蛋白被吸收形成肉样胎块，或纤维化与子宫壁粘连。偶见胎儿因被挤压形成纸样胎儿，或发生钙化形成石胎。

三、临床表现

主要为停经后阴道出血和腹痛。

1. 早期流产　开始时绒毛与蜕膜剥离，血窦开放，出现阴道出血，剥离的胚胎和血液刺激子宫收缩，排出胚胎或胎儿，产生阵发性下腹部疼痛。胚胎或胎儿及其附属物完全排除后，子宫收缩，血窦闭合，出血停止。

2. 晚期流产　与足月产相似，流产时先有腹痛（阵发性子宫收缩），胎儿娩出后胎盘娩出，出血不多。

四、临床类型

1. 先兆流产（threatened abortion）　妊娠 28 周前，出现少量阴道出血，暗红色或血性白带，无妊娠物排出，无腹痛或伴有阵发性下腹痛或腰背痛。妇科检查：宫颈口未开，胎膜未破，子宫大小与停经月份相符，妊娠试验阳性。症状消失后可继续妊娠。若阴道出血量增多或下腹痛加剧，可发展为难免流产。

2. 难免流产（inevitable abortion）　流产已不可避免，多由先兆流产发展而来。表现为阴道出血量增多，阵发性腹痛加剧，可发生胎膜破裂，出现阴道流水。妇科检查：宫颈口已扩张，有时可见胚胎组织或胎囊堵塞于宫颈口，子宫大小与停经月份相符或略小。妊娠试验多为阴性。

3. 不全流产（incomplete abortion）　难免流产继续发展，部分妊娠物排出宫腔，且部分残留于宫腔内或嵌顿于宫颈口处，或胎儿排出后胎盘滞留宫腔或嵌顿于宫颈口，影响子宫收缩，导致大量出血，甚至引起出血性休克。妇科检查：宫颈口已扩张，有大量血液自宫颈口内流出，有时可发现胎盘组织堵塞于子宫颈口，或部分妊娠物已排出于阴道内。通常子宫小于停经月份。

4. 完全流产（complete abortion）　妊娠物已全部排出，阴道出血逐渐停止，腹痛逐渐消失。妇科检查：宫颈口已关闭，子宫接近正常大小。

此外，流产有 3 种特殊情况。

（1）稽留流产（missed abortion）：又称过期流产，指胚胎或胎儿已死亡，但仍滞留于子宫腔内未能自然排出。典型表现为早孕反应消失，有先兆流产症状或无任何症状，子宫不再增大反而缩小。若已到妊娠中期，孕妇腹部不见增大，胎动消失。妇科检查：宫颈口未开，子宫较停经月份小，质地不软，不能闻及胎心。

（2）习惯性流产（habitual　abortion）：指连续发生 3 次或以上的自然流产者。近年常用复发性流产（连续 2 次及以上的自然流产）取代习惯性流产。每次流产多发生于同一妊娠月份，其临床经过与一般流产相同。早期流产的常见原因为黄体功能不足、甲状腺功能减退、胚胎染色体异常等。晚期流产的常见原因为子宫畸形或发育不良、宫颈内口松弛、子宫肌瘤等。

（3）流产合并感染（septic abortion）：流产过程中，若阴道出血时间过长、有组织残留子宫腔内或非法堕胎等，有可能引起宫腔内感染，常为厌氧菌及需氧菌混合感染，严重时感染可扩展到盆腔、腹腔乃至全身，并发盆腔炎、腹膜炎、败血症及感染性休克。

五、诊断检查

1. 病史　询问有无停经史、反复流产史，早孕反应、阴道出血，有无阴道排液及排液的色、量、气味；有无妊娠物排出；有无腹痛及腹痛的部位、性质和程度等；有无全身性疾病、生殖器官疾病、内分泌功能失调及有无接触有害物质等以了解流产的原因。

2. 体格检查　测量体温、脉搏、呼吸、血压及有无贫血和感染征象。妇科检查注意宫颈口是否已扩张，羊膜囊是否膨出，有无妊娠产物堵塞于宫颈口内，子宫大小与停经月份是否相符，有无压痛等。检查双侧附件有无肿块、增厚及压痛。

3. 辅助检查

（1）B超：疑为先兆流产者，根据有无胎囊及其形态、胎动、胎心等，以确定胚胎或胎儿是否存活。不全流产及稽留流产均可借助B超协助确诊。

（2）绒毛膜促性腺激素（hCG）测定：多采用放射免疫方法进行血 β - hCG 定量测定，正常妊娠6～8周时，其值每日应以66%的速度增长，若48h 增长速度<66%，提示妊娠预后不良。

六、治疗原则

1. 先兆流产　卧床休息，减少刺激，必要时给予对胎儿危害小的镇静药；禁止性生活；黄体功能不足者，肌肉注射黄体酮10～20mg，每日或隔日1次，也可口服维生素 E 保胎治疗；甲状腺功能减退者可口服小剂量甲状腺片；及时进行 B 超检查，了解胚胎发育情况；重视心理护理，稳定情绪，增强保胎信心。

2. 难免流产　一旦确诊，应尽早使胚胎及胎盘组织完全排出，以防止出血和感染。早期流产应及时行刮宫术，对妊娠物应仔细检查，并送病理检查。晚期流产时，子宫较大，出血较多，可用缩宫素10～20U 加于 5% 葡萄糖注射液 500ml 中静脉滴注，促进子宫收缩。当胎儿及胎盘排出后检查是否完全，必要时刮宫以清除宫腔内残留的妊娠物。应给予抗生素预防感染。

3. 不全流产　一经确诊，应及早行刮宫术或钳刮术以清除宫腔内残留组织。

4. 完全流产　流产症状消失，B 超检查证实宫腔内无残留物，若如无感染征象，不需要特殊处理。

5. 稽留流产　处理较困难。应及时促使胎儿和胎盘排出。由于胎儿死亡，稽留时间过长，胎盘可释放凝血活酶进入血液循环，母体可发生凝血功能障碍，导致弥散性血管内凝血（disseminated intravascular coagulation，DIC），引起严重出血。所以处理前应做凝血功能检查，并做好输血输液准备。

6. 习惯性流产　染色体异常的夫妇应于孕前进行遗传咨询，确定是否可以妊娠。女方通过妇科检查、子宫输卵管造影及宫腔镜检查明确子宫有无畸形与病变，有无宫颈口松弛等。男女双方均应进行详细的必要检查，查出原因，对因治疗。有学者对不明原因的复发流产患者行主动免疫治疗，将丈夫的淋巴细胞在女方前臂内侧或臀部做多点皮内注射，妊娠前注射2～4次，妊娠早期加强免疫1～3次，妊娠成功率达86%以上。

7. 流产合并感染　治疗原则为控制感染的同时尽快清除宫内残留物。若合并感染性休克，应积极进行抗休克治疗，病情稳定后再行彻底刮宫。若感染严重或盆腔脓肿形成，应行手术引流，必要时切除子宫。

七、护理措施

（一）先兆流产孕妇的护理

（1）卧床休息，禁止性生活，禁用肥皂水灌肠等以减少刺激。

（2）遵医嘱给予孕妇对胎儿无害的适量镇静药、孕激素等。

（3）观察孕妇的病情变化，如腹痛是否加重、阴道出血量是否增多等。

（4）观察孕妇的情绪反应，加强心理护理，从而稳定孕妇情绪，增强其保胎信心。

（二）流产孕妇的护理

（1）做好输血、输液及终止妊娠的准备，协助医师完成手术过程，使妊娠产物完全排出。

（2）严密监测孕妇的生命体征，并观察其面色、腹痛、阴道出血以及有无休克征象。有凝血功能障碍者应先予以纠正，然后再行引产或手术。

（3）给予心理支持，消除孕妇对手术的紧张和恐惧心理。

（三）预防感染

（1）监测患者的体温、血象及阴道出血的性质、颜色、气味等。

（2）严格执行无菌操作规程，加强会阴部护理。

（3）指导孕妇使用消毒会阴垫，保持会阴部清洁。

（4）一旦发现感染征象应及时报告医师，遵医嘱进行抗感染处理。

（5）嘱患者于流产后1个月返院复查，确定无禁忌证后，方可开始性生活。

（四）协助患者度过悲伤期

患者由于失去胎儿，往往会出现伤心、悲哀等情绪。护士应给予同情和理解，帮助患者及家属接受现实，顺利度过悲伤期。此外，护士还应指导有习惯性流产史的孕妇在下一次妊娠确诊后应卧床休息，加强营养，禁止性生活，补充维生素B、维生素E、维生素C等，治疗期必须超过以往发生流产的妊娠月份。病因明确者，应积极接受对因治疗。如宫颈内口松弛者应在未妊娠前做宫颈内口松弛修补术；如已妊娠，则可在妊娠14～16周时行子宫内口缝合术。

（王艳丽）

第二十七章　妇科病证辨证施护

妇科病证辨证施护是以中医学理论为指导，应用中医临床思维方法，对各病证的病因病机、临床表现进行辨证分析，明确证型，制订并实施相应护理措施的方法及过程。妇科病证一般分为经、带、胎、产、杂病五大类，具有理论独特、内治重调的特点。本章选择 8 个常见病证，分别就其基本概念、病因病机、诊断与鉴别诊断、辨证要点、辨证分型、护理措施、健康教育等内容进行阐述。

第一节　月经失调

月经失调是以月经的周期、经期、经量、色、质出现异常，或伴随月经周期，或于经断前后出现明显症状为主要临床表现的病证。月经先期、月经后期、月经先后无定期等病证均属月经不调的范畴。本病是妇科常见病证，无明显季节性。

历代医家对月经失调均有论述。"月经先期"最早见于《金匮要略·妇人杂病脉证并治》篇，有"带下，经水不利，少腹满痛，经一月再见者"的记载。《丹溪心法·妇人》始将月经后期作为一个病证来研究，称为经水过期，并从不同方面提出了辨证要点和治疗方法。月经先后不定期最早见于宋代《圣济总录·杂疗门·妇人血气门》，称为"经水无定"。《景岳全书·妇人规·经脉类》称为"经乱"，分为"血虚经乱"和"肾虚经乱"。清代《傅青主女科·调经》认为经来或前或后无定期是肝气郁结，影响肾气而致。

西医学中排卵性功能失调性子宫出血、盆腔炎、子宫肌瘤、子宫内膜异位症等，以月经的周期、经期、经量、色、质出现异常者，均可参照本节辨证施护。

一、病因病机

（一）月经先期

月经先期病因包括气虚和血热两种，其发生的病机主要是冲任不固。气虚分为脾气虚弱、肾气不固；血热有实热、虚热之分。此外，尚有瘀血阻络，血不归经，导致冲任不固而月经先期者。月经先期一般多伴有月经过多或经期延长。月经先期既有单一病机，又有多脏同病或气血同病之病机。

1. 脾气虚　体质虚弱，或饮食不节，或思虑劳倦太过，损伤脾气，脾伤则中气虚弱，脾不统血，冲任不固，血不归源，导致月经先期而至。脾为心之子，脾气虚，则盗母气以自救，日久致心气伤，则为心脾气虚，统摄无权，月经提前。

2. 肾气虚　青少年肾气未充，或绝经前肾气渐衰，或房劳多产，或久病伤肾，肾气虚弱，封藏失司，冲任失约，经血下溢而致月经先期。肾气虚日久伤肾阳，肾阳虚不温脾阳则致脾阳虚，继而发展为脾肾阳虚。

3. 阳盛血热　素体阳盛，或过食辛燥助阳之品，或外感火热之邪，热扰冲任、胞宫，经血妄行，以致月经先期。

4. 阴虚血热　素体阴虚，或失血伤阴，或久病阴亏，或房劳多产伤肾精，导致阴液亏损，虚热内生，热伏冲任，血海不宁，则月经先期而至。

5. 肝郁血热　情志不舒，肝气郁结，郁久化热，热扰冲任，迫血下行，而致月经先期。

6. 瘀血停滞　经期产后，余血未尽，或外感六淫，或内伤七情，邪与余血相结，瘀滞冲任，新血不归经而妄行，则月经先期而至。

（二）月经后期

月经后期一般伴有月经过少。月经后期的发病机理有虚实之别。虚者多因肾虚、血虚、虚寒导致精血不足，冲任不充，血海不能按时满溢而致经迟；实者多因血寒、气滞、痰阻等导致血行不畅，冲任受阻，血海不能如期满盈而后期来潮。

1. 血虚　体质素弱，营血不足，或久病失血，或多产耗伤阴血，或脾气虚弱，化源不足，导致营血亏虚，冲任不充，经血无源以下，导致月经后期而至。

2. 肾虚　素体阴虚，或久病伤阴，或情志过极，阴精暗耗，或房事不节，损伤肾精，肾阴精亏虚，冲任不充，血海不能按时满溢，导致月经后期。素体阳虚，或久病伤阳，或房事太过，耗伤肾阳，肾阳虚，脏腑失于温煦，生化失司，导致冲任不充，经血不能按时而下而后期来潮。

3. 血寒　经期产后，调摄失宜，或坐卧当风，外感风寒，或过食生冷食物，或误用寒凉药物，寒凝血瘀，冲任阻滞，血海不能如期满溢导致月经后期。

4. 气滞　素多忧郁，肝气郁结，气滞血瘀，血行不畅，冲任阻滞，血海不能按期满溢而致月经后期。

5. 痰阻　脾气素虚，运化失司，聚湿生痰，或素体肥胖，多痰多湿，或嗜食肥甘厚腻，内生痰湿，阻滞冲任，血海不能按期满溢而致月经后期。

（三）月经先后无定期

月经先后无定期的发病机理主要是肝脾肾功能失常，气血失调，冲任功能紊乱，血海蓄满无常。其病因多为肾虚、肝郁、脾虚等，而以肝郁、肾虚多见，且易发展为肝肾同病。

1. 肾虚　素体虚弱，肾气不足，或多产房劳伤肾气，或初潮肾气未充，或久病伤肾，或绝经期肾气渐衰，肾气亏损，藏泄失司，冲任失调，血海蓄溢失常。若应藏不藏则月经先期而至，若当泄不泄则月经后期而来，藏泄紊乱则为月经先后无定期。

2. 肝郁　情志抑郁，或郁怒伤肝，导致肝疏泄失司，冲任失调，血海蓄溢失常。如疏泄过度，则月经先期而至，疏泄不及，则月经后期而来，遂致月经先后无定期。肝为肾子，肝疏泄失常，子病犯母，则肾之封藏失司，而致肝肾同病。

3. 脾虚　劳倦过度，或饮食不节，或思虑太过，脾气受损，气血生化不足，血海过期不满，则致月经后期，若统摄失职，血溢妄行，血海不及期而满，则可致月经先期。时而生化不足，时而统摄失司，则月经先后无定期。

月经失调的病因是多方面的，包括素体禀赋不足，外感六淫，内伤七情，饮食不节，房劳多产等，导致脏腑虚损，功能失调，气血不和，冲任、胞宫损伤。冲任不固或不充是本病发生的病机关键；月经失调的病位在冲任二脉和胞宫，病变主要脏腑在肝、脾、肾，病理因素主要是虚实、寒热。月经失调在临床可出现两脏或多脏受累的病机，如肝肾同病、肝脾同病、肝脾肾同病等，若以月经先期为主，月经过多，经期延长者，可向崩漏转归；若以月经后期为主，月经过少者，可向闭经转归。

二、诊断与鉴别诊断

（一）诊断依据

1. 月经先期　以月经周期提前 7 天以上，15 天以下，并且连续出现两个月经周期以上，经期基本正常为诊断的主要依据。月经先期一般经期、经量基本正常。亦伴有月经过多，或经期延长，或三者并见。

2. 月经后期　以月经周期延后超过 7 天以上，甚至 3～5 个月一行为诊断的主要依据，亦可伴有经量、经色、经质的异常。月经后期可伴有月经过少（抑或过多），或伴有胸胁、小腹胀满或疼痛。

3. 月经先后不定期　月经不按周期而至，提前或延后 7 天以上，15 天以下，并连续出现 3 个周期以上为诊断的主要依据。提前时，月经周期不少于 16 天，常在 16～21 天之间；延后时，月经周期不多于 50 天，多在 36～50 天之间；提前、延后交替出现，经期、经量基本正常。

（二）病证鉴别

1. 月经先期与崩漏　月经先期合并月经过多或经期延长者，应注意与崩漏加以鉴别。月经先期以周期提前为显著特征，一般经期、经量基本正常。而崩漏除月经周期紊乱外，同时伴有经期和经量的紊乱。

2. 月经先期与经间期出血　月经先期每次经行的经量、持续时间基本相同。而经间期出血多发生在月经周期第 12～16 天，血量少，常表现为出血量一次多，一次少的现象，有规律地反复发生；或出现透明黏稠的白带中夹有血丝，出血时间短，常持续数小时或 2～7 天自行停止。结合 BBT 测定不难鉴别。

3. 月经后期与早孕　育龄期妇女有性生活史，既往月经正常，如月经过期不至，应首先排除妊娠。如为妊娠，则尿妊娠试验呈阳性，妇科检查宫颈着色，子宫体增大变软，B 超可探及宫腔内有孕囊，或有早孕反应如恶心呕吐、厌食择食、头晕、倦怠嗜睡等。月经后期无上述表现，既往多有月经延后病史。

4. 月经先后无定期与崩漏　两者均有月经周期紊乱，但崩漏的出血完全没有周期性，并同时出现经期和经量的紊乱。月经先后无定期则只有周期不规则而经期、经量基本正常。

三、辨证施护

（一）辨证要点

本病的辨证，除注重月经周期的异常外，还应结合经量、经色、经质以及伴随症状、舌脉等，辨明其虚实寒热。

1. 辨虚实　月经量多，色淡红、质稀，舌淡，苔薄白，脉弱者，属脾气虚；月经先期，或后期，或先后不定期，经量或多或少，色黯淡，质稀，伴腰膝酸软，舌淡，脉细弱者，属肾气虚；月经后期，量少，色淡，质稀，伴头晕目眩，心悸者，属血虚；月经量少，色红，质稠，舌红少苔，脉细数者，属阴虚血热；月经后期或先后不定期，量少或正常，色黯红或有块，小腹连及胸胁胀痛，脉弦者，属肝郁气滞。月经后期，多血虚，或痰湿。生育期多瘀血，或痰瘀互结。

2. 辨寒热　月经先期，量多，色深红或紫红，质黏稠，舌质红，苔黄，脉数有力者，属阳盛血热；月经量或多或少，色紫红，质稠或有块，伴胸胁少腹胀闷者，属肝郁血热。月经后期，量少，色淡，质稀，小腹隐痛，喜温喜按者，属虚寒；月经后期，量少，色黯或有块，小腹冷痛拒按者，属实寒。生育期多寒证。

（二）证候分型

1. 脾气虚

证候表现：月经周期提前，经量或多或少，色淡红、质清稀；面色萎黄，神疲乏力，四肢倦怠，气短懒言，小腹空坠，纳呆，便溏，脘腹胀闷；舌淡红，苔薄白，脉细弱。

护治法则：健脾益气，摄血固冲调经。（治疗代表方：补中益气汤）

2. 肾气虚

证候表现：月经提前或延后或先后无定，经量或多或少，色黯淡，质清稀；或带下清稀；精神不振，面色晦黯，腰骶酸软，头晕耳鸣，小便频数清长或夜尿频；舌质淡，苔白，脉沉细弱。

护治法则：补肾养血调经。（治疗代表方：当归地黄饮或固阴煎）

3. 阳盛血热

证候表现：月经提前，经量多或正常，色鲜红，或紫红，质黏稠；面色红，唇赤，或口渴，或心烦，小便短黄，大便燥结；舌质红，苔黄，脉数或滑数。

护治法则：清热凉血，固冲调经。（治疗代表方：清经散）

4. 阴虚血热

证候表现：月经提前，经量少或正常（亦有量多者），色深红，质稠；伴有颧红，潮热，盗汗，五心烦热，口燥咽干；舌质红，苔少，脉细数。

护治法则：滋阴清热，固冲调经。（治疗代表方：两地汤）

5. 肝郁血热

证候表现：月经提前，经量或多或少，色深红或紫红，质稠，经行不畅，或有血块；或烦躁易怒，或胸胁胀闷，乳房、小腹胀痛，或口苦咽干；舌质红，苔薄黄，脉弦数。

护治法则：疏肝清热，凉血固冲调经。（治疗代表方：丹栀逍遥散）

6. 血虚证

证候表现：月经延后，经量少，色淡红，质清稀；或伴有小腹绵绵作痛，面色苍白或萎黄，头晕眼花，心悸失眠；唇舌淡白，脉细弱。

护治法则：补血益气调经。（治疗代表方：大补元煎）

7. 阴虚证

证候表现：月经周期延后，经量少，色质正常，或经色深红、紫红，质地黏稠，或有块；可伴潮热，颧红，盗汗，口燥咽干，头晕耳鸣，五心烦热，或失眠；舌红少苔，脉细数。

护治法则：滋养肾阴，益冲调经。（治疗代表方：左归饮或加减一阴煎）

8. 血寒证

（1）虚寒证

证候表现：月经周期延后，经量少或正常，色淡，质清稀；可伴有面色㿠白，畏寒肢冷，小腹隐痛，喜温喜按，腰膝酸软无力；小便清长，大便溏薄；舌淡胖嫩，苔白，脉沉迟或细弱。

护治法则：扶阳祛寒，温肾调经。（治疗代表方：温肾调气汤）

（2）实寒证

证候表现：月经周期延后，经量少或正常，色黯有块；可伴有面色青白，畏寒肢冷，小腹冷痛拒按，得热痛减；舌质淡黯，脉沉迟。

护治法则：温经散寒调经。（治疗代表方：温经汤）

9. 气滞证

证候表现：月经周期延后或先后无定，经量或多或少，色质正常或紫红质稠，或有血块；可伴精神抑郁，善太息，经前胸胁、乳房、小腹胀痛，经来痛减；舌质正常或红，苔薄白或薄黄，脉弦或弦数。

护治法则：理气活血，行滞调经。（治疗代表方：乌药汤）

（三）护理措施

1. 生活起居护理　居室环境整洁，空气清新。经前、经期注意调适寒温，不宜受凉、涉水等。实证者室温宜偏凉，虚证者宜偏暖。加强锻炼，增强体质。起居有常，劳逸结合，避免外邪侵袭。经量多或腹痛重时，应卧床休息；经期不宜劳累，严禁行房事、游泳、盆浴、阴道用药及阴道检查。保持外阴清洁，指导患者每日清洁会阴，对不能自理者，每日应予会阴消毒，勤换内裤或经垫，内裤可在阳光下曝晒6小时以上或及时烘干。

2. 病情观察　注意观察月经的周期、经期、经量、色质、以及面色、血压等情况，及时发现和纠正贫血。若出现大出血，应密切观察患者的神志、血压、舌象、脉象、汗出、腹痛及其他伴随症状等，及时报告医生并做好输液、输血等急救准备工作。若月经淋漓不净或者阴道不规则出血者，应嘱随访，以排除妊娠其他妇科疾病及可能。非规律性月经期延迟应排除早孕出现。月经异常并有腹痛者应及早就诊。

3. 饮食护理　饮食宜清淡、易消化、富有营养。忌生冷、肥甘厚腻、辛辣炙煿。气虚者宜食益气摄血之品，如黄芪、山药、野山参等。血热者宜食清热滋阴凉血之品，如西洋参、枸杞、甲鱼、黑木耳、莲藕等。血寒者宜食补气散寒之品，如羊肉、鸡肉、生姜、桃仁等。肝气郁滞者宜食陈皮、枳壳、当归、等煲汤或代茶饮，忌食油腻酸涩、产气多的食物。

4. 情志护理　月经失调常与精神情志因素有关。应注意调摄情志，避免情绪激动、暴怒等。保持心情舒畅，避免七情过极，五志化火，热扰冲任而经行先期。鼓励患者多参加娱乐活动，促进情志疏泄。

5. 用药护理　及时准确给药，观察用药后效果和反应。急性、病重者可多次给药，滋补药可饭前服；调经药，宜在行经前数日开始服用；对需要配合性激素治疗者，指导合理用药。寒证者汤剂宜热服，热证者汤剂宜凉服，活血化瘀及补益药宜热服。虚证者，以温经养血为主，服药期间切勿另服过多的滋补之品，防伤及阳气；气虚者行经1~3天内不宜大量用固涩止血之品，以免止血留瘀。大便干燥者，可口服蜂蜜或麻子仁丸，以通便。

6. 适宜技术　可根据不同证候类型选用针灸方法，虚证用补法，实证用泻法。如气虚者，取血海、三阴交、足三里、关元等穴，血虚者，可加用气海、天枢、归来等穴，针灸并用；肝经血热者，可取气海、三阴交、太冲等穴毫针刺法，气滞者，可加归来、血海等穴；肾虚者，可针刺三阴交、足三里、气海、血海、肾俞等穴；血寒者，可用艾灸疗法，取天枢、气海、关元等穴，伴小腹疼痛者，可用暖水袋温熨。也可用耳穴贴压法，取子宫、卵巢、内分泌、肝、脾、肾等耳穴，气虚配脾，血热配耳尖，血瘀配膈。

四、健康教育

（1）做好月经期卫生保健，注意经期及产后卫生，避免受寒、淋雨、涉水及过食生冷。劳逸结合，避免过劳及剧烈运动。

（2）加强宣传，指导患者了解月经失调的相关知识，做好自我调摄，合理选用有效的节育方法，减少人流，节制房事。

（3）保持心情舒畅，避免恐惧、焦虑、郁怒等不良情绪的刺激。加强饮食调护，合理安排日常膳食，多食补益气血调经之品。

（李　慧）

第二节　崩漏

崩漏是指经血非时暴下，量多如注或淋漓不尽，前者称崩中或经崩，后者称漏下或经漏。两者虽出血情况不同，但在疾病发展过程中常可互相转化，即崩证日久，气血耗伤，渐成漏下；久漏不止，病势日进，可转成崩证，故临床上常崩漏并称。本病为妇科常见病，也是疑难急重病证，其发病特点是月经的期、量严重紊乱。可发生于月经初潮至绝经的任何年龄，发作时常出现经血暴下如注，如不及时治疗，易致厥脱，不仅影响生育，甚至危及生命。

有关"崩"的记载首见于《黄帝内经》，如《素问·阴阳别论》曰："阴虚阳搏谓之崩。""漏下"始见于《金匮要略·妇人妊娠病脉证并治》，记载："妇人宿有癥病，经断未及三月，而得漏下不止者，……其癥不去故也。"《黄帝内经》论"崩"和《金匮要略》论"漏下"，为后世研究崩漏奠定了基础。《诸病源候论·妇人杂病诸候》中首列"漏下候"、"崩中候"、"崩中漏下候"，简明论述了"崩中"、"漏下"的病名含义。宋代陈自明在《妇人大全良方·调经门》中，将"崩中"和"漏下"两者合称为"崩漏"，并将其列入"调经门"。

西医学中的无排卵性功能失调性子宫出血、生殖器炎症和某些生殖器肿瘤引起的不规则阴道出血，均可参照本节辨证施护。

一、病因病机

1. 脾虚　素体脾虚，或劳倦思虑太过、饮食不节，损伤脾气。脾虚统摄无权，冲任不固，不能约制经血，发为崩漏。《妇科玉尺·崩漏》记载："思虑伤脾，不能摄血，致令妄行。"

2. 肾虚　先天肾气虚；或少女肾气未盛，天癸未充；或房劳多产；或久病大病；或老年肾气渐衰，天癸渐竭，损伤肾气。肾气虚，则封藏失司，冲任不固；亦有素体肾阳虚，命门火衰，或崩漏日久，阴损及阳，阳不摄阴，封藏失职，冲任不固；亦有素体肾阴虚，或房劳多产伤肾阴，阴虚失守，虚火妄动，迫血妄行，冲任不固，以上病因均可导致胞宫藏泄无度，经血不受制约而成崩漏。

3. 血热　素体阳盛，肝火易动；或情志不遂，肝郁化火；或感受热邪；或过服辛辣助阳之品，火热内盛伏于冲任；或素体阴虚；或久病、失血伤阴，阴虚内热，虚火扰动血海。实热或虚热均可伤及冲任，迫血妄行，遂致崩漏。

4. 血瘀　七情内伤，气滞血瘀；或经期、产后余血未净，复感寒热，寒凝血瘀或热熬成瘀；或崩漏日久，瘀血不去，新血不安。瘀阻冲任，血不归经，发为崩漏。

综上所述，崩漏病因多端，但不外虚、热、瘀。因虚者，有脾虚、肾虚之分；因热者，有实热、虚热之别。崩漏的主要病机是冲任损伤，不能制约经血，胞宫藏泄失常，最终导致肾－天癸－冲任－胞宫轴的严重失调。病位在冲任、胞宫，与脾、肾、肝密切相关。崩漏变化在气血，病程日久，耗气伤血，可转化为气血俱虚，或气阴两虚，或阴阳两虚。崩漏的病本在肾，无论病起于何脏，由于脏腑相生相克，常可多脏受累，最终累及肾。

二、诊断与鉴别诊断

（一）诊断依据

（1）月经的周期、经期以及经量发生严重紊乱。月经不按周期妄行，经期超过半月以上，甚至数月淋漓不绝；亦有停经数月后突然暴下不止或断续不休。

（2）常伴有不同程度的贫血，或伴白带增多、不孕、癥瘕等症。

（3）多有月经不调史、精神创伤史、生殖器炎症和生殖器肿瘤病史，或口服避孕药物或其他激素类药物史，或宫内置节育器及输卵管结扎术史。常由外邪、饮食、情志、劳倦等因素诱发或加重。

（二）病证鉴别

1. 月经先期、月经先后无定期、月经过多、经期延长　四者与崩漏均是以月经周期、经期或经量的改变为主症的月经病，但月经先期是周期缩短，月经先后无定期是月经周期或缩短或延长，月经过多是经量过多，经期延长是行经时间延长。四者虽症状多端，但仍有一定的规律可循，经血可自行停止。而崩漏是月经周期、经期、经量同时发生严重紊乱，出血无规律性，往往不能自行停止。

2. 经间期出血　经间期出血与崩漏均是经血非时而下，但经间期出血常发生在两次月经中间，出血量少，多持续2~7天，能自行停止。而崩漏是周期、经期、经量的严重失调，经血不能自止。

3. 胎漏　胎漏与崩漏的出血均在停经一定时间后发生，均有阴道少量出血，时出时止，或淋漓不断，但胎漏发生在妊娠期间，因此，原有月经先后无定期的妇女发生阴道少量出血时需要排除妊娠。

4. 胎产出血　崩漏应与妊娠早期的出血性疾病如胎漏、胎动不安、异位妊娠，产后恶露不绝相鉴别。结合病史，进行妊娠试验或 B 超等必要的辅助检查，不难诊断。

三、辨证施护

（一）辨证要点

1. 辨虚实寒热　崩漏应根据出血的量、色、质变化，结合全身症状、舌脉以及病程，辨其虚实寒热。虚者多脾虚、肾虚；实者多血热、血瘀。经血非时暴下，量多势急，色淡质稀，多属虚；经血非时暴下，色鲜红或紫红，质黏稠，多属热；血色黯褐，质清稀，属虚寒；经来无期，时来时止，时闭时崩，淋漓不断，色黯有块，多属血瘀。久崩久漏多是气血虚弱或兼血瘀，出血势急多属气虚。出血期多标证或虚实夹杂证，血止后多虚证。

2. 辨病变脏腑　崩漏辨证还应参考不同的年龄阶段，辨明病变脏腑。如青春前期及青春期多属先天肾气不足，育龄期多属肝郁血热，更年期多属肝肾亏损或脾气虚弱。

（二）证候分型

1. 脾虚证

证候表现：经血非时暴下，或淋漓不断，色淡质稀；伴有面色㿠白，神疲乏力，气短，懒言，或面浮肢肿，或纳呆便溏；舌质淡胖，苔薄白，脉弱或沉弱。

护治法则：益气健脾摄血，固冲止崩。（治疗代表方：固本止崩汤）

2. 肾气虚证

证候表现：多见于青春期少女或经断前后妇女，经来无期，出血量多势急如崩，或淋漓日久不尽，色淡红或淡黯，质清稀；面色晦黯，腰膝酸软，小腹空坠，头晕耳鸣；舌质淡黯，苔薄白，脉沉细弱。

护治法则：补肾益气，固冲止血。（治疗代表方：大补元煎或寿胎丸）

3. 肾阳虚证

证候表现：经乱无期，出血量多或淋漓不尽，或停经数月后又暴下不止，色淡质稀；畏寒肢冷，面色晦黯，眼眶黯，腰痛如折，小便清长，大便溏薄；舌质淡黯，苔白润，脉沉细。

护治法则：温肾助阳，固冲止血。（治疗代表方：右归丸）

4. 肾阴虚证

证候表现：经乱无期，出血量少淋漓，数月不止，或停经数月后又突然暴下，经色鲜红，质稠；伴有头晕耳鸣，腰膝酸软，或五心烦热，颧红；舌质红，苔少，脉细数。

护治法则：滋补肾阴，固冲止血。（治疗代表方：左归丸）

5. 血热证（实热证）

证候表现：经来无期，量多如崩，或淋漓不断，经色深红，质稠；口渴喜冷饮，面赤，小便黄或大便干结；舌质红，苔黄或黄腻，脉滑数。

护治法则：清热凉血，固冲止血。（治疗代表方：清热固经汤）

6. 血瘀证

证候表现：经血非时而下，量或多或少，时出时止，或淋漓不断，或停经数月又突然崩中，继而漏下，色紫黯有块；或伴有小腹疼痛拒按；舌质紫黯或有瘀点、瘀斑，苔薄白，脉涩或弦涩有力。

护治法则：活血祛瘀，固冲止血。（治疗代表方：逐瘀止血汤）

（三）护理措施

1. 生活起居护理　居室保持安静、整洁，温湿度适宜；崩漏出血期，应卧床休息，必要时可取头低足高位，防止因活动、劳累而引起更多的出血，防止因眩晕而跌仆或昏倒，必要时可取头低足高位；肾阳虚、血瘀者注意避风寒。重视经期个人卫生，尽量避免或减少宫腔手术。加强锻炼，防止复发，预防外感。

2. 病情观察　密切观察月经的周期、经期，出血的量、色、质，有无血块及小腹疼痛等伴随症状。严密监测患者的生命体征、舌象、脉象、神志、二便等内容，若出血量多不止，并出现脸色苍白，神情烦躁，汗出肢冷，脉细数，血压下降等征象，应立即报告医生，采取积极的措施予以止血，必要时做好输血准备，以防发生阴血暴亡，阳气外脱危象。

3. 饮食护理　饮食清淡、富于营养，忌辛辣炙煿、生冷、肥甘厚腻之品。肾阳虚者宜食羊肉、狗肉、韭菜等补阳之品，忌生冷食物；肾阴虚者宜食甲鱼、紫菜、黑木耳等滋阴清热之品，可常饮藕汁、梨汁等，忌食葱、姜、辣椒等生火刺激之品；脾虚者宜食瘦肉、薏米仁、山药、鸡蛋等补益脾胃之品，但不宜过于食补而碍气；血崩者宜食动物肝脏、乳类、瘦肉类等含铁及钙质丰富的食物；血瘀者宜食山楂、橘皮、佛手等行气活血之品。

4. 情志护理　本病的发生与情志关系密切，患者常因失血过多，而产生忧郁等不良情绪，应关心体贴患者，加强精神调摄，避免思虑过度、惊恐、忧郁等不良情绪。鼓励患者参加适度的活动，消除不良情志刺激，保持平稳的心境。

5. 用药护理　虚证及血瘀者，汤剂宜饭后温热服；血热者，汤剂宜饭后偏凉服。根据出血情况，及时调整中药汤剂，出血过多时不宜应用活血通经药。观察用药后的疗效和反应。血崩者使用止血药物，伴有恶心呕吐者，可将姜汁滴于舌面，以缓解呕吐。对需要配合性激素进行治疗者，严格遵医嘱给药。

6. 适宜技术　肾阳虚者可选用补骨脂、赤石脂各等量，研细末冲服。少腹冷痛者可行腹部热敷，或艾灸气海、关元、归来、三阴交等穴。止血可选用神阙、隐白穴针刺或艾灸，或用耳针或耳穴贴压子宫、内分泌、皮质下等穴。气不摄血导致出血量多，暴下如崩，发生血脱时，应建立静脉通道，作好输血、输液准备，必要时给予参麦散或独参汤灌服。如出现厥脱症状，可针刺人中、合谷，或艾灸百会、神阙、气海等穴，及时进行救治，密切观察出血量和生命体征变化。

四、健康教育

（1）注意生活调摄，起居有常，劳逸结合。经期注意休息与保暖，尽量避免着凉，淋湿衣物及时更换。适当运动，增强体质。注意经期卫生。

（2）加强饮食调养，少食辛辣、生冷、油腻、刺激性食物，保护胃气。注意调节情志，避免精神刺激，保持平稳的心态。尤其是更年期妇女，做好情绪调控，避免不良情绪刺激。

（3）向患者及家属解释崩漏的病因、预后以及用药知识，按时随诊，预防疾病反复，迁延不愈。凡出血量多者，急则治标，以止血为第一要务。避免早婚、房劳、多产、频繁人流等因素的损伤。

（李　慧）

第三节　痛经

妇女正值经期或经行前后，出现周期性小腹疼痛或痛引腰骶，甚则剧痛晕厥者，称为"痛经"、"经行腹痛"。若经前或经行初期仅感小腹或腰部轻微胀痛不适，为经期常见的现象，不作病论。本病是妇科常见病证，以伴随月经周期出现小腹部疼痛为特征，青年女性居多。现代妇产科学将痛经分为原发性痛经和继发性痛经。原发性痛经多见于月经初潮后2～

3 年的青年女性，以月经初潮即周期性出现小腹疼痛为特征，又称为功能性痛经，生殖器官无器质性病变。继发性痛经多发生在育龄期妇女，常由子宫、盆腔疾病引起。痛经病因复杂，病程较长，易迁延不愈，反复发作，疗效尚不理想。

痛经最早见于《金匮要略·妇人杂病脉证并治》："带下，经水不利，少腹满痛。"《诸病源候论·妇人杂病诸候》则首立"月水来腹痛候"，认为"妇人月水来腹痛者，由劳伤血气，以致体虚，受风冷之气客于胞络，损伤冲任之脉"，为研究痛经奠定了理论基础。《景岳全书·妇人规》说："凡妇人经行作痛，夹虚者多，全实者少。故于经前亦常有此证，此以气虚血滞，无力流通而然。"

西医学中原发性痛经以及子宫内膜异位症、子宫腺肌病、宫颈狭窄、盆腔炎等引起的继发性痛经，均可参照本节辨证施护。

一、病因病机

1. 气滞血瘀　素多抑郁，或郁怒伤肝，疏泄失司，气郁血行不畅，瘀阻胞宫、冲任。经前、经期冲任胞脉气实血盛，复伤于情志，气机阻滞，不通则痛，发为痛经。正如《沈氏女科辑要笺正·辨色及痛》所载"经前疼痛无非厥阴气滞，络脉不疏"；《丹溪心法·妇人》所云"经水将来作痛者，血实也，一云气滞……临行时腰疼腹痛，乃是郁滞，有瘀血。"

2. 寒凝胞中　经期产后因冒雨涉水、游泳或久居湿地而感受寒邪，或贪凉饮冷，寒从中生，或素体阳虚，阴寒内盛，寒湿客于冲任，又恰逢经前、经期冲任、胞宫气血壅盛，寒湿与气血相搏，凝滞不畅，不通则痛，故致痛经。如《傅青主女科·调经·经水将来脐下先疼痛》云："夫寒湿乃邪气也，妇人有冲任之脉，居于下焦……经水由二经而外出，而寒湿满二经而内乱，两相争而作疼痛。"《校注妇人良方·调经门》云："妇人经来腹痛，由风冷客于胞络、冲任。"

3. 湿热下注　素有湿热内蕴，或经期、产后感受湿热之邪，流注冲任，或蕴结胞中，湿热与血相搏，瘀阻冲任。经前、经期气血下注冲任，胞脉气血更加壅滞，不通则痛，导致痛经。

4. 气血虚弱　素体虚弱，或脾胃虚弱，化源不足，或大病久病，或失血过多导致冲任气血不足。经后冲任气血更虚，胞脉失于濡养，不荣则痛，加之气虚运血无力，血行迟滞，发为痛经。如《景岳全书·杂证谟·胁痛》云："凡人之气血犹源泉也，盛则流畅，少则壅滞，故气血不虚则不滞，虚则无有不滞者。"

5. 肾气亏损　素体肾虚，或房劳多产，或久病虚损，精亏血少，冲任不足；经后精血更虚，冲任胞宫失于濡养，不荣则痛，导致痛经。《傅青主女科·调经》云："妇人有少腹疼于行经之后者，人以为气血之虚也，谁知是肾气之涸乎！"

综上所述，痛经的发病有虚实之分，虚者多责之肾虚，实者多责之寒、热、湿邪。痛经多由先天禀赋不足、情志内伤、外感六淫、起居不慎等引起，并与体质因素、经期及前后冲任、胞宫气血周期性变化密切相关。其主要病机为胞宫、冲任"不通则痛"或"不荣则痛"。病位在胞宫、冲任，与脾、肾、肝关系密切，其变化在气血。痛经早期诊断、及时治疗，预后良好。痛经时，可伴发晕厥，病势急，经急救，可在短时间内苏醒。痛经若病因未除，素体状况未改善，则可反复发作，迁延不愈，同时可伴有不孕。

二、诊断与鉴别诊断

（一）诊断依据

（1）伴随月经周期规律性发作的小腹疼痛。一般腹痛多发生于经期前1~2天或行经第1天达高峰，随后即逐渐减轻以至消失。

（2）疼痛多在下腹部，可呈阵发性、痉挛性，或胀痛伴下坠感，亦可波及全腹或腰骶部作痛，或有外阴、肛门坠痛。严重疼痛可出现恶心、呕吐、面色苍白，出冷汗、手足发凉，甚至昏厥。

（3）有经量异常、不孕、放置宫内节育器、盆腔炎等病史，有精神紧张、过劳、生活习惯改变、经期产后冒雨涉水或感寒饮冷、房事不节等诱因。

（二）病证鉴别

1. 肠痈　转移性右下腹疼痛为其典型症状，每伴有发热、白细胞增高。痛经则无。

2. 子宫肌瘤、附件炎、卵巢恶性肿瘤等腹部疾病引起的腹痛　上述疾病引起的腹痛偶可发生在经期，均无伴随月经呈周期性发作的病史。

3. 胎动不安、异位妊娠、堕胎　异位妊娠、胎动不安也可出现腹痛、阴道流血等症。但患者多有短暂停经史、早孕反应，而痛经伴随月经周期反复发作。通过询问病史、结合妇科检查，不难鉴别。

4. 黄体破裂　常发生在月经将行之前，可伴有阴道出血，易与痛经混淆。妇科检查、阴道后穹隆穿刺以及剖腹探查可鉴别。

三、辨证施护

（一）辨证要点

1. 辨虚实　痛经以实证居多，虚证较少。一般而言，痛发生于经前和经行初期，多属实；月经将尽或经后始作痛者，多属虚。掣痛、绞痛、灼痛、刺痛，拒按，属实；隐痛、坠痛，喜揉喜按，属虚。

2. 辨性质　灼痛得热反剧，属热；绞痛、冷痛得热减轻，属寒。痛在少腹一侧或双侧，多属气滞，病在肝；痛及腰膝，多病在肾。痛甚于胀，持续作痛，属血瘀；胀甚于痛，时痛时止，属气滞。临证需结合月经期、量、色、质，伴随症状，舌苔和脉象综合分析。

（二）证候分型

1. 气滞血瘀

证候表现：经前一两天或经期小腹胀痛，或阵痛，或刺痛拒按，经量少或经行不畅，经色紫黯有块，血块排出后痛减，经净疼痛消失；可伴有胸胁、乳房胀痛；舌质紫黯或有瘀点、瘀斑，苔薄白，脉弦或弦涩。

护治法则：行气活血，化瘀止痛。（治疗代表方：膈下逐瘀汤）

2. 寒凝胞中

（1）阳虚内寒

证候表现：经期或经后小腹冷痛，喜按，得热痛减，经量少，色黯淡；可伴有腰膝酸软，小便清长；舌质淡胖，苔白润，脉沉。

护治法则：温经散寒，暖宫止痛。（治疗代表方：温经汤）

（2）寒湿凝滞

证候表现：经前数日或经期小腹冷痛或绞痛，拒按，得热痛减，经量少，色黯黑或有块；伴有畏寒肢冷，面色青白；舌质黯，苔白，脉沉紧。

护治法则：温经散寒，化瘀止痛。（治疗代表方：少腹逐瘀汤）

3. 湿热瘀阻

证候表现：经前或经期小腹灼痛或胀痛不适，拒按，痛连腰骶，经色紫红，质稠有块；或伴有低热，月经过多，经期延长，或平素带下黄稠量多，小便黄赤；舌质红，苔黄腻，脉滑数或濡数。

护治法则：清热除湿，化瘀止痛。（治疗代表方：清热调血汤或芍药汤）

4. 气血虚弱

证候表现：经期或经后小腹隐痛，喜按，经量少，色淡质稀；可伴面色苍白，神疲乏力，腰膝酸软，头晕，心悸，或纳呆；舌质淡，苔薄白，脉细弱。

护治法则：益气养血，调经止痛。（治疗代表方：圣愈汤）

5. 肝肾虚损

证候表现：经期或经后1～2天内小腹绵绵作痛，喜按，经量少，色黯淡，质稀；可伴面色晦黯，头晕耳鸣，腰骶酸软，小腹空坠不温，或潮热；舌质淡红，苔薄白，脉沉细弱。

护治法则：补肾养肝，调经止痛。（治疗代表方：益肾调经汤）

（三）护理措施

1. 生活起居护理　养成良好生活习惯，经期注意卫生，腹痛剧烈者，注意休息，严禁房事。寒凝血瘀者，经期注意避风寒保暖，可用热水袋敷于腹部，以免因寒而滞血；湿热瘀阻者，忌冒雨涉水、坐卧湿地等；虚证患者劳逸结合，避免过劳，以免耗伤正气。可选择适合的方法进行锻炼，以增强体质。

2. 病情观察　观察腹痛发生的时间、性质、部位、程度、规律以及伴随症状；观察月经的周期、经期，出血的量、色、质，有无血块等症状，辨析症状的寒热虚实。如患者出现疼痛剧烈难忍，必须卧床休息，伴有面色苍白，冷汗淋漓，四肢厥冷，血压下降者，应立即采取平卧位，并注意保暖，及时采取措施。

3. 饮食护理　饮食宜消化，富有营养。经期忌生冷、酸涩、滋腻或刺激性食物，以免伤及脾胃，寒从中生。气滞血瘀者宜食理气活血之品，如橘皮、佛手、红花、益母草等煎水饮服；寒凝胞中者宜食温热祛寒之品，如红糖、大枣、生姜、鸡蛋、韭菜等，忌食蟹、虾、柿子等寒性食物；湿热瘀阻者宜食清热利湿之品，如薏米仁、苦瓜、冬瓜等；气血虚弱者宜食补气养血之品，如红枣、龙眼、黄芪、禽蛋等；肝肾亏损者宜食补益肝肾之品，如黑芝麻、核桃、菟丝子粥、猪肝等。

4. 情志护理　情志与痛经关系密切。对紧张、恐惧者，应予疏导、劝慰、或采用转移法，进行情志调摄，消除紧张、恐惧心理。抑郁寡欢者，可采用以情胜情法，根据喜胜忧的调节方法，使其改易心志。鼓励患者平时多参加娱乐活动，以改善心境，避免因情加重症状。

5. 用药护理　按时服药，注意观察用药后症状缓解情况。中药汤剂宜饭后温热服。不能擅自服用止痛剂，以免成瘾。寒凝胞中者可服生姜红糖水，或艾叶煎汤或饮黄酒适量，以温经散寒，行血止痛。湿热蕴结患者，中药汤剂宜在经前 5 ~ 7 天开始服，宜偏温凉服。气滞血瘀者经前可服用益母草膏等活血化瘀，以助经血排出。

6. 适宜技术　痛经发作时，实证者可在三阴交、中极等穴实施毫针泻法或艾灸。虚证者可选三阴交、足三里、气海等穴，毫针补法，并加用灸法。寒凝胞中者，注意腹部保暖，可在小腹部行热熨法，或艾灸气海、关元等穴。气血虚弱者，可在中脘、足三里、关元等穴，行毫针刺法；肾气亏损者，可针刺太溪、肾俞、肝俞、命门、关元等穴，或用耳穴贴压法，取子宫、肝、脾、肾等穴。气滞者，可选用活血止痛膏贴敷小腹部，或按摩关元、气海等穴。湿热内蕴者，可指压内关、合谷等穴，或口含生姜片止呕。发生剧痛晕厥时，应平卧取头低足高位，保持呼吸道通畅，同时针刺或按压合谷、内关、人中等穴，以缓解症状。

四、健康教育

（1）生活起居有常，保证充足睡眠。讲究个人卫生，保持外阴清洁，勤换内裤。经期注意保暖，避免参加剧烈运动及冒雨涉水或贪凉饮冷。忌盆浴、房事和游泳。

（2）注意饮食调养，宜食补益气血的食物，忌食生冷瓜果、酸涩、辛辣刺激之品。指导患者合理使用止痛药，防止成瘾。

（3）经期疼痛剧烈者，小腹可用热水袋热敷。坚持周期性治疗，标本结合。积极治疗原发病。

（李　慧）

第四节　绝经前后诸证

妇女在绝经期前后，伴随月经紊乱或绝经出现明显不适，如烘热面赤、进而汗出、烦躁易怒、眩晕耳鸣、心悸失眠、腰背酸痛、手足心热、面浮肢肿等，称为绝经前后诸证，亦称"经断前后诸证"。本病是妇科常见病证，好发于 45 ~ 55 岁的中年妇女，临床以症状参差出现，轻重不一，发作次数和持续时间无规律为特点。病程长短不一，短者数月，长者可迁延数年。本病明确诊断后，经治疗，预后良好。

绝经前后诸证的病名，古代医籍中未发现专篇论述，多散见于"脏躁"、"百合病"、"年老血崩"、"年老经断复来"等病证中。如《金匮要略·妇人杂病脉证并治》指出："妇人脏躁，喜悲伤欲哭，象如神灵所作，数欠伸。"1964 年，我国著名妇科专家卓雨农才首次提出了"经断前后诸证"的病名，并纳入《中医妇科学》教材中，现代进行专病研究后，取得较大进展。

西医学中的更年期综合征、双侧卵巢切除、卵巢早衰、理化因素导致卵巢功能衰竭等出现上述症状表现者，均可参照本节辨证施护。

一、病因病机

1. 肾阴虚　天癸渐竭，肾阴不足，素体阴虚，或房劳多产，数脱于血，致精亏血少，加之忧思失眠，营阴暗耗，肾阴益亏，阳失潜藏。肾阴不足，冲任亏损，甚至阴虚火旺，迫血妄行，则出现烘热汗出，五心烦热，月经紊乱；肝肾同居下焦，肾水不足以滋养肝木，则肝肾阴虚，肝阳上亢，出现眩晕耳鸣；肾水不能上济心火，心火独亢，致心肾不交，阴阳失衡，脏腑气血不合，则出现脏腑功能失调的症状，如心烦、失眠、多梦、精神异常等。

2. **肾阳虚** 绝经之年，肾气渐衰，若素体阳虚，或过用寒凉，致肾阳不足，命门火衰，封藏失司。肾阳虚不能温煦脾阳，复加劳倦过度，脾肾阳虚，气不化水，水湿内停，湿聚生痰；或阳虚无力运血而致血瘀，则形成瘀血内停之证。

3. **肾阴阳俱虚** 绝经前后，肾阴虚或阳虚日久不愈，则阴损及阳或阳损及阴，导致肾阴虚和肾阳虚，不能温煦和濡养脏腑，导致脏腑功能失衡。

妇女绝经之年，是天癸将竭，肾气渐衰，冲任衰少的特殊时期，由于体质因素、房劳多产、疾病、劳逸、情志等方面的原因，导致肾阴阳虚损，脏腑失养，功能失衡，出现一系列与肾气渐衰有关的症状而发生本病。本病发生在绝经前后，病位在肾，以肾虚为本，日久累及心、肝、脾等脏。亦可因脏腑功能失调，形成气滞、血瘀、痰湿等兼夹证。

二、诊断与鉴别诊断

（一）诊断依据

（1）阵发性烘热、汗出、情绪改变是本病出现最早的典型特异性症状。烘热常从胸部开始，即热流涌向头部、颈部和面部，面色潮红，继而汗出，汗出热退，此过程持续时间长短不一，可伴有情绪改变无常。

（2）伴随着月经紊乱或闭经，可有头痛、眩晕、耳鸣、心悸、腰背酸痛、面浮肢肿等症状。晚期症状则有阴道干涩灼热、阴痒、尿频或尿失禁、皮肤有蚁走感或瘙痒等症状。

（3）发病年龄在45～55岁，有月经紊乱或停闭、40岁前卵巢早衰或手术切除双侧卵巢、理化因素损伤卵巢功能等病史。

（二）病证鉴别

1. **癥瘕** 绝经期为癥瘕的多发期，若出现月经过多、崩漏，或经断复来，或下腹疼痛，浮肿，或带下五色，气味臭秽，或身体突然明显消瘦等症状，应及早详查，明确诊断，早期治疗，以免延误病情。

2. **其他病证** 某些内科病证如眩晕、心悸、水肿等与本病有相似的临床表现，但本病多发生在绝经前后，伴随有月经紊乱。结合西医学的理化检查不难鉴别。

三、辨证施护

（一）辨证要点

辨阴阳：烘热汗出、潮热面红、五心烦热、失眠健忘、烦躁易怒、阴部干燥，经行先期、量多色红属肾阴虚证；畏寒肢冷、小便频数清长、月经失调、带下量多属肾阳虚证；若既见头晕目眩、失眠烦躁、烘热汗出，又有神委肢冷、腰膝冷痛、小便频数等症，则属肾阴阳两虚证。

（二）证候分型

1. **肾阴虚**

证候表现：头面阵发性烘热，继而汗出；常伴随绝经前后月经不调或崩漏，经色鲜红；亦伴有眩晕耳鸣，五心烦热，心悸，失眠多梦，腰背酸痛，足跟疼痛，或皮肤干燥、瘙痒，口干，便干；舌红少苔，脉细数。

护治法则：滋阴补肾，佐以潜阳。（治疗代表方：左归丸加减）

2. 肾阳虚

证候表现：面色晦黯，精神萎靡，形寒肢冷，腰背冷痛，面浮肢肿，小便清长，夜尿频多或尿失禁；常伴随经断前后，月经量多或崩漏，经色黯淡，夹有血块，或带下清稀量多；舌淡，苔薄白或胖嫩，边有齿痕，脉沉细弱。

护治法则：温肾壮阳，佐以健脾。（治疗代表方：右归丸加减）

3. 肾阴阳俱虚

证候表现：绝经前后，乍寒乍暖，烘热汗出；常伴月经紊乱，量或多或少；可伴有眩晕耳鸣，健忘，腰背酸痛；舌淡，苔薄，脉沉弱。

护治法则：阴阳双补。（治疗代表方：二仙汤合二至丸加减）

（三）护理措施

1. 生活起居护理　居室应整洁舒适。生活规律，劳逸结合，保证充足睡眠，避免过度劳累和紧张。加强锻炼，增强体质，适当参加散步、太极拳等体育活动。注意阴部清洁卫生。自汗、盗汗者避免汗出当风，及时更衣，防止外感。

2. 病情观察　注意观察患者情绪、精神状态、食欲、潮热、汗出等变化。出现情绪暴躁、抑郁、忧伤等异常情绪变化时，应及时采取治疗措施进行干预，并加强监护。观察有无全身症状，如出现面浮肢肿，应注意尿量和体重。

3. 饮食护理　饮食宜富于营养，多食含钙、磷及含雌激素的食物，少食肥甘厚腻、辛辣炙煿等燥热之品。出血量多伴贫血者宜食补血益气之品，如红糖、大枣、禽蛋、瘦肉、菠菜等；肾阴虚者宜食滋补肝肾之品，如枸杞子、甲鱼、何首乌等；肾阳虚者宜食温补之品，如牛肉、猪肝、猪腰等，冬季宜食羊肉、狗肉、生姜等；肾阴阳两虚者宜食益肾猪腰汤，浮肿者可选用冬瓜、赤小豆、鲤鱼等利水消肿；食欲欠佳者，可食用红枣、桂圆等健脾益气之品。

4. 情志护理　给予绝经期妇女进行针对性的情志疏导，耐心解答提问，使之保持乐观情绪，避免不良刺激。减轻患者心理障碍，嘱家属配合治疗。

5. 用药护理　指导患者按时服药，观察用药后症状缓解情况。肾阳虚者汤药宜热服，服药期间切勿过用辛燥之物，以免耗竭阴液；肾阴虚者汤药宜凉服，伴发热时，服药期间切勿过用苦寒之品，以免伤阳气。对失眠、烦躁及情绪激动的患者，可适当给予镇静剂。

6. 适宜技术　自汗者可服补气类药物，如玉屏风冲剂。盗汗者可用五倍子粉敷脐。心烦不寐者，可适量给予镇静剂，或针刺三阴交、太溪等，或耳穴贴压神门、交感、心穴等。

四、健康教育

（1）生活有规律，劳逸结合，睡眠充足，增加活动，加强锻炼，增强体质，提高抵抗力。调畅情志。

（2）定期体检，注意月经变化，如果经期延长太久，经量太多，或停经后又出现阴道流血，或白带增多时，应及早检查确诊。

（3）指导绝经期妇女了解相关知识，症状明显者及时治疗，为顺利渡过这一时期提供心理支持，提高患者的自我调控能力。

（李　慧）

第五节　带下病

　　带下病是因湿热、湿毒，或肝虚、肾虚等所致，以带下呈明显增多或减少，色、质、气味发生异常，或伴有局部、全身症状为主要临床表现的病证。又称"下白物"、"流秽物"、"白沃"、"白沥"、"赤沥"、"赤沃"。带下量明显增多称为带下过多，带下明显减少称为带下过少。经间期、经前期以及妊娠期带下稍有增多者，属正常现象，不作疾病论。带下病是妇产科的常见病，常伴有月经不调、闭经、阴痒、阴痛等，本节主要介绍带下过多。

　　"带下"病名首见于《黄帝内经》，如《素问·骨空论》曰："任脉为病……女子带下瘕聚。"《金匮要略心典·妇人杂病脉证并治》记载："带下者，带脉之下，古人列经脉为病，凡三十六种，皆谓之带下病，非今人所谓赤白带下也。"《沈氏女科辑要笺正·带下》引王士雄语曰："带下，女子生而即有，津津常润，本非病也。"《金匮要略·妇人杂病脉证并治》所载"妇人经水闭不利，脏坚癖不止，中有干血，下白物，矾石丸主之"，是经带合病的最早记载。

　　西医学中的阴道炎、子宫颈炎、盆腔炎、内分泌功能失调、妇科肿瘤等疾病以阴道分泌物异常为主要特征者，均可参照本节辨证施护。

一、病因病机

　　1. 脾虚　素体脾虚，或饮食所伤，或劳倦过度，或忧思太过，导致脾气受损，或肾虚不温脾土，脾失运化，水谷精微不能上输以化气血，湿浊停聚，流注下焦，伤及任带，致任脉不固，带脉失约而带下。

　　2. 肾阳虚　禀赋不足，或房劳过度，或年老体衰，或久病伤肾，命门火衰，气不化水，寒湿内盛，下注冲任，伤及任带，而致带下。或因肾阳虚，封藏失职，下元亏虚，伤及任带，津液滑脱而成带下。

　　3. 阴虚夹湿　素体阴虚，或年老真阴亏虚，或久病失养，肾阴亏虚，阴虚失守，相火妄动，或复感湿热之邪，伤及任带，任脉不固，带脉失约而成带下。

　　4. 湿热下注　脾虚生内湿，郁久化热，或饮食不节，酿成湿热，或感受暑湿，或久居湿地，冒雨涉水，感受湿邪，蕴而化热，或经期产后，摄生不洁，湿热内犯，或内伤七情，肝脾不和，湿热内生，流注下焦，损伤任带二脉而为带下病。

　　5. 湿毒蕴结　经期产后，摄生不洁，或房事不节，或阴部术后损伤，热毒乘虚直犯冲任、胞宫。或因热甚化火成毒，或湿热郁久酿毒，热毒损伤任带而为带下病。

　　带下病内因多为脾肾虚，外因多为湿邪为患。其病位在带脉以下、前阴、胞宫等处，与脾肾二脏密切相关。任脉不固，带脉失约为其主要病机。带下病有虚有实，实者，多属湿邪为患；虚者，亦兼有湿热、湿毒，或邪毒未尽而正气已虚。因此，带下病虚实错杂者居多，全虚者少。带下日久，阴液耗损，可影响经孕。

二、诊断与鉴别诊断

（一）诊断依据

　　（1）带下量明显增多，因病因不同，带下的色、质、气味异常亦有所差异。临床常见带下色白或白如米泔；色黄或黄绿如脓；色赤白相兼，或五色杂陈。带下质地或清稀，或黏稠，气味或无臭，或臭秽，或恶臭。

（2）常伴有局部或全身症状。如发热、外阴、阴道灼热、瘙痒、坠胀或疼痛，小腹、腰骶疼痛，尿急、尿频、尿痛等。

（3）有素体虚弱，或经期、产后余血未净，摄生不洁，或房事不节，或妇科术后感染邪毒等病史。

（二）病证鉴别

1. 经间期出血与赤带　经间期出血是在两次月经中间出现周期性的阴道少量出血，一般持续 3～7 天，可自行停止。赤带是月经周期虽正常，但带下绵绵不断无周期性。

2. 经漏与赤带　经漏是指月经紊乱，经血非时而下，淋漓不断，无正常月经周期。而赤带与月经周期、经期无关。如果两者并病，则应根据病史、临床表现，结合相关检查，明确诊断。

3. 白浊　白浊是指尿窍流出混浊如米泔样物的一种疾患，夹有血者称为赤白浊，全血者称为红浊，多随小便排出，可伴有小便淋沥涩痛。而带下出自阴道。两者有明显区别。

三、辨证施护

（一）辨证要点

辨虚实寒热：一般而论，带下色淡，质稀者为虚寒；色黄、黏稠、臭秽者为实热。带下量多、色白、质稀、无臭味者属气虚；带下量多、色白、质清稀如水，多为阳虚；带下量少，色黄或赤白带下，质黏稠，多为阴虚；带下量多，色黄或黄白，质黏腻，有臭味，多为湿热；带下量多，色黄或赤白带，五色带，质稠如脓样，有臭味或恶臭难闻者，多为湿毒。

（二）证候分型

1. 脾虚

证候表现：带下量多，绵绵不断，色白或淡黄，质稀，或如涕如唾，无臭味；可伴有面色㿠白或萎黄，四肢不温，神疲乏力，脘闷，腹胀，纳呆，便溏，肢肿；舌质淡胖，苔薄白或腻，脉缓弱。

护治法则：健脾益气，升阳除湿。（治疗代表方：完带汤）

2. 肾阳虚

证候表现：带下量多，绵绵不断，甚则滑脱不禁，色白清冷，质稀如水；可伴有面色晦黯，头晕耳鸣，畏寒肢冷，腰膝酸软或腰痛如折，小腹冷坠，小便清长，夜尿增多，大便溏薄；舌质淡胖，苔白或润，脉沉迟。

护治法则：温肾助阳，固涩止带。（治疗代表方：内补丸）

3. 阴虚夹湿

证候表现：带下量少或多，色黄或赤白相兼，质黏稠，有臭味；阴户干涩、灼热或瘙痒；可伴有面部烘热汗出，颧红，头晕目眩，耳鸣，五心烦热，口燥咽干，心悸，失眠多梦，腰酸；舌红少苔，脉细数。

护治法则：滋阴补肾，清热除湿。（治疗代表方：知柏地黄丸）

4. 湿热下注

证候表现：带下量多，色黄或赤，或赤白相兼，或呈脓性，或带下色白，呈豆渣样，质黏稠，有臭味；阴户瘙痒；可伴有口苦口腻，胸闷，纳呆，小腹痛，小便短黄；舌质红，苔黄腻，脉滑数。

护治法则：清热利湿止带。（治疗代表方：止带汤）

5. 湿毒蕴结

证候表现：带下量多，色黄或黄绿如脓，或赤白相兼，或五色带下，或色白如豆渣样，质黏稠，臭秽难闻；阴户瘙痒，或伴有月经过多，经期延长，阴疮等；可伴有发热，口苦咽干，烦渴不欲饮，小腹疼痛，拒按，小便短黄，大便燥结；舌质红，苔黄腻，脉数或滑数。

护治法则：清热解毒除湿。（治疗代表方：五味消毒饮）

（三）护理措施

1. 生活起居护理　居室整洁，温湿度适宜，忌潮湿环境。注意保暖，防止感受寒湿。指导患者注意个人卫生，经期、产后，保持阴部清洁干燥，每日用温水清洗外阴。勤换内裤，保持柔软、宽松，宜用热水烫洗以及常在户外日晒。加强体育锻炼，增强体质，避免过劳。

2. 病情观察　注意观察带下的量、色、质、气味及其伴随症状。如带下呈灰黄色泡沫状，质稀薄有臭味，伴有外阴瘙痒，经检查见滴虫者，为滴虫性阴道炎。带下呈乳白色，豆腐渣样，外阴奇痒，镜检见真菌者，为真菌性阴道炎。带下色黄质稀，有时带血，伴阴道烧灼感，检查见阴道有小出血点，为老年性阴道炎。带下色白或黄，或呈脓性，或夹血，伴有腰酸，检查见宫颈有糜烂者，为宫颈糜烂。伴有下腹坠胀，牵引痛，腰骶酸痛，检查子宫活动度差，附件增厚或有包块者，为慢性盆腔炎。带下血性或水样，有恶臭，伴有不规则出血，宫颈有菜花状突起，应考虑宫颈癌，需活检确诊。如出现高热，寒战，头痛，食欲不振，甚至恶心呕吐，腹胀腹泻，腹痛拒按，下腹部扪及包块等为重症患者，应立即报告医生。如发现有外阴糜烂、溃疡或全身皮疹等，应警惕性病的可能。

3. 饮食护理　饮食宜清淡，易消化，富于营养。忌肥甘厚味及甜腻食品，以免留湿生痰。脾虚者宜食健脾除湿之品，如山药、莲子、薏米仁等；肾阳虚者宜食温肾助阳之品，如羊肉、狗肉、禽蛋等，可选用桂圆莲子红枣汤或韭菜粥；阴虚夹湿者宜食滋阴利湿之品，如土茯苓煲龟；湿热下注者可用绿豆薏苡仁粥；或饮绿茶、新鲜果汁等；湿毒蕴结者，可选用冬瓜、薏苡仁、新鲜蔬菜、水果等。

4. 情志护理　带下病与"湿"密切相关，病程迁延，易反复发作，患者易产生抑郁、恼怒等负性情绪。避免思虑过度而伤及脾胃。向患者及家属宣教带下病相关知识，帮助患者了解病情，坚持配合治疗，增强治疗的信心。

5. 用药护理　中药汤剂宜文火久煎。汤药一般宜饭后温服，体内有虚热、湿热或湿毒者，中药汤剂宜偏凉服。服药后观察有无不良反应，可配合使用外治法，如保留灌肠、阴道塞药或涂布中药。阴道局部瘙痒者，可用黄柏、白鲜皮、蛇床子散等中药煎汤坐浴、熏洗。忌用刺激性药物或热水清洗外阴。行经期间暂停中药灌洗阴道、坐浴和塞药治疗。阴部干涩者，可用紫草油外擦。

6. 适宜技术　肾虚者可行针刺疗法，取带脉、气海、三阴交、关元、肾俞等穴，用补法；脾虚湿困者可选针灸疗法，取足三里、三阴交、关元、带脉、气海、脾俞、胃俞等穴，用补法，注意保暖。夜寐不宁者，可行耳穴压豆，取神门、交感、心俞等穴。外阴瘙痒者，可局部压法止痒，忌用热水烫洗或搔抓。小腹冷痛者，可行热熨法。

四、健康教育

（1）养成良好的卫生习惯，保持外阴清洁，每日用温水清洗外阴。加强锻炼，选择适宜的运动方式，以助正气。

（2）加强妇女保健，勿久卧或久坐湿地，避免长期涉水作业。做好计划生育，避免早婚、多产或多次人工流产。

（3）正确认识疾病和用药。定期进行妇科检查，及早发现，及时治疗。若带下五色杂陈或奇臭，应排除恶变的可能，以免延误病情。

（李　慧）

第六节　胎漏、胎动不安

妊娠期间阴道少量出血，时出时止，或淋漓不断，而无腰酸腹痛者，称为"胎漏"，亦称"漏胎"或"胞漏"。妊娠期间腰酸腹痛、小腹坠胀，或伴有阴道少量出血者，称为"胎动不安"。胎漏和胎动不安有别，胎动不安以腰酸腹痛为主，兼有阴道出血，而胎漏仅见阴道少量出血，而无腰酸腹痛的症状。胎漏、胎动不安是堕胎、小产的先兆，多发生在妊娠早期，少数在妊娠中期。胎漏和胎动不安病名、临床表现虽不同，但由于两者的病因病机、辨证治疗、转归预后、预防调护等基本相似，临床难以截然分开。

早在《金匮要略·妇人妊娠病脉证并治》中即有"妊娠下血"的记载。《诸病源候论》首载"胎动不安"，并提出母病、胎病的原因及论治原则。《妇人大全良方》将本病的病因病机概括为"冲任气虚不能约制"。历代医家对胎漏、胎动不安的临床征象及预后已有充分认识，如《景岳全书·妇人规》云："腹痛血多，腰酸下坠势有难留者。""下胎以益母"，"助其血而落之最为妥当"。这些论述至今对临床仍有指导意义。

西医学中的先兆流产、早产、前置胎盘等，均可参照本节辨证施护。

一、病因病机

1. 肾虚　先天禀赋不足，肾气虚弱，或房劳多产，或孕后房事不节，耗伤肾的精气，肾虚冲任不固，胎失所养而致胎漏、胎动不安。

2. 气血虚弱　母亲素体气血不足，或劳倦太过，或饮食不节，或忧思气结，或孕后恶阻所伤，致脾气虚弱，生化乏源；或他病损伤气血，气血虚弱，胎失所养，胎元不固而致胎漏、胎动不安。

3. 血热　孕妇素体阳盛或阴虚内热，或七情内伤，肝经郁热，或劳累过度，或孕后饮食不节，过食辛辣，或过服暖宫药物，或外感热邪，热伤冲任，扰动胎元，胎元不固而致胎漏、胎动不安。

4. 血瘀　素有癥瘕，或孕后起居，不慎跌仆闪挫，或举重提擎，强力所伤，或劳累过度，或孕期手术所伤，均可致气血不和，瘀阻胞宫、冲任，内扰胎气，气乱不能载胎，血乱不能养胎，发为胎漏、胎动不安。

· 667 ·

胎漏、胎动不安的主要病因有肾虚、气血虚弱、血热、血瘀及跌仆所伤等。亦有因癥疾、误食毒物、孕后罹患他病而直接影响母体气血或直伤胎元而引起者。其主要病机是母体气血不调，冲任不固，不能摄血养胎。本病多发于妊娠早期，病位在胞宫、冲任，与肝、脾、肾关系密切，尤其是肾。临床以肾虚、血热多见。治疗以安胎、固肾、清热为主，尤重在固肾。

二、诊断与鉴别诊断

（一）诊断依据

（1）妊娠期间自觉腰酸腹痛，小腹下坠，或伴有阴道少量出血者为胎动不安；若妊娠期间出现阴道不规则少量出血，时下时止，而无腰酸腹痛者为胎漏。

（2）常有停经史，可伴早孕反应；常有孕后房事不节史、人工流产、自然流产史或宿有癥瘕史。

（二）病证鉴别

1. 激经　激经是指妊娠早期（怀孕2~3个月内），月经仍按时而下，但量少，而无明显腰酸腹痛，到4~5个月后自行停止，无损于胎儿的生长发育，俗称"垢胎"、"盛胎"、"妊娠经来"等。

2. 堕胎、小产　堕胎、小产是指孕后胚胎或胎儿离开胞宫自然殒堕的一种妊娠病证，常从胎漏、胎动不安发展而来，亦以阴道不规则流血、腰酸腹痛为主症。但堕胎、小产阴道流血量多，超过正常一次月经量，经治疗阴道流血仍反复不止，腰酸腹痛剧烈不减。此与胎漏、胎动不安有明显差异，不难鉴别。

3. 葡萄胎　葡萄胎多表现为停经2~4个月后阴道不规则、间歇性反复多次出血，血量少，呈棕色或黯红色，或大量出血。阴道流出物可见水泡状葡萄胎块。腹痛不明显或胀痛。可结合妇科检查及其他如B超、X线检查、胎心测定等辅助检查明确诊断。

4. 异位妊娠　异位妊娠在孕早期阴道有褐色点滴状少量出血，未破损时一侧少腹隐痛，日后出血逐渐增多或为间歇性阴道多量流血，破损时，一侧少腹突发剧痛，渐及全腹，可危及生命。临床可结合体格检查、妇科检查以明确诊断。

5. 妊娠腹痛　妊娠腹痛仅有小腹疼痛反复发作，不伴腰酸、小腹下坠，无阴道出血。

三、辨证施护

（一）辨证要点

本病的辨证要点主要是根据阴道下血、腹痛、腰酸、下坠四大症状的性质、轻重程度和全身情况，来辨别其虚、热、瘀及转归。

1. 辨虚、热、瘀　阴道流血量少，色淡红、质地清稀者病多虚；同时兼见小腹坠痛，神疲肢倦，面色㿠白，心悸气短，舌淡，苔薄白，脉细滑者，为气血虚弱；兼腰膝酸软，头晕耳鸣，小便频数，夜尿多或尿失禁，舌淡，苔白，脉沉滑，为肾虚；阴道流血量少，色鲜红或紫红，质地黏稠者多为血热；血热之证亦当结合兼症、舌脉辨明病因，如肝火、外感热邪、阴虚内热等；阴道出血不止，色黯黑有块，多为癥疾所患。

2. 辨疾病转归　若经治疗，阴道出血得以迅速控制，疼痛逐渐缓解，则妊娠多能继续维持；否则，阴道流血增多，腰酸腹痛加剧，则可发展为堕胎、小产，结合妇科检查或相关辅助检查，确属胎堕难留者，当立即实施堕胎、小产，以去胎安母，切不可延误病情。

（二）证候分型

1. 肾虚

证候表现：妊娠期间，腰酸腹痛，胎动下坠，或伴阴道少量流血，色黯淡，质稀；伴头晕耳鸣，小便频数，夜尿多，眼眶黯黑或面部有色斑，或曾屡次堕胎；舌淡，苔白，脉沉细滑，尺脉弱。

护治法则：补肾安胎，佐以健脾益气。（治疗代表方：寿胎丸或补肾安胎饮）

2. 气血虚弱

证候表现：妊娠期间，小腹空坠明显，腰酸腹痛，或阴道少量流血，色淡质稀；伴有神疲肢倦，面色无华，头晕目眩，心悸气短；舌淡，苔薄白，脉细滑无力。

护治法则：补益气血，固肾安胎。（治疗代表方：胎元饮）

3. 血热

证候表现：妊娠期间，腰酸腹痛，胎动下坠，或阴道少量流血，色深红或紫红，质黏；伴有心烦少寐，手足心热，或头晕，头胀，胸胁满痛，烦躁易怒，口燥咽干，渴喜冷饮，口苦，小便黄，大便干；舌红，苔薄黄，脉浮数、滑数或弦滑数。

护治法则：清热凉血，养血安胎。（治疗代表方：保阴煎或当归散或清热安胎饮）

4. 跌仆伤胎

证候表现：妊娠期间，跌仆闪挫，或劳累过度，继发腰酸腹痛，胎动下坠，或伴阴道少量流血，精神倦怠；舌淡，苔薄白，脉滑无力；或宿有癥瘕，孕后常有腰酸腹痛下坠，阴道不时少量出血，色黯红；或伴胸腹胀满不适，口干不渴，但欲漱水不欲咽；舌黯红或边有瘀斑，苔白，脉沉滑或沉涩。

护治法则：益气和血补肾，化瘀安胎。（治疗代表方：圣愈汤或桂枝茯苓丸合寿胎丸）

（三）护理措施

1. **生活起居护理**　病室宜整洁、安静，温湿度适宜。随气候变化及时增减衣物，避免外感。绝对卧床休息，直至阴道流血停止3~5天，才可适当活动。有滑胎史者，休息时间宜长，应超过上次流产日期。避免过劳、攀高、负重、跌仆挫伤，避免腰部后伸、用力咳嗽，或进行灌肠、阴道检查等。使用便盆收集和观察排出物，了解出血的量、色、质等。保持外阴清洁。

2. **病情观察**　详细观察胎动情况，阴道出血的量、色、质、血块以及神色、腹痛、腰酸等伴随症状。肾虚者常见阴道出血量少色淡，伴腰酸，下腹隐痛；气血不足者常见阴道出血量少色淡质清，小腹空坠而痛，面色不荣；血热者常见血色鲜红质稠，伴心烦、便结、溲黄。观察血块中有无胎盘组织或胚胎组织排出，判断安胎效果及预后，若阴道出血增多，腰腹坠胀，疼痛加剧，应及时报告医生，同时作好输液、输血及行清宫术的准备。

3. **饮食护理**　饮食宜清淡，富于营养，易消化。忌生冷、寒凉、滑利、辛辣刺激之品。肾虚者宜食补益肾气之品，如黑芝麻、猪腰、核桃等；气血虚弱者宜食补益气血之品，如桂圆、红枣、瘦肉、禽蛋等；血热者宜食滋阴清热之品，如西瓜、藕汁、西洋参、甘蔗等，忌食姜、香菜、韭菜等助热食物；血瘀者宜食鲤气行滞之品，如金橘饼、陈皮茶或阳春砂仁蜜等，忌食酸涩及壅阻气机食物。

4. 情志护理　指导孕妇了解本病的相关知识，保持情志舒畅。多予关心和安慰，消除紧张、恐惧和焦虑情绪，安心静养。脾虚者，避免过思伤脾；血热者，避免情志化火。对胎死腹中患者，应耐心说服，尽早去胎。

5. 用药护理　安胎药多为补益剂，汤剂宜文火久煎，中药汤剂宜温服，服后宜静卧少动。服药时如恶心欲呕，可服姜汁少许。跌仆伤胎疼痛者，应慎用镇静止痛方法，腰腹以下严禁贴敷伤湿止痛膏。

6. 适宜技术　保持大便通畅，便干者可用润肠通便方法，减少腹压，防止加重出血。胎堕不保者可针灸合谷、三阴交等穴，强刺激，促进下胎。腰腹坠痛者可用菟丝子、桑寄生、杜仲、黄芪、青盐等煎水沐足。

四、健康教育

（1）生活起居有规律，避免负重攀高，防止跌仆，保证睡眠充足。根据四时气候及时增减衣服。根据不同的体质选择合理的饮食。

（2）注意围产期保健，及早安胎，调畅情志。提倡婚前、孕前检查，在夫妇双方身体处于最佳状态下妊娠，未病先防，既病防变。

（3）孕服宜宽松、柔软，勿紧束腰身，以免影响胎儿生长。安胎失败者，或有堕胎、小产史者，两次受孕时间不宜太近，应避免半年或一年内再孕，防止堕胎再次发生。

（李　慧）

第七节　产后缺乳

产妇在哺乳期，乳汁甚少或全无，称为"缺乳"，亦称"产后乳无汁"、"产后乳汁不行"、"乳汁不足"。本病以产后开始哺乳时即觉乳房不胀，乳汁稀少，此后量虽有所增多但仍不足，或产后开始即乳汁全无，或产后开始哺乳正常，后因高热、七情内伤等因素，乳汁骤减，不足以哺乳为特征。多见于产后第二三天至一周内，也可发生在整个哺乳期。临床以发生于新产后的缺乳最为常见。除先天发育不良引起的缺乳外，一般经及时积极治疗与调护，往往疗效较好。

隋代《诸病源候论》中即列有"产后乳无汁候"，认为其病因系"既产则血水俱下，津液暴竭，经血不足"使然。唐代《备急千金要方》重视食疗治疗缺乳，提出猪蹄、鲫鱼等催乳食材。宋代陈言《三因极一病证方论》分虚实论缺乳，认为"产妇有两种乳脉不行，有气血盛而壅闭不行者，有血少气弱涩而不行者，虚当补之，盛当疏之。"张子和《儒门事亲》曰："啼哭悲怒郁结，气溢闭塞，以致乳脉不行。"认为情志异常与缺乳关系密切。

西医学中的产妇缺乳，可参照本节辨证施护。

一、病因病机

1. 气血虚弱　素体脾胃虚弱，或孕期产后调摄失宜，或产后思虑太过，损伤脾胃，气血生化不足；或孕妇年事已高，肾气虚衰，或产时、产后失血过多，或劳累过度，致气血亏虚，乳汁化生乏源，导致乳汁甚少或全无，不足以哺乳。

2. 肝郁气滞　素体抑郁，或产后七情内伤，情志不舒，肝失条达，气机不畅，乳脉涩滞不通，乳汁运行不畅，致乳汁缺少或全无。

3. 痰浊阻滞　素体脾肾阳虚，水湿不化，内湿壅滞，或素体肥胖，痰湿内盛，或产后饮食失宜，过食肥甘厚味，脾失健运，聚湿生痰，或肥人气虚无力行乳，则痰气阻滞乳脉，导致缺乳。

产后缺乳的常见病因有气血虚弱、肝郁气滞、痰浊阻滞，亦可因精神紧张、劳逸失常或哺乳方法不当而影响乳汁分泌。主要病机为乳汁化源不足或乳脉不通。病位在冲任、乳脉，与脾、肾、肝三脏关系密切。

二、诊断与鉴别诊断

（一）诊断依据

（1）以产后哺乳期，乳汁甚少，不足以哺乳婴儿，或乳汁全无为诊断的主要依据。亦有产后初期乳汁分泌正常，突然因焦虑、恼怒等情志刺激而缺乳者。

（2）多有素体体质虚弱、产时失血过多、产后情志不遂及贫血等病史。

（3）注意有无乳头凹陷和乳头皲裂造成的乳汁壅塞不通，哺乳困难等。

（二）病证鉴别

产后缺乳与乳痈的鉴别：乳痈初起，乳房红肿热痛，恶寒发热，继而化脓成痈。而产后缺乳初期以乳汁缺乏或全无为主症，若乳汁因肝郁日久郁滞不下，致乳房胀硬加重，继则红肿热痛，则可发展为乳痈。

三、辨证施护

（一）辨证要点

辨虚实：虚者，乳房松软，无胀痛，乳汁甚少而清稀，多为气血虚弱，冲任不足；实者，乳房胀硬而痛，乳汁浓稠，伴有胸胁胀满，多为肝郁气滞。躯体肥胖者，乳房柔软，无胀感，乳汁清稀而量少，不足以哺乳，多为痰浊阻滞。

（二）证候分型

1. 气血虚弱

证候表现：产后哺乳期，乳汁不足、甚少或全无，不足以喂养婴儿，乳房柔软，无胀感，乳汁清稀；可伴有面色少华，神疲乏力，食少纳呆；舌淡，苔薄白或白腻，脉细弱。

护治法则：补气养血，佐以通乳。（治疗代表方：通乳丹）

2. 肝郁气滞

证候表现：产后哺乳期，乳汁甚少或全无，不足以喂养婴儿，或平时乳汁正常或略少，突然因七情内伤而乳汁骤减或点滴全无，乳房胀硬而痛，或有微热，乳汁浓稠；可伴有胸胁脘腹胀满，精神抑郁，食欲不振；舌质淡红，苔薄黄，脉弦或弦滑。

护治法则：疏肝解郁，通络下乳。（治疗代表方：下乳涌泉散）

3. 痰浊阻滞

证候表现：产后哺乳期，乳汁甚少或全无，乳房丰满硕大或下垂，无胀满，乳汁不稠；可伴有形体肥胖，胸闷呕恶，或食多乳少，大便溏薄；舌质淡胖，苔白腻，脉沉细。

护治法则：健脾化痰，佐以通乳。（治疗代表方：苍附导痰丸合漏芦散）

（三）护理措施

1. 生活起居护理　保持居室整洁，空气新鲜，温湿度适宜。产后注意休息，避免劳倦过度和受风着凉。注意睡眠姿势，乳房胀痛时勿压迫。创造有利于哺乳的环境，采用正确的哺乳方法，尽早哺乳，按需哺乳，定时哺乳。做好乳头护理，哺乳前用温水清洗乳头。指导产妇挤出多余的乳汁。乳房胀痛者，可热敷乳房。

2. 病情观察　注意观察乳汁的质、量，乳房质地及乳汁通畅与否。如乳房松软，无胀痛，乳汁甚少而清稀，多为气血虚弱，冲任不足；乳房胀硬而痛，乳汁浓稠，伴有胸胁胀满，多为肝郁气滞；形体肥胖，乳房柔软，无胀感，乳汁清稀而量少，不足以哺乳，多为痰浊阻滞。严密观察乳房的胀硬程度、疼痛性质、有无发热及情志变化等情况，预防乳痈的发生。

3. 饮食护理　加强孕妇产后的饮食调养，多食高蛋白食物和新鲜蔬菜及水果，忌辛辣、肥甘、厚腻之品。鼓励产妇多喝汤类食物，如猪蹄汤、鲫鱼汤等，以补益气血，通络下乳。气血虚弱者宜多食鸡汤，或鲫鱼炖黄芪、党参、茯苓、当归、白芍、路路通汤等；肝郁气滞者宜食丝瓜、佛手、柑橘、合欢花、萝卜等；痰浊阻滞者宜食萝卜、薏米仁、冬瓜、山楂、茯苓、陈皮等之品。

4. 情志护理　乳汁的分泌与精神情志因素有密切的关系。产时失血，血虚火动，可致肝气抑郁，肝失条达，疏泄失司，乳汁运行受阻而产生缺乳。哺乳期应加强精神护理，保持精神愉快，心情舒畅，调情志，避恼怒，忌忧郁，保持心境平和，使肝气条达，乳汁畅行。积极鼓励孕妇进行母乳喂养，排除哺乳的顾虑。

5. 用药护理　理气中药多芳香之品，不宜久煎；补益汤剂宜文火久煎，气血亏虚者汤药宜热服；补益类汤药宜早晚空腹温服；疏肝解郁，通络行乳的汤剂宜热服。服药后观察有无不良反应。

6. 适宜技术　可针刺通乳，取膻中、乳根、少泽、天宗、合谷等穴。推拿按摩取乳根、少泽、膻中、期门等穴，患者取仰卧位，单掌和多指摩擦胸腹数分钟。气血虚弱者可艾灸膻中、乳根等穴，或梅花针叩刺肺俞至三焦俞、天宗、乳房周围、膻中。或用耳穴埋豆法，取胸、乳、内分泌、交感、神门、皮质下等穴。乳房胀硬者，应按摩乳房，挤出乳液，或用陈皮煎汤或葱汤局部熏洗或外敷，如伴有热痛和结块者，可用皮硝或如意金黄散或仙人掌捣烂外敷。

四、健康教育

（1）孕期做好乳头护理，若乳头凹陷，应经常将乳头向外牵拉，用温水清洁乳头，防止皲裂。哺乳期注意卫生。

（2）正确指导哺乳：提倡早期哺乳、按需哺乳，通过早吮吸排空乳房，促进乳汁分泌。哺乳前用温开水清洗乳房、乳头，母亲洗手，避免婴儿吮入不洁之物。

（3）产后生活规律，创造良好的休息环境。加强产后营养，多食富含蛋白质食物和新鲜蔬菜，及充足的汤水。

（4）保持情绪乐观，心情舒畅。适当活动，保持气血和调。哺乳期用药慎重，避免有毒副作用的药物通过乳汁进入婴儿体内。

（李　慧）

第八节　盆腔炎

　　盆腔炎是西医病名，是指女性内生殖器及其周围结缔组织、盆腔腹膜的炎症，包括子宫体、卵巢、输卵管炎症，其特点为下腹痛，或伴有发热，带下增多，月经不调等。其范围较广，可局限于某一部位，也可同时累及几个部位。分为急性盆腔炎和慢性盆腔炎两类。本病是妇科常见病，病情可轻可重，急性盆腔炎未及时治疗，继续发展可引起弥漫性腹膜炎、败血症、感染性休克，严重者可危及生命。急性盆腔炎未彻底治愈，则可转变为慢性盆腔炎。

　　中医古籍中无"盆腔炎"病名，其有关记载可散见于中医妇科的"癥瘕"、"带下病"、"痛经"、"腹痛"、"月经不调"、"不孕"、"产后发热"、"热入血室"等病证中。《金匮要略·妇人杂病脉证并治》曰："妇人中风，七八日续来寒热，发作有时，经水适断，此为热入血室，其血必结，故使如疟状，发作有时"，"妇人腹中诸疾痛，当归芍药散主之"，可谓有关急、慢性盆腔炎临床表现的最早记载。《诸病源候论·妇人杂病诸候》中阐述了盆腔炎所导致不孕的机理，"带下之病，白沃与血相兼带而下。病在子脏，胞内受邪，故令无子也。"其所述病候与盆腔炎导致不孕极为类似。《景岳全书》有记载与慢性盆腔炎症的发病机制和临床特点相似。

　　1983年，《中国医学百科全书·中医妇科学》已将"盆腔炎"作为中西医通用的病名编入其中。西医学中的子宫内膜炎、输卵管炎、输卵管卵巢脓肿、输卵管卵巢囊肿、盆腔结缔组织炎、盆腔腹膜炎等疾病，出现本病证临床表现者，均可参照本节辨证施护。

一、急性盆腔炎

　　女性盆腔生殖器官及其周围结缔组织和腹膜的急性炎症，称为"急性盆腔炎"。根据发病部位不同，可分为急性子宫内膜炎、急性输卵管炎、输卵管积脓、输卵管卵巢脓肿、急性盆腔结缔组织炎、急性盆腔腹膜炎等。急性盆腔炎起病急，病情重，病势进展迅速，失治或误治，可发展为脓毒血症、败血症、感染性休克，甚至危及生命。其初期症状与古代医籍记载的"热入血室"、"产后发热"相似。

（一）病因病机

　　1. 热毒壅盛　产后、流产后、宫腔内术后，气血不足，胞脉虚弱，加之经期保健不当，房事不洁，或手术消毒不严格，导致热毒内侵，客于胞宫，与气血相搏，正邪交争，气滞血瘀，阻滞冲任、带脉而致病。

　　2. 湿热内结　经期、产后、妇科术后，余血未净，湿热内侵，客手胞宫，或急性盆腔炎后邪气未尽，遇房劳、湿热毒邪等触发，湿热之邪与气血相搏，阻滞冲任而致病。若瘀血与湿热内结，滞于少腹，则腹痛带下日久，缠绵难愈。

　　急性盆腔炎发病急，病情重，病势凶险。其病因以热毒为主，兼有湿、瘀。诱因有产后、流产后、妇科术后，或经期保健不当，或房事不洁，或由邻近脏器病变，累及胞宫，或宿疾日久，内结癥瘕，复因劳累、感受外邪等。其主要病机是湿、热、瘀交阻于胞宫，冲任带脉功能失常。本病病位在胞宫、冲任带三脉。急性盆腔炎可转为慢性盆腔炎，影响患者的身心健康，导致不孕症或异位妊娠等。

（二）诊断与鉴别诊断

1. 诊断依据

（1）呈急性病容，辗转不安，面部潮红，高热不退，下腹部疼痛，甚至剧痛，白带增多，色黄呈脓性，秽臭，或赤白带下，或恶露量多；若发于经期，则可出现月经量多，经期延长。

（2）可伴有腰骶酸痛，恶心呕吐，腹胀腹泻，尿频，尿急。

（3）近期有经行、产后、流产后、妇科手术后、房事不洁等发病诱因，或有癥瘕宿疾病史。

2. 病证鉴别

（1）异位妊娠、卵巢囊肿蒂扭转、黄体破裂、卵巢巧克力囊肿破裂：此类疾病发病时具有下腹疼痛，与急性盆腔炎相似，但以上疾病一般不伴有发热，而急性盆腔炎高热不退。结合体格检查、B超检查、妇科盆腔检查等不难鉴别。

（2）肠痈：两者均有发热、下腹痛症状。急性盆腔炎腹痛发生在腹部正中或两侧，病位较低，可伴有白带、月经异常。而肠痈腹痛多为转移性右下腹痛，有麦氏点压痛、反跳痛。结合病史、体检等可鉴别。

（三）辨证施护

1. 辨证要点

辨轻重缓急：本病的发生与发展有轻重缓急之别，故应视具体病情加以区别。急性盆腔炎一般属热属实，发病急，病情重，病势凶险，故应及时治疗，彻底治愈，不可迁延，否则，病势加重，威胁生命，或转为慢性盆腔炎，导致不孕症或异位妊娠等病。

2. 证候分型

（1）热毒炽盛

证候表现：突然发生下腹剧痛，拒按，或下腹有包块，高热，寒战；可伴咽干，口苦欲饮，带下量多，色黄或赤白相兼，质黏稠或呈脓性秽臭，大便秘结或泄泻，小便短赤；舌红，苔黄，厚，脉滑数。

护治法则：清热解毒，凉血化瘀。（治疗代表方：五味消毒饮合大黄牡丹汤）

（2）湿热内盛

证候表现：下腹坠胀疼痛或灼痛，拒按，寒热往来；带下量多，色黄，质黏稠，有臭味；或月经量多，经期延长，淋漓不尽；食少纳呆，大便燥结或溏薄，小便频急、短赤；舌红，苔黄腻，脉弦滑。

护治法则：清热利湿，活血化瘀。（治疗代表方：仙方活命饮）

3. 护理措施

（1）生活起居护理：保持病室清洁，通风良好。室温可偏凉。半卧位卧床休息，以利于脓液及带下引流。患者衣被不宜过厚，避风寒。保持会阴部清洁。

（2）病情观察：注意观察腹痛的部位、性质、程度及伴有的全身症状，有无肌紧张、压痛、反跳痛等腹膜刺激症状。观察白带及月经的色、质、量、气味等。严密监测患者的生命体征、舌象、神志、尿量等，尤其是发热情况，应预防危证，若出现高热、腹痛或面色苍白、四肢冰冷、大汗淋漓等，为阳气外脱征象，应立即报告医生采取相应措施。

（3）饮食护理：饮食宜清淡、消化、富含营养。忌辛辣、肥甘厚腻、油炸等助湿生热之品。热毒炽盛者宜食清热解毒之品，如蒲公英、薏苡仁、金银花、野菊花、马齿苋、土茯苓等煎水频服；湿热瘀结者宜食清淡利湿之品，如绿豆、薏苡仁、冬瓜等。高热者，多喝水，可给予养阴生津流质。

（4）情志护理：关心体贴患者，帮助患者消除紧张情绪。患者因热扰心神常有心烦、脾气暴躁等表现，应在理解的情况下多与其沟通，稳定情绪，向患者和家属宣教本病的相关知识，减轻患者和家属对该病的恐惧感，积极配合治疗。

（5）用药护理：中药汤剂一般宜凉服，服药后观察有无不良反应，若伴有外感使用解表药，应武火急煎，外感风寒者，汤药宜热服，药后加盖衣被或饮热粥，观察药效。高热患者若服药后热势不退，可行物理降温。

（6）适宜技术：可行中药保留灌肠，药液温度宜偏凉，按保留灌肠操作规范进行，灌肠后嘱患者卧床休息，保留药液1小时以上。或用中药热敷、贴敷、理疗等方法，减轻症状，促进康复。如用双柏散或四黄散用温水及蜂蜜调成糊状，试温后轻敷于患者下腹部，胶布或绷带固定。注意敷药后患者的反应及敷药后患者皮肤的情况，如有异常应及时停止外敷并对症处理。热盛者可行耳尖放血法，或针刺合谷、外关、大椎、曲池等穴。

（四）健康教育

（1）注意经期、孕期、产褥期个人卫生。避免劳累及剧烈运动，适当参加体育锻炼，增强体质，增强抗病能力。

（2）保持情志舒畅，避免因七情加重病情。选择合适的饮食结构，加强营养。

（3）积极治疗女性内生殖器邻近器官疾病，如阑尾炎、结肠炎等。预防炎症蔓延而形成盆腔炎。急性期应彻底治疗，防止转为慢性，缠绵难愈。

二、慢性盆腔炎

女性内生殖器官及其周围结缔组织、盆腔腹膜发生慢性炎症性的病变，称"慢性盆腔炎"。其主要临床特征为月经紊乱、白带增多、腰腹疼痛及不孕等。往往由急性盆腔炎失治、误治，或治疗不彻底或患者体质虚弱，病程迁延演变所致。常或无急性发作史，起病缓慢，病情反复顽固不愈。根据病变特点及部位的不同，可分为慢性输卵管炎、输卵管积水、输卵管卵巢炎、输卵管卵巢囊肿、慢性盆腔结缔组织炎等。本病经积极有效治疗，大多数可好转或治愈。

（一）病因病机

1. 湿热瘀结　经行、产后，胞门未闭，正气未复，湿热之邪内侵，阻滞气血，导致湿热瘀血内结冲任、胞宫，不通则痛。

2. 气滞血瘀　素有宿疾，瘀血内阻，或因七情内伤，肝气郁结，气机不畅，气滞则血瘀，冲任、胞脉不通则痛。

3. 寒湿凝滞　产后、流产后，或行经期间，感寒饮冷，寒湿客于胞宫、脉络，或素体宿疾，阳气虚损，寒湿内结，与胞宫内余血搏结，寒凝血瘀，不通则痛。

4. 脾虚瘀阻　素体脾气虚弱，或过食苦寒之品，损伤脾气，运化失司，湿浊内生，下注冲任，致血行不畅，瘀血停聚。或久病不愈，气虚不能运血，瘀血内结，瘀血与湿浊互结，滞于下焦，伤及冲任、胞宫脉络，不通则痛。

慢性盆腔炎可因素体虚弱，复因经行产后，胞门未闭，正气未复，感受风寒湿热，或虫毒之邪，或由急性盆腔炎失治演变而成。其主要病机为湿瘀之邪客于胞宫、胞络，致冲任带脉功能失调，不通则痛。本病病位在胞宫、胞络，以及冲任带脉。亦有因湿浊滞留胞宫、胞络，冲任带脉气血失调，而使病情反复发作，缠绵难愈。

（二）诊断与鉴别诊断

1. 诊断依据

（1）下腹痛或坠胀痛，痛连腰骶，疼痛一般不很剧烈，常在劳累、房事后及月经前后加剧或复发。

（2）可伴有低热，易疲劳，带下增多，月经不调，甚则不孕。

（3）既往有急性盆腔炎、阴道炎、节育、妇产科手术感染、房事不洁史。

2. 病证鉴别

（1）子宫内膜异位症：以进行性加重的痛经为特征，病程长，这与慢性盆腔炎相似。子宫内膜异位症平时腹部不痛，或仅有轻微疼痛，经期则腹痛难忍，并呈进行性加重。而慢性盆腔炎是以下腹部长期慢性疼痛，反复发作为特点，可伴有低热、易疲劳，腹痛可于经行、房事、劳累后加重。结合腹腔镜检查可鉴别。

（2）卵巢囊肿：慢性盆腔炎继发输卵管积水、输卵管卵巢囊肿者，需与卵巢囊肿相鉴别。慢性盆腔炎有盆腔炎病史，肿块呈腊肠形，囊壁较薄，周围有粘连，活动受限。而卵巢囊肿多呈圆形或椭圆形，周围无粘连，活动自如，常无明显自觉不适。结合 B 超可确诊。

（三）辨证施护

1. 辨证要点

辨寒热虚实：因热者常见湿热瘀结，每由湿热之邪内侵，阻滞气血；因寒者常见寒湿凝滞，阳不化水，生湿生痰，与胞宫内余血浊液相结，阻滞胞宫气血；因实者可因气机不畅，气滞血瘀，阻滞冲任胞宫；因虚者可因正气不足，运血无力，瘀血停聚而致。慢性盆腔炎因病程较久，常见虚实夹杂，寒热互结，病情较为复杂，故临床上应仔细辨证。

2. 证候分型

（1）湿热瘀结

证候表现：少腹隐痛，或腹痛拒按，痛连腰骶，低热起伏，带下增多，色黄黏稠或秽臭；胸闷纳呆，口干不欲饮，小便黄赤，大便秘结或溏薄；舌体胖大，舌质红，苔黄腻，脉弦数或滑数。

护治法则：清热利湿，化瘀散结。（治疗代表方：银甲丸）

（2）气滞血瘀

证候表现：少腹胀痛或刺痛，劳累后或经行痛甚；经期延长，或月经量多有块，血块排出则痛减，带下增多，色白或黄，黏稠，有气味；腰骶酸痛，经前乳胀，情志抑郁，婚久不孕；舌质黯滞，有瘀点或瘀斑，苔薄，脉弦涩。

护治法则：活血化瘀，理气止痛。（治疗代表方：膈下逐瘀汤）

（3）寒湿凝滞

证候表现：小腹冷痛，或坠胀疼痛，经行腹痛加重，得热痛缓；月经后期，量少，色黯有块，白带增多，色白质稀；伴头晕，神疲乏力，畏寒肢冷，腰骶冷痛，小便频数，或婚久不孕；舌质淡，或黯红有瘀点，苔白腻，脉沉迟。

护治法则：温经散寒化湿，理气化瘀。（治疗代表方：少腹逐瘀汤）

（4）脾虚瘀阻

证候表现：小腹部疼痛或结块，缠绵日久，痛连腰骶，经前、经期加重，经量或多或少，带下量多，色白，黏稠；精神萎靡，神疲乏力，食少纳呆，食后脘腹胀满，大便溏薄；舌体胖大或边有齿痕，舌质淡黯或黯红，有瘀点，苔白，脉细弦或弦涩无力。

护治法则：健脾益气，化瘀散结。（治疗代表方：理冲汤）

3. 护理措施

（1）生活起居护理：居室安静整洁，通风良好，温湿度适宜，切忌潮湿。注意休息，忌过度劳累。经期避免涉冷水和淋雨。指导患者注意个人卫生，保持外阴清洁。

（2）病情观察：观察腹痛情况，包括腹痛部位、性质、程度、发生及持续时间，与月经有无关系，是否伴随腰酸、发热等；观察患者带下的量、色、质、味及外阴阴道情况，根据腹痛、带下及其伴随症状辨别寒热虚实以对症施护。注意患者的情绪，若出现明显的焦虑或抑郁症状，应及时疏导。

（3）饮食护理：饮食宜清淡、富营养、易消化。勿过食生冷，以免损伤脾胃；勿食辛辣、煎炸、油腻，以免蕴湿生热。湿热瘀阻者宜食清淡利湿之品，如荷叶茶、赤小豆汤、冬瓜薏仁猪骨汤等；气滞血瘀者宜食疏肝理气、活血祛瘀之品，如萝卜、玫瑰花、益母草蜜等，可选用田七煲鸡，玫瑰花粥等；寒湿凝滞者，可在膳食中添加高良姜、陈皮、砂仁、胡椒等具有温中祛湿之品；气虚血瘀者宜食益气活血之品，根据体质选择人参、黄芪、田七、当归、山药、茯苓等煎汤或煲粥食用。

（4）情志护理：向患者及家属宣教有关疾病的知识，患者因热扰心神常有心烦，脾气暴躁等表现，应理解患者，耐心倾听患者的诉说，加强沟通，稳定情绪，消除紧张心理，减轻压力，配合治疗。

（5）用药护理：虚证者汤药宜饭前空腹温服，实证者汤药宜饭后温服。理气中药多芳香之品，汤剂不宜久煎，具有温中性质的中药可偏热服。伴有呕吐者，可在舌面滴数滴姜汁，或按压合谷、内关、足三里等穴。观察服药后的效果及有无不良反应，如出现异常，及时停药并处理。

（6）适宜技术：气滞血瘀者可针刺或按摩血海、三阴交、归来、中极、太冲等穴，或用耳穴埋豆法，取盆腔、腹、交感、肝等耳穴；寒湿凝滞者，可艾灸足三里、脾俞、胃俞、关元等穴，或用花椒、艾叶、杜仲、当归、川芎、干姜的等煎水沐足；湿热瘀阻可用刮痧法，取血海、阴陵泉、膈俞、丰隆等穴，或用梅花针叩刺血海、三阴交、中极、阴陵泉等穴。也可用中药行保留灌肠，药液温度适宜，肛管插入要达到一定的深度，尽可能延长药液在肠道内的保留时间。

（四）健康教育

参见急性盆腔炎。

（李　慧）

参考文献

[1] 张为远. 中国剖宫产现状与思考. 实用妇产科杂志, 2011, 3: 161.

[2] 李燕娜, 魏炜, 张军. 腹腔镜在治疗剖宫产后子宫瘢痕妊娠中的应用. 实用妇产科杂志, 2012, 28 (4): 285 - 287.

[3] 张建平, 王曌华. 子宫破裂的诊断和治疗. 中国实用妇科与产科杂志, 2011, 27 (2): 120.

[4] 张慧琴. 生殖医学理论与实践. 上海: 世界图书出版社, 2014: 143 - 160.

[5] 李继俊. 妇产科内分泌治疗学. 北京: 人民军医出版社, 2014: 81 - 97.

[6] 连利娟. 林巧稚妇科肿瘤学. 北京: 人民卫生出版社, 2013: 233 - 277.

[7] 华克勤, 丰有吉. 实用妇产科学. 北京: 人民卫生出版社, 2013: 454 - 480.

[8] 王清图, 修霞, 戴淑玲, 许华强. 产内科疾病的诊断与治疗. 北京: 人民卫生出版社, 2013: 202 - 271.

[9] 何仲, 吴丽萍. 妇产科护理学. 北京: 中国协和医科大学出版社, 2014: 234 - 250.

[10] 王琼莲, 龙海碧. 妇产科护理学. 镇江: 江苏大学出版社, 2015: 24 - 53.

[11] 游坤, 胡秀丽. 妇产科护理学. 北京: 中国医药科技出版社, 2013: 207 - 217.

[12] 高兴莲, 郭莉. 手术室专科护理学. 北京: 科学出版社, 2013: 287 - 303.

[13] 王爱平. 现代临床护理学. 北京: 人民卫生出版社, 2015: 191 - 210.

[14] 冯琼, 廖灿. 妇产科疾病诊疗流程. 北京: 人民军医出版社, 2014: 78 - 164.

[15] 黄人健, 李秀华. 妇产科护理学高级教程. 北京: 人民军医出版社, 2013: 184 - 192.

[16] 华嘉增, 朱丽萍. 现代妇女保健学. 上海: 复旦大学出版社, 2012: 132 - 138.

[17] 王子莲. 妇产科疾病临床诊断与治疗方案. 北京: 科学技术文献出版社, 2010: 188 - 235.

[18] 史常旭, 辛晓燕. 现代妇产科治疗学. 北京: 人民军医出版社, 2010: 204 - 278.

[19] 冯力民, 廖秦平. 妇产科疾病学. 北京: 高等教育出版社, 2014: 207 - 210.

[20] 李建民, 孙玉倩. 外科护理学. 北京: 清华大学出版社, 2014: 47 - 60.

[21] 谢幸, 苟文丽. 妇产科学. 北京: 人民卫生出版社, 2014: 306 - 325.

[22] 曹泽毅. 中华妇产科学. 北京: 人民卫生出版社, 2014: 426 - 433.

[23] 丰有吉, 沈铿. 妇产科学. 北京: 人民卫生出版社, 2013: 159 - 163.

[24] 邓姗, 郎景和. 协和妇产科临床思辨录. 北京: 人民军医出版社, 2015: 110 - 120.

[25] 王彩霞, 朱梦照, 陈芬. 妇产科护理. 武昌: 华中科技大学出版社, 2013: 59 - 128.

[26] 李淑迦, 应兰. 临床护理常规. 北京: 中国医药科技出版社, 2013: 326 - 365.

[27] 卞度宏. 妇产科症状鉴别诊断. 上海: 上海科学技术出版社, 2010: 142 - 145.

[28] 黄绍良, 陈纯, 周敦华. 实用小儿血液病学. 北京: 人民卫生出版社, 2013: 10 - 36.